TEMAS SELECTOS
EN
OTORRINOLARINGOLOGÍA
Y
CIRUGÍA DE CABEZA Y CUELLO

Dr. Javier Dibildox Martínez

Número de Control de la Biblioteca del Congreso de EE. UU.:		2017908204
ISBN:	Tapa Blanda	978-1-5065-2168-8
	Libro Electrónico	978-1-5065-2167-1

Información de la imprenta disponible en la última página

Fecha de revisión: 16/10/2017

Para realizar pedidos de este libro, contacte con:
Palibrio
1663 Liberty Drive
Suite 200
Bloomington, IN 47403
Gratis desde EE. UU. al 877.407.5847
Gratis desde México al 01.800.288.2243
Gratis desde España al 900.866.949
Desde otro país al +1.812.671.9757
Fax: 01.812.355.1576
ventas@palibrio.com
766405

TEMAS SELECTOS
EN
OTORRINOLARINGOLOGÍA
Y
CIRUGÍA DE CABEZA Y CUELLO

Dr. Javier Dibildox Martínez

Profesor Titular de la Cátedra de Otorrinolaringología y Cirugía de Cabeza y Cuello.
Facultad de Medicina de la Universidad Autónoma de San Luis Potosí.
Jefe del Servicio de Otorrinolaringología y Cirugía de Cabeza y Cuello.
Hospital Central "Dr. Ignacio Morones Prieto". San Luis Potosí, S.L.P.

PRÓLOGO

Crear un libro de texto en Otorrinolaringología y Cirugía de Cabeza y Cuello, es un proyecto y sueño de muchos años hecho realidad, bajo el trabajo constante de compañeros federados, pero en especial del Dr. Javier Dibildox. Con sus vastos conocimientos en la especialidad y entusiasmo, se agendó desde el inicio de esta gestión de mesa directiva 2011-2013, la creación de una obra cuyo propósito es contribuir con la actividad académica dentro de lo que es una gran institución FESORMEX.

Sabíamos que algo nos hacía falta para estar más completos y representativos dentro de la especialidad, y para las nuevas generaciones de Otorrinolaringólogos que inician desde la facultad de medicina, con el amor y cariño hacia la atención de los enfermos, y en especial, a los que tienen algún padecimiento de la rama la Otorrinolaringología y Cirugía de Cabeza y Cuello. Los conocimientos que aquí se vierten son experiencias teóricas y prácticas, de expertos en la temática en cada uno de los capítulos que en él se tocan e ilustran.

El trabajo ha sido arduo y constante, perseverante de todos los días, así como fines de semana, sacrificio familiar y con el corazón y los sentidos, para tener en nuestras manos este libro, que será bienvenido para el beneficio de los especialistas ya formados, así como también para los que están en camino, pero sobre todo, contar en FESORMEX con un libro de texto, el cual se puede utilizar y recomendar en las facultades de medicina o para los estudiantes afines como consulta.

Orgullosos estamos todos en la Federación Mexicana de Otorrinolaringología y Cirugía de Cabeza y Cuello (FESORMEX) y el presente Comité Directivo, en haber terminado este proyecto, y que sobradamente sabemos del beneficio para lo cual fue planeado y creado. Sigamos construyendo, y aparecerán nuevos horizontes en nuestras mentes. Abrir el intelecto es una cualidad humana, aprovechemos esta oportunidad que tenemos en nuestra vida y sigamos el camino correcto y siempre tendremos una luz al final del mismo.

Les invitamos a todos los federados que se sientan partícipes de esta obra, que también es suya.

Atentamente:

Dr. Antonio Herrera Ortiz

Presidente FESORMEX
Mesa directiva 2011-2013

PREFACIO

Quiero agradecer a todos los colegas y amigos que confiaron en mí, en particular el Dr. Antonio Herrera, presidente de la FESORMEX, por haberme designado como editor del libro Temas Selectos en Otorrinolaringología y Cirugía de Cabeza y Cuello, donde participaron los doctores Eugenio Salas Galicia, John D. Donaldson, Pedro Becerril Pérez, Carlos de la Torre, Fernando Arredondo del Bosque, Héctor Soto Priante, Guillermo Reyes Vaca y la doctora María Chávez Méndez. La Dra. Adriana Dibildox Bowen y la estudiante de medicina Andrea D'arbel Castro realizaron los dibujos y esquemas del libro.

El libro no intenta ser una enciclopedia de la especialidad, sino un texto fácil de leer que sólo incluye temas selectos, en donde se relata una patología específica, presentada en una forma práctica, concisa y respaldada en artículos científicos de calidad. Deseamos que la información vertida en este libro, enriquezca los conocimientos de los estudiantes de pregrado, residentes, médicos generales y médicos especialistas.

Mi agradecimiento a todos los amigos y maestros que contribuyeron en mi formación académica, en particular al Dr. José de Jesús Macías Mendoza quien fue mi guía durante mi paso por la Facultad de Medicina de la Universidad Autónoma de San Luis Potosí. Posteriormente, durante mi residencia en los hospitales de la Universidad Dalhousie de Halifax, Nueva Escocia en Canadá, los maestros que más influyeron en mi formación fueron el Dr. Arthur Shane, Dr. George Novotny, Dr. Frank Wong y mi jefe de residentes el Dr. John D. Donaldson.

En mi fase de post-grado enriquecí mis conocimientos en mi querido Hospital Central "Dr. I. Morones Prieto", en San Luis Potosí. Como alumno, agradezco por su generosidad al compartir sus conocimientos a los Doctores Charles D. Bluestone, John Conley, Antonio de la Cruz, Efraín Dávalos Luviano, Helmuth Goepfert, Jesús Medina, Armando Luna, Ted Cook, Charles Krause, Regan Thomas, Tom Wang, Tania Sih, Alexandre Felippu, Aldo Stamm, Fausto López Infante, Joaquim Mullol, Armando González Romero, Andrés Bustamante Balcárcel, Juan Felipe Sánchez Marle, Pelayo Vilar Puig, Antonio Soda Mehry y Guillermo Hernández Valencia.

A los Presidentes de la Fesormex, que ya no están con nosotros, reconozco y agradezco su invaluable aportación a la Federación. Ellos son el Dr. Ángel Quijano Torres, Dr. José de Jesús Sánchez Gil, Dr. Jorge Barrera Iglesias, Dr. Héctor Aguirre Torres, Dr. Alfredo Mascareño Gaxiola, Dr. Edmundo Montes de Oca Sánchez, Dr. Oscar Solis DaCosta y el Dr. Indalecio de la Peña.

Sin el apoyo irrestricto de mi esposa Karen Bowen, no hubiera podido terminar este libro. A ella y a mis hijos Adriana, Patrick, Kate, Annely y Ellie les agradezco su paciencia y tolerancia, por soportarme durante las incontables horas que dediqué en la elaboración de este libro.

Por último, lo que más me hubiera gustado, es que mi padre Juan Dibildox Martínez, me hubiera asesorado en la redacción del texto. Mi padre fue un hombre inteligente y un sabio autodidacta, cuya pasión por la lectura lo hizo grande. Estoy seguro que él se hubiera ufanado de que el más loco de sus hijos, como él me llamaba, finalmente escribió un libro.

Dr. Javier Dibildox M.

COLABORADORES

Dr. Fernando Arredondo del Bosque
Médico Adjunto al Servicio de Otorrinolaringología del Hospital Central "Dr.Ignacio Morones Prieto". San Luis Potosí, S.L.P.

Dra. María Chávez Méndez
Profesora Adjunta de la Cátedra de Otorrinolaringología y Cirugía de Cabeza y Cuello.
Universidad Villarrica de Veracruz (UVR-UVM)

Dr. Pedro Becerril Pérez
Médico Otorrinolaringólogo y Otoneurólogo. Mérida, Yucatán.

Dr. Carlos de la Torre Gonzalez
Jefe del Servicio de Otorrinolaringología. Hospital Infantil de México Federico Gómez
Prof. Titular de posgrado en Otorrinolaringología Pediátrica. UNAM
Miembro del Comité Académico de Otorrinolaringología. Facultad de Medicina. UNAM
Miembro de la Academia Mexicana de Pediatría.

Dra. Adriana Dibildox Bowen
Médico Adjunto al Servicio de Otorrinolaringología del Hospital Central "Dr.Ignacio Morones Prieto". San Luis Potosí, S.L.P.

Dr. John D. Donaldson FRCSC, FACS, FAAP.
Otorrinolaringólogo Pediatra. Jefe de Cirugía Pediátrica, Hospital Pediátrico Golisano Fort Myers, Florida, U.S.A.

Dr. Guillermo Reyes Vaca
Jefe del Departament de Radiología. Hospital Central "Dr. Ignacio Morones Prieto". San Luis Potosí.

Dr. Juan Eugenio Salas Galicia
Profesor Titular de la Cátedra de Otorrinolaringología y Cirugía de Cabeza y Cuello.
Universidad Villarrica de Veracruz (UVR-UVM)

Dr. Hector Soto Priante
Profesor de Otorrinolaringología. Escuela de Medicina, Universidad Autónoma del Estado de Puebla.

Andrea D'arbel Castro
Estudiante de Medicina. Facultad de Medicina, Universidad Auntónoma de San Luis Potosí.

CONTENIDO

CAPÍTULO 1 | EMBRIOLOGÍA Y ANATOMÍA

Dr. Javier Dibildox M.

1.0.- EMBRIOLOGÍA
1.1.- OÍDO INTERNO

El oído interno inicia su desarrollo alrededor de la 3ª semana de vida intrauterina, cuando el ectodermo superficial situado a cada lado del mielencéfalo en la porción caudal del rombocéfalo, se condensa y forma la placoda que al invaginarse forma la fosita ótica, donde se origina la vesícula ótica u otocisto, que dará origen al laberinto membranoso. Alrededor de la 5ª semana el otocisto se separa del epitelio superficial y se alarga formando el conducto y el saco endolinfático. Alrededor de la 6ª semana el otocisto se divide en 2 partes:

1.- Un componente ventral que forma al sáculo y al conducto coclear.

2.-Un componente dorsal que forma al utrículo, canales semicirculares y el conducto endolinfático.

En la 6ª semana el sáculo forma una evaginación tubular ventral que forma el conducto coclear, el cual se introduce en el mesénquima circundante, que al enrollarse da 2 vueltas y media formando la cóclea, donde la conexión entre el sáculo y el conducto coclear se estrecha y forma el *ductus reuniens*. A partir de la 10ª semana se forman 2 espacios perilinfáticos que corresponden a la rampa vestibular y a la rampa timpánica. El conducto coclear se separa de la rampa vestibular por medio de la membrana vestibular de Reissner y de la rampa timpánica por la membrana basilar. En su interior se localiza el órgano de Corti que se forma de las células de la pared del conducto coclear. Las células epiteliales del conducto coclear se diferencian y forman la cresta interna, de donde se origina la lámina espiral y la cresta externa, que producen una hilera interna y tres o cuatro hileras externas con células ciliadas cubiertas por la membrana tectoria. La membrana tectoria es una sustancia gelatinosa fibrilar que está unida al limbo de la lámina espiral y cuyo extremo se apoya en las células ciliadas.

En los 3 conductos semicirculares se forma una dilatación llamada ampolla, en el extremo medial de cada conducto, en tanto que el otro extremo es recto. Dos de los extremos rectos se fusionan, de tal forma que sólo hay cinco aperturas que los comunican con el utrículo. Las células en el interior de la ampolla se localizan en la cúpula, la cual tiene forma de una puerta de vaivén que contiene a las células sensoriales relacionadas con el mantenimiento del equilibrio.

En las paredes del utrículo y del sáculo se desarrollan las máculas donde se sientan los otolitos. Todas estas estructuras corresponden al laberinto membranoso, el cual está rodeado de tejido mesodérmico, que al condensarse se convierte en cartílago y en su interior se forma el espacio perilinfático, donde se suspende el laberinto membranoso que está rodeado por la perilinfa. El cartílago finalmente se osifica y forma el laberinto óseo.

1.2.- OÍDO MEDIO

La caja del tímpano y la trompa de Eustaquio se derivan principalmente de 1ª bolsa faríngea que se forma alrededor de la 4ª semana de vida intrauterina. La porción proximal de la 1a bolsa faríngea forma la trompa de Eustaquio y la porción distal forma el receso tubo-timpánico, que posteriormente formará la cavidad timpánica que al expandirse formará el antro timpánico. La neumatización de la mastoides se inicia después del nacimiento. La membrana timpánica está formada por 3 capas.

La capa externa se desarrolla del ectodermo del 1er surco branquial, la capa central está formada por el mesodermo del 1º y 2º arcos branquiales y la capa interna está formada por el endodermo de la cavidad timpánica de bolsa faríngea. Los huesecillos del oído medio se forman durante la 7ª semana de vida intrauterina, en unas condensaciones mesenquimatosas derivadas de las porciones distales del 1° y 2° arcos branquiales.

El martillo y el yunque se forman del cartílago del primer arco branquial (cartílago de Meckel), en tanto que el arco o superestructura del estribo se forma del cartílago del segundo arco branquial (cartílago de Reichert) y la platina del estribo se forma de la cápsula ótica. Cuando la cavidad timpánica se expande, el endodermo envuelve a los huesecillos, ligamentos, tendones y a la cuerda del tímpano, formando diversos pliegues y bolsas en los espacios del oído medio. (Fig. 1)

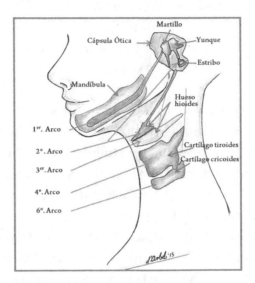

Fig. 1.- Embriología del oído, mandíbula, hueso hioides y laringe.

El músculo tensor del tímpano se origina del 1er arco branquial y es inervado por una rama del nervio trigémino. El músculo del estribo (músculo estapedial) se deriva del 2° arco branquial y es inervado por el nervio facial.

1.3.- OÍDO EXTERNO

El oído externo se deriva de la porción dorsal del 1er surco branquial. Crece hacia adentro formando un túnel que llega a la membrana endodérmica de la 1ª bolsa faríngea, la que posteriormente formará la cavidad timpánica. Durante el 3er mes de la gestación las células ectodérmicas proliferan y forman el tapón del meato. Alrededor del 7° mes de la gestación, las células de su porción central se degeneran y forman una cavidad que da origen al conducto auditivo externo y a la capa externa de la membrana timpánica. El pabellón auricular inicia su desarrollo cuando se condensa el mesodermo del 1° y 2° arco branquial y se forman 6 prominencias mesenquimatosas llamadas montículos de Hiz, localizadas en la porción dorsal final del 1° y 2° arco branquial.

Las prominencias aparecen durante la 6ª semana de gestación y posteriormente se fusionan para formar el pabellón auricular. El lóbulo de la oreja es la última porción del oído en desarrollarse.

2.- ANATOMÍA

El oído se localiza en el hueso temporal y se divide en oído externo, medio e interno. El externo está formado por el pabellón auricular, conducto auditivo externo y cara externa de la membrana timpánica; el oído medio está formado por la caja del tímpano, cara interna de la membrana timpánica, cadena de huesecillos, mastoides y trompa de Eustaquio y el oído interno está formado por la cóclea, laberinto y sus conexiones con el sistema nervioso central.

2.1.- HUESO TEMPORAL

El hueso temporal está formado por 5 elementos:

1. La porción petrosa

2. La porción mastoidea

3. La porción escamosa

4. La porción timpánica

5. La apófisis estiloides

Al terminar la osificación del cráneo el hueso temporal es una estructura sólida que se une a la base del cráneo por debajo del hueso esfenoidal en su porción anterior, y a los huesos occipitales separando a la fosa craneal media de la fosa posterior. En la porción mastoidea se insertan los músculos digástrico y esternocleidomastoideo y en su interior se localizan las celdillas mastoideas que están cubiertas por hueso cortical, donde se localiza la celdilla mayor o antro mastoideo que comunica a las celdillas mastoideas con el oído medio a través del epitímpano, mediante un estrechamiento óseo llamado *aditus ad antrum.*

Las celdillas neumáticas de la mastoides se extienden hacia la raíz del hueso cigomático, escama del hueso temporal y por detrás del seno sigmoideo. Cuando el sistema neumático está hipodesarrollado la mastoides es más pequeña y el hueso cortical es muy grueso y duro, lo que se conoce como mastoides ebúrnea. El piso del antro mastoideo está recubierto por un epitelio respiratorio que se continúa con el epitelio del oído medio y contiene diversas aperturas que lo comunican con las células mastoideas.

Su porción anteroinferior se relaciona con el nervio facial. La porción mastoidea del hueso temporal está separada superiormente de la fosa media por el techo o *Tegmen tympani,* formado por una delgada capa de hueso y se relaciona por detrás con la duramadre del cerebelo y con el seno sigmoideo; por abajo con el bulbo de la yugular y por delante con la arteria carótida interna. La irrigación del oído medio y de la mastoides proviene de la arteria maxilar interna y la inervación proviene de los nervios trigémino, facial, glosofaríngeo y vago.

2.2.- PABELLÓN AURICULAR

El pabellón auricular es una extensión del conducto auditivo externo, formado por un esqueleto cartilaginoso elástico cubierto por una piel firmemente adherida en su cara anterior. En la cara posterior la piel es laxa y tiene una capa delgada de tejido subcutáneo. El cartílago auricular forma diversos pliegues y depresiones que forman la concha, el trago, antehélix, hélix, antitrago y el lóbulo de la oreja. La concha es la hendidura más profunda y está limitada por delante por el trago, por abajo por el antitrago y el lóbulo de la oreja, por detrás por la parte media del pabellón donde se encuentra el antehélix y por arriba la porción anteroinferior del pie del hélix, la fosa triangular y la crura del antehélix. En el lóbulo de la oreja no existen estructuras cartilaginosas.

En el pabellón auricular se insertan 3 pequeños músculos: el auricular anterior, el auricular posterior y el auricular superior, los cuales se adhieren al hueso temporal y son inervados por el nervio facial. La irrigación del pabellón auricular proviene de la arteria auricular posterior y de algunas ramas de la arteria temporal superficial. La inervación del pabellón proviene de los nervios auricular mayor, occipital menor y del nervio aurículotemporal, rama de la tercera rama del trigémino. El drenaje linfático se dirige hacia los ganglios parotídeos, retroauriculares y a los yugulares superiores.

2.3.- CONDUCTO AUDITIVO EXTERNO

El conducto auditivo externo tiene la forma de un túnel que mide aproximadamente 25 mm de longitud en su porción posteroinferior y 31 mm en la porción anteroinferior, debido a la inclinación de la membrana timpánica. En el adulto el conducto tiene una forma de "S", con un diámetro de 7 a 9 mm y se extiende desde la concha hasta la membrana timpánica. El pabellón auricular y el conducto auditivo externo se adhieren al cráneo por medio de ligamentos fibrosos. El tercio externo está formado por tejido conectivo con un esqueleto cartilaginoso incompleto en su porción superior, donde se encuentra un tejido fibroso denso que se adhiere a la porción escamosa del hueso temporal.

El conducto auditivo externo cartilaginoso se continúa hacia fuera en continuidad con el cartílago de la concha y del trago El conducto está cubierto por una piel gruesa y por un epitelio queratinizado escamoso estratificado, en donde se localizan folículos pilosos, glándulas ceruminosas y sudoríparas, que en conjunto forman la unidad apopilosebácea que secreta el cerumen. En su porción anteroinferior se localizan dos hendiduras horizontales llamadas fisuras de Santorini. El conducto auditivo externo conserva un pH ácido en un medio hidrófobo mantenido por las secreciones de la unidad apopilosebácea. El tercio interno del conducto auditivo externo está formado por una porción cilíndrica ósea, recubierta por una piel delgada sin tejido subcutáneo, que se adhiere firmemente al periostio y está desprovista de estructuras glandulares. El conducto óseo muestra una curvatura hacia adelante y abajo con una convexidad anterior formada por la fosa glenoidea. La porción más estrecha del conducto auditivo es el istmo, localizado en la unión osteocartilaginosa.

La inervación sensorial del conducto auditivo externo proviene del nervio aurículotemporal, rama del nervio trigémino, del nervio auricular mayor, rama del plexo cervical y del nervio de Arnold, rama del nervio vago. La irrigación proviene de la arteria temporal superficial y de la arteria auricular posterior, ramas de la arteria carótida externa. El retorno venoso fluye por las venas emisarias de la mastoides y por las venas homónimas que acompañan a las arterias. El drenaje linfático del conducto auditivo externo corre paralelo al drenaje venoso y drena en los ganglios retroauriculares, infrauriculares, preparotídeos y en los ganglios superiores de la cadena yugular.

2.4.- MEMBRANA TIMPÁNICA

La membrana timpánica separa al oído medio del conducto auditivo externo. La membrana muestra una orientación anterior, lateral e inferior con un ángulo de inclinación respecto al plano horizontal que al nacer es 30^0 a 35^0 y en el adulto la inclinación es de 45^0. Tiene una forma redondeada y cónica, es delgada, translúcida, de color aperlado y la superficie de la membrana es de 65 mm, con un diámetro vertical de 9 a 10 mm, un diámetro horizontal de 8 a 9 mm y un espesor de 0.05 a 0.09 mm. La membrana está formada por 2 estructuras de aspecto diferente, la *pars tensa y la pars flaccida*. La porción mayor y central de la membrana *(Pars tensa)* se localiza por debajo de los ligamentos del martillo y está formada por 3 capas: externa, media e interna.

1.- La capa externa cutánea se continúa con la piel del conducto auditivo externo.

2.- La capa media se localiza entre el anillo fibrocartilaginoso y el mango del martillo. Está formada por tejido conectivo que forma una capa de fibras elásticas radiales externas y otra capa con fibras circulares internas.

3.- La capa interna es una extensión de la mucosa de la caja del tímpano, formada por el epitelio respiratorio.

La cara externa de la membrana timpánica es cóncava, con una porción vibrátil y rígida que tiene una depresión central llamada umbo u ombligo, localizada en la porción inferior del mango del martillo, que corresponde a la porción más medial de la membrana donde se inicia el cono de luz, el cual se refleja en el cuadrante anteroinferior. En ocasiones se puede observar en el cuadrante posterosuperior de la membrana la apófisis corta del yunque y una línea blanquecina horizontal que corresponde a la cuerda del tímpano.

La membrana timpánica está rodeada por un anillo fibrocartilaginoso llamado rodete anular de Gerlach, derivado de las fibras de la capa media que se insertan en el surco timpánico de la porción timpánica del hueso temporal, donde la inserción superior está colocada más anterior que la porción inferior. El anillo timpánico es incompleto en su porción superior a nivel de la espina timpánica mayor y de la espina anterior, delimitando la escotadura de Rivinus donde se localiza la porción superior de la membrana timpánica o *pars flaccida*. La *pars flaccida* (membrana de Shrapnel) carece de anillo timpánico y de fibras elásticas. Se localiza por arriba de los pliegues maleolares anterior y posterior y en su porción superior se localizan unas bolsas o recesos formados por los repliegues mucosos timpánicos. El receso superior o bolsa de Prussak se localiza entre el cuello del martillo y la *pars flaccida* de la membrana timpanica, y de un receso inferior bolsa de inferior (bolsa de von Tröltsche) formado por los repliegues timpanomaleolares anterior y posterior (Fig. 2).

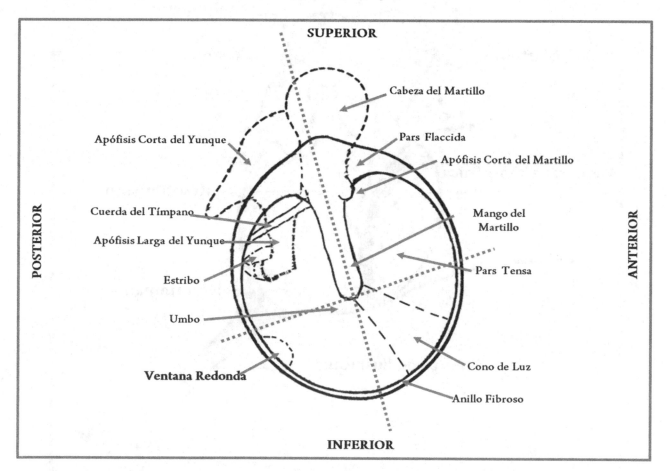

Fig. 2.- Cuadrantes y estructuras de la membrana timpánica derecha.

La membrana timpánica está inervada en su porción externa por el nervio aurículo-temporal y por la rama auricular del nervio vago. La porción medial está inervada por la rama timpánica (nervio de Jacobson) del glosofaríngeo. La irrigación proviene de la arteria auricular profunda, arteria timpánica anterior y de la arteria estilomastoidea.

2.5.- CAJA DEL TÍMPANO

La caja del tímpano se localiza entre la membrana timpánica lateralmente y el laberinto óseo medialmente. Es una cavidad recubierta por un epitelio respiratorio, que es la continuación del epitelio de la trompa de Eustaquio formada por las células neumáticas y por el antro mastoideo. La cavidad está formada por tres espacios: el superior o epitímpano, localizado en el ático por arriba de la *pars tensa*, el mesotímpano en su porción central y el hipotímpano localizado por debajo de la porción inferior de la membrana timpánica. (Fig. 3) La caja del tímpano tiene una forma rectangular. Su pared lateral está formada por la convexidad de la cara interna de la membrana timpánica y en su porción superior se encuentra el receso timpánico formado de una pared ósea. La pared medial está formada por el hueso del promontorio, que corresponde a la vuelta basal de la cóclea, donde es cruzado por el plexo timpánico y por el nervio de Jacobson.

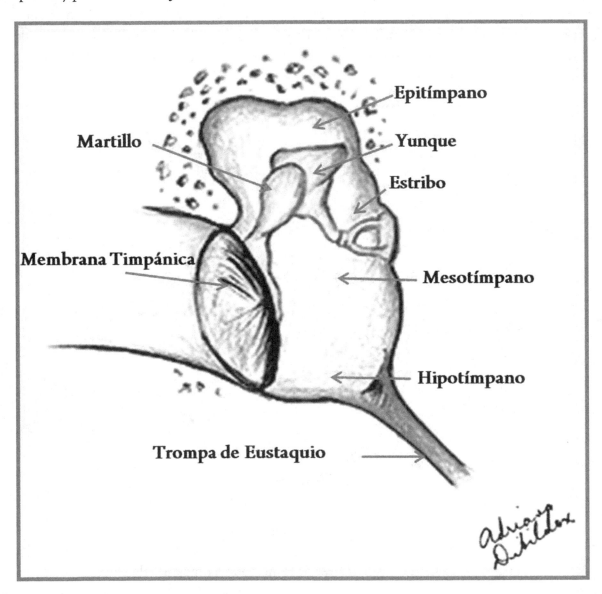

Fig. 3.-Anatomía del oído medio.

El límite posterior del promontorio lo forma el nicho de la ventana oval y por debajo se localiza la ventana redonda. Posterior al promontorio se localiza la porción superior de la ventana redonda, separada por una protuberancia ósea (*subiculum*) en la porción anterior del seno timpánico y superiormente está separada por otra protuberancia ósea (*ponticulo*) de la ventana oval. El nervio facial se localiza horizontalmente por arriba de la ventana oval en el canal de Falopio, limitado anteriormente por el proceso cocleariforme, donde el tendón del tensor del tímpano gira lateralmente para insertarse en el cuello del martillo. A este nivel el n ervio facial rota medialmente hacia el laberinto. La pared anterior ósea separa la caja del tímpano del canal carotídeo, y en su porción superior se localiza el músculo tensor del tímpano y la apertura de la trompa de Eustaquio que se comunica con la nasofaringe. En el piso o porción inferior de la caja timpánica se localiza el hipotímpano, que está formado por una capa ósea que lo separa del bulbo de la vena yugular.

En la porción posterosuperior se encuentra el antro mastoideo que comunica a la caja del tímpano con las células neumáticas de la mastoides. Por debajo, a la altura del estribo, se localiza el proceso piramidal de donde emerge el tendón que se articula con el cuello del estribo. Lateral al proceso piramidal se localiza una depresión llamada receso timpánico, donde se encuentra el canal de la cuerda del tímpano. Medial al proceso piramidal se localiza el seno timpánico limitado por el borde posterior de la ventana redonda. La porción descendente vertical del nervio facial separa al receso facial del seno timpánico.

2.6.- CADENA DE HUESECILLOS

La cadena de huesecillos está formada por el martillo, yunque y estribo. El martillo mide de 7 a 9 mm y está compuesto por la cabeza, cuello, apófisis lateral (proceso corto) y por el manubrio. La cabeza del martillo se localiza en el receso epitimpánico, donde se articula con el cuerpo del yunque y está suspndida en las paredes óseas del oído medio por los ligamentos maleolares anterior, superior y lateral. El martillo se continúa hacia abajo con el cuello del martillo, que une a la cabeza con el mango, por detrás de la *pars flaccida* y es cruzado por el nervio de la cuerda del tímpano. El proceso corto, o apófisis lateral del martillo, se encuentra en la porción anterosuperior del mango donde se inserta el músculo tensor del tímpano. El martillo se continúa inferiormente con el mango que está unido a la membrana timpánica y termina en el ombligo, que corresponde al área más estrecha del tímpano. El yunque está formado por un cuerpo y 2 apófisis, una larga y la otra corta.

El cuerpo se localiza en el epitímpano por detrás del martillo, donde se articula por medio del ligamento articular con la cabeza del martillo y con el ligamento posterior que lo fija a la pared de la cavidad timpánica. El proceso largo del yunque desciende en forma paralela con el mango del martillo y se articula con la cabeza del estribo. El proceso corto se localiza en la *fosa incudis* y se articula mediante un ligamento a la pared posterior de la cavidad timpánica. El estribo está formado por una cabeza (apófisis lenticular), cuello, dos ramas o pilares laterales y la platina. La platina se fija al perímetro de la ventana oval por medio del ligamento anular y en su cuello se inserta el tendón del músculo estapedial, originado en el proceso piramidal y es inervado por el nervio facial. (Fig. 4)

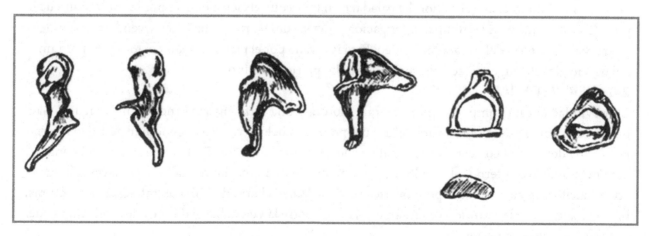

Fig. 4.- Huesecillos del oído medio: Martillo, yunque y estribo.

Los huesecillos se unen por medio de unas articulaciones verdaderas. La cabeza del martillo se articula con el cuerpo del yunque, en tanto que la apófisis larga del yunque lo hace con la cabeza o apófisis lenticular del estribo.

Los huesecillos están suspendidos por unos ligamentos que vienen del techo del epitímpano que se unen a la cabeza del martillo y al cuerpo del yunque. Además, los ligamentos tímpano maleolares anterior y posterior se unen a la apófisis corta del yunque, el cual se fija en el canal óseo semicircular horizontal por medio de unas fibrillas. En la caja del tímpano existen dos músculos: el estapedial y el tensor del tímpano.

El músculo estapedial se origina en el canal del nervio facial, se inserta en el cuello del estribo y está inervado por la rama estapedial del nervio facial. El músculo tensor del tímpano se origina en la porción superior de la trompa de Eustaquio, se inserta en el cuello del martillo y está inervado por una rama del nervio trigémino. Estos músculos se contraen y tensan la membrana timpánica, haciéndola más rígida, para proteger al oído interno ante la exposición a un ruido intenso.

2.7.- TROMPA DE EUSTAQUIO

La trompa de Eustaquio se origina en la pared anterior de la caja del tímpano, 4 mm por arriba del piso de la caja del tímpano y sigue un curso anterior, medial e inferior hacia la nasofaringe. La longitud total de la trompa es de 37 mm en el adulto; la porción ósea infratemporal mide de 12 a 14 mm de largo y la porción fibrocartilaginosa ocupa los dos tercios anteriores y mide aproximadamente de 20 a 25 mm de largo. En el adulto la trompa de Eustaquio mantiene un ángulo de 45^0 en relación con el plano horizontal, en tanto que en el recién nacido la trompa es más horizontal, más corta y con un ángulo de 10^0 respecto al plano horizontal. La porción cartilaginosa móvil de la trompa está adherida a la base del cráneo, en un surco localizado entre el hueso petroso y el ala mayor del esfenoides, íntimamente relacionado con la arteria carótida interna.

La trompa de Eustaquio tiene una forma ligeramente triangular que mide de 2 a 3 mm verticalmente y 3 a 4 mm en su base que se comunica con la nasofaringe a través de un rodete cartilaginoso llamado *torus tubario*. La porción más estrecha de la trompa de Eustaquio se localiza en el istmo, localizado en la unión de las porción cartilaginosa y la ósea. La porción ósea está recubierta por un epitelio columnar ciliado, en tanto que la porción cartilaginosa está recubierta por un epitelio seudoestratificado columnar ciliado, provisto de abundantes células caliciformes productoras de moco. La apertura de la trompa de Eustaquio se produce por la contracción de los músculos periestafilino externo (tensor del paladar) y del periestafilino interno (elevador del paladar); en tanto que el cierre ocurre por la contractura de la porción cartilaginosa de la trompa. Su irrigación proviene de las arterias faríngea ascendente, meníngea media y de la arteria del canal pterigoideo. Está inervada por el plexo timpánico, formado por ramas del nervio glosofaríngeo y recibe ramas del ganglio pterigopalatino.

2.8.- NERVIO FACIAL

El nervio facial está compuesto por una raíz motora y una raíz sensorial (nervio intermedio). Sale del cerebro por el puente a la altura del ángulo pontocerebeloso y entra al conducto auditivo interno por arriba del nervio coclear y anterior al nervio vestibular superior. En la porción final y lateral del conducto auditivo interno, el nervio pasa por arriba de una protuberancia ósea transversa llamada cresta falciforme y anterior a la porción ósea vertical llamada barra de Bill. Lateral a estas estructuras, inicia su segmento laberíntico y viaja anteriormente entre la vuelta basal de la cóclea y el ámpula del canal semicircular superior.

El ganglio geniculado se localiza al final del segmento laberíntico del nervio facial, de donde emerge el nervio petroso mayor que sale del hueso temporal a través del hiato facial. Luego el nervio gira posteriormente (primera rodilla) para formar la porción horizontal o timpánica dentro del canal de Falopio, continúa a lo largo de la pared medial de la caja del tímpano por arriba del nicho de la ventana oval y gira alrededor de la ventana y se dirige hacia abajo en forma vertical (2ª rodilla) hacia al agujero estilomastoideo. En la porción vertical emergen la rama estapedial y la cuerda del tímpano. Las ramas motoras del nervio facial inervan al músculo del estribo, vientre posterior del digástrico, estilohioideo, músculos auriculares, músculos del cuello y a los músculos miméticos de la cara. La raíz sensorial está formada por ramas aferentes provenientes de la lengua, que viajan a través de la cuerda del tímpano, nervio petroso mayor y por fibras preganglionares parasimpáticas de las glándulas lagrimales, submandibulares y sublinguales.

3.- OIDO INTERNO

El oído interno está formado por el laberinto óseo y el laberinto membranoso. El óseo está formado por diversas cavidades dentro del hueso temporal, y el membranoso está formado por diversos sacos y conductos contenidos dentro del laberinto óseo. (Fig. 5) El laberinto membranoso está formado por el órgano vestíbulo-coclear, compuesto por el laberinto anterior o cóclea y el posterior está formado por el vestíbulo y los conductos semicirculares.

3.1.- LABERINTO OSEO

En el interior del peñasco del hueso temporal se localiza el laberinto óseo. Es una cavidad localizada en la porción lateral de la porción petrosa del hueso temporal y se divide en 5 partes:

1. Cóclea.

2. Vestíbulo.

3. Canales semicirculares.

4. Acueducto vestibular.

5. Acueducto coclear.

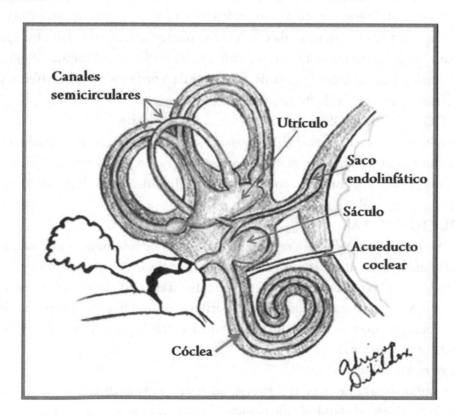

Fig. 5.- Anatomía del oído interno: Cóclea y sistema vestibular.

3.1.1.- CÓCLEA

La cóclea es un conducto espiral cónico con una longitud aproximada de 35 mm semejante a un caracol, que da 2 vueltas y media alrededor de una estructura central llamada modiolo, donde se encuentran los vasos sanguíneos y las ramas del nervio coclear. La cresta ósea o lámina espiral divide al conducto coclear en una rampa timpánica y en una rampa vestibular, que se unen en el helicotrema localizado en el ápex de la cóclea. La cóclea contiene 3 aperturas:

1.- La ventana oval conecta a la rampa vestibular con el vestíbulo.

2.- La ventana redonda conecta a la rampa timpánica con el oído medio.

3.- El conducto coclear situado al final de la rampa timpánica, sale paralelo al conducto auditivo interno, para abrirse en el espacio subaracnoideo.

La vuelta basal de la cóclea forma el promontorio y la ventana redonda está cerrada por una membrana timpánica secundaria.

3.1.2.- VESTÍBULO

El vestíbulo es una cavidad pequeña de forma ovoide de 5 mm de diámetro aproximadamente, que se comunica con la caja del tímpano a través de la ventana oval. En su interior contiene un receso esférico en su pared medial y un receso elíptico en el techo y en su pared medial. El receso esférico contiene al sáculo y el receso elíptico al utrículo. En su pared anterior se localiza una ventana que comunica con la escala vestibular de la cóclea y en su porción posterior hay cinco aperturas que corresponden a la unión con los canales semicirculares. El vestíbulo se comunica con la fosa craneal posterior en la porción inferior del receso del utrículo, mediante el acueducto vestibular que se localiza en el hueso petroso y que termina posterolateral al conducto auditivo interno. En su porción anterior se localiza la cóclea.

3.1.3.- CANALES SEMICIRCULARES ÓSEOS

Los canales semicirculares lateral, anterior y posterior se encuentran en una posición posterolateral respecto al vestíbulo del laberinto óseo. Están colocados en un ángulo recto entre cada uno de ellos y orientados en 3 planos en el espacio. Cada conducto semicircular tiene un diámetro aproximado de 15 mm y ocupan dos tercios de la vuelta de un círculo y se ensanchan en el ámpula, donde se localizan las células sensoriales. Los canales se comunican a través de 5 orificios con el vestíbulo y los canales anterior y posterior tienen un conducto común.

3.2.- LABERINTO MEMBRANOSO

El laberinto membranoso está formado por diversos sacos y conductos intercomunicados y suspendidos dentro del laberinto óseo. El laberinto membranoso está formado por el utrículo, sáculo, conductos semicirculares membranosos, conducto coclear, saco endolinfático y conducto endolinfático, todos ellos contenidos en el caracol óseo.

3.2.1.- CONDUCTO COCLEAR

El laberinto membranoso se encuentra repleto de un líquido denominado endolinfa, similar en su composición al líquido intracelular, rico en potasio y bajo en sodio. Esta composición iónica es necesaria para que las células ciliadas funcionen satisfactoriamente. El espacio entre el laberinto membranoso y el laberinto óseo, lo ocupa otro líquido llamado perilinfa, el cual tiene una composición similar al líquido cefalorraquídeo, rico en sodio y bajo en potasio. Dentro de la cóclea se ubican 3 espacios:

1.- La escala o rampa timpánica.

2.- La escala o rampa vestibular.

3.- La escala o rampa media tiene una forma triangular y su piso está formado por la membrana basilar, la cual se une medialmente a la lámina espiral y lateralmente al ligamento espiral.

En la rampa media se localiza la endolinfa que se produce en la *stria vascularis*. La endolinfa es un líquido rico en potasio y bajo en sodio, similar al líquido intracelular. La reabsorción de la endolinfa ocurre en el conducto y en el saco endolinfático, que se extienden desde el utrículo y sáculo y salen en la fosa posterior. La rampa timpánica y la rampa vestibular contienen perilinfa, líquido que posee una concentración alta en sodio y baja en potasio, similar a los líquidos extracelulares y al líquido cefalorraquídeo. Se comunican con el sáculo a través del *ductus reuniens* y terminan en el ápex de la cóclea y se intercomunican a través del helicotrema en el vértice del caracol.

La rampa vestibular se comunica con el oído medio a través de la ventana oval y la rampa timpánica termina en la ventana redonda.

La rama timpánica se comunica con el espacio subaracnoideo a través del acueducto coclear. (Fig. 6)

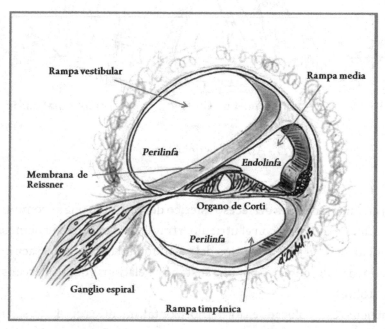

Fig. 6.- Anatomía del conducto coclear.

El órgano de Corti es el elemento sensorial del oído interno. Está situado en la membrana basilar y contiene cuatro hileras de células ciliadas que sobresalen de su superficie. Por encima de ellas está la membrana tectoria, que se mueve en respuesta a las variaciones de presión en las rampas. Hay entre 16,000 a 20,000 células ciliadas externas e internas, distribuidas a lo largo de la membrana basilar que sigue a la espiral de la cóclea. La pared lateral del órgano de Corti está cubierta por un epitelio vascular deniminado *stria vascularis* y la pared superior está formada por la membrana de Reissner, la cual se extiende diagonalmente desde la lámina espiral ósea hasta la pared externa del caracol óseo. Dentro de la escala o rampa media está el órgano receptor de la audición, el órgano de Corti, que se asienta sobre la membrana basilar y alberga a las células ciliadas. Las células ciliadas internas son los receptores auditivos, aunque su número es de alrededor de 3,500 células, reciben el 95% del estímulo auditivo. Hay aproximadamente 13,500 células ciliadas externas que ayudan a "sintonizar o afinar" a la cóclea, además de ser también células de soporte. El estereocilio de las células ciliadas internas se encuentra en contacto con la membrana tectoria. La membrana tectoria está unida a la porción interna del limbo espiral y las neuronas auditivas hacen sinapsis con la porción basal de las células internas y externas. Aproximadamente el 90 a 95% de las neuronas aferentes se conectan con las células internas, donde cada célula interna recibe alrededor de 20 fibras, en tanto que en las células externas, una fibra aferente hace sinapsis con 10 células. Las fibras auditivas eferentes hacen sinapsis directas con las células externas y terminan en las dendritas de las fibras aferentes que inervan a las células internas. (Fig. 7)

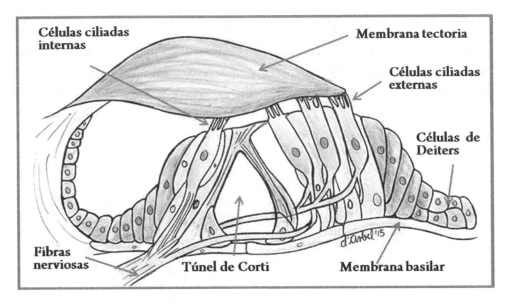

Fig. 7.- Anatomía del órgano de Corti.

3.2.3.- UTRÍCULO Y SÁCULO

El sáculo se localiza en una estructura del receso esférico del vestíbulo que se comunica con el conducto coclear a través del *ductus reuniens* y con el utrículo a través del conducto utriculosacular. El utrículo es más grande y se localiza en el receso elíptico del vestíbulo. El utrículo y el sáculo tienen un epitelio especializado llamado mácula, cubierto por una sustancia gelatinosa donde descansan unas partículas calcáreas llamadas otolitos.

La mácula del utrículo está colocada en forma horizontal, mientras que la del sáculo está colocada en un plano vertical y ambas se estimulan con los cambios posturales del cuerpo.Las células especializadas de las ámpulas y de las máculas son formadas por células ciliadas de 2 tipos: Las células tipo I tienen una forma de vasija y están rodeadas por un nervio caliciforme que se asemejan morfológicamente a las células ciliadas internas del caracol. Las células tipo II son cilíndricas y carecen del nervio caliciforme y se asemejan morfológicamente a las células ciliadas externas del caracol.

Los cilios se denominan como quinocilios cuando son largos y como estereocilios cuando son cortos. Los cilios están cubiertos por una sustancia gelatinosa de forma cilíndrica localizada en el utrículo y en el sáculo, que se inervan a través de los nervios sacular y utricular provenientes del nervio vestibular superior y del nervio vestibular inferior del VIII par.

3.2.4.- CONDUCTOS SEMICIRCULARES

Los conductos semicirculares membranosos ocupan sólo un cuarto del diámetro del canal óseo, están rodeados por la perilinfa y están orientados en un ángulo recto entre sí, representando los 3 planos del espacio. Los canales semicirculares membranosos se comunican con la parte posterior del utrículo por medio de cinco orificios. Al final de cada canal hay una dilatación llamada ámpula que corresponde a la dilatación del laberinto óseo, pero los canales semicirculares superior y posterior comparten un conducto común carente de ámpula. En el interior del ámpula se encuentra la cresta ampular, la cual tiene la forma y función similar a una puerta de vaivén, e histológicamente es similar a la mácula del utrículo y del sáculo. La cresta está formada por células ciliadas tipo I y II polarizadas en la misma dirección. Los cilios pueden ser largos (quinocilios), o cortos (estereocilios) y están cubiertos por una sustancia gelatinosa en forma de cúpula en las ámpulas. En el conducto horizontal los quinocilios se localizan en el lado utricular de la célula, y en los canales superior y posterior los quinocilios están localizados hacia afuera del lado utricular de la célula. (Fig. 8 y 9)

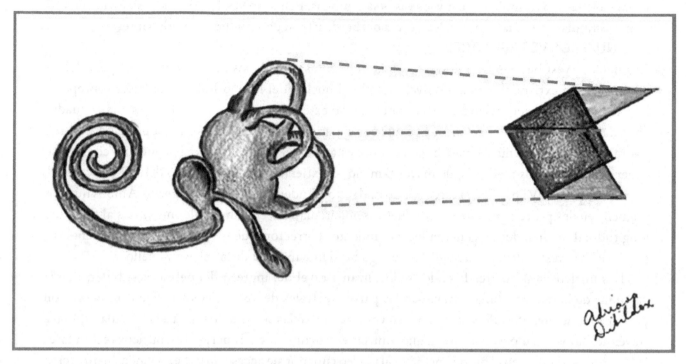

Fig. 8.- Orientación de los canales semicirculares.

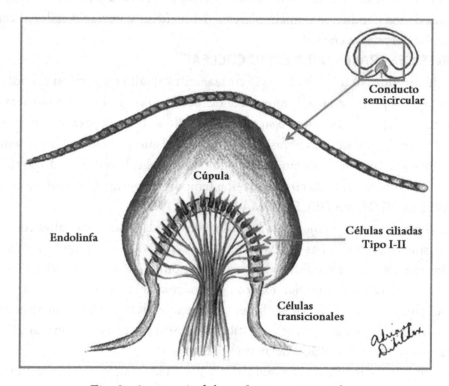

Fig. 9.- Anatomía del conducto semicircular.

3.3.- CONDUCTO AUDITIVO INTERNO

El conducto auditivo interno es un túnel óseo de 1 cm de longitud, localizado dentro de la porción petrosa del hueso temporal. Se abre en la porción posteromedial del hueso petroso en línea con el conducto auditivo externo. El conducto auditivo interno está cerrado lateralmente por una placa ósea cribosa muy delgada, que la separa del oído interno. A través de ella pasan las fibras nerviosas del nervio facial, del nervio vestíbulococlear y los vasos sanguíneos. El nervio vestíbulococlear se divide en una rama vestibular y en una rama coclear, cerca del borde lateral del conducto auditivo interno.

3.4.- NÚCLEOS VESTIBULARES

Los núcleos vestibulares laterales, inferiores, superiores y mediales se localizan en el piso del IV ventrículo. Se extienden desde el nivel rostral del núcleo del nervio hipogloso, hasta sobrepasar ligeramente el nivel del núcleo del nervio motor ocular externo. Los núcleos vestibulares están situados en cada lado del tronco encefálico. Los núcleos superiores se encuentran en una posición dorsal y rostral con respecto al núcleo vestibular lateral, y están cubiertos por fibras del pedúnculo cerebeloso superior. Los núcleos mediales, de mayor tamaño, se extienden desde el núcleo del XII par craneal, hasta el núcleo del VI par y en la dirección rostral se confunden con el núcleo superior. Ambos núcleos reciben señales procedentes de los conductos semicirculares y envían señales nerviosas al fascículo longitudinal medial, donde generan los movimientos correctores de los ojos, así como las señales a través del haz vestibuloespinal medial, que regulan el movimiento de la cabeza y cuello.

Los núcleos vestibulares laterales se localizan a nivel del ingreso del nervio vestibular, donde las fibras de la raíz vestibular atraviesan las partes ventrales de los núcleos y reciben su inervación principalmente del utrículo y sáculo, y a su vez transmiten las señales de salida a la médula espinal a través del haz vestíbuloespinal lateral que controla el movimiento del cuerpo. Los núcleos vestibulares inferiores comienzan en el bulbo, mediales al núcleo cuneiforme accesorio y se extienden en dirección rostral hasta el nivel de entrada del nervio vestibular. Sus fibras están orientadas de manera longitudinal y reciben señales de los conductos semicirculares y del utrículo y envían señales al cerebelo y a la formación reticular del tronco encefálico

4.- CONEXIONES CENTRALES DEL NERVIO COCLEAR

Al salir del conducto auditivo interno el nervio coclear entra al tallo cerebral en el borde superior del bulbo, por debajo de la protuberancia y muy cerca del pedúnculo cerebeloso, por fuera y abajo de la entrada del nervio vestibular. Después de su entrada al tallo se bifurca para terminar en los núcleos cocleares dorsal y ventral y al salir las fibras se cruzan hacia el cuerpo trapezoide y al lemnisco lateral opuesto. Posteriormente pasan al cuerpo geniculado interno, al tubérculo cuadrigémico inferior y a los centros auditivos superiores en la circunvolución temporal superior de la corteza cerebral.

5.- CONEXIONES CENTRALES DEL SISTEMA VESTIBULAR

Las conexiones centrales se hacen mediante los cilindroejes que se ramifican alrededor de las células ciliadas de los órganos receptores. Las conexiones pueden ser del tipo-1 aferentes o del tipo-2 eferentes, formando así las rama superior e inferior del nervio vestibular. La rama superior inerva las crestas de los conductos semicirculares superior, externo y la mácula del utrículo; la rama inferior inerva al conducto semicircular posterior y a la mácula del sáculo y sale a través del conducto auditivo interno, donde hace su primer sinapsis en el ganglio vestibular de Scarpa, antes de ingresar al borde inferior de la protuberancia, en donde se separa del nervio coclear.

La rama vestibular se dirige hacia atrás al bulbo y llega a los cuatro núcleos vestibulares inferior, interno, medial y superior localizados en la protuberancia y en el bulbo, cerca del piso del cuarto ventrículo. Del núcleo lateral nacen fibras que hacen conexiones con el fascículo vestíbuloespinal y con la médula espinal. De los núcleos superior e interno nacen las fibras que se unen al haz longitudinal externo. Del núcleo inferior hay fibras que se dirigen al cerebelo.

6.- IRRIGACIÓN DEL OÍDO INTERNO

La irrigación del oído interno se origina en la arteria auditiva interna, rama de la arteria cerebelosa anteroinferior, y en ocasiones directamente de la arteria basilar. Al penetrar al conducto auditivo interno la arteria cerebelosa anteroinferior se divide en la rama coclear común y en la arteria vestibular anterior. La coclear común se subdivide en las ramas vestíbulococlear y coclear. La rama vestibulococlear sigue un curso espiral alrededor de la columela, para luego anastomosarse con la rama coclear. En el caracol la arteria coclear se convierte en la arteria columelar espiral, que sigue un curso curvilíneo alrededor de la columela, dando diferentes arteriolas a la rampa vestibular, a la lámina espiral ósea y termina en los sistemas capilares espirales en la pared externa del caracol y en la lámina espiral, formando la *stria vascularis.*

REFERENCIAS BIBLIOGRÁFICAS

1. Arts H A., Duckert LG: Anatomy and Embriology of the Ear. In Meyerhoff WL, Rice DH: Otolaryngology-Head and Neck Surgery. Philadelphia: WB Saunders, 1992.
2. Brauer PR. Human Embryology: the Ultimate USMLE Step 1 Review. Philadelphia, Pa: Hanley and Belfus; 2003:61.
3. Gulya AJ: Developmental anatomy of the ear. In Glasscock ME, Shambaugh GE: Surgery of the Ear, 4th ed. Philadelphia: WB Saunders, 1990.
4. Hollinnshead WH: Anatomy of the ear. In Anatomy for Surgeons: The Head and Neck, ed 3. Philadelphia, JB Lippincott, 1987.
5. Hyman LH. Hyman's Comparative Vertebrate Anatomy. 3rd ed. Chicago, Ill: Univ of Chicago; 1992:634. Kelly KE, Mohs DC. The external auditory canal. Otol Clin N Am 1996;29:725-739.
6. Kennedy RS. General history of vestibular disorders in diving. Undersea Biomed Res. Mar 1974;1(1):73-81.
7. Moore KL. Embriología Clínica, 4ª. ed. México: Interamericana. McGraw-Hill, 1989.
8. Schnupp J, Nelken I, King A. Auditory Neuroscience. MIT Press; 2011.

CAPÍTULO 2 | FISIOLOGÍA DE LA AUDICIÓN

Dr. Javier Dibildox M.
Dr. Pedro Becerril Pérez

El oído se encuentra alojado en el hueso más duro del cuerpo: el hueso temporal. Para facilitar su comprensión lo podemos dividir en: oído externo, oído medio y oído interno.

1.- FISIOLOGÍA

El pabellón auricular facilita la captación de los sonidos ambientales y actúa como un tubo de resonancia en la transmisión del sonido, lo que produce una ganancia entre 10 a 20dB y entre dos y cinco kHz antes de llegar al oído medio. Su función consiste en adaptar el paso de la energía sonora de un medio aéreo, el conducto auditivo externo, a un medio líquido dentro del oído interno, con la mayor eficiencia y eficacia. El oído interno está formado por una serie de cavidades y canales localizados en el hueso temporal, ocupados por unas delicadas membranas que flotan en un líquido, donde se alojan los órganos de la audición y del equilibrio: la cóclea y el laberinto respectivamente. Su función es la transducción de la energía mecánica en una energía eléctrica, que viajará por las fibras nerviosas del VIII par craneal hacia el tallo cerebral y al encéfalo.

Cuando un sonido llega a una superficie se puede absorber, reflejar o trasmitir, de acuerdo a las características físicas del receptor. Las estructuras del oído medio funcionan mediante un mecanismo receptor diseñado para captar lo máximo del sonido que llega a la superficie de la membrana timpánica y para dejar escapar lo mínimo. En el oído el sonido se trasmite como una onda oscilatoria, que al ejercer presión en forma alterna, provoca la vibración de la superficie cónica de la membrana timpánica. En condiciones normales cuando el sonido se trasmite de un medio gaseoso (oído externo) hacia un medio líquido (oído interno), la energía se refleja en un 99.9%, de tal manera que sólo un exiguo 0.1% de la energía alcanzaría el medio acuoso, lo que equivale a una pérdida auditiva de 30dB en los humanos.

1.- Concentra la energía que llega a la superficie mayor de la membrana timpánica, en el área pequeña de la ventana oval.

2.- Amplifica la energía mediante un sistema de palancas representado por la cadena de huesecillos.

La superficie del tímpano es aproximadamente 17 veces más grande que la superficie de la platina del estribo (55 mm² vs. 3.2 mm²), lo que resulta en la concentración y amplificación de la presión sonora que llega al tímpano, incrementándose diecisiete veces en la ventana oval. (Fig. 1) En el sistema de palancas de los huesecillos, el mango del martillo es 1.3 veces más largo que la apófisis larga del yunque, lo que representa un incremento en la fuerza del estribo de 1:3, lo que se traduce en una ganancia de 3dB. (Fig. 2)

Al entrar en acción estos dos mecanismos se logra una ganancia mecánica de 22:1, lo que aumenta el sonido que llega a la cóclea con una ganancia de 25 a 27dB. La alteración en alguna de las partes de estos mecanismos, será percibida por el paciente como una disminución en la audición. De tal forma una membrana perforada podría provocar una pérdida de 5 a 30 dB, y la y la desarticulación de la cadena provoca una pérdida de hasta 60 dB.

1.1.- IMPEDANCIA

Existe una serie de elementos que se oponen a la transmisión del sonido a través del oído medio. Este fenómeno representa la resistencia al flujo de energía sonora, lo que se conoce como impedancia. La impedancia se expresa de 2 formas: resistencia y reactancia, que están condicionadas por la rigidez y la masa.

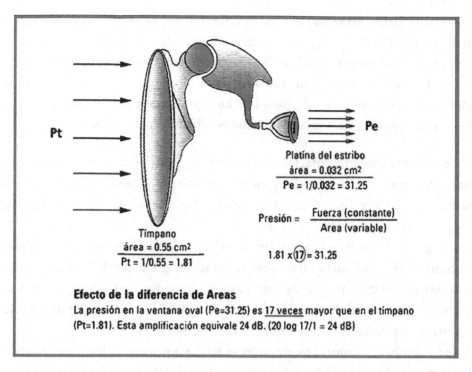

Fig. 1.- Efecto de la diferencia de áreas. Cortesía del Dr. Luis Benítez Díaz.

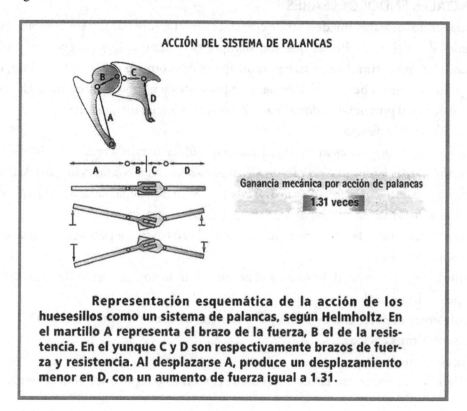

Fig. 2.- Acción del sistema de palancas. Cortesía del Dr. Luis Benítez Díaz.

1.2.- LÍQUIDOS COCLEARES

El laberinto membranoso se encuentra dentro el laberinto óseo y en su interior contiene la endolinfa que se produce en la estría vascular. La endolinfa es similar en su composición al líquido intracelular, donde el potasio es el catión principal y es más abundante que el sodio. Esta composición iónica es necesaria para la regulación de los impulsos electroquímicos de las células ciliadas.

El espacio entre el laberinto membranoso y el laberinto óseo lo ocupa otro líquido llamado perilinfa, el cual tiene una composición similar al líquido cefalorraquídeo, rico en sodio y bajo en potasio. La diferencia en la composición iónica de los líquidos de estos espacios, se relaciona con el fenómeno de transducción de la energía sonora que ocurre dentro de la cóclea.

Dentro de la cóclea se ubican 3 espacios: la escala o rampa timpánica y la escala o rampa vestibular, las que se comunican en el ápice de la cóclea y contienen perilinfa. El tercer espacio es la escala o rampa media que contiene endolinfa. En la escala media está el órgano receptor de la audición, el órgano de Corti, que se asienta sobre la membrana basilar.

Dentro del órgano de Corti se encuentran las células ciliadas, que son los receptores auditivos que se diferencian en células ciliadas. Su número es reducido, alrededor de 3,500, pero reciben el 95% del estímulo auditivo. Las células ciliadas externas son alrededor de 13,500 y ayudan a "sintonizar o afinar" a la cóclea, además de ser también células de soporte. El estereocilio de las células ciliadas internas se encuentra en contacto con la llamada membrana tectoria. Cuando la membrana basilar se desplaza hacia arriba o hacia abajo, el estereocilio se acerca o se aleja de la membrana tectoria. Al ser el estereocilio empujado hacia la dirección adecuada la célula ciliada se despolariza.

1.3.- POTENCIALES ENDOCOCLEARES

Los potenciales endococleares pueden ser de corriente directa, continuos y sin cambios en el tiempo. Los potenciales de corriente alterna que son siempre cambiantes. Los potenciales endococleares pueden depender de un estímulo acústico para su aparición, como el potencial de suma, el potencial de acción y la microfónica coclear, o estar siempre presentes y no requerir de un estímulo acústico, para mostrarse como el potencial endococlear o como el potencial intracelular.

1.- Potenciales de corriente directa:

Potencial endococlear: Se origina en la estría vascular y se mide en la escala media (+ 100mV).

Potencial intracelular o del órgano de Corti: Puede registrarse dentro de las células del órgano de Corti (-50mV).

Potencial de suma: Aparece con estímulos acústicos intensos. Si en la prueba hay ausencia de la microfónica coclear, la lesión se localiza a nivel del órgano de Corti.

Si encontramos la presencia de la microfónica coclear y la ausencia de potenciales de acción, se trata de una lesión a nivel neural.

Si el coeficiente entre el potencial de suma y el potencial de acción es mayor de 0.43, se trata de una corticopatía por hidrops coclear.

Si el coeficiente entre el potencial de suma y el potencial de acción es mayor de 0.43, se trata de una corticopatía por hidrops coclear.

2.- Potenciales de corriente alterna:

Microfónica Coclear: Se genera en las células ciliadas externas y reproduce en frecuencia y forma un sinusoide.

Potencial de acción: Es la actividad eléctrica del VIII nervio. Puede medirse en cualquier lugar de la cóclea o el nervio.

1.4.- LA ONDA VIAJERA

Cuando el estribo hace vibrar a la ventana oval, la perilinfa se desplaza hacia delante y atrás, lo que hace vibrar a la ventana redonda con un ritmo complementario. Este movimiento desplaza al laberinto membranoso que se encuentra suspendido entre las dos ventanas.

La membrana basilar es más delgada y estrecha en la base de la cóclea que en el ápex, y sus propiedades cambian al modificarse su forma. Esto significa que la membrana basilar en la base de la cóclea vibrará con las frecuencias altas, y las frecuencias bajas la harán vibrar en el ápex. (Fig. 3 y 4)

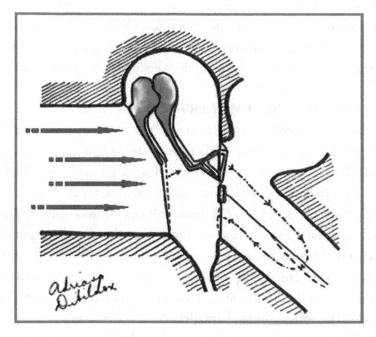

Fig. 3.- Transmisión del movimiento de la membrana timpánica
a la cóclea, a través de la cadena de huesecillos.

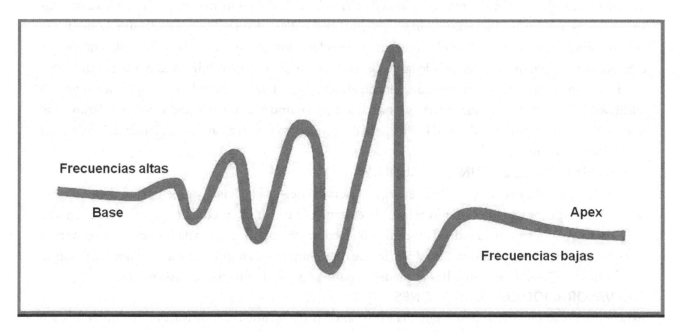

Fig. 4.- La onda viajera a través de la membrana basilar.

Sin embargo, sólo el movimiento de la membrana basilar es insuficiente para explicar la capacidad para distinguir entre dos frecuencias, por lo que es posible que las células ciliadas externas actúen como elementos de sintonía y afinación. Estas células poseen filamentos elásticos que se contraen y definen la sintonía de la respuesta de la membrana basilar al movimiento de la onda viajera. Las células ciliadas externas pueden activarse en respuesta a la estimulación nerviosa y su actividad puede ser registrada en el conducto auditivo externo. Los cilios de las células del órgano de Corti son de 2 tipos, unos cortos y numerosos llamados estereocilios y otro único y de mayor longitud llamado quinocilio.

El movimiento de la membrana basilar hace que los cilios de las células sensoriales se flexionen. Si el cilio se aleja del quinocilio, se incrementa la resistencia de la membrana. El desplazamiento de los cilios hacia el quinocilio disminuye la resistencia y despolariza a la célula, lo que desencadena un potencial bioeléctrico que provoca la liberación de mediadores químicos y la excitación de la fibra nerviosa que se transmite a la base de la célula, donde se encuentran las sinapsis con las terminaciones nerviosas.

1.5.- VÍAS AUDITIVAS HACIA EL SISTEMA NERVIOSO CENTRAL

La información obtenida en las células ciliadas viaja a través de los nervios aferentes. La primera sinapsis ocurre en el ganglio espiral o ganglio de Corti, y desde aquí el nervio auditivo lleva la señal hacia el tallo cerebral y hace sinapsis en los núcleos cocleares. En este punto de manera análoga a la vía visual, se originan dos vías de transmisión de la señal acústica. La 1ª vía está formada por las fibras que llegan al núcleo coclear ventral. En esta red de conexiones algunas fibras se encargan de preservar las variables del tiempo y sensibilidad de la señal, preservándola en microsegundos. Luego las fibras del núcleo coclear ventral se proyectan hacia la oliva superior, donde las diferencias en las variables del tiempo y sensibilidad y la intensidad del sonido en cada oído, son comparadas. De esta manera se puede determinar la dirección de donde viene el sonido. De la oliva superior salen las fibras por un tracto de fibras llamado el lemnisco lateral, para dirigirse al colículo inferior.

La 2ª vía de información se inicia en el núcleo coclear dorsal. Al contrario de la vía que localiza de manera exquisita las variables de tiempo y sensibilidad, esta vía analiza la calidad del sonido. El núcleo coclear dorsal con extrema precisión discierne las diferencias mínimas que hacen los distintos sonidos, y así no confundimos la palabra "pan" con "san" o "flan". Esta vía se proyecta directamente vía el lemnisco lateral, hacia el colículo inferior. Si consideramos que ambas vías corren bilateralmente, esto nos explica por qué una lesión a lo largo de la vía, por lo general, no tendrá efecto sobre la audición.

Las lesiones auditivas son causadas principalmente por daño en el oído medio, cóclea o nervio auditivo. Del colículo inferior ambas vías alcanzan el tálamo y el núcleo auditivo del tálamo es el núcleo geniculado medial y de aquí las fibras se dirigen hacia la corteza auditiva primaria, localizadas en los lóbulos temporales.

2.-VALORACIÓN DE LA FUNCION AUDITIVA

La pérdida auditiva ocurre cuando la energía sonora no llega a la cóclea, ya sea por un defecto en el mecanismo de captación del sonido en el oído externo y/o en el oído medio, lo que se traduce en una hipoacusia conductiva; o cuando el mecanismo receptor/conductor dentro de la cóclea o en el nervio auditivo, sea incapaz de realizar su trabajo, lo que representará una hipoacusia sensorineural. Cuando ambos mecanismos muestran fallas en su desempeño se presenta una hipoacusia mixta.

2.1.- VALORACIÓN CON DIAPASONES

Esta es la valoración primaria más sencilla y útil para estimar la función auditiva, que cualquier médico puede practicar en su consultorio. Todos los diapasones nos pueden ayudar a valorar la audición en un paciente, sin embargo el más utilizado en la práctica clínica es el diapasón de 512 Hz y las pruebas más utilizadas son las de Weber, Rinne y de Schwabach.

2.1.1.- PRUEBA DE WEBER

En la prueba de Weber se compara la audición por la vía ósea en ambos oídos. Se hace vibrar el diapasón y se coloca en la línea media de la cabeza, en la frente o entre los dientes, y se le pregunta al paciente dónde escucha mejor el sonido emitido por el diapasón. Es una prueba útil en los pacientes que presentan una hipoacusia unilateral o bilateral asimétrica.

Los pacientes normoyentes y los pacientes con hipoacusia neurosensorial, escuchan en ambos oídos o el sonido se lateraliza al mejor oído. En la hipoacusia de transmisión, el sonido se lateraliza al oído con mayor pérdida auditiva.

2.1.2.- PRUEBA DE RINNE

La prueba de Rinne compara la audición por la vía ósea través de la apófisis mastoides, con la audición por la vía aérea ipsilateral. Los brazos del diapasón deben golpearse para hacerlos vibrar, luego se coloca el diapasón un par de centímetros por detrás del conducto auditivo externo, donde se mantiene en posición hasta que el paciente no percibe más el estímulo sonoro, luego se coloca el diapasón frente al pabellón auricular y se le pregunta al paciente si escucha el sonido emitido por el diapasón. En la prueba de Rinne modificada se hace vibrar el diapasón y se coloca enfrente del pabellón auricular, con lo que se valora la vía aérea y luego se coloca el diapasón firmemente en la apófisis mastoidea, con lo que se valora la vía ósea y se le pregunta al paciente con cual prueba oyó mejor. La prueba de Rinne se considera como positiva cuando el paciente escucha mejor por la vía aérea, y como negativa cuando el paciente escucha mejor o igual por la vía ósea. Cuando la prueba de Rinne es positiva el paciente puede ser normoyente o puede padecer una hipoacusia neurosensorial, la prueba negativa implica una hipoacusia de conducción. La pérdida auditiva estimada en dB con el uso de los diapasones, se describe en el Cuadro I.

Cuadro 1.- Pérdida auditiva estimada con el uso de los diapasones			
Hipoacusia	256 Hz	512 Hz	1024 Hz
< 15 dB	Positivo	Positivo	Positivo
15-30 dB	Negativo	Positivo	Positivo
30-45 dB	Negativo	Negativo	Positivo
45-60 dB	Negativo	Negativo	Negativo

2.1.3.- PRUEBA DE SCHWABACH

En esta prueba un examinador normoyente compara su audición con la del sujeto examinado, apoyando el diapasón sobre la apófisis mastoides de manera alterna con el paciente y con el examinador, hasta que el paciente o el examinador no escuchen el sonido. En una hipoacusia conductiva ambos sujetos registran el estímulo sonoro en forma muy similar. En una hipoacusia neurosensorial el examinado dejará de percibir el sonido antes que el examinador. En las hipoacusias mixtas, esta prueba no es confiable.

3.- AUDIOMETRÍA

La cuantificación de la audición se efectúa mediante un audiómetro de tonos puros. Se exploran los umbrales auditivos en un rango de frecuencias que van desde los tonos graves de 125 Hz hasta los tonos agudos de 8,000 Hz, presentando un sonido que se incrementa progresivamente en 5 dB. Se explora la conducción ósea y la transmisión aérea en forma independiente en cada oído. Inicialmente se presenta un estímulo sonoro lo suficientemente audible para que el paciente lo identifique, luego se busca el umbral mínimo auditivo del paciente para esa frecuencia. El umbral de la audición se mide tanto en la conducción aérea como en la conducción ósea. El nivel de referencia "cero decibeles" en la audiometría, corresponde a la media en que las personas con audición normal, detectan un estímulo sonoro de mínima intensidad.

El rango auditivo más importante para la comprensión del lenguaje, se encuentra en las frecuencias de 300 y 3,000 Hz. La mayor agudeza auditiva del oído humano se encuentra en la frecuencia de 1,000 Hz. (Fig. 5).

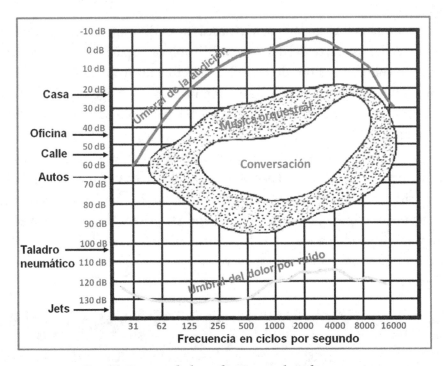

Fig. 5.- Rango de la audición en el ser humano.

El audiograma es la representación gráfica de los valores de los umbrales auditivos obtenidos. Habitualmente se utilizan 2 gráficas en el audiograma, una para el oído derecho y otra para el oído izquierdo, donde se grafican con signos convencionales. (Fig. 6)

La vía aérea se valora colocando audífonos y se examina por separado cada oído, lo que refleja la función de todo el sistema auditivo. La vía ósea se obtiene al colocar un vibrador sobre la apófisis mastoides. En esta prueba se valora sólo el oído interno. En el audiograma el eje de las abscisas representa las frecuencias que se ordenan de graves a agudas de 125 a 8,000 Hz, y en el eje de las ordenadas se alinea de menos a más, la intensidad del sonido representada en decibeles de -10 a 120 dB HL. Cada 20 dB equivale a una octava. En una audición normal los valores auditivos en todas las frecuencias exploradas se encuentran en un rango de de 25 dB o menor. Todo valor superior a esta cifra se considera como hipoacusia.

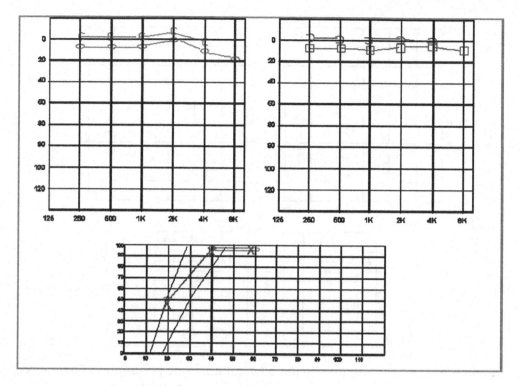

Fig. 6.- Audiometría y logoaudiometría normales.

3.1.- VALORACIÓN DE LA HIPOACUSIA

La audición se clasifica como normal, hipoacusia superficial, hipoacusia moderada, hipoacusia moderadamente severa, hipoacusia severa e hipoacusia profunda, de acuerdo con el umbral de audición representado en decibeles en cada individuo. La valoración de la pérdida auditiva se ejemplifica en el cuadro II.

Cuadro II.- Valoración de la pérdida auditiva en dB.	
10 – 25 dB HL =	Normal
26 – 40 dB HL =	Superficial
41 – 55 dB HL =	Moderada
56 – 70 dB HL =	Moderadamente Severa
71 – 90 dB HL =	Severa
Más de 90 dB HL =	Profunda

En las hipoacusias de conducción se presenta una separación o brecha entre la vía ósea que se registra en la porción superior y la vía aérea en la porción inferior. (Fig. 7) La separación o brecha se incrementa en los casos más severos. En la hipoacusia neurosensorial ambas vías se mantienen paralelas como en la audición normal, pero las 2 descienden paralelamente cuando la hipoacusia se profundiza. (Fig. 8)

En la hipoacusia mixta se registran las características de la hipoacusia de conducción y de la neurosensorial, con un descenso en ambas vías y una separación o brecha entre las dos vías.

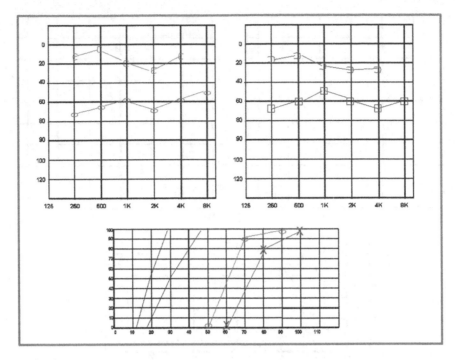

Fig. 7.- Audiometría de una hipoacusia media bilateral mixta de predominio conductivo, con una logoaudiometría de tipo conductivo bilateral, característica de una otosclerosis.

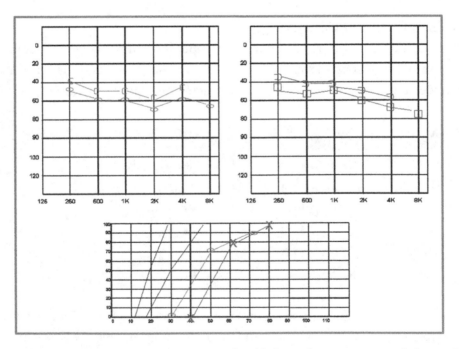

Fig. 8.- Audiometría de una hipoacusia superficial bilateral neurosensorial, de predominio izquierdo, con una logoaudiometría de tipo neurosensorial, característica de la presbiacusia.

3.2.- ENMASCARAMIENTO

Si existe una diferencia en la audicion de 30 dB entre ambos oidos, debe evitarse que el mejor oido "ayude" al oído afectado y se reporte un resultado irreal. El enmascaramiento se logra al aplicar un ruido o enmascaramiento en el mejor oído, para que éste no perciba la estimulación contralateral del oído patológico. Cuando no se enmascara el mejor oído, el paciente confunde el origen del estímulo, reportándolo como percibido en el oído más afectado, en particular cuando se valora la vía ósea.

3.3.- AUDIOMETRÍA VERBAL (LOGOAUDIOMETRÍA O ACUMETRÍA)

La audiometría verbal o logoaudiometría es una prueba de inteligibilidad en la cual el examinador lee una lista de palabras fonéticamente balanceadas, monosilábicas, bisilábicas o frases aisladas presentadas con la menor intensidad posible, por arriba del umbral de tonos puros. El paciente debe comprender y repetir las palabras que escuchó. En la audiometría de tonos puros el examinado sólo afirma o niega escuchar un sonido y en la logoaudiometría se interpreta el sonido y el umbral de recepción del lenguaje y su discriminación. Se considera como umbral de detección del lenguaje el nivel en el que el examinado puede repetir correctamente el 50% de las palabras que escucha, con una intensidad de 40 dB o más por arriba del umbral de recepción del lenguaje o a un nivel que el paciente tolere. Los resultados se reportan en una gráfica, donde las abscisas representan la intensidad a la que se emiten las palabras y en las ordenadas se registra el porcentaje de los aciertos en la comprensión del lenguaje. Los normoyentes repiten correctamente entre el 70 y 100% de las palabras.

Existe una correlación entre el tipo y grado de hipoacusia y los niveles de discriminación, dependiente de la función auditiva en cada paciente. Los pacientes con hipoacusia neurosensorial o con hipoacusia mixta alcanzan porcentajes mucho menores que los pacientes con una hipoacusia de conducción, en la que se logran mejores porcentajes de comprensión, al amplificar el volumen del audiómetro. (Fig. 9).

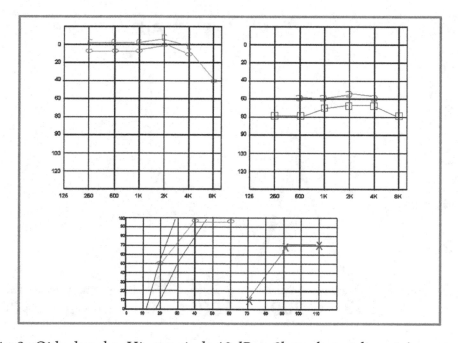

Fig. 9.- Oido derecho: Hipoacusia de 40 dB en 8k con logoaudiometría normal.
Oido izquierdo: Hipoacusia severa, sensorial con logoaudiometría sensorial.
Impresión diagnóstica: Cortipatía izquierda de etiología a determinar.

Una persona con una hipoacusia conductiva moderada puede alcanzar un 80% de reconocimiento de las palabras, en tanto que un paciente con una sordera similar de origen retrocolcear podría alcanzar sólo un 30%. Los pacientes con una discriminación pobre suelen tener una pérdida auditiva mayor en las frecuencias altas, donde oyen los sonidos pero no entienden muchas palabras. También es una ayuda predictiva para ver si un auxiliar auditivo será de utilidad.

4.- IMPEDANCIOMETRÍA

En la impedanciometría se utiliza un sistema electromecánico capaz de inducir cambios de presión positiva y negativa, en el oído externo del paciente. Al tiempo de escuchar un estímulo sonoro, se mide la energía que pasa hacia el oído medio y la energía que se refleja hacia el exterior. Las pruebas clínicas utilizadas son la timpanometría y el estudio del reflejo estapedial.

La impedanciometría es una técnica que valora la resistencia (impedancia) que el oído medio opone a la transmisión del sonido, valorando así la función de los mecanismos de transmisión. Cuando hay menor resistencia al paso de la onda sonora, mayor será la absorción de la energía, y al aumentar la rigidez del sistema, mayor será la energía sonora que se refleje hacia el conducto auditivo externo.

4.1.- TIMPANOMETRÍA

En el estudio se mide la movilidad de la membrana timpánica, cuando a través de una sonda se emite una presión entre +200 y -400 dPa, dentro del conducto auditivo externo y se obtiene una curva llamada timpanograma.

La impedancia (resistencia) ideal de la membrana timpánica ocurre cuando la presión del oído es igual en ambos lados del tímpano. En situaciones normales la curva tiene un pico máximo que coincide en la gráfica en el equivalente a "0" mm de agua, lo que implica que hay una presión en el oído medio igual a la presión atmosférica. Se pueden encontrar 5 tipos de timpanogramas: (Fig. 10)

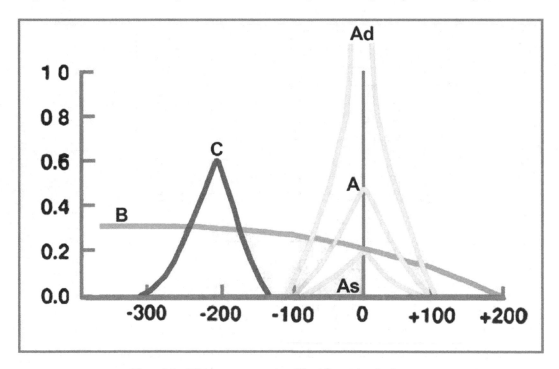

Fig.- 10.- Timpanometría. Clasificación de Jerger.

1.- Tipo A: es un timpanograma normal, que tiene un pico de complianza entre "0" y -100 dPa con una amplitud normal.

2.- Tipo As: es un timpanograma normal, con un pico centrado en la presión "0", pero la amplitud de la curva está disminuida, lo que se refleja en una curva de poca altura. Se presenta cuando hay fijación de la cadena de huesecillos, lo que sugiere una limitación del movimiento de la membrana timpánica.

3.- Tipo Ad: es un timpanograma normal con un pico centrado en la presión "0", pero con una amplitud elevada, lo que sugiere un gran movimiento de la membrana timpánica. Se presenta cuando hay dislocación de los huesecillos o un tímpano muy flácido.

4.- *Tipo B*: es un timpanograma plano y desplazado hacia la izquierda, en el área de presión negativa, con ausencia de un pico y se presenta cuando hay una efusión intratimpánica.

5.- *Tipo C*: es un timpanograma con una curva desplazada hacia la izquierda, con un pico en el área de presión negativa. Se presenta cuando en el oído medio hay una presión negativa significativa.

4.2.- REFLEJO ESTAPEDIAL

La contracción del músculo del estribo, en respuesta a un estímulo sonoro intenso, se le conoce como reflejo estapedial. Cuando un sonido alcanza una intensidad mayor de 70 dB por encima del umbral auditivo, se despierta un mecanismo de defensa que consiste en la contracción automática del músculo tensor del tímpano, con lo que se incrementa la rigidez del tímpano y el músculo del estribo se contrae y se reduce la movilidad de la platina del estribo. Con éstas acciones el oído interno se protege al amortiguarse la cantidad de energía sonora que viaja hacia la cóclea.

Las vías neurales del reflejo estapedial son bilaterales y cruzadas en el tallo cerebral. Al estimular un oído normal se produce una contracción muscular bilateral, lo que permite valorar el reflejo con una estimulación ipsilateral o contralateral. El reflejo estapedial puede ayudar a determinar de manera burda, el umbral auditivo en personas normoyentes o con pérdidas discretas y moderadas. También nos alerta de alteraciones en el tallo cerebral.

La medición del decaimiento del reflejo estapedial es útil cuando se sospecha una lesión retrococlear. En esta prueba el oído contralateral a la lesión se estimula con una señal auditiva de 500 o 100 Hz, 10 dB por arriba del umbral del reflejo acústico, durante 10 segundos. Si la amplitud del reflejo disminuye más del 50% se considera como una prueba positiva o anormal, sugestiva de una lesión retrococlear. Cuando un paciente con una hipoacusia de conducción tiene reflejos estapediales presentes y normales, se debe sospechar un síndrome de la 3ª ventana, como la dehiscencia del conducto semicircular superior.

5.- AUDIOMETRÍA DE RESPUESTAS EVOCADAS

Los potenciales evocados auditivos del tallo cerebral representan la respuesta electrofisiológica del sistema nervioso central a una estimulación sonora. En la prueba las respuestas se registran por medio de unos electrodos colocados sobre la apófisis mastoides y en el ápice craneal, similar a un electroencefalograma. De acuerdo al tiempo y zona de la vía auditiva que se examina, se pueden analizar selectivamente la cóclea y el VIII par craneal (electrococleografía), el tallo cerebral (respuestas evocadas del tallo cerebral) y la corteza cerebral (electroencefalograma). Los potenciales evocados auditivos del tallo cerebral proporcionan información a nivel del VIII par craneal y del tallo cerebral. Una curva normal de esta prueba se caracteriza por la presencia de cinco ondas o picos, que se presentan entre 10 y 15 milisegundos después del estímulo y corresponden topográficamente a las estructuras anatómicas de la vía auditiva:

Onda I: Representa la actividad del nervio coclear. Se produce con intensidades de 25 dB sobre el umbral y es generada por las estructuras homolaterales. La onda es de poca amplitud y su prolongación sugiere una patología en el oído medio, que debe ser corroborada mediante la impedanciometría.

Onda II: Es una onda generada por el núcleo coclear de muy poca amplitud y muchas veces no es visible. Su identificación puede facilitarse por comparación entre ambos lados y por la administración de estímulos biaurales. Su latencia normal es de 2.5 ms.

Onda III: Es generada por la actividad de las neuronas del complejo de la oliva superior, es una de las más importantes y su latencia promedio es de 3.7 milisegundos.

Onda IV: Es generada por el núcleo ventral del lemnisco lateral, es poco prominente y generalmente se ve como una muesca de la rama ascendente de la onda V. Su latencia es de 4.5 ms.

Onda V: Refleja la actividad del colículo inferior y es la más importante de todas. Tiene un tiempo de latencia promedio de 5.7 milisegundos con 100 dB de estímulo. A medida que disminuye la intensidad del estímulo, se produce un aumento progresivo de las latencias.

Existe una relación entre la duración de las latencias y la mielinización de la vía auditiva. En los niños entre los 6 y 18 meses de edad, se alcanzan los patrones similares a los de un adulto.Una forma nemotécnica fácil de recordar sobre los componentes anatómicos relacionados con los potenciales es la palabra OCOLCi. (Cuadro III.)

Cuadro III.- Sistema nemotécnico, (OCOLCi) de la vía auditiva.	
O= Octavo Par Craneal	Onda I
C= Núcleo Coclear	Onda II
O= Complejo de la Oliva Superior	Onda III
L= Lemnisco Lateral	Onda IV
Ci= Colículo Inferior	Onda V

6.- EMISIONES OTOACÚSTICAS

La medición de las emisiones otacústicas es una prueba rápida y no invasiva utilizada en el diagnóstico precoz de la hipoacusia en los recién nacidos, donde se miden unos sonidos de origen coclear, captados por un pequeño micrófono colocado en el conducto auditivo externo. Las emisiones se originan en las células ciliadas externas del órgano de Corti. Hay 3 tipos de emisiones otoacústicas: las espontáneas, las provocadas y las distorsionadas. Las emisiones espontáneas se producen en ausencia de un estímulo auditivo y se presentan en menos del 50% de los normoyentes. Las emisiones transitorias provocadas se presentan cuando el oído es estimulado con un sonido (clic) corto, lo que provoca una onda viajera que estimula primero a la vuelta basal de la cóclea en las frecuencias altas, seguido por las frecuencias medias y bajas del ápex coclear.

Las emisiones distorsionadas se presentan cuando se estimula la cóclea simultáneamente con dos frecuencias diferentes. En los pacientes con una pérdida auditiva superior a los 30 dB, por lo general las emisiones otoacústicas están ausentes.

Debido a que las emisiones otoacústicas son específicas de la función de la cóclea, permiten diferenciar a las lesiones cocleares de las retrococleares en la hipoacusia neurosensorial. Las emisiones otoacústicas se utilizan principalmente en la detección temprana en los recién nacidos, en pacientes que sufrieron un trauma acústico y en las lesiones provocadas por drogas ototóxicas.

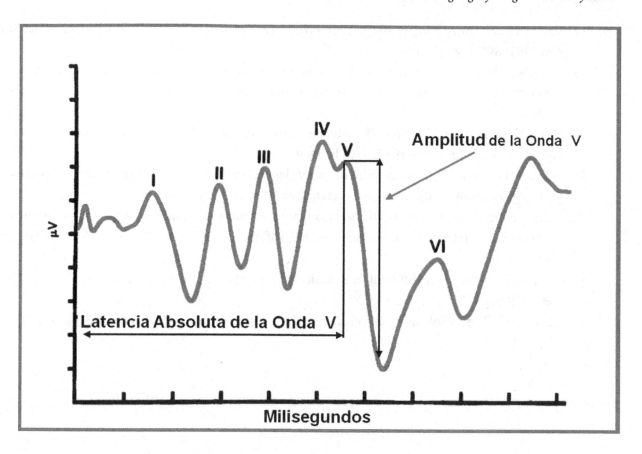

Fig.- 11.- Audiometría de respuestas evocadas normal.

BIBLIOGRAFÍA

1. Anniko M, Wroblewski R: Ionic environment of cochlear hair cells. Hear Res 1986; 22: 279-93.
2. Brownell WE: Outer hair cell electromotility and otoacoustic emissions. Ear Hear 1990;11(2): 82-89.
3. Dallos P, Hallworth R, Evans BN: Theory of electrically driven shape changes of cochlear outer hair cells. J Neurophysiol 1993; 70(1): 299-323.
4. Dulon D, Zajic G, Schacht J: Increasing intracellular free calcium induces circumferential contractions inisolated cochlear outer hair cells. J Neurosci1990 ; 10(4): 1388-1397.
5. Guinan JJ Jr: Physiology of the olivocochlear efferents. In: The Cochlea. NY: Springer-Verlag; 1996:456-458.
6. Hinchcliffe R, Harrison D: Scientifics Foundations of Otolaryngology. Year Book Medical Publishers, 1976.
7. Holton T, Hudspeth AJ: A micromechanical contribution to cochlear tuning and tonotopic organization. Science 1983; 222(4623): 508-510.
8. Hudspeth AJ: How the ear's works work. Nature 1989; 341(6241): 397-404.
9. Kemp DT: Stimulated acoustic emissions from within the human auditory system. J Acoust Soc Am 1978; 64(5): 1386-1391.
10. Kiang NY, Liberman MC, Sewell WF, Guinan JJ. Single unit clues to cochlear mechanism. Hear Res 1986;171-182.
11. Martin WH, Schwegler JW, Gleeson AL, Shi YB. New techniques of hearing assessment. Otolaryngol Clin North Am. 1994;27:487.

12. Probst R, Lonsbury-Martin BL, Martin GK : A review of otoacoustic emissions. J Acoust Soc Am 1991; 89(5): 2027-2067.

13. Salt AN, Ohyama K, Thalmann R : Radial communication between the perilymphatic scalae of the cochlea. II: Estimation by bolus injection of tracer into the sealed cochlea. Hear Res 1991; 56(1-2): 37-43.

14. Salt AN, Melichar I, Thalmann R : Mechanisms of endocochlear potential generation by stria vascularis. Laryngoscope 1987; 97(8 Pt 1): 984-991.

15. Scheibe F, Haupt H, Ludwig C: Intensity-dependent changes in oxygenation of cochlear perilymph during acoustic exposure. Hear Res 1992; 63(1-2): 19-25.

16. Wangemann P, Liu J, Marcus DC: Ion transport mechanisms responsible for $K+$ secretion and the transepithelial voltage across marginal cells of stria vascularis in vitro. Hear Res 1995;84(1-2): 19-29.

17. Warr WB, Guinan JJ Jr: Efferent innervation of the organ of corti: two separate systems. Brain Res 1979 Sep 7; 173(1): 152-155.

18. Zenner HP: The role of outer hair cell damage in the loss of hearing. Ear Nose Throat J 1997;76(3): 140, 143-144.

CAPÍTULO 3 | FISIOLOGÍA VESTIBULAR

Dr. Javier Dibildox M.
Dr. Pedro Becceril Pérez

El sistema vestibular es uno de los tres sistemas sensoriales encargados de registrar la postura del cuerpo humano y su relación con el espacio. Los otros dos sistemas son el visual y el propioceptivo somatosensorial. La información enviada por los sistemas sensoriales se integra a nivel del tallo encefálico y cerebelo, con la participación de la corteza cerebral en los lóbulos frontal, parietal y occipital. El sistema visual y sus conexiones hacia la corteza occipital regulan las complejas vías que relacionan a la visión con el espacio, en sus funciones de reconocimiento y orientación. El sistema propioceptivo se encarga de la parte inconsciente de la postura del tronco y extremidades, mediante los receptores articulares, musculares y de la piel, que detectan el tono muscular, postura y la presión sobre las articulaciones y piel del paciente. Las funciones del sistema vestibular son:

1.- Informar al sistema nervioso central sobre cualquier aceleración o desaceleración angular o linear.

2.- Ayudar en la orientación visual mediante el control de los músculos oculares.

3.-El control del tono de los músculos esqueléticos, para mantener una postura adecuada.

El vértigo es una alucinación del movimiento que afecta a gran parte de la población. Se presenta cuando alguno de los tres componentes del equilibrio envían señales anormales al sistema nervioso central. Semiológicamente se describe como vértigo subjetivo cuando el paciente siente que el que se mueve es él mismo y como vértigo objetivo, cuando el paciente siente que lo que se mueve es el entorno que lo rodea. Esta descripción tiene muy poco valor clínico y puede verse en algunas formas benignas de vértigo. Existen dos tipos de vértigo: el periférico y el central. El periférico se relaciona con las patologías que afectan al laberinto posterior o al nervio vestibular. El vértigo central se relaciona con alguna patología del sistema nervioso central, particularmente en el cerebelo y tronco encefálico. Otros síntomas difíciles de describir por el paciente son el mareo y el desequilibrio. El mareo es un malestar provocado por los movimientos del cuerpo, que generalmente es acompañado de náusea y vómito. El desequilibrio es la dificultad para mantenerse erecto y al caminar tiende a irse de lado. No todo mareo o desequilibrio es de origen vestibular. Algunos trastornos del equilibrio se manifiestan en pacientes con diversas patologías del sistema cardiovascular, cardiorrespiratorio, metabólico, oculomotor, hormonal y en los pacientes con transtornos psicológicos y de los tractos extravestibulares.

1.- SISTEMA VESTIBULAR

El laberinto posterior es el órgano principal donde se ejecutan las funciones del equilibrio, en tanto que las vías y conexiones nerviosas y de integración cerebral son las encargadas de establecer y regular las diferentes y complejas variables que influyen en su funcionamiento. El laberinto posterior está formado por tres canales semicirculares y un vestíbulo localizado dentro del oído interno.

Los canales semicirculares están colocados en un ángulo recto entre cada canal. El canal semicircular horizontal está orientado 30° en relación a plano horizontal, en tanto que los conductos semicirculares superior y posterior son verticales y orientados en un ángulo de 45° en relación con el plano sagital. Cada canal semicircular tiene células ciliadas con estereocilios en una sustancia gelatinosa llamada cúpula, la cual tiene una densidad igual a la endolinfa. El movimiento de la endolinfa y de la cúpula desplaza a los estereocilios durante la estimulación de las células ciliadas.

Dentro del vestíbulo hay 2 órganos otolíticos: el utrículo y el sáculo. El epitelio nervioso o neuroepitelio del utrículo y del sáculo, se encuentra en una región muy especializada llamada mácula, la cual contiene a la membrana otolítica. La membrana es una estructura irregular y compleja compuesta por una sustancia gelatinosa donde descansan los cristales de carbonato de calcio llamados otolitos. Las células receptoras del utrículo están orientadas en un plano horizontal, en tanto que las células del sáculo se orientan en un plano vertical. La mácula es estimulada por los cambios de movimiento de los otolitos. Cuando la cabeza se mueve hacia delante o hacia arriba, los otolitos tienden a deslizarse por su peso específico e inclinan los esterocilios hacia un lado. Cuando el estereocilio se inclina en la dirección del quinocilio, la célula ciliada se despolariza al abrirse los canales de potasio. Si los estereocilios se inclinan en la dirección contraria, la célula se hiperpolariza.

Los canales semicirculares están organizados en pares funcionales contralaterales, colocados en un mismo plano, lo que hace que la rotación de la cabeza en una dirección desencadena una reacción excitatoria en uno de los miembros del par e inhibitoria en el otro. Al girar la cabeza a la derecha, la endolinfa del conducto semicircular horizontal ipsilateral se desplaza hacia la izquierda respecto a las paredes del conducto. A este movimiento se le llama ampulípeto. Al mismo tiempo, en el otro lado la endolinfa se mueve hacia la derecha en dirección opuesta. A este movimiento se le llama ampulígeno. En el canal semicircular horizontal el flujo ampulípeto es excitatorio y el flujo ampulígeno es inhibitorio.

Cuando la cabeza gira la endolinfa permanece quieta por la inercia, se desplaza la cúpula y se inclinan los estereocilios hacia un lado. En un lado los estereocilios se inclinan hacia el quinocilio, lo que incrementa la descarga del nervio vestibular, en tanto que en el otro lado los estereocilios se inclinan en dirección contraria al quinocilio, lo que disminuye la descarga del nervio vestibular. La respuesta eléctrica se basa en el potencial de membrana de las células ciliadas, que es cercano a los -60mv. Cuando los estereocilios se desplazan hacia el quinocilio el potencial de membrana disminuye alrededor de -50mv, cuando se desplazan en dirección opuesta, la célula se hiperpolariza.

Cuando los estereocilios se desplazan hacia el quinocilio, sus conductos permanecen abiertos y se incrementa la entrada de K+, si se alejan los cilios del quinocilio, se produce el cierre de los canales y se disminuye la entrada de K+, lo que hiperpolariza la célula y libera menos neurotransmisores. En este caso el K+ es el ion que produce la despolarización celular, a diferencia de otras células del organismo, en que el sodio es el ion que favorece la despolarización. Durante el reposo, el nervio vestibular mantiene una actividad de 50 potenciales de acción por segundo en ambos lados, lo que hace que los núcleos vestibulares con sus conexiones inhibidoras de los núcleos contralaterales, cancelen la actividad vestibular cuando el estímulo es simétrico en ambos lados. Al girar la cabeza la actividad aumenta en un lado y disminuye en el otro, lo que produce movimientos compensatorios de los ojos. La generación de los potenciales de acción en las fibras aferentes se produce cuando las proyecciones ciliares se incluyen en la endolinfa, la cual es rica en K+ 150 meq y pobre en Na+ 13 meq, elementos necesarios para favorecer la despolarización.

El ganglio de Scarpa contiene los cuerpos de las neuronas del nervio vestibular que se conectan con los núcleos vestibulares localizados en la protuberancia. De los núcleos vestibulares emergen enlaces con diferentes estructuras del sistema nervioso central, destacando las conexiones con el sistema nervioso simpático, con el núcleo dorsal del nervio vago, con el núcleo salivatorio, con el nervio frénico y con el núcleo ambiguo.

Estas uniones se relacionan con los síntomas asociados al vértigo, destacando la palidez cutánea, sudoración, salivación, náusea y vómito.

Las conexiones con el cerebelo se relacionan con la ataxia. Tienen también un papel preponderante en la supresión de los impulsos vestibulares en las lesiones periféricas.

Los enlaces con los núcleos de los pares craneales II, III y IV a través del fascículo longitudinal medial se relacionan con el nistagmo, que es la manifestación objetiva del vértigo.

El estudio de los movimientos oculares aporta gran información sobre el estado funcional del sistema nervioso central y la capacidad del sistema oculomotor de mantener la estabilidad del campo visual en condiciones normales. Dentro de los movimientos oculares, los movimientos de corrección y alineación ocular, junto al nistagmo, son los signos de mayor valor semiológico.

Los conductos semicirculares intervienen en el reflejo vestíbulo-ocular que sirve para mantetener la mirada estable sobre un mismo punto. Al girar la cabeza, los núcleos vestibulares envían señales a los núcleos que controlan los ojos, de tal manera que los ojos giran en sentido opuesto a la dirección de la cabeza para compensar el movimiento, y para mantener la mirada en el mismo punto a través del reflejo vestíbulo-ocular. Cuando la cabeza se mueve hacia la derecha, los ojos se mueven a la izquierda y viceversa.

El reflejo vestíbulo-ocular es mediado por un arco de 3 neuronas formado por el VIII par craneal, una neurona del núcleo vestibular que se une al núcleo del motor ocular externo y por la neurona motora de los músculos del ojo. Aún cuando la cabeza está en reposo hay emisiones de potenciales de acción que crean una descarga de reposo en cada neurona de la porción vestibular del VIII par craneal.

La descarga de reposo permite a las neuronas reconocer el movimiento en la dirección de la fase excitatoria o inhibitoria, lo que aumenta o disminuye la velocidad de los estímulos respectivamente.

Otra característica del reflejo vestíbulo-ocular es que los dos complejos de los núcleos vestibulares localizados en cada lado del tallo cerebral cooperan entre ellos, de tal forma que cuando un núcleo se estimula, el otro se inhibe. Este efecto recíproco de estimulación-inhibición incrementa la sensibilidad del reflejo vestíbulo-ocular.

El sistema nervioso central responde a las diferencias de la actividad de los nervios entre los 2 complejos vestibulares. Cuando no hay movimiento de la cabeza, la actividad de los nervios es simétrica en los 2 núcleos vestibulares y el sistema nervioso central, al no detectar la diferencia en la actividad de los nervios, concluye que la cabeza permanece estática.

El nistagmo es el movimiento en sacada de los ojos que se puede producir por la estimulación de los canales semicirculares del laberinto. Cuando la cabeza gira, los ojos se mueven en un sentido opuesto para seguir mirando el mismo punto, pero al llegar al extremo de la órbita, vuelven con un movimiento rápido hacia el centro.

El nistagmo consiste en un movimiento lento de seguimiento, alternándose con movimientos rápidos de recuperación en la dirección opuesta. Los canales semicirculares integran y registran la aceleración angular, como la provocada por la rotación o giro de la cabeza, en tanto que los otolitos registran la aceleración lineal en un plano horizontal, como cuando nos movemos en línea recta dentro de un automóvil, o por un movimiento vertical cuando nos movilizamos en el interior de un ascensor. La relación entre los planos de los canales semicirculares, la dirección del flujo de la endolinfa y la dirección del nistagmo inducido, fue estudiado por Ewald, quién hizo 3 observaciones:

1.- *Los movimientos de los ojos y de la cabeza ocurren en el plano del canal estimulado y en dirección del flujo de la endolinfa, en tanto que la fase lenta del nistagmo ocurre en la dirección del flujo endolinfático.*

2.- *El movimiento de la endolinfa hacia el ámpula, o estimulación ampulípeta del flujo de endolinfa del canal semicircular horizontal, produce una respuesta estimulante muy fuerte, comparada con la estimulación ampulífuga similar.*

3.- La estimulación ampulífuga de los canales semicirculares verticales causa una respuesta mayor que la ampulípeta. El movimiento de la endolinfa en dirección opuesta al ámpula (flujo ampulofugal), o en el canal semicircular superior y posterior, estimula las fibras del nervio vestibular.

2.- CONEXIONES CENTRALES

Las proyecciones nerviosas del laberinto confluyen en los 4 núcleos vestibulares del tallo cerebral mediante las conexiones establecidas por el VIII par craneal, que está formado por 2 divisiones, la acústica y la laberíntica. En el tallo cerebral se establecen diversas comunicaciones muy complejas con los núcleos del III par (motor ocular común), con el IV par (patético), con el VI par (motor ocular externo), con la médula espinal, cerebelo y con la corteza cerebral, de modo que los centros de la mirada, los movimientos oculares, del cuello y de la cabeza son integrados con la postura, la cual se modifica de acuerdo al sentido de posición de las diferentes estructuras corporales. Se envían señales a partir de los núcleos vestibulares hacia los núcleos reticulares, así como en sentido descendente a la médula espinal, a través de los haces vestíbuloespinales y retículoespinales.

Las señales hacia la médula gobiernan la interrelación entre la facilitación e inhibición de los músculos antigravitatorios, controlando así de forma automática el equilibrio. Las neuronas del asta anterior de la médula espinal controlan los músculos del tronco y de los miembros y el cerebelo regula el tono muscular.

Las señales transmitidas en una dirección ascendente por el tronco encefálico desde los núcleos vestibulares y el cerebelo, a través del fascículo longitudinal medial, originan los movimientos correctores de los ojos cada vez que se rota la cabeza, permitiendo así que los ojos sigan fijos en el objeto visual. Esto implica que la postura tiene que ver hacia dónde dirigimos la mirada, la posición del cuello, la postura del tronco y de las extremidades. Cada una de ellas se acomoda a los cambios de posición y se afectan indiscriminada e individualmente, es decir que la mirada altera la postura del cuello, de la cabeza, la orientación del tronco y por ende, la orientación de la audición de modo que las conexiones corticales y talámicas establecen la conciencia de la postura.

Los fenómenos reflejos son coordinados por los centros neurovegetativos del tallo cerebral, relacionados con la náusea, vómito, alteraciones de la frecuencia cardiaca y con la presión arterial, que se ven afectados en las diferentes patologías donde el vértigo es un síntoma predominante. Es por esta razón que cuando existe alguna patología vertiginosa, se presentan las mismas manifestaciones clínicas comunes a las diferentes patologías. El cerebelo coordina los complejos reflejos vestíbulo-oculares.

Normalmente ambos lados del cerebro son informados por el laberinto, en una forma igual pero opuesta, de lo que la corteza cerebral interpreta como un movimiento de una velocidad y dirección específica. Los músculos del ojo se mueven compensatoriamente para mantener la vista en un punto visual, en dirección opuesta al movimiento de la cabeza, lo que mantiene la orientación del paciente con su entorno. Los cuernos anteriores de la médula espinal ajustan los movimientos de los músculos del tronco y extremidades, en tanto que el cerebelo ajusta el tono muscular para adaptarse a los cambios posicionales.

3.- TIPOS IDENTIFICABLES DE VÉRTIGO

El vértigo ocurre por una información falsa o insuficiente de los órganos sensoriales, o por una integración o interpretación inadecuada del sistema nervioso central.

Cuando ocurre una patología periférica vestibular, el lado afectado no envía una información igual y opuesta al cerebro, como lo hace el lado sano, lo que la corteza interpreta como un movimiento constante que clínicamente se manifiesta con vértigo y nistagmo. La misma información falsa se transmite de los núcleos vestibulares a los cuernos posteriores de la médula espinal causando desequilibrio y ataxia; y al núcleo dorsal del nervio vago, lo que se manifiesta clínicamente con náusea y vómito. Pocos minutos después del inicio del vértigo, el cerebelo bloquea los impulsos de los núcleos vestibulares e inicia el restablecimiento del equilibrio y la compensación del sistema vestibular, mediante la recuperación del lado afectado, la supresión central del lado sano o por la generación de nuevos impulsos en el lado afectado hipoactivo. En toda crisis vestibular, independientemente de su severidad, el paciente presenta un nistagmo de tipo periférico. Si los síntomas persisten en forma continua sin mejoría durante más de dos a tres semanas, la causa generalmente no es de origen vestibular. Desde el punto de vista clínico, es importante diferenciar el vértigo periférico, como el causado por alguna patología del oído, del vértigo central relacionado con las vías y las estructuras que forman parte del tallo cerebral y de las conexiones centrales del cerebro y cerebelo.

El vértigo periférico es severo, paroxístico y episódico, que puede relacionarse con diversas patologías del oído medio o oído interno. Generalmente se presenta durante una crisis vertiginosa, tiene un periodo de latencia de 10 a 15 segundos, es fatigable y se acompaña de un nistagmo horizontal o rotatorio, y por lo general no se asocia a manifestaciones neurológicas.

El vértigo central es continuo y de menor intensidad, sin periodo de latencia, el nistagmo es vertical, rotatorio y bilateral, porque bate hacia el lado en que se mira y generalmente se asocia a síntomas cocleares y alteraciones neurológicas. Además el vértigo y el nistagmo no son fatigables y el paciente refiere un incremento de la intensidad del mareo durante las exacerbaciones.

4.- MANIFESTACIONES CLÍNICAS

En la evaluación del paciente con vértigo es necesario entender e interpretar con claridad los síntomas y signos del paciente, ya que con frecuencia éste tiene gran dificultad para describir la sensación de desequilibrio que siente, llamándola mareo, laberintitis, síncope, desmayo, debilidad o vértigo. El vértigo verdadero se relaciona con mayor frecuencia con las patologías del oído interno, en tanto que los mareos pueden ser de origen central, cardiovascular, metabólico, hormonal y psicológico. Debemos buscar las características del malestar para poder llegar a un diagnóstico.

El vértigo se define como una alucinación de movimiento. Es específico de una lesión del oído interno, núcleos vestibulares o de sus conexiones centrales. Un vértigo con una duración de pocos segundos asociado con un movimiento rápido de la cabeza, es característico de un vértigo postural, en tanto que un vértigo que dura varias horas generalmente se asocia a patologías del oído interno como el hidrops endolinfático. Cuando el vértigo persiste sin mejoría por más de 3 semanas, generalmente la etiología es de origen central. El imbalance o incoordinación se presenta en las patologías del cerebelo, tallo cerebral o de los tractos vestíbuloespinales. La sensación de desmayo puede ser causada por lesiones centrales o periféricas. Los trastornos vestibulares periféricos no causan pérdida de la memoria, y cuando ésta ocurre, las causas más frecuentes son la insuficiencia vertebrobasilar, las arritmias cardíacas o las convulsiones. A continuación se describen algunos de los síntomas más frecuentes en los pacientes con trastornos del equilibrio:

Mareo: Es una sensación de inestabilidad, sin una sensación de movimiento. Los marinos lo llaman el mal del navegante.

Vértigo: Es una alucinación de movimiento, donde el paciente refiere que los objetos que lo rodean giran a su alrededor o que es el paciente es el que gira en el espacio.

El vértigo se relaciona con los trastornos del oído interno, nervio vestibular, tronco cerebral o de la corteza cerebral.

Nistagmo: Es un movimiento involuntario de los ojos que puede ser horizontal, vertical, rotatorio o una combinación de estos. Puede ser congénito o adquirido, central o periférico. Presenta una fase rápida y una lenta; la lenta se genera en el sistema vestibular y la fase rápida representa un movimiento correctivo central que regresa el ojo a su posición original. La dirección del nistagmo se clasifica de acuerdo con el movimiento rápido. El nistagmo tiene importancia clínica cuando se presenta con una desviación de la mirada menor a los 30°. Si se provoca con la mirada forzada, se relaciona con la contracción intrínseca de los músculos del ojo.

Oscilopsia: Es la sensación que el paciente siente como si el suelo ondulara y frecuentemente se relaciona con trastornos del oído, esclerosis múltiple y con otras patologías centrales y sicógenas.

Síntomas Vaso-Vagales: Son síntomas y signos relacionados con una patología vertiginosa como son la náusea, vómito, palidez de la piel, sudoración, bradicardia, taquicardia, hipotensión arterial, alteraciones de la acomodación visual (visión borrosa), manifestaciones gastrointestinales como la sensación de evacuación inminente, poliuria y cólico abdominal.

Cinetosis: Es un mareo o vértigo desencadenado por la estimulación de las vías del oído, visuales y del tallo cerebral, al exponerse a objetos o vehíclos de aceleración lineal o circular.

Alteración de la Marcha: La marcha puede afectarse en las patologías del oído que se acompañan de vértigo. Si el paciente se va hacia adelante se clasifica como anteropulsión, si se va de lado como lateropulsión y si se va hacia atrás, como retropulsión. El paciente relata que se altera la marcha cuando camina o cuando está parado y la desviación generalmente es ipsilateral al oído enfermo.

5.- EVALUACIÓN DE LA FUNCIÓN LABERÍNTICA

La valoración del sistema vestibular se inicia con una exploración física minuciosa, seguida de una exploración instrumental.La exploración clínica incluye un interrogatorio detallado seguido de la otoscopía, otoscopía neumática, valoración audiológica con diapasones, exploración de los reflejos pupilares, marcha, pares craneales y pruebas cerebelares.

5.1.- PARES CRANEALES

La exploración de los pares craneales es muy importante el la valoración del paciente con problemas de equilibrio o neurales.

Cuadro I: Función de los pares craneales.

I Par craneal: Olfatorio

Es un nervio sensorial que regula el sentido del olfato. Habitualmente no se explora y sólo se investiga cuando la sintomatología lo amerita. Se le presentan al paciente olores familiares que no sean irritantes.

II Par craneal: Oftálmico

Es un nervio sensorial que regula la visión. Se explora la agudeza visual, campos visuales y el fondo de ojo.

I I I Par craneal: Oculomotor o Motor ocular común

Inerva al músculo elevador del párpado superior y a los musculos extrínsecos del ojo, excepto al oblicuo mayor y al recto externo. Mediante su conexión con el ganglio oftálmico, inerva al esfínter de la pupila y al músculo ciliar, los cuales son músculos intraoculares o intrínsecos. La parálisis del III par causa ptosis palpebral.

IV Par craneal: Patético o Troclear

Es un nervio exclusivamente motor que inerva únicamente al músculo oblicuo mayor del ojo, el cual rota lateral e internamente al globo ocular.

V Par craneal: Trigémino

Es un nervio mixto formado por la rama oftálmica, maxilar superior y maxilar inferior. Recibe la sensibilidad de la piel del tercio anterior del cráneo y de la totalidad de la cara, fosas nasales, órbita y cavidad bucal. Es el nervio motor de los músculos relacionados con la masticación Se investiga la sensación al dolor, tacto superficial, sensación térmica y el reflejo corneal. El componente motor de la rama inferior se investiga palpando a los músculos temporales y se le pide al paciente que apriete los dientes o que mueva la mandíbula hacia los lados.

VI Par craneal: Motor ocular externo o abducens

Inerva el músculo recto lateral, el cual abduce el globo ocular. Es un nervio exclusivamente motor, destinado al músculo del recto interno del ojo.

VII Par craneal: Facial

Es un nervio motor sensitivo-sensorial y órgano vegetativo que inerva a los músculos míméticos de la cara: frontal, orbicular de los párpados, orbicular de la boca, vientre posterior del digástrico y al músculo estapedial. Recibe impulsos gustatorios de los dos tercios anteriores de la lengua. Además proporciona la inervación secretomotora a las glándulas salivales (excepto la parótida) y a la glándula lagrimal. En la parálisis facial periférica se afectan todos los movimientos de los músculos de la cara en el lado afectado. En la parálisis central el paciente puede elevar las cejas y cerrar los ojos, pero la comisura bucal se desvía al lado sano.

VIII Par craneal: Auditivo

El nervio auditivo o nervio vestibulococlear es un nervio sensitivo/sensorial que se relaciona con la audición y el equilibrio, formado por dos ramas anatómicas y fisiológicamente diferentes: el nervio auditivo y el nervio vestibular. El primero participa en la audición y el segundo en el equilibrio.

IX Par craneal: Glosofaríngeo

El glosofaríngeo es un nervio sensitivo/sensorial, motor y vegetativo. Regula la inervación secretomotora mediante las fibras simpáticas que inervan a la glándula parótida y a las glándulas mucosas de la cavidad oral. Inerva a los músculos eatilofaríngeos y estilogloso. Como nervio sensorial, regula los estímulos gustatorios del tercio posterior de la lengua y velo del paladar.

X Par craneal: Vago

Es un nervio motor, sensitivo y vegetativo. Inerva a la mayoría de los músculos laríngeos y a todos los músculos faríngeos, excepto al estilofaríngeo. Controla a los músculos que participan en la articulación de sonidos en el paladar blando. Recibe el sentido del gusto proveniente de la epiglotis y envía fibras parasimpáticas a las vísceras abdominales.

XI par craneal: Espinal

Es un nervio motor, que inerva a los músculos esternocleidomastoideo y trapecio, regulando el movimiento de la cabeza y la elevación de los hombros.

XII Par craneal: Hipogloso

Es un nervio motor que inerva a los músculos de la lengua, excepto a los músculos palatogloso, estilogloso y genihioideo, los cuales participan durante la deglución y articulación de los sonidos. La parálisis del hipogloso desvía la lengua hacia el mismo lado de la lesión.

5.2.- PRUEBA DE ROMBERG:

Se coloca al paciente con los pies juntos durante 30 segundos y se valora el equilibrio, primero con los ojos abiertos y luego con los ojos cerrados. El signo de Romberg se considera como positivo cuando el paciente es capaz de mantener la posición con los ojos abiertos, pero oscila o tiende a caerse al cerrarlos. En la patología vestibular periférica se observa una desviación sobre el centro de gravedad hacia el oído enfermo. En la patología de origen central, la desviación y la tendencia a caerse es hacia ambos lados.

5.3.- PRUEBA DE UNTERBERGER:

Es una marcha simulada manteniendo los ojos cerrados, sin desplazarse en ningún sentido. En las patologías periféricas el paciente presenta una rotación del eje corporal mayor de 40^0 hacia el lado enfermo. En la patología central la desviación del eje corporal es indistinta.

5.4.- PRUEBA ÍNDICE-NARIZ:

Es el estudio de la disergia, dismetría y disdiadococinesia con los ojos cerrados y con el brazo en posición horizontal. El dedo índice se dirige lentamente hacia la punta de la nariz. La ataxia y las alteraciones de la coordinación indican la presencia de lesiones cerebelosas ipsilaterales.

6.- NISTAGMO

El nistagmo es un reflejo común en la práctica médica. Es causado por la estimulación de los canales semicirculares del oído y puede ser horizontal, vertical y oblicuo. De acuerdo al canal estimulado será la dirección del nistagmo. El nistagmo es un movimiento involuntario e incontrolable, caracterizado por una desviación lenta de los ojos en una dirección, seguida de inmediato por el retorno rápido de los ojos en un sentido opuesto. El nistagmo ya sea espontáneo, inducido con la desviación de la mirada o postural, debe ser analizado correctamente buscando los factores que lo provocan, la dirección, latencia, duración, habituación, fatigabilidad y la supresión al fijar la mirada y los síntomas que lo acompañan. El nistagmo se clasifica de acuerdo con la dirección de la fase rápida, aunque la fase lenta ocurre cuando el movimiento de la cabeza, o en este caso del canal semicircular, se realiza en el mismo sentido en que se desplaza la endolinfa. El movimiento de los ojos puede ser horizontal, vertical, rotatorio, oblicuo o una combinación de estos.

Durante la valoración clínica del nistagmo se le pide al paciente que siga con su vista el dedo del examinador, quien lo mueve frente al paciente en dirección horizontal y vertical, evitando una desviación del ojo mayor de 30^0, ya que la valoración pierde validez cuando se valora con la mirada forzada. Las conexiones neuronales entre los núcleos vestibulares, núcleo longitudinal medial, los núcleos de los pares craneales III, IV y VI y el cerebelo, son los responsables del nistagmo que se produce con la estimulación vestibular.

La intensidad del nistagmo se clasifica en grados:

Nistagmo de 1er grado: Sólo se aprecia cuando el ojo mira en la dirección del componente rápido.

Nistagmo de 2° grado: Se aprecia con la mirada hacia el frente.

Nistagmo de 3er grado: Se observa cuando el ojo mira en la dirección opuesta al componente lento.

El nistagmo horizontal es un signo predominante de una patología laberíntica que generalmente se acompaña de vértigo, a diferencia del nistagmo vertical que suele ser un indicador de una lesión central, con excepción del causado por los medicamentos ototóxicos como los aminoglucósidos y algunos anticonvulsivantes. Los movimientos rotatorios de los ojos, con o sin parpadeo, deben buscarse en el paciente que se queja de vértigo. El nistagmo que se observa en las personas con alteraciones maculares a nivel de la retina, es provocado por la incapacidad de fijar la vista, por lo que el ojo se mantiene en un movimiento continuo. Los albinos y algunos pacientes con ojos claros suelen presentarlo más frecuentemente que otras personas.

El nistagmo consiste en un movimiento lento de seguimiento, alternándose con los movimientos rápidos de recuperación en la dirección contraria. Si el giro de la cabeza se interrumpe bruscamente el nistagmo continúa durante unos segundos, pero ahora en la dirección opuesta. Cuando la cabeza deja de girar, la endolinfa en los canales semicirculares sigue girando por inercia durante unos segundos y continúa estimulando a las células ciliadas hasta que finalmente la endolinfa se detiene. Por ese motivo, si estamos un tiempo girando y nos detenemos bruscamente, tenemos la impresión de que la habitación gira alrededor de nosotros. También puede presentarse un nistagmo cuando la cabeza está inmóvil y es el campo visual el que gira. En este caso no intervienen los canales semicirculares, sino la corteza visual cuando la mirada sigue a los objetos en movimiento provocando un nistagmo optocinético. El nistagmo optocinético aparece con el movimiento del punto de fijación visual, debido a que el ojo mira hacia un sólo objeto, y si el punto de fijación visual se mueve, el ojo tratará de seguirlo en respuesta al estímulo y el ojo se desviará ligeramente siguiendo el movimiento y luego rápidamente vuelve al punto de fijación, por medio de un movimiento rápido, llamado movimiento sacádico.

Se presenta normalmente al estar en un vehículo en movimiento, debido a que el ojo cambia de punto de fijación continuamente y se fija en otro punto que se mueve y así sucesivamente, lo que se conoce como nistagmo por cinetosis. El nistagmo optocinético puede acompañarse de mareo, vértigo, náuseas y vómito. En la práctica clínica el nistagmo optocinético se provoca con un tambor con bandas claras y bandas oscuras, el cual al girar cambia el punto de fijación y el ojo salta buscando el nuevo punto.

El nistagmo postural se presenta cuando el paciente adquiere una postura determinada. Puede ser un nistagmo postural estático, cuando el paciente lo presenta en la posición supina, ya sea recostado al lado derecho o al lado izquierdo y no se acompaña de vértigo y desaparece con la fijación visual. El nistagmo postural paroxístico benigno se presenta cuando hay un cambio de posición al estar acostado y sentarse o al estar sentado y pararse. El nistagmo postural dura unos pocos segundos, pero suele ser un síntoma muy severo que ocurre cuando hay alteraciones laberínticas.

6.1.- MANIOBRA DE DIX-HALLPIKE

La valoración del nistagmo postural paroxístico benigno se realiza mediante la maniobra de Dix-Hallpike al realizar cambios en la posición de la cabeza, para desencadenar un vértigo postural. El paciente se sienta en una camilla y el examinador sostiene la cabeza del paciente con ambas manos, a nivel del pabellon auricular, y luego en forma brusca se acuesta al paciente y se coloca la cabeza del paciente 10 cm por debajo del borde de la camilla y se gira la cabeza hacia un lado rápidamente con un ángulo de 45^0. El paciente mantiene los ojos abiertos y el examinador registra el tipo y la duración del nistagmo. El examinador tomará en cuenta los síntomas del paciente, y luego en forma brusca se acuesta al paciente y se gira la cabeza hacia el lado contrario y hacia delante, luego se sienta el paciente y se registran hallazgos.

6.2.- PRUEBAS CALÓRICAS

Los canales semicirculares pueden estimularse introduciendo agua o aire en el conducto auditivo externo, con una temperatura superior o inferior a la corporal. El paciente se coloca en una camilla con la cabeza elevada 30^0, para lograr que el canal semicircular horizontal adopte una posición vertical y se facilite la estimulación. La estimulación térmica con agua a una temperatura por arriba o por abajo de la temperatura corporal, ocasiona calentamiento o enfriamiento de la endolinfa del conducto semicircular horizontal, produciéndose un flujo de ésta por cambios de densidad. El flujo puede ser ampulípeto o ampulífugo dependiendo de la temperatura usada. El nistagmo resultante puede ser evaluado en forma clínica mirando a los ojos del paciente con o sin lentes de Frenzel o también puede ser evaluado mediante la electronistagmografía, donde el nistagmo es registrado electrónicamente, midiendo su latencia, frecuencia, amplitud, velocidad del componente y su duración. El resultado de la valoración se puede interpretar como un laberinto normal, hiperactivo, hipoactivo o ausente. Desde el punto de vista clínico, las pruebas calóricas son de mucha utilidad.

6.3.- PRUEBA DE KOBRAC

La estimulación del laberinto se realiza colocando 20 ml de agua helada en el conducto auditivo externo durante diez a doce segundos. En el paciente consciente se produce un nistagmo horizontal con una fase rápida contraria al estímulo. Si el paciente está inconciente se pierde la fase rápida del nistagmo y el ojo se desplazará hacia el lado en que se instile el agua helada ("mirando el estímulo"). Este reflejo es de mucha utilidad en el paciente inconsciente, porque indica con su presencia la integridad del tallo cerebral.

6.4.- ELECTRONISTAGMOGRAFÍA

Esta prueba se basa en la técnica de las pruebas calóricas. Se colocan unos electrodos en la cabeza del paciente que registran la diferencia del potencial que existe entre la córnea y la retina y se transcriben en un registro permanente, lo que facilita el cálculo real de la amplitud, dirección y velocidad del nistagmo. Sin embargo tanto las pruebas calóricas, como su registro en la electronistagmografía sólo son un complemento diagnóstico y sus resultados deben interpretarse de acuerdo a la información clínica recabada. La videoelectronistagmografía permite observar el nistagmo con mayor precisión y el cálculo preciso de la intensidad del nistagmo.

6.5.- POSTUROGRAFÍA

Por medio de una plataforma móvil se valora la actividad propioceptiva, visual y vestibular, información que contribuye al diagnóstico diferencial. En la prueba se analizan los componentes individuales del equilibrio, alterando las pistas visuales, los estímulos articulares y musculares y la estimulación vestibular.

REFERENCIAS

1. Baloh RW. Differentiating between peripheral and central causes of vertigo. Otolaryngol Head Neck Surg 1998:119:55-59.
2. Colin, L.W. et al, Balance function tests.In Byron J. Bailey (ed) Head and Neck Surgery Otolaryngology: Lippincott Publishing, Philadelphia, 2001; Volume 2, Third edition;16511658.
3. Dohlman GF, Kuehn LA: The role of the perilymph in semicircular canal stimulatton Acta Otolaryngol 1973;75(5):396-404.
4. Dohlman GF: The shape and function of the cupula. J Laryngol Otol 1969; 83:43-53.
5. Fetter, Michael, "Assessing vestibular funciton: which tests, when?" J Neurol:2000;247:335-342.
6. Gacek RR : Neuroanatomical pathways of the vestibular system. Ann Otol Rhinol Laryngo 1968;77: 210-215.
7. Gacek RR : Clinical inferences from recent observations on vestibular neuroanatomy. Otolaryngol 1980; 9: 44-52.
8. Halmagyi, MG. Testing the vestibulo-ocular reflex. Advan Otolaryngol. 1997;53:132-154.
9. Halmagyi, G. et al. A clinical sign of canal paresis.Arch Neurology: 1998;45:737-740
10. Harcourt, J.P.Posturography – applications and limitations in the management of the dizzy patient. Clinical Otolaryngol. 1995;20:299-302.
11. Lowenstein O: Physiology of the vestibular receptors. Prog Brain Res 1972; 37:19-30.
12. Lysakowski A, McCrea R A, Tomlinson R D: Anatomy of the vestibular end organs and neural pathways. In: Cummings CW, ed. Otolaryngology: Head and Neck Surgery. Vol 4.

13. Money KE, Bonen L, Beatty JD, et al: Physical properties of fluids and structures of vestibular apparatus of the pigeon. Am J Physiol 1971:220(1)140-147.

14. Ruckenstein MJ. et al, Balance function testing, a rational approach.Otolaryngol Clin N Am.

15. Savundra P, Luxon LM: The physiology of equilibrium and its application to the dizzy patient. In: Scott Brown's Otolaryngology. Vol 1. 1997:3-9.

16. Shephard, Neil T. et al. Functional operation of the balance system in daily lives. Otolaryngol Clin N Am. 2000;33; 455-469.

17. Schuknecht H F: Anatomy. In: Friedmann I, Arnold W. Pathology of the Ear Churchill Livingstone; 1993:54-62.

18. Walker, MF. et al. Bedside vestibular examination. Otolaryngol Clin N Am. 2000;33:495-506.

19. Wersall J: Morphology of the vestibular receptors in mammals. Prog Brain Res 1972; 37: 3-17.

Dr.Javier Dibildox M.

El oído externo está formado por el pabellón auricular, conducto auditivo externo y por la superficie externa de la membrana timpánica. Estas estructuras son susceptibles de presentar diversas patologías inflamatorias de origen infeccioso, traumático, neoplásico o inmunológico.

El oído externo está formado por el pabellón auricular, conducto auditivo externo y por la superficie externa de la membrana timpánica. Estas estructuras son susceptibles de presentar diversas patologías inflamatorias de origen infeccioso, traumático, neoplásico o inmunológico.

1.- EMBRIOLOGÍA

El pabellón auricular se desarrolla a partir de los 6 mamelones mesodérmicos conocidos como tubérculos de His, localizados en la porción final dorsal del 1° y 2° arco branquial. Los tubérculos aparecen durante la 6ª semana de la gestación y se fusionan posteriormente para formar el pabellón auricular. Los 3 primeros se derivan del primer arco branquial y los 3 siguientes del 2° arco branquial. El lóbulo de la oreja es la última porción del oído en desarrollarse. El pabellón auricular alcanza la forma del adulto alrededor de la veinteava semana de gestación, pero el tamaño de la oreja alcanza el tamaño de un adulto, después de los 7 años de edad. El oído externo se deriva del 1er surco branquial que crece hacia adentro como un túnel, hasta llegar a la membrana endodérmica de la primera bolsa faríngea. Durante el 3er mes de la gestación las células ectodérmicas proliferan y forman un tapón epitelial sólido, llamado tapón del meato, que durante el 7° mes de la gestación se degeneran las células de su porción central, formando una cavidad que da origen al conducto auditivo externo y a la capa externa de la membrana timpánica. Al nacimiento el conducto auditivo externo es muy corto y alcanza el tamaño del adulto alrededor de los 9 años de edad.

La membrana timpánica se origina en la primera membrana branquial que separa al 1er surco branquial de la primera bolsa faríngea. La capa externa se forma de las células ectodérmicas del 1er surco branquial, creando una capa epitelial muy delgada; la capa media mesenquimatosa se forma con fibras de colágena del mesodermo del 1° y 2° arco branquial. La capa interna se deriva del epitelio cuboide del endodermo tubotimpánico de la primera bolsa faríngea.

2.- ANATOMÍA

2.1.- PABELLÓN AURICULAR

El pabellón auricular es una extensión del cartílago del conducto auditivo externo, que se localiza entre la articulación temporomandibular y la apófisis mastoides. Está compuesto de un esqueleto cartilaginoso elástico recubierto por una piel firmemente adherida en su cara anterior. En su porción posterior la piel es laxa y está provista de una capa delgada de tejido subcutáneo. El cartílago está cubierto por tejido elástico, músculos y piel, excepto en el lóbulo donde no existen estructuras cartilaginosas. El pabellón auricular está formado por diversos pliegues y depresiones, siendo la concha la más profunda, que está limitada por delante por el cartílago del trago, por abajo el antitrago y el lóbulo del oído, por detrás en la parte media del pabellón se encuentra el antehélix y por arriba la porción anteroinferior del pie del hélix, la fosa triangular y la crura del antehélix.

La irrigación del pabellón auricular deriva de la arteria auricular posterior y de las ramas de la arteria temporal superficial. La inervación del pabellón proviene de los nervios auricular mayor, occipital menor y del nervio aurículotemporal, tercera rama del nervio trigémino. El drenaje linfático se dirige a los ganglios parotídeos, retroauriculares y a los yugulares superiores.

2.3.- CONDUCTO AUDITIVO EXTERNO

El conducto auditivo externo es un túnel que mide aproximadamente 25 mm de longitud y un diámetro de 7 a 9 mm. En el adulto el conducto tiene una forma de "S" que se extiende desde la concha hasta la membrana timpánica. El tercio externo está formado por tejido conductivo y por un esqueleto cartilaginoso recubierto pon una piel gruesa, donde se localizan las glándulas ceruminosas, sudoríparas, folículos pilosos y dos hendiduras llamadas fisuras de Santorini. El tercio interno está formado por una porción ósea recubierta por una piel delgada sin tejido subcutáneo, adherida firmemente al periostio y desprovista de estructuras glandulares. El conducto óseo muestra una curvatura hacia adelante y abajo, la cual se estrecha en su parte media formando un istmo.

El drenaje linfático del conducto auditivo externo se dirige hacia los ganglios retroauriculares, infraauriculares, preparotídeos y a los ganglios superiores de la cadena yugular. La inervación sensitiva es provista por el nervio aurículotemporal, rama del nervio trigémino, por el nervio auricular mayor y por el nervio de Arnold, rama del nervio vago. La irrigación proviene de la arteria temporal superficial y de la arteria auricular posterior, ramas de la arteria carótida externa. El retorno venoso fluye por las venas emisarias de la mastoides y las venas que acompañan a las arterias que irrigan al conducto auditivo externo.

3.- PATOLOGÍA INFECCIOSA DEL OÍDO EXTERNO

3.1.- OTITIS EXTERNA

La otitis externa es una inflamación aguda o crónica, infecciosa o inflamatoria que afecta a una o varias estructuras del oído externo, como el pabellón auricular, conducto auditivo externo y la pared externa de la membrana timpánica.

3.1.1.- EPIDEMIOLOGÍA

La otitis externa se presenta a cualquier edad sin distinción de raza o sexo. Ocurre con mayor frecuencia en los pacientes que viven en climas tropicales húmedos y calientes, en los pacientes que practican deportes acuáticos o que usan antibióticos tópicos en el oído indiscriminadamente, lo cual favorecen la proliferación de gérmenes saprófitos.

3.1.2.- PATOFISIOLOGÍA

Los folículos pilosos del conducto auditivo externo protegen en contra de la entrada de algunas partículas al conducto, sin embargo cuando los folículos son numerosos facilitan la colección de cerumen. La piel del conducto auditivo óseo es la continuación del epitelio de la membrana timpánica y está carente de glándulas y folículos pilosos. La piel de la porción cartilaginosa es más gruesa, contiene folículos pilosos, glándulas sebáceas y alrededor de 1,000 a 2,000 glándulas ceruminosas, que son glándulas apócrinas sudoríparas modificadas y forman la unidad apopilosebácea o pilosebácea. La mezcla de las secreciones de la unidad apopilosebácea con la descamación epitelial, que migra en forma radial desde el umbo hacia las paredes laterales forman el cerumen. El cerumen está compuesto principalmente por lípidos que forman una capa hidrofóbica repelente al agua, proteínas, aminoácidos libres y minerales. Además el cerumen contiene inmunoglobulinas y lisozimas que tienen propiedades antibacterianas. El cerumen puede ser blando, amarillo y pegajoso llamado cerumen húmedo, el cual predomina en los pacientes de piel blanca o negra, o un cerumen duro y seco de aspecto grisáceo que afecta a los pacientes de origen oriental. El conducto auditivo externo tiene un sistema de autolimpieza activado durante la masticación, cuando el conducto se comprime y expande con el movimiento del cóndilo mandibular, lo que facilita la expulsión del cerumen y del epitelio descamado, con un movimiento de adentro hacia afuera. Normalmente el conducto auditivo externo está protegido por una capa de lípidos provenientes del cerumen, por un pH ácido de 4 a 5 y por las enzimas del cerumen, que en conjunto mantienen la homeostasis. Ésta se pierde con la ausencia de cerumen por remoción mecánica o por una baja producción, rascado con objetos punzantes, natación, cuerpos extraños o por el uso inadecuado de gotas óticas con antibióticos.

Hay dos factores importantes que favorecen el desarrollo de la otitis externa. El primer factor es el exceso de humedad provocado por el atrapamiento de agua dentro del conducto, lo que macera al epitelio y favorece el crecimiento bacteriano. El segundo factor son los traumatismos del epitelio del conducto auditivo externo, lo que facilita la invasión bacteriana. Los intentos del paciente de remover el cerumen con hisopos de algodón, lo que interrumpe el mecanismo de autolimpieza al empujar el cerumen en dirección opuesta al movimiento de autolimpieza, provocando la acumulación del epitelio descamado y del cerumen. Además, se remueve la capa protectora formada por las secreciones de las glándulas apócrinas y sebáceas del oído con lo que se altera el pH y se daña el epitelio del conducto. La descamación y el cerumen acumulado tienden a atrapar el agua, lo que macera aún más al epitelio dañado por el hisopo, lo que favore la invasión de bacterias patógenas.

2.3.- CONDUCTO AUDITIVO EXTERNO

El conducto auditivo externo es un túnel que mide aproximadamente 25 mm de longitud, con un diámetro de 7 a 9 mm. En el adulto el conducto tiene una forma de "S" que se extiende desde la concha hasta la membrana timpánica. El tercio externo está formado por tejido conectivo y por un esqueleto cartilaginoso recubierto por una piel gruesa, traumatismos del epitelio del conducto auditivo externo, lo que facilita la invasión bacteriana.

3.1.3.- CLASIFICACIÓN

La otitis externa puede clasificarse como sigue:

1.- Otitis Externa Aguda Difusa: Es la forma más frecuente de otitis externa, se ve principalmente en nadadores y generalmente es provocada por una infección bacteriana y ocasionalmente por hongos.

2.- Otitis Externa Crónica: Es una otitis externa difusa causada por el engrosamiento de la piel del conducto auditivo externo, como secuela de una otitis externa recurrente o persistente, provocada por una infección o inflamación de bajo grado, con una duración mayor de 6 semanas.

3.- Otitis Externa Aguda Localizada: Es una infección de un folículo piloso (forunculosis o furunculosis) provocada por la obstrucción e infección de la unidad apopilosebácea por *Staphylococcus aureus, Staphylococcus sp.* o *Streptococcus* sp.

4.- Otitis Externa Micótica: Es una infección causada por algunos hongos, destacando el *Aspergillus niger, Aspergillus fumigatus, Candida albicans, Actinomyces, Rhizopus y Penicillium.*

5.- Otitis Externa Herpética: Es una infección causada por un virus de la familia varicela-zoster, manifestada por vesículas dolorosas en la membrana timpánica, conducto auditivo externo y pabellón auricular, que al romperse se secan y forman costras.Con frecuencia se asocia con la parálisis facial periférica con o sin hipoacusia o vértigo.

6.- Otitis Externa Bulosa: Es una infección manifestada por una otalgia severa, causada por la formación de bulas o ampollas llenas de un líquido seroso o serohemático, localizadas en la superficie externa de la membrana timpánica y del conducto auditivo externo.

8.- Otitis Externa Granular: Es la inflamación de la cara externa de la membrana timpánica, caracterizada por la formación de tejido de granulación y otorrea fétida.

9.- Otitis Externa Eccematosa: Es una enfermedad epitelial relacionada con diferentes patologías dermatológicas como la dermatitis atópica, psoriasis, lupus o eccema.

10.- Otitis Externa Necrotizante: Es una infección progresiva y potencialmente fatal que afecta al conducto auditivo externo, tejidos vecinos y a la base del cráneo. Se presenta con mayor frecuencia en pacientes ancianos, diabéticos mal controlados, debilitados o con inmunodeficiencias que afecta al conducto auditivo externo, tejidos vecinos y base del cráneo. Se presenta con mayor frecuencia en los pacientes ancianos, diabéticos mal controlados, debilitados o con inmunodeficiencias.

El germen patógeno de la otitis externa necrotizante es la *Pseudomonas aeruginosa*

11.- Senos y Quistes Preauriculares: Son anomalías del desarrollo del primero y segundo arco branquial, localizadas en el área preauricular. Generalmente son asintomáticas y algunas presentan una secreción persistente o infecciones recurrentes.

12.- Otitis por Dermatitis de Contacto: La otitis externa secundaria a una dermatitis de contacto, es una reacción de hipersensibilidad tardía que se presenta en algunos pacientes previamente sensibilizados a diferentes metales, jabones, antibióticos y tintes para el pelo.

13.-Policondritis Recurrente: Es una enfermedad autoinmune que afecta al cartílago del oído, nariz, laringe, tráquea, bronquios y cartílago intercostal.

Los episodios recurrentes destruyen gradualmente la matriz del cartílago dejando una deformación similar a la oreja de coliflor estenosis del conducto auditivo externo. Se asocia con frecuencia a otras patologías autoinmunes como la artritis reumatoide, lupus, tiroiditis de Hashimoto, síndrome de Sjögren y colitis ulcerativa.

3.1.4.- BACTERIOLOGÍA DEL CONDUCTO AUDITIVO EXTERNO

La flora normal del conducto auditivo externo es muy estable durante los cambios climáticos o estaciones del año. El resultado de un cultivo del conducto auditivo externo en 90 pacientes sanos se resume en la Cuadro I.

Cuadro I.- Bacteriología del conducto auditivo externo	
Microorganismo	% de oídos
Staphylococcus epidermidis	87
Corynebacterium sp.	81
Bacillus sp.	16
Staphylococcus aureus	12
Escherichia coli	8
Streptococcus pyogenes	4
Otros	7

Perry ET. The human ear canal, ed 1. Springfield, IL, Charles C Thomas, 1957.

3.1.5.- OTITIS EXTERNA AGUDA DIFUSA

La otitis externa aguda difusa, más conocida como otitis del nadador, es una enfermedad inflamatoria secundaria a una infección del conducto auditivo externo. Por lo general se manifiesta posterior a una exposición prolongada al agua de las albercas, las cuales con frecuencia contienen agua contaminada y un pH muy alcalino, lo que favorece la maceración de la piel del conducto auditivo externo. Los pacientes manifiestan prurito ótico, y al rascarse, se lesiona la piel del conducto favoreciendo la colonización, implantación y reproducción de las bacterias patógenas. La otitis externa aguda difusa se presenta con mayor frecuencia en los pacientes que viven en climas cálidos y húmedos en los que usan prótesis auditivas, cuerpos extraños, impactaciónde cerumen, eccema, dermatitis seborreica o psoriasis, en los pacientes que retienen agua en el conducto auditivo externo, al bañarse o en la práctica de actividades acuáticas, y en los pacientes que se autolimpian el conducto auditivo externo con diferentes objetos, o en la remoción excesiva o traumática del cerumen del conducto auditivo externo.

La prevención de la otitis externa en los pacientes susceptibles que viven en lugares húmedos y calientes, o que practican la natación y deportes acuáticos, es la oclusión del conducto auditivo externo con tapones de silicón o de algodón con vaselina para impedir la entrada del agua al conducto auditivo externo. Se debe evitar el introducir objetos en el oído como los hisopos o aplicadores de algodón, llaves u otros objetos al intentar limpiar o rascarse el conducto auditivo externo. Si a pesar de los cuidados entra agua al oído, se recomienda secarse el conducto auditivo externo con aire caliente con un secador del pelo, o aplicar gotas con alcohol al 70% o gotas de una mezcla de vinagre y alcohol en partes iguales, irrigando el oído inmediatamente después de nadar. El alcohol ayuda a remover el agua y la humedad, en tanto que el vinagre disminuye el pH del conducto auditivo externo.

La otitis externa aguda difusa inicia con una fase pre-inflamatoria, seguida por la fase inflamatoria, que puede ser leve, severa o intensa. La fase pre-inflamatoria generalmente se manifiesta con prurito, edema y sensación de plenitud o presión auricular. La fase inflamatoria leve se caracteriza por un incremento del prurito, dolor, eritema, edema y descamación del epitelio, pero el conducto auditivo permanece abierto. En la fase moderada el dolor, prurito y dolor a la palpación se incrementan, al igual que el edema, eritema y la descamación, con lo que se reduce significativamente el lumen del conducto. Durante la fase severa el dolor es muy intenso y se incrementa durante la masticación o al acostarse sobre el oído afectado, y por lo general, el conducto se encuentra obliterado por la otorrea, edema y la descamación cutánea. En esta fase es común encontrar adenopatías regionales, fiebre y extensión de la infección a los tejidos blandos vecinos. El examen otoscópico por lo general es molesto, y al jalar el trago o el pabellón auricular, el paciente refiere dolor. Se observa eritema y edema del conducto auditivo externo que puede extenderse al exterior, afectando la concha y el trago auricular. En el piso del conducto se puede observar secreción purulenta y costras. Las bacterias relacionadas con la otitis externa más fre cuentes son la *Pseudomonas aeruginosa* 40%, *Staphylococcus epidermidis* 9%, *Staphylococcus sp.* 8%, *Difteroides* 9%, Bacilos gram negativos 9%, *Streptococcus*, *Enterococcus* 4%, *Aspergillus y Candida* 12%.

La limpieza del conducto auditivo externo mediante la otomicroscopía es la parte más importante del tratamiento, seguida de la acidificación y aplicación de soluciones con antibióticos y esteroides, o la introducción de una mecha de gasa o merocel en los casos de obliteración del conducto, lo que permite la entrada de las gotas con antibióticos y esteroides. La mecha se deja de dos a cinco días y cuando el edema disminuye, se limpia el conducto afectado. En los casos de infecciones mixtas por bacterias y hongos, se pueden aplicar sustancias con antibióticos y antimicóticos tópicos. La mayoría de los pacientes con otitis externa aguda, se tratan empíricamente con gotas tópicas que contienen antibióticos con esteroides, ciprofloxacino, ofloxacino, polimixina, bacitracina, neomicina, garamicina y cloranfenicol. En los pacientes inmunosuprimidos o en los casos de una infección severa con obliteración del conducto, fiebre, diseminación a los tejidos blandos, celulitis auricular o facial y linfadenopatía parotídea o cervical, se utilizan antibióticos sistémicos efectivos contra la *Pseumononas aeruginosa* como el ciprofloxacino y contra el *Staphylococcus aureus* como la dicloxacilina o cefalexina. La aplicación de calor local, la administración de analgésicos y antiinflamatorios no esteroides mitigan el dolor.

3.1.6.- OTITIS EXTERNA CRÓNICA

La otitis externa crónica es el resultado del engrosamiento de la piel del conducto auditivo externo, generalmente como secuela de una otitis externa recurrente o persistente, provocada por una infección e inflamación de bajo grado. El paciente se queja principalmente de prurito crónico, malestar local, descamación del conducto auditivo externo e hipoacusia. El examen físico revela ausencia de cerumen, piel seca hipertrófica, secreción purulenta ocasional y estenosis del canal. La manipulación del pabellón auricular y del conducto auditivo externo es molesta, sin manifestar la intensidad de la otitis externa aguda difusa. El tratamiento consiste en la limpieza frecuente del conducto auditivo externo y la aplicación de sustancias ácidas y gotas óticas con antibiótico y esteroides. En los casos recurrentes o con estenosis importante, el tratamiento mediante la plastia del canal está indicado.

3.1.7.- FORUNCULOSIS

La forunculosis o furunculosis es una otitis externa aguda, provocada por la inflamación y obstrucción de un folículo piloso. Se presenta conmayor frecuencia en la porción posterosuperior del conducto auditivo externo. El germen patógeno causal más frecuente es el *Staphylococcus aureus*, aunque se han reportado casos con otras especies de *Staphylococcus* y *Streptococcus*. La forunculosis se manifiesta con dolor y prurito intenso localizado en la área afectada; el conducto presenta edema, eritema y un absceso en el folículo piloso infectado. El tratamiento consiste en la incisión y drenaje del absceso, antibióticos tópicos en gotas con ciprofloxacino, cloranfenicol, bacitracina, polimixina o con pomadas como la mupirocina. En los casos severos con manifestaciones sistémicas se recomiendan los antibióticos orales o parenterales como la dicloxacilina, amoxicilina/ácido clavulánico, cefixima o ceftibutén. Los analgésicos como el paracetamol, ibuprofeno, diclofenaco o ketorolaco, se indican para suprimir el dolor.

3.1.8.- OTOMICOSIS

La otitis micótica es más frecuente en los pacientes con otitis externa crónica tratados con múltiples antibióticos sistémicos y tópicos. En los climas húmedos tropicales el exceso de humedad en el conducto auditivo externo provoca maceración del epitelio, alcalinización del pH y un cambio de la flora normal del conducto auditivo externo, favoreciendo la proliferación micótica. La otomicosis se manifiesta con prurito, sensación de llenado o presión e hipoacusia. El examen del conducto revela eritema en la piel del conducto y crecimiento de hifas de color negro, gris o blanco en la descamación cutánea. Los gérmenes causales de la otomicosis más frecuentes son el *Aspergillus niger, Aspergillus fumigatus, Candida albicans, Actinomimyces, Rhizopus y Penicillium*. El tratamiento consiste en la aspiración, limpieza y acidificación del conducto auditivo externo, seguido de la aplicación de gotas antimicóticas con miconazol, ketoconazol, clotrimazol o violeta de genciana durante 2 semanas. Posteriormente se recomienda mantener el conducto auditivo externo seco, evitando la entrada de agua. En los fracasos terapéuticos y en los pacientes inmunodeficientes se puede agregar un agente antimicótico, como el ketoconazol.

3.1.9.- HERPES ZOSTER OTICUS

La infección del oído externo por el virus varicela-zoster, inicialmente se manifiesta con prurito y sensación de quemadura en el oído, seguido por la aparición de vesículas dolorosas localizadas en la membrana timpánica, conducto auditivo externo y pabellón auricular y que al romperse se secan y forman costras. Con frecuencia se asocia a una parálisis facial periférica, con o sin hipoacusia y vértigo, patología conocida como *herpes zoster oticus* o síndrome de Ramsay Hunt. El tratamiento de las infecciones por el virus del herpes zoster, consiste en la administración temprana de corticoesteroides en dosis elevadas y de antivirales como el aciclovir a una dosis de 400 mg cada 4 horas en 5 dosis, o como alternativa, famciclovir o valanciclovir.

3.1.10.- MIRINGITIS BULOSA

La miringitis bulosa se caracteriza por la aparición súbita de una otalgia severa causada por la formación de ampollas llenas de un líquido seroso o serohemático, localizadas en la superficie externa de la membrana timpánica y parte del conducto auditivo externo.

Con frecuencia ocurren después de un resfriado. Se desconoce su etiología pero se ha relacionado con las infecciones por virus, *Mycoplasma pneumoniae* y *Streptococcus pneumoniae*. Es una patología autolimitada que se trata con analgésicos, ruptura de las bulas y limpieza del canal auditivo externo.

3.1.11.- MIRINGITIS GRANULAR

La miringitis granular es una inflamación de la cara externa de la membrana timpánica con pérdida del epitelio, engrosamiento de la membrana, formación de tejido de granulación y otorrea fétida. Su etiología se desconoce, pero se asocia a traumatismos o infecciones que dañan el epitelio de la cara externa de la membrana timpánica, lo que favorece la invasión y reproducción de gérmenes patógenos como la *Pseudomonas aeruginosa*. El tratamiento de elección es la aspiración, limpieza y cauterización o remoción mecánica del tejido de granulación, seguido de la aplicación de gotas óticas con corticoesteroides y antibióticos como el cloranfenicol, polimixina, bacitracina, neomicina, garamicina, ciprofloxacino, o ofloxacino o gotas de una solución al 50% de vinagre blanco diluido en agua tibia.

3.1.12.- OTITIS EXTERNA NECROTIZANTE

La otitis externa maligna u otitis externa necrotizante es una infección progresiva y potencialmente fatal que afecta al conducto auditivo externo, tejidos vecinos y base del cráneo. Se presenta con mayor frecuencia en pacientes ancianos, diabéticos mal controlados, debilitados o con inmunodeficiencias. Algunos padecen una enfermedad debilitante como la leucemia que provoca neutropenia o inmunosupresión. El germen patógeno causal es la *Pseudomonas aeruginosa*. La infección se inicia en el conducto auditivo externo y progresa a celulitis, condritis, osteítis y finalmente osteomielitis, para posteriormente extenderse a través de las fisuras de Santorini y de la unión osteocartilaginosa al conducto auditivo óseo, donde el hueso es destruido y sustituido por tejido de granulación. Al extenderse la infección afecta a la base del cráneo.

La presencia de una otalgia severa y tejido de granulación localizado en el piso del conducto auditivo externo en un paciente diabético o inmunodeficiente, es un signo patognomónico de una otitis externa necrotizante. El cultivo de la otorrea y del tejido de granulación, generalmente es positivo para *Pseudomonas aeruginosa*. Se requiere una valoración radiológica para determinar la extensión de la infección. La tomografía computarizada con contraste muestra la erosión y destrucción ósea característica de esta enfermedad. La evolución del paciente se monitoriza clínicamente y con estudios radiológicos seriados. Cuando la osteomielitis se extiende a la base del cráneo se pueden lesionar varios pares craneales, siendo el nervio facial el más frecuentemente afectado. El nervio facial puede dañarse por una neurotoxina producida por la Pseudomonas, o por una lesión en el agujero estilomastoideo, lo que se manifiesta como una parálisis facial periférica. Los pares craneales V y VI se afectan cuando la infección se extiende al ápex del hueso petroso. Si la diseminación de la infección afecta al agujero rasgado posterior, se pueden lesionar y paralizar los pares craneales IX, X y XI, en tanto que la extensión a la base del cráneo se relaciona con la parálisis del XII par. En el agujero rasgado posterior la vena yugular interna puede presentar una trombosis que puede extenderse hacia el seno venoso lateral.

El tratamiento de la otitis externa necrotizante inicia con la hospitalización del paciente, controlando el dolor y las patologías subyacentes. Se administran por vía intravenosa antibióticos efectivos contra la *Pseudomonas aeruginosa*, como la ceftazidima en los casos muy severos o con una quinolona como ciprofloxacino en los casos moderados. Además, Se hacen limpiezas meticulosas diarias del conducto auditivo externo con remoción del tejido de granulación, seguido de la aplicación de gotas tópicas con esteroides y una quinolona. Si el dolor se agrava, la infección persiste o existen secuestros óseos, se realiza una mastoidectomía con o sin descompresión del nervio facial, resección parcial del hueso temporal o una petrosectomía. Algunos autores recomiendan añadir un tratamiento con oxígeno hiperbárico, pero en una revisión Cochrane no se encontraron pruebas contundentes que demuestren la eficacia del tratamiento con oxígeno hiperbárico, en comparación con el tratamiento con antibióticos o cirugía.

3.1.13.- DERMATITIS ATÓPICA ECCEMATOSA

La dermatitis atópica o eccema, es una enfermedad sistémica que se manifiesta con con prurito intenso, eritema y lesiones cutáneas. Generalmente se inicia desde la niñez y es más frecuente en pacientes con rinitis alérgica, asma u otras patologías alérgicas. La dermatitis atópica se manifiesta con lesiones eritematosas, descamación cutánea, vesículas y fisuras lineales que se presentan con mayor frecuencia en la región postauricular. El prurito intenso hace que el paciente se rasque con frecuencia causando engrosamiento de la piel y formación de manchas oscuras. Las lesiones suelen infectarse con gérmenes patógenos como el *Staphylococus aureus*, herpes simple y algunos hongos. Con frecuencia los pacientes presentan lesiones en los parpados, pliegues de los codos, cara, manos y pies. La dermatitis atópica se desencadena como una reacción alérgica a alimentos como el huevo, leche, cacahuates, soya y harinas, o con los alérgenos inhalados, irritación cutánea o estrés emocional. La menstruación y el embarazo tienden a desencadenar o empeorar los síntomas. El tratamiento consiste en la limpieza de las lesiones y los pacientes deben utilizar jabones no irritantes, lociones humidificantes y esteroides tópicos. Adicionalmente el prurito disminuye con los antihistamínicos orales.

3.1.14.- SENOS Y QUISTES PREAURICULARES

Los senos y quistes preauriculares son unas anomalías del desarrollo del 1° y 2° arco branquial que se heredan con un patrón autosómico dominante, pero también se presentan espontáneamente. Se localizan por delante y por arriba del trago auricular, donde se localiza el orificio del seno. Las lesiones pueden ser bilaterales en el 25 a 50% de los casos y por lo general son del tipo familiar. Las lesiones unilaterales predominan en el lado izquierdo de la cara. La mayoría de estas deformaciones son asintomáticas. Cuando se infectan, la celulitis es seguida de un absceso rodeado por un halo eritematoso. El dolor es muy severo en la región preauricular y se incrementa al masticar o al acostarse sobre el lado afectado. El drenaje es purulento y fétido, crónico e intermitente, a través del orificio del seno. El absceso puede extenderse o drenar espontáneamente a través de la piel. Una vez que el seno o el quiste se infectan, el paciente tiende a presentar infecciones recurrentes.

El tratamiento inicial requiere de la administración de antibióticos, y posteriormente se resecan quirúrgicamente.

3.1.15.- OTITIS POR DERMATITIS DE CONTACTO

La otitis externa secundaria a una dermatitis de contacto es una reacción de hipersensibilidad tardía, en pacientes previamente sensibilizados a diferentes alergenos. Se presenta frecuentemente con el uso de aretes con níquel, con la aplicación de cosméticos, aparatos auditivos, antibióticos tópicos como la neomicina, detergentes, atomizadores, tintes para el pelo y shampoos. En la fase aguda el paciente presenta prurito, eritema, edema, pápulas y vesículas que secretan un líquido claro que tiende a formar costras. En la fase crónica la piel se torna gruesa, con fisuras e hiperpigmentación. El tratamiento inicia evitando los elementos causales de la dermatitis, sustituyéndolos con elementos hipoalérgicos. Se aplican esteroides tópicos, pasta de Lassar y antibióticos cuando hay una infección agregada.

3.1.16.- POLICONDRITIS RECURRENTE

La policondritis recurrente es una enfermedad autoinmune que destruye a la matriz y a la colágena tipo II del cartílago. Afecta al oído en el 88% de los casos y se manifiesta con eritema, edema y deformación del pabellón auricular, respetando al lóbulo carente de cartílago. Los ataques recurrentes destruyen gradualmente al cartílago, dejando una deformación similar a la oreja de coliflor y estenosis del conducto auditivo externo. Se asocia con frecuencia a otras patologías autoinmunes, como la artritis reumatoide, lupus, tiroiditis de Hashimoto, síndrome de Sjögren y colitis ulcerativa. El diagnóstico definitivo se hace mediante la biopsia del cartílago afectado. Histológicamente muestra infiltración de neutrófilos y eosinófilos, con pérdida de la matriz cartilaginosa. El tratamiento consiste en la administración de esteroides sistémicos, dapsone, salicilatos, indometacina o colchicina. En la fase tardía provoca una deformidad secundaria a la fibrosis residual.

4.- LESIONES BENIGNAS DEL OÍDO EXTERNO

4.1.- EXOSTOSIS

Las lesiones óseas benignas más comunes del conducto auditivo externo son las exostosis. Se originan en el periostio del conducto auditivo óseo y tienden a ser bilaterales, crecen lentamente en una base amplia y están cubiertas por un epitelio de aspecto normal. Se localizan en la porción anterior y posterior de la porción ósea del conducto auditivo externo. Son más frecuentes en los pacientes que nadan en aguas muy frías. Histológicamente están formados por un hueso estratificado de neoformación, que se modela con el tiempo y se transforma en hueso laminar. Generalmente son lesiones asintomáticas, pero cuando la exostosis causa obstrucción del conducto, se recomienda la resección quirúrgica.

4.2.- OSTEOMAS

Los osteomas son una masa grande de tejido óseo trabecular, localizados al final del canal auditivo óseo. Son más frecuentes en el hombre. Se presentan como una masa sólida y pedunculada, que se origina en la región de la sutura tímpanoescamosa, cerca de la unión osteocartilaginosa. Los osteomas son solitarios, unilaterales, de crecimiento lento y generalmente asintomáticos. Histológicamente están formados por un hueso trabecular laminar grueso, con múltiples canales vasculares.

Los osteomas se remueven quirúrgicamente cuando causan síntomas obstructivos.

4.3.- QUERATOSIS OBTURANTE

La queratosis obturante o *keratosis obturans* se caracteriza por la acumulación de tapones epidérmicos, en uno o ambos oídos, formados por residuos de piel con queratina descamada. Se ha relacionado con la migración anormal de la piel del canal, donde el epitelio superficial de la *pars flaccida*, migra hacia abajo a la *pars tensa* y se extiende inferiormente al conducto auditivo externo. Macroscópicamente semejan un colesteatoma y su etiología es desconocida, pero se ha relacionado con las bronquiectasias pulmonares, sobre todo en los pacientes que las padecen antes de los 20 años de edad. Generalmente no causan síntomas, salvo cuando obstruyen al conducto o cuando se infecta secundariamente. El tratamiento consiste en la extracción de los tapones de queratina. La inspección del conducto auditivo externo muestra un epitelio con hiperemia difusa y sin erosión del conducto óseo.

4.4.- COLESTEATOMA DEL CONDUCTO AUDITIVO EXTERNO

El colesteatoma del conducto auditivo externo es poco frecuente, con una prevalencia estimada de 1:1000 pacientes con problemas otológicos. La mayoría aparecen espontáneamente sin una etiología conocida, aunque algunos autores lo relacionan con un trauma o cirugía de oído previa, estenosis del conducto auditivo externo, pérdida de la migración del epitelio dañado del conducto, hipoxia local y proliferación celular como resultado de la acumulación de queratina, particularmente en la porción inferior del conducto. El colesteatoma del conducto auditivo externo clínicamente es muy similar a la queratosis obturante, pero se diferencia por su comportamiento biológico. Se manifiesta con otorrea y dolor crónico asociado a la invasión del tejido escamoso en las áreas con periosteitis y destrucción de la porción ósea del conducto. La tomografía revela ensanchamiento del conducto auditivo externo. El tratamiento consiste en la limpieza periódica del oído afectado.

4.5.- CONDRODERMATITIS NODULAR CRÓNICA DEL HÉLIX

La condrodermatitis nodular crónica del hélix, o enfermedad de Winkler, es una patología crónica poco común que afecta a pacientes en edad media de ambos sexos, caracterizada por pequeñas lesiones nodulares cubiertas por una costra o úlcera en el centro de la lesión. Son nódulos eritematosos, firmes y dolorosos, que miden de 3 a 18 mm. Se localizan con mayor frecuencia en el borde del hélix en los hombres. En las mujeres se presenta predominantemente en el antehélix o en el antitrago. Se desconoce su etiología, aunque algunos autores la relacionan con traumatismos menores recurrentes, que causan una inflamación crónica del pericondrio y daño vascular. Histológicamente se encuentra inflamación, fibrosis, lesión al cartílago con hemorragias, necrosis y en el centro de la lesión puede encontrarse una úlcera central o una lesión con hiperqueratosis. Las lesiones pueden persistir durante varios años y rara vez involucionan espontáneamente, por lo que deberán diferenciarse de los carcinomas basocelulares, epidermoides y de la queratosis premaligna. El tratamiento de elección es la resección quirúrgica amplia de las lesiones. Otras terapias empleadas son la inyección intralesional con triamcinolona, radioterapia, crioterapia, ablación con láser o con radiocirugía, electrocauterización o curetaje. La condrodermatitis recurre en un 10% de los casos, aún los sometidos a resecciones amplias de piel y cartílago.

4.6.- CERUMINOMA

El ceruminoma es un tumor benigno poco frecuente del oído externo, que se origina en las glándulas ceruminosas localizadas en los dos tercios externos inferiores del conducto cartilaginoso. Se presentan como una masa no ulcerada de crecimiento lento, que tiende a extenderse medialmente a la porción ósea del conducto auditivo externo y algunas veces al oído medio. Los ceruminomas están formados histológicamente por células glandulares con un epitelio interno cuboide y eosinofílico y sin una cápsula bien definida. El tratamiento es la resección completa y amplia de la lesión.

4.7.- TUMOR MIXTO

Los tumores mixtos del conducto auditivo externo se originan en las glándulas ceruminosas. Son tumores poco frecuentes, predominan en el sexo masculino después de la quinta década de la vida. Están compuestos por células epiteliales mucosas y condroides, no tienen cápsula y son muy similares al tumor mixto salival. Son lesiones benignas de crecimiento lento que causan síntomas obstructivos al ocluir el conducto. El tratamiento es la extracción quirúrgica amplia.

5.- TUMORES MALIGNOS DEL OÍDO EXTERNO

Los carcinomas del pabellón auricular representan el 50 al 70% de neoplasias y predominan en la 5ª y 6ª década de la vida y son más frecuentes en el sexo masculino. La exposición prolongada a las radiaciones solares es el factor de riesgo más importante. El carcinoma epidermoide ocupa el 55% de las neoplasias malignas, seguido del carcinoma basocelular con un 40%. El carcinoma epidermoide del conducto auditivo externo ocupa el 60% de las neoplasias malignas del conducto, seguido de los tumores de origen adenomatoso con un 20% y son más frecuentes en el sexo femenino en proporción de 2:1.

5.1.- CARCINOMA DEL PABELLÓN AURICULAR

El carcinoma basocelular se presenta con mayor frecuencia en la superficie anterior del pabellón auricular y en la piel preauricular y post auricular. A diferencia del carcinoma epidermoide, el carcinoma basocelular rara vez afecta al hélix y a la porción lateral de la aurícula. Se manifiesta como una lesión ulcerada, indolora, bien delimitada y con bordes elevados. El tratamiento de las lesiones tempranas incluye la aplicación tópica de drogas citotóxicas, la resección amplia con reconstrucción primaria, la radioterapia y la cirugía radical. Los tumores epidermoides del pabellón auricular afectan con mayor frecuencia las áreas expuestas a las radiaciones solares del oído externo, principalmente en los pacientes de piel blanca.

El cáncer epidermoide del pabellón auricular corresponde al 6% de los carcinomas cutáneos y al 55% de los tumores malignos del pabellón auricular. Se manifiestan como una lesión indurada, eritematosa y ulcerada, localizada principalmente en el hélix. El tratamiento es la resección amplia de la lesión, seguida de reconstrucción primaria, radioterapia o cirugía radical.

El carcinoma basocelular se presenta con mayor frecuencia en la superficie anterior del pabellón auricular y en la piel preauricular y post auricular. A diferencia del carcinoma epidermoide, el carcinoma basocelular rara vez afecta al hélix y a la porción lateral de la aurícula. Se manifiesta como una lesión ulcerada, indolora, bien delimitada y con bordes elevados.

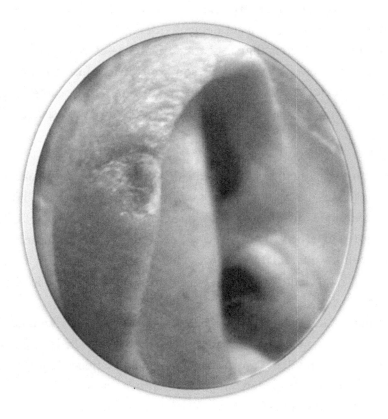

Fig. 1.- Carcinoma epidermoide del pabellón auricular.

El tratamiento de las lesiones tempranas incluye la aplicación tópica de drogas citotóxicas, la resección amplia con reconstrucción primaria, la radioterapia y la cirugía radical. Los tumores epidermoides del pabellón auricular afectan con mayor frecuencia las áreas expuestas a las radiaciones solares del oído externo, principalmente en los pacientes de piel blanca. El cáncer epidermoide del pabellón auricular corresponde al 6% de los carcinomas cutáneos y al 55% de los tumores malignos del pabellón auricular.

Se manifiestan como una lesión indurada, eritematosa y ulcerada, localizada principalmente en el hélix. El tratamiento es la resección amplia de la lesión, seguida de reconstrucción primaria, radioterapia o cirugía radical.

5.2.- CARCINOMA DEL CONDUCTO AUDITIVO EXTERNO

El carcinoma epidermoide del conducto auditivo externo se relaciona en el 50% de los casos con la otitis media crónica y con la otitis media recurrente. Se manifiesta como una masa granulomatosa ulcerada que ocluye al conducto auditivo externo, sangra con facilidad y se infecta secundariamente. En un 10% de los casos presentan metástasis cervicales y parotídeas. Las neoplasias adenomatosas son menos frecuentes con una incidencia aproximada que corresponde al 20% de las neoplasias malignas del conducto auditivo externo. Son más frecuentes en el sexo femenino y en la cuarta década de la vida. El carcinoma adenoideo quístico es la neoplasia maligna glandular más frecuente del conducto auditivo externo. Se origina en las glándulas ceruminosas o en sus conductos excretores. El tratamiento de las neoplasias del pabellón auricular depende del diagnóstico histológico y de la extensión de la neoplasia. Las lesiones pequeñas pueden ser resecadas con control de los márgenes con biopsias por congelación y reconstrucción primaria. Rara vez se requiere de la remoción total del pabellón auricular, salvo en los casos de invasión cartilaginosa extensa y del surco auricular posterior. En las lesiones del conducto auditivo externo sin invasión al periostio o al hueso, se reseca toda la porción cartilaginosa del conducto, incluyendo al trago y la parótida superficial en los casos avanzados. Cuando hay invasión ósea, la resección se amplía incluyendo al oído medio y apófisis mastoidea, mediante la resección subtotal del hueso temporal. En los pacientes con adenopatías positivas e invasión perineural, se recomienda la radioterapia postoperatoria.

6.- MALFORMACIONES DEL OÍDO EXTERNO

6.1- MICROTIA

La microtia es una malformación del pabellón auricular de severidad variable, unilateral o bilateral, manifestada por la presencia de remanentes cartilaginosos deformes, cubiertos de piel y con anomalías del lóbulo de la oreja, asociadas a una hipoacusia de tipo conductivo. Se clasifican en 3 grados:

Grado I: Deformidad leve del pabellón auricular y estenosis del conducto auditivo externo.

Grado II: Deformidad del pabellón auricular con restos cartilaginosos, lóbulo de la oreja en posición normal y estenosis o atresia del conducto auditivo externo.

Grado III: Restos cartilaginosos malformados, lóbulo de la oreja en posición vertical y atresia del conducto auditivo externo.

El tratamiento de los pacientes con una deformidad unilateral o bilateral, depende de la severidad de la malformación, pérdida auditiva y de las expectativas del paciente. En los casos bilaterales con hipoacusia conductiva, resulta favorable adaptar aparatos auditivos externos o intratimpánicos lo antes posible. Si es unilateral, es importante determinar si existe audición normal en el oído no afectado. En este caso no es necesaria la adaptación de auxiliares auditivos y la cirugía es opcional si el paciente la desea. La cirugía reconstructiva se indica después de los 6 años de edad.

6.2.- ATRESIA Y ESTENOSIS DEL CONDUCTO AUDITIVO EXTERNO

La atresia del conducto auditivo externo, es una malformación congénita asociada a las microtias, displasias y malformaciones de la cadena de huesecillos. Se considera como una estenosis del conducto auditivo externo, cuando el conducto tiene un diámetro igual o menor a los 4 mm. Si el diámetro se encuentra entre los 2 y 4 mm, se valora al paciente y se limpia el conducto periódicamente debido a que el orificio se obstruye con frecuencia por cerumen, además puede desarrollarse un colesteatoma del conducto auditivo externo. Si el diámetro es inferior a 2 mm, se recomienda la ampliación quirúrgica del conducto afectado.Tanto en la estenosis como en la atresia del conducto auditivo externo, generalmente existe una hipoacusia conductiva ocasionada por fijación y displasia de la cadena oscicular. En la mayoría de los pacientes se encuentra displasia de la cadena de huesecillos con una cadena íntegra, pero con alteraciones estructurales de los huesecillos que pueden estar móviles, deformes o fijos a una placa ósea. En otros casos la cadena no se encuentra displásica, pero existe fijación congénita del estribo o ausencia de la ventana oval, lo cual ocasiona una hipoacusia conductiva mayor de 50 dB.

7.- PABELLÓN AURICULAR PROMINENTE

Un pabellón auricular prominente, se considera como una deformidad menor, sin embargo en algunos pacientes la deformidad les afecta emocionalmente. El defecto es causado por un desarrollo anómalo de los pliegues del antehélix, de la crura superior, o por una concha cartilaginosa grande, gruesa y con anormalidades de la crura superior o inferior o por una deformidad del lóbulo de la oreja o por una combinación de defectos. La deformidad no altera la audición, pero sí molesta al paciente por el aspecto antiestético que se presta a burlas de sus compañeros de escuela. El tratamiento es quirúrgico mediante la otoplastía, sin embargo la edad apropiada para realizar la cirugía sigue siendo controversial, pero la mayoría de los cirujanos las realizan después de los cinco años de edad. En los recién nacidos se pueden remodelar los pliegues del pabellón con anormalidades, mediante la ferulización durante varias semanas, con lo que mejora significativamente la forma y aspecto del pabellón auricular.

8.- TRAUMATISMOS DEL CONDUCTO AUDITIVO EXTERNO

Los traumatismos del conducto auditivo externo se manifiestan con pequeñas erosiones o abrasiones casi siempre iatrogénicas, producidas por rascado o por maniobras de extracción del cerumen o cuerpos extraños. Las lesiones provocan dolor y sangrado, pero a pesar de lo alarmante que es para el paciente la presencia de sangre, dichas lesiones generalmente son epidérmicas y generalmente son autolimitadas. La evolución normal, si no se infectan, es la curación espontánea. La pérdida parcial de piel no requiere injerto, ya que éste generalmente abrasiones casi siempre iatrogénicas, producidas por rascado o por maniobras de extracción.

REFERENCIAS BIBLIOGRÁFICAS

1. Bojrab DI, Bruderly T, Abdulrazzak Y: Otitis externa. Otolaryngol Clin North Am1996; 29(5):761-782.
2. Brook I: Treatment of otitis externa in children. Paediatr Drugs 1999 ; 1(4): 283-289.
3. Clark WB, Brook I, Bianki D: Microbiology of otitis externa. Otolaryngol Head Neck Surg1997; 116(1): 23-25.
4. Cohen D, Friedman P. The diagnostic criteria of malignant external otitis. J Laryngol Otol 1987;1013: 216-21.
5. Grandis JR, Curtin HD, Yu VL: Necrotizing (malignant) external otitis: prospective comparison of CT and MR imaging in diagnosis and follow-up. Radiology 1995;196(2) 499-504.
6. Hannley MT, Denneny JC 3rd, Holzer SS. Use of ototopical antibiotics in treating 3 common ear diseases. Otolaryngology-Head & Neck Surgery. 2000;122(6): 934-940.
7. Hawke M, Bingham B, Stammberger H, and Benjamin B. "Diagnostic Handbook of Otorhinolaryngology". Mosby 1997.
8. Hirsch BE. Infections of the external ear. Am J Otolaringol. 1992;13(3):145-55.
9. Holten KB, Gick J: Management of the patient with otitis externa. J Fam Pract 2001;50(4):353-360.
10. Hughes E, Lee JH: Otitis externa. Pediatr Rev 2001;22(6):191-197.

11. Jones RN, Milazzo J, Seidlin M. Ofloxacin otic solution for treatment of otitis externa in children and adults. Arch Otolaryngol Head Neck Surg 1997;123:1103-1200.

12. Lucente FE. Fungal infections of the external ear. Otolaryngol Clin N Am. 1993;26(6)995-1006.

13. Mirza N: Otitis externa. Management in the primary care office. Postgrad Med 1996;99(5):153-154, 157-158.

14. Morden NE, Berke EM: Topical fluoroquinolones for eye and ear. Am Fam Physician 2000;62(8):1870-1876.

15. Phillips JS, Jones SEM Oxígeno hiperbárico como tratamiento complementario de la otitis externa maligna (Revisión Cochrane). En: Biblioteca CochranePlus, 2008;4. Oxford.

16. Roland PS, Stroman DW. Microbiology of acute otitis externa. Laryngoscope 2002; 112:11661177.

17. Selesnick SH: Otitis externa: management of the recalcitrant case. Am J Otol 1994; 15(3)408-412.

18. Slattery WH 3rd, Brackmann DE. Skull base osteomyelitis. Malignant external otitis. Otolaryngol Clin N Am. 1996;29(5):795-806.

19. Stoney P, Kwok P, Hawke M. Granular myringitis: a review. J Otolaryngol. 1992;21(2):129-135.

20. Tierney MR, Baker AS: Infections of the head and neck in diabetes mellitus. Infect Dis Clin North Am 1995;9(1):195-216.

CAPÍTULO 5 | OTITIS MEDIA AGUDA

Dr. Javier Dibildox M.
Dr. Carlos de la Torre González

La otitis media aguda es una infección viral o bacteriana del oído medio. Es una inflamación aguda exudativa del oído medio, asociada con la aparición súbita de signos y síntomas inflamatorios, como son la otalgia y fiebre, que se acompañan de enrojecimiento y abultamiento de la membrana timpánica.

1.- EPIDEMIOLOGÍA

En los Estados Unidos la causa de prescripción de antibióticos más frecuente en niños menores de cinco años es la otitis media aguda. La otitis media aguda ocurre con mayor frecuencia durante los meses fríos del otoño e invierno, en forma paralela con la aparición de las infecciones virales de las vías aéreas superiores, y disminuye significativamente durante el verano. Las infecciones virales y las alergias se ven con mucha frecuencia en los niños, y ambas patologías pueden causar inflamación de la trompa de Eustaquio.

La mayoría de los niños padecen al menos un episodio de otitis media durante la niñez. En el estudio de Boston se valoró a un grupo de niños prospectivamente desde el nacimiento, encontrando que el 62% tuvieron un episodio de otitis media, antes del primer año de edad con un promedio de 1.2 y 1.1 episodios de otitis media aguda, durante el primero y segundo año de edad respectivamente.

La incidencia más alta de la otitis media aguda ocurre durante el 1er año de edad, particularmente entre los 6 y 11 meses y disminuye alrededor de los 7 años de edad, coincidiendo cronológicamente con la disminución de la deficiencia inmunológica fisiológica de los infantes y con el crecimiento de la base del cráneo. Algunos niños sufren su 1er ataque poco tiempo después del nacimiento y son considerados como "niños propensos a las otitis", con riesgo de padecer una otitis media recurrente. Posterior a la erupción de los dientes permanentes, un factor indicador del crecimiento de la base del cráneo, la incidencia de la otitis media disminuye dramáticamente, aunque en algunos individuos propensos a la otitis media continúan con episodios agudos hasta la edad adulta. En la actualidad menos del 0.5% de las otitis medias se asocian a complicaciones graves, en comparación con <40% que ocurría antes de la aparición de los antibióticos.

2.- FACTORES PREDISPONENTES

La otitis media aguda es una enfermedad multifactorial. Existen diversos factores de riesgo que predisponen a la severidad, recurrencia y persistencia de las infecciones del oído medio. Algunos de ellos se relacionan con las características del paciente, como son la edad, raza, sexo, inmunodeficiencias, anormalidades anatómicas y factores genéticos.

Otros factores se relacionan con el medio ambiente, como las infecciones de las vías aéreas superiores, la asistencia a guarderías, el pertenecer a una familia numerosa, los meses fríos del otoño e invierno, la alimentación con leche no materna, algunos factores socioeconómicos y el tabaquismo pasivo. La edad del paciente, como factor de riesgo, muestra que cuando las infecciones óticas se presentan antes del primer año de edad, éstas tienden a ser más severas y recurrentes. Además, si los niños presentan su primer episodio de otitis media aguda antes de los seis meses de edad, tienden a presentar recurrencias 1.5 a 2 veces más, que los niños que presentaron su primera infección después del primer año de edad. La otitis media es más frecuente en los varones, esquimales, indios americanos y en los pacientes con SIDA. En los pacientes alérgicos con otitis media aguda, la persistencia del derrame intratimpánico tiende a ser más prolongado.

Los niños con labio y paladar hendido, síndrome de Down y algunas otras malformaciones craneofaciales, presentan una incidencia muy elevada de otitis media aguda, relacionada con la malfunción de la trompa de Eustaquio.

La asistencia a guarderías y la convivencia con niños de mayor edad se consideran como un factor de riesgo muy importante, debido al contacto con niños de diferentes edades, que con frecuencia son portadores de cepas resistentes y padecen infecciones recurrentes de la vía aérea superior.

La alimentación con biberón se asocia a un mecanismo muscular de succión deficiente, además se asocia a una disminución importante de la IgA secretora, la cual tiene un efecto protector que disminuye la adherencia de las bacterias en la nasofaringe y una disminución de los anticuerpos contra virus y bacterias, que normalmente son transmitidos al niño por el calostro materno. Las leches no maternas favorecen la aparición de intolerancia a la lactosa y alergias a proteínas de la leche de vaca, lo que se relaciona con un incremento del reflujo gastroesofágico en algunos niños. La exposición al tabaquismo pasivo provoca disfunción del transporte mucociliar, obstrucción de la trompa de Eustaquio e inflamación del epitelio respiratorio, lo que incrementa la susceptibilidad a las infecciones respiratorias, y en consecuencia, el aumento de las infecciones agudas del oído medio. En un estudio se encontró un incremento del 25% en la incidencia de la otitis media, en niños menores de 3 años que usaban chupón.

3.- CLASIFICACIÓN

La otitis media se clasifica según la etiología, sintomatología, tiempo de evolución y hallazgos clínicos. Cronológicamente se considera como aguda, cuando tiene una duración menor de tres semanas, como crónica, cuando dura más de tres meses y como subaguda, cuando persiste durante más de 3 semanas, pero menos de 3 meses. La otitis media aguda se caracteriza por la aparición súbita de signos y síntomas de infección aguda del oído medio.

La otitis media aguda sin derrame, es la inflamación de la membrana timpánica y de la mucosa del oído medio, sin evidencia de efusión. La otitis media con efusión es la inflamación del oído medio con un derrame seroso, mucoso, hemorrágico o purulento en el oído medio. La atelectasia de la membrana timpánica es el colapso o retracción de la membrana timpánica, que cuando se localiza en un área pequeña, se define como bolsa o saco de retracción.

4.- FISIOPATOLOGÍA

La mayoría de las infecciones agudas del oído medio se presentan después de una infección viral de la vía aérea superior, debido a la inflamación, disfunción u obstrucción de la trompa de Eustaquio. Las funciones de la trompa de Eustaquio son la ventilación, protección y drenaje del oído medio. Una deficiencia de cualquiera de sus funciones, altera la fisiología de la trompa, favoreciendo las infecciones y los derrames del oído medio. La ventilación del oído medio puede alterarse por una obstrucción anatómica o funcional de la trompa de Eustaquio. La obstrucción anatómica en la caja del tímpano puede ser causada por una inflamación secundaria a una infección, alergias, pólipos, colesteatoma o granulomas. A nivel nasofaríngeo la trompa puede ser bloqueada por neoplasias o por tejido adenoideo. Las alteraciones funcionales de la trompa de Eustaquio pueden ser causadas por una deficiencia de los músculos periestafilinos, como sucede en los niños con labio y paladar hendido, o por una trompa anormalmente flácida. Cuando se obstruye la trompa se altera el transporte mucociliar y hay estasis de las secreciones del oído medio. Además la absorción de los gases de la cavidad timpánica, crea una presión intratimpánica negativa y cuando la trompa se abre, ésta succiona bacterias de la nasofaringe, las cuales pueden proliferar y causar una infección en el oído medio. Las bacterias también pueden introducirse al oído medio por reflujo o por una insuflación activa, lo que provoca una reacción inflamatoria caracterizada por vasodilatación, exudación, invasión de leucocitos, fagocitosis y una respuesta inmunológica típica dentro de las cavidades del oído medio. (Cuadro I)

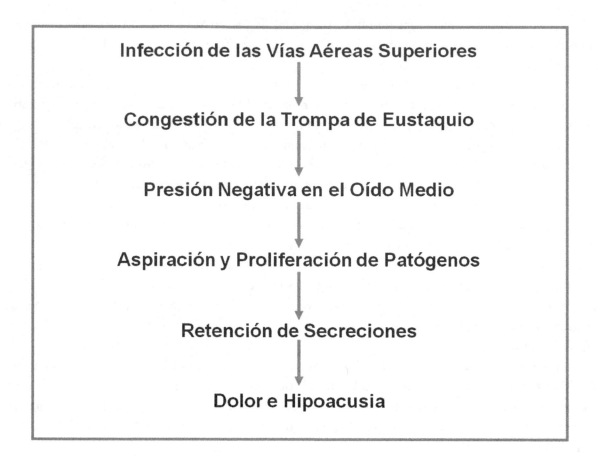

Infección de las Vías Aéreas Superiores

↓

Congestión de la Trompa de Eustaquio

↓

Presión Negativa en el Oído Medio

↓

Aspiración y Proliferación de Patógenos

↓

Retención de Secreciones

↓

Dolor e Hipoacusia

Cuadro I:- Fisiopatología de la otitis media.

La otitis media aguda afecta con mayor frecuencia a los niños con inmadurez del sistema inmunológico, con disfunción de la trompa de Eustaquio y con el contacto con portadores de gérmenes patógenos. Los recién nacidos pierden los anticuerpos adquiridos a través de la placenta, que los protegen en contra de los virus y bacterias, entre los tres y seis meses de edad, lo que los predispone a las infecciones de la vía aérea superior y secundariamente del oído medio. En los niños pequeños la trompa es más corta que la del adulto y termina su crecimiento alrededor de los siete años de edad. A diferencia de la troma de Eustaquio del adulto, cuya angulación es de 45°, en los niños tiene una angulación de 10°, lo que los hace más susceptibles al reflujo de bacterias de la nasofaringe, lo que se asocia con infecciones en el oído medio.

La protección al oído medio puede afectarse cuando la trompa permanece anormalmente abierta o cuando es muy corta y cuando el drenaje de las secreciones del oído medio se altera por trastornos obstructivos mecánicos, funcionales o por una alteración del movilidad ciliar.

5.- BACTERIOLOGÍA

Se han encontrado virus en el derrame del oído medio, en ausencia de las bacterias relacionadas con la otitis media aguda, que se han relacionado con las infecciones del oído medio que se resuelven espontáneamente. Las infecciones virales de la vía aérea superior relacionadas con los rinovirus, adenovirus, virus sincicial respiratorio, virus de la influenza y parainfluenza, provocan cambios inflamatorios en la mucosa, lesionan los cilios y causan hipersecreción y disfunción de la trompa de Eustaquio, lo que resulta en un incremento de la incidencia de la otitis media aguda. En los niños con otitis media aguda se han encontrado virus en el derrame del oído medio en el 4 a 6% de los casos.

En un estudio clínico en 2,807 oídos con otitis media aguda, previo a la comercialización de las vacunas neumocócicas conjugadas, se reportaron aislamientos positivos del *Streptococcus pneumoniae* en el 35%, *Haemophilus influenzae* en el 23%, *Moraxella catarrhalis* en el 14%, otras bacterias en el 28%, sin crecimiento en el 16%, *Streptoccocus* del grupo A en el 3%, *Streptoccocus alfa* en el 3%, *Staphylococcus aureus* en el 1% y gérmenes gram negativos como la *Pseudomonas aeruginosa* en el 1% de los casos. En los niños menores de seis semanas la otitis media aguda puede ser causada por bacilos gran negativos en un 20% de los casos, destacando la *Escherichia coli*, *Klebsiella* y la *Pseudomonas aeruginosa*. Sin embargo con la introducción de la vacuna conjugada neumocócica heptavalente (PCV7) en los Estados Unidos, se detectó un cambio en la microbiología de la otitis media aguda y una reducción de la otitis media, causada por las cepas del *Streptococcus pneumoniae* del 48 al 31%. Por otro lado se presentó un incremento de las infecciones causadas por las cepas no incluidas en la vacuna, particularmente la cepa 19A y un incremento sustancial del *Haemophilus influenzae* no tipificado del 41 al 56%.

Con la introducción de la vacuna neumocócica conjugada 13-valente (PCV13), se expandió el rango de cobertura con la adición de 6 serotipos no incluidos en la vacuna heptavalente (PCV7). Recientemente se introdujo una vacuna decavalente, a la que se le agregó la proteína D del *Haemophilus influenzae* no tipificado, con lo que se espera la disminución de las infecciones causadas por el *Streptococcus pneumoniae* y por el *Haemophilus influenzae*. Con el desarrollo de otras vacunas que incluyan más serotipos del *Streptococcus pneumoniae*, *Haemophilus influenza* no tipificado y de *Moraxella catarrhalis*, potencialmente se disminuirán aún más las infecciones del oído medio. La resistencia bacteriana se ha incrementado significativamente, particularmente en algunas cepas del *Haemophilus influenzae* y de *Moraxella catarrhalis* resistentes a la amoxicilina, mediante la producción de β-lactamasas, o en cepas del *Streptococcus pneumoniae* resistentes a penicilinas, mediante la alteración de las proteínas fijadoras de la penicilina, o a los macrólidos mediante la alteración de la bomba de flujos o alteración en los ribosomas.

La prevalencia de cepas resistentes del *Streptococcus pneumoniae* es más alta en los niños menores de un año de edad, en los niños que asisten a guarderías, en los niños que conviven con hermanos mayores, en los niños tratados recientemente con antibióticos β-lactámicos y en los niños menores con otitis media aguda recurrente. Los serotipos 6B, 9V, 14, 19A y 23F, muestran la tasa más alta de resistencia a la penicilina.

6.- ESTADIOS CLINICOPATOLÓGICOS

La otitis media generalmente se presenta durante o después de una infección viral de la vía aérea superior. Se presenta en 5 fases:

1.- Fase de hiperemia: Ocurre en los inicios de la inflamación del oído medio, con un aumento de la vascularidad de la membrana timpánica, seguida por la formación de un exudado que provoca las manifestaciones clínicas de la infección.

2.- Fase supurativa: Se presenta cuando se perfora la membrana timpánica, con la consecuente salida del contenido del oído medio.

3.- Fase de coalescencia: Se presenta cuando persiste la infección y daña al mucoperiostio y obstruye el sistema de ventilación del oído medio, facilitando así la formación de abscesos.

4.- Fase de resolución: Se presenta al desaparecer el exudado y con el cierre espontáneo de la perforación.

5.- Fase de complicación: Se presenta cuando la infección se extiende fuera del oído medio, hacia las estructuras vecinas, causando complicaciones intra y extracraneales.

En estudios histológicos del hueso temporal en pacientes con otitis media, se encontró inflamación, edema con infiltración monocuclear, hiperplasia y metaplasia de la mucosa, dilatación vascular y neoformación de glándulas caliciformes.

7.- CUADRO CLÍNICO

Los síntomas y signos necesarios para el diagnóstico de la otitis media aguda son:

1.- Síntomas agudos de infección: Otalgia y fiebre.

2.- Evidencia otoscópica de inflamación en el oído medio: Inflamación y abombamiento de la membrana timpánica.

3.- Presencia de un derrame en el oído medio.

La otalgia generalmente es de aparición súbita y muy intensa, en tanto que la hipoacusia con frecuencia los niños no la refieren. En los niños mayores que identifican los síntomas es más fácil confirmar el diagnóstico, pero en los niños pequeños que presentan síntomas inespecíficos como la irritabilidad, tracción del pabellón auricular, fiebre, náusea y vómito, el diagnóstico con frecuencia es erróneo, hasta que el oído se perfora y supura. El 93% de los casos, en niños con otitis media aguda, presentan rinorrea, tos o congestión nasal, antes o al tiempo del diagnóstico, síntomas causados por una infección viral que favoreció la colonización de la nasofaringe, la disfunción de la trompa de Eustaquio y la introducción de gérmenes patógenos al oído medio. El diagnóstico se confirma mediante la adecuada visualización del tímpano con un otoscopio con una luz brillante y con un espéculo adecuado. Se recomienda utilizar un otoscopio neumático. Si hay cerumen en el conducto que impida ver con claridad la membrana timpánica, éste debera ser extraido por un médico calificado, evitando así lesionar al paciente. Se valora el color, vascularidad, transparencia, posición y movilidad del tímpano.

Una membrana normal tiene un color gris/aperlado, es translúcida, pero no transparente, lo que permite ver a través del tímpano la articulación yunque/estribo, la ventana redonda, la cuerda del tímpano y en el cuadrante anteroinferior, el cono luminoso. La vascularización es escasa. Además, se examina y palpa el pabellón auricular, la mastoides y los ganglios linfáticos del cuello. Al utilizar el otoscopio neumático, con un espéculo que selle el conducto auditivo externo, se aplica presión positiva y negativa en forma alternante, para valorar la movilidad de la membrana. La membrana timpánica normal se mueve hacia adentro con la presión positiva y hacia fuera con la negativa. La membrana timpánica normal tiene una posición neutral. Cuando se ve retraída hacia el promontorio, puede existir una presión negativa o un derrame intratimpánico. La hipermovilidad de la membrana timpánica se ve cuando hay desarticulación de los huesecillos, atrofia o flacidez de la membrana. Si hay una perforación no se detecta el movimiento de la membrana.

Con un cuadro clínico congruente de otitis media aguda y si la membrana se ve abombada, con inyección vascular radial, enmascaramiento del mango del martillo, eritema, abombamiento del cuadrante posterosuperior, pérdida del triángulo luminoso o una perforación de la membrana con salida de pus hacia el conducto auditivo externo, indica la existencia de un derrame intratimpánico característico de la otitis media aguda. (Figs. 1)

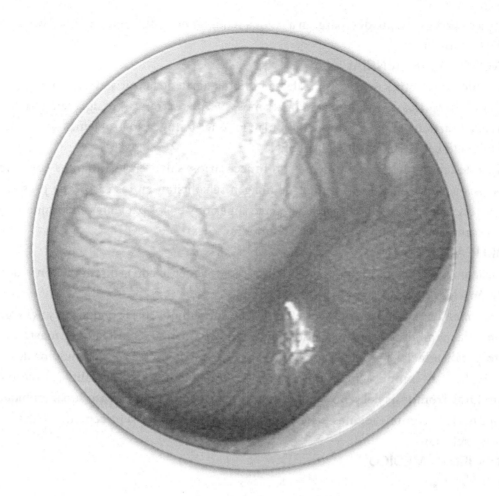

Fig.- 1.- Imágen otoscópica de la otitis media aguda.

Cuando hay dolor al presionar el trago o al momento de la otoscopía, se debe pensar en una probable infección del conducto auditivo externo.

Con frecuencia el diagnóstico de la otitis media aguda, erróneamente se basa exclusivamente en el color "rojo" de la membrana timpánica, sin haber una correlación con los signos y síntomas del paciente. El color rojo indica la presencia de una ingurgitación vascular, la cual puede presentarse también cuando el niño llora, tose o durante la fase temprana de una infección viral, por lo que el hallazgo otoscópico se debe complementar con la otoscopía neumática y con un cuadro clínico congruente con los hallazgos en la otoscopía. Si hay opacidad y una coloración amarilla o azulosa detrás de la membrana timpánica, se sospecha la presencia de un derrame.

En un estudio sobre el diagnóstico de la otitis media aguda mediante la otoscopia en varios centros de atención médica primaria en nueve países, se encontró que en los niños de seis a doce meses de edad, el diagnóstico fue correcto en el 58%, de los trece a los treinta meses en un 66% y en los niños mayores de treinta meses, el diagnóstico fue correcto en el 73% de los casos. Se requiere de un adiestramiento sistemático en la práctica de la otoscopia, para mejorar el índice de aciertos diagnósticos. En el 50% de los casos la infección es bilateral, y en menos del 5% de los casos se presenta la ruptura de la membrana timpánica con otorrea purulenta, lo que confirma el diagnóstico de otitis media aguda. Al resolverse la infección, el tímpano recupera sus características anatómicas y se pueden ver burbujas, niveles hidroaéreos o un derrame seroso en el oído medio. Después de una otitis media aguda, los derrames intratimpánicos generalmente desaparecen a las dos semanas en el 40%, en un mes el 60% y a los tres meses el 90% de los casos.

8.- DIAGNÓSTICO DIFERENCIAL

El cuadro clínico de la otitis media aguda deberá diferenciarse de la otitis externa aguda, miringitis bulosa, *herpes zoster oticus*, barotrauma, traumatismos, cuerpos extraños y otalgia referida, secundaria a problemas de la articulación temporomandibular, lesiones faríngeas o problemas dentales.

9.- ESTUDIOS DE LABORATORIO E IMAGEN

Los estudios de laboratorio generalmente son innecesarios, salvo en los infantes con infecciones agudas y sepsis generalizada. Los estudios de imagen se solicitan en los casos que presentan otras patologías infecciosas u obstructivas en la vía aérea superior y en los pacientes en los que se sospecha o presentan complicaciones intratemporales o intracraneales.

10.- COMPLICACIONES

Las complicaciones de la otitis media aguda se clasifican de acuerdo con la diseminación y localización de la infección a las estructuras vecinas del oído medio:

1.- Intratemporales: Las complicaciones intratemporales son la hipoacusia conductiva y neurosensorial, perforación de la membrana timpánica, otitis media crónica con o sin colesteatoma, mastoiditis aguda coalescente, parálisis facial, petrositis, laberintitis aguda, timpanoesclerosis y granuloma de colesterol.

2.- Intracraneales: Las complicaciones intracraneales son la meningitis, encefalitis, absceso cerebral, absceso subdural, trombosis del seno sigmoideo, hidrocefalia otítica y absceso subaracnoideo.

3. - Sistémicas: Las complicaciones sistémicas son la bacteremia, septicemia, artritis, séptica y endocarditis bacteriana.

11.- TRATAMIENTO MÉDICO

11.1.- ANTIBIÓTICO

El tratamiento con antibióticos se justifica en los pacientes con un cuadro sintomático moderado o severo de otitis media aguda. El objetivo del tratamiento de la otitis media con antibióticos es la mejoría sintomática, la resolución clínica rápida, el drenaje de la efusión, la reducción de las recurrencias y la prevención de las complicasiones supurativas. En algunos estudios clínicos observacionales y aleatorios controlados, se mostró que el comportamiento biológico de la otitis media aguda es favorable y tiende a la curación espontánea en un alto porcentaje. En otro estudio clínico la incidencia de curación espontánea se relacionó con la bacteria aislada en el cultivo del derrame del oído medio. Si la infección se relacionó con el *Streptococcus pneumoniae*, la tasa de curación espontánea fue del 20% y la relación con el *Haemophilus influenzae* fue del 50% y con la *Moraxella catarrhalis* fue del 80%.

En dos estudios clínicos el 86 y el 92% respectivamente de los niños tratados con placebo, lograron la curación clínica. Cabe destacar que en la mayoría de los estudios clínicos que reportan una alta tasa de curación espontánea, no incluyen a los grupos de edad con la mayor incidencia de otitis media aguda, como son los niños menores de dos años, los pacientes de alto riesgo con malformaciones congénitas, inmunodeprimidos, tóxicos, alérgicos, multitratados y los niños que asisten a guarderías, por lo que los índices de curación espontánea, reportados en estos estudios, aplican a las poblaciones de menor riesgo y a niños mayores de cuatro años de edad.

A pesar del incremento de cepas del *Haemophilus influenzae* y *Moraxella catarrhalis* productoras de β-lactamasas y de las cepas penicilino/resistentes del *Streptococcus pneumoniae*, la amoxicilina sigue siendo la droga de primera elección, ya que alcanza niveles en el oído medio efectivos en el 90% de los casos, en contra del *Streptococus pneumoniae* medianamente resistente a las penicilinas.

Cuando se sospecha una infección por una cepa del *Streptococus pneumoniae* multiresistente no se recomienda iniciar el tratamiento con antibióticos del grupo de los macrólidos, debido a que estas cepas son generalmente resistentes a estos antibióticos. La amoxicilina se recomienda como el tratamiento inicial de elección en la otitis media aguda.

La dosis recomendada en los niños de bajo riesgo es de 45 mg por kilo de peso por día, administrada cada ocho horas. En los pacientes de alto riesgo la dosis es de 90 mg por kilo de peso por día, cada 8 horas. En los pacientes alérgicos a las penicilinas se recomienda la eritromicina/sulfisoxazol o un macródilo de amplio espectro. Con la emergencia de cepas resistentes el médico puede seleccionar un antimicrobiano alternativo del grupo de las cefalosporinas de amplio espectro β-lactamasa resistente, o con una combinación de drogas como la amoxicilina/clavulanato o el trimetropim/sulfametoxazol. El uso de la terapia combinada puede ser útil en la prevención de la emergencia de resistencias por una mutación, siempre y cuando el patógeno sea sensible a ambos componentes.

La duración del tratamiento de la otitis media aguda, tradicionalmente ha sido de 10 días, como se ha mostrado en varios estudios clínicos en niños de diferentes edades. Sin embargo, el tratamiento en cuanto a la dosis y tiempo de tratamiento se debe individualizar. En varios estudios clínicos en niños mayores de dos años, con otitis media aguda no complicada, de poca gravedad y sin historia de otitis media recurrente, se mostró que la eficacia de un tratamiento corto con un antibiótico β-lactámico durante 4 a 5 días, fue similar a un tratamiento de 10 días de duración. En otro estudio se valoró la eficacia de una sola inyección intramuscular de ceftriaxona, concluyendo que su efectividad es comparable a 10 días de amoxicilina oral, aunque en otro estudio clínico se mostró que el resultado es mejor cuando se administran 3 dosis de ceftriaxona. No hay estudios clínicos que muestren el beneficio de un tratamiento corto con antibióticos en los niños menores de 2 años de edad con otitis media recurrente que asisten a guarderías y con otros factores de riesgo asociados. Por lo tanto, se recomienda un tratamiento de 10 días con antibióticos en los pacientes considerados como de alto riesgo, con una terapia efectiva con antibióticos los signos sistémicos de fiebre y letargo empiezan a disiparse junto con el dolor, dentro de las primeras 48 horas. Si no hay mejoría clínica durante este periodo pudieran existir bacterias resistentes, por lo que se. indicará un antibiótico de segunda elección efectivo en contra de las bacterias multiresistentes como la amoxicilina/clavulanato o la ceftriaxona parenteral.

La dosis de amoxicilina/clavulanato debe calcularse a 90 mg por kilo de peso por día de amoxicilina, y de 6.4 mg por kilo de peso por día de ácido clavulánico. Sin embargo, debemos recordar que el derrame en el oído medio y la hipoacusia de conducción, generalmente persisten por un tiempo variable después del tratamiento con antibióticos. En estos casos no es recomendable continuar el tratamiento con antibióticos, salvo en las recurrencias.

La profilaxis de la otitis media aguda con antibióticos, mediante la administración de una dosis de 20 mg por kilo de peso de amoxicilina o sulfisoxazol una vez al día, durante un periodo de 6 meses, redujo moderadamente los episodios de otitis media en los niños propensos a la otitis media, aunque es menos efectiva que los tubos de ventilación. Sin embargo su eficacia ha disminuido considerablemente en los últimos 10 años, probablemente por el incremento de la resistencia bacteriana, razón por la cual este tratamiento ya no se recomienda.

Debido al comportamiento clínico benigno de la otitis media aguda, en algunos países europeos se prescriben antibióticos sólo cuando el cuadro clínico persiste o empeora después de las primeras 24 a 48 horas. Esta opción no se recomienda en los niños que se ven tóxicos, con otalgia severa o fiebre elevada mayor de 39°C. Aunque con el advenimiento de los antibióticos las complicaciones supurativas de la otitis media disminuyeron significativamente, en Holanda, donde se prescriben antibióticos para la otitis media aguda en el ~30% de los casos, la incidencia de mastoiditis aguda es aproximadamente el doble de las mastoiditis vistas en los países que tratan con antibióticos la otitis media aguda en más del 90% de los casos.

Tähtinen en un estudio aleatorizado, doble ciego y controlado con placebo en niños estrictamente seleccionados, de 6 a 35 meses de edad, con síntomas inflamatorios sugestivos de otitis media aguda como son la otalgia, fiebre y derrame en el oído medio, corroborado mediante la otoscopía neumática, fueron tratados con amoxicilina-/clavulanato o placebo durante 7 días. El estudio mostró que la droga activa fue superior al placebo en el tratamiento de la otitis media aguda, con respecto a la duración de la sintomatología, además de reducir en 62% el riesgo de fracaso terapéutico y el número necesario de tratamiento a 3.8 por cada niño tratado con éxito, cifra mucho menor al 7 a 17 reportado en otros meta-análisis.

En el mismo año, Hoberman publicó un estudio similar, con criterios estrictos de selección en niños de 6 a 23 meses con otitis media aguda, tratados con amoxicilina/ clavulanato durante 10 días, comparados con los tratados con placebo, donde se mostró un efecto favorable y consistente en la reducción de la sintomatología, ausencia de hallazgos otoscópicos de infección en el oído medio y en la reducción de la persistencia del derrame en el oído medio, en el grupo de pacientes tratados con antibióticos.

11.2.- VACUNAS

El *Streptococcus pneumoniae* está rodeado de una cápsula de polisacáridos y las diferencias en la composición de la cápsula permiten diferenciar a más de 90 serotipos diferentes. La inmunidad al *Streptococcus pneumoniae*, posterior a una infección, se dirige a los serotipos de la cápsula. Las vacunas neumocócicas conjugadas contienen algunos de los 23 serotipos más comunes del *Streptococcus pneumoniae*. Una tiene 7 *(4, 9V, 14, 18C, 19F y 23F y 6B)* y la otra 13 *(1, 3, 4, 5, 6A, 6B, 7F, 9V, 14, 18C, 19A, 19F y 23F)* serotipos seleccionados, que inducen una respuesta inmunológica mediada por los linfocitos T. Las vacunas neumocócicas conjugadas han probado ser muy útiles en la disminución de las infecciones neumocócicas severas. Sin embargo, en un estudio en 46,000 lactantes y niños menores de dos años de edad a los que se aplicó la vacuna neumocócica heptavalente (PCV7), se redujo el número de episodios de otitis media aguda en un 6%, en un 20% la indicación de miringotomía con inserción de tubos de ventilación y en un 8.9% las visitas al consultorio por episodios de otitis media aguda.

En resumen, el impacto de la vacuna en la otitis media aguda muestra una reducción marginal de las infecciones del oído medio del 6 al 7%. La vacuna de la influenza redujo la incidencia de otitis media aguda en niños en un 36%, mientras que la vacuna atenuada intranasal de la influenza redujo la otitis media febril en un 30%.

11.3.- OTROS MEDICAMENTOS

Los analgésicos y antipiréticos se indican en el manejo sintomático de la otitis media aguda. Los descongestionantes y los antihistamínicos no parecen ser efectivos, tanto en la fase temprana o tardía del proceso agudo, aunque pueden mejorar los síntomas nasales coexistentes. El uso de los esteroides sistémicos sigue siendo controversial, como lo indican varios resultados publicados.

11.4.- PREVENCIÓN

En la prevención de la otitis media se recomienda la vacuna neumocócica conjugada y la vacuna de la influenza, la alimentación con leche materna durante periodos mayores de seis meses, y si se utiliza el biberón, alimentar a los niños con el cuerpo en una posición semierecta, para evitar el reflujo de líquidos al oído medio. Además, se deberá investigar la posibilidad de una alergia o intolerancia a los productos lácteos, eliminar el tabaquismo secundario y disminuir el contacta con grupos numerosos de niños en las guarderías, escuela y en la casa.

11.5.- TRATAMIENTO QUIRÚRGICO

En la otitis media aguda no complicada el tratamiento quirúrgico es la timpanocentesis/miringotomía. La cirugía deberá considerarse en los niños inmunosuprimidos y en los recién nacidos con otitis media aguda, por su tendencia a albergar uno o más gérmenes patógenos invasores, gérmenes no comunes, así como en los pacientes con un fracaso terapéutico con antimicrobianos que continúan con signos locales o sistémicos de sepsis, y en los pacientes que presentan complicaciones de la otitis media aguda, en conjunción con los intentos para identificar al agente etiológico en otros sitios como en el líquido cefalorraquídeo o la sangre.

REFERENCIAS BIBLIOGRÁFICAS

1. Black S, Shinefield HR, Fireman B et al,: Safety and immunogenicity of heptavalent conjugate pneumococcal vaccine. Pediatr Infect Dis J 2000;19:187-195.

2. Bluestone CD, Klein JO. Epidemiology. In: Bluestone CD, Klein JO eds. Otitis Media in Infants and Children. Philadelphia W.B.Saunders Co.1988;31-43.

3. Bluestone CD. Definitions, Terminology, and Classification.In: Rosenfeld RM, Bluestone CD eds. Evidence based Otitis Media.Hamilton Ont. B.C. Decker Inc.1999, 85-103.

4. Bluestone CD, Stephenson JS, Martin LM. Ten year review of otitis media pathogens. Pediatr Infect Dis J 1992;11:S11

5. Bluestone CD. Pathogenesis of otitis media: role of eustachian tube. Pediatr Infect Dis J 1996;15:281-290.

6. Casey JR, Adlowitz DG, Pichichero ME. New patterns in thr otopathogens causing acute otitis media six to eight years after introduction of pneumococcal conjugate vaccine. Pediatr Infect Dis J. 2010;29(4):304-309.

7. Clements DA; Langdon L, Bland C et al,: Influenza A vaccine decreases the incidence of otitis media in 6 to 30 months children in day care. Arch Pediatr Adolescent Med 1995;149: 1113-1117.

8. Daly KA, Giebink GS. Clinical epidemiology of otitis media. Pediatr Infect Dis J 2000;19:S31-36.

9. Dowell SF, Butler JC, Giebink GS, Jacobs MR, Jernigan D, Musher DM et nal. Acute otitis media: management and surveillance in an era of pneumococcal resistance-a report from the Drug-resistant *Streptococcus pneumoniae* Therapeutic Working Group. Pediatri Infect Dis J1999;18:1-8.

10. Fletcher MA, Fritzell B. Pneumococcal Conjugate Vaccines and Otitis Media: An Appraisal of the Clinical Trials. Int J Otolaryngol. 2012;2012:1-15.

11. Froom J, Culpepper L, Grob P et al.Diagnosis and antibiotic treatment of acute otitis media:report from International Primary Care Network. Br Med J 1990;300:582-586.

12. Hoberman A, Paradise JL, Rockette HE, et al. Treatment of acute otitis media in children under 2 years of age. N Eng J Med. 2011;364(2):105-115.

13. Howie VM, Ploussard JH. Lester RL jr. Otitis media: a clinical and bacteriologic correlation. Pediatrics 1970;45:29-35.

14. Kraemer MJ, Richardson MA, Weiss NS, Furukawa CT, Shapiro GG, Pierson WE, Beirman CW. Risk factors for persistent middle-ear effusions-otitis media, catarrh, cigarette smoke exposure, and atopy. JAMA 1983;249(8):1022-1025.

15. Niemelä M, Uhari M, Möttönen M. A pacifier increases the risk of recurrent otitis media in children in day care centers. Pediatrics 1995;96:884-888.

16. Paradise JL, Rockette HE, Colburn K, Bernard BS, Smith CG, Kurs-Lasky M, Janosky JE. Otitis media in 2253 Pittsburgh-area infants: Prevalence and risk factors during the first two years of life. Pediatrics 1997;99:318-333.

17. Rosenfeld RM, Bluestone CD. Clinical Pathway for Acute Otitis Media. In: Rosenfel RM, Bluestone CD eds. Evidence-based Otitis Media. Hamilton Ont. B.C. Decker Inc. 1999, 235-258.

18. Shimamura K, Shigemi H, Kurono Y, Mogi G: The role of bacterial adherence in otitis media with effusion. Arch Otolaryngol Head Neck Surg 1990;116(10):1143-1146.

19. Tähtinen PA, Laine MK, Huovinenn P, et al. A placebo-controlled trial of antimicrobial treatment for acute otitis media. N Eng J Med. 2011;364(2):116-126.

20. Teele DL, Klein JO, Rosner B et al. Epidemiology of otitis media during the first seven years of life in children in greater Boston: a prospective, cohort study. J Infect Dis 1989;160:83.

21. van Buchem, Peeters MF, van't Hof MA. Acute otitis media: a new treatment strategy. Br Med J 1985; 290: 1033-1037.

CAPÍTULO 6 | OTITIS MEDIA CON EFUSIÓN

Dr. Carlos de la Torre González
Dr. Javier Dibildox M.

El término otitis media tiene un amplio espectro e incluye la otitis media aguda (OMA), otitis media con efusión (OME) y otitis media crónica con efusión (OMCE). A la OME también se le conoce como serosa, seromucosa, secretora, con derrame y catarral crónica. La otitis media con efusión se define como la presencia de líquido en el oído medio, sin signos o síntomas de infección aguda. Cuando persiste por más de tres meses desde su inicio (si se conoce), o a partir del diagnóstico se define como otitis media crónica con efusión. La otitis media con efusión es una de las enfermedades más comunes de la infancia y se presenta en el 90 % de los niños antes de la edad escolar. Debido a que ocurre con mayor frecuencia durante el periodo de desarrollo del lenguaje, su persistencia puede tener efectos negativos en el habla y el lenguaje. La otitis media con efusión constituye la causa más común de hipoacusia adquirida en la infancia.

1.- CLASIFICACIÓN

La otitis media con efusión se clasifica como aguda cuando tiene una duración menor de tres semanas, subaguda cuando dura de tres semanas a tres meses y crónica cuando dura más de tres meses.

2.- EPIDEMIOLOGÍA

Aproximadamente el 67% de las otitis media con efusión ocurren después de una otitis media aguda, y cerca del 80% de los niños menores de 15 años han presentado al menos un episodio de otitis media. Es una enfermedad que afecta principalmente a lactantes y a los niños en edad pre/escolar, y un 5% de los niños de 2 a 4 años de edad presentan hipoacusia de conducción secundaria a una otitis media con efusión que persiste durante tres meses o más. La prevalencia es del 20% alrededor de los 2 años de edad, con un repunte a los 6 años. Se estima que la prevalencia de la enfermedad es del 0% al nacer, 13 % al año de edad, 11 a 20% a los 3 años, del 13 al 18% a los 5 años, 6% a los 7 años y 2.5 % a los 8 años de edad. Es un padecimiento que se observa con mayor frecuencia en los niños del sexo masculino y afecta ambos oídos en el 80% de los casos. Los indios americanos y esquimales la presentan con mayor frecuencia que otras razas. Las alteraciones en la apertura de la trompa de Eustaquio se relacionan con una mayor incidencia en los pacientes con fisura palatina, síndrome de Down y fibrosis quística.

El promedio de duración del derrame en el oído medio es de 23 días, pero en muchos casos puede durar más tiempo. La historia natural de la otitis media con efusión muestra que en el 50% de los casos persiste el derrame un mes después de un episodio de otitis media aguda, en el 20% a los dos meses y del 10 al 15% hasta tres o más meses.

3.- FACTORES PREDISPONENTES

La etiología es multifactorial y puede estar relacionada con una infección viral de las vías aéreas superiores (IVAS), mal funcionamiento de la trompa de Eustaquio, reacciones locales inflamatorias y posiblemente una alergia. Sin embargo, se han descrito factores de riesgo que predisponen a la otitis media con efusión, similares a los relacionados con la otitis media aguda, como son la edad del paciente, raza, sexo, inmunodeficiencias, alteraciones anatómicas anatómicas, factores genéticos, infecciones de las vías aéreas superiores, asistencia a guarderías, familias numerosas, estación del año, alimentación con biberón, factores socioeconómicos y el tabaquismo involuntario. Se ha demostrado en numerosos estudios clínicos, una relación epidemiológica entre la otitis media con efusión y la rinitis alérgica. En ellos, la prevalencia de la rinitis alérgica en los pacientes con otitis media con efusión crónica o recurrente es más alta que la que se presenta en el mismo grupo de edad en la población general, variando de un 24 a 89% dependiendo de la cohorte y criterios diagnósticos utilizados.

En los pacientes adultos la otitis media con efusión unilateral se asocia con frecuencia a tumores en la nasofaringe.

4.- FISIOPATOLOGÍA

Cerca del 95 % de los casos de otitis media con efusión son precedidos por una infección viral de las vías aéreas superiores. La otitis media con efusión puede preceder o seguir a la otitis media aguda, a pesar de que la mayoría de los clínicos consideran que la otitis media con efusión es una continuación de la otitis media aguda. Las infecciones virales de las vías aéreas superiores inician frecuentemente la cadena de eventos que llevan al desarrollo de la enfermedad a través del aumento en la producción de moco, disminución del batido ciliar en la nasofaringe, promoción de inflamación nasofaríngea y modificando la respuesta inmunológica innata y adaptativa. Posteriormente la trompa de Eustaquio se cierra debido a la inflamación que acompaña a la infección viral de las vías aéreas superiores. Más adelante se crea una presión negativa en el espacio del oído medio, que resulta en la retracción de la membrana timpánica. El oído medio también produce moco para mantener húmeda su superficie. A consecuencia del mal funcionamiento y cierre de la trompa de Eustaquio el moco se acumula y se hace visible detrás de la membrana timpánica, dando la expresión clínica de la otitis media con efusión. Sin embargo, cuando la otitis media con efusión se desarrolla, el oído medio aun permanece estéril y la ausencia de virus o bacterias permite que la membrana timpánica permanezca translúcida. Las secreciones en la nasofaringe son transportadas hacia el oído medio, cuando la trompa de Eustaquio se relaja temporalmente.

Una vez que las secreciones contaminadas con virus y bacterias ingresan al oído medio, el medio ambiente carece de factores de control inmunológico y las bacterias comienzan a multiplicarse. En respuesta a la invasión bacteriana local se activa la respuesta inmune innata, resultando en el reclutamiento de neutrófilos. Los neutrófilos liberan mediadores de la inflamación y es cuando el clínico observa una membrana timpánica engrosada con edema, quizá enrojecida, pero principalmente con un abombamiento.

5.- MICROBIOLOGIA

Existe mucha confusión alrededor del papel de los virus en las infecciones de las vías aéreas superiores como causa de la otitis media con efusión. Aunque no existen dudas que esas infecciones juegan un papel importante en la patogénesis de la otitis media con efusión, la importancia de los virus es que actúan principalmente como facilitadores de una infección bacteriana. Es posible detectar en la secrecióm nasofaríngea de los niños con una infección viral de las vías aéreas superiores, seguida de una otitis media con efusión, algunos virus de las vías aéreas superiores, seguida de una otitis media con efusión, algunos virus como el sincicial respiratorio, influenza, parainfluenza, rinovirus, metaneumovirus y otros.

La presencia de los virus respiratorios sin un otopatógeno bacteriano simultáneo, es poco frecuente y quizá ocurre en el 2 a 10% de los casos. La otitis media con efusión se consideró por mucho tiempo como un derrame estéril, debido a que rara vez se cultivaban bacterias en el líquido intratimpánico, sin embargo con la técnica de reacción en cadena de la polimerasa, se encontraron restos o presencia de alguno de los 3 gérmenes más frecuentes en la otitis media aguda. Las bacterias aisladas fueron el *Haemophilus influenzae* en el 54.5%, *Moraxella catarrhalis* en el 46.5% y el *Streptococcus pneumoniae* en el 29.9%.

La otitis media con efusión puede evolucionar hacia una etapa crónica cuando dura más de 3 meses. Cuando ésto sucede, las evidencias sugieren que los otopatógenos comunes forman biopelículas. Estos conglomerados están constituidos por una matriz polimérica que incluye a los microbios en una colonia, la cual reduce su proceso de multiplicación, hace más lento su metabolismo y les permite comunicarse una con la otra para compartir mecanismos de sobrevida a través de un proceso denominado *quorum sensing*.

Las colonias de biopelículas se cubren con un blindaje de biomaterial que impide la penetración de los antibióticos y anticuerpos. Cuando las biopelículas se presentan en la otitis media crónica con efusión, aparecen como colonias de especies únicas de los principales otopatógenos, o como colonias polimicrobianas constituidas por dos o tres especies bacterianas. Debido a que las biopelículas no desencadenan una respuesta inmune, la escasa evidencia clínica demuestra su existencia, debido a que se observa inflamación mínima en el oído medio cuando están presentes.

6.- CUADRO CLÍNICO

Debido a que casi todos los eventos de la otitis media con efusión ocurren en el contexto de una infección viral de las vías aéreas superiores, las manifestaciones clínicas de la otitis media con efusión incluyen a menudo las de un cuadro catarral. Es decir, los niños frecuentemente manifiestan rinorrea, congestión nasal y fiebre. La infección viral de la vía aérea superior causa hipersecreción de moco en la nasofaringe que cae en el estómago y provoca vómito. La otitis media con efusión no cursa con fiebre, pero si el niño tiene en forma concomitante una infección viral de las vías aéreas superiores, es posible encontrar este síntoma. Las evidencias actuales confirman que el diagnóstico de la otitis media con efusión, no puede basarse sólo en las manifestaciones clínicas.

Las manifestaciones clínicas más frecuentes de la otitis media con efusión son la hipoacusia y la sensación de plenitud ótica. Con frecuencia son los padres los que notan que sus hijos no oyen bien, que le suben el volumen a la televisión, o que tienen un bajo rendimiento escolar. Los niños mayores y los adultos se quejan de hipoacusia, egofonía y sensación de oído tapado. Con frecuencia los pacientes relatan el antecedente de una infección de las vías aéreas superiores, rinitis alérgica, viajes en avión o buceo. La otitis media con efusión es la causa más frecuente de hipoacusia conductiva en niños menores de diez años de edad, que a menudo se asocia con un retraso del lenguaje. La otitis media con efusión también se ha asociado con la hipoacusia neurosensorial, cuya etiología se ha relacionado con concentraciones elevadas de prostaglandinas y leucotrienos en la efusión, las cuales pueden cruzar la membrana de la ventana redonda, por lo que la exposición crónica a prostaglandinas y leucotrienos pudieran ocasionar hipoacusia neurosensorial permanente. En los adultos la hipoacusia conductiva secundaria a un derrame unilateral del oído medio, puede deberse a una neoplasia de la nasofaringe, por lo que se debe examinar la nasofaringe con el nasofaringoscopio flexible o rígido, y tomar biopsias en caso de encontrar anormalidades o lesiones sospechosas.

7.- DIAGNÓSTICO

Un niño con otitis media con efusión puede manifestar molestias y sentir ruidos, como burbujas de aire que entran al oído, que pueden hacer que el paciente tire su pabellón auricular o tenga llanto. Sin embargo la otoscopia neumática constituye el procedimiento mínimo para el diagnóstico de la enfermedad. Durante la otoscopía y la otoscopía neumática se ve una congestión e hipervascularidad radial en la membrana timpánica, opacidad, burbujas, niveles hidroaéreos y datos de presión negativa, como son la hipomovilidad de la membrana timpánica y la horizontalización del mango del martillo, con prominencia de su apófisis corta.

Rara vez se utilizan pruebas de laboratorio para el diagnóstico, salvo en los casos complicados o en pacientes programados para una cirugía. Los estudios de imagen fueron utilizados en el pasado y actualmente sólo en condiciones muy precisas. La tomografía computarizada es muy útil en el diagnóstico de las enfermedades crónicas del oído, pero no es necesaria en el diagnóstico de las efusiones del oído medio. No obstante, es de utilidad si se sospechan o existen complicaciones intracraneales o intratemporales como la mastoiditis, colesteatoma, trombosis del seno lateral o neoplasias nasofaríngeas. Cuanto la otitis media con efusión se acompaña de una hipoacusia significativa y que persiste por más de tres meses, puede presentarse un retraso en el lenguaje o problemas de aprendizaje relacionados con la hipoacusia. En éstos pacientes se debe solicitar un estudio audiométrico que puede ayudar a establecer la magnitud de la hipoacusia. El examen auditivo en los niños pequeños es difícil en un ámbito clínico que no sea un gabinete audiológico especializado.

De esta forma, aunque se trata de una herramienta potencialmente útil para cuantificar el grado de hipoacusia, la audiometría no se utiliza a menudo en los primeros años de la vida, justo cuando la otitis media con efusión tiene uno de los puntos de mayor prevalencia. El método preferido para valorar la audición de los niños debe estar acorde con la edad e incluye, además de la audiometría convencional, la valoración audiológica exhaustiva. Los niños mayores de cuatro años son candidatos a una audiometría convencional. La valoración audiológica exhaustiva realizada por un audiólogo, se recomienda en niños entre los seis meses y cuatro años de edad, así como en aquellos que no cooperan para un estudio convencional. La audiometría de respuesta visual se emplea para valorar la audición en los niños de 6 meses a 2.5 años de edad y la lleva a cabo un audiólogo y en ella el paciente aprende a asociar el habla o los estímulos con frecuencia específica con un reforzador, como puede ser un juguete luminoso o un video. Los niños entre 2.5 y 4 años se pueden valorar mediante audiometría por juego, en la cual el paciente realiza una tarea en respuesta a un estímulo sonoro. Cuando la audiometría convencional o la valoración audiológica exhaustiva proporciona resultados inconclusos o no pueden obtenerse debido a problemas o dificultades, un método para valorar los problemas auditivos en los niños de más de 3 años de edad, es mediante un cuestionario que consta de tres preguntas:

1.- *¿Como describe la audición de su niño?*
2.- *¿Confunde las palabras cuando no lo mira a usted?*
3.- *¿Tiene dificultad para oír cuando está con un grupo de personas?*

Estas preguntas han demostrado validez psicométrica para niños entre tres y nueve años de edad con otitis media crónica con efusión bilateral. Es probable que existan problemas de audición si existen dos o más respuestas fallidas. Este cuestionario representa un tamizaje sencillo y los pacientes con sospecha de problemas auditivos deberán tener la confirmación de la hipoacusia mediante pruebas audiológicas.

La timpanometría es un auxiliar en el diagnóstico e identifica el movimiento de la membrana timpánica en respuesta a presiones positivas y negativas. Si no se registra un movimiento cuando se aplica la presión, se obtendrá una curva plana, que de acuerdo a la clasificación de Jerger se catalogaría como tipo B. Este hallazgo es muy común en la otitis media con efusión, pero no es la única condición capaz de provocarlo. En otros casos la membrana timpánica se encuentra retraída. Este hallazgo ocurre durante una infección viral de las vías aéreas superiores y es consistente con la otitis media con efusión. La timpanometría revela una curva tipo B en el 43% y una curva tipo C en el 47% de los casos con derrame intratimpánico. La timpanocentesis permite el drenaje de la efusión y el estudio bacteriológico e histológico de la secreción. Otro instrumento que ayuda al diagnóstico es el reflectómetro acústico, también denominado otoscopio acústico. Es un instrumento que no requiere el ajuste de la oliva en el conducto auditivo externo, como sucede con el timpanómetro y puede realizarse aun con el llanto del niño. Sus principales limitaciones son la dificultad para disponer del equipo y las lecturas falsas positivas que se registran cuando existe cerumen.

8.- TRATAMIENTO

El tratamiento de la otitis media con efusión debe ser individualizado y está dirigido a la corrección de los problemas causales como son la disfunción de la trompa de Eustaquio, alergias e infecciones recurrentes. El objetivo del tratamiento es la mejoría de la audición y la prevención de los cambios irreversibles en la membrana timpánica, como resultado de un proceso crónico, cambios en la mucosa y erosión de los huesecillos del oído medio.

La resolución de la otitis media con efusión, generalmente ocurre cuando se equilibran las presiones del oído medio con la presión atmosférica. En términos generales se puede establecer que las prioridades del manejo inicial incluyen:

1.- Estimar la duración de la otitis media con efusión.

2.- Identificar las condiciones comórbidas que colocan a un niño en alto riesgo para el desarrollo de secuelas. Estos dos factores influyen de manera importante en el manejo.

Evaluación inicial. La duración determina el manejo inicial; de esta forma se han establecido diversas etapas de tratamiento, de acuerdo a la duración estimada de la otitis media con efusión:

1.- Otitis media con efusión con diagnóstico reciente. Manejo: confirmar el diagnóstico. Determinar el tratamiento basado en la mejor estimación de la duración de la efusión. Educación

2.- Otitis media con efusión <3 meses de duración. Manejo: modificación de los factores de riesgo. Restringir el uso de antibióticos de acuerdo a cada caso.

3.- Otitis media con efusión de 3 a 6 meses de duración. Manejo: Medir la morbilidad (ej. función auditiva). Valoración de candidatos quirúrgicos (especialmente en la otitis media con efusión bilateral).

4.- Otitis media con efusión > 6 meses de duración. Manejo: Seguimiento a intervalos de 3 a 6 meses, para vigilar las alteraciones estructurales de la membrana timpánica o del oído medio y los niveles de audición. Revalorar a los candidatos quirúrgicos (Otitis media con efusión unilateral o bilateral).

5.- Otitis media con efusión recurrente. Manejo: Modificar los factores de riesgo. Uso restringido de antibióticos de acuerdo a cada caso en particular. Valorar a los candidatos quirúrgicos.

Existe a menudo discrepancia entre el inicio del padecimiento y el diagnóstico, debido a la falta de síntomas en la mayoría de los niños. Sin embargo se deberá hacer una estimación de la duración como prerrequisito de un manejo racional. Esta estimación deberá tomar en consideración la historia de los padres, episodios previos de otitis media con efusión, alteraciones en la timpanometría y/o audiometría, hallazgos otoscópicos y los registros de las visitas al consultorio proporcionadas por el médico de primer contacto. En muchas situaciones la duración de la otitis media con efusión se desconoce antes del diagnóstico, debido a que los síntomas asociados pueden estar ausentes o ser mínimos. Algunas de las situaciones en las cuales el padecimiento puede detectarse o sospecharse inicialmente incluyen:

1.- Fallas en el tamizaje escolar, consultorio o gabinete audiológico.

2.- Examen otológico rutinario durante una visita al consultorio (requiere que el médico tenga la destreza en otoscopía neumática)

3.- Retraso en la resolución de la efusión después de un episodio de otitis media aguda.

4.- Molestias primarias de hipoacusia, retraso en el lenguaje.

5.- Otalgia, plenitud ótica.

6.- Niño irritable con alteraciones del sueño.

7.- Niño con torpeza inexplicable, problemas de balance o retraso motor.

8.- No se recomienda ninguna inter vención activa al inicio de la enfermedad.

8.1.- TRATAMIENTO MÉDICO

El tratamiento incluye la observación cuidadosa sin medicamentos. Se utilizan diversos fármacos como antibióticos, descongestionantes, antihistamínicos, mucolíticos, corticoesteroides tópicos o sistémicos, inmunoterapia y la autoinflación.

8.1.1.- ANTIBIÓTICOS

Los antibióticos se han utilizado con base en el potencial bacteriano de la enfermedad. Se han identificado patógenos bacterianos en el liquido del oído medio en el 30 % de las otitis media con efusión. Sin embargo, no todos los casos de otitis con efusión son de origen bacteriano y por lo tanto es necesario hacer un balance entre riesgo y beneficio. Se han podido documentar los efectos de los antibióticos en la otitis media con efusión y se ha mostrado su beneficio a corto plazo (10 días) aunque los efectos a largo plazo son inciertos. Recientemente (2012) en un meta-análisis se concluyó que las evidencias actuales no apoyan el uso rutinario de antibióticos en los niños con otitis media con efusión. Los mayores beneficios se apreciaron en los pacientes tratados en forma continua durante cuatro semanas o tres meses. Tampoco se encontró evidencia de mejoría sustancial en la audición como resultado del empleo de estos medicamentos, por lo que podría concluirse que las evidencias actuales NO apoyan la idea de que los niños con otitis media con efusión, deban ser tratados rutinariamente con antibióticos. Tienen beneficios potenciales modestos (15% de incremento absoluto en la resolución de la otitis) y deben ser balanceados contra los efectos secundarios y riesgo de resistencia bacteriana. Algunos autores recomiendan un curso de antibióticos para aquellos niños de alto riesgo con otitis media con efusión de más de un mes de duración, candidatos quirúrgicos que no han recibido un esquema previamente y en los pacientes seleccionados con otitis media con efusión recurrente, sobre todo si son de alto riesgo.

8.1.2.- ANTIHISTAMÍNICOS Y DESCONGESTIONANTES

Los descongestionantes y los antihistamínicos son prescritos ampliamente, pero no han mostrado ser eficaces, salvo en la mejoría de los síntomas asociados a otros padecimientos que cursan con obstrucción nasal, rinorrea, prurito y estornudos. En un estudio aleatorizado y controlado con placebo en 553 niños con otitis media con efusión, el tratamiento con antihistamínicos/descongestionantes no mostró ser más efectivo en la eliminación de la efusión que el placebo, hallazgo confirmado en un meta-análisis de la organización Cochrane publicado en 2011.

8.1.3.- CORTICOESTEROIDES

En un meta-análisis de la organización Cochrane publicado en el 2011 acerca de los corticoesteroides orales o intranasales, en el tratamiento de la hipoacusia asociada a la otitis media con efusión en niños, concluyó que los corticoesteroides orales, especialmente cuando son utilizados en combinación con antibióticos orales, promueven una resolución más rápida de la otitis media con efusión a corto plazo, pero no existen evidencias del beneficio a largo plazo, como tampoco de que eliminen los síntomas de hipoacusia. Los autores no encontraron evidencia de los beneficios de los corticoesteroides intranasales, solos o combinados con antibióticos, tanto a corto como a largo plazo.

8.1.4.- MUCOLÍTICOS

En un estudio aleatorizado y controlado con placebo en 430 niños con otitis media con efusión tratados con mucolíticos vs placebo, la resolución del derrame no mejoró significativamente en los tratados con mucolíticos, cuando se compararon con placebo.

8.1.5.- AUTOINFLACIÓN

La autoinflación es favorable a corto plazo, tiene un bajo costo y no causa efectos adversos. Sin embargo sólo existen pocos estudios que valoren su eficacia y no se cuenta con un seguimiento a largo plazo, por lo tanto los beneficios asociados con el empleo de estos dispositivos no puede ser determinado y amerita mayor número de estudios.

8.1.6.- PREVENCIÓN

Las medidas preventivas como el no asistir a guarderías, la alimentación con leche materna, el evitar el uso del biberón en posición supina y la no exposición al tabaquismo, son medidas conocidas, que al no evitarlas, incrementan el riesgo de infecciones de las vías aéreas superiores, por lo deben recomendarse como parte del cuidado integral del paciente, aun cuando no hay estudios clínicos que valoren su eficacia en la otitis media con efusión.

8.2.- TRATAMIENTO QUIRÚRGICO

El tratamiento quirúrgico de la otitis media crónica con efusión reduce la prevalencia de los derrames y la incidencia de la otitis media aguda. La otitis media con efusión de corta duración tiende a la resolución espontánea, debido a que tiene una historia natural favorable cuando se origina de una infección viral de las vías aéreas superiores o de un episodio reciente de otitis media aguda. La historia natural de la enfermedad muestra una resolución del 28 a 52 % a los tres o cuatro meses del diagnóstico. Por esta razón se ha sugerido un periodo de observación de tres meses, lo que evitaría cirugías innecesarias.

Cuando un niño se convierte en candidato quirúrgico, los tubos de ventilación transtimpánicos constituyen el tratamiento inicial preferido. Los tubos de ventilación reducen la prevalencia de los derrames en el oído medio en un 32 % en el primer año y mejoran los niveles de audición entre 5dB y 12 dB. Aunque la inserción de los tubos de ventilación constituye un procedimiento ampliamente utilizado, ha sido motivo de muchas controversias. Se ha demostrado su beneficio en los primeros seis meses, tiempo de la resolución natural que lleva a la mejoría auditiva en los niños no tratados quirúrgicamente. Los meta-análisis han mostrado un beneficio de 12 dB a los tres meses de la inserción, 2 a 6 dB a los 6 a 9 meses y ningún beneficio a los 12 a 18 meses. Aunque los ensayos clínicos por lo general no encuentran un impacto significativo en el habla, lenguaje o parámetros cognitivos. Los estudios han incluido únicamente niños sanos, sin retraso en el desarrollo.

No está clara la eficacia de los tubos de ventilación para prevenir las recurrencias de la otitis media aguda y al respecto existe insuficiente evidencia, mínimo beneficio a corto plazo o moderado, con una magnitud similar a la profilaxis con antibióticos. Cuando desaparece la efusión en el oído medio, entre los episodios de otitis media aguda, el efecto de los tubos de ventilación no es significativo. No existen estudios que evalúen los beneficios de los tubos de ventilación en la otitis media aguda severa o persistente.

En el 2013 la *American Academy of Otolaryngology Head Neck Surgery* publicó la guía de práctica clínica referente a los tubos de ventilación en los niños. En ella se establecen una serie de enunciados que permiten una mejor toma de decisiones basadas en las evidencias disponibles. En términos generales se señalan las siguientes recomendaciones:

Otitis media aguda de corta duración: No se deben de colocar tubos de ventilación en niños con un sólo episodio de otitis media aguda de menos de tres meses de duración, a partir del inicio de la enfermedad (si se conoce) o del diagnóstico (si se desconoce el inicio).

Excepciones: Niños de alto riesgo (hipoacusia permanente independiente de la otitis aguda, retraso o alteración del habla y lenguaje confirmado o sospechado, alteraciones del espectro autismo, síndromes (ej. síndrome de Down) o alteraciones craneofaciales que incluyen retraso cognitivo, habla o lenguaje, ceguera o compromiso visual incorregible, paladar hendido con o sin síndrome asociado y retraso en el desarrollo). El propósito de este enunciado es evitar la cirugía innecesaria en niños con otitis media aguda de corta duración, que es probable que se resuelva espontáneamente. La historia natural de la otitis media con efusión muestra resolución de los derrames sin tratamiento del 28 al 52 % a los tres o cuatro meses del diagnóstico. Los niños con otitis media aguda de alto riesgo se excluyen de estas recomendaciones.

Pruebas de audición: Se deben realizar pruebas de audición apropiadas a la edad del niño, si la otitis media aguda persiste durante tres o más meses o previo a la cirugía cuando un paciente se convierte en candidato para la colocación de tubos de ventilación.

El propósito del enunciado es promover las pruebas auditivas, como un factor importante en la toma de decisiones cuando la otitis media aguda se hace crónica o cuando un niño se convierte en candidato a colocación de tubos de ventilación. La otitis media aguda crónica unilateral o bilateral, es poco probable que se resuelva inmediatamente y puede llevar a un bajo rendimiento escolar y problemas conductuales. Una vez que la otitis media aguda ha persistido en ambos oídos por más de tres meses, la posibilidad de resolverse espontáneamente es baja, aproximadamente un 20 % a los tres meses, 25 % a los seis meses y 30 % después de un año de observación adicional. El impacto de la otitis media con efusión en la audición, varía desde la ausencia de hipoacusia hasta la hipoacusia moderada (0 a 55 dB). El promedio de hipoacusia asociada a la otitis media con efusión es de 28 dB, mientras que un porcentaje menor de pacientes (aproximadamente 20 %) excede los 35 dB.

Otitis media crónica bilateral con dificultades auditivas: El clínico debe ofrecer la colocación bilateral de tubos de ventilación en los niños con otitis media con efusión bilateral de tres o más meses de duración y dificultad auditiva documentada. El término dificultad auditiva es utilizado en lugar de hipoacusia, con el propósito de enfatizar la importancia de una valoración funcional de cómo un niño utiliza la audición y la acopla a su medio ambiente, independientemente de que umbral especifico se utilice para definir la hipoacusia basado en criterios audiológicos. El propósito del enunciado es identificar a los niños con otitis media crónica con efusión y dificultades auditivas asociadas a quienes se les ofrece tubos de ventilación como parte de su manejo.

Otitis media crónica con efusión con síntomas. Se pueden colocar tubos de ventilación en los niños con otitis media con efusión unilateral o bilateral de tres o más meses de duración y síntomas que probablemente son atribuibles a la enfermedad. Incluyen aunque no limitado a: trastornos de balance (vestibular), pobre rendimiento escolar, problemas conductuales, molestias en el oído o disminución en la calidad de vida. El propósito del enunciado es facilitar la intervención en los pacientes con síntomas asociados, que probablemente sean atribuibles a la otitis media con efusión, cuando el niño no reúne los criterios para una intervención establecida en el anunciado anterior.

Vigilancia de la otitis media con efusión: Los niños que no son manejados con tubos de ventilación, deben ser reevaluados a intervalos de tres a seis meses, hasta que la efusión desaparezca, se detecte hipoacusia significativa o se sospechen alteraciones estructurales de la membrana timpánica o del oído medio. El propósito del enunciado es evitar las secuelas de la otitis media crónica con efusión e identificar a los pacientes que desarrollen signos o síntomas que requieran intervención inmediata.

Otitis media aguda recurrente sin efusión en el oído medio: NO se deben colocar tubos de ventilación en los niños con otitis media aguda recurrente, que NO tengan efusión en ambos oídos al momento de la valoración de candidato a tubos de ventilación, a excepción de los niños de alto riesgo, aquellos con historia de otitis media aguda severa o persistente, inmunodeficiencias, complicaciones previas de otitis media (mastoiditis, meningitis, parálisis facial), alergia, o intolerancia a los antibióticos. El propósito del enunciado es ayudar a los pacientes y a sus familias, a evitar la cirugía en los casos de otitis media aguda recurrente sin efusión, debido a que la historia natural es muy favorable y los beneficios en esta condición son inciertos. Se considera a la otitis media aguda como recurrente, cuando existen 3 o más episodios de otitis media aguda bien documentados y separados en los últimos seis meses, o por lo menos 4 episodios bien documentados y separados en los últimos doce meses con al menos un episodio en los últimos 6 meses.

Otitis media aguda recurrente con efusión en el oído medio: Se deben ofrecer tubos de ventilación bilaterales a los niños con otitis media aguda recurrente con efusión unilateral o bilateral al momento de la valoración para candidato a tubos de ventilación. El propósito de este enunciado es ofrecer los tubos de ventilación, como una opción de manejo para los niños con una historia de otitis media aguda recurrente, que presentan efusión al momento de la valoración para candidato a tubos de ventilación. Se recomienda la colocación bilateral aunque, la efusión esté presente en un sólo oído, debido a que más del 70 % de los niños tienen función tubárica similar en ambos oídos.

Se debe determinar si un niño con otitis media aguda recurrente o con otitis media con efusión de cualquier duración, está con mayor riesgo de trastornos del habla, lenguaje o problemas de aprendizaje, debido a la enfermedad por factores sensoriales, físicos, cognitivos o conductuales. El propósito de este enunciado es subrayar la importancia de identificar a los niños con condiciones comórbidas que alteren su susceptibilidad a la otitis media aguda, otitis media con efusión o secuelas potenciales en su desarrollo a consecuencia de la otitis media con efusión.

Tubos de ventilación transtimpánicos y niños de riesgo: Se pueden colocar tubos de ventilación en niños con riesgo y otitis media con efusión unilateral o bilateral, que es poco probable que se resuelva rápidamente, y que se refleja con un timpanograma tipo B (plano) o persistencia de la efusión durante tres meses o más. El propósito de este enunciado, es facilitar el manejo inmediato de los niños con otitis media con efusión y factores sensoriales, físicos, congnitivo o conductuales que los colocan en mayor riesgo para retraso o alteración en su desarrollo.

Educación perioperatoria: En el periodo perioperatorio se deben educar a los padres de los niños con tubos de ventilación respecto a la duración esperada de los dispositivos, programa de seguimiento y detección de complicaciones. El seguimiento asegura que los tubos de ventilación estén en su sitio y mantengan su funcionamiento; de esta forma se podrá determinar si los oídos están sanos y si no se aprecian complicaciones. Generalmente el paciente debe ser valorado periódicamente por el especialista mientras los tubos de ventilación estén en su sitio. Después de la extrusión se debe continuar con seguimiento adicional para asegurar que los oídos estén sanos y se identifique la necesidad de continuar el seguimiento o tratamiento. Es importante educar a los padres acerca de la presentación y tratamiento de las infecciones del oído, cuando se colocan tubos de ventilación. Aunque los tubos de ventilación reducen la incidencia de la otitis media aguda, en el 15 a 26% de los pacientes tendrán episodios adicionales. Se ha reportado que la complicación más común de los tubos de ventilación es la otorrea. Ésta se presenta en aproximadamente 16% de los niños en las primeras cuatro semanas postoperatorias y en el 26% de los pacientes mientras los tubos de ventilación permanezcan en su sitio. Las secuelas a largo plazo incluyen cambios visibles en la apariencia de la membrana timpánica, tales como la miringoesclerosis, atrofia, atelectasia, bolsas de retracción y perforación persistente.

Otorrea aguda y tubos de ventilación: Se deberán prescribir gotas de antibiótico tópico unicamente, sin antibióticos orales, en los niños con tubos de ventilación y otorrea aguda no complicada, a excepción de aquellos con otorrea complicada, celulitis de la piel adyacente, infección bacteriana concurrente que requiere antibióticos (ej. rinosinusitis bacteriana, faringoamigdalitis por *Estreptococo piógenes*) o presencia de inmunodeficiencia. El término agudo se refiere a la otorrea de menos de cuatro semanas de duración; y no complicada se refiere a la otorrea en un paciente con tubos de ventilación que no se acompaña de fiebre elevada (38.5°C), enfermedad concurrente que requiera antibióticos sistémicos o celulitis que se extienda más allá del conducto auditivo externo.

Precauciones con el agua: No se deben promover precauciones con el agua en forma rutinaria ni profiláctica (empleo de tapones o bandas protectoras, natación o deportes acuáticos) en los niños con tubos de ventilación, a excepción de que exista un episodio activo de otorrea o episodios recurrentes o prolongados de otorrea, así como aquellos con historia de problemas antes de la exposición al agua. El propósito de este enunciado es evitar las restricciones innecesarias en las actividades del niño, debido a los intentos de prevenir teóricamente la contaminación del oído medio con la exposición al agua durante el baño y la natación.

Se deberá interconsultar con el especialista cuando el médico general o familiar no vea los tubos de ventilación en el oído, se sospeche hipoacusia, continúen las infecciones en el oído o persistan las molestias o dolor en caso de otorrea persistente por más de siete días, episodios recurrentes de otorrea, o cuando exista cantidad excesiva de cerumen que obstruya la visibilidad de la membrana timpánica e impida valorar el estado del tubo de ventilación.

La adenoidectomía se indicó históricamente en los casos donde se sospechaba obstrucción de la trompa de Eustaquio por el tejido adenoideo, o cuando las adenoides obliteran a la nasofaringe y a la coana provocando una presión elevada durante la deglución, lo que facilita el reflujo de las secreciones de la nasofaringe a la trompa de Eustaquio. Sin embargo se ha mostrado que un resultado favorable de la adenoidectomía es independiente del tamaño de las adenoides, lo que indica que la cirugía remueve la fuente potencial de infección e inflamación de la trompa de Eustaquio. Por lo tanto, la decisión de la adenoidectomía en la otitis media con efusión se basa en la severidad y persistencia de la patología en el oído medio, y no sólo en el tamaño de las adenoides. La adenoidectomía con o sin tubos de ventilación ha mostrado ser efectiva para la otitis media crónica con efusión en varios estudios clínicos. Sin embargo, la mayoría de ellos no han sido de alta calidad y sus objetivos son inconsistentes.

Los ensayos clínicos controlados sugieren que es un procedimiento eficaz como cirugía de primera línea para los niños de cuatro a ocho años con otitis media crónica con efusión, y como cirugía de segunda línea para los niños de tres años o más con recaída de otitis media después de la extrusión de los tubos de ventilación. Por el contrario, no es un procedimiento apropiado como cirugía primaria en niños cuya única indicación es la otitis media aguda recurrente. La adenoidectomía ofrece una reducción absoluta más modesta en la incidencia de la otitis media aguda y de la prevalencia de la efusión en el oído medio, que los tubos de ventilación.El principal beneficio de esta intervención es reducir significativamente la oportunidad o posibilidad de futuras reinserciones de los tubos de ventilación, con un 79% de disminución relativa en los pacientes de cuatro años o más. (Aproximadamente dos niños entre cuatro y ocho años de edad, con otitis media crónica con efusión, necesitan adenoidectomía para prevenir una inserción futura de tubos de ventilación). Las complicaciones de la adenoidectomía son el sangrado, insuficiencia velofaríngea y aumento en la permeabilidad de la trompa de Eustaquio. La amigdalectomía es ineficaz para la otitis media con efusión. La mastoidectomía se indica como tratamiento de la otitis media seromucosa, en los casos de persistencia de otorrea por una mastoiditis serosa secundaria a la formación de tejido de granulación y obstrucción del *aditus ad antrum*.

8.3.- CONCLUSIONES

La otitis media con efusión es una enfermedad común en la población pediátrica. El 20% de los niños en edad escolar tienen efusión en el oído medio, y casi todos han tenido por lo menos un episodio durante la infancia. Para la mayoría de los niños de bajo riesgo y otitis media con efusión, el papel del médico puede resumirse en la frase de Voltaire "El arte de la medicina consiste en entretener al paciente, mientras la naturaleza cura la enfermedad". La mejor manera de entretener al paciente consiste en educar a la familia acerca del curso favorable de la mayoría de las otitis media con efusión no tratadas, y promover las modificaciones en los factores de riesgo y el control primario. Estas medidas también aplican para los niños de alto riesgo. Por lo tanto, el umbral para el tratamiento activo ya sea médico o quirúrgico es bajo. El valor del tratamiento farmacológico se juzga comparando riesgo vs beneficio. En la mayoría de los casos el balance es desfavorable, sugiriendo un papel limitado en el manejo de la enfermedad. Los beneficios se definen como el aumento en el efecto sobre la tasa de resolución, más allá de lo que ocurriría con la sola historia natural. La historia natural favorable de la otitis media con efusión no tratada, hace difícil demostrar en los estudios pequeños un beneficio terapéutico significativo.

La historia natural anticipada depende principalmente de dos factores: tipo de otitis media con efusión (ej. otitis media con efusión recién diagnosticada vs duración previa desconocida) y de la definición de éxito (ej. resolución vs mejoría; oídos vs niños). La historia natural no sólo es el patrón de oro contra el cual se deben comparar las intervenciones, sino también un oponente cuando se trata de demostrar una mayor eficacia de la intervención. Esta es la razón por la cual la mejor manera de demostrar la eficacia son los meta-análisis o revisiones sistemáticas, debido a que combinan múltiples estudios y aumentan la precisión y el poder estadístico. Finalmente, el manejo óptimo de los niños con otitis media con efusión requiere arte y ciencia. Los pacientes con otitis media con efusión caen en dos categorías: aquellos que mejoran en pocos meses y aquellos que eventualmente requerirán cirugía. El arte del manejo estriba en decidir en qué categoría cae nuestro enfermo. Tal decisión se basa en gran medida en la experiencia y preferencia del paciente, aunque siempre deberá estar de la mano la evidencia científica.

REFERENCIAS BIBLIOGRÁFICAS

1. Bluestone CD. Definitions, Terminology, and Classification.In: Rosenfeld RM, Bluestone CD eds. Evidence-based Otitis Media.Hamilton Ont. B.C. Decker Inc.1999, 85-103.
2. Bluestone CD. Eustachian Tube Function and Dysfunction. In: Rosenfeld RM, Bluestone CD eds. Evidence-based Otitis Media. Hamilton Ont. B.C. Decker Inc. 1999, 137-156.
3. Bluestone CD, Lee D. What to Expect from Surgical Therapy. In: Rosenfeld RM, Bluestone CD eds. Evidence-based Otitis Media. Hamilton Ont. B.C. Decker Inc. 1999, 207-221.
4. Bluestone CD, Stephenson JS, Martin LM. Ten year review of otitis media pathogens. Pediatr Infect Dis J 1992;11:S11.
5. Bluestone CD. Pathogenesis of otitis media: role of eustachian tube. Pediatr Infect Dis J 1996; 15:281-290.

6. Browning GG, Rovers MM, Williamson I, et al. Grommets (ventilation tubes) for hearing loss associated with otitis media with effusion in children. Cochrane Database Syst Rev. 2010 (10): CD001801. PMID: 20927726.

7. Cantekin EI, Mandel EM, Bluestone CD, et al: Lack of efficacy of a decongestant-antihistamine combination for otitis media with effusion ("secretory" otitis media) in children. Results of a double-blind, randomized trial. N Engl J Med 1983;308(6):297-301.

8. Casselbrandt ML, Mandel EM. Epidemiology. In: Rosenfeld RM, Bluestone CD eds.Evidence-based Otitis Media. Hamilton Ont. B.C. Decker Inc. 1999, 117-136.

9. Daly KA, Giebink GS. Clinical epidemiology of otitis media. Pediatr Infect Dis J 2000; 19:S31-36.

10. Faden H, Duffy L, Boeve M. Otitis Media: back to basics. Pediatr Infect Dis J 1998;17:1105-1113.

11. Gates GA: Acute otitis media and otitis media with effusion. In: Cummings CW, ed: Otolaryngology Head and Neck Surgery. Vol.5: Pediatric Otolaryngology. 3rd ed. St Louis, Mo: Mosby;1998: 461-477.

12. Griffin G, Flynn CA. Antihistamines and/or decongestants for otitis media with effusion (OME) in children. Cochrane Database Syst Rev. Sep 7 2011;9:CD003423.

13. Hall-StoodleyL, Hu FZ, Gieseke A, et al. Mucosal biofilm formation on middle-ear mucosa of children with chronic otitis media. JAMA. 2006;296(2):202-211.

14. Hall-Stoodley L, Hu FZ, Gieseke A, et al. Mucosal biofilm formation on middle-ear mucosa of children with chronic otitis media. JAMA 2006;296(2):202-211.

15. Maw R, Bawden R: Spontaneous resolution of severe chronic glue ear in children and the effect of adenoidectomy, tonsillectomy, and insertion of ventilation tubes (grommets). BMJ 1993;306(6060): 756-760.

16. Perera R, Haynes J, Glasziou P et al. Autoinflation for hearing loss associated with otitis media with effusion. Cochrane Database Syst Rev. Oct 18, 2006;4: CD006285.

17. Post JC, Preston RA, Aul JJ, et al. Molecular analysis of bacterial pathogens in otitis media with effusion. JAMA 1995;273:1598-1604.

18. Rosenfeld RM. Natural History of Untrerated Otitis Media. In: Rosenfeld RM, Bluestone CD eds. Evidence based Otitis Media. Hamilton Ont. B.C Decker Inc. 1999, 156-177.

19. Rosenfeld RM, Bluestone CD.Tympanostomy Tube Care and Consequences. In: Rosenfeld RM, Bluestone CD eds. Evidence-based Otitis Media. Hamilton Ont. B.C. Decker Inc. 1999, 259-283.

20. Rosenfeld RM, Schwartz SR, Pynnonen MA, Tunkel DE, Hussey HM et al. Clinical practice guideline: Tympanostomy tubes in children. Otolaryngol Head Neck Surg 2013;149 (1S): S1-S35.

21. Simpson SA, Lewis R, van der Voort J, Butler CC. Oral or topical nasal steroids for hearingloss associated with otitis media with effusion in children. Cochrane Database Syst Rev. May11 2011;5:CD001935.

22. van den Aardweg MT, Schilder AG, Herkert E et al. Adenoidectomy for otitis media inchildren. Cochrane Database Syst Rev. 2010 (1): CD007810. PMID: 20091650.

23. van Zon A, van der Heijden GJ, van Dongen TM et al. Antibiotics for otitis media with effusion in children. Cochrane Database Systs Rev. 2012; 9: CD009163.PMID: 22972136.

24. Williams RL, Chalmers TC, Stange KC, et al: Use of antibiotics in preventing recurrent acuteotitis media and in treating otitis media with effusion. A meta-analytic attempt to resolve the brouhaha. JAMA 1993;270(11):1344-1351.

CAPÍTULO 7 | OTITIS MEDIA CRÓNICA
Dr. Javier Dibildox M.

La otitis media crónica abarca diversas patologías que difieren por su fisiopatología, etiología y tratamiento. Es una patología inflamatoria crónica de la mucosa del oído medio, con o sin una perforación de la membrana timpánica. Cuando además hay otorrea, se considera como una otitis media crónica supurada.

1.- OTITIS MEDIA CRÓNICA NO SUPURADA

La otitis media crónica no supurada se caracteriza por la presencia de un derrame no purulento en el oído medio, perforaciones crónicas de la membrana timpánica, atelectasias de la membrana timpánica, lesiones de la cadena de huesecillos, timpanoesclerosis y granulomas de colesterol. En el capítulo anterior se describen ampliamente las características clínicas y tratamiento de la otitis media con efusión, por lo que en este capítulo sólo nos ocuparemos de las lesiones de la membrana timpánica y de la cadena de huesecillos.

2.- OTITIS MEDIA CRÓNICA SUPURADA

La otitis media crónica supurada se define como una inflamación crónica del oído medio y de la mastoides que supura a través de una perforación de la membrana timpánica, durante un periodo mayor de doce semanas, con o sin colesteatoma.

3.- EPIDEMIOLOGÍA

La otitis media crónica supurada ocurre en cualquier edad, sin diferencia de sexo y con un predominio en niños y adultos jóvenes. La incidencia anual del colesteatoma es de seis a doce casos por cada 100,000 habitantes y se presenta bilateralmente en el 10% de los casos. En los niños, la incidencia de colesteatoma se estima entre tres a seis casos por cada 100,000 habitantes. Durante los últimos cuarenta años la prevalencia del colesteatoma adquirido ha disminuido considerablemente, circunstancia que coincide con la introducción de los antibióticos y de los tubos de ventilación.

4.- FACTORES PREDISPONENTES

Al igual que la otitis media aguda, los factores de riesgo predisponentes de la otitis media crónica son la otitis media aguda recurrente, raza, sexo, inmunodeficiencias, anormalidades anatómicas, factores genéticos, rinitis alérgica, infecciones de las vías aéreas superiores, asistencia a guarderías, familias numerosas, estaciones del año, alimentación del niño con leche no materna, factores socioeconómicos y el tabaquismo pasivo.

5.- CLASIFICACIÓN

La otitis media crónica se clasifica como patología tubotimpánica de comportamiento benigno, relacionada con las infecciones a través de la trompa de Eustaquio; y como patología áticoantral de comportamiento agresivo, relacionada con la formación de colesteatoma y tejido de granulación. Las perforaciones de la membrana timpánica se consideran como crónicas, cuando persisten durante un periodo mayor de tres meses. Las perforaciones timpánicas se clasifican de acuerdo a su localización anatómica, como perforaciones centrales y perforaciones marginales. En la patología tubotimpánica generalmente se encuentran perforaciones centrales localizadas en la *pars tensa* de la membrana timpánica y se subdividen de acuerdo al cuadrante que ocupen. Las perforaciones pueden medir desde unos cuantos milímetros de diámetro, hasta las perforaciones grandes subtotales que sólo dejan una pequeña porción de la membrana en la periferia del anillo timpánico. Las perforaciones centrales rara vez se asocian con el colesteatoma.

En la patología áticoantral se presentan bolsas de retracción posterosuperiores en la membrana timpánica y en la *pars flaccida* en la región del ático. Las bolsas de retracción posterosuperiores de la *pars tensa*, al perforarse, dejan como secuela una perforación marginal, en tanto que las bolsas de retracción del ático son más propensas a la formación del colesteatoma. El colesteatoma es un saco lleno de epitelio escamoso y queratina, localizado en los espacios neumáticos del hueso temporal que tienden a crecer, infectarse crónicamente y generalmente destruyen al hueso.

Los colesteatomas se clasifican como congénitos y adquiridos. El colesteatoma congénito se define como un quiste de inclusión epidérmico, generalmente localizado detrás de una membrana timpánica intacta, en un paciente sin antecedente de infecciones del oído medio. El colesteatoma congénito se atribuye a una alteración embrionaria secundaria a la retención de una formación epidermoide en el epitímpano, o por el atrapamiento del epitelio escamoso del conducto auditivo externo dentro de la caja del tímpano. El colesteatoma puede localizarse en la caja del tímpano, ápex petroso y en la membrana timpánica, sin embargo alrededor del 66% se localizan por detrás del cuadrante anterosuperior de la membrana timpánica.

Los colesteatomas adquiridos son más frecuentes y generalmente localizados en una membrana timpánica retraída o perforada. El colesteatoma adquirido primario generalmente se origina en una bolsa de retracción del ático con un tímpano intacto. El colesteatoma adquirido secundario se presenta en una perforación marginal, cuando el epitelio escamoso crece hacia el oído medio. Cuando el colesteatoma se localiza en una perforación marginal de la *pars tensa* tiende a invadir a los espacios timpánicos posteriores, al receso facial y al seno timpánico. Los colesteatomas del ático se originan en los defectos de la *pars flaccida* y tienden a erosionar las estructuras óseas del epitímpano, incluyendo a los huesecillos. Cuando erosionan al proceso largo del yunque, provocan una hipoacusia de conducción. Las atelectasias de la membrana timpánica se presentan en la otitis media crónica al retraerse y atrofiarse la membrana, obliterando la caja del tímpano, pero sin adherirse al oído medio. En los casos severos la membrana se adhiere a los huesecillos y al promontorio en forma irreversible, obliterando al oído medio, condición conocida como otitis media adhesiva.

6.- FISIOPATOLOGÍA

La otitis media crónica generalmente se considera como una secuela de una infección aguda del oído medio, que deja como complicación una perforación. Posteriormente la infección se presenta por la contaminación del oído medio con la flora del conducto auditivo externo a través de la perforación. Otros autores consideran que la persistencia crónica de una otitis media con derrame provoca cambios degenerativos y degradación de la capa media fibrosa de la membrana timpánica, lo que favorece la atrofia, retracción, perforación de la membrana y finalmente la otitis media crónica. La persistencia de la infección provoca edema, inflamación, ulceración y necrosis de la mucosa respiratoria del oído medio, y posteriormente, la formación de tejido de granulación y la erosión de las estructuras óseas, lo que favorece la aparición de las complicaciones.

Las atelectasias y la otitis media adhesiva se atribuyen a una disfunción crónica de la trompa de Eustaquio. Las atelectasias favorecen la formación de colesteatomas adquiridos secundarios, en tanto que la otitis media aguda recurrente se ha relacionado con la esclerosis, obliteración y a una pobre neumatización de las células mastoideas, factor relacionado con la otitis media crónica. Hay 4 teorías sobre el desarrollo del colesteatoma adquirido:

1.- Teoría de la invaginación: Atribuye la formación del colesteatoma a la creación de una bolsa de retracción localizada en la *pars flaccida*, causada por una disfunción de la trompa de Eustaquio, que al agrandarse la bolsa se retiene y se acumula la queratina en su interior, lo que favorece la formación del colesteatoma.

2.- Teoría de la implantación: Atribuye la formación del colesteatoma al desplazamiento e introducción de epitelio escamoso al oído medio durante una cirugía, traumatismo, cuerpo extraño o a través de una perforación timpánica. La incidencia del colesteatoma secundario relacionado con la colocación de tubos de ventilación es del 0.5%.

3.- Teoría de la migración: Atribuye la formación del colesteatoma, a la invasión del epitelio escamoso de la piel de la membrana timpánica o del conducto auditivo externo al oído medio, a través de una perforación de la membrana timpánica.

4.- Teoría de la metaplasia: Atribuye la formación del colesteatoma a la transformación del epitelio mucoso sano a un epitelio escamoso estratificado queratinizado, provocado por una inflamación crónica intratimpánica.

El colesteatoma provoca reabsorción y erosión ósea a través de una degradación enzimática, cuando los osteoclastos y las células mononucleares laterales al colesteatoma, liberan diversas enzimas proteolíticas, hialuronidasas, colagenasas y fosfatasas ácidas. También se presenta erosión ósea en la otitis media crónica sin colesteatoma, causada por la presencia del tejido de granulación y la liberación de enzimas proteolíticas.

El colesteatoma en los niños se comporta en una forma más agresiva que en los adultos, relacionado más con las diferencias anatómicas y fisiológicas del niño, que con la estructura molecular del colesteatoma. Se sabe que la mastoides de los pacientes adultos con otitis media crónica frecuentemente es esclerótica, como resultado de la prolongada malfunción de la trompa de Eustaquio, en tanto que en los niños las mastoides están mejor neumatizadas, lo que facilita el crecimiento del colesteatoma y dificulta la erradicación de la patología, por lo que las recurrencias tienden a ser frecuentes. También se sabe que la malfunción de la trompa de Eustaquio en los niños los predispone a la recurrencia de las bolsas de retracción, otitis media e infección del colesteatoma. La infección del colesteatoma puede incrementar su potencial destructivo.

El granuloma de colesterol ocurre con frecuencia en la otitis media crónica como resultado del edema, exudación y hemorragia de la mucosa del oído medio, células mastoideas y por la acumulación de cristales de la membrana del eritrocito, lo que desencadena una reacción de cuerpo extraño y la formación de granulomas.

7.- BACTERIOLOGÍA

La *Pseudomonas aeruginosa* se encuentra en el 48 a 98% de las secreciones en la otitis media crónica supurada y libera proteasas, lipopolisacáridos y otras enzimas que favorecen la persistencia de la infección, dañan la mucosa y necrosan y destruyen al hueso. El *Staphylococcus aureus* se encuentra en el 15 a 30% de los pacientes con otitis media crónica supurada, seguido por los gérmenes gram-negativos como la *Klebsiella* pneumoniae (10 a 21%) y *Proteus* sp. (10 a 15%). En alrededor del 50% de los casos la infección es polimicrobiana causada por gérmenes aerobios y anaerobios. Los gérmenes anaerobios más frecuentes son los *Bacteroides fragilis, Prevotella, Peptostreptococcus y Peptococcus.* Los anaerobios se encuentran en el 20 a 50% de los pacientes con otitis media crónica supurada con colesteatoma. Ocasionalmente en las secreciones se identifican hongos como el *Aspergillus y Candida.*

8.- CUADRO CLÍNICO

Los síntomas cardinales de la otitis media crónica son la hipoacusia y la otorrea. Cuando se agrega una cefalea intensa, vértigo, náusea, vómito, letargia o hipoacusia neurosensorial, se debe pensar en una probable complicación intratemporal o intracraneana. La otorrea mucoide profusa persistente o intermitente, se ve con mayor frecuencia en la otitis media crónica supurada sin colesteatoma. La otorrea fétida escasa y recurrente, se asocia al colesteatoma, en tanto que la otorrea sanguinolenta se relaciona con el tejido de granulación o con los pólipos aurales. Si el paciente continúa con otorrea a pesar de un tratamiento médico apropiado, se debe pensar en la existencia de un colesteatoma.

El grado de hipoacusia de conducción se relaciona con el tamaño de la perforación timpánica y con la integridad de la cadena de huesecillos. La hipoacusia neurosensorial en la otitis media crónica se relaciona con la absorciónde las toxinas inflamatorias, que pasan a través de la membrana de la ventana redonda, lo que provoca daño coclear.

Se debe realizar un examen minucioso del conducto auditivo externo, donde con frecuencia se observa la acumulación de secreciones, costras o pólipos. Se debe aspirar y limpiar el conducto para poder observar adecuadamente las características de la membrana timpánica. Si hay una perforación, se debe observar el tamaño, localización y el aspecto de la mucosa del promontorio. Cuando la perforación es seca, la mucosa del promontorio generalmente se observa con características normales. Las perforaciones de la membrana timpánica en la otitis media supurada sin colesteatoma generalmente son centrales, en tanto que las perforaciones marginales y de la *pars flaccida*, se relacionan con mayor frecuencia con el colesteatoma. En la otitis media crónica supurada se observa una otorrea fétida y purulenta en el piso del conducto auditivo externo o saliendo a través de la perforación; después de aspirar las secreciones, descamación y costras, se valora la perforación y generalmente se observa una mucosa edematosa y polipoide en el promontorio.

Con frecuencia se observa tejido de granulación y pólipos en el conducto y oído medio. La cadena de huesecillos puede estar expuesta y revelar destrucción de la misma. En todos los pacientes con otitis media que se quejen de vértigo, se debe realizar la prueba de la fístula.

9.- DIAGNÓSTICO DIFERENCIAL

La otitis media crónica se deberá diferenciar de la otitis externa crónica bacteriana, otomicosis, neoplasias y cuerpos extraños.

10.- ESTUDIOS DE LABORATORIO E IMAGEN

Generalmente no se requiere de análisis de laboratorio rutinarios para establecer el diagnóstico, sin embargo antes de un tratamiento con antibióticos sistémicos, se deben tomar cultivos de la secreción del oído medio a través de la perforación, y no del piso del conducto auditivo externo, para la identificación y sensibilidad de la flora patógena.

Los estudios de imagen se solicitan en los casos que no responden al tratamiento médico, en las recurrencias, malformaciones, parálisis facial, vértigo y otras complicaciones, así como en la planeación de un procedimiento quirúrgico. La tomografía computarizada con cortes axiales y coronales de 1.5 milímetros muestran la destrucción ósea provocada por el colesteatoma, la erosión de la cadena de huesecillos, la afección del ápex petroso, abscesos y la trombosis del seno lateral. Sin embargo, la tomografía no distingue al colesteatoma del tejido de granulación, edema de la mucosa y los derrames, al menos que exista destrucción ósea. La resonancia magnética por su mejor definición de las estructuras de tejidos blandos, se solicita en los casos de complicaciones intracraneanas.

11.- TRATAMIENTO MÉDICO

El tratamiento médico de la otitis media crónica no supurada inicia con la prevención de las infecciones, mediante la protección del oído con tapones de algodón con vaselina al bañarse y durante las actividades acuáticas. Cuando hay supuración, el tratamiento inicia con la limpieza y aspiración cuidadosa de las secreciones en el conducto auditivo externo. Cuando se encuentran pólipos o tejido de granulación, éstos se extraen y su base se cauteriza con nitrato de plata. Posteriormente se procede a la aplicación de antibióticos tópicos en combinación con esteroides. La otitis media crónica supurada responde mejor al tratamiento tópico que a un tratamiento sistémico. El tratamiento tópico incluye la aplicación de gotas con antibióticos, antimicóticos y esteroides durante 14 a 21 dias.

Se han utilizado durante muchos años las preparaciones óticas con antibióticos aminoglucósidos como la neomicina, gentamicina y tobramicina en combinación con la polimixina B con resultados satisfactorios, sin embargo los aminoglucósidos son drogas ototóxicas. En la actualidad los antibióticos tópicos de primera elección son las quinolonas, drogas con una excelente actividad antipseudomonas y que además carecen de un efecto ototóxico. Los corticoesteroides tienen propiedades antiinflamatorias en la mucosa, lo que permite una mejor absorción del antibiótico. Si la otorrea es profusa, el paciente puede aplicarse irrigaciones con una solución al 50% de vinagre blanco diluido en agua tibia, antes de la aplicación de los medicamentos tópicos.En el tratamiento sistémico de los casos severos los antibióticos de primera elección son las quinolonas, seguido de los aminoglucósidos. Antes del tratamiento sistémico es recomendable tomar un cultivo de la otorrea del interior del oído medio a través de la perforación y no del conducto auditivo externo.

12.- TRATAMIENTO QUIRÚRGICO

El objetivo del tratamiento quirúrgico es el lograr un oído seco y seguro, erradicando la patología. Los objetivos secundarios son la mejoría de la audición, mediante la reconstrucción de la membrana timpánica, de la cadena de huesecillos y la prevención de infecciones futuras. El fracaso del tratamiento médico y de una cirugía conservadora, requiere de un procedimiento más agresivo. Las cirugías más frecuentes son la miringoplastia, timpanoplastia, aticotomía, mastoidectomía simple, mastoidectomía con conservación de la pared posterior del conducto auditivo externo, mastoidectomía radical modificada y la mastoidectomía radical. La miringoplastia consiste en el cierre de una perforación de la membrana timpánica, sin exploración del oído medio, con la aplicación de un injerto de tejido conjuntivo, como la aponeurosis temporal o el pericondrio del trago auricular. La timpanoplastia es una operación que incluye la exploración del oído medio, corrección de las anomalías de los huesecillos, limpieza de la caja del tímpano y la aplicación de un injerto de tejido conectivo.

La aticotomía consiste en la remoción del hueso del techo del ático, incluyendo a la pared lateral del epitímpano, lateral a la cadena de huesecillos. La mastoidectomía simple o cortical consiste en la remoción de la patología limitada al antro mastoideo y células neumáticas. La mastoidectomía con conservación de la pared posterior del conducto auditivo externo consiste en la remoción de la patología de la mastoides y oído medio, preservando la pared posterior del conducto auditivo externo. La mastoidectomía radical modificada consiste en la erradicación y exteriorización de las estructuras de la mastoides y del epitímpano, preservando las estructuras del oído medio. La mastoidectomía radical consiste en la erradicación con exteriorización radical de las estructuras de la mastoides, epitímpano y oído medio.

13.- COMPLICACIONES

Las complicaciones de la otitis media crónica son múltiples, desde la hipoacusia hasta las complicaciones intracraneales. Las complicaciones intratemporales son la parálisis facial, laberintitis serosa, laberintitis purulenta, fístula laberíntica, mastoiditis coalescente, fístula postauricular, absceso subperióstico y petrositis. Las complicaciones intracraneales son el absceso epidural, absceso subdural, meningitis, trombosis del seno lateral y absceso cerebral.

REFERENCIAS BIBLIOGRÁFICAs

1. Agro AS, Garner ET, Wright JW 3ʳᵈ: Clinical trial of ototopical ofloxacin for treatment of chronic suppurative otitis media. Clin Ther 1998; 20(4):744-759.

2. Brown OE, Meyerhoff WL: Complications and Sequelae of Chronic Suppurative Otitis Media. Ann Otol Rhinol Laryngol 1988;97(suppl 131):38-40.

3. Consensus Panel, Hannley MT, Dennenny III JC: Use of Ototopical Antibiotics in Treating Common Ear Diseases. Otol Head Neck Surg 2000;934-940.

4. Dohar JE, Alper CM, Rose EA: Treatment of chronic suppurative otitis media with topical ciprofloxacin. Ann Otol Rhinol Laryngol 1998;107(10 Pt 1):865-871.

5. Gehanno P: Multicenter study of the efficacy and safety of oral ciprofloxacin in the treatment of chronic suppurative otitis media in adults. The French Study Group. Otolaryngol Head Neck Surg 1997;117(1): 83-90.

6. Hannley MT, Denneny JC 3ʳᵈ, Holzer SS: Use of ototopical antibiotics in treating 3 common ear diseases. Otolaryngol Head Neck Surg 2000;122(6): 934-940.7. Harker LA, Pignatari SS: Facial nerve paralysis secondary to chronic otitis media withoutcholesteatoma. Am J Otol 1992;13(4):372-374.

7. Ibekwe AO, al Shareef Z, Benayam A: Anaerobes and fungi in chronic suppurative otitis media. Ann Otol Rhinol Laryngol 1997;106(8): 649-652.

8. Indudharan R, Haq JA, Aiyar S: Antibiotics in chronic suppurative otitis media: a bacteriologic study. Ann Otol Rhinol Laryngol 1999;108(5):440-445.

9. Kangsanarak J, Navacharoen N, Fooanant S, et al: Intracranial complications of suppurative otitis media: 13 years' experience. Am J Otol 1995;16(1):104-109.

10. Kangsanarak J, Fooanant S, Ruckphaopunt K, et al: Extracranial and intracranial complications of suppurative otitis media. Report of 102 cases. J Laryngol Otol 1993;107(11): 999-1004.

11. Kaplan DM, Fliss DM, Kraus M: Audiometric findings in children with chronic suppurative otitis media without cholesteatoma. Int J Pediatr Otorhinolaryngol 1996 Apr; 35(2): 89-96[Medline].

12. Kenna MA: Treatment of Chronic Suppurative Otitis Media. Otolaryngol Clinics North Am 1994; 27: 457-471.

13. Neely JG: Intratemporal and intracranial complications of otitis media. In: Bailey BJ, ed. Head and Neck Surgery - Otolaryngology. Philadelphia, Pa: Lippincott-Raven; 1993:1607-22.

14. Noordzij JP, Dodson EE, Ruth RA: Chronic otitis media and sensorineural hearing loss: is there a clinically significant relation? Am J Otol 1995;16(4): 420-423.

15. Thomsen J, Jorgensen MB, Bretlau P: Bone resorption in chronic otitis media. A histological and ultrastructural study. I. Ossicular necrosis. J Laryngol Otol 1974; 88(10):975-981.

16. Wang PC, Nadol JB Jr, Merchant S: Validation of outcomes survey for adults with chronic suppurative otitis media. Ann Otol Rhinol Laryngol 2000;109(3): 249-254.

17. Wintermeyer SM, Nahata MC: Chronic suppurative otitis media. Ann Pharmacother 1994;28(9): 1089-1099.

18. Wintermeyer SM, Hart MC, Mahata MC: Efficacy of Ototopical Ciprofloxacin ini Pediatric Patients With Otorrhea. Otolaryngol Head Neck Surg 1997;116: 450-453.

19. Wright CG, Meyerhoff WL: Ototopical Agents: Efficacy or Toxicity in Humans. Ann Otol Rhinol Laryngol 1988; 97(suppl 131): 30-32.

CAPÍTULO 8 | COMPLICACIONES Y SECUELAS DE LA OTITIS MEDIA Y CRÓNICA, CON O SIN COLESTEATOMA

Dr. Javier Dibildox M.

La otitis media aguda es la inflamación exudativa del mucoperiostio de las estructuras del oído medio, trompa de Eustaquio, caja del tímpano, antro y mastoides, acompañada de otalgia, abombamiento y enrojecimiento de la membrana timpánica, fiebre e hipoacusia. La otitis media crónica se define como la persistencia de una infección o inflamación del oído medio y de las células mastoideas, que en la mayoría de los casos se asocia a una perforación de la membrana timpánica y una otorrea intermitente o persistente. La relación de la porción petrosa del hueso temporal con la base del cráneo y la vascularización común entre el sistema nervioso central, oído medio y el oído interno, favorece la propagación de las infecciones del oído hacia las estructuras vecinas extracraneanas e intracraneanas. Los mecanismos de propagación de las infecciones del oído medio ocurren por destrucción ósea o por una tromboflebitis retrógrada a través de vías preformadas. Las complicaciones y secuelas de la otitis media disminuyeron significativamente después de la introducción de los antibióticos, sin embargo, en los países subdesarrollados continúan presentándose complicaciones severas.

1.- EPIDEMIOLOGÍA

A pesar del uso de antibióticos en el tratamiento de las infecciones del oído medio, las complicaciones de la otitis media se presentan frecuentemente y algunas ponen en riesgo la vida del paciente. En la era preantibiótica, una de cada 40 muertes ocurridas en un hospital general eran causadas por complicaciones intracraneales de la otitis media. Con la introducción de los antibióticos y de las nuevas técnicas quirúrgicas que previenen las complicaciones y secuelas de la otitis media, la incidencia reportada de las complicaciones ha disminuido entre el 0.04 y 0.15%. Los niños son más propensos a presentar complicaciones relacionadas con la otitis media aguda, mientras que en los niños mayores y en los adultos son relacionadas con la otitis media crónica y el colesteatoma.

Las complicaciones supurativas intratemporales más frecuentes son la mastoiditis aguda y la parálisis facial. En un estudio de 100 niños con complicaciones de la otitis media tratados en el Hospital Pediátrico de Pittsburgh, el 72% presentó una mastoiditis aguda, el 22% parálisis facial aguda, el 5% laberintitis aguda y el 4% pretrositis aguda. La incidencia de las complicaciones intracraneanas, en la era preantibiótica, era del 2.3% y disminuyó entre el 0.04 y 0.15%; con la aparición y uso adecuado de los antibióticos la mortalidad disminuyó significativamente en los países industrializados, pero sigue siendo una ocurrencia común en los países subdesarrollados.

2.- FACTORES PREDISPONENTES

Las complicaciones de la otitis media son más frecuentes en los pacientes inmunosuprimidos, con labio y paladar hendido, fracturas, cirugía del hueso temporal, dehiscencias óseas, malformaciones congénitas y en algunas razas como los indios americanos y esquimales. Las infecciones se comportan en forma más agresiva en las mastoides escleróticas que en las bien neumatizadas.

3.- CLASIFICACIÓN

Las complicaciones de la otitis media aguda y crónica con o sin colesteatoma, se clasifican en extracraneales e intracraneales (Fig. 1).

Las extracraneales se subdividen en extratemporales e intratemporales. Las complicaciones extratemporales son el absceso subperióstico y el absceso de Bezold. Las complicaciones intratemporales son la hipoacusia, las perforaciones timpánicas, la timpanoesclerosis, la mastoiditis aguda coalescente, la petrositis, la parálisis facial, las fístulas laberínticas y la laberintitis serosa o purulenta. Las complicaciones intracraneales son el absceso epidural, el empiema subdural, la meningitis, el absceso cerebral, la trombosis del seno lateral y la hidrocefalia ótica.

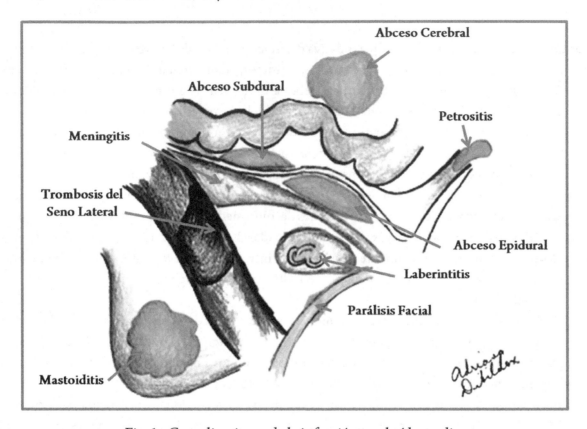

Fig. 1.- Complicaciones de la infección en el oído medio.

4.- BACTERIOLOGÍA

Las bacterias encontradas en algunas complicaciones de la otitis media aguda son las mismas que causan la infección aguda, con un predominio del *Streptococcus pneumoniae* y del *Haemophilus influenzae*. En la mastoiditis aguda los gérmenes causales más frecuentes son el *Streptococcus β hemolyticus* del grupo A, *Streptococcus pneumoniae* y ocasionalmente el *Haemophilus influenzae*. Los gérmenes encontrados en las complicaciones de la otitis media crónica son principalmente bacterias gram-negativas, con un franco predominio de la *Pseudomonas aeruginosa*, *Proteus* sp., anaerobios y *Staphilococcus aureus*.

5.- FISIOPATOLOGÍA

La diseminación de las infecciones del oído medio y sus complicaciones, se relacionan con la virulencia de los gérmenes patógenos, el tratamiento adecuado de la infección y el estado inmunológico del paciente. La continuidad de la mucosa de la caja del tímpano con la mucosa de las células neumáticas de la mastoides y del antro mastoideo, facilita la extensión de una infección aguda o crónica del oído medio a todos los componentes del oído. La otomastiditis crónica y la disfunción de la trompa de Eustaquio debilitan a la membrana timpánica, lo que favorece la formación de atelectasias, bolsas de retracción y la formación del colesteatoma.Las complicaciones y secuelas de las infecciones del oído medio se presentan cuando la infección se extiende por fuera de las paredes del oído medio. El grado de neumatización de las mastoides es variable debido a que la infección, la herencia y la ventilación del oído medio, determinan el grado de neumatización. Los procesos inflamatorios secundarios a una infección se diseminan en los espacios neumatizados, y en los casos complicados la infección puede extenderse a las estructuras vecinas. La tromboflebitis retrógrada favorece la diseminación bacteriana de la mucosa y del tejido óseo infectado hacia los sistemas venosos, meninges y parénquima del sistema nervioso central. Cuando hay un colesteatoma o tejido de granulación que ha destruido parcialmente al hueso temporal, la infección se propaga por contigüidad a las estructuras que lo rodean. La infección también se extiende a través de fisuras en las ventanas oval o redonda, defectos óseos, osteomielitis del hueso temporal, erosión de los canales semicirculares o dehiscencias congénitas hacia el oído externo, medio e interno, nervio facial, cuello, meninges o cerebro. (Fig. 2)

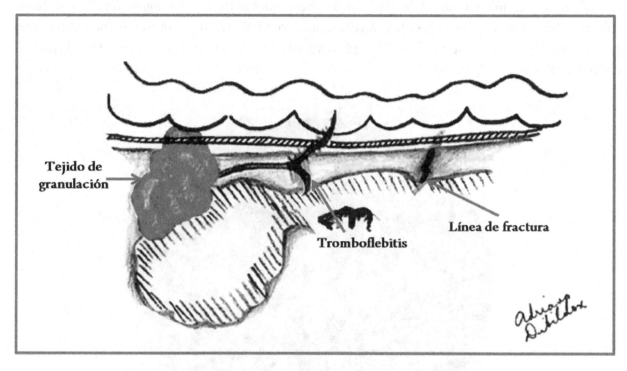

Fig. 2.- Vías de diseminación de las infecciones del oído medio.

Las secuelas o complicaciones no infecciosas son la hipoacusia de conducción, mixta o neurosensorial causadas por el adelgazamiento (otitis media adhesiva) o por la destrucción parcial o total de la membrana timpánica y de la cadena de huesecillos, en tanto que el daño al oído interno se relaciona con las infecciones recurrentes, liberación de toxinas y por la administración de medicamentos ototóxicos.

6.- SECUELAS Y COMPLICACIONES EXTRACRANEALES
6.1.- COMPLICACIONES EXTRATEMPORALES
6.1.1.- ABSCESO SUBPERIÓSTICO

El absceso subperióstico se presenta en niños pequeños con otitis media aguda. Es causado principalmente por la erosión de la corteza de la mastoides provocada por una mastoiditis aguda o coalescente, pero también se relaciona con la extensión vascular secundaria a una flebitis retrógrada de las venas mastoideas. En la otitis media crónica, con o sin colesteatoma, el absceso subperióstico es la complicación extratemporal más frecuente. Se presenta cuando las secreciones infectadas localizadas en las células mastoideas no drenan hacia el oído medio y a la trompa de Eustaquio, debido a la obstrucción de la vía natural del drenaje en el *aditus ad antrum* por tejido de granulación o colesteatoma.

El absceso subperióstico se manifiesta con otalgia severa, fiebre elevada, otorrea fétida, malestar general, toxemia y un área hiperémica, dolorosa y fluctuante localizada en la región retroauricular que desplaza hacia adelante y abajo al pabellón auricular. Cuando hay duda diagnóstica la tomografía computarizada con contraste muestra la presencia del absceso y en algunos casos el área de destrucción ósea en la corteza mastoidea. (Fig. 3)

El tratamiento quirúrgico tradicional en los pacientes con otitis media aguda y absceso subperióstico consiste en la administración parenteral de antibióticos de amplio espectro, drenaje del absceso y mastoidectomía cortical. También hay reportes de casos tratados con éxito y sin secuelas con la administración parenteral de antibióticos, drenaje del absceso y miringotomía. Los abscesos subperiósticos secundarios a una otitis media crónica con colesteatoma, se tratan con antibióticos parenterales de amplio espectro, seguido de la mastoidectomía con remoción completa de la matriz del colesteatoma.

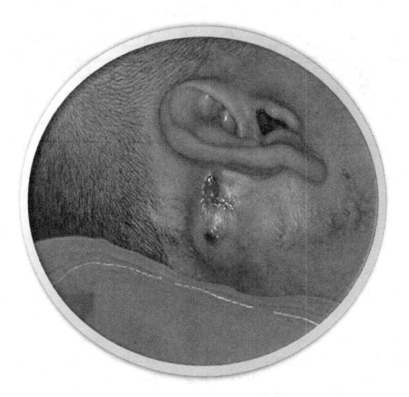

Fig. 3.- Absceso subperióstico en un paciente con otitis media.

6.1.2.- ABSCESO DE BEZOLD

El absceso de Bezold es una colección purulenta en el cuello que se desarrolla en forma muy similar al absceso subperióstico. Se presenta principalmente en los niños con otitis media aguda, cuando la neumatización se extiende hasta la punta de la mastoides, o en los niños y adultos con otitis media crónica. Cuando la mastoiditis coalescente se extiende hacia la punta de la mastoides se destruye la corteza y la infección se escapa por la porción medial de la mastoides en el surco del digástrico, y se difunde a lo largo del vientre posterior del músculo digástrico hacia el mentón y a lo largo de los músculos esternocleidomastoideo, trapecio y escalenos.

Se manifiesta clínicamente como una masa fluctuante, eritematosa y dolorosa, localizada por abajo del músculo esternocleidomastoideo. La tomografía computarizada contrastada muestra una imagen de una colección rodeada por una reacción inflamatoria, y la cápsula se acentúa en forma de anillo con el material de contraste. En algunos casos se detecta la destrucción de la punta de la mastoides. El tratamiento recomendado es la administración parenteral de antibióticos de amplio espectro y la apertura y drenaje del absceso, a través de una incisión cervical, seguido de una mastoidectomía.

6.2.- COMPLICACIONES INTRATEMPORALES

6.2.1.- HIPOACUSIA

La hipoacusia conductiva, neurosensorial o mixta es la complicación y secuela más frecuente de la otitis media aguda o crónica. La hipoacusia de conducción puede ser causada por una otitis media adhesiva, fijación, destrucción o desarticulación de la cadena de huesecillos o por un derrame intratimpánico persistente o fluctuante que causa una pérdida auditiva de 15 a 40dB, relacionada más con la cantidad de la efusión, que con la calidad de la misma. Cuando la caja del tímpano está totalmente ocupada, la hipoacusia es mayor y disminuye cuando se ven niveles hidroaéreos o burbujas.

La hipoacusia neurosensorial tiende a ser permanente. Se relaciona con la absorción de toxinas, bacterias, enzimas y mediadores inflamatorios a través de la ventana oval y redonda, o a través de las dehiscencias óseas causando una laberintitis serosa o supurativa, lo que provoca una hipoacusia severa o profunda. La hipoacusia persistente en los niños se relaciona con la dificultad para distinguir algunos fonemas, lo que provoca trastornos o retraso del lenguaje y aprendizaje.

6.2.2.- PERFORACIÓN TIMPÁNICA

Durante una infección aguda del oído medio la proliferación bacteriana y el exudado intratimpánico favorece la perforación de la membrana timpánica y la supuración a través de ella. Cuando la infección desaparece, generalmente la perforación cierra espontáneamente. Las perforaciones tienden a cicatrizar espontáneamente en alrededor de ocho días, pero si la perforación no ha cerrado en un periodo mayor de tres meses, se considera como una perforación crónica, que generalmente ya no cicatriza espontáneamente, por lo que se recomienda la corrección quirúrgica mediante la miringoplastia o timpanoplastia con aplicación de injertos de aponeurosis temporal o pericondrio del trago auricular. En los niños la cirugía se recomienda después de los seis años de edad, cuando la incidencia de otitis media y de las infecciones de la vía aérea superior tienden a disminuir, circunstancia que ocurre al madurar tanto la trompa de Eustaquio como el sistema inmunológico del niño.

La perforación timpánica es un hallazgo común en los pacientes con otitis media crónica. Una perforación grande generalmente causa una hipoacusia que fluctúa entre 20 y 30dB, además permite el ingreso del agua que entra al conducto auditivo externo durante la natación o el baño, lo que contamina y reinfecta al oído medio. La perforación permite la ventilación y el drenaje del oído infectado, pero al perderse la presión intratimpánica, se facilita el reflujo de las secreciones nasofaríngeas hacia la caja del tímpano contaminando al oído medio. Cuando no cicatriza la membrana timpánica y el oído continúa supurando, se incrementa el riesgo de complicaciones.

6.2.3.- TIMPANOESCLEROSIS

La timpanoesclerosis o miringoesclerosis relacionada con la infección, inflamación o trauma de la membrana timpánica, se caracteriza por la formación de placas blanquecinas en la membrana timpánica causadas por la hialinización de la lámina propia y por el depósito de cristales de calcio y fosfato. La timpanoesclerosis o miringoesclerosis se presenta con mayor frecuencia en el tímpano de pacientes con otitis media recurrente, otitis media crónica con derrame, en el sitio de una miringotomía, donde se colocó un tubo de ventilación o en una perforación espontánea. Por lo general la timpanoesclerosis no afecta la audición y no requiere de corrección quirúrgica. Sin embargo, existen casos de timpanoesclerosis severa con extensión al oído medio que causa obliteración de las ventanas y fijación de la cadena de huesecillos. El tratamiento quirúrgico de la timpanoesclerosis severa es la remoción de las placas de timpanoesclerosis, sin embargo con frecuencia se asocia a daño neurosensorial.

6.2.4.- MASTOIDITIS AGUDA

La mastoiditis aguda es una infección localizada en las celdillas mastoideas del hueso temporal, secundaria a un proceso supurativo prolongado del oído medio. La mastoiditis lesiona inicialmente al mucoperiostio, seguido por la osteítis y la destrucción del hueso temporal. Su espectro clínico es variable, desde casos asintomáticos con aparente resolución espontánea, hasta una enfermedad progresiva asociada a complicaciones que ponen en peligro la vida del paciente. En la era preantibiótica la mastoiditis aguda afectaba al 5 a 10% de los niños con otitis media aguda. Con la aparición de los antibióticos la incidencia ha disminuido, al igual que su morbilidad y mortalidad. Durante una otitis media las células de la mastoides son afectadas por la intercomunicación que tienen con el oído medio. La mastoiditis aguda se inicia cuando la mucosa de las células neumáticas de la mastoides se inflaman y secretan un exudado serosanguinolento, que cuando se infecta, se torna mucopurulento. Si se descomprime el oído medio mediante una miringotomía o a través de una perforación timpánica, se controla el proceso infeccioso.

Sin embargo, en algunos casos las paredes de las células neumáticas se desmineralizan por la acción osteoclásica e isquemia, causada por la presión del exudado purulento sobre las delgadas paredes de los septos intramastoideos y se forman pequeños abscesos, lo que incrementa la destrucción intramastoidea en el 1 a 5% de los casos. En menos del 15% de las mastoiditis agudas se presenta una osteitis que incrementa la destrucción ósea y se forma una cavidad coalescente.

La mastoiditis aguda se manifiesta con otalgia, hipoacusia, fiebre, eritema y una tumefacción retroauricular que desplaza al pabellón auricular hacia afuera y abajo. La infección se puede extender lateralmente desplazando al pabellón auricular hacia el conducto auditivo externo, obliterando el canal, o hacia el seno sigmoideo, causando trombosis vasculares, o medialmente se extiende hacia el hueso petroso, causando una petrositis, o hacia el laberinto provocando una laberintitis serosa o purulenta. En los cultivos de la otorrea, derrame y mastoides en 65 niños con mastoiditis aguda tratados en el hospital Pediátrico de Pittsburgh, entre el año de 1980 y 1995, se aisló el *Streptococcus pneumoniae* en el 32.3%, *Pseudomonas aeruginosa* en el 29.2% y el *Streptococcus pyogenes* en el 18.5% de los casos. La mastoiditis aguda se trata con antibióticos parenterales, seguido por una miringotomía con o sin la inserción de tubos de ventilación para el drenaje, cultivo y pruebas de sensibilidad. La infección generalmente mejora entre las 24 y 48 horas posteriores al tratamiento. Si la infección no es tratada oportunamente, o si la infección progresa, se destruyen las trabéculas óseas causando una mastoiditis coalescente. Cuando la infección empeora, no responde o se extiende a otros sitios, se pueden presentar complicaciones. En estos casos se recomienda la mastoidectomía para facilitar el drenaje, removiendo la mucosa edematosa y el tejido de granulación, que impide la comunicación entre la mastoides y el oído medio.

6.2.5- FÍSTULA LABERÍNTICA

La fístula laberíntica es una complicación frecuente de la otitis media colesteatomatosa, debido a su cercanía con el conducto semicircular horizontal, que se fistuliza en el 90% de los casos. También se han descrito fístulas localizadas en los conductos semicirculares superior y posterior y en el promontorio. La erosión ósea de la cápsula ótica ocurre por la acción de diversos mediadores químicos y por la presión del colesteatoma, y en la otitis media crónica sin colesteatoma por la acción de varios mediadores inflamatorios del tejido de granulación, que causan osteolisis del conducto con la consecuente exposición del laberinto membranoso. Las fístulas laberínticas se clasifican como:

Tipo I: Cuando hay erosión ósea con preservación del endostio.

Tipo II: Cuando hay lesión ósea del endostio, con preservación del espacio perilinfático.

Tipo IIa: Cuando hay erosión ósea y el endostio y el espacio perilinfático son lesionados o succionados durante la cirugia.

Tipo III: Cuando el laberinto membranoso y el espacio endolinfático, han sido destruidos por la enfermedad o por la cirugía.

Los pacientes con otitis media crónica que presentan vértigo recurrente o desequilibrio, acúfeno o hipoacusia neurosensorial, deben ser investigados para descartar la presencia de una fístula perilinfática. La prueba de la fístula es positiva en el 32 a 50% de los casos. Sin embargo, la ausencia de las manifestaciones clínicas, no descarta la presencia de una fístula. Debido a que es muy difícil diagnosticar clínicamente la presencia de una fístula perilinfática, se deben solicitar estudios tomográficos de alta resolución con cortes de un milímetro, para valorar el laberinto y las estructuras que lo rodean, identificar la fístula y planear el tratamiento. Desafortunadamente sólo en el 60% de los casos, la fístula es detectada en la tomografía. El diagnóstico definitivo se confirma durante la cirugía. Algunos autores afirman que la remoción de la matriz incrementa significativamente el daño sensorineural, sin embargo, en una publicación reciente se encontraron tasas similares de preservación de la audición con la remoción o conservación de la matriz. Se ha demostrado que la administración preoperatoria de corticoesteroides sistémicos reduce la incidencia de hipoacusia neurosensorial iatrogénica asociada a la cirugía de las fístulas laberínticas.

6.2.6.- PETROSITIS

La petrositis aguda se presenta cuando la infección se extiende desde el oído medio y células mastoideas a las células neumatizadas de la porción petrosa del hueso temporal. Se manifiesta con otalgia severa descrita por el paciente como profunda, dolor retroocular, otorrea persistente y diplopia secundaria a una parálisis del VI par craneal, lo que se conoce como el síndrome de Gradenigo. El tratamiento médico/quirúrgico es similar al del absceso subperióstico, pero con una mastoidectomía más extensa.

6.2.7.- PARÁLISIS FACIAL

La parálisis facial periférica se presenta entre el 0.1 al 0.2% de los casos de otitis media aguda. Se atribuye a la persistencia de una dehiscencia ósea en el canal de Falopio que expone al nervio facial a las toxinas y mediadores inflamatorios o por una isquemia ocasionada por el derrame intratimpánico. Cuando la parálisis facial se presenta en un paciente con otitis media crónica se debe confirmar la extensión de la enfermedad y descartar la posibilidad de neoplasias o de un colesteatoma mediante estudios tomográficos. El tratamiento inicial de la parálisis facial en la otitis media aguda consiste en la administración de antibióticos seguido de la miringotomía. Si la parálisis persiste o se deteriora se requiere una descompresión quirúrgica del nervio facial. En la otitis media crónica supurada con colesteatoma se indica la mastoidectomía con descompresión del nervio facial.

6.2.8.- LABERINTITIS AGUDA

Cuando la infección del oído medio se propaga hacia la cóclea y al laberinto a través de la ventana redonda, ventana oval, fístulas perilinfáticas, fracturas, dehiscencias o malformaciones congénitas se produce una laberintitis aguda serosa o purulenta. La laberintitis serosa se atribuye a la absorción de toxinas bacterianas al interior del oído interno. Se manifiesta con hipoacusia súbita neurosensorial fluctuante, nistagmo espontáneo y vértigo severo. Se administran antibióticos parenterales, seguidos de una miringotomía con inserción de un tubo de ventilación para drenar y descomprimir el oído medio. La secreción se envía para estudios de cultivo y sensibilidad. Si se sospecha la presencia de un defecto congénito o adquirido, se procede con una timpanostomía exploradora.

La laberintitis purulenta se presenta por la propagación de la infección a la cóclea y al laberinto a través de la ventana redonda, ventana oval, fístula perilinfática, fracturas, dehiscencias o malformaciones congénitas. En la otitis media crónica colesteatomatosa la infección se propaga con mayor frecuencia a través de una erosión del canal semicircular lateral, lo que se manifiesta por un signo de la fístula positivo. La infección se manifiesta con fiebre elevada en picos, toxemia, vértigo severo, nistagmo espontáneo, náuseas, vómitos, hipoacusia neurosensorial profunda, parálisis facial y meningitis.

La infección puede propagarse al espacio subaracnoideo a través del conducto coclear, conducto vestibular o por el conducto auditivo interno. El tratamiento consiste en la administración intensiva de antimicrobianos de amplio espectro, corticoesteroides, miringotomía con colocación de tubos de ventilación y mastoidectomía con laberintectomía en la laberintitis aguda purulenta.

7.- COMPLICACIONES INTRACRANEALES

7.1.- MENINGITIS

La complicación intracraneal más frecuente relacionada con la diseminación hematógena de la infección es la meningitis, seguida por la invasión directa a través de la duramadre, lo que forma un absceso subdural, absceso cerebral o una tromboflebitis del seno lateral. La meningitis se manifiesta con fiebre, cefalea intensa, rigidez de nuca, letargo, desorientación, náusea y vómitos. La punción lumbar muestra alteraciones fisicoquímicas y microorganismos en el líquido cefalorraquídeo. Los gérmenes más comunes relacionados con la meningitis son el *Streptococcus pneumoniae* y el *Haemophilus influenzae* tipo b.

El tratamiento consiste en la administración intensiva de antibióticos parenterales y si hay un derrame en el oído medio se indica la miringotomía con inserción de un tubo de ventilación para drenaje, descompresión, cultivo y sensibilidad.Enlos casos asociados con una otitis media aguda, se procede a realizar una mastoidectomía. La mortalidad reportada de la meningitis es del 7%.

7.2.- ABSCESO EPIDURAL

El absceso epidural se debe a la destrucción del hueso subyacente a la duramadre, donde la infección y el tejido de granulación se acumulan entre la cara externa de la duramadre y el hueso afectado. El absceso epidural se ve con mayor frecuencia en la otitis media crónica con o sin colesteatoma. En algunos casos no da manifestaciones clínicas y es un hallazgo radiológico o quirúrgico durante una mastoidectomía. El absceso epidural generalmente se manifiesta con otalgia, fiebre, cefalea temporal pulsátil y otorrea profusa. El tratamiento consiste, previa administración de antibióticos parenterales, en el drenaje quirúrgico y la extracción del tejido de granulación a través de una mastoidectomía.

7.3.- ABSCESO SUBDURAL

El absceso subdural es la colección purulenta que se desarrolla entre la duramadre y la aracnoides, como resultado de la extensión directa de una infección ótica o por una tromboflebitis retrógrada de las venas emisarias. Es una complicación grave, con una mortalidad reportada entre el 13 y el 55% de los casos. Los niños manifiestan cefalea y una toxicidad severa, convulsiones, somnolencia, rigidez de nuca e hipertensión endocraneal. El tratamiento consiste en la administración de dosis elevadas de antibióticos intravenosos y el drenaje quirúrgico a través de una craneotomía. La mastoidectomía se realiza en un segundo tiempo.

7.4.- ABSCESO CEREBRAL

El absceso cerebral otogénico ha disminuido considerablemente con el uso de antibióticos. Puede ser causado por una otomastoiditis aguda o crónica que provoca una invasión hematógena o una tromboflebitis del seno lateral, meningitis o petrositis. En los lactantes y niños menores ocurre con mayor frecuencia en el lóbulo temporal o en el cerebelo. Las manifestaciones del absceso cerebral se relacionan con el efecto de masa y la cerebritis que causa la infección. Los signos y síntomas más comunes son la cefalea severa, vómitos, somnolencia, meningismo, vértigo, convulsiones focales, nistagmo, papiledema y coma. Los gérmenes encontrados incluyen a los anaerobios *Bacteroides* y *Fusobacterium* y gérmenes gram-negativos como el *Proteus mirabillis* y la *Pseudomonas aeruginosa*. El tratamiento consiste en la administración parenteral de antibióticos de amplio espectro, como las cefalosporinas de 3ª generación combinadas con vancomicina o metronidazol. Los abscesos pequeños pueden responder al tratamiento médico, pero la mayoría requieren drenaje, remoción del absceso y exploración del seno lateral. La mastoidectomía se realiza en un segundo tiempo, cuando el paciente está estabilizado. La mortalidad del absceso cerebral reportada fluctúa entre el 0 y 27% de los casos.

7.5.- TROMBOSIS DEL SENO LATERAL

La trombosis del seno lateral es causada por una infección del sistema neumático de la mastoides que se sale y extiende por fuera del periostio, invadiendo la adventicia y la pared vascular del seno sigmoideo, lo que provoca la formación de abscesos perisinusales, tejido de granulación, inflamación y la formación de un trombo en el interior del seno afectado. Se manifiesta con fiebre en picos, cefalea, malestar general, papiledema y convulsiones. Además, pueden causar meningitis, abscesos cerebrales, trombosis del seno cavernoso y embolias sépticas al pulmón y a los huesos. El signo de Griesinger puede estar presente. Se manifiesta con edema e hiperemia de la porción posterior de la mastoides, lo que se atribuye a una trombosis de las venas emisarias. La prueba de Queckenstedt muestra una elevación de la presión del líquido cefalorraquídeo al presionar la vena yugular normal. Cuando se presiona la vena yugular trombosada no se altera la presión del líquido cefalorraquídeo. Se administran dosis elevadas de antibióticos parenterales de amplio espectro, se drena el absceso perisinusal y se reseca el trombo.

7.6.- HIDROCEFALIA OTÍTICA

La hidrocefalia otítica es un síndrome de hipertensión endocraneana. La hidrocefalia se presenta en niños y adolescentes, generalmente asociada a la otitis media aguda, pero sin alteraciones del líquido céfalorraquídeo. Algunos casos se asocian con una trombosis del seno lateral. Se manifiesta con cefalea severa, náusea, visión borrosa, parálisis del III par craneal y papiledema. La punción lumbar revela hipertensión endocraneal elevada, a veces superior a los 300 milímetros de agua, con características fisicoquímicas normales del líquido cefalorraquídeo. El tratamiento consiste en la administración parenteral de antibióticos de amplio espectro para la infección ótica, diuréticos y punciones lumbares descompresivas

REFERENCIAS BIBLIOGRÁFICAS

1. Albers FW. Complications of otitis media: the importance of early recognition. Am J Otol 1999;20:9-12.
2. Bluestone CD. Epidemiology and pathogenesis of chronic suppurative otitis media: implications for prevention and treatment. Int J Pediatr Otorhinolaryngol 1998; 42:207-223.
3. Bluestone, CD.Clinical course, complications and sequelae of acute otitismedia.Pediatric Infectious Disease Journal.2000;19(5):S37-S46.
4. Bluestone CD, Klein JO. Intratemporal complications and sequelae of otitis media. In: Bluestone CD, Stool SE, Kenna MA, eds. Pediatric Otolaryngology, 3rd. ed. Philadelphia: WB Saunders;1996:583-635.

5. Bluestone CD, Klein JO. Intracranial suppurative complications of otitis media and mastoiditis. In: Bluestone CD, Stool SE, Kenna MA, eds. Pediatric Otolaryngology,3^{erd}. ed. Philadelphia: WB Saunders,1996:636-647.

6. Courville CB. Intracranial complications of otitis media and mastoiditis in the antibiotic era. Laryngoscope 1955;65:31-46.

7. Friedman EM, McGill TJ, Healy GB. Central nervous system complications associated with acute otitis media in children. Laryngoscope 1990;100:149-151.

8. Goer DJ, McQuirt WF, Kelly DL Jr. Intracranial complications of ear disease in pediatric population with special emphasis on subdural effusion and empyema. Sotur Med J. 1985;78:429-434.

9. Haddad J Jr. Treatment of acute otitis media and its complications. Otolaryngol Clin North Am. 1994;27:431–441.

10. Jacobs IN, Todd NW. Regional and intracranial complications of otitis media. In: Wetmore RF, Muntz HR, McGill TJ, eds. Pediatric Otolaryngology: Principles and Practice Pathways. New York: Thieme 2000:305-326.

11. Joseph EM, Sperling NM. Facial nerve paralysis in otitis media: cause and management revisited. Otolaryngol Head Neck Surg 1998;118:694-696.

12. Kafka MM. Mortality of mastoiditis and cerebral complications with review of 3225 cases of mastoiditis with complications. Laryngoscope 1935;45:790-822.

13. Kangsanarak J, Navacharoen N, Fooanant S. Ruckphaopunt K. Intracranial complications of suppurative otitis media: 13 years' experience. Am J Otol.1995;16(1):104-109.

14. Lund WS. A review of 50 cases of intracranial complications from otogenic infection between 1961 and 1977.Clin Otolaryngol 1978;3:495-501.

15. Neely JG. Intratemporal and intracranial complications of otitis media. In: Bailey BJ, ed. Head and Neck Surgery–Otolaryngology. Philadelphia, Pa: JB Lippincott Co; 1993:1607–1622.

16. Ransome J. Acute suppurative otitis media and acute mastoiditis. In Kerr AG, Groves J, Booth JB (ed). Scott-Brown's Otolaryngology-Otology. 5th. ed. Londres, Butterworths 1987;Vol. 3:pp203-214.

17. Samuel J, Fernandes CM, Steinberg JL. Intracranial otogenic complications: a persisting problem. Laryngoscope. 1986;96:272–278.

18. Slattery WH House JW. Complications of otitis media. In: LalwaniAK, Grundfast KM, eds. Pediatric Otology and Neurotology. New York: Lippincott-Raven;1998:251-263.

19. Smith JA. Complications of chronic otitis media and cholesteatoma.Otolaryngol Clin North Am - 2006; 39(6): 1237-55.

20. Wald ER, Kaplan SL, Mason EO Jr.et al. Dexamethasone therapy for children with bacterial meningitis. Pediatrics 1995:95:21-28

CAPÍTULO 9 | HIPOACUSIA DE CONDUCCIÓN

Dr. Javier Dibildox M.

La hipoacusia ocurre a cualquier edad y se clasifica como hipoacusia de conducción, neurosensorial o mixta. La hipoacusia de conducción se presenta cuando la transmisión normal del sonido se altera o impide en el oído externo, oído medio o en ambos.

1.- PATOFISIOLOGÍA

El sonido se trasmite en forma de ondas oscilatorias que pueden absorberse, reflejarse o trasmitirse de acuerdo a las características físicas del receptor. La función del pabellón auricular y del oído medio consiste en adaptar el paso de la energía sonora de un medio aéreo a un medio líquido, dentro del oído interno. El sonido es captado por el pabellón auricular y el conducto auditivo externo actúa como un tubo de resonancia en la transmisión del sonido, lo que produce una ganancia entre 10 a 20dB antes de llegar al oído medio. La superficie de la membrana timpánica y el mecanismo de palancas de los huesecillos incrementan más de veinte veces la intensidad de la onda sonora. La onda sonora ejerce una presión en forma alterna en la membrana timpánica, haciendo vibrar la superficie cónica del tímpano y a la cadena de huesecillos, luego se transmite a la cóclea a través de la ventana oval, estimulando las células ciliadas del oído interno. Cualquier patología que altere la fisiología de la audición en el conducto auditivo externo y en el oído medio, resulta en una hipoacusia de conducción.

2.- CUADRO CLÍNICO

La historia clínica detallada y el examen completo del oído, son esenciales para establecer un diagnóstico adecuado. El examen físico inicia con el análisis y palpación del pabellón auricular, seguido del examen del conducto auditivo externo y de la membrana del tímpano.

La otomicroscopía permite observar con mayor detalle a las estructuras del oído medio. Con la otoscopía neumática se valora el movimiento, color y características de la membrana timpánica. Posteriormente se utilizan los diapasones iniciando con la prueba de Weber. Se coloca el diapasón de 512Hz en el centro del cráneo, en la frente o en los dientes y se le pide al paciente nos diga donde escucha el sonido con mayor claridad.

Cuando hay una hipoacusia de conducción el sonido lateraliza al oído enfermo y permanece en el centro en los normooyentes. Se continúa con la prueba de Rinne, comparando la conducción aérea y la ósea.

El diapasón se golpea con suavidad y se coloca por detrás del oído sobre la mastoides, y cuando el paciente no escucha más el ruido, el diapasón se coloca frente al trago auricular. En los normoyentes y en la hipoacusia neurosensorial, la conducción aérea es superior a la ósea. En la hipoacusia de conducción la transmisión del sonido a través de la estimulación ósea es superior a la conducción aérea.

La audiometría convencional es una prueba cualitativa y cuantitativa más específica y sensible, que las pruebas con diapasones. La audición normal se encuentra en los niveles de 20dB o menos en todas las frecuencias. La audiometría mide objetivamente la conducción aérea y la ósea y los resultados se reportan en una gráfica. En los casos de hipoacusia conductiva, la línea que representa la conducción ósea se registra en la porción superior, con una separación con la línea de conducción aérea, superior a los 10dB, lo que se conoce como gap o brecha ósea.

3.- ETIOLOGÍA.

La hipoacusia de conducción se presenta cuando la transmisión del sonido se altera o impide por bloqueo, infección, derrames intratimpánicos, malformaciones o neoplasias del oído externo, medio o ambos.

3.-1.- OÍDO EXTERNO

3.1.1.- MALFORMACIONES CONGÉNITAS

Las atresias y microtias del oído externo se asocian con frecuencia a varios síndromes congénitos del 1ero y 2º arco branquial. Las malformaciones se manifiestan en forma unilateral o bilateral, con diversos grados de severidad y son clasificados como Clase I o menores, Clase II o moderadas o Clase III o severas.

Clase I: El pabellón auricular es más pequeño y de aspecto casi normal. El conducto auditivo externo es de un tamaño menor, pero la membrana timpánicaes móvil, los huesecillos pueden mostrar algunas deformidades y la mastoides está bien neumatizada.

Clase II: Hay una microtia con estenosis o atresia del conducto auditivo externo, con una placa ósea anterior a la membrana timpánica, los huesecillos están deformes y la mastoides está menos neumatizada.

Clase III: Presenta alguna de las lesiones encontradas en la Clase II, pero son más severas y la neumatización de la mastoides es muy pobre. En algunos casos el oído medio no se desarrolla.

Las deformidades del pabellón auricular se clasifican en 3 clases:

Clase I: El pabellón auricular es de aspecto normal, pero de menor tamaño. Lo que se considera como microtia.

Clase II: La microtia es más severa, con los pliegues y surcos deformes y un hélix rudimentario.

Clase III: Hay anotia con sólo vestigios del pabellón auricular.

Las deformidades del conducto auditivo externo pueden afectar la porción cartilaginosa, la ósea o ambas. Generalmente el conducto tiene una forma infundibular y termina en un fondo de saco. En los casos moderados, al final del fondo de saco se encuentra un tapón de tejido conectivo o una placa ósea. En los casos severos hay ausencia del conducto auditivo y sólo se encuentra una pequeña depresión en el pabellón rudimentario.En todos los niños con malformaciones congénitas del oído externo se debe hacer una valoración temprana de la audición, generalmente iniciada en el cunero mediante la prueba de emisiones otoacústicas y la audiometría de respuestas evocadas. En los niños con atresias bilaterales se deben utilizar auxiliares auditivos de vibración o anclados al hueso desde los primeros meses de vida. En los casos unilaterales con un oído contralateral normal, el tratamiento es conservador, dejando la cirugía hasta que termine la neumatización de la mastoides alrededor de los 5 a 6 años de edad.

3.1.2.- IMPACTACIÓN DE CERUMEN

La producción, calidad y migración del cerumen es variable en cada persona. La oclusión completa del conducto auditivo externo por un tapón de cerumen, es causa frecuente de hipoacusia conductiva de aparición súbita o insidiosa. El uso de hisopos de algodón utilizados con la intención de limpiar el oído, con frecuencia favorece la impactación del cerumen.

Cuando no hay perforación de la membrana timpánica la extracción del tapón puede hacerse con irrigaciones con agua tibia. En los casos de sospecha o presencia de una perforación timpánica, la irrigación está contraindicada. En estos casos el cerumen se remueve por medio de cucharillas, asas de alambre o ganchitos bajo visión directa.

3.1.3.- CUERPOS EXTRAÑOS

Los cuerpos extraños en el conducto auditivo externo son más frecuentes en la población pediátrica y es causa frecuente de hipoacusia conductiva unilateral. Los cuerpos extraños pueden ser orgánicos, inorgánicos, animados o inanimados. Los más frecuentes son las semillas de maíz y frijol, pedazos de plástico y unicel, perlas, insectos, pedazos de algodón y baterías entre otros. La extracción de los cuerpos inorgánicos se puede lograr con la irrigación del conducto. Las semillas deben sacarse con una cucharilla, asa de alambre o con un ganchito. Los insectos vivos deben inmovilizarse aplicando unas gotas de aceite, alcohol, lidocaína o éter, para luego extraerlos con una pinza de caimán o mediante la irrigación con agua tibia del conducto auditivo externo.

3.1.4.- OTITIS EXTERNA AGUDA

La otitis externa aguda es una inflamación de origen inflamatorio o infeccioso del pabellón auricular, conducto auditivo externo y de la pared externa de la membrana timpánica, provocada por diversos factores. Los pacientes se quejan de dolor cuando se toca o manipula el pabellón auricular. El conducto se ve edematoso y con abundante descamación y secreciones. La hipoacusia se presenta cuando la descamación, edema y secreciones, bloquean total o parcialmente al conducto auditivo externo. Cuando hay una infección los gérmenes patógenos encontrados con mayor frecuencia son la *Pseudomonas aeruginosa* y el *Staphylococcus aureus*. El tratamiento incluye la limpieza y acidificación del conducto auditivo externo, seguido de la aplicación tópica de antibióticos con esteroides. Cuando la inflamación es muy severa, factor que impide la aplicación del medicamento, se introduce una mecha para facilitar la penetración de los antibióticos. Los antibióticos sistémicos se indican sólo en las infecciones severas.

3.1.4.- OTITIS EXTERNA CRÓNICA

La otitis externa crónica es una secuela de una otitis externa aguda persistente o recurrente, que provoca una reacción hipertrófica con engrosamiento y estenosis irreversible del conducto auditivo externo. La piel se torna seca y la descamación del epitelio es muy abundante, lo que provoca obstrucción del conducto e hipoacusia de conducción. El tratamiento es similar a la otitis externa aguda, pero requiere de limpiezas frecuentes con la aplicación tópica de esteroides. En las estenosis severas el mejor tratamiento es el quirúrgico, mediante la extirpación completa de la piel afectada y aplicación de injertos cutáneos.

3.1.4.- EXOSTOSIS Y OSTEOMAS

Las exostosis se localizan en la porción anterior y posterior de la porción ósea del conducto auditivo externo y son más frecuentes en los pacientes que nadan en agua fría. Se presentan como una masa sólida pedunculada de crecimiento lento y están cubiertas por un epitelio normal y tienen a ser bilaterales. Los osteomas son una masa grande de tejido óseo trabecular localizados al final del canal óseo. Son lesiones solitarias, unilaterales, de crecimiento lento y generalmente asintomáticos. Las exostosis y los osteomas interfieren con la migración normal del cerumen, lo que causa obstrucción del conducto e hipoacusia de conducción. La remoción quirúrgica de estas lesiones sólo se recomienda en los casos sintomáticos.

3.1.5.- QUERATOSIS OBTURANTE Y COLESTEATOMA DEL CONDUCTO AUDITIVO EXTERNO

La queratosis obturante se caracteriza por la formación de tapones de queratina en la porción ósea del conducto, de aspecto muy similar al colesteatoma. El tapón oblitera el conducto auditivo externo en uno o ambos oídos. El colesteatoma del conducto auditivo externo, macroscópicamente, es muy similar a la queratosis obturante, pero se diferencia por su comportamiento biológico mas agresivo. El colesteatoma externo erosiona la porción ósea del conducto. Ambas patologías requieren de limpiezas frecuentes.

3.1.6.- NEOPLASIAS

Las neoplasias del conducto auditivo externo son poco frecuentes y causan hipoacusia de conducción cuando obliteran el conducto. Las más frecuentes son el ceruminoma, tumor mixto, carcinoma epidermoide y el carcinoma adenoideo quístico.

Otras neoplasias menos frecuentes son los quistes sebáceos, fibromas, papilomas, sarcomas y melanomas. Las neoplasias se presentan como una masa irregular de aspecto granulomatoso que sangra con facilidad, se infecta secundariamente y algunas veces se ulcera y ocluyen el conducto auditivo externo. El tratamiento incluye la limpieza del conducto, biopsia y la escisión completa de la lesión.

3.2.- OÍDO MEDIO

La hipoacusia de conducción se presenta en la otitis media aguda, otitis media con efusión, otitis media crónica supurada, perforaciones timpánicas, otitis media adhesiva y en la fijación, destrucción o desarticulación de la cadena de huesecillos.

3.2.1.- OTITIS MEDIA AGUDA

La otitis media aguda es una causa frecuente de hipoacusia de tipo conductivo en los niños, provocada por la inflamación de la mucosa y el derrame purulento en las cavidades del oído medio, lo que limita la transmisión de las ondas sonoras.

3.2.2.- OTITIS MEDIA CON EFUSIÓN

La otitis media crónica no supurada u otitis media con efusión, se caracteriza por la presencia de un derrame no purulento en el oído medio. Un derrame intratimpánico persistente o fluctuante causa una pérdida auditiva de 10 a 30dB, relacionada más con la cantidad de la efusión que con la calidad de la misma. Cuando la caja del tímpano está ocupada, la hipoacusia es mayor y disminuye cuando se ven niveles hidroaéreos o burbujas.

3.2.3.- OTITIS MEDIA CRÓNICA SUPURADA

La otitis media crónica supurada con o sin colesteatoma, se define como una inflamación crónica del oído medio y de la mastoides, que supura a través de una perforación de la membrana timpánica. La presencia de tejido de granulación o de colesteatoma, tienden infectarse crónicamente y destruyen las estructuras óseas del oído medio y mastoides. La hipoacusia en la otitis media crónica supurada se relaciona con el tamaño y localización de la perforación en la membrana timpánica y con la integridad, destrucción o fijación de la cadena de huesecillos. El tratamiento médico de la otitis media crónica supurada se limita al control de la infección, seguida de la cirugía integral del oído medio y mastoides.

3.2.4.- COLESTEATOMA

El colesteatoma puede ser adquirido o congénito y está formado por la acumulación de tejido epitelial dentro del oído medio. Son lesiones que tienden a expandirse y a destruir las estructuras adyacentes, provocando una hipoacusia de tipo conductivo o mixta. Por su potencial destructivo, el tratamiento quirúrgico se indica en la mayoría de los casos.

3.2.5.- PERFORACIONES TIMPÁNICAS

Las perforaciones de la membrana timpánica son la secuela de una otitis media supurada, golpes en el oído, miringotomías, tubos de ventilación, explosiones, barotrauma, cuerpos extraños y traumatismos al intentar limpiar el oído con irrigaciones o instrumentos rígidos.

Las perforaciones se consideran como crónicas cuando persisten durante un periodo mayor de tres meses. Se clasifican de acuerdo a su localización anatómica como perforaciones centrales y perforaciones marginales. Las perforaciones centrales se localizan en la *pars tensa* de la membrana timpánica y se subdividen de acuerdo al cuadrante que ocupen.

Las perforaciones son de diversos tamaños, desde las pequeñas hasta las subtotales que sólo dejan una pequeña porción de la membrana en la periferia del anillo timpánico. Las perforaciones marginales se localizan en la *pars flaccida*. En las perforaciones pequeñas la audición puede ser normal y las más grandes se acompañan de una hipoacusia de conducción de 20 a 30dB. El tratamiento médico de las perforaciones se limita al control de la infección y en la prevención de la reinfección. El tratamiento quirúrgico de las perforaciones pequeñas se puede hacer en el consultorio, cauterizando los bordes y aplicando un parche de papel arroz.

En las perforaciones más grandes se requiere un injerto de tejido conectivo colocado por delante o por detrás de la perforación. Los resultados favorables de la timpanoplastia se reportan entre el 90 a 95% de los casos.

3.2.6.- OTITIS MEDIA ADHESIVA

La otitis media adhesiva afecta, por lo general, al cuadrante posterosuperior y al ático de la membrana timpánica. Se caracteriza por la atrofia, retracción o adhesión de la membrana a la cadena de huesecillos, promontorio y al ático. Con frecuencia se asocian con el cadena de huesecillos está íntegra y la membrana es delgada y atrófica, generalmente no causan una hipoacusia significativa.

3.2.7.- EROSIÓN Y FIJACIÓN DE LA CADENA DE HUESECILLOS

Cuando la infección, colesteatoma, atelectasias o traumatismos lesionan o erosionan a la cadena de huesecillos, provocan una hipoacusia de conducción al interrumpirse el mecanismo de palancas. En algunos casos de hipoacusia conductiva la membrana timpánica se ve normal, pero la cadena de huesecillos está afectada, debido a que durante las infecciones agudas y crónicas del oído se liberan diversas toxinas y mediadores inflamatorios que comprometen la circulación de los huesecillos, lo que puede provocar necrosis parcial de los mismos, siendo el proceso largo del yunque el más afectado, seguido por la superestructura del estribo. La necrosis altera la continuidad de la cadena de huesecillos provocando una hipoacusia de conducción. El martillo rara vez es lesionado por las infecciones, pero sí por el colesteatoma. El tratamiento se orienta a restablecer la continuidad y funcionamiento de la cadena de huesecillos, mediante la interposición de injertos o la colocación de prótesis.

La fijación de la cadena de huesecillos puede ser adquirida o congénita. Las infecciones del oído pueden desencadenar una reacción inflamatoria que favorece la formación de cicatrices y timpanoesclerosis que tienden a fijar a los huesecillos. La fijación congénita se presenta en los síndromes congénitos o en niños de apariencia normal, siendo la fijación del martillo y del yunque en el epitímpano la anomalía más frecuente, seguida por la fijación del estribo.

Los traumatismos cerrados y las fracturas del hueso temporal provocan diversas lesiones. La más frecuente es la desarticulación incudo/estapedial, la dislocación total del yunque y la fractura de la superestructura del estribo.

El tratamiento de las lesiones de la cadena de huesecillos se orienta a restablecer la continuidad y el funcionamiento de la cadena mediante la liberación de adherencias, interposición de los huesecillos, injertos, prótesis o la estapedectomía. Las nuevas prótesis fijas intratimpánicas tipo BAHA que funcionan directamente mediante la conducción ósea, y no a través de los mecanismos del oído medio, es una alternativa para los aparatos auditivos tradicionales, incluyendo a los de conducción aérea u ósea y a los aparatos tipo CROS, que transmiten en forma contralateral el sonido, mediante un cable en el oído sano.

Los aparatos tipo BAHA se recomiendan para el tratamiento de la hipoacusia de conducción, hipoacusia mixta en los pacientes con secuelas de otitis media crónica, atresia congénita del conducto auditivo externo, pacientes con hipoacusia neurosensorial o anacusia unilateral, colocando el implante en el oído malo para que transmita el sonido mediante la conducción ósea al oído sano y en los pacientes que no toleran los aparatos auditivos convencionales.

3.2.8.- HEMOTÍMPANO

El hemotímpano es una colección de un líquido de color azul oscuro, provocado por un sangrado intratimpánico secundario a un traumatismo del hueso temporal o por la ruptura de los vasos del oído medio durante un barotrauma al bucear, vuelos en avión o por una maniobra de Valsalva forzada. El derrame intratimpánico altera la movilidad de la membrana del tímpano y de la cadena de huesecillos, provocando una hipoacusia de conducción. El tratamiento es conservador. En los casos con dolor intenso, se indica la miringotomía.

3.2.9.- TIMPANOESCLEROSIS

La timpanoesclerosis se debe a la acumulación de un material hialino localizado en la membrana timpánica o en la mucosa y huesecillos del oído medio. Se presenta con mayor frecuencia en los pacientes con otitis media recurrente, otitis media crónica con derrame, en el sitio de una miringotomía, en el orificio donde se colocó un tubo de ventilación o en una perforación espontánea. Por lo general la timpanoesclerosis no afecta la audición y no requiere una corrección quirúrgica. Sin embargo existen casos de timpanoesclerosis severa con extensión al oído medio, que oblitera y fija a la cadena de huesecillos. El tratamiento quirúrgico es la remoción de las placas de timpanosclerosis, sin embargo con frecuencia se asocia a daño neurosensorial.

3.2.10.- OTOSCLEROSIS

La otosclerosis se caracteriza por los depósitos anormales de hueso en la ventana oval que causan fijación de la cadena de huesecillos, provocando una hipoacusia de conducción. La hipoacusia en la otosclerosis generalmente es de tipo conductivo, progresiva y bilateral. El tratamiento médico de la otosclerosis es controversial. El fluoruro de sodio a dosis de 20 a 40 mg diarios, ha sido utilizado durante muchos años en el tratamiento médico de la otosclerosis. Otro método alternativo de tratamiento en el mismo grupo de pacientes candidatos al tratamiento médico y en los pacientes operados con baja reserva coclear, es la adaptación de prótesis auditivas. El tratamiento quirúrgico tradicional es la estapedectomía y por lo general, la cirugía es exitosa en el 95% de los casos, aunque existen riesgos de falla parcial o total.

3.2.11.- NEOPLASIAS

Las neoplasias del oído medio son raras, destacando los tumores neuroendócrinos originados en el plexo nervioso del promontorio y los originados en la adventicia de la vena yugular, conocidos como glomus timpánico y glomus yugular respectivamente. Las neoplasias se manifiestan por un acúfeno de tipo pulsátil e hipoacusia de conducción. El tratamiento implica la resección quirúrgica de la lesión.

REFERENCIAS BIBLIOGRÁFICAS

1. Bayazit AY: Practical use of total and partial ossicular replacement prosthesis in ossiculoplasty. Laryngoscope 2000;110(1):176-177.
2. Beers SL, Abramo TJ. Otitis externa review. Pediatr Emerg Care. 2004;20(4):250-256.
3. Bluestone CD, Klein JO. Otitis media, atelectasis, and eustachian tube dysfunction. In: Bluestone CD, Stool SE, Scheetz MD, eds. Pediatric Otolaryngology. 2d ed. Philadelphia: Saunders, 1990:320-486.

4. Brodie HA, Thompson TC: Management of complications from 820 temporal bone fractures. Am J Otol 1997;18(2):188-197.

5. Brown OE, Meyerhoff WL: Complications and Sequelae of Chronic Suppurative Otitis Media. Ann Otol Rhinol Laryngol 1988; 97(suppl 131): 38-40.

6. De la Cruz A, Doyle KJ: Ossiculoplasty in congenital hearing loss. Otolaryngol Clin North Am 1994 Aug; 27(4): 799-811.

7. Edelstein DR, Parisier SC. Surgical techniques and recidivism in cholesteatoma. Otolaryngol Clin North Am. 1989;22(5):1029-1040.

8. Emmett JR. Physical examination and clinical evaluation of the patient with otosclerosis. Otolaryngol Clin North Am 1993;26:353-257.

9. Forseni M, Eriksson A, Bagger-Sjoback D, Nilsson J, Hultcrantz M. Development of tympanosclerosis: can predicting factors be identified? Am J Otol 1997;18:298-303.

10. Glasscock ME: Pathology and clinical course of inflammatory diseases of the middle ear. Surgery of the Ear 1967; 186-220.

11. Harker LA, Shelton C. Complications of Temporal Bone Infections. Cummings Otolaryngology Head and Neck Surgery Fourth Edition. 2005;4:3013-3039.

12. Jabor MA, Amedee RG. Cerumen impaction. J La State Med Soc 1997;149:358-62

13. Jahrsdoerfer, RA: Congenital Atresia of the Ear. Laryngoscope 1978; 88(9 pt. 3 Suppl 13): 1-48.

14. Kenna MA: Treatment of Chronic Suppurative Otitis Media. Otolaryngol Clinics North Am 1994; 27: 457-471.

15. Kenna MA, Bluestone CD, Reilly JS: Medical management of chronic suppurative otitis media without cholesteatoma in children. Laryngoscope 1986; 96(2): 146-51.

16. Lesinski SG: Causes of conductive hearing loss after stapedectomy or stapedotomy: a prospective study of 279 consecutive surgical revisions. Otol Neurotol 2002; 23(3):281-288.

17. Pichichero ME, Reiner SA, Brook I, et al: Controversies in the medical management of persistent and recurrent acute otitis media. Recommendations of a clinical advisory committee. Ann Otol Rhinol Laryngol Suppl 2000;183: 1-12.

18. Satar B, Yetiser S, Ozkaptan Y: Acoustic characteristics of reconstructed ear canal after atresia surgery. Br J Audiol 2000;34(6): 379-381.

19. Wintermeyer SM, Nahata MC: Chronic suppurative otitis media. Ann Pharmacother 1994 8(9):1089-1099.

20. Yeakley JW: Temporal bone fractures. Curr Probl Diagn Radiol 1999;28(3):65-98.

CAPÍTULO 10 | OTOSCLEROSIS
Dr. Javier Dibildox M.

La otosclerosis es una alteración del metabolismo óseo del hueso endocondral de la cápsula ótica que provoca reabsorción y neoformación de hueso, con lo que se fija la cadena de huesecillos provocando una hipoacusia de conducción. Cuando la otosclerosis se extiende hacia la cóclea, hay una pérdida auditiva neurosensorial. Histopatológicamente es una osteodistrofia fibrosa local de la cápsula laberíntica, focal y simétrica.

1.- EPIDEMIOLOGÍA

La otosclerosis se presenta en los pacientes de origen caucásico, con una prevalencia del 1%, seguido por los asiáticos con el 0.55%. En un estudio post-mortem en huesos temporales, Guild encontró una prevalencia histológica de 8.3% en los caucásicos y del 1% en los afroamericanos. La incidencia de otosclerosis aumenta con la edad, puede presentarse antes de la pubertad, pero es más frecuente entre los 15 y 45 años de edad.

En la mayoría de los casos la otosclerosis afecta ambos oídos y el 10 al 15% de los casos afecta un sólo oído. Las mujeres con hipoacusia por otosclerosis buscan tratamiento con mayor frecuencia que los hombres, sin embargo, en los estudios histológicos la prevalencia no difiere entre ambos sexos. La progresión de la otosclerosis parece acelerarse con los cambios hormonales del embarazo y con la administración de pastillas anticonceptivas.

2.- ETIOLOGÍA

La otosclerosis se hereda como una enfermedad autosómica dominante en el 70% de los casos, con una expresión y penetrancia variables, pero un 30% ocurre esporádicamente. Recientemente se ha relacionado al virus de la rubéola con la progresión de la otosclerosis, acelerando el proceso en los pacientes con predisposición genética a la enfermedad.

3.- FISIOPATOLOGÍA

Alrededor del 90% de los casos de otosclerosis no se reflejan clínicamente. Los focos se originan en la infancia, permanecen inmaduros durante varios años y posteriormente al madurar causan hipoacusia conductiva, que con el paso del tiempo puede progresar a una hipoacusia mixta. La otosclerosis se manifiesta histológicamente como 2 entidades patológicas: Una fase temprana otospongiosa y una fase tardía esclerótica.

1.- Fase otospongiosa: Se caracteriza por la reabsorción ósea alrededor de los vasos sanguíneos, con hipervascularización y liberación de los histiocitos, osteocitos y osteoblastos.

2.- Fase tardía esclerótica: Se forma un hueso denso alrededor de las áreas previamente afectadas por la reabsorción ósea, sustituyendo a los osteoclastos por osteoblastos, afectando principalmente a la ventana oval, en el área de la platina, lo que causa la fijación del estribo.

Cuando se afecta al estribo la otosclerosis con frecuencia se inicia en el área de la *fissula ante fenestram,* pero también se pueden encontrar lesiones focales en el ligamento anular. La *fissula ante fenestram* consiste en un túnel óseo relleno de tejido fibrocartilaginoso, en cuyo seno pueden encontrarse islotes de tejido cartilaginoso y óseo, que conservan su potencial histogénico. Estos islotes atraviesan el espesor de la cápsula laberíntica, estableciendo una comunicación virtual entre la caja y el laberinto. Por lo general las lesiones progresan de una lesión focal anterior hacia la platina del estribo, y en los casos severos se oblitera el nicho de la ventana oval con hueso de neoformación.

La ventana redonda rara vez se oblitera y cuando se extiende hacia la cóclea, hay una pérdida auditiva neurosensorial.

4.- CUADRO CLÍNICO

La otosclerosis se manifiesta principalmente por hipoacusia y acúfeno, síntomas que se hacen más severos cuando la hipoacusia progresa. Algunos pacientes se quejan de mareos o falta de equilibrio, y la mayoría de los pacientes inician la sintomatología durante la segunda o tercera década de la vida con hipoacusia conductiva lentamente progresiva, asimétrica y bilateral en alrededor del 80% de los casos y acúfeno. Aproximadamente el 25% de los pacientes presentan síntomas vestibulares y algunas veces padecen vértigo verdadero, aunque el desequilibrio es la queja principal. Algunos pacientes con vértigo severo presentan otosclerosis y síndrome de Ménière. En estos pacientes el tratamiento quirúrgico conlleva un riesgo mayor de hipoacusia neurosensorial postoperatoria. Los pacientes generalmente hablan con un volumen bajo, debido a la egofonía característica de las hipoacusia de conducción, y refieren oír mejor en los lugares ruidosos cuando el volumen de voz es más alto y supera al ruido del medio ambiente, fenómeno conocido como paracusia de Willis. La otoscopia, otoscopia neumática y la otomicroscopia permiten una valoración completa de las características físicas y de la movilidad de la membrana timpánica.

Por lo general en la otosclerosis sin otra patología ótica, la membrana se ve de aspecto normal, pero en el 10% de los pacientes se identifica una mancha roja localizada en el área del promontorio y ventana oval, que corresponde a un foco espongiótico activo, conocida como el signo de Schwartze. Los diapasones son de gran utilidad en el diagnóstico de la otosclerosis. La prueba de Weber lateraliza hacia el oído más sordo y la prueba de Rinne muestra una mejor audición de la conducción ósea sobre la aérea.

5.- DIAGNÓSTICO DIFERENCIAL

El diagnóstico diferencial incluye diversas patologías de hipoacusia conductiva como las perforaciones timpánicas, otitis media con efusión, atelectasias, otitis media adhesiva, lesiones de la cadena de huesecillos, fijación congénita del estribo, fijación o dislocación del yunque o martillo, glomus timpánico, osteogénesis imperfecta y la enfermedad de Paget.

6.- ESTUDIOS DE LABORATORIO Y GABINETE

Los estudios de laboratorio no son necesarios para establecer el diagnóstico de otosclerosis, pero se solicitan durante la valoración integral preoperatoria del paciente, o cuando hay una patología metabólica o hematológica asociada a la otosclerosis. La audiometría, timpanometría y los reflejos acústicos son indispensables para la confirmación del diagnóstico clínico, e invaluables en la toma de decisiones respecto al tratamiento médico o quirúrgico del paciente. La timpanometría es normal o deprimida con una curva tipo "As" en la otosclerosis avanzada. Los reflejos acústicos se presentan cuando el músculo estapedial se contrae en respuesta a un estímulo sonoro fuerte. En la otosclerosis, al fijarse el estribo, la amplitud del reflejo se reduce o desaparece. La audiometría en la fase temprana de la otosclerosis muestra una hipoacusia en las frecuencias bajas menores de 1,000 Hz. Cuando la enfermedad progresa, el trazo de la línea de conducción aérea se hace plana, al afectar las otras frecuencias como una hipoacusia conductiva de leve a moderada. La discriminación en la logoaudiometria es de tipo conductivo. Cuando se afecta la cóclea la audiometría muestra una hipoacusia de tipo mixto. La muesca de Carhart es característica de la otosclerosis, donde hay una baja en la conducción ósea de 15 dB en la frecuencia de 2,000 Hz y de 5 dB en la frecuencia de 4,000 Hz. En un paciente con un cuadro clínico compatible con otosclerosis, con una audiometría con hipoacusia de conducción y en presencia del reflejo estapedial, se debe sospechar la existencia de una dehiscencia del canal semicircular superior. La tomografía computarizada no se solicita rutinariamente, pero es útil en la detección de depósitos de hueso de neoformación, en el área de la ventana oval o redonda y de los focos escleróticos en otras áreas de la cápsula ótica y cóclea

7.- TRATAMIENTO

La otosclerosis es tratada en los casos sintomáticos con medicamentos, aparatos auditivos o cirugía.

7.1.- TRATAMIENTO MÉDICO

El tratamiento médico de la otosclerosis es controversial. El fluoruro de sodio a dosis de 20 a 40 mg diarios, ha sido utilizado durante muchos años en el tratamiento médico de la otosclerosis, debido a que el fluoruro reemplaza al ion hidroxilo del hueso perióstico, formando fluoroapatita en lugar de hidroxiapatita, lo que resulta en una menor reabsorción ósea e incrementa la calcificación del hueso de neoformación, además de inactivar los nuevos focos de otosclerosis. Clínicamente con el tratamiento el signo de Schwartze, el acúfeno y el desequilibrio disminuyen. El tratamiento con fluoruro de sodio se mantiene por tiempo indefinido, a una dosis de 25 mg por día en los pacientes con una respuesta favorable. El tratamiento con fluoruro de sodio y calcio debe considerarse en los pacientes que no desean la cirugía, que no son candidatos para cirugía, en los pacientes con vértigo y en los pacientes con hipoacusia neurosensorial. En los pacientes con signo de Schwartze positivo se recomienda el tratamiento con fluoruro de sodio y calcio, durante seis a doce meses previos a la cirugía, con el objeto de inducir la maduración del foco osteospongótico y así prevenir la progresión de la enfermedad antes y después de la cirugía.

Si durante la cirugía se encuentra algún foco activo se recomienda el tratamiento postoperatorio con fluoruro de sodio y calcio. En general, en el 50% de los pacientes tratados con fluoruro de sodio y calcio, se estabiliza la enfermedad en el 30%. Un 20% de los pacientes tratados continúan con actividad de la patología. Otro método alternativo de tratamiento en el mismo grupo de pacientes candidatos al tratamiento médico y en los pacientes operados con baja reserva coclear, es la adaptación de prótesis auditivas.

8.- TRATAMIENTO QUIRÚRGICO

La mayoría de los pacientes prefieren la cirugía a utilizar una prótesis auditiva. Inicialmente el tratamiento quirúrgico consistía en la fenestración del conducto horizontal. Pocos años después, Rosen introdujo la movilización del estribo y Shea realizó la primer estapedectomía en 1956. Desde entonces, la técnica ha sufrido algunas modificaciones, respecto a la extensión de la cirugía, material de injerto, tipo de prótesis, uso de perforadores, microtaladros o láser. El tratamiento quirúrgico tradicional es la estapedectomía que consiste en la remoción total de la platina del estribo, luego se coloca un injerto de tejido conectivo en la ventana oval y en el proceso largo del yunque se ancla una prótesis tipo pistón, que se sienta sobre el injerto en la ventana oval. La estapedotomía es otra técnica quirúrgica donde se preserva la platina del estribo. Se hace una microperforación en la platina del estribo, se ancla una prótesis tipo pistón en el proceso largo del yunque que penetra la microperforación de la platina, con lo que se restaura la conducción del sonido. (Fig. 1) La primera cirugía se realiza en el oído más enfermo, dejando el oído contralateral para un segundo tiempo varios meses después. Por lo general, la cirugía es exitosa en el 95% de los casos, aunque existen riesgos de falla parcial o total.

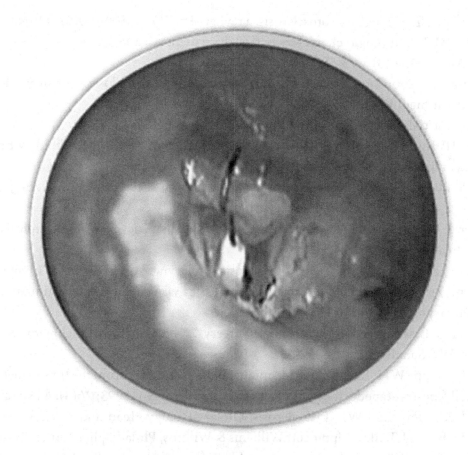

Fig.1.- Estapedotomía con colocación de una prótesis tipo pistón.

9.- COMPLICACIONES

Una complicación frecuente de la cirugía del estribo es la perforación de la membrana timpánica en el cuadrante posterosuperior, la cual se repara por medio de la miringoplastia. Otra complicación es la lesión o sección de la cuerda del tímpano, lo que se manifiesta con alteración del sabor en la mitad ipsilateral de la lengua. En los casos de lesión, la alteración del sabor mejora espontáneamente en un periodo aproximado de dos meses.

La hipoacusia neurosensorial profunda y la anacusia ocurren en el 1 a 2% de los casos, aun cuando la cirugía se realice en forma adecuada. Otra complicación frecuente es la aparición de un acúfeno, posterior a la cirugía, o cuando un acúfeno preexistente empeora con la cirugía. Ocasionalmente, cuando el nervio facial está obliterando significativamente la ventana oval, durante la cirugía se daña al nervio provocando una paresia o parálisis facial. Los trastornos del equilibrio, vértigo, vómito y náusea se presentan con cierta frecuencia en el postoperatorio inmediato, y por lo general desaparecen en pocos días. Las complicaciones tardías son la dislocación y extrusión de la prótesis, fístula perilinfática y formación de granulomas.

REFERENCIAS BIBLIOGRÁFICAS

1. Causse JR, Causse JB, Bretlau P, et al: Etiology of otospongiotic sensorineural losses. Am J Otol 1989;10(2): 99-10.
2. Causse JR et al. Sodium fluoride therapy. Am J Otol 1993;14(5):482-490.
3. Dornhoffer JL, Bailey HA Jr, Graham SS: Long-term hearing results following stapedotomy. Am J Otol 1994;15(5): 674-678.

4. Gordon MA: The genetics of otosclerosis: a review. Am J Otol 1989; 10(6): 426-438.

5. Hannley MT: Audiologic characteristics of the patient with otosclerosis. Otolaryngol Clin North Am 1993;26(3): 373-387.

6. Hinojosa R, Marion M: Otosclerosis and sensorineural hearing loss: a histopathologic study. Am J Otolaryngol 1987;8(5): 296-307.

7. Hough J. Partial stapedectomy. Ann Otol Rhinol Laryngol 1960;69:571.

8. House HP, Kwartler JA. Total stapedectomy. Otologic Surgery, 2nd ed. edited by Brackmann, Shelton, and Arriaga, W.B. Saunders 2001;226-234.

9. Iurato S, Ettorre GC, Onofri M, Davidson C: Very far-advanced otosclerosis. Am J Otol 1992; 13(5): 482-487.

10. Lempert J. Improvement in hearing in cases of otosclerosis: A new, one stage surgical technique. Arch Otolaryngol 1938;28:42-97.

11. Linthicum FH Jr: Histopathology of otosclerosis. Otolaryngol Clin North Am 1996(3):335-352.

12. Niedermeyer HP, Arnold W. Otosclerosis: a measles virus associated inflammatory disease. Acta Otolaryngol (Stockh) 1995;115:300-303.

13. Perkins RC. Laser stapedotomy. Otologic Surgery, 2nd ed. edited by Brackmann, Shelton, and Arriaga, W.B Saunders 2001;245-260.

14. Rizer FM, Lippy WH: Evolution of techniques of stapedectomy from the total stapedectomy to the small fenestra stapedectomy. Otolaryngol Clin North Am 1993; 26(3): 443-51.

15. Roland PS, Meyerhoff WL. Otosclerosis. Otolaryngology-Head and Neck Surgery. 3rd ed., edited by Byron J. Bailey, Lippincott Williams & Wilkins, Philadelphia 2001;1829-1841.

16. Shambaugh G. Clinical diagnosis of cochlear (labyrinthine) otosclerosis. Laryngoscope 1965;75:1558-1562.

17. Shambaugh GE, Jr. and Glasscock ME, III. Surgery of the ear, 3rd ed. Philadelphia, W. B. Saunders, 1980;455-516.

18. Willis R: Stapedectomy-past and present- Ann Acad Med Singappore 1991; 20(5)680.

19. Yao TJ, Tomoda K, Stuart JM, et al. Type II collagen-induced autoimmune otospongiosis. A preliminary report.Ann Otol Rhinol Laryngol 1983;92:103-108.

CAPITULO II | HIPOACUSIA NEUROSENSORIAL
Dr. Javier Dibildox M.

La hipoacusia neurosensorial se relaciona con diferentes patologías del oído interno, nervio auditivo y de sus conexiones con la corteza cerebral. La mayoría de los pacientes son adultos, pero también afecta a los niños. La hipoacusia puede ser congénita, adquirida, unilateral, bilateral, súbita, lenta, rápidamente progresiva, leve, moderada, severa o total. La gran mayoría de las hipoacusias neurosensoriales son causadas por el daño en las células ciliadas del órgano de Corti en la cóclea.

1.- HIPOACUSIA NEUROSENSORIAL BILATERAL

La hipoacusia neurosensorial bilateral se presenta en la presbiacusia, trauma acústico, ototoxicidad por drogas y medicamentos y en la enfermedad autoinmune del oído interno.

1.1.- PRESBIACUSIA

La presbiacusia es una patología de etiología desconocida que afecta principalmente a los pacientes de edad avanzada, caracterizada por la disminución de la audición en ambos oídos, en forma simétrica y progresiva, asociada a una pobre discriminación del lenguaje. La presbiacusia afecta con más a las frecuencias altas y se deteriora con el paso del tiempo.

1.1.1.- EPIDEMIOLOGÍA

La incidencia de la presbiacusia varía en cada país. Se estima que aproximadamente entre el 25 al 30% de las personas con edades entre los 65 y 70 años de edad la padecen, y por arriba de los 75 años la incidencia de la presbiacusia es superior al 40 a 50%. Se ha reportado una incidencia menor en los habitantes de las zonas rurales, comparados con grupos de edad similares en la población urbana. No se han detectado diferencias raciales o de sexo en la incidencia de la presbiacusia.

1.1.2.- PATOFISIOLOGÍA

Se han mostrado cambios histológicos asociados con el envejecimiento a todo lo largo del sistema auditivo. Schuknecht identificó cuatro tipos de presbiacusia:

1.- Presbiacusia sensorial: En la presbiacusia sensorial hay pérdida de las células ciliadas y de las células de soporte en el órgano de Corti. La lesión inicia en la vuelta basal de la cóclea y se extiende lentamente en dirección al ápex. La hipoacusia afecta las frecuencias altas con una caída brusca, lo que se correlaciona con una pobre discriminación. La presbiacusia sensorial se manifiesta en pacientes adultos.

2.- Presbiacusia neural: se manifiesta por una atrofia de las células nerviosas de la cóclea y de las vías nerviosas centrales. La pérdida auditiva inicia desde la niñez y empeora durante la vejez. La atrofia ocurre a lo largo de la cóclea, principalmente en la región basal, manifestándose como una hipoacusia en las frecuencias altas con una discriminación muy pobre

3.- Presbiacusia metabólica: La presbiacusia metabólica es el resultado de la atrofia de la estría vascular, la cual mantiene el balance químico, bioeléctrico y metabólico de la cóclea. La atrofia de la estría vascular resulta en una hipoacusia de curva plana, debido a que el daño ocurre en toda la cóclea y la discriminación se preserva. La presbiacusia metabólica es lentamente progresiva, de tipo familiar y afecta a las personas entre treinta y sesenta años de edad.

4.- Presbiacusia mecánica: La presbiacusia mecánica o conductiva coclear, resulta del engrosamiento y endurecimiento de la membrana basilar de la cóclea, principalmente en la vuelta basal basal de la cóclea. Se manifiesta con una hipoacusia neurosensorial, con una caída gradual en las frecuencias altas. La discriminación se correlaciona con la pérdida auditiva.

Se desconocen las causas de la presbiacusia, aunque se ha relaciondo con anormalidades genéticas, principalmente mutaciones mitocondriales del ADN, que predisponen o provocan la hipoacusia. También se ha relacionado con la reducción en la perfusión, provocada por la arterioesclerosis en pacientes de edad avanzada, lo que interviene en la formación de metabolitos reactivos de oxígeno, que afectan a las estructuras neurales del oído interno y provocan un daño mitocondrial del ADN. Otras causas relacionadas con la presbiacusia son los trastornos del metabolismo como la diabetes, exposición prolongada a ruido, medicamentos y sustancias ototóxicas, estrés y factores genéticos. Sin embargo, se desconoce la causa exacta de la presbiacusia.

1.1.3.- CUADRO CLÍNICO

Las manifestaciones clínicas son variables y difieren en cada paciente, como resultado del daño en diferentes áreas de la cóclea o de la vía auditiva. Generalmente el paciente se queja de una hipoacusia lentamente progresiva, caracterizada por la dificultad para entender el lenguaje y los tonos agudos, particularmente cuando el paciente se encuentra en lugares con ruido ambiental intenso como los restaurantes, teatros y las reuniones familiares. Debido a que en la presbiacusia el daño se concentra en los tonos altos, los pacientes tienen más dificultad para distinguir los sonidos de las vocales y oyen mejor los sonidos de las consonantes, lo que les provoca distorsión de la voz en los tonos altos, como la de los niños y las mujeres. Con frecuencia los pacientes tienen el antecedente de exposición a ruidos intensos en su trabajo o en la práctica del tiro al blanco y cacería. El examen físico generalmente es normal.

1.1.4.- LABORATORIO Y GABINETE

Los estudios de laboratorio incluyen a la biometría hemática completa, química sanguínea, perfil de lípidos y pruebas para detectar enfermedades autoinmunes. La valoración de la capacidad auditiva mediante la audiometría de tonos puros y la logoaudiometría, son esenciales en el diagnóstico de la presbiacusia. En los pacientes con hipoacusia asimétrica se recomienda la audiometría de respuestas evocadas. En los casos donde se sospeche alguna patología congénita, retrococlear o neoplásica, se recomienda la tomografía computarizada y/o la resonancia magnética.

1.1.5.- TRATAMIENTO

No hay un tratamiento médico efectivo para el tratamiento de la presbiacusia, por lo que la pérdida auditiva en los pacientes continúa deteriorándose. En los pacientes con presbiacusia se deben evitar algunos factores relacionados con la etiología de la hipoacusia neurosensorial, como son la exposición a ruidos intensos y los medicamentos ototóxicos. En los pacientes con enfermedades sistémicas y degenerativas se deben controlar los problemas metabólicos y en los casos severos se indican 1 o 2 auxiliares auditivos.

1.2.- TRAUMA ACÚSTICO

La hipoacusia neurosensorial relacionada con la exposición a ruidos intensos por lo general es bilateral y con frecuencia asimétrica. La exposición al ruido generalmente ocurre en el área de trabajo, explosiones, disparos por armas de fuego o música estridente.

Cuando la hipoacusia se relaciona con la exposición al ruido en el trabajo, se le conoce como hipoacusia ocupacional inducida por ruido, el cual es considerado como el problema más frecuente y más grave, debido a la exposición prolongada a los ruidos industriales intensos, muchas veces sin protección durante meses o años.

1.2.1.- EPIDEMIOLOGÍA

La hipoacusia relacionada con la exposición a ruidos intensos es la causa mas frecuente de hipoacusia neurosensorial adquirida en el adulto. Se presenta en cualquier edad, pero se ve con mayor frecuencia en los pacientes con exposición al ruido laboral intenso. El daño inicia durante los primeros dos o tres años de exposición, pero la hipoacusia neurosensorial permanente significativa se presenta, en promedio, después de diez años de exposición a ruidos laborales o militares por arriba de los 90dB. Inicialmente el daño se concentra en las frecuencias altas y gradualmente afecta también a las frecuencias bajas. Al utilizar equipos profesionales de protección contra el ruido y al evitar la exposición crónica al ruido, generalmente hay una mejoría de la audición. Los músicos, mineros, militares, trabajadores del metal, cazadores y los aficionados al tiro con armas de fuego que no utilizan regularmente equipos de protección contra el ruido, con el paso del tiempo es común encontrar hipoacusia neurosensorial. La hipoacusia relacionada con el trauma acústico es más frecuente en el sexo masculino, quizá relacionado más con el tipo de trabajo y aficiones, que con la sensibilidad al ruido, presbiacusia asociada o por la administración de medicamentos ototóxicos.

1.2.2.- PATOFISIOLOGÍA

Los factores de riesgo asociados con la hipoacusia neurosensorial secundaria a la exposición al ruido son la intensidad, duración, número de exposiciones y la susceptibilidad de cada individuo de tolerar ruidos intensos. El ruido se mide de acuerdo con su duración e intensidad y se expresa en decibeles. Puede ser continuo, intermitente, mixto, impulsivo o explosivo, y de acuerdo a estos parámetros, se puede provocar una pérdida auditiva temporal o permanente.

Normalmente el oído interno se protege de los ruidos intensos mediante la contractura del reflejo acústico, el cual se desencadena con ruidos superiores a los 90 dB al contraerse el músculo estapedial y el músculo tensor del tímpano, con lo que se incrementa la resistencia al paso del sonido. El reflejo tiene una latencia de 25 a 150 milisegundos, pero los ruidos muy intensos como las explosiones penetran a la cóclea antes de la activación del reflejo acústico, por lo que los ruidos superiores a los 140 dB pueden dañar permanentemente a la cóclea y causar una hipoacusia neurosensorial irreversible. La exposición al ruido intenso provoca microtraumatismos repetitivos y acumulables. Inicialmente se desencadena una reacción de cambios químicos, metabólicos y vasculares potencialmente reversibles, que se manifiestan por una pérdida temporal que puede durar unos cuantos minutos, horas o días. Cuando el daño es superior a los 40 dB, la recuperación puede ser incompleta y deja una lesión residual permanente. Las frecuencias altas se lesionan primero, típicamente las de 4,000 Hz, seguido por las frecuencias medias y bajas.

Generalmente la hipoacusia se acompaña con un acúfeno de tono alto. Si la exposición al ruido intenso continúa, hay pérdida permanente de algunos estereocilios, células sensoriales, formación de tejido cicatricial, daño al nervio auditivo y al sistema nervioso central, lo que se manifiesta con una pérdida auditiva permanente. En estudios histopatológicos de pacientes con pérdida auditiva por exposición a ruidos, se han mostrado lesiones en los estereocilios del oído interno y en las células ciliadas externas, llegando hasta la ausencia del órgano de Corti y a la ruptura de la membrana de Reissner. Las células ciliadas externas son las más susceptibles al trauma acústico. Se debe diferenciar a la hipoacusia provocada por una exposición prolongada al ruido intenso continuo o intermitente, de la provocada por un trauma acústico. El trauma acústico es la exposición corta a un estímulo auditivo superior a los 140 dB, lo que resulta en un daño permanente en las células del oído interno. La mayoría de los traumatismos acústicos son causados por el efecto de una explosión, ruidos muy intensos o disparos que provocan rupturas y desgarros de las paredes del oído interno, con la consecuente mezcla de la perilinfa y endolinfa. Con frecuencia se presenta la ruptura de la membrana timpánica.

1.2.3.- CUADRO CLÍNICO

En todo paciente con hipoacusia neurosensorial se obtiene una historia clínica completa, que incluya los antecedentes hereditarios de sordera, uso de drogas y sustancias ototóxicas y de la exposición a ruidos laborales, militares o recreativos. La hipoacusia neurosensorial secundaria a la exposición a ruidos intensos, generalmente afecta ambos oídos y se presenta lentamente después de varios años de exposición al ruido. Algunos pacientes son más susceptibles al daño por ruido intenso, lo que puede provocar un daño irreversible desde la primera exposición. Las frecuencias más afectadas se localizan entre los 3,000 y 6,000 Hz, con un pico mayor en los 4,000 Hz. Los pacientes se quejan de escuchar ruidos en el oído y dificultad para oír y entender las palabras, sobretodo en lugares públicos. Los familiares se quejan de que el paciente utiliza un volumen muy alto para oír música o la televisión. El acúfeno es un síntoma molesto que generalmente se presenta después de una exposición a un ruido intenso, el cual habitualmente mejora o desaparece con el tiempo, pero puede ser permanente y su intensidad aumenta con la exposición crónica al ruido y con el incremento de la hipoacusia.

1.2.4.- LABORATORIO Y GABINETE

La valoración completa de la audición debe realizarse diez a doce horas después de la exposición al ruido, para permitir una recuperación espontánea de la pérdida auditiva transitoria. La audiometría, audiometría verbal (logoaudiometría o acumetría), impedanciometría, audiometría de respuestas evocadas y las emisiones otoacústicas, son las pruebas recomendadas en la valoración de la hipoacusia secundaria a la exposición a ruidos.

1.2.5.- TRATAMIENTO

El mejor tratamiento es la prevención utilizando protectores profesionales contra el ruido, la monitorización del ruido en las áreas de trabajo, la educación a los trabajadores, trabajar un máximo de 8 horas en lugares donde el ruido ambiental es de <90dB y la realización de audiometrías seriadas. Si en el área laboral hay ruidos intensos, explosiones o disparos, se deben utilizar equipos profesionales especiales para protección, lo que disminuye el nivel del ruido al menos entre 10 y 30 dB. En la hipoacusia por un trauma acústico único, la administración temprana de esteroides puede ser de utilidad. En la hipoacusia por exposición crónica al ruido no hay una terapia medicamentosa efectiva. Se recomienda la adaptación de auxiliares auditivos en los casos severos.

1.3.- DROGAS OTOTÓXICAS

1.3.1.- INTRODUCCIÓN

Las drogas ototóxicas pueden lesionar temporal o permanentemente a los sistemas vestibular y auditivo, provocando hipoacusia y trastornos del equilibrio. Entre los medicamentos relacionados con la ototoxicidad destacan los aminoglucósidos, diuréticos, salicilatos, quinina y algunas drogas citotóxicas. Los pacientes con insuficiencia renal, edad avanzada y tratamiento con múltiples drogas, son los más susceptibles al daño ototóxico.

1.3.2.- PATOFISIOLOGÍA

La ototoxicidad secundaria a la administración de diversos medicamentos generalmente se asocia con una hipoacusia neurosensorial bilateral simétrica, que afecta principalmente a las frecuencias agudas y generalmente se acompaña de acúfenos y trastornos del equilibrio. La hipoacusia puede presentarse desde la primera dosis o manifestarse progresivamente incrementando el daño en forma paralela con la administración de las sustancias ototóxicas, o presentarse semanas o meses después. Inicialmente algunas drogas dañan las células ciliadas, sobre todo a las localizadas en la vuelta basal de la cóclea hasta llegar al ápex, lo que se manifiesta como una hipoacusia con curva descendente hacia las frecuencias altas. Simultáneamente puede dañarse el epitelio vestibular provocando vértigo postural y desequilibrio. En todo paciente que requiera una o más drogas ototóxicas, se debe monitorizar la audición mediante audiometrías seriadas.

1.3.3.- LABORATORIO Y GABINETE

En todo paciente que requiere la administración de cualquier medicamento ototóxico, la prevención del daño coclear es de suma importancia. Si el paciente desarrolla acúfeno, trastornos del equilibrio o hipoacusia, se deben realizar audiometrías seriadas y la medición de la función renal y los niveles séricos de las drogas utilizadas.

1.4.- ANTIBIÓTICOS AMINOGLUCÓSIDOS

Desde su introducción, se detectó que los aminoglucósidos provocan daño cócleo-vestibular. Los aminoglucósidos disponibles en el mercado son la estreptomicina, dihidroestreptomicina, kanamicina, neomicina, gentamicina, tobramicina, netilmicina y amikacina.

1.4.1.- EPIDEMIOLOGÍA

Los aminoglucósidos son antibióticos efectivos para el tratamiento de las infecciones por gérmenes gram-negativos. En los países subdesarrollados se utilizan con frecuencia indiscriminadamente, y en muchas ocasiones por automedicación. Se han relacionado como una causa frecuente de hipoacusia profunda. El daño vestibular es menos severo dependiendo de la dosis, tiempo y droga utilizada, pero afecta hasta el 4% de los pacientes tratados con aminoglucósidos.

1.4.2.- PATOFISIOLOGÍA

La ototoxicidad de los aminoglucósidos puede causar daño coclear y vestibular. La estreptomicina afecta principalmente al aparato vestibular y la neomicina causa daño coclear severo, cuando se administra por vía oral. La kanamicina es otra droga con un alto potencial ototóxico, que daña a las células ciliadas llegando a la hipoacusia profunda y a la sordera, pero respetando al sistema vestibular. La gentamicina, tobramicina y netilmicina afectan principalmente a la cóclea y en menor grado al sistema vestibular. El daño auditivo generalmente se inicia en las frecuencias altas con daño a las células ciliadas externas del órgano de Corti, principalmente en la vuelta basal de la cóclea. El daño puede continuar durante varias semanas después del fin del tratamiento.

El daño causado por los aminoglucósidos parecer ser multifactorial. Existen varios factores de riesgo que incrementan el potencial ototóxico de los aminoglucósidos, destacando las terapias prolongadas del medicamento durante más de 2 semanas, los niveles séricos elevados de la droga, niños y ancianos, historia familiar de ototoxicidad, administración simultánea de otros medicamentos ototóxicos, insuficiencia renal y el tipo de aminoglucósido empleado.

1.4.3.- CUADRO CLÍNICO

La ototoxicidad provocada por los aminoglucósidos se manifiesta con hipoacusia, acúfeno, desequilibrio y sensación de presión en el oído.

1.4.4.- TRATAMIENTO

En todo paciente que requiere la administración de aminoglucósidos, la prevención de la ototoxicidad es de suma importancia. La administración diaria y prolongada generalmente se relaciona con un mayor daño coclear. Si el paciente desarrolla acúfeno, trastornos del equilibrio e hipoacusia, se deben realizar audiometrías seriadas, valoración de la función renal y la medición de los de los niveles séricos del antibiótico. Debido a que los antibióticos permanecen en la cóclea durante un tiempo prolongado, se recomienda evitar la exposición a los ruidos intensos para proteger la cóclea. El daño generalmente es irreversible y actualmente no hay una terapia médica eficaz disponible.

1.5.- OTROS ANTIBIÓTICOS
1.5.1.- VANCOMICINA
Se han reportado casos de hipoacusia neurosensorial en pacientes tratados con vancomicina y en algunos pacientes la hipoacusia fue transitoria.

1.5.2.- ERITROMICINA
Se han encontrado casos esporádicos de ototoxicidad secundaria al uso de la eritromicina, la mayoría con daño reversible y generalmente asociada a diversos factores de riesgo como la insuficiencia renal, insuficiencia hepática, dosis elevadas superiores a los 4 g por día y la administración intravenosa del macrólido.

1.6.- DIURÉTICOS
Los diuréticos que actúan en la asa de Henle del glomérulo renal, como el ácido etacrínico, la furosemida y la bumetanida, pueden provocar una ototoxicidad que se manifiesta tempranamente con acúfeno y trastornos del equilibrio. La hipoacusia tiende a ser reversible en los pacientes adultos y permanente en los recién nacidos.

1.7.- CITOTÓXICOS
Los medicamentos citotóxicos utilizados en el tratamiento de las neoplasias malignas que causan ototoxicidad son los derivados del cisplatino. La incidencia y severidad de la ototoxicidad se relaciona con las dosis, frecuencia, velocidad de infusión, insuficiencia renal y la administración de otros medicamentos. El mecanismo de acción que provoca la ototoxicidad con el uso de los medicamentos antineoplásicos es multifactorial, y generalmente se asocia con diversos factores de riesgo como la radioterapia de la cabeza y cuello, dosis altas, edad avanzada, deshidratación, insuficiencia renal y la administración simultánea de otros medicamentos ototóxicos. La ototoxicidad se manifiesta con hipoacusia bilateral irreversible, acúfeno y trastornos del equilibrio. El daño se manifiesta entre varios días o meses después del tratamiento, aunque se han reportado casos de ototoxicidad con una sola dosis.

1.8.- SALICILATOS
La aspirina o ácido acetilsalicílico afecta al oído en alrededor del 1% de los pacientes, particularmente en los pacientes de edad avanzada o deshidratados que ingieren dosis altas de aspirina. El acúfeno es el síntoma más común de la ototoxicidad por salicilatos. Otras manifestaciones son la hipoacusia, náusea, vómito, cefalea taquicardia, taquipnea y confusión. La toxicidad de los salicilatos se trata mediante la hidratación del paciente y la alcalinización de la orina.

1.9.- ENFERMEDAD AUTOINMUNE DEL OÍDO INTERNO
La enfermedad autoinmune del oído interno se manifiesta con hipoacusia neurosensorial bilateral rápidamente progresiva, y en ocasiones fluctuante durante un periodo de semanas a meses, con una discriminación muy pobre del lenguaje y trastornos del equilibrio. El cuadro clínico generalmente mejora con la administración sistémica de esteroides, lo que se considera como una prueba diagnóstica.

1.9.1.- EPIDEMIOLOGÍA
La hipoacusia neurosensorial autoinmune del oído interno se presenta con mayor frecuencia entre los veinte y cincuenta años de edad, pero puede ocurrir en pacientes pediátricos. Es más frecuente en las mujeres, y a diferencia de los hombres, se presenta con o sin una enfermedad autoinmune asociada. La hipoacusia es bilateral en el 79% de los pacientes, en tanto que los trastornos del equilibrio se presentan en el 50% y el acúfeno en el 25 a 50% de los casos. Las enfermedades coexistentes afectan al 15 a 30% de los casos destacando la artritis reumatoide, el lupus eritematoso diseminado, la colitis ulcerativa, el síndrome de Cogan, la granulomatosis de Wegener y la poliarteritis nodosa.

1.9.2.- PATOFISIOLOGÍA

La enfermedad autoinmune del oído interno es un problema inmunológico idiopático provocado por un antígeno endógeno que ataca al oído interno. Se manifiesta con hipoacusia bilateral de progresión rápida, de al menos 30 dB en cualquier frecuencia en al menos un oído, o de 10 dB en dos o más frecuencias consecutivas o con una disminución importante de la discriminación. En estudios histopatológicos de huesos temporales de pacientes con hipoacusia neurosensorial autoinmune del oído interno, se encontró fibrosis, osteoneogénesis y atrofia celular.

1.9.3.- CUADRO CLÍNICO

El síntoma cardinal de la enfermedad autoinmune del oído interno es la hipoacusia neurosensorial bilateral y progresiva que ocurre durante un periodo de semanas a meses. Algunos pacientes manifiestan fluctuaciones de la audición, que posteriormente se estabilizan. Ocasionalmente la hipoacusia inicialmente es unilateral, afectando más tarde al oído contralateral en forma simétrica o asimétrica. Generalmente los pacientes presentan una discriminación pobre al lenguaje. Los síntomas vestibulares más frecuentes son el vértigo episódico o postural, desequilibrio y ataxia.

1.9.4.- LABORATORIO Y GABINETE

Las pruebas de laboratorio orientadas a la detección de una disfunción inmunológica, se solicitan en los pacientes con una enfermedad autoinmune, destacando los niveles elevados de complejos inmunes circulantes, niveles del complemento, anticuerpos antinucleares, factor reumatoide y de la proteína C reactiva. En un grupo de pacientes el 96% mostraron elevación de los complejos inmunes. Los pacientes con lupus muestran elevación de complejos inmunes circulantes y diversos anticuerpos en el análisis Western Blot para antígenos del oído interno.

1.9.5.- TRATAMIENTO

Debido a que la historia natural de la enfermedad autoinmune del oído interno se desconoce, el tratamiento de la misma es empírico, basado en la experiencia acumulada en los últimos años. El tratamiento más aceptado es la administración de prednisona con una dosis de 1 mg por kilo de peso por día, durante un periodo no menor a un mes, seguido de la disminución gradual de la dosis durante varias semanas y con una dosis de mantenimiento de 10 a 20 mg cada tercer día. El tratamiento con corticoesteroides es efectivo en el 60% de los casos, cuando hay mejoría en el umbral auditivo de 15 dB en una frecuencia y de 10 dB en dos frecuencias consecutivas o por una mejoría en la discriminación. Sin embargo no todos los pacientes mejoran con el tratamiento con prednisona. En estos pacientes se recomienda la administración de ciclofosfamida 1 a 2 mg por día o metrotexate y ácido fólico a dosis 7.5 a 20 mg por semana durante un periodo largo y cuando hay recaídas se elevan las dosis de los medicamentos. En algunos pacientes el tratamiento con esteroides intratimpánicos ha sido más efectivo que el tratamiento con corticoesteroides sistémicos.

2.- HIPOACUSIA NEUROSENSORIAL UNILATERAL

2.1. FÍSTULA PERILINFÁTICA

La fístula perilinfática o laberíntica es una comunicación anormal entre el espacio perilinfático del oído interno y el oído medio, ocurriendo con mayor frecuencia en la ventana oval o en la ventana redonda y se manifiesta con sordera súbita o hipoacusia progresiva y vértigo.

2.1.1.- EPIDEMIOLOGÍA

La fístula perilinfática generalmente se relaciona con el barotrauma como el buceo y la maniobra de Valsalva forzada, el levantamiento de pesas, las fracturas del hueso temporal y las fístulas iatrogénicas durante la estapedectomía y la cirugía del oído medio.

2.1.2.- FISIOPATOLOGÍA

La fístula se presenta por una fisura en la ventana redonda o en la ventana oval que permite la salida de perilinfa hacia el oído medio, como resultado de una cirugía del estribo con colocación de prótesis, barotrauma o de una erosión ósea secundaria a una infección o neoplasia. Se han reportado fístulas perilinfáticas espontáneas causadas por una comunicación anormal entre el oído medio y el oído interno a través de la *fissula ante fenestram,* en algunos casos con deformidad de Mondini. En los niños la fístula perilinfática se asocia a malformaciones congénitas del oído medio o del oído interno.

2.1.3.- CUADRO CLÍNICO

La fístula perilinfática se manifiesta con hipoacusia, desequilibrio constante, nistagmo postural y signo de la fístula positivo. La prueba de la fístula se hace al aplicar presión positiva y negativa en el conducto auditivo externo, lo que provoca nistagmo (signo de Hennebert) o desequilibrio (síntoma de Hennebert) en los casos con fístula.

2.1.4.- LABORATORIO Y GABINENTE

No hay pruebas diagnósticas específicas para el diagnóstico de la fístula perilinfática, salvo la exploración quirúrgica con la demostración de la fístula y la presencia en el líquido céfalorraquídeo de la proteína β2 tansferrina. Debido a la asociación de la fístula con la sífilis, se solicitan la pruebas VDRL y la de la absorción del anticuerpo fluorescente del treponema. La tomografía computarizada tiene una sensibilidad muy baja, alrededor del 20%, por lo que no se solicitan estudios de imagen rutinariamente. Las audiometrías seriadas pueden mostrar una hipoacusia neurosensorial fluctuante y las pruebas vestibulares pueden revelar una paresia unilateral.

2.1.5.- TRATAMIENTO

El tratamiento de la fístula perilinfática es conservador en la mayoría de los casos, mediante el reposo en cama con la cabeza elevada durante tres a seis semanas. Cuando persiste la sintomatología se explora quirúrgicamente el oído medio mediante una timpanotomía exploradora. Si se localiza la fístula se sella con grasa o tejido conectivo o con es instilación de sangre fresca a través de la membrana timpánica, con la intención de sellar la fístula.

2.2.- TRAUMATISMOS DEL HUESO TEMPORAL

Las fracturas de la base del cráneo que afectan al hueso temporal se presentan con frecuencia durante los accidentes automovilísticos, caídas, deportes, convulsiones y asaltos.

2.2.1.- EPIDEMIOLOGÍA

La cabeza se lesiona en el 75% de los accidentes automovilísticos causando una fractura del hueso temporal en el 20 a 30% de los casos. Del total de fracturas del cráneo se estima que entre el 18 y 22% de los casos presentan fractura del hueso temporal.

2.2.2.- FISIOPATOLOGÍA

Las fracturas del hueso temporal se clasifican como longitudinales y transversas. Las fracturas longitudinales se presentan en el 70 a 90% de las fracturas del hueso temporal, generalmente relacionadas con golpes laterales sobre la mastoides y el hueso temporal. La línea de fractura sigue un curso paralelo al eje de la pirámide petrosa, iniciándose en la porción escamosa del hueso temporal y continuando por la porción posterosuperior del conducto auditivo externo y techo del oído medio, terminando en la fosa media craneal cerca del agujero espinoso. Las fracturas transversas, ocurren entre el 10 a 30% de las fracturas del hueso temporal, causadas por traumatismos frontales y parietales. La línea de fractura se inicia en la fosa media craneal, corre perpendicular al eje largo de la pirámide petrosa y termina en el foramen magno y pueden extenderse a través del conducto auditivo interno, lesionando al nervio facial y al nervio cócleovestibular. Las lesiones penetrantes por arma punzocortante o por arma de fuego generalmente lesionan diversas estructuras del oído, cara y cráneo, causando lesiones múltiples que requieren una valoración otoneurológica completa.

2.2.3.- CUADRO CLÍNICO

Las fracturas longitudinales casi siempre afectan al oído medio y causan parálisis facial en el 10 a 20% de los casos. Presentan sangrado y otorragia del conducto auditivo externo, parálisis facial inmediata o tardía, laceraciones, perforación de la membrana timpánica, hemotímpano, hipoacusia y salida de líquido cefalorraquídeo. Las fracturas transversas pueden dañar la cóclea y el laberinto provocando vértigo severo, náusea, vómito, nistagmo, hipoacusia neurosensorial profunda y parálisis facial inmediata. Las lesiones con arma de fuego que lesionan al hueso temporal generalmente causan hipoacusia neurosensorial profunda, disrupción del nervio facial y fístulas de líquido cefalorraquídeo.

2.2.4.- LABORATORIO Y GABINETE

La tomografía computarizada de alta resolución permite observar con detalle las estructuras del hueso temporal y la localización y extensión de la fractura. Se debe realizar una audiometría en todos los pacientes con fracturas del hueso temporal. La audiometría puede mostrar una hipoacusia de conducción, neurosensorial o mixta. En los casos de parálisis facial tardía completa, se realizan pruebas de excitabilidad del nervio facial y la electroneuronografía.

2.3.- ENFERMEDAD DE MÉNIÈRE

La enfermedad de Ménière o hidrops endolinfático es una patología idiopática del oído interno, caracterizada por episodios de vértigo, hipoacusia fluctuante, acúfeno y sensación de plenitud o presión auricular.

2.3.1.- EPIDEMIOLOGÍA

La incidencia de la enfermedad de Ménière, fluctúa entre10 a150casos por cada100,000 habitantes por año. No hay predominio de sexo ni del lado afectado y se presenta con mayor frecuencia en la 5ª década de la vida. Es poco frecuente en los pacientes menores de 20 años o por arriba de los 70 años de edad. En el 25 a 45% de los casos la enfermedad de Ménière es bilateral.

2.3.2.- FISIOPATOLOGÍA

La etiología de la enfermedad de Ménière se ha atribuido a problemas anatómicos, inmunológicos, infecciosos o alérgicos, sin embargo las anormalidades del conducto y saco endolinfático que provocan retención del líquido endolinfático, se considera como la etiología más probable. En estudios histopatológicos, se ha mostrado la presencia de un bloqueo longitudinal del flujo de la endolinfa en el saco y senos endolinfáticos, en los conductos del utrículo y del sáculo y en el *ductus reuniens*. Además, se encontraron niveles elevados de los complejos de IgM y del complemento y una disminución de la IgA. El 50% de los pacientes con enfermedad de Ménière padecen de una alergia respiratoria o alimentaria. El tratamiento con inmunoterapia y cambios en la dieta, mejoran la síntomatología de la enfermedad de Ménière en algunos pacientes.

2.3.3.- CUADRO CLÍNICO

La enfermedad de Ménière se manifiesta con ataques episódicos y fluctuantes de hipocusia neurosensorial unilateral, vértigo severo, acúfeno y sensación de llenado o presión auricular, además de náusea y vómitos severos. Los ataques inician bruscamente y duran alrededor de dos horas.

2.3.4.- LABORATORIO Y GABINETE

No hay exámenes de laboratorio específicos para el diagnóstico de la enfermedad de Ménière, sin embargo se solicitan estudios básicos de laboratorio como la biometría hemática, pruebas de coagulación, niveles de glucosa, colesterol, triglicéridos, velocidad de sedimentación globular, pruebas de funcionamiento tiroideo, VDRL, prueba de la absorción del anticuerpo fluorescente del treponema, VIH, anticuerpos antinucleares y factor reumatoide. La tomografía computarizada no se solicita rutinariamente, salvo en los casos atípicos o sugestivos de una lesión retrococlear. La valoración audiométrica es esencial para confirmar la fluctuación de la audición. La audiometría inicialmente muestra una hipoacusia en las frecuencias bajas o una curva en forma de "V" invertida, con pérdida en las frecuencias bajas y altas. Las pruebas vestibulares muestran disfunción vestibular con paresia del canal.

2.3.5.- TRATAMIENTO

En la fase aguda se administran medicamentos supresores del laberinto como el difenidol, diazepam, meclizina y dimenhidrinato para suprimir la náusea y vómito. Otros medicamentos útiles en el tratamiento de la enfermedad de Ménière son los diuréticos como la acetazolamida. En el tratamiento de mantenimiento se recomienda la reducción de la ingesta de sodio a menos de 1,500 mg por día y se deben evitar algunos alimentos y bebidas con cafeína, alcohol y chocolate. En los pacientes que no responden a un tratamiento conservador, se recomienda la instilación de gentamicina transtimpánica con lo que se logra el control del vértigo en el 90% de los pacientes. En los casos de falla, se recomienda el tratamiento quirúrgico mediante la descompresión del saco endolinfático, sección del nervio vestibular o la laberintectomía transmastoidea en los pacientes con una audición muy deteriorada.

2.4.- HIPOACUSIA SÚBITA

La hipoacusia súbita neurosensorial se define como una pérdida auditiva de 30dB o mayor, que afecta al menos tres frecuencias contiguas del trazo audiométrico, demostradas en tres audiometrías seriadas realizadas en tres días o menos. La hipoacusia generalmente se acompaña de acúfeno, sensación de presión auricular y vértigo.

2.4.1.- EPIDEMIOLOGÍA

Se estima que ocurren alrededor de 15,000 casos documentados por año a nivel mundial, con una incidencia anual de 5 a 20 pacientes por cada 100,00 personas. Se presenta con igual frecuencia en ambos sexos y en ambos oídos y entre el 1 y 2% de los casos la hipoacusia es bilateral.

2.4.2.- FISIOPATOLOGÍA

Cuando no se identifica la etiología, se considera como hipoacusia súbita neurosensorial de etiología idiopática multifactorial. Se han identificado varias enfermedades relacionadas con la hipoacusia súbita neurosensorial como la esclerosis múltiple, el síndrome de Cogan, sarcoidosis, leucemias, granulomatosis de Wegener, enfermedad de Buerger, parotiditis epidémica, macroglobulinemia, enfermedad de células falciformes, sífilis, policitemia, lupus eritematoso, meningitis meningocócica, drogas ototóxicas, neurinomas del acústico, tumores metastáticos, trauma acústico, fracturas y lesiones penetrantes del hueso temporal.

2.4.3.- CUADRO CLÍNICO

La hipoacusia súbita neurosensorial idiopática se manifiesta con disminución de la agudeza auditiva, sensación de plenitud en el oído afectado, acúfeno y trastornos del equilibrio. Frecuentemente la hipoacusia súbita es precedida por una infección de las vías aéreas superiores. Algunos pacientes al despertar notan la pérdida auditiva, otros refieren haber escuchado un ruido en el oído afectado, luego un acúfeno y después la caída súbita de la audición. Otros describen una sensación de "oído tapado", situación a la que no le dan importancia durante días o semanas, antes de buscar atención médica.

2.4.4.- ESTUDIOS DE LABORATORIO E IMAGEN

Se solicitan estudios básicos de laboratorio como la biometría hemática, pruebas de coagulación, niveles de glucosa, colesterol, trigricélidos, velocidad de sedimentación globular, pruebas de funcionamiento tiroideo, VDRL, prueba de la absorción del anticuerpo fluorescente del treponema, VIH, anticuerpos antinucleares y factor reumatoide. La evaluación audiológica incluye la audiometría, timpanometría y reflejos acústicos. En algunos pacientes la audiometría de respuestas evocadas y las emisiones otoacústicas se solicitan para valorar la integridad del sistema auditivo. Las pruebas vestibulares se indican en los pacientes con trastornos del equilibrio. Si se sospecha una patología retrococlear, la resonancia magnética con gadolinum es el estudio de primera elección. Aproximadamente entre el 1 y 2% de los pacientes con sordera súbita neurosensorial idiopática tienen un tumor en el conducto auditivo interno o en el ángulo pontocerebeloso.

2.4.5.- TRATAMIENTO

El tratamiento de la sordera súbita si no se encuentra la etiología se trata empíricamente. No hay un tratamiento médico universal aceptado para esta patología. La mayoría de los tratamientos solos o combinados se basan en las dos teorías más aceptadas de la etiología: la teoría de la inflamación y la teoría vascular. El tratamiento médico incluye los vasodilatadores, corticoesteroides, antivirales, medios de contraste, diuréticos, carbógeno y oxígeno hiperbárico. El tratamiento de la sordera súbita neurosensorial secundaria a una patología conocida, será específica para la patología identificada.

La recuperación espontánea de la sordera súbita neurosensorial idiopática fluctúa entre el 45 a 63% de los casos, por lo que el tratamiento médico es empírico y controversial. Los pacientes que recuperan el 50% de la audición durante las primeras dos semanas posteriores al inicio de la enfermedad, tienen mejor pronóstico. El tratamiento quirúrgico incluye la instilación transtimpánica de corticoesteroides, el cierre de las fístulas perilinfáticas y la cirugía de las neoplasias del conducto auditivo interno y ángulo pontocerebeloso.

REFERENCIAS

1. Committee on Hearing and Equilibrium Guidelines for the Diagnosis and Evaluation of Therapy In Meniere's Disease. American Academy of Otolaryngology-Head and Neck Foundation, Inc. Otolaryngol Head Neck Surg. 1995;113:181.

2. Derebery MJ, Rao VS, Siglock TJ, et al: Ménière's disease: an immune complex-mediated illness? Laryngoscope 1991;101(3): 225-229.

3. Dornhoffer JL, Arenberg JG, Arenberg IK, Shambaugh GE Jr: Pathophysiological mechanisms in immune inner ear disease. Acta Otolaryngol Suppl 1997;526:30-36.

4. Fitzgerald DC: Perilymphatic fistula and Meniere's disease: clinical series and literature review. Ann Otol Rhinol Laryngol 2001, 110:430–436.

5. Harris JP: Immunology of the inner ear: evidence of local antibody production. Ann Otol Rhinol Laryngol 1984;93:157-162.

6. Harris JP, Ryan AF: Fundamental immune mechanisms of the brain and inner ear. Otolaryngol Head Neck Surg 1995;112(6):639-653.

7. Harris JP, Sharp PA: Inner ear autoantibodies in patients with rapidly progressive sensorineural hearing loss. Laryngoscope 1990;100(5): 516-524.

8. Henley CM, Rybak LP: Developmental ototoxicity. Otolaryngol Clin North Am 1993;26:857-871.

9. Hughes GB, Freedman MA, Haberkamp TJ, Guay ME. Sudden sensorineural hearing loss. Otolaryngol Clin North Am 1996;29:393-405.

10. Ikeda K, Oshima T, Hidaka H, Takasaka T: Molecular and clinical implications of loop diuretic ototoxicity. Hear Res 1997;107(1-2):1-8.

11. Kohut RI, Hinojosa R, Ryu JH. Update on idiopathic perilymphatic fistulas. Otolaryngol Clin North Am 1996;29:343-52.

12. McCabe BF: Autoimmune sensorineural hearing loss. Ann Otol Rhinol Laryngol 1979;88(5 Pt 1): 585-589.

13. Melamed S, Rabinowitz S, Green MS: Noise exposure, noise annoyance, use of hearing protection devices and distress among blue-collar workers. Scand J Work Environ Health 1994; 20:294-300.

14. Moskowitz D, Lee KJ, Smith HW. Steroid use in idiopathic sudden sensorineural hearing loss. Laryngoscope 1984;94:664-666.

15. Rauch SD - Intratympanic steroids for sensorineural hearing loss Otolaryngol Clin North Am 2004;37(5):1061-1074.

16. Salley LH Jr, Grimm M, Sismanis A, Spencer RF, Wise CM. Methotrexate in the management of immune mediated cochleovestibular disorders: clinical experience with 53 patients. J Rheumatol 2001;28:1037-1040.

17. Schuknecht HF, Gacek MR. Cochlear pathology in presbyacusis. Ann Otol Rhinol Laryngol 1993; 102:S1-S16.

18. Seidman MD. Effects od dietary restriction and antioxidants on presbyacusis. Laryngoscope 2000;110:727-738.

19. Wilson WR, Byl FM, Laird N. The efficacy of steroids in the treatment of idiopathic sudden hearing loss. A double-blind clinical study. Arch Otolaryngol 1980;106:772-776.

20. Yildirim, Altan; Coban, Levent; Satar, Bulent; Yetiser, Sertac ; Kunt, Tanfer. Effect of Intratympanic Dexamethasone on Noise-Induced Temporary Threshold Shift.Laryngoscope. 2005;115(7):1219-1222.

CAPÍTULO 12 | SORDERA SÚBITA IDIOPÁTICA
Dr. Javier Dibildox M.

La hipoacusia súbita idiopática se define como una pérdida auditiva, generalmente unilateral, puede ser súbita, rápida o lentamente progresiva, de 30dB o más, que afecta al menos tres frecuencias demostradas en tres audiometrías seriadas, realizadas durante tres días o menos. Generalmente no existe una audiometría previa a la enfermedad, por lo que la pérdida auditiva es comparada con la audición del oído sano. Debido a que en sólo el 10% de los casos se identifica la etiología, la sordera súbita se considera como una patología de etiología multifactorial, por lo tanto, el tratamiento es empírico y controversial.

1.- EPIDEMIOLOGÍA

Se estima que ocurren alrededor de 15,000 casos documentados por año a nivel mundial. La incidencia anual es de cinco a treinta pacientes por cada 100,000 personas. Muchos casos no son diagnosticados, otras se recuperan espontáneamente y otras son parcialmente ignoradas por los pacientes, por lo que la incidencia pudiera ser más alta. Afecta con igual frecuencia ambos sexos, aunque en algunas series hay un ligero predominio en el sexo masculino. La hipoacusia afecta indistintamente ambos oídos, y en el 10% de los casos posteriormente afecta al oído contralateral. La incidencia más alta se presenta entre los cuarenta y sesenta años de edad, la menor entre los 20 y 30 años de edad y ocasionalmente ocurre en niños y ancianos. El pico de incidencia ocurre entre la quinta y la sexta década de la vida.

2.- CLASIFICACIÓN

La hipoacusia súbita idiopática se clasifica como leve, moderada, profunda, permanente, transitoria, unilateral o bilateral.

3.- ETIOLOGÍA

Se han identificado varias enfermedades en las que se presenta la hipoacusia súbita como la esclerosis múltiple, síndrome de Cogan, sarcoidosis, leucemias, granulomatosis de Wegener, enfermedad de Buerger, parotiditis epidémica sífilis, macroglobulinemia, enfermedad de células falciformes, policitemia, lupus eritematoso, meningitis meningocócica, drogas ototóxicas, tumores metastáticos, trauma acústico, fístula perilinfática, fracturas y lesiones penetrantes del hueso temporal. En el 10% de los pacientes con enfermedad de Ménière y en el 1% de los pacientes con neurinomas del acústico, se presenta la sordera súbita neurosensorial. Cuando no se identifica la etiología se considera como una entidad de etiología idiopática multifactorial, lo que ocurre en el 90% de los casos. En diversos trabajos ha sido relacionada con las infecciones virales, trastornos vasculares, enfermedad autoinmune y la ruptura de las membranas intracocleares.

4.- FISIOPATOLOGÍA

Existen 4 teorías que explican la fisiopatología de la sordera súbita idiopática:
1. *- La teoría de la infección viral.*
2. *- La teoría vascular.*
3. *- La teoría de la ruptura de las membranas intratimpánicas.*
4. *- La teoría de la enfermedad autoinmune.*

4.1.- INFECCIÓN VIRAL

Hay información circunstancial que apoya la teoría de la infección viral como causa de la sordera súbita. En estudios histopatológicos post-mortem en pacientes que presentaron sordera súbita idiopática, Schuknechet y Donovan encontraron atrofia de la membrana tectoria, órgano de Corti, estría vascular, nervio coclear y células ciliadas. El daño tisular encontrado es similar al encontrado en los huesos temporales de los pacientes con hipoacusia súbita causada por la parotiditis epidémica (paperas) o rubeola.

Se desconoce el mecanismo por el cual los virus dañan al oído interno. Sin embargo se ha mostrado que diversos virus provocan hipoacusia neurosensorial como los citomegalovirus, que son considerados como la causa más frecuente de sordera congénita. Las infecciones neonatales relacionadas con el herpes simple provocan sordera neurosensorial en el 10% de los pacientes infectados. Se estima que la parotiditis aguda es la causa más frecuente de sordera neurosensorial en la infancia y que el herpes zoster causa sordera neurosensorial en el 6% de los pacientes con síndrome de Ramsay Hunt.

Otra evidencia que soporta la teoría viral es la elevación serológica de anticuerpos para citomegalovirus, influenza, paperas, sarampión, herpes simple y rubéola. Sin embargo actualmente no hay evidencia que demuestre la invasión directa de los virus al oído interno, no se han aislado virus en el laberinto membranoso y no hay una prueba histopatológica que muestre partículas virales en el oído interno. Además, en estudios prospectivos no se ha mostrado la efectividad de las drogas antivirales en el tratamiento de la hipoacusia súbita.

4.2.- COMPROMISO VASCULAR

La irrigación del oído interno es del tipo terminal que proviene de la arteria cerebelar anterior o de la cerebelar inferior y de las ramas del sistema vertebrobasilar, a través de la arteria laberíntica de donde se desprende la arteria coclear y la vestíbulococlear. Debido a que la cóclea es extremadamente sensible a la hipoxia, la irrigación del oído interno puede afectarse por hemorragias en el oído interno, conducto auditivo interno, patologías de la arteria vertebrobasilar, embolias, hipercoagulación, trombosis, policitemias, reducción del flujo sanguíneo, embolias de grasa y espasmos vasculares. La hemorragia espontánea en el oído interno se ha reportado como una complicación de la leucemia, granulomatosis de Wegener, traumatismos del hueso temporal y hemorragia subaracnoidea. La oclusión de la arteria laberíntica provoca hipoacusia profunda y vértigo.

4.3- RUPTURA DE LAS MEMBRANAS INTRACOCLEARES

Simmons describió la ruptura de las dos membranas que separan la perilinfa de los espacios perilinfáticos. La ruptura de las membranas puede ocurrir dentro de la cóclea, como en la enfermedad de Ménière, o a través de la ventanas redonda u oval, como sucede en la fístula perilinfática. Potencialmente ambas patologías pueden causar sordera neurosensorial. En la ruptura intracoclear se mezcla la perilinfa con la endolinfa, alterando el potencial endococlear. La fístula perilinfática generalmente se relaciona con el barotrauma, buceo, maniobra de Valsalva forzada, cirugía del oído y el levantamiento de pesas. La fístula perilinfática se manifiesta con hipoacusia, desequilibrio constante, nistagmo postural y signo de la fístula positivo.

4.4.- ENFERMEDAD AUTOINMUNE

Se ha mostrado la existencia de anticuerpos específicos y no específicos dirigidos contra los epítopos antigénicos del oído interno, en pacientes con sordera súbita. La enfermedad autoinmune es difícil de diagnosticar y se ha considerado como una causa potencial de hipoacusia súbita neurosensorial. McCabe describió por primera vez la enfermedad autoinmune del oído interno al reportar 18 pacientes con hipoacusia neurosensorial rápidamente progresiva, en los cuales cuales no se identificó la causa.

En estudios histopatológicos en huesos temporales de pacientes que presentaron una hipoacusia súbita, se demostró la presencia de vasculitis. La asociación de la hipoacusia neurosensorial con varias patologías autoinmunes como el síndrome de Cogan, lupus eritematoso sistémico y otras enfermedades inmunológicas reumáticas, ha sido bien documentada. Los pacientes con enfermedad autoinmune mejoran favorablemente con la administración de esteroides.

5.- CUADRO CLÍNICO

Las manifestaciones clínicas de la hipoacusia súbita neurosensorial idiopática son la disminución de la agudeza auditiva, sensación de plenitud en el oído afectado, acúfeno y trastornos del equilibrio. Frecuentemente la hipoacusia súbita es precedida por una infección de las vías aéreas superiores. Algunos pacientes refieren que se acostaron sin ninguna molestia y al despertar notaron pérdida auditiva, otros recuerdan con precisión el momento en que ocurrió la hipoacusia, refiriendo haber escuchado un ruido en el oído afectado, luego un acúfeno y la caída súbita de la audición. Otros describen la sensación de "oído tapado", situación a la que no le dan importancia durante días o semanas antes de buscar atención médica. Se interroga al paciente sobre el inicio e intensidad de la hipoacusia, síntomas asociados y actividades físicas recientes, si está en tratamiento médico, si toma medicamentos sin prescripción médica y qué medicamentos toma. El examen físico del oído y cabeza y cuello debe ser minucioso, con especial atención en la valoración con diapasones y en la exploración neuro-otológica.

6.- DIAGNÓSTICO DIFERENCIAL

El diagnóstico diferencial se orienta a distinguir a la hipoacusia súbita idiopática, de la causada por patologías identificables como las infecciones virales y bacterianas, anormalidades hematológicas y vasculares, trastornos metabólicos, malformaciones y enfermedades congénitas, traumatismos y neoplasias.

7.- ESTUDIOS DE LABORATORIO E IMAGEN

Se solicitan estudios básicos de laboratorio como la biometría hemática completa, pruebas de coagulación, niveles de glucosa, colesterol, trigricélidos y la velocidad de sedimentación globular. Además se solicitan pruebas específicas como las pruebas de funcionamiento tiroideo, VDRL, prueba de la absorción del anticuerpo fluorescente del treponema, VIH, anticuerpos antinucleares y factor reumatoide. La evaluación audiológica incluye la audiometría, timpanometría y los reflejos acústicos. En algunos pacientes la audiometría de respuestas evocadas y las emisiones otoacústicas se solicitan para valorar la integridad del sistema auditivo. Las pruebas vestibulares como la electronistagmografía, se indican en los pacientes con trastornos del equilibrio. Si se sospecha una patología retrococlear, la resonancia magnética con gadolinio es el estudio de primera elección. Aproximadamente entre el 1 y 2% de los pacientes con sordera súbita idiopática tienen un tumor en el conducto auditivo interno o en el ángulo pontocerebeloso.

8.- TRATAMIENTO

8.1.- TRATAMIENTO MÉDICO

El diagnóstico y tratamiento temprano de la sordera súbita idiopática mejora el pronóstico de recuperación del paciente, que depende de la edad del paciente, tipo de audiometría, severidad de la pérdida y la presencia de vértigo. Los pacientes mayores de 40 años y los niños generalmente tienen mal pronóstico, en tanto que los pacientes con una pérdida auditiva que afecta principalmente a las frecuencias bajas, tienen un mejor pronóstico. Las hipoacusias severas y las asociadas con el vértigo son de mal pronóstico. La recuperación espontánea de la sordera súbita idiopática fluctúa entre el 45 a 65% de los casos, por lo que el tratamiento médico continúa siendo empírico y controversial. Sin embargo el tratamiento temprano se asocia a una mayor recuperación de la audición. El tratamiento de la sordera súbita neurosensorial secundaria a una patología conocida, será específica para la patología identificada. No hay un tratamiento universal aceptado para esta patología. La mayoría de los tratamientos, solos o combinados, se basan en las dos teorías más aceptadas de la etiología: la teoría de la inflamación y la teoría vascular y el pronóstico es muy variable dependiendo del patrón de la hipoacusia, duración y la presencia de síntomas acompañantes. El tratamiento médico incluye diversos medicamentos utilizados en unas series con éxito y probadas inútiles en otras.

8.1.1.-VASODILATADORES

En teoría los medicamentos vasodilatadores mejoran la circulación a la cóclea, aunque se sabe que su efecto principal ocurre en la circulación sistémica. Se ha utilizado la histamina, papaverina, ácido nicotínico, verapamil, niacina y el carbógeno (O_2 + 5% de CO_2). La inhalación de carbógeno incrementa la tensión de O_2 en la perilinfa. Fisch demostró la evidencia del componente vascular en la sordera súbita idiopática neurosensorial, mediante la técnica de medición de la oxigenación perilinfática y comparó la terapia con carbógeno vs. el tratamiento con dextrán en pacientes con sordera súbita, no encontrando diferencias a corto plazo en los resultados, pero los pacientes tratados con carbógeno reportaron mejor audición después de un año. Russolo mostró una mejoría en el 68% de los pacientes tratados con carbógeno vs. el 65% de recuperación espontánea, por lo que concluyeron que la terapia no es efectiva. También se han utilizado medicamentos reológicos que modifican la viscosidad y la forma de las células de la sangre como el dextrán, pentoxifilina, heparina y warfarina, pero su uso no ha mostrado ser efectivo en el tratamiento de la sordera súbita. Sin embargo, no hay evidencia histológica en los pacientes que sufrieron una sordera súbita neurosenorial, que muestre cambios vasculares asociados.

8.1.2.- CORTICOESTEROIDES

Los corticoesteroides son los medicamentos más útiles en el tratamiento de la sordera súbita idiopática y en los casos de etiología infecciosa, inflamatoria o autoinmune. Wilson y Moskowitz en 2 estudios prospectivos, aleatorios, doble ciegos y controlados con placebo, mostraron una mejoría significativa superior en los pacientes tratados con esteroides vs los tratados con placebo. El tratamiento con corticoesteroides orales, y en particular la prednisona a una dosis de 1 mg por kilo de peso durante siete a diez días, es considerado como el estándar de oro para el tratamiento de la sordera súbita. En un estudio europeo reciente, la administración transtimpánica de corticoesteroides se considera como el tratamiento de primera elección, debido a que son más efectivos que los corticoesteroides sistémicos, a la disminución de los efectos adversos y a la mejoría observada en los tratamientos tardíos posteriores a los 10 días.

8.1.3.- ANTIVIRALES

Ante la posibilidad de una etiología viral en la sordera súbita se han utilizado antivirales como el aciclovir y el valaciclovir, solos o combinadas con corticoesteroides en el tratamiento de la sordera súbita neurosensorial idiopática. Se estima que las drogas son de utilidad sólo en los casos de infección por los herpes virus. En la actualidad no hay estudios prospectivos, aleatorios que demuestren la efectividad de la terapia.

8.1.4.- DIURÉTICOS

Asumiendo que algunos casos de sórdera súbita son provocados por un hidrops endolinfático, algunos autores han utilizado los diuréticos, solos o combinados con otros medicamentos.

8.1.5.- MEDIOS DE CONTRASTE

Se han reportado casos aislados de mejoría de la audición en pacientes con sordera súbita idiopática durante la administración intravenosa de un medio de contraste derivado del ácido triiodobenzoico (Hypaque).

8.1.6.- OXÍGENO HIPERBÁRICO

En una revisión de la literatura de más de 100 trabajos publicados sobre el tratamiento de la hipoacusia súbita idiopática revela que el tratamiento con oxígeno hiperbárico, cuando se utiliza junto con un corticoesteroide sistémico dentro de las primeras dos semanas posteriores a la aparición de los síntomas, el promedio de ganancia fue de 19.3 dB para una hipoacusia moderada y de 37.7 dB en los casos severos. En una actualización de una revisión sistemática Cochrane del 2012 que incluyeron 392 pacientes, se mostró que la terapia con oxígeno hiperbárico mejoró significativamente la audición, pero la significancia clínica no es muy clara. Sin embargo no recomiendan el uso de la terapia con oxígeno hiperbárico en la hipoacusia súbita idiopática crónica. Se requieren de más estudios aleatorizados y controlados con placebo que valoren la utilidad de la terapia.

En resumen en la actualidad no hay un consenso ni estudios clínicos basados en evidencias, que apoyen con certeza la eficacia de los tratamientos con vasodilatadores, carbógeno, antivirales, diuréticos, anticoagulantes, oxígeno hiperbárico y expansores de volumen. Por otro lado sí existen varios estudios aleatorios, prospectivos, doble ciegos y comparados con placebo que apoyan el uso de los corticoesteroides en el tratamiento de la sordera súbita neurosensorial idiopática.

8.2.- TRATAMIENTO QUIRÚRGICO

El tratamiento quirúrgico se reserva para los casos de sordera súbita neurosensorial, en las cuales se encontró un diagnóstico definitivo como el cierre de las fístulas perilinfáticas y la cirugía de las neoplasias del conducto auditivo interno y del ángulo pontocerebeloso. Destaca el tratamiento transtimpánico con corticoesteroides en el tratamiento de la hipoacusia súbita, en donde algunos pacientes mejoran significativamente y otros no responden al tratamiento.

REFERENCIAS BIBLIOGRÁFICAS

1. Bennett MH, Kertesz T, Perleth M, Yeung P, Lehm JP. Hyperbaric oxygen for idiopathic sudden sensorineural hearing loss and tinnitus. Cochrane Database Syst Rev. 2012:10:CD004739.

2. Dispenza F, Amodio E, De Stefano A, Gallina S, Marchese D, Mathur N, Riggio F.Treatment of sudden sensorineural hearing loss with transtympanic injection of steroids as single therapy: a randomized clinical study. Eur Arch Otorhinolaryngol. 2011 Sep;268(9):1273-8.

3. Eisenman DJ, Arts HH. Effectiveness of treatment for sudden sensorineural hearing loss. Arch Otol Head Neck Surg 2000;126:1161-1166.

4. Fisch U: Management of sudden deafness. Otolaryngol Head Neck Surg 1983;91(1):3-8.

5. Furuhashi A, Matsuda K, Asahi K, Nakashima T. Sudden deafness: long-term follow-up and recurrence. Clin Otolaryngol 2002;27(6):458-463.

6. Gianoli GJ, Li JC. Transtympanic steroids for treatment of sudden hearing loss. Otolaryngol Head Neck Surg 2001;125(3):142-146.

7. Hultcrantz E, Stenquist M, Lyttkens L: Sudden deafness: a retrospective evaluation of dextran therapy. ORL J Otorhinolaryngol Relat Spec 1994;56(3):137-142.

8. Ito S, Fuse T, Yokota M, Watanabe T, Inamura K, Gon S, Aoyagi M. Prognosis is predicted by early hearing improvement in patients with idiopathic sudden sensorineural hearing loss. Clin Otolaryngol 2002;27(6):501-504.

9. Kallinen J, Kuttila K, Aitasalo K, Grenman R : Effect of carbogen inhalation on peripheral tissue perfusion and oxygenation in patients suffering from sudden hearing loss. Ann Otol Rhinol Laryngol 1999;108(10): 944-947.

10. Lamm K, Lamm H, Arnold W: Effect of hyperbaric oxygen therapy in comparison to conventional or placebo therapy or no treatment in idiopathic sudden hearing loss, acoustic trauma, noise-induced hearing loss and tinnitus. A literature survey. Adv Otorhinolaryngol 1998; 54: 86-99.

11. McCabe BF: Autoimmune sensorineural hearing loss. Ann Otol Rhinol Laryngol 1979;88 (5Pt 1): 585-589.

12. Murphy-Lavoie H, Piper S, Moon RE, Legros T. Hyperbaric oxygen therapy for idiopathic sudden sensorineural hearing loss. Undersea Hyperb Med 2012;39(3):777-792.

13. Okamoto M, Shitara T, Nakayama M, et al: Sudden deafness accompanied by asymptomatic mumps. Acta Otolaryngol Suppl 1994;514: 45-48.

14. Probst R, Tschopp K, Ludin E, et al: A randomized, double-blind, placebo-controlled study of dextran/pentoxifylline medication in acute acoustic trauma and sudden hearing loss. Acta Otolaryngol 1992;112(3): 435-443.

CAPÍTULO 13 | HIPOACUSIA CONGÉNITA

Dr. Javier Dibildox M.

La hipoacusia congénita puede presentarse en un recién nacido de aspecto completamente normal o en uno con defectos congénitos. No todas las hipoacusias congénitas se presentan al tiempo del nacimiento, debido a que algunos niños heredan una hipoacusia que se manifiesta en diferentes etapas de la vida. La función auditiva normal a partir de los seis meses de edad es indispensable para el desarrollo cognoscitivo del niño. Antes del inicio de los programas de tamizaje en la detección temprana de la hipoacusia congénita, la mayoría de los pacientes con hipoacusias severas eran diagnosticados tardíamente y generalmente alrededor del tercer año de vida. Se estima que el 75% de los niños con trastornos del lenguaje, padecen un trastorno auditivo congénito o adquirido.

1.- CLASIFICACIÓN

La hipoacusia congénita puede clasificarse de acuerdo con sus características audiométricas, cronológicas y de los síntomas y signos que la acompañan. Según los hallazgos audiométricos se clasifica como hipoacusia conductiva, neurosensorial o mixta, leve, moderada o profunda, unilateral o bilateral, simétrica o asimétrica. De acuerdo al momento de su aparición se clasifica como prelingual, postlingual o tardía. Por su asociación con las malformaciones congénitas y con otros signos y síntomas se clasifican como malformaciones estructurales del oído interno, hipoacusia congénita sindromática o hipoacusia congénita no sindromática.

2.- EPIDEMIOLOGÍA

La sordera constituye el principal trastorno sensorial en los humanos y el 90% de los niños con sordera son hijos de padres normoyentes. Aproximadamente de 1 a 3 por cada 1,000 niños cursan con sordera profunda al nacimiento, o la desarrollan durante la infancia y 1 de cada 1,000 niños presenta la sordera antes de la edad adulta, sin embargo en los recién nacidos con trastornos metabólicos, kernicterus, exposición prenatal a sustancias ototóxicas o que presentan algún otro factor de riesgo durante el embarazo o parto, la incidencia se eleva a 1 por cada 300 nacidos vivos. Aproximadamente el 60% de las hipoacusias profundas prelinguales se atribuyen a causas genéticas, incluyendo la sordera que se instala durante la vejez. Se desconoce la incidencia de la hipoacusia genética neurosensorial, pero es la causa más frecuente de hipoacusia severa en los niños.

Aproximadamente el 50% de las hipoacusias infantiles son de origen genético, 25% son provocadas por factores infecciosos o tóxicos y en un 25% no se encuentra la causa. La mayoría de las hipoacusias congénitas neurosensorial se heredan como autosómicas recesivas en el 60 a 70% de los casos, autosómica dominante en el 20 a 30% y ligadas al cromosoma X en el 2% de los casos.

La sordera hereditaria no sindromática corresponde al 70% de los casos de hipoacusia congénita. La forma no sindromática puede expresarse como autosómica recesiva en el 80% de casos, como autosómica dominante en el 18% o ligada al cromosoma X o mitocondrial en el 2% de los casos. Aproximadamente 100 genes han sido involucrados en la etiología de la sordera, que generalmente se presenta como una enfermedad monogénica altamente heterogénea, aunque se han descrito situaciones con alteraciones en varios genes. La hipoacusia congénita sindromática corresponde al 15 al 30% de los casos. Se han descrito alrededor de 400 síndromes relacionados con ella. Otras causas de hipoacusia congénita de incidencia variable se relacionan con la exposición intrauterina a diferentes sustancias como la talidomida, virus de la rubéola, quinina, aminoglucósidos o por enfermedades como el hipotiroidismo, ictericia neonatal, prematurez e hipoxia neonatal. Hay más de 50 síndromes relacionados con la hipoacusia conductiva. Generalmente, la hipoacusia es causada por una displasia o fijación de los huesecillos del oído medio, o por una malformación del pabellón auricular, conducto auditivo externo y oído medio.

3.- FACTORES DE RIESGO

Se consideran como factores de riesgo relacionados con la hipoacusia en los recién nacidos de 0 a 28 días de edad el antecedente familiar de hipoacusia neurosensorial hereditaria, las infecciones intrauterinas por citomegalovirus, rubeola, herpes, toxoplasmosis y sífilis, las anomalías cráneofaciales, los recién nacidos prematuros con un peso menor a los 1,500 gr, la ictericia que requiere exsanguíneo transfusión, la meningitis bacteriana, la exposición a drogas ototóxicas, el sufrimiento fetal, el APGAR de 0 a 4 al minuto o de 0 a 6 a los 5 minutos de nacido, la ventilación mecánica prolongada mayor de 5 días y los estigmas de algún síndrome relacionado con las hipoacusia.

Se consideran como factores de riesgo relacionados con la hipoacusia en los infantes de 29 días a 2 años de edad, la sospecha de hipoacusia por parte de los padres o por el personal de las guarderías, el retraso del desarrollo normal del infante, la meningitis bacteriana, los traumatismos craneoencefálicos, la exposición a sustancias ototóxicas y la otitis media con efusión persistente durante un periodo mayor a los 3 meses.

4.- DIAGNÓSTICO

La sospecha de una hipoacusia congénita requiere de la elaboración minuciosa de una historia clínica que incluya los antecedentes familiares de hipoacusia, consanguinidad de los padres, exposición a infecciones o drogas durante el embarazo, embarazo de alto riesgo y la presencia de los estigmas característicos de las malformaciones congénitas. El examen físico se centra en la exploración del pabellón auricular, conducto auditivo externo, membrana timpánica y un examen otoneurológico completo.

4.1.- EXÁMENES DE LABORATORIO Y GABINETE

Se solicitan los estudios de laboratorio rutinarios y en los casos de sospecha de infecciones congénitas se solicitan títulos de anticuerpos específicos para toxoplasmosis, citomegalovirus, herpes y rubeola. Además se solicita el perfil de lípidos, pruebas de funcionamiento tiroideo y mucopolisacáridos en orina en algunos casos específicos. Los estudios de genética molecular son el GBB2 para la conexina 26, el GJB6 para la conexina 30, el CDH23 para la caderina y el MYO7A para la miosina.

Los estudios audiométricos se deben realizar en el cunero, particularmente la prueba de emisiones otoacústicas, la audiometría de respuestas evocadas y posteriormente la audiometría convencional. Los estudios de imagen, particularmente la tomografía computarizada, se solicitan cuando se sospecha o existe una anormalidad del oído interno, oído medio u oído externo y en los pacientes con malformaciones craneofaciales.

5.- GENÉTICA

Hay más de 100,000 genes en los 22 pares de cromosomas situados en los autosomas, en una localización constante conocida como *locus* y en el cromosoma X. El *locus* es la región en el cromosoma donde se localiza el gen mutado responsable de la hipoacusia.

Se han identificado más de 100 *loci* relacionados con los genes que codifican a las proteínas relacionadas con la estructura y función de las células ciliadas, ligamento espiral, estría vascular, membrana basilar, células de soporte, nervio auititvo y células del ganglio espiral.

Los *loci* relacionados con la hipoacusia congénita no sindrómica se denominan de acuerdo con el patrón hereditario y se les añade un número de acuerdo con el orden cronológico de su descubrimiento. Los relacionados con un patrón autosómico dominante se identifican con el acrónimo DFNA, los relacionados con un patrón autosómico recesivo se identifican con el acrónimo DFNB y los ligados con el cromosoma X, se identifican con el acrónimo DFN. La causa más frecuente de hipoacusia monogénica autosómica recesiva se relaciona con la mutación del gen de la conexina 26 (DFNB1), que impide el reciclaje del potasio alterando los canales de la conexina. El *locus* afectado con mayor frecuencia en las hipoacusias con un patrón autosómico dominante es el DFNA9, en las hipoacusias ligadas al cromosoma X es el DFN3, en tanto que en la hipoacusia mitocondrial es la ligada al gen del ARN ribosomal.

Cada par de cromosomas autosómicos contiene a los genes que poseen dos copias, una en cada cromosoma homólogo localizados en un *locus* específico. Los cromosomas X tienen dos copias en las mujeres y una en los varones. Cada gen tiene una conformación diferente conocida como alelo, que forman el genotipo. Cuando dos alelos son idénticos se consideran como homocigotos y cuando son diferentes como heterocigotos. La penetrancia se refiere al porcentaje de individuos portadores de una característica determinada del fenotipo, y la expresividad se refiere al grado o intensidad de la manifestación de una característica en particular. El patrón de la herencia depende de la localización y del comportamiento de cada gen implicado. La herencia autosómica es de tipo dominante en los heterocigotos, cuando un alelo mutado domina al alelo normal contralateral. La herencia recesiva se manifiesta en los homocigóticos cuando los dos alelos están mutados. La herencia ligada al cromosoma X casi siempre es de tipo recesivo.

La herencia autosómica dominante está implicada en el 18% de los casos de hipoacusia hereditaria. Se transmite cuando un padre afectado pasa el gen a un niño, que en consecuencia también será afectado. Generalmente el 50% de los niños son afectados cuando uno de los padres es portador de un gen autosómico dominante en la hipoacusia hereditaria.

La herencia autosómica recesiva está implicada en el 80% de los casos de hipoacusia hereditaria que se manifiesta sólo en los homocigotos, y cuando los dos progenitores son portadores de un alelo mutado y otro normal conlleva un riesgo del 25%. Los padres generalmente tienen una audición normal o casi normal, aún cuando sean portadores de un gen recesivo. Para que un niño presente la enfermedad, ambos padres deberán ser portadores de un gen afectado. La herencia recesiva ligada al cromosoma X corresponde al 1 a 3% de los casos de hipoacusia hereditaria. La herencia afecta con mayor frecuencia a los hombres, debido a que tienen un sólo cromosoma X.

Se transmite por una madre heterocigótica y afecta con frecuencia a los varones con un riesgo de transmisión del 50%, en tanto que las hijas de una mujer portadora también tienen un 50% de posibilidades de ser portadoras. Todas las hijas de un varón afectado serán portadoras del gen, mientras que los varones no serán afectados. Otra forma menos frecuente de hipoacusia congénita es la mitocondrial, la cual se hereda sólo a través de la madre y es causada por la mutación de una fracción del ADN en las células de la mitocondria. Cualquier mutación del ADN mitocondrial responsable de la hipoacusia de la madre se transmite a todos sus hijos. La hipoacusia es el único síntoma de la patología mitocondrial en algunas familias.

6.- MALFORMACIONES ESTRUCTURALES DEL OIDO INTERNO

La cóclea normal alcanza su desarrollo completo al final de la octava semana de gestación. La sordera relacionada con una agenesia o disgenesia de los componentes del oído interno, se debe al freno del desarrollo normal, a un desarrollo aberrante o ambos. En estudios tomográficos se encontró que el 20% de los niños con hipoacusia neurosensorial congénita mostraban anormalidades leves o severas del oído interno, de las cuales el 65% eran bilaterales y el 35% unilaterales. Las malformaciones congénitas estructurales se clasifican en 6 grupos de acuerdo a los hallazgos histopatológicos.

6.1.- DISPLASIA DE MICHEL

Es una agenesia total de la porción petrosa del hueso temporal con ausencia del oído interno, pero con un desarrollo normal del oído medio y conducto auditivo externo. Se estima que el daño ocurre al final de la tercera semana de la gestación. Se hereda principalmente con un patrón autosómico dominante y ocasionalmente recesivo. En esta deformidad los pacientes presentan anacusia.

6.2.- DISPLASIA DE MONDINI

En la displasia de Mondini sólo se forma el giro basal de la cóclea y se asocia con un conducto endolinfático agrandado. Se estima que el daño ocurre aproximadamente durante la sexta semana de la gestación y se hereda como autosómica dominante. La displasia de Mondini se manifiesta tempranamente en la niñez o en la edad adulta. Se ha encontrado en diversas patologías como en los síndromes de Waarderburg, Pendred y Wildervaank y en las infecciones congénitas por citomegalovirus. Los pacientes presentan hipoacusia neurosensorial severa y requieren rehabilitación y adaptación de auxiliares auditivos.

6.3.- DISPLASIA DE SCHEIBE

La displasia de Scheibe es la malformación congénita del oído interno más frecuente y se hereda en forma autosómica recesiva. También se le conoce como displasia cocleosacular o displasia de la porción inferior. Se caracteriza por tener una formación normal de la porción superior del laberinto óseo y membranoso, utrículo y canales semicirculares, pero el órgano de Corti generalmente está poco diferenciado y hay deformidades en la membrana tectoria, colapso de la membrana de Reissner y anomalías de la escala media. La displasia se ha encontrado en pacientes con síndromes de Usher, Refsum y Jervell, Waardenburg y Lange-Nielsen. Los pacientes tienen una hipoacusia neurosensorial severa y requieren la adaptación de auxiliares auditivos.

6.4.- DISPLASIA DE ALEXANDER

En la displasia de Alexander el conducto coclear no se define adecuadamente a nivel del giro basal de la cóclea, lo que afecta al órgano de Corti y a las células ganglionares a nivel de las células basales. La hipoacusia afecta las frecuencias altas, con una audición residual adecuada en las frecuencias bajas. Se recomienda el uso de auxiliares auditivos.

6.5.- ANOMALÍAS DEL ACUEDUCTO VESTIBULAR

El agrandamiento del acueducto vestibular se asocia a las malformaciones de la cóclea y de los conductos semicirculares. Los pacientes presentan hipoacusia neurosensorial, vértigo y trastornos del equilibrio. Se estima que el daño sensorial es provocado por cambios hidrodinámicos y por la ruptura de las membranas cocleares. Se hereda en forma autosómica dominante con tendencia familiar o en forma recesiva autosómica. Las anomalías del acueducto vestibular se relacionan con el síndrome de Pendred.

6.6.- MALFORMACIONES DE LOS CONDUCTOS SEMICIRCULARES

Las malformaciones de los conductos semicirculares son raras, afectando principalmente en forma aislada al canal semicircular lateral. Las malformaciones del conducto semicircular superior se acompañan de malformaciones del canal lateral.

7.- HIPOACUSIA NEUROSENSORIAL HEREDITARIA

La hipoacusia hereditaria se clasifica en dos grandes grupos: la hipoacusia genética sindrómica y las hipoacusia genética no sindrómica.

7.1.- HIPOACUSIA GÉNETICA AUTOSÓMICA DOMINANTE SINDRÓMICA

Los síndromes muestran una historia familiar positiva, con un patrón de herencia dominante y con un fenotipo característico. Debido a la expresividad genética variable y a la baja penetrancia esto no siempre es posible. En las mutaciones *de novo* puede transmitirse la enfermedad a la descendencia con un patrón dominante, a la vez que se tiene una historia familiar negativa. En esta sección se revisarán algunos de los síndromes más frecuentes.

7.1.1.- SÍNDROME DE WAARDENBURG.

El síndrome de Waardenburg es la causa más frecuente de hipoacusia relacionada con un síndrome autosómico dominante. Es una patología con trastornos de la pigmentación, causados por la falta dispersa de los melanocitos de la piel, ojos, pelo y estría vascular. La prevalencia del síndrome se estima de 1 en 42,000 y afecta al 1.43% de los pacientes con hipoacusia congénita. Corresponde aproximadamente al 3% de los casos de sordera infantil y es un buen ejemplo de expresividad variable, por lo que se clasifican en 4 tipos.

Tipo I: Es el más frecuente y se relaciona con una mutación en el *locus* PAX3. Se caracteriza por sordera neurosensorial uni o bilateral en el 20% de los casos, nariz ancha, desplazamiento lateral del ángulo interno de los ojos (*distopia cantorum*), anormalidades pigmentarias como el mechón de cabello blanco en el 20 a 30% de los casos, vitiligo, heterocromia del iris y encanecimiento prematuro de las pestañas y cejas con alteraciones cráneofaciales.

Tipo II: Se relaciona con una mutación en el *locus* MITF. Muestra las mismas características del tipo 1, pero sin el desplazamiento lateral del ángulo interno de los ojos (*distopia cantorum*) y la hipoacusia es más severa y afecta al 50% de los casos.

Tipo III: Se relaciona con una mutación en el *locus* PAX3. Muestra las mismas características del tipo I, pero se agrega la hipoplasia ósteomuscular en las extremidades superiores, con deformaciones por contracturas en flexión. El diagnóstico de este síndrome se dificulta si se presentan pocos signos en cada integrante de la familia, por lo que se debe interrogar acerca de otros miembros familia más distantes.

Tipo IV: Se relaciona con una mutación en los *loci* EDNRB, EDN3 y SOX10. Muestra las características del tipo I, pero se agrega la enfermedad de Hirschsprung.

7.1.2.-SÍNDROME BRANQUIO-OTO-RENAL

El síndrome se transmite en forma autosómica dominante con una penetrancia del 100% y también se le conoce como síndrome de Melnick-Fraser. La prevalencia del síndrome es de 1 en 40,000 personas y ocupa el 2% de los pacientes con hipoacusia profunda congénita. La hipoacusia se inicia en la niñez o después de la pubertad y afecta al 90% de los casos y puede ser de tipo conductivo o mixta y generalmente es más intensa para las frecuencias bajas. Se caracteriza por malformaciones en el pabellón auricular, senos preauriculares, apéndices preauriculares, fístulas cervicales y anomalías renales.

7.1.3.- SÍNDROME DE CROUZON

El síndrome de Crouzon es una craneosinostosis prematura con hipoplasia de la parte media de la cara, hipertelorismo, órbitas poco profundas, proptosis ocular, paladar ojival, úvula bífida y dientes desalineados. Se diagnostica en el 5% de los recién nacidos con cráneosinostosis, con una incidencia de 1.65 por cada 100,000 nacimientos. La atresia del conducto auditivo externo se presenta en el15% de los casos, generalmente acompañada de malformación de la cadena de huesecillos.

7.1.4.- SÍNDROME DE TREACHER COLLINS

El síndrome de Treacher Collins es una disostosis mandíbulofacial bilateral y simétrica que se presenta en 1 de cada 50,000 nacidos vivos. Se caracteriza por hipoplasia malar, surco antimongoloide de la hendidura palpebral, coloboma del iris y del párpado inferior, microftalmia, nariz grande, micrognatia, paladar ojival o hendido y maloclusión. La hipoacusia de conducción se presenta en el 30% de los casos con implantación baja del pabellón auricular, atresia del conducto auditivo externo, defectos de la cadena de huesecillos y mamelones preauriculares, aunque también puede existir daño neurosensorial y disfunción vestibular.

7.1.5.- NEUROFIBROMATOSIS

La neurofibromatosis es una enfermedad heterogénea, que puede cursar con afectación del sistema nervioso central. Los pacientes con neurofibromatosis, presentan lesiones cutáneas (*café-au-lait*) y fibromas múltiples. Se clasifica en 2 tipos:

Tipo I: Es la más común con una incidencia de 1 en 3,000 personas. Generalmente muestran manchas *café-au-lait,* neurofibromas cutáneos, pseudoartrosis, neuromas plexiformes y gliomas ópticos. El neurinoma del acústico generalmente es unilateral y ocurre en el 5% de los pacientes afectados por el síndrome.

Tipo II: Se caracteriza por presentar neurinomas bilaterales del acústico en el 95% de los casos, además presentan meningiomas, catarata juvenil y schwanomas en la columna dorsal y en el cráneo. Generalmente se manifiestan en la niñez y adultos jóvenes. El gen relacionado con la neurofibromatosis tipo II se localiza en el cromosoma 22q12.2.

7.1.6.- OTOSCLEROSIS

La otosclerosis es causada por la neoformación de hueso espongiótico en la cápsula ótica que provoca la fijación de la cadena de huesecillos, provocando hipoacusia de tipo conductivo, mixta o neurosensorial cuando invade la cóclea. Se puede presentar desde la infancia, pero ocurre con mayor frecuencia en los adultos jóvenes. La otosclerosis se transmite con un patrón autosómico dominante de baja penetrancia y sólo un 25 a 40% de los portadores del gen presentan la enfermedad.

7.1.7.- OSTEOGÉNESIS IMPERFECTA

La osteogénesis imperfecta se caracteriza por la fragilidad ósea, esclera azul, cifosis, hipoacusia conductiva, mixta o neurosensorial e hiperelasticidad de las articulaciones y ligamentos. Se transmite en forma autosómica dominante con una expresión variable y penetrancia incompleta.

7.2.- HIPOACUSIA GÉNETICA AUTOSÓMICA RECESIVA SINDRÓMICA

La hipoacusia genética autosómica recesiva sindrómica corresponde al 80% de los casos y aproximadamente la mitad de estos se presentan como síndromes identificables. La penetrancia y la expresividad, al contrario de las patologías con patrón de herencia dominante, no se evalúan en estos casos, dificultando el diagnóstico cuando se presentan con progenitores heterocigotos asintomáticos.

7.2.1.- SÍNDROME DE PENDRED

El síndrome de Pendred se presenta con una prevalencia de 7.5 por cada 100,000 nacidos vivos, lo que equivale al 7.5% de las sorderas de la infancia y se manifiesta con bocio tiroideo congénito e hipoacusia neurosensorial profunda. Se han identificado mutaciones en el gen SLC26A4 que codifica la pendrina. El grado de la hipoacusia es variable, pero predomina la hipoacusia profunda relacionada con algunas malformaciones del hueso temporal, como la displasia de Mondini o un acueducto vestibular agrandado. El bocio puede estar presente al tiempo del diagnóstico, pero se manifiesta con mayor frecuencia después de los ocho años de edad. El diagnóstico se realiza mediante pruebas de descarga de perclorato, que demuestra una organización anormal del yodo inorgánico. El tratamiento de elección es la administración de la hormona tiroidea exógena.

7.2.2.- SÍNDROME DE USHER

Esta enfermedad tiene una prevalencia de 3.5 por cada 100,000 habitantes y de entre 0.6 y 28% de la población con sordera. Se caracteriza por presentar hipoacusia neurosensorial y una ceguera causada por la retinitis pigmentosa. Presenta una heterogeneidad genética y se ha relacionado con los genes MYO7A, USH1C, CDH23, PCDH15.

El síndrome de Usher se clasifica en 3 tipos:

Tipo I: Presentan hipoacusia neurosensorial profunda bilateral y disfunción vetibular. La rinitis pigmentosa se desarrolla en forma progresiva desde la niñez y la disfunción vestibular retrasa el desarrollo de la marcha.

Tipo II: La hipoacusia es de moderada a severa, pero la función vestibular es normal. La retinitis pigmentosa se presenta durante la adolescencia, con una progresión de crecimiento de la retinitis más lenta.

Tipo III: Los niños nacen con una audición normal y el deterioro de la audición inicia en la adolescencia. La función vestibular generalmente es normal, pero se deteriora con la edad. La rinitis pigmentosa inicia durante la pubertad y progresa en la edad adulta.

Se ha localizado el gen del USH II en *locus* 1q32 y constituye el 10% de pacientes con este síndrome. Debe realizarse una evaluación oftalmológica integral en estos pacientes y el diagnóstico temprano repercute en la futura educación de los pacientes.

7.2.3.- SÍNDROME DE JERVELL Y LANGE-NIELSEN

El síndrome de Jervell y Lange-Nielsen es una anomalía poco frecuente caracterizada por una hipoacusia neurosensorial profunda y prolongación del intervalo QT del electrocardiograma, que se manifiesta con episodios de síncopes y muerte súbita. Se ha relacionado con mutaciones en los genes KCNE1 y KCNQ1, responsables de la codificación de los canales del potasio, que mantienen la normalidad de la función del oído interno y del músculo cardiaco.

7.3.- HIPOACUSIA LIGADA AL COMOSOMA X

La herencia dominante y recesiva ligada al cromosoma X es muy rara, ocupando entre el 1 a 2% de las sorderas hereditarias y el 6% de las hipoacusia profundas no sindromáticas.

7.3.1.- SÍNDROME DE ALPORT

El síndrome es el resultado de la mutación en la colágena tipo IV, que resulta en defectos en la membrana basal de los riñones y de la cóclea. Se manifiesta con hipoacusia neurosensorial asociada a una patología renal de severidad variable. La hipoacusia es progresiva y puede manifestarse hasta la segunda década de la vida. La nefritis se presenta con hematuria en la infancia, pero generalmente permanece asintomática durante varios años, hasta terminar en insuficiencia renal. Es más severa en los pacientes varones terminando usualmente en la muerte por uremia antes de los 30 años.

Aunque es una enfermedad genéticamente heterogénea, la mayoría de los casos son ligados al cromosoma X autosómico dominante con menor expresión en las mujeres. Los genes involucrados en la forma ligada al cromosoma X son el COL4A3, COL4A4 y el COL4A5.

7.3.2.-SÍNDROME DE NORRIE

Se caracteriza por ceguera congénita o rápidamente progresiva causada por la atrofia del iris, cataratas, microftalmia e hipoacusia neurosensorial progresiva, generalmente manifestada durante 1ª 2ª o 3ª década de la vida. El gen se localiza en el cromosoma Xp11.4.

7.3.3.- SÍNDROME OTO-PALATO-DIGITAL

El síndrome se caracteriza por hipertelorismo, deformidad craneofacial del área supraorbital, nariz pequeña, cara plana y paladar hendido. Los pacientes son de baja estatura, dedos anchos y de varios tamaños con sindactilia en pies y manos. Presentan hipoacusia conductiva causada por anormalidades de la cadena de huesecillos. Los hombres afectados manifiestan un cuadro clínico completo del síndrome, en tanto que las mujeres afectadas pueden presentar manifestaciones leves de la enfermedad. El gen afectado se localiza en el cromosoma Xq28.

7.3.4.- SÍNDROME DE WILDERVAANK

Es un síndrome caracterizado por la fusión de las vértebras cervicales, parálisis del 6º par craneal e hipoacusia neurosensorial mixta, relacionada con malformaciones del oído medio. Se ve con más frecuencia en las mujeres.

7.4.- HIPOACUSIA GÉNETICA AUTOSÓMICA DOMINANTE NO SINDRÓMICA

Se estima que el 75 al 80% de las hipoacusias congénitas son no sindromáticas y el 15 a 20% son autosómicas dominantes. Se han relacionado con las mutaciones en el gen de la conexina 26 del *locus* DFNB1 del cromosoma 13 en el 50% de los casos. El fenotipo es menos grave y su inicio puede ser tardío poslingual. La hipoacusia varía de moderada a grave, que afecta las frecuencias media y altas y ocasionalmente en todas las frecuencias. Se han identificado más de 90 mutaciones del GJB2 que codifica la conexina 26. La hipoacusia congénita autosómica recesiva no sindrómica se clasifica de acuerdo con el grado de hipoacusia y el tiempo de aparición, como hipoacusia congénita severa a profunda, hipoacusia congénita moderada e hipoacusia de inicio temprano. Se han identificado 30 genes relacionados con la hipoacusia recesiva. Por lo general la hipoacusia recesiva en los pacientes afectados es de tipo prelingual que se manifiesta desde el año y medio de edad y progresa rápidamente a una hipoacusia profunda alrededor de los 6 años de edad.

8.- TRASTORNOS GENÉTICOS MULTIFACTORIALES

Algunas patologías con hipoacusia congénita no son el resultado de la acción de un solo gen, sino que resultan de la combinación de múltiples factores genéticos y ambientales.

8.1.- SÍNDROME DE GOLDENHAR

El síndrome de Goldenhar es autosómico dominante de tipo familiar, conocido como displasia óculo-aurículo-vertebral. Se caracteriza por anomalías faciales y auriculares como la asimetría facial, abombamiento frontal, implantación baja del pabellón auricular, mamelones preauriculares, ausencia de conducto auditivo externo, coloboma unilateral del párpado superior, anomalías vertebrales, hipoplasia unilateral de los músculos masetero, temporal, pterigoideos y de la expresión facial. La hipoacusia es de tipo conductivo relacionada con las microtia y la ausencia del conducto auditivo externo. Este último se ha descrito como autosómico dominante, aunque la presentación familiar puede ser casual.

9.- TRASTORNOS MITOCÓNDRICOS

La hipoacusia congénita se presenta en varios síndromes relacionados con las mutaciones de las mitocondrias. Generalmente la enfermedad mitocondrial causa una degeneración neuromuscular progresiva, ataxia, oftalmoplegia e hipoacusia progresiva. La mutación mitocondrial A1555G en el gen 12ª rARN incrementa la susceptibilidad a la hipoacusia provocada por los efectos otototóxicos de la gentamicina, neomicina y otros aminoglucósidos.

10.- SÍNDROMES AUTOSÓMICOS DE LOS CROMOSOMAS

En el síndrome de Down los pacientes suelen presentar patologías del oído medio y mastoides e hipoacusia neurosensorial. En los pacientes con síndrome de Turner se presenta la hipoacusia conductiva, neurosensorial y mixta.

11.- HIPOACUSIA CONGÉNITA NO GENÉTICA

Entre las causas de hipoacusia congénita no genética destacan las infecciones prenatales, hiperbilirrubinemia, hipoxia cerebral, prematurez, ingesta de fármacos, enfermedades metabólicas y autoinmunes.

11.1.- INFECCIONES PRENATALES

Existen diversas infecciones adquiridas durante el embarazo causadas por virus, protozoarios y espiroquetas que provocan hipoacusia profunda congénita.

11.1.1.- INFECCIÓN CONGÉNITA POR CITOMEGALOVIRUS

La hipoacusia congénita provocada por una infección por citomegalovirus se adquiere principalmente por un contagio prenatal, seguido por un contagio perinatal. Cuando la infección se adquiere por un contagio postnatal a través de las secreciones placentarias o con la leche materna, hay poco riesgo de secuelas importantes.

La infección afecta al 1% de los recién nacidos vivos y sólo un 10% de los pacientes infectados manifiestan un cuadro clínico con hipoacusia en el 30 a 50% de los casos, retraso mental, parálisis cerebral, coriorretinitis y hepatoesplenomegalia. En los pacientes asintomáticos se presenta la hipoacusia neurosensorial profunda y bilateral después del primer año de vida. El diagnóstico se confirma mediante la determinación de la IgM anticitomegalovirus en la sangre del cordón umbilical o mediante el aislamiento del virus.

11.1.2.- TOXOPLASMOSIS CONGÉNITA

La toxoplasmosis congénita se adquiere por la transmisión transplacentaria del toxoplasma en el 50% de las madres no tratadas durante la infección primaria. El riesgo de contagio se incrementa al 90% cuando la infección ocurre durante el primer trimestre del embarazo. El diagnóstico se confirma mediante el cultivo del líquido amniótico o por la determinación de anticuerpos específicos. La toxoplasmosis congénita puede causar hipoacusia neurosensorial en el 20% de los pacientes. El tratamiento adecuado durante el primer año mejora el pronóstico.

11.1.3.- RUBEOLA

La infección congénita por el virus de la rubeola se puede causar hipoacusia neurosensorial, cardiopatía, dislocación del cristalino, microcefalia, hepatoesplenomegalia y bajo peso. La hipoacusia puede afectar ambos oídos en forma asimétrica. Con el advenimiento de la vacuna antirubeola, se considera como una enfermedad en vías de extinción. El diagnóstico se confirma mediante la búsqueda de anticuerpos específicos.

11.1.4.- SÍFILIS CONGÉNITA

La sífilis congénita es una patología poco frecuente debido al diagnóstico temprano y al uso de antibióticos. La forma precoz se caracteriza por presentar una hipoacusia neurosensorial en el 25 al 38% de los casos después de los 10 años de edad. Otros hallazgos son la queratitis intersticial y los dientes de Hutchinson, además algunos pacientes presentan un signo de fístula positivo o una ataque de vértigo que se provoca con la exposición al ruido intenso, sensación llamada fenómeno de Tulio.

11.1.5.- INFECCIÓN NEONATAL POR HERPES SIMPLE

La infección neonatal por herpes simple se adquieren por la via transplacentaria o durante el parto, lo que explica que en el 80% de los casos la infección es provocada por el virus herpes simple tipo-2. La incidencia se estima de 1 caso en 2,500 a 1.5 en 5,000 nacidos vivos. Es una enfermedd de alta morbilidad y mortalidad, que se manifiesta en forma diseminada o localizada. La hipoacusia es de tipo central, por lesión del sistema nervioso y la forma localizada causa encefalitis y lesiones cutáneas.

11.2.- PREMATUREZ

En los prematuros con un peso menor a los 1,500 gramos, la hipoacusia neurosensorial se presenta en el 2% de los casos. Además la prematurez con frecuencia se asocia con los embarazos de alto riesgo, sepsis, insuficiencia respiratoria o ictericia.

11.3.- HIPOXIA PERINATAL

La hipoacusia neurosensorial ocurre frecuentemente en los casos de sufrimiento fetal severo, hipoxia neonatal o perinatal y durante un traumatismo obstétrico. La hipoxia severa y la anoxia, causan daño permanente al sistema nervioso central. Se estima que alrededor del 20% de los recién nacidos que sufrieron hipoxia crónica secundaria a una circulación fetal persistente, presentarán una hipoacusia neurosensorial.

11.4.- HIPERBILIRRUBINEMIA

La ictericia neonatal con niveles muy elevados de bilirrubina que cruzan la barrera hematoencefálica, causa una hipoacusia neurosensorial por daño a los núcleos ventro-cocleares.

11.5.- SUSTANCIAS TÓXICAS

La incidencia de hipoacusia congénita neurosensorial se incrementa con el uso de antibióticos aminoglucósidos como la estreptomicina, kanamicina, neomicina, gentamicina, tobramicina y sisomicina, o de diuréticos como el ácido etacrínico y el furosemide o de la cloroquina, alcohol y drogas enervantes.

12.- TRATAMIENTO

El diagnóstico temprano es un factor importante en el manejo de la hipoacusia congénita, particularmente en las hipoacusias no sindromáticas. Se recomienda la valoración genética para informar a los padres de la posible etiología y del patrón hereditario de la enfermedad. Los pacientes con hipoacusia congénita de moderada a severa, se benefician con la adaptación temprana de auxiliares auditivos. En los casos de anacusia, se deberá valorar la posibilidad de adaptar un implante coclear. Los pacientes con malformaciones faciales sindrómáticas pueden beneficiarse estética y funcionalmente con cirugía.

REFERENCIAS BIBLIOGRÁFICAS

1. Arnos KS, Israel J, Cunningham M (1992) Genetic counseling of the deaf-medical and cultural considerations.Ann New York Acad Sci 1992;630:212-222.

2. Belal A Jr: Usher's syndrome. (Retinitis pigmentosa and deafness). A temporal bone report. J Laryngol Otol 1975 Feb; 89(2): 175-81[Medline].

3. Brown OE, Meyerhoff WL, Ginsburg CM: Ear, nose and throat manifestations of systemic disease. In: Clinical Pediatric Otolaryngology. St. Louis, Mo: Mosby-Year Book; 1986.

4. Coppage KB, Smith RJ: Branchio-oto-renal syndrome. J Am Acad Audiol 1995;6(1): 103-110.7.

5. Friedmann I, Fraser GR, Froggatt P: Pathology of the ear in the cardioauditory syndrome of Jervell and Lange-Nielsen (recessive deafness with electrocardiographic abnormalities). J Laryngol Otol 1966;80(5):451-470.

6. Gürtler N. Etiology of syndromic and nonsyndromic sensorineural hearing loss.Otolaryngol Clin North Am 2002; 35(4): 891-908.

7. Ishikiriyama S, Tonoki H, Shibuya Y: Waardenburg syndrome type I in a child with de novo inversion (2)(q35q37.3). Am J Med Genet 1989;33(4):505-507.

8. Jacobson JT, Jacobson CA, Spahr RC: Automated and conventional ABR screening techniques in high-risk infants. J Am Acad Audiol 1990;1(4):187-195.

9. Kittrell AP and Arjmand EM. The age of diagnosis of sensorineural hearing impairment in children. Int J Pediatr Otorhinolaryngol 1997;40:97-106.

10. Meyerhoff WL, Cass S, Schwaber MK, Sculerati N, Slattery WH 3rd. Progressive sensorineural hearing loss in children. Otolaryngol Head Neck Surg 1994;110:569-579.

11. Reardon W. Genetic deafness. J Med Genet 1992;29:521-526.

12. Schildroth AN. Congenital cytomegalovirus and deafness. Am J Audiol1994; 3:27-38.

13. Tseng CJ, Lalwani AK. Cracking the auditory genetic code: part II. Syndromic hereditary hearing impairment. Am J Otol 2000;21:437-451.

14. Strome M: Down's syndrome: a modern otorhinolaryngological perspective. Laryngology 1959; 69: 54-89.

15. Usher CH: On the inheritance of retinitis pigmentosa, with notes of a case. London Ophthalmol Hosp Nep 1914; 19: 130-136.

16. Van Camp G, Willems PJ, Smith RJ. Nonsyndromic hearing impairment: unparalleled heterogeneity. Am J Hum Genet 1997;60:758-764.

17. Waardenburg PJ: A new syndrome combining developmental anomalies of the eyelids, eyebrows, and nose root with pigmentary defects of the iris and head hair and with congenital deafness. Am J Hum Gen 1951; 3: 195-253.

18. Wolf B, Spencer R, Gleason T (2002) Hearing loss is a common feature of symptomatic children with profound biotinidase deficiency. 2002 J Pediatr 140:242-246.

19. Waardenburg PJ: A new síndrome combining developmental anomalies of the eyelids, eyebrow, and nose root with pigmentary defects of the iris and head hair and with congenital deafness. Am J Hum Gen 1951;3:195-253.

20. Wolf B, Spencer R, Gleason T)2002=. Hearing loss is a common feature of symptomatic children with profound biotinidase. Pediatr J 2002;140:242-246.

CAPÍTULO 14 | ACÚFENO
Dr. Javier Dibildox M.

El acúfeno es la percepción de un sonido en ausencia de un estímulo sonoro externo o de una estimulación eléctrica. El acúfeno descrito por los pacientes muestra un espectro e intensidad variable que puede cambiar de intensidad o tipo de sonido. Puede ser temporal o permanente, unilateral o bilateral o puede ser la primera manifestación de una patología ótica. El paciente lo describe como un zumbido, pitido, chorro de vapor, latido, grillos o un chasquido. El acúfeno es un síntoma, no una enfermedad, que refleja una patología subyacente y que puede afectar significativamente la calidad de vida del paciente.

1.- EPIDEMIOLOGÍA

El acúfeno afecta aproximadamente entre el 10 a 15% de la población. La prevalencia del acúfeno se incrementa significativamente con la edad, mostrando un pico entre los 40 y 70 años de edad y es más frecuente en el sexo masculino. Entre el 6 y 17% de la población presenta acúfenos ocasionalmente, con una duración de al menos cinco minutos. En los pacientes adultos con problemas de audición, la prevalencia del acúfeno es del 50 al 85%, en los pacientes con sordera súbita en el 50%, en los pacientes con presbiacusia en el 70% y en la hipoacusia por exposición a ruido entre el 50 a 90%. Alrededor del 3 al 7% de la población asiste al médico para su tratamiento. Entre el 0.5 y el 2.5% de los pacientes reportan que el acúfeno afecta severamente su calidad de vida. En los Estados Unidos se estima que más de 40 millones de pacientes padecen acúfeno y en alrededor de 10 millones el acúfeno es muy severo. En un estudio longitudinal en el Reino Unido sobre la audición en 48,313 pacientes, el 10.1% describió tener acúfeno de aparición espontánea, con una duración de cinco o más minutos por episodio y el 5% lo describió como moderado o severo. Sin embargo, sólo el 0.5% reportó que el acúfeno alteró su calidad de vida significativamente.

2.- FISIOPATOLOGÍA

La causa más frecuente relacionada con el acúfeno son los problemas otológicos, siendo la exposición a ruidos y la edad avanzada las más frecuentes. Cualquier trastorno que afecte al oído externo, oído medio, oído interno o al nervio auditivo, puede asociarse con el acúfeno. La hipoacusia conductiva también puede provocar acúfeno, pero generalmente es temporal. Sin embargo muchas veces se presenta un acúfeno severo en ausencia de una patología del oído o cuando se secciona el nervio coclear, lo que sugiere que las vías centrales de la audición participan en el desarrollo y persistencia del acúfeno.

Una teoría atribuye el acúfeno a la disfunción de las células ciliadas, nervio auditivo o al sistema auditivo central. Jastreboff postula que el acúfeno resulta de un procesamiento anormal de las señales originadas en el sistema auditivo, causado por los disparos continuos de las fibras cocleares al cerebro, por la hiperactividad de las células ciliadas de la cóclea o por un daño permanente de las células ciliadas, que es interpretado centralmente como un síntoma "fantasma", que el cerebro erróneamente interpreta como sonidos de la audición.

El acúfeno crónico se cree que es generado en el cerebro, como resultado de una reorganización en la corteza auditiva, posterior a un daño en el sistema auditivo periférico. El conocimiento actual de la fisiopatología del acúfeno es muy limitado, basado en especulaciones y en teorías centradas principalmente en las patologías periféricas, mientras que en estudios recientes, se le atribuye al procesamiento de la información en las vías auditivas centrales y en el sistema nervioso central.

3.- CLASIFICACIÓN

El acúfeno se clasifica como objetivo cuando el acúfeno puede ser escuchado por el médico y el paciente y como subjetivo, cuando el acúfeno es percibido sólo por el paciente. El acúfeno subjetivo es el más frecuente. También puede clasificarse como no pulsátil o pulsátil, siendo el último relacionado con frecuencia a una etiología vascular.

4.- ACÚFENO OBJETIVO

El acúfeno objetivo es poco frecuente y es producido por las estructuras que rodean al aparato auditivo, lo que lo hace audible al paciente y al médico. En estos pacientes se debe buscar la relación del acúfeno con los latidos cardiacos, la calidad del sonido, los factores que lo disminuyen o lo empeoran, su relación con la capacidad auditiva y determinar si el acúfeno es unilateral o bilateral. Entre las etiologías posibles del acúfeno objetivo se encuentran las anormalidades vasculares, el espasmo y clonus muscular, las neoplasias y la disfunción de la trompa de Eustaquio.

4.1.- ANORMALIDADES VASCULARES

Cuando el paciente describe el acúfeno como un ruido pulsátil, o como un sonido que semeja el paso de un flujo rápido, el origen puede ser vascular. Esta forma de acúfeno afecta al 12% de los pacientes con acúfeno, el cual puede ser causado por el flujo sanguíneo que pasa en las estructuras que rodean al oído interno. El acúfeno vascular puede ser objetivo o subjetivo y las causas posibles son las malformaciones arteriovenosas, tumores vasculares, zumbido venoso, ateroesclerosis, arteria carótida ectópica, persistencia de la arteria estapedial, dehiscencia del bulbo de la yugular, asas vasculares, soplos cardiacos, gasto cardiaco elevado como el que se observa durante el embarazo, anemia e hipertiroidismo, enfermedad de Paget y la hipertensión intracraneal benigna. Las malformaciones arteriovenosas son lesiones congénitas que incluyen a las comunicaciones del seno transverso con la arteria occipital, la arteria carótida interna, los vasos vertebrales, la arteria meníngea media, la arteria petrosa superficial mayor y con las malformaciones arteriovenosas de la mandíbula y maxilar. El acúfeno pulsátil puede ser el síntoma inicial, pero las malformaciones arteriovenosas también se asocian con la cefalea, papiledema y con los cambios de coloración de la piel y mucosas.

Los tumores vasculares que pueden causar acúfeno incluyen a los paraglangliomas del oído medio o del bulbo de la yugular, como son el glomus timpánico y el glomus yugular. Los glomus yugulares pueden extenderse al oído medio y verse como una masa rojiza situada por detrás de la membrana timpánica. Un zumbido venoso puede presentarse cuando hay un incremento del flujo o una turbulencia en el sistema venoso, como el que se presenta cuando hay una dehiscencia del bulbo de la yugular, obstrucción del seno transverso, hipertensión intracraneal benigna o por un incremento del gasto cardiaco. La dehiscencia del bulbo de la yugular puede observarse como una masa de color azul en el hipotímpano del oído medio. Los pacientes con hipertensión intracraneal generalmente son pacientes con sobrepeso, predominan en el sexo femenino y además presentan hipoacusia, sensación de plenitud aural, cefalea, mareos y alteraciones visuales.

4.2.- DISFUNCIÓN DE LA TROMPA DE EUSTAQUIO

Los pacientes con disfunción de la trompa de Eustaquio cuando permanece anormalmente abierta (trompa patulosa), describen un sonido que lo comparan con el ruido del océano dentro del oído y que cambia con la respiración. El ruido puede mejorar cuando se acuestan o cuando inclinan la cabeza hacia abajo. El timpanograma muestra un movimiento de la membrana timpánica sincrónico con la respiración.

4.3.- MIOCLONUS PALATINO Y ESPASMO MUSCULAR

El mioclonus palatino semeja un acúfeno, cuando el espasmo es causado por la contracción de los músculos periestafilino interno, periestafilino externo, tensor del tímpano, salpingofaríngeo o constrictor superior.

El paciente lo describe como un sonido tipo chasquido que late muy rápido, entre 60 y 200 veces por minuto y es repetitivo e intermitente. Se asocia a la esclerosis múltiple, enfermedad de vasos pequeños, tumores y a problemas neurológicos degenerativos. Los espasmos musculares pueden verse a través de la boca o por vía nasal. La timpanometría muestra los cambios rítmicos de la membrana timpánica que corresponden con las contracciones musculares. El acúfeno inducido por el espasmo idiopático del músculo estapedial se describe como un ruido áspero, sordo o como un chasquido que se exacerba con el ruido exterior. El acúfeno se presenta después de un estímulo sonoro y por lo general es corto e intermitente.

5.- ACÚFENO SUBJETIVO

El acúfeno subjetivo no puede ser escuchado por el médico examinador. Es más frecuente que el acúfeno objetivo y generalmente no es del tipo pulsátil. Se asocia a la presbiacusia, enfermedad de Ménière, exposición a ruidos, trauma craneal, neurinoma del acústico, otitis media secretora, drogas, depresión, hiperlipidemia, sífilis, meningitis y trastornos de la articulación temporomandibular. No hay una explicación fisiológica convincente del acúfeno. Puede ser causado por anormalidades en la cóclea, en el nervio coclear, en las vías auditivas ascendentes o en la corteza auditiva. Se han propuesto muchas teorías sobre el origen del acúfeno, las que generalmente lo atribuyen a una hiperactividad de las células ciliadas o de las fibras nerviosas activadas por un imbalance químico a través de la membrana celular o por un separación de los estereocilios.

5.1.- PATOLOGÍA ÓTICA

La mayoría de los pacientes con acúfeno relatan una exposición prolongada a ruidos o padecen presbiacusia. En ambas patologías hay una hipoacusia neurosensorial que afecta a las frecuencias altas, y en un 75% de los pacientes la pérdida auditiva es mayor de 30 dB en las frecuencias de 3 a 8 kHz. Otras patologías relacionadas con el acúfeno son la enfermedad de Ménière y las patologías que causan hipoacusia de conducción como la otosclerosis, tapones de cerumen impactados y la otitis media con efusión. Estas enfermedades disminuyen el nivel de los sonidos externos, lo que permite que el paciente escuche los ruidos normales del cráneo. En algunos casos el tratamiento con éxito de la hipoacusia de conducción mejora el acúfeno.

5.2 ENFERMEDAD CARDIOVASCULAR

Alrededor del 30% de los pacientes con acúfeno severo padecen alguna patología cardiovascular, siendo la hipertensión arterial la más frecuente, seguida de la arterioesclerosis y la anemia.

5.3.- TRASTORNOS METABÓLICOS

Las patologías tiroideas como el hipertiroidismo que incrementa el gasto cardiaco o el hipotiroidismo pueden causar acúfeno. Las hiperlipidemias se relacionan con una hipoacusia fluctuante, mareos y acúfeno. La deficiencia de vitamina A y B se ha implicado como causa de acúfeno.

5.4.- ENFERMEDAD NEUROLÓGICA

El 50% de los pacientes atribuyen el acúfeno a un traumatismo severo, como son las fracturas de la base del cráneo, trauma craneoencefálico cerrado o a una lesión por latigazo cervical. Otras causas de acúfeno son la meningitis y la esclerosis múltiple.

5.5.- TRASTORNOS PSICOLÓGICOS

La depresión es más prevalente en los pacientes que padecen un acúfeno crónico que en la población sin acúfeno. Los pacientes deprimidos y los pacientes estresados describen la severidad del acúfeno con un volumen más elevado que los pacientes sin depresión o estrés.

5.6.- TRASTORNOS DENTALES

Un 45% de los pacientes con bruxismo o con problemas de la articulación temporomandibular presentan acúfeno severo. El acúfeno es de un tono bajo y áspero y se acompaña de una sensación de plenitud aural, otalgia referida y cefalea.

6.- MEDICAMENTOS

Muchas drogas y medicamentos se consideran como causa del acúfeno. Aunque cualquier droga potencialmente puede causar acúfeno, las drogas más frecuentemente implicadas son los antibióticos, los antiinflamatorios y los antidepresivos. Tanto la aspirina como la quinina se asocian con un acúfeno de frecuencia alta, que es reversible con la suspensión del medicamento. Los antibióticos aminoglucósidos como la estreptomicina, kanamicina, gentamicina, tobramicina y amikacina son implicados como causa de un acúfeno inducido por drogas. Otros medicamentos implicados son los diuréticos, como el furosemide y el ácido etacrínico, drogas para quimioterapia como la vincristina y el cisplatino y los antidepresivos como la amitriptilina y la imipramina que pueden causar acúfeno, aunque también se utilizan en el tratamiento del mismo. Los metales pesados como el mercurio, plomo y arsénico pueden provocar acúfenos.

7.- VALORACIÓN CLÍNICA

La evaluación clínica de un paciente con acúfeno debe iniciarse con una historia clínica cuidadosa. La descripción detallada de las características del acúfeno por parte del paciente es muy importante, ya que puede ofrecer información clave. Se debe interrogar si el acúfeno es pulsátil, si es fluctuante, en qué oído lo oye, si es audible por otros, qué tono e intensidad tiene, si es constante o episódico, si es de inicio súbito o crónico, qué factores lo mejoran o lo empeoran, si hay antecedentes de infecciones, traumatismos, exposición prolongada a ruidos, uso de medicamentos, hipoacusia, trastornos del equilibrio, vértigo, historia familiar o descartar la presencia de un movimiento sincrónico del tímpano con la respiración o masas en el oído medio. En los pacientes con un acúfeno pulsátil se deben buscar soplos auscultando el conducto auditivo externo con un tubo de Toynbee y auscultar con el estetoscopio la mastoides, órbita, cuello, cráneo y corazón en búsqueda de soplos.

El acúfeno pulsátil de origen vascular empeora con el ejercicio, por lo que se le pide al paciente que realice algunos movimientos para ver si se incrementa. La intensidad del acúfeno de origen venoso puede disminuir presionando ligeramente el cuello, girando la cabeza o con la maniobra de Valsalva. Se solicita una audiometría tonal con logoaudiometría, impedanciometría y medición del reflejo estapedial. El tono, intensidad y frecuencia del acúfeno se valoran cuando la intensidad de un tono puro iguala el volumen de su acúfeno. El nivel mínimo de enmascaramiento es el número de decibeles requeridos para enmascarar al acúfeno. En el caso de un acúfeno vascular o el provocado por un palatoclonus, el registro del movimiento de la membrana timpánica mediante la impedanciometría, corresponden al ritmo del pulso o del movimiento del paladar respectivamente.

El acúfeno causado por una trompa de Eustaquio patulosa puede diagnosticarse al detectar movimientos sincrónicos de la membrana timpánica con la respiración. Un acúfeno con hipoacusia unilateral neurosensorial que afecta las frecuencias altas y con una discriminación asimétrica, sugiere la presencia de un neurinoma del acústico. En estos pacientes se debe realizar una audiometría de respuestas evocadas y una resonancia magnética para descartar un neurinoma acústico.

Los estudios de laboratorio incluyen a la biometría hemática completa, química sanguínea, perfil de lípidos, valoración de la glándula tiroides y las pruebas fluorecentes de la absorción de anticuerpos para el treponema. La tomografía computarizada contrastada del hueso temporal, base de cráneo y la resonancia magnética con gadolinium y angioresonancia, son los estudios de imagen que permiten detectar neurinomas del acústico, malformaciones arteriovenosas, dehiscencia del bulbo de la yugular, arteria carótida aberrante, persistencia de la arteria estapedial y tumores glómicos.

8.- TRATAMIENTO

Debido a que la etiología del acúfeno no es clara, no existe en el mercado ninguna droga efectiva, específica, segura y confiable, para el tratamiento integral del acúfeno. Se utilizan múltiples tratamientos que incluyen dietas, medicamentos, acupuntura, enmascaramiento, estimulación eléctrica, hipnosis, homeopatía, inyección transtimpánica de corticoesteroides, cirugía y terapia de habituación al acúfeno. En general, con cualquier tratamiento, alrededor del 25% de los pacientes con acúfeno mejoran significativamente, el 50% mejora un poco y un 25% no mejora. Algunos pacientes sólo necesitan que se les asegure que el acúfeno no es un signo de enfermedad grave. Aún cuando el acúfeno se clasifica como un síntoma y no como una enfermedad, debe ser tratado, ya que puede causar problemas somáticos y emocionales que afectan significativamente la calidad de vida del paciente, particularmente cuando el acúfeno se hace crónico. Con frecuencia se le dice al paciente que no se puede hacer nada y que se acostumbre a vivir con él, lo que incita al paciente a sentirse desamparado y la tolerancia al acúfeno puede disminuir considerablemente.

El ginko biloba es un antioxidante potente que inhibe la agregación plaquetaria y regula la elasticidad de los vasos. En algunos pacientes el gingko biloba, solo o combinado con vitaminas, zinc y ajo ha mostrado ser efectivo, en algunos pacientes, en el tratamiento del acúfeno cuando se administra durante más de 12 semanas. Sin embargo, en una revisión Cochrane se concluyó que no hay evidencia de que el ginko biloba sea efectivo en el tratamiento del acúfeno. En un meta-análisis Cochrane sobre el tratamiento del acúfeno con anticonvulsivos, como la gabapentina, carbamazepina, lamotrigine y flunarizina mostró un efecto benéfico positivo, pero no suficiente para considerarse clínicamente relevante. La lidocaína intravenosa ha mostrado ser útil en la mejoría del acúfeno, pero su uso es poco práctico. El uso de oxígeno hiperbárico teóricamente mejora la oxigenación del oído interno, lo que a su vez mejoraría el acúfeno, sin embargo en una revisión Cochrane no se encontró evidencia que apoye la efectividad de esta terapia.

La terapia con técnicas de habituación y de retroalimentación en los pacientes que persisten durante semanas o meses en terapia, muestra una mejoría del acúfeno en el 80% y en un 20% se reporta la desaparición del acúfeno, además se debe evitar la exposición a ruidos intensos o usar protección contra el ruido. Se recomienda el enmascaramiento del acúfeno con otro sonido como la música, radios, máquinas enmascaradoras, aparatos auditivos o una combinación de los anteriores. Si el paciente tiene una hipoacusia importante, la amplificación del sonido del medio ambiente con un aparato auditivo puede disminuir la percepción del acúfeno en algunos pacientes.

Los pacientes deben disminuir o eliminar la ingesta de sustancias ricas en estimulantes que contengan cafeína, como el café, té negro, chocolate, refrescos de cola, medicamentos y además deben dejar de fumar. También se debe evitar o disminuir las dosis y frecuencia de los medicamentos conocidos que causan acúfeno como la aspirina, quinina, antiinflamatorios no esteroides, diuréticos y algunos antidepresivos tricíclicos. En tres ensayos clínicos prospectivos la inyección transtimpánica de dexametasona o de metilprednisolona, el beneficio no fue superior al reportado con la inyección transtimpánica de salino, en la medición subjetiva de la intensidad del acúfeno. Steenerson y Cronin en un estudio de 500 pacientes con acúfeno de diversas causas, tratados con estimulación eléctrica transcutánea, en el 53% disminuyó la intensidad del acúfeno y en 7% desapareció. Con la estimulación eléctrica continua y directa en los pacientes con implante coclear, los resultados en la mejoría del acúfeno han sido mixtos.

El tratamiento quirúrgico del acúfeno está indicado en las malformaciones arteriovenosas, tumores vasculares, sección del tendón del músculo estapedial y del músculo tensor del tímpano, en la otosclerosis y en el neurinoma del acústico. Se ha reportado que en los pacientes operados de un neurinoma del acústico con acúfeno preoperatorio, el 50% de los pacientes reportó mejoría post-operatoria.

En los pacientes con un síndrome de Ménière refractario al tratamiento médico la sección del nervio vestibular, el drenaje ("shunt") endolinfático-subaracnoideo, la laberintectomía y la inyección de drogas ototóxicas, se ha reportado una mejoría del acúfeno en el 40 a 80% de los pacientes tratados. Otras formas de tratamiento incluyen a la retroalimentación, hipnosis, homeopatía, estimulación magnética y acupuntura, terapias con resultados controversiales. Sin embargo, debe enfatizarse que la terapia del acúfeno es impredecible.

REFERENCIAS BIBLIOGRÁFICAS

1. Araujo MF et al. Radilogy quiz case I: persistent stapedial artery. Arch Otolaryngol Head Neck Surg 2002;128:456-458.

2. Baldo P, Doree C, Lazzarini R, Molin P, McFerran DJ. Antidepressants for patients with tinnitus. Cochrane Database of Systematic Reviews 2006, Issue 4. [DOI: 10.1002/14651858. CD003853. pub2].

3. Bakhshaee M, Ghasemi M, Azarpazhooh M, Khadivi E, Rezaei S, Shakeri M, et al. Gabapentin effectiveness on the sensation of subjective idiopathic tinnitus: a pilot study. European Archives of Oto-Rhino-Laryngology 2007;265(5): 525–30.

4. Bennett MH, Kertesz T, Yeung P. Hyperbaric oxygen for idiopathic sudden sensorineural hearing loss and tinnitus. Cochrane Database of Systematic Reviews 2007, Issue 1. [DOI: 10. 1002/14651858.CD004739.pub3].

5. Berry JA et al. Patient-based outcomes in patients with primary tinnitus undergoing tinnitus retraining therapy. Arch Otolaryngol Head Neck Surg 2002;128:1153-1157.

6. Dobie RA: A review of randomized clinical trials in tinnitus. Laryngoscope 1999; 109: 1202-1211.

7. Erlandsson SI, Hallberg LR : Prediction of quality of life in patients with tinnitus. Br J Audiol 2000; 34(1):11-20.

8. Hazell, JP, Jastreboff PJ. Tinnitus. I: Auditory mechanisms: a model for tinnitus and hearing impairment. J. Otolaryngology 1990;19:1-5.

9. Henry JA, Dennis KC, Schechter MA. General review of tinnitus: prevalence, mechanisms, effects, and management. Journal of Speech, Language, and Hearing Research 2005;48: 1204–35.

10. Hilton 2004 Hilton M, Stuart E. Ginkgo biloba for tinnitus. Cochrane Database of Systematic Reviews 2004, Issue 2. [DOI: 10.1002/14651858.CD003852.pub2.

11. Jastreboff PJ, Jastreboff MM: Tinnitus Retraining Therapy (TRT) as a method for treatment of tinnitus and hyperacusis patients. J Am Acad Audiol 2000; 11: 162-77.

12. Johnson RM et al. Use of alprazolam for relief of tinnitus. ArchOtolaryngol Head Neck Surg 1993;119:842-845.

13. Lockwood AH et al. Tinnitus. N Eng J Med 2002;347(12):904-910.

14. Moller AR. Pathophysiology of tinnitus. Otolaryngologic Clinics of North America 2003;36:249-66, v-vi.

15. Park J, White AR, Ernst E: Efficacy of Acupuncture as a Treatment for Tinnitus: A Systematic Review. Arch Otolaryngol Head Neck Surg 2000;126:489-92.

16. Pulec JL. Tinnitus. In: Rakel RE, Bope ET, eds. Conn's Current therapy. Philadelphia: Saunders, 2003:45-46.

17. Seabra JC: The medical audiological evaluation of tinnitus patients. Int Tinnitus J 1999;5(1):53-6.

18. Seidman MD, Jacobson GP. Update on tinnitus. Otolaryngologic Clinics North America 1996;29(3):455-465.

19. Steenerson RL, Cronin GW: Treatment of tinnitus with electrical stimulation. Otolaryngol Head Neck Surg 1999;121:511-3.

20. Weissman JL, Hirsch BE. Imaging of tinnitus: a review. Radiology 2000;216:342-349.

CAPÍTULO 15 | PARÁLISIS FACIAL Y TRAUMATISMOS DEL HUESO TEMPORAL

Dr.Javier Dibildox M.

El nervio facial es el par craneal más afectado por las infecciones, traumatismos, neoplasias, sustancias tóxicas y anomalías congénitas. La parálisis traumática constituye la segunda causa de parálisis facial que afecta entre el 18 al 22% de los pacientes con fractura del hueso temporal. En las fracturas del cráneo el nervio facial es el par craneal que se daña con mayor frecuencia, debido a su largo trayecto dentro del conducto de Falopio. La parálisis facial puede ser inmediata o tardía, completa o incompleta, dependiendo del tipo de fractura y de la gravedad de la lesión. La parálisis afecta la expresión facial, la producción de saliva y lágrimas, la mediación del sabor y la sensibilidad del conducto auditivo externo.

1.- ANATOMÍA

El VII par craneal es el nervio del segundo arco branquial. Es un nervio mixto que contiene fibras nerviosas motoras, sensoriales, parasimpáticas y gustativas y está formado por dos raíces, una motora y una sensorial (nervio intermediario de Wrisberg). El nervio está compuesto por un grupo de axones envueltos en una membrana de lípidos llamada axolema, que forma diversos paquetes individuales cubiertos por una capa de mielina, que a su vez están rodeados por otra capa de tejido conectivo o endoneurio. El perineuro rodea a estas estructuras proporcionando la fuerza ténsil al nervio facial. El epineuro es la capa exterior que rodea a todas las estructuras del nervio y contiene la *vasa nervorum*, irrigación y drenaje linfático del nervio. El nervio facial es un nervio mixto formado por fibras nerviosas que realizan las siguientes funciones:

1. - *Función motora*: Las fibras eferentes del núcleo motor inervan a los músculos miméticos de la cara, vientre posterior del digástrico, músculo estapedial, músculos estilohioideo y los músculos auriculares y occipitales.

2. - *Función sensorial*: Las fibras aferentes hacia el nervio intermediario de Wrisberg son las mediadoras del sabor en los receptores localizados en los dos tercios anteriores de la lengua y paladar blando, a través de la cuerda del tímpano y del nervio petroso superficial mayor respectivamente.

3. - *Función de sensibilidad general*: Las fibras aferentes provenientes del conducto auditivo externo, pabellón, lóbulo de la oreja, nariz, paladar y faringe regulan las sensaciones del tacto, presión, dolor y temperatura.

4. - *Función motora visceral*: Las fibras eferentes del núcleo salival superior llevan el flujo de las fibras preganglionares parasimpáticas al ganglio esfenopalatino. El ganglio regula la secreción lagrimal y la producción de saliva de las glándulas submandibular y sublingual, a través del nervio petroso superficial menor y de la cuerda del tímpano respectivamente.

La raíz motora nace del núcleo motor del nervio facial localizado en la protuberancia, dónde recibe fibras cruzadas y no cruzadas de los tractos supranucleares que inervan al tercio superior de la cara, en tanto que las fibras eferentes que inervan a los 2/3 inferiores de la cara sólo reciben fibras cruzadas de los tractos corticobulbalres. Las lesiones supranucleares causan una lesión contralateral de los dos tercios inferiores de la cara, sin afectar la frente. El núcleo salival superior se localiza por arriba del núcleo motor y contiene los cuerpos celulares de las fibras preganglionares parasimpáticas que inervan a las glándulas seromucosas de la nariz, paladar y de las glándulas submandibular y sublingual. El núcleo solitario se localiza en la médula y recibe diversas fibras sensoriales del nervio facial.

El nervio facial se divide en 6 segmentos: intracraneal, meatal, laberíntico, timpánico, mastoideo y extratemporal. El segmento intracraneal sale del tronco cerebral en la región posterolateral del puente entre la oliva y el pedúnculo cerebeloso inferior, mide entre 23 y 24 mm de largo a nivel del ángulo pontocerebeloso, luego se dirige hacia afuera, adelante y arriba y se une al nervio cócleovestibular y penetran en el conducto auditivo interno, donde está íntimamente relacionado con la arteria cerebelar inferior. El segmento meatal del nervio facial mide aproximadamente 12 mm de longitud y se continúa por arriba del nervio coclear y anterior al nervio vestibular superior. En la porción final y lateral del conducto auditivo interno, el nervio facial pasa por arriba de una protuberancia transversa ósea, llamada cresta falciforme y anterior a una porción ósea vertical conocida como la "barra de Bill". Al llegar al fondo del conducto auditivo interno se inicia el acueducto óseo de Falopio, donde el nervio facial forma el segmento laberíntico que mide entre 3 y 5 mm y es la porción más corta y estrecha del nervio facial. El nervio se extiende perpendicular al eje del hueso temporal, desde el foramen meatal hasta el ganglio geniculado, y en esta región sigue un trayecto curvo anterior entre la vuelta basal de la cóclea y el ámpula del canal semicircular superior, formando la primera vuelta o rodilla del nervio facial.

En el ganglio geniculado se localizan los cuerpos celulares de las neuronas sensoriales del nervio intermediario de Wrisberg, de donde emerge el nervio petroso superficial mayor que sale del hueso temporal a través del hiato facial y está formado por fibras aferentes gustativas, procedentes del paladar blando y por fibras eferentes parasimpáticas del núcleo lacrimonasal, que inervan a las glándulas lagrimales y a la mucosa de la nariz. Luego gira posteriormente 40^0 a 80^0 para formar la porción horizontal timpánica dentro del canal de Falopio, a lo largo de la pared medial de la caja del tímpano y por arriba del nicho de la ventana oval, donde el nervio facial está dehiscente en el 55% de los pacientes. En seguida gira alrededor de la ventana oval en un ángulo de 90^0 a 125^0 y se dirige hacia abajo en forma vertical, formando la porción mastoidea o vertical que mide de 10 a 14 mm y se dirige al agujero estilomastoideo.

En la porción vertical emerge la rama del músculo del estribo en su cara anterior y se introduce en el canal de la pirámide para inervar al músculo estapedial. La cuerda del tímpano sale de la caja del tímpano a través de la hendidura petrotimpánica anterior, luego desciende a la fosa infratemporal, donde se une al nervio lingual. A través de la cuerda del tímpano viajan las fibras aferentes sensoriales de los dos tercios anteriores de la lengua y las fibras parasimpáticas provenientes del núcleo salival inferior, que se anastomosan a los ganglios submandibular y sublingual. Las fibras postganglionares inervan a las glándulas submandibular y sublingual.

El nervio facial sale por al agujero estilomastoideo, entre la apófisis estiloides por dentro y la ranura del músculo digástrico por fuera, donde emergen las ramas motoras del nervio facial que inervan al vientre posterior del digástrico y a los músculos estilohioideo y auriculares. Luego pasa entre los músculos estilohioideo y digástico, antes de penetrar a la glándula parótida, donde se divide en dos grandes ramas: la temporofacial y la cervicofacial. (Figs. 1 y 2)

La rama temporofacial es la más grande y se dirige hacia arriba por delante del cóndilo mandibular, de la cual emergen la rama temporal que inerva al músculo auricular anterior y una rama inconstante que inerva al músculo frontal. La rama frontal inerva los músculos frontal, orbicular de los ojos, supraciliar y piramidal. La rama cigomática inerva a los músculos cigomático mayor y menor, al elevador y dilatador del ala nasal, elevador del labio superior, canino y al depresor del septum nasal. Del tronco cervicofacial emerge la rama bucal que inerva a los músculos buccinador y a la porción superior del orbicular de los labios. La rama mandibular inerva a los músculos orbicular de los labios, cuadrado del labio inferior, triangular o depresor de la comisura labial y a la borla del mentón. La rama cervical inerva al músculo cutáneo del cuello.

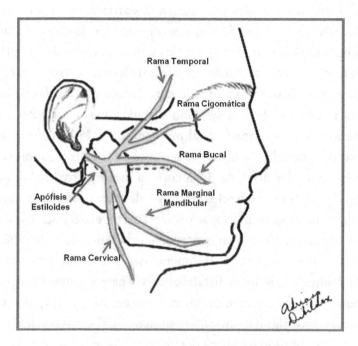

Fig. 1.- Ramas extratemporales del nervio facial.

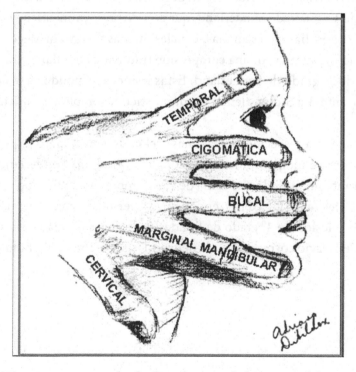

Fig. 2.- Técnica para recordar la distribución de las ramas del nervio facial

La irrigación del nervio facial en el ángulo pontocerebeloso y conducto auditivo interno, proviene de la arteria cerebelosa anteroinferior. En el trayecto del canal del facial la irrigación emana de las arterias meníngea media, rama estilohioidea de la arteria auricular posterior, y en la porción extratemporal recibe la irrigación de las ramas estilomastoidea, auricular posterior, occipital, temporal superficial y la arteria transversa de la cara, provenientes de la arteria carótida externa.

2.- PATOFISIOLOGÍA

El nervio facial es el par craneal más susceptible a lesiones por compresión, estiramiento, aplastamiento, sección, enfermedades infecciosas virales y bacterianas, enfriamiento excesivo, calor, ultrasonido, anestésicos locales, corrosivos y tumores. Se han identificado más de 40 causas de parálisis facial que pueden clasificarse como idiopáticas, infecciosas, traumáticas, congénitas, neoplásicas, metabólicas y neurológicas. El hueso temporal es el sitio más frecuente de lesión del nervio facial, donde la parálisis puede ser parcial o completa. Históricamente se han postulado dos teorías de la fisiopatología de la parálisis facial idiopática, la teoría de la congestión vascular que se atribuye a un vasoespasmo de la *vasa vasorum*; y la teoría de la neuropatía viral polineural. En 1975, Adour relacionó al virus del herpes simple con la parálisis facial idiopática. Las lesiones de la neurona motora superior del nervio facial pueden ocurrir en cualquier nivel, desde la corteza motora proximal al núcleo motor, que se manifiestan por parálisis facial de los dos tercios inferiores de la cara, sin afectar el tercio superior facial.

Las lesiones de la neurona motora inferior se presentan a nivel del núcleo motor del facial o distal al núcleo, afectando a las ramas motoras y en consecuencia parálisis de toda la hemicara. Las lesiones cercanas al ganglio geniculado causan parálisis, hiperacusia, alteración del sabor y disminución de la producción de lágrimas y saliva. Las lesiones distales al nervio petroso superficial mayor causan parálisis facial, alteración del sabor, pero la formación de lágrimas es normal. Las lesiones extracraneales afectan al tronco del nervio facial o sólo algunas ramas, dependiendo del sitio de la lesión.

Cuando la lesión por compresión o trauma del nervio facial es leve, se provoca una interrupción temporal del flujo axonal sin lesión morfológica ni degeneración walleriana, lo que se denomina como neurapraxia o lesión de 1er grado de Sunderland, que son de buen pronóstico, y la recuperación de la función se presenta en unos días o en semanas. Una lesión más severa con degeneración walleriana y con el endoneurio intacto, causada por una compresión traumática o inflamación, se denomina como axonotmesis o lesión de 2[0] grado de Sunderland. Estas lesiones responden a los estímulos eléctricos distales a la lesión durante 3 a 5 días, tienen un pronóstico favorable y se inicia la regeneración en algunas semanas.

Si la lesión es más severa y secciona los axones y el endoneurio, pero el perineurio permanece intacto, se denomina como endoneurotmesis o lesión de 3er grado de Sunderland, la cual se regenera espontáneamente durante un periodo que toma de varios meses a un año, con una restauración de la función satisfactoria. La lesión de los axones, endoneurio y perineuro con epineurio intacto, se clasifica como perineurotmesis o lesión de 4[0] grado de Sunderland y la lesión más severa con destrucción de todas las estructuras del nervio corresponde a la neurotmesis o lesión de 5[0] grado de Sunderland. (Fig. 3)

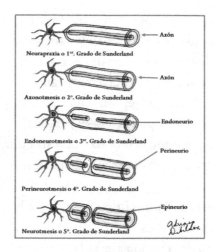

Fig. 3.- Sistema de calificación de la parálisis del nervio facial.

Cuando hay un daño severo en el nervio facial se presenta la desmielinización o degeneración waleriana, donde los axones gradualmente desaparecen y los ciliindros de los axones se fragmentan y la vaina de mielina se disuelve en gotas de grasa. Los cambios degenerativos se presentan dos o tres días después de la aparición de la parálisis facial en la porción distal del nervio dañado y proximalmente hasta el nódulo de Ranvier más cercano. La regeneración empieza tempranamente con la reproducción del neurilema y de las células de Schwann.

Las neurofibrillas inician su crecimiento axonal a razón de un milímetro por día, a lo largo de las vainas de mielina vacías. Cuando las vainas de mielina están dañadas los axones pueden crecer en forma desordenada, invadiendo otras vainas o formando neuromas. La disrupción de los axones en los túbulos del endoneurio al regenerarse con frecuencia se cruzan y crecen en otros túbulos, provocando una reinervación anormal cruzada conocida como sincinesia o sinquinesia.

3.- CUADRO CLÍNICO

En los pacientes con parálisis facial se documenta la severidad de la parálisis, el tiempo de aparición, factores precipitantes, rapidez de la evolución y síntomas asociados como el dolor, hipoacusia, acúfeno, vértigo, síntomas neurológicos, enfermedades sistémicas, neoplasias y afección de otros pares craneales. Se debe realizar un examen otorrinolaringológico completo que incluya la otoscopia neumática, pruebas de audición con diapasones, audiometría, impedanciometría, palpación de la glándula parótida y cuello y una evaluación otoneurológica completa. Durante el examen físico se pone énfasis en la identificación del lado afectado valorando la función motora de la cara contrayendo los músculos de la frente, el cierre de la apertura palpebral, la sonrisa, la contractura de los buccinadores y del músculo orbicular de los labios. Además se debe evaluar la producción de lágrimas, saliva y las alteraciones del sabor.

En la parálisis facial periférica la hemicara afectada en reposo es asimétrica, con desviación hacia el lado sano y las arrugas y surcos faciales se ven borrados. La ceja y la comisura labial descienden y cuando el paciente intenta cerrar los párpados, el ojo se va hacia arriba y afuera y la pupila queda cubierta por el párpado superior mostrando sólo conjuntiva, fenómeno conocido como el signo de Bell. Los defectos se magnifican con los movimientos activos de los músculos miméticos contralaterales. Se debe distinguir entre una parálisis facial periférica y una parálisis facial central. En la lesión de origen central la parálisis se presenta en el lado contralateral de la porción inferior de la cara, la frente puede contraerse y no se presenta el signo de Bell. Las lesiones periféricas se presentan en el mismo lado de la lesión, afectando toda la hemicara y se presenta el signo de Bell. En la valoración clínica de la parálisis facial, se recomienda utilizar el sistema de House- Brackman que la clasifica en 6 grados:

Grado I: El movimiento de los músculos faciales es normal.

Grado II: Hay anormalidades mínimas, incluyendo algunas sincinesias.

Grado III: La cara es simétrica durante el reposo y durante el movimiento presentan desviaciones mínimas con un cierre completo de los párpados.

Grado IV: La cara es simétrica durante el reposo y muestra una desviación importante durante la contractura muscular, con cierre insuficiente de los párpados y escaso movimiento de la frente.

Grado V: La cara muestra asimetría durante el reposo, y hay poco movimiento al tratar de contraer los músculos faciales.

Grado VI: No hay movimiento de la región afectada.

4.- LABORATORIO Y GABINETE

Con el topodiagnóstico se analiza la función de las ramas del nervio facial, pero no tiene un valor pronóstico importante, sin embargo orienta al clínico a localizar el sitio y altura de la lesión del nervio facial afectado. La producción de lágrimas se valora mediante la prueba de Schirmer, colocando una tira de papel filtro en el párpado inferior en ambos ojos para comparar la producción de lágrimas en ambos ojos. La prueba se considera como positiva, cuando hay una disminución en la producción de lágrimas mayor al 30% comparada con el lado contralateral. La prueba positiva muestra un daño por arriba o a la altura del ganglio geniculado, de donde sale el nervio petroso superficial menor.

La función del músculo del estribo se valora mediante la impedianciometría, que evalúa la respuesta contráctil del músculo del estribo en respuesta a un estímulo sonoro. La ausencia del reflejo del músculo del estribo en un oído normoacúsico, sin perforación timpánica y con cadena de huesecillos intacta, muestra una lesión por arriba o a la altura de la cuerda del tímpano.

La valoración del gusto se hace mediante la aplicación de sustancias saladas, amargas, dulces y ácidas, en el borde lateral de la lengua en ambos lados, comparando al lado sano con el lado enfermo. Se prefiere valorar el sentido del gusto utilizando un gustatómetro.

Los estudios de imagen se solicitan en los casos de parálisis facial secundaria a traumatismos, neoplasias del ángulo pontocerebeloso, tumores glómicos, tumores de la glándula parótida y otras neoplasias. El mejor estudio para valorar las lesiones intracraneales es la resonancia magnética con gadolinio en los casos de lesiones intratemporales, la tomografía computarizada de alta resolución es el estudio de elección. La severidad de la parálisis facial se valora clínicamente utilizando los criterios de House-Brackman, pero se requieren estudios de electroestimulación, con fines pronósticos en los casos de parálisis facial completa. Los estudios más utilizados después de las primeras 72 horas de aparición de la parálisis cuando ocurre la degeneración walleriana, son las pruebas de excitabilidad, prueba de estimulación máxima, electroneuronografía y la electromiografía, estudios basados en la estimulación percutánea.

En la prueba de excitabilidad del nervio se compara la respuesta a la estimulación eléctrica del lado sano con el enfermo. Cuando la diferencia es mayor de 3.5 MA se considera como positiva. La estimulación máxima se practica estimulando algunas ramas del nervio facial, distales al sitio de la lesión, con un estimulador de Hilger. La electroneuronografía mide la actividad de la musculatura facial mediante la estimulación percutánea eléctrica a nivel del foramen estilomastoideo y se comprara el potencial de acción compuesto, la latencia posterior al estímulo eléctrico y el porcentaje de la degeneración manifestado en la amplitud del potencial de acción compuesto. Cuando la diferencia entre ambos lados es mayor al 80%, indica axonotmesis y algunos autores recomiendan la descompresíon quirúrgica del nervio facial. La electromiografía evalúa la actividad de los músculos de la cara en reposo y con contracción voluntaria. En la fase temprana de la parálisis la presencia de potenciales de acción indica actividad del nervio. Después de 14 días aparecen los potenciales de fibrilación, lo que corresponde a una axonotmesis. La degeneración de la neurona motora baja, presenta potenciales de fibrilación entre los 14 y 21 días. Después de 6 a 12 semanas se registran potenciales polifásicos.

5.- ETIOLOGÍA

Se han descrito alrededor de 40 patologías de origen infeccioso, congénito, traumático, neoplásico, metabólico, neurológico, iatrogénico e idiopático relacionadas con la parálisis facial. Las enfermedades perinatales de la madre y la historia familiar de malformaciones congénitas en un niño con parálisis facial congénita sugieren trastornos del desarrollo intrauterino, en tanto que el trauma intrauterino, labor prolongada y el uso de fórceps se asocian a la parálisis facial traumática neonatal. En los traumatismos craneoencefálicos, cirugía endocraneal, cirugía del oído medio y mastoides, cirugía de la glándula parótida y en la cirugía facial, se puede provocar una parálisis facial. La parálisis facial súbita asociada a la otorrea, fiebre e hipoacusia se presenta en las infecciones agudas y crónicas del oído medio, mastoides y conducto auditivo externo. Cuando la parálisis facial se asocia al vértigo, acúfeno e hipoacusia neurosensorial, la etiología se localiza en el oído interno o en el ángulo pontocerebeloso. En la parálisis facial que se presenta gradualmente en semanas o meses asociada con una disfunción facial progresiva o espasmos faciales, se debe pensar en un origen neoplásico. En este capítulo se discutirán sólo las patologías más comunes.

6.- ENFERMEDADES INFECCIOSAS

6.1.- PARÁLISIS DE BELL

La parálisis de Bell es causada por una lesión aguda de la neurona inferior manifestada por una parálisis facial ipsilateral, frecuentemente precedida de síntomas prodrómicos. El diagnóstico de la parálisis de Bell se hace después de excluir las etiologías traumáticas, infecciosas, congénitas, metabólicas, neoplásicas, autoinmunes e inmunológicas.

6.1.1.- EPIDEMIOLOGÍA

La parálisis de Bell afecta aproximadamente de veinte a treinta pacientes por cada 100,000 habitantes por año con una tendencia familiar del 8 a 14%. Tiende a ser recurrente en el 15%, afectando al mismo lado en el 35% de los pacientes. Puede presentarse con igual frecuencia en ambos lados de la cara y en ambos sexos, con predominio en las mujeres menores de veinte años y en los hombres mayores de 40 años. En las mujeres embarazadas, particularmente las que sufren preeclampsia al final del tercer trimestre o posterior al parto, la parálisis facial se presenta 3.3 veces más que en las no embarazadas. La parálisis facial se puede manifestar a cualquier edad, con un pico alrededor de los 40 años de edad y es más frecuente en los pacientes con diabetes mellitus e hipertensión.

6.1.2.- ETIOLOGÍA

Aunque la etiología de la parálisis facial de Bell se clasificó como idiopática durante muchos años. Actualmente se considera como una neuropatía viral inducida por la reactivación de una infección latente del virus herpes simple tipo-1. En un estudio reciente que incluyó técnicas de biología molecular, se encontró ADN del virus herpes simple tipo-1 en el líquido del endoneurio en el 79% de los pacientes con parálisis de Bell estudiados.

6.1.3.- CUADRO CLÍNICO

La parálisis de Bell con frecuencia es precedida de una infección de las vías respiratorias superiores. El 60% de los casos presentan síntomas prodrómicos de la infección viral previa, como la otalgia retroauricular que se presenta en el 50% de los casos, el adormecimiento facial, trastornos del sabor y adormecimiento lingual. La parálisis facial se presenta en forma súbita, sin una neuropatía de otros pares craneales, como una paresia que progresa a parálisis en 1 a 7 días que no progresa después de los primeros 10 días.

Hay parálisis de los músculos miméticos de la cara, hiperacusia en el 30% de los casos y disminución de la producción de lágrima. El ojo permanece abierto durante el sueño y molesta durante el día. Se realiza una otoscopía y se valora la audición y la función de los pares cranealse y pruebas cerebelares. La severidad de la parálisis se tipifica de acuerdo con la clasificación de House-Brackman y las pruebas de electrodiagnóstico se realizan en los pacientes que presentan una parálisis facial completa de progresión rápida.

6.1.4.- TRATAMIENTO

Alrededor del 70% de los pacientes con parálisis facial, aun los que presentan una parálisis completa, se recuperan. En los casos de parálisis facial incompleta el pronóstico es mejor y con una recuperación motora superior al 94%. Los factores que influyen favorablemente en la recuperación son la parálisis incompleta, la aparición súbita, el regreso temprano de la función y las parálisis parciales. En el 85% de los pacientes la remisión espontánea se inicia alrededor de las primeras 3 semanas y en un 15% la recuperación se inicia entre los 3 y 6 meses posteriores al inicio de la parálisis.

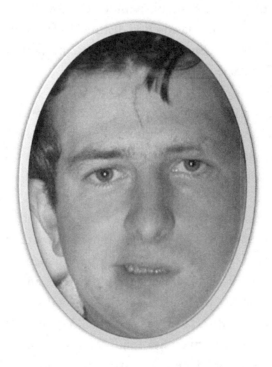

Fig. 4.- Parálisis facial periférica de Bell.

Los factores de mal pronóstico son la hiperacusia, diabetes mellitus, disminución de la producción de lágrimas, hipertensión, pacientes mayores de 60 años y el dolor ótico o facial severo. Los pacientes con una degeneración mayor al 90% en la electroneuronografía durante las primeras 2 semanas, tienen un 50% de recuperación satisfactoria. Aunque la mayoría de los pacientes con parálisis facial grado I y II de House-Brackmann se recuperan favorablemente con o sin tratamiento en el 85% de los casos, el 15% restante recupera parcialmente la función en un periodo de seis meses, presentando sinquinesias o espasmos faciales.

Un estudio clínico controlado con placebo mostró que el 89% de los pacientes tratados con prednisona mostraron una recuperación completa, comparado con el 64% en los pacientes tratados con placebo. En otro ensayo clínico aleatorizado, doble ciego y controlado con placebo en 551 pacientes con parálisis facial, se mostró que el tratamiento temprano con prednisona dentro de las 72 horas del inicio de la parálisis, mejoró la posibilidad de una recuperaración completa a los 3 y 9 meses. En un análisis posterior el tratamiento con prednisolona durante las primeras 48 horas mostró una tasa de recuperación completa más alta que en los pacientes no tratados, mientras que en los pacientes tratados entre las 49 y 72 horas, no se demostró una diferencia significativa al compararlos con los pacientes no tratados. La dosis recomendada de prednisona en el tratamiento de la parálisis facial de Bell es de 1 mg por kilo de peso por día, durante 7 a 10 días.

Debido a que la etiología de la parálisis de Bell se relaciona con una infección viral, en varios estudios se recomienda el uso de antivirales como el aciclovir 400 mg 5 veces al día, famciclovir 500 mg 3 veces al día o valaciclovir 500 mg 3 veces al día. Sin embargo la monoterapia con aciclovir no mostró una diferencia significativa en la recuperación, comparada con los pacientes tratados con placebo, y no se encontró un beneficio adicional del tratamiento con el aciclovir y prednisona, al compararlo con la monoterapia con prednisona.

En un meta-análisis Cochrane que incluyó 7 ensayos clínicos con un total de 1987 pacientes con parálisis facial, no se encontró un beneficio significativo con el tratamiento con antivirales, comparado con los pacientes tratados con placebo. Además se debe cuidar la córnea del ojo afectado aplicando gotas artificiales y manteniendo cerrado el párpado durante la noche. Cuando no hay una mejoría clínica y los estudios electroneurográficos muestran una degeneración superior al 90%, se recomienda la descompresión del nervio facial a través de la fosa media o transmastoidea. En una revisión Cochrane sobre el tratamiento de la parálisis de Bell que incluyó 253 pacientes tratados con electroestimulación y 253 pacientes tratados con ejercicios no se encontró una mejoría significativa en ambos grupos, al compararlos con el grupo control.

6.1.5.- COMPLICACIONES

Los pacientes con una parálisis de Bell presentan una recuperación satisfactoria en el 85% de los casos, el 71% se recuperan sin secuelas, el 13% muestran algunos defectos leves, el 16% presentan una recuperación facial incompleta obvia y un 4% muestran deformidades severas. Los pacientes con parálisis facial completa o con una recuperación tardía mayor de 3 a 6 meses, con frecuencia muestra secuelas o complicaciones como son las alteraciones o pérdida del gusto, sinquinesias, disestesias, debilidad muscular residual, espasmos y tics faciales.

6.2.2.- ETIOLOGÍA

Las manifestaciones clínicas del herpes zoster y del síndrome de Ramsay Hunt, se atribuyen a una infección del ganglio geniculado del nervio facial por el virus varicela-zoster-3.

6.2.3.- CUADRO CLÍNICO

Los pacientes inician con síntomas prodrómicos de malestar general, prurito, ardor y hormigueo en el pabellón auricular. Posteriormente, se presenta un dolor quemante muy severo en la región auricular, seguido de una erupción vesicular herpetiforme en el conducto auditivo externo, pabellón auricular, cuello, y ocasionalmente, en el hombro.

Las vesículas también pueden presentarse en el paladar blando y cavidad oral. La parálisis se presenta 1 o 2 días posteriores a la aparición de las vesículas, y generalmente, es una parálisis severa. Además el paciente presenta hipoacusia ipsilateral, vértigo severo, nistagmo, acúfeno, náuseas y vómito.

6.2.4.- TRATAMIENTO

El tratamiento más aceptado es la administración de corticoesteroides y antivirales en las fases tempranas de la infección. Se recomienda la administración de prednisona 1 mg por kilo de peso por día, durante 10 días, aciclovir 5 dosis de 800 mg cada 4 horas por vía sistémica u oral durante durante 7 a 10 días, o famciclovir 500 mg cada 8 horas durante 7 días, o valaciclovir 1,000 mg cada 8 horas durante 7 días.Los antivirales son efectivos sólo cuando se administran durante las durante las primeras 72 horas. Además se administran analgésicos, antivertiginosos y medidas preventivas para proteger la córnea.

6.2.5.- COMPLICACIONES

Los pacientes ancianos tienen mal pronóstico. El síndrome de Ramsey Hunt puede dejar como secuela, una parálisis facial total o parcial, debido a que sólo se recuperan completamente el 50 a 54% de los pacientes.

La hipoacusia neurosensorial muestra recuperación en el 45% de los pacientes aproximadamente. La neuralgia post-herpética es una complicación común que requiere la administración de carbamazepina y analgésicos potentes.

6.3- INFECCIONES ÓTICAS

La parálisis facial se puede presentar como una complicación de las infecciones agudas o crónicas del oído medio y en la otitis externa necrotizante.

6.3.1.- EPIDEMIOLOGÍA

La parálisis facial, secundaria a la otitis media aguda, predomina en los niños de uno a cuatro años de edad, en tanto que en la otitis media crónica es más frecuente en adolescentes y adultos. La parálisis facial en la otitis externa necrotizante, generalmente se ve en pacientes de edad avanzada con diabetes mal compensada o en pacientes inmunodeficientes.

6.3.2.- ETIOLOGÍA

La parálisis facial en los pacientes con otitis media aguda, se atribuye a la inflamación del nervio facial, como parte de un proceso inflamatorio del oído medio, en respuesta a una agresión bacteriana que provoca edema y estasis venosa. Cuando hay una dehiscencia o fisura del canal de Falopio, se comprime el nervio facial por el incremento de la presión dentro del canal óseo. En la otitis media crónica, la parálisis es secundaria a una erosión ósea, invasión o compresión por el colesteatoma o tejido de granulación. En la otitis externa maligna o necrotizante, la parálisis del nervio facial y de otros pares craneales, es secundaria a la osteomielitis difusa del hueso temporal.

6.3.3.- CUADRO CLÍNICO

En la otitis media aguda la parálisis facial es posterior a los síntomas de la infección ótica, como la otalgia severa, hipoacusia e irritabilidad. En la otitis media crónica, la parálisis facial se presenta en forma tardía, generalmente en pacientes con historia de otorrea crónica fétida e hipoacusia. La otitis externa maligna inicia con una otalgia severa, otorrea fétida y formación de tejido de granulación en el piso del conducto auditivo externo. En los estados avanzados, se acompaña de parálisis facial periférica.

6.3.4.- TRATAMIENTO

En el tratamiento de la parálisis facial y en la otitis media aguda, se indica la miringotomía para descomprimir la cavidad del oído medio y tomar cultivos de la secreción para sensibilidad, seguido de antibióticos de amplio espectro en forma empírica, hasta tener los resultados del cultivo. La parálisis facial, en la otitis media crónica, requiere de una mastoidectomía con exposición del nervio facial en la parálisis incompleta, sin abrir el perineurio. Cuando la parálisis es total y con pérdida de la excitabilidad eléctrica, se recomienda la descompresión del nervio mediante la incisión del perineurio. En la otitis externa maligna, la presencia de parálisis facial o de otros pares craneales, es un signo de mal pronóstico. Para control de la infección se administran antibióticos parenterales y tópicos, altamente efectivos contra la *Pseudomonas aereuginosa*. La debridación quirúrgica se indica en algunos casos seleccionados.

6.4.- ENFERMEDAD DE LYME

La enfermedad de Lyme es una infección bacteriana, transmitida al ser humano por la mordida de la pulga del venado. Se caracteriza por la aparición de un eritema crónico migrante, parálisis facial unilateral o bilateral, meningopolioneuronitis, alteraciones del ritmo cardíaco y artritis.

6.4.1.- EPIDEMIOLOGÍA

Se presenta con mayor frecuencia en los estados del noreste de los Estados Unidos y también en Europa y en el norte de México. No muestra predilección de raza, sexo o edad. Menos del 5% de las mordidas de pulga causan la enfermedad. La enfermedad predomina durante los meses del verano.

6.4.2.- ETIOLOGÍA

La enfermedad de Lyme es causada por la espiroqueta *Borrelia burgdorferi*, transmitida por la mordida por la garrapata *Ixodes ricinus* de los venados.

6.4.3.- CUADRO CLÍNICO

Las manifestaciones clínicas de la enfermedad de Lyme se presentan en 3 fases. La 1ª fase es la primaria o localizada, la 2ª es la fase temprana y diseminada y la 3ª es la crónica. La enfermedad de Lyme, en el 50% de los casos, se manifiesta con síntomas parecidos al resfriado común durante el verano, cuando los catarros son poco frecuentes, con fiebre elevada, cefalea, dolor muscular y articular, tos, molestias faríngeas y estomacales, dolor y rigidez cervical. Durante la 1ª fase, el paciente presenta una lesión roja máculopapular de forma circular u ovoide, con círculos concéntricos en el sitio de la inoculación, que aparece entre los 3 y 30 días después de la inoculación; crece diariamente y mide por lo menos 3.5 cm de diámetro, alcanzando un gran tamaño, en tanto que el diámetro de la mordida de la pulga es menor de un centímetro. La 2ª fase se presenta semanas o meses después de la inoculación, al presentar síntomas neurológicos, cardiacos o artríticos. Las manifestaciones neurológicas incluyen a la parálisis facial en <del 10% de los casos, que es bilateral en el 25% de los pacientes. Además, presentan cefalea, edema cerebral, meningitis, confusión o coma. La 3ª fase se manifiesta como una artritis crónica. Cuando se sospecha la enfermedad de Lyme, se solicita una prueba de radioinmunoensayo enzimático, para la detección de anticuerpos séricos IgM e IgG.

La parálisis se presenta con o sin meningoecefalitis, y ocasionalmente es la única manifestación de la enfermedad. La parálisis facial, en el 60% de los casos, es completa y es la causa más frecuente de parálisis bilateral. El 90% de los pacientes recuperan satisfactoriamente la función, pero los pacientes con parálisis facial bilateral, tienen mayor riesgo de una recuperación parcial.

6.4.4.- TRATAMIENTO

Los pacientes con la enfermedad de Lyme deben ser tratados con antibióticos orales. En la 1ª fase el tratamiento de elección son las tetraciclinas con una dosis de 500 mg cada 6 horas durante 2 a 3 semanas, otros antibióticos son la doxiciclina 100 mg 2 veces al día, amoxicilina 500 mg 3 veces al día, o fenoximetil-penicilina 500 mg 4 veces al día. En los niños y mujeres embarazadas y en los pacientes que no toleran las tetraciclinas, la eritromicina 500 mg 4 veces al día se utiliza como alternativa. Cuando el paciente es tratado tempranamente la mejoría sintomática es rápida y se disminuye la incidencia de las complicaciones. En la 2ª fase se utilizan los mismos medicamentos, pero durante un mínimo de 30 días. En la 3ª fase, crónica o con complicaciones, se indican antibióticos parenterales, como la penicilina G intravenosa en dosis de 3,000 000 a 4,000 000 millones cada 4 horas o ceftriaxona 2 g al día. La inmunización con la vacuna de proteína A recombinante, de la superficie externa de la bacteria, se administra en 3 dosis. Es más efectiva cuando se aplica la 3ra dosis, antes de la época de aparición de la enfermedad.

La vacuna está indicada en los pacientes de 15 a 70 años de edad. Está contraindicada en los niños, mujeres embarazadas, ancianos y en pacientes con enfermedad crónica articular o con complicaciones neurológicas secundarias a la enfermedad de Lyme. La vacuna no confiere inmunidad, por lo que se requieren refuerzos periódicos y su eficacia es del 70 al 80%. Se debe evitar caminar en las áreas arboladas sin protección. Se recomienda vestir una ropa que cubra las extremidades.

7.- PARÁLISIS FACIAL CONGÉNITA

La parálisis facial congénita es poco frecuente y puede ser causada por traumatismos perinatales, durante el parto o por anomalías del desarrollo.

7.1.- EPIDEMIOLOGÍA

La parálisis facial congénita se presenta en el 0.23 al 1.8% de los recién nacidos vivos, de las cuales el 78 a 90% son de origen traumático, causadas principalmente en el 91% de los casos, por el uso de fórceps durante el parto.

7.2.- ETIOLOGÍA

La parálisis facial del recién nacido puede atribuirse a problemas traumáticos, anomalías del desarrollo, infecciones congénitas y parálisis causadas por drogas teratogénicas.

La parálisis facial traumática puede presentarse por lesiones intrauterinas, al comprimirse la cara en la prominencia del sacro durante el nacimiento, o cuando hay un sangrado intracraneal perinatal en el área supranuclear. La salida del nervio a través del agujero estilomastoideo, es más susceptible a lesionarse por la compresión externa ejercida con el uso de los fórceps. Las anomalías del desarrollo se producen por fallas en la embriogénesis por defectos congénitos, agentes teratogénicos o combinación de ambos.

La parálisis facial secundaria a problemas del desarrollo se presenta principalmente en el síndrome de Möbius, microsomia hemifacial, síndrome de Goldenhar, síndrome de DiGeorge, Trisomías 18 y 13, síndrome de CHARGE y en la distrofia muscular. Algunas infecciones o enfermedades congénitas se asocian a la parálisis facial, como en el síndrome de Melkersson-Rosenthal, poliomielitis, monocucleosis infecciosa y varicela. Algunas sustancias teratógenas como la talidomida, misoprostol, mifepristone y el metrotexate, administradas durante el embarazo, pueden causar parálisis facial congénita.

7.3.- CUADRO CLÍNICO

Se deben distinguir las parálisis faciales traumáticas, de las causadas por anomalías del desarrollo. La historia de una enfermedad perinatal de la madre, historia familiar de malformaciones y la exposición a sustancias teratogénicas, orientan a una anomalía del desarrollo. En cambio, la parálisis facial en las primíparas con un parto laborioso o complicado, donde se usaron fórceps, se considera como una causa traumática. Cuando hay otras anomalías congénitas, como las neuropatías de otros pares craneales, defectos cardiopulmonares o cráneofaciales, se considera como un problema del desarrollo. Las marcas del fórceps, la forma del cráneo y las equimosis, son signos del traumatismo durante el parto. En la tomografía computarizada de alta resolución del hueso temporal, se identifican las lesiones traumáticas o las anomalías del desarrollo. Las pruebas de electrodiagnóstico, ayudan a corroborar la etiología de la parálisis facial congénita.

Las anomalías congénitas del desarrollo más frecuentes, que se asocian con la parálisis facial, son las malformaciones de la cara, hipoplasia de la mandíbula, fístulas, malformaciones del pabellón auricular y las microtias. Las patologías más frecuentes son las malformaciones del complejo óculo-aurículo-vertebral, que incluyen al síndrome de Goldenhar, la microsomia hemifacial, síndrome de Möbius y la parálisis congénita unilateral del labio inferior. Las manifestaciones del complejo óculo-aurículo-vertebral son la hipoplasia maxilar y mandibular, anomalías vertebrales, microtia, blefaroptosis, quistes dermoides epibulbares, anomalías de los sistemas nervioso central, cardiovascular, pulmonar y gastrointestinal y en aproximadamente 10 a 20%, anomalías del nervio facial. El síndrome de Möbius es una entidad clínica caracterizada por una parálisis bilateral del VI par craneal y parálisis facial unilateral, sin otras neuropatías de los nervios craneales. La parálisis unilateral congénita del labio inferior, se caracteriza por asimetría facial al llorar, debida a la debilidad del músculo depresor del labio, asociada a trastornos nerviosos centrales.

7.4.- TRATAMIENTO

El tratamiento de la parálisis facial congénita traumática, en los recién nacidos, es conservadora, dado que el pronóstico de recuperación satisfactoria es muy alto. El tratamiento quirúrgico está indicado en los casos de parálisis inmediata y completa, cuando hay evidencia radiológica y electrofisiológica de daño severo o sección del nervio facial. La mayoría de los trastornos del nervio facial, en las malformaciones del desarrollo, son segmentarias e incompletas. El tratamiento de las malformaciones congénitas severas requiere de rehabilitación mediante de anastomosis microneurovasculares.

8.- ENFERMEDADES INFLAMATORIAS

8.1.- ENFERMEDAD DE KAWASAKI

La enfermedad de Kawasaki es una enfermedad inflamatoria idiopática en los niños, causada por una vasculitis asociada con fiebre elevada, inflamación y descamación del epitelio de la cavidad oral, adenopatía cervical, arteritis coronaria, formación de aneurismas y eritema con descamación de las extremidades. Cuando afecta al hueso temporal, presenta parálisis facial, la cual mejora con el tratamiento médico con aspirina.

8.2.- GRANULOMATOSIS DE WEGENER

La granulomatosis de Wegener, es una vasculitis necrotizante idiopática del aparato respiratorio superior, asociada con una glomerulonefritis necrotizante. Cuando afecta al hueso temporal, se manifiesta con hipoacusia de conducción secundaria a una otitis media serosa, y en un 3% de los casos, parálisis facial. El tratamiento es a base de prednisona y ciclofosfamida.

8.3.- SÍNDROME DE MELKERSSON-ROSENTHAL

El síndrome de Melkersson-Rosenthal, o granulomatosis orofacial, se manifiesta con una inflamación orofacial recurrente o persistente, lengua fisurada, cefalea y parálisis facial. La mayoría los pacientes presentan inflamación en uno o más lugares, siendo los labios y la mucosa bucal los más frecuentemente afectados. La parálisis facial, unilateral o bilateral, se presenta en el 46% de los casos y tiende a ser recurrente en el 20% de los casos. La mayoría de los pacientes se recuperan de la parálisis facial. Los esteroides y la clofazimina reducen el edema en el 94% de los casos.

9.- NEOPLASIAS

La parálisis facial puede ser causada por tumores del nervio facial, o por tumores que se localizan en la vecindad del trayecto del nervio, los cuales comprimen o invaden al nervio facial. Con frecuencia la parálisis afecta solo algunas de las ramas del nervio facial.

9.1.- EPIDEMIOLOGÍA

Las neoplasias más comunes son los neuromas del nervio facial y los hemangiomas.

Los primeros afectan, en el 75% de los casos, al nervio intrapetroso en su 3ª porción y los hemangiomas predominan en el área del ganglio geniculado. En los niños, el 5% de las parálisis faciales, son causadas por neoplasias centrales o periféricas. Las lesiones malignas del hueso temporal son poco comunes en los niños. El rabdomiosarcoma es el sarcoma más frecuente en la cabeza y cuello en la edad pediátrica, y con frecuencia se acompaña de parálisis facial. La parálisis facial relacionada con las leucemias, ocurre por la infiltración o compresión del nervio facial en el hueso temporal. El carcinoma mucoepidermoide es el tumor maligno frecuente de la glándula parótida en niños y adultos. En los casos avanzados infiltra al nervio facial.

9.2.- CUADRO CLÍNICO

La parálisis facial relacionada con las neoplasias, generalmente se manifiesta gradualmente y no mejora mientras persista la lesión. En un 10% de los casos, la parálisis es súbita o recurrente, simulando una parálisis de Bell. Los hemangiomas del nervio facial se manifiestan con una parálisis súbita, progresiva o recurrente, causada por invasión o compresión del nervio facial. Los neurinomas del nervio facial se manifiestan con una parálisis facial lentamente progresiva, que se se asocia con una hipoacusia conductiva en el 70% de los casos. Ocasionalmente presentan espasmo facial. Los neurinomas del nervio acústico se manifiestan con acúfeno e hipoacusia neurosensorial con baja discriminación y parálisis facial en el lado afectado, además de vértigo o trastornos del equilibrio. Los tumores de la glándula parótida generalmente se manifiestan como una masa dura e infiltrante, acompañada de una parálisis facial completa o segmentaria.

La tomogafía computarizada de alta resolución, muestra lesiones isodensas y ensanchamiento o erosión del conducto de Falopio o del conducto auditivo interno.

En las neoplasias extratemporales, la tomografía y la resonancia magnética son de gran utilidad en la valoración del tamaño, localización, extensión e invasión de las neoplasias.

9.3.- TRATAMIENTO

El tratamiento de las neoplasias, es específico para el tipo y características de cada neoplasia. Idealmente se debe resecar la lesión, con reconstrucción primaria del nervio facial, mediante una anastomosis término-terminal o mediante injertos con otro nervio.

10.- PARÁLISIS FACIAL TRAUMÁTICA

10.1.- FRACTURA DEL TEMPORAL, IATROGENIAS Y NEOPLASIAS

La parálisis facial traumática es la segunda causa de parálisis facial. La causa puede ser accidental, quirúrgica o iatrogénicas, que afectan cualquier parte del nervio facial en su trayecto desde el cerebro y hueso temporal, hasta sus ramas terminales en la cara.

10.2.- EPIDEMIOLOGÍA

Las fracturas del hueso temporal, ocurren con mayor frecuencia, en los varones de veinte a treinta años de edad. Durante los accidentes automovilísticos, la cabeza se lesiona en el 75% de los casos, causando fracturas del hueso temporal en el 31% de los casos. Del total de los traumatismos del cráneo, entre el 18 y 22% presentan fracturas del hueso temporal. En los niños, la incidencia de lesión del nervio facial en los traumatismos del hueso temporal es menor que en los adultos, ocurriendo en el 6 a 32% de las fracturas. La parálisis facial iatrogénica se presenta en la cirugía otológica, neurológica, neoplásica y estética de la cara.

10.3.- ETIOLOGÍA

La causa más frecuente de parálisis facial post-traumática, es la fractura del hueso temporal provocada por golpes severos, caídas, accidentes deportivos, heridas punzocortantes, disparos por arma de fuego, y principalmente, durante los accidentes automovilísticos. Las lesiones iatrogénicas del nervio facial pueden ser intencionales o accidentales. Las primeras ocurren durante la remoción de tumores del nervio facial, neuromas del acústico, tumores del ángulo pontocerebeloso, glomus yugulares, tumores malignos del oído y del conducto auditivo externo, y las segundas durante la cirugía de la glándula parótida, mastoidectomía, cirugía del cóndilo y mandíbula, cirugía estética de la cara y liposucción facial.

10.4.- CLASIFICACIÓN

Las fracturas del hueso temporal, históricamente, se clasifican como longitudinales y transversales. Las fracturas longitudinales se presentan en el 70 a 90% de las fracturas del hueso temporal, generalmente relacionadas con golpes laterales sobre la mastoides y el hueso temporal. La línea de fractura sigue un curso paralelo al eje de la pirámide petrosa, iniciándose en la porción escamosa del hueso temporal, continúa en la porción posterosuperior del conducto auditivo externo, techo del oído medio y termina en la fosa media craneal, cerca del agujero espinoso. Las fracturas transversales, causadas por traumatismos frontales y parietales, ocurren entre el 10 a 30% de las fracturas del hueso temporal. La línea de fractura se inicia en la fosa media craneal, corre perpendicular al eje largo de la pirámide petrosa y termina en el foramen magno.

Puede extenderse a través del conducto auditivo interno, lesionando al nervio facial y al nervio cocleovestibular. Sin embargo, en una nueva clasificación de las fracturas del hueso temporal, se reportó que el 90% de las fracturas relacionadas con un traumatismo craneofacial, son oblicuas o mixtas.

10.5.- CUADRO CLÍNICO

La mayoría de los pacientes con fracturas del hueso temporal, generalmente presentan múltiples lesiones intracraneales, maxilofaciales, torácicas, abdominales y en las extremidades. El examen físico, en un paciente con un traumatismo del hueso temporal, requiere el examen y palpación de las estructuras de la cabeza y cuello. Se examina la función del nervio facial y de los ojos, buscando la presencia del nistagmo. Las fracturas longitudinales del hueso temporal, casi siempre afectan al oído medio y causan parálisis facial en el 10 a 20% de los casos. Las fracturas transversales pueden dañar a la cóclea y al laberinto, provocando hipoacusia neurosensorial profunda, vértigo severo, náusea, vómitos, nistagmo y parálisis facial inmediata. Las lesiones por arma de fuego, que lesionan al hueso temporal, generalmente causan hipoacusia neurosensorial profunda, disrupción del nervio facial y fístula de líquido céfalorraquídeo.

10.6.- LABORATORIO Y GABINETE

Cuando las condiciones del paciente lo permiten, la valoración radiológica mediante la tomografía computarizada de alta resolución, permite observar con detalle las estructuras del hueso temporal y la localización y extensión de la fractura. En los casos de parálisis facial tardía completa, se realizan pruebas de excitabilidad del nervio facial y electroneuronografía.

10.7.- TRATAMIENTO

Los pacientes con un traumatismo craneoencefálico severo, generalmente presentan lesiones múltiples, que requieren inicialmente el manejo de la vía aérea, la estabilización hemodinámica y neurológica del paciente, así como el tratamiento de las lesiones de mayor gravedad, que con frecuencia presentan estos pacientes, por lo que el otorrinolaringólogo es consultado días u horas después del traumatismo. Las parálisis facial post-traumática incompleta y las parálisis tardías, generalmente evolucionan favorablemente, por lo que son tratadas conservadoramente mediante la protección de la córnea, ocluyendo al ojo durante el sueño y con la administración de corticoesteroides para disminuir el edema perineural.

Las pruebas de rehabilitación con estimulación eléctrica, se asocian a un incremento de las sincinesias.En las fracturas del hueso temporal, la parálisis facial inmediata y completa, generalmente es causada por una sección del nervio facial, y en consecuencia, la recuperación es pobre y el tratamiento quirúrgico es controversial.

La toma de decisiones se orienta a si se explora o no al nervio facial, y si es afirmativo, cuando se debe operar y qué tipo de abordaje quirúrgico debe emplearse. La decisión de operar se basa en los resultados de los estudios electrodiagnósticos, en particular de la electroneuronografía. La exploración, descompresión y reparación del nervio facial afectado, cuando la electroneuronografía muestra una degeneración mayor de 90% dentro de las primeras 3 semanas, se trata mediante un abordaje de fosa media y transmastoideo. Si el paciente presenta anacusia, se recomienda el abordaje translaberíntico. En un estudio clínico, en 820 fracturas del hueso temporal, se encontraron 58 casos de parálisis facial, 122 fístulas de líquido cefalorraquídeo y 15 casos de meningitis. Todos los pacientes con parálisis facial incompleta se recuperaron, y en el grupo de pacientes con parálisis facial tardía, sólo uno no se recuperó. En los casos parálisis facial inmediata y completa, en el 40% de los pacientes, la recuperación de la función del nervio facial es muy pobre.

11.- COMPLICACIONES Y SECUELAS

En la parálisis facial intencional durante la remoción de una neoplasia, o por una iatrogenia durante el abordaje quirúrgico del ángulo pontocerebeloso, mastoides, oído medio, parótida o de la cara y cuando el daño se reconoce durante la cirugía, se deberá reparar el nervio mediante la aproximación o interposición de injertos. Si la parálisis se presenta durante el periodo postoperatorio, se deberá valorar si la parálisis es inmediata, tardía, completa o incompleta. Si la parálisis facial es inmediata, y se utilizó anestesia local durante el procedimiento quirúrgico, se deberá esperar un periodo razonable, hasta que se elimine el medicamento anestésico inyectado. Si se taponó con presión excesiva el conducto auditivo externo, posterior a una cirugía, sobretodo cuando el nervio facial está expuesto, y el paciente despierta con parálisis facial, se deberá extraer el taponamiento. Si después de un tiempo razonable la función del nervio no mejora, se deberá pensar en una lesión iatrogénica. Cuando el cirujano está seguro de no haber lesionado el nervio, se mantiene al paciente en observación, si la parálisis persiste, se indican las pruebas de electrodiagnóstico.

Cuando el cirujano no identificó o tuvo dificultad para indentificar al nervio durante la cirugía, se deberá explorar el nervio facial. Cuando el cirujano no identificó o tuvo dificultad para identificar al nervio durante la cirugía, se deberá explorar al nervio facial. Las parálisis tardías, por lo general, se recuperan totalmente. Las secuelas de una parálisis facial permanente, parcial o total, afectan funcional y sicológicamente al paciente. En los casos recientes se recomienda reparar al nervio facial mediante técnicas de reinervación con injertos o anastomosis término-terminales. En los casos de parálisis facial completa, de más de un año de evolución, las técnicas dinámicas de anastomosis del facial con el nervio hipogloso, nervio espinal o con el facial contralateral, transposición del músculo masetero o del músculo temporal y las microanastomosis de músculos extrafaciales, o las técnicas estáticas como la suspensión con fascia lata o con Gore-Tex, permiten restaurar parcialmente la función y disminuyen la deformidad y secuelas de la parálisis facial total. Las sincinesias faciales, causadas por la regeneración aberrante de las fibras axonales en las vainas, se observan con mayor frecuencia como una contractura ojo-boca o boca-ojo, durante la expresión facial.

El tratamiento de la sinquinesia y del espasmo facial por una contracción espasmódica de la región palpebral con toxina botulínica en la región periorbitaria y el comisura bucal respectivamente, permite la desaparición de los síntomas durante varios meses y se recomienda aplicarlo cada 3 a 6 meses. El síndrome de lágrimas de cocodrilo se presenta durante las comidas, al presentar lagrimeo por los estímulos gustativos, lo que se atribuye a una regeneración anómala de las fibras sensoriales de las glándulas salivales, que se dirigen a las glándulas lagrimales.

Las complicaciones oculares son la conjuntivitis, queratitis, úlceras corneales y la disminución de la producción de lágrimas. El tratamiento consiste en la protección de la córnea durante la noche, con el uso de lágrimas artificiales, la tarsorrafia y los implantes de pesas de oro en el párpado superior.

Las complicaciones más frecuentes de las fracturas del hueso temporal son la hipoacusia neurosensorial, hipoacusia conductiva o mixta, vértigo, parálisis facial, fístula de líquido cefalorraquideo y meningitis.

El vértigo se presenta en el 24 a 78% de los traumatismos del hueso temporal, que generalmente mejoran en un periodo de 3 a 6 meses, pero en los pacientes de edad avanzada puede persistir por tiempo prolongado. En las fracturas transversales generalmente hay daño en la cóclea y en los canales semicirculares, lo que se manifiesta por un vértigo severo incapacitante, que en ocasiones es difícil de valorar en la etapa aguda del traumatismo. El vértigo postural paroxístico benigno, atribuido a una concusión del laberinto, es una causa común de vértigo post-traumático. En estos pacientes la rehabilitación laberíntica es de gran utilidad.

REFERENCIAS BIBLIOGRÁFICAS

1. Adour KK, Byl FM, Hilsinger RL Jr, et al: The true nature of Bell's palsy: analysis of 1,000 consecutive patients. Laryngoscope 1978;88(5):787-801.

2. Adour KK, Sheldon MI, Kahn ZM: Maximal nerve excitability testing versus neuromyography: prognostic value in patients with facial paralysis. Laryngoscope 1980;90(9):1540-1547.

3. Adour KK, Ruboyianes JM, Von Doersten PG, et al: Bell's palsy treatment with acyclovir and prednisone compared with prednisone alone: a double-blind, randomized, controlled trial. Ann Otol Rhinol Laryngol 1996;105(5) 371-378.

4. Axelsson S, Berg T, Jonsson L, Engström M, Kanerva M, Pitkäranta A, et al. Prednisolone in Bell's palsy related to treatment start and age. Otol Neurotol. Jan 2011;32(1):141-6.

5. Brodie HA, Thompson TC: Management of complications from 820 temporal bone fractures Am J Otol 1997;18(2):188-197.

6. Cannon CR, Jahrsdoerfer RA: Temporal bone fractures. Review of 90 cases. Arch Otolaryngol 1983;109(5):285-288.

7. Carr MM, Ross DA, Zuker RM: Cranial nerve defects in congenital facial palsy. J Otolaryngol1997;26(2): 80-87.

8. Cheney ML, McKenna MJ, Megerian CA, et al: Early temporalis muscle transposition for the management of facial paralysis. Laryngoscope 1995;105(9 Pt 1): 993-1000.

9. Falco NA, Eriksson E: Facial nerve palsy in the newborn: incidence and outcome. Plast Reconstr Surg 1990; 85(1): 1-4.

10. Felix H, Eby TL, Fisch U: New aspects of facial nerve pathology in temporal bone fractures. Acta Otolaryngol 1991;111(2): 332-336.

11. Fisch U: Surgery for Bell's palsy. Arch Otolaryngol 1981; 107(1): 1-11.

12. Fisch U: Current surgical treatment of intratemporal facial palsy. Clin Plast Surg 1979;6(3): 377-388.

13. Freilinger G, Gruber H, Happak W, et al: Surgical anatomy of the mimic muscle system and the facial nerve: importance for reconstructive and aesthetic surgery. Plast Reconstr Sur1987; 80(5): 686-690.

14. Gantz BJ, Rubinstein JT, Gidley P, Woodworth GG: Surgica l management of Bell's palsy. Laryngoscope 1999;109(8):1177-88.

15. House JW, Brackmann DE: Facial nerve grading system. Otolaryngol Head Neck Surg 1985; 93(2): 146-152.

16. Lockhart P, Daly F, Pitkethly M, Comerford N, Sullivan F. Antiviral treatment for Bell's palsy (idiopathic facial paralysis). Cochrane Database Syst Rev. Oct 7 2009;CD001869.

17. Murakami S, Mizobuchi M, Nakashiro Y, et al: Bell palsy and herpes simplex virus: identification of viral DNA in endoneurial fluid and muscle. Ann Intern Med 1996 ;124(1 Pt 1): 27-30.

18. O'Brien BM, Pederson WC, Khazanchi RK, et al: Results of management of facial palsy with microvascular free-muscle transfer. Plast Reconstr Surg 1990;86(1):12-22; discussion 23-24.

19. Sullivan FM, Swan IR, Donnan PT, Morrison JM, Smith BH, McKinstry B, et al. Early treatment with prednisolone or acyclovir in Bell's palsy. N Engl J Med. 2007;357(16):1598-607.

20. Teixeira, Lázaro J; Valbuza, J. S.; Prado, G. F. (Dec 2011). "Physical therapy for Bell's palsy (idiopathic facial paralysis)". Cochrane Database of Systematic Reviews (12): CD006283.

CAPÍTULO 16 | TRASTORNOS DEL EQUILIBRIO
Dr. Javier Dibildox M.

Los trastornos del equilibrio afectan a niños y adultos. Pueden ser provocados por una patología del laberinto posterior, una lesión retrococlear del VIII par, lesiones del sistema nervioso central o por una enfermedad sistémica. Los pacientes frecuentemente son incapaces de narrar lo que sienten y describen los trastornos del equilibrio, utilizando indistintamente diversos términos, como el vértigo, mareo, desmayo o desequilibrio.

El vértigo es una alucinación del movimiento, rotatoria o linear, que afecta a gran parte de la población. Semiológicamente se describe como vértigo subjetivo, cuando el paciente siente que el que se mueve es él mismo, y como vértigo objetivo, cuando el paciente siente que lo que se mueve es el entorno que lo rodea. Esta descripción tiene muy poco valor clínico y puede verse en algunas formas benignas de vértigo. El mareo es un malestar provocado por los movimientos del cuerpo, lo que el paciente describe como una sensación de falta de orientación o inestabilidad respecto a su entorno. Generalmente se acompaña de náusea y vómito. El desequilibrio, es la dificultad para mantenerse erecto, y al caminar, el paciente tiende a irse de lado. No todo mareo o desequilibrio es de origen vestibular, ya que estas manifestaciones suelen presentarse en diversas patologías de los sistemas nervioso central, cardiovascular, cardiorespiratorio, metabólico, oculomotor, hormonal, de los tractos extravestibulares y trastornos psicológicos.

1.-EPIDEMIOLOGÍA

El vértigo es una las quejas más comunes en la consulta del médico general y del especialista, afectando aproximadamente entre el 20 y 30% de la población general. La prevalencia de los trastornos del equilibrio es del 2% en los niños y adultos jóvenes y de 30% de los adultos mayores. Es más frecuente en las mujeres y en los pacientes adultos mayores con trastornos cardiovasculares, respiratorios, metabólicos, neurológicos y psiquiátricos y en los pacientes en tratamiento con diversos medicamentos. El trauma craneoencefálico es una causa común de vértigo y daño en el oído interno, en los pacientes menores de 50 años. El vértigo relacionado con las patologías del oído, corresponde al 50% de todos los trastornos del equilibrio, donde el vértigo postural paroxístico benigno ocupa el 50%, la enfermedad de Ménière el 18%, la laberintitis viral junto con la neuronitis vestibular el 14% y el resto corresponde a las fístulas perilinfáticas, neurinomas del acústico, traumatismos y ototoxicidad. El vértigo de origen central corresponde al 5% de todos los trastornos del equilibrio, donde el de origen médico ocupa el 5%, el de origen psicológico 15% y un 25% se atribuye a causas desconocidas.

2.- FISIOPATOLOGÍA

La marcha normal, postura y el enfoque visual durante el movimiento de la cabeza, dependen de la la integridad del órgano del equilibrio, como resultado de una información apropiada detectada por los receptores vestibulares, oculares y proprioceptivos sensoriales, y por la integración adecuada de la información en el cerebelo y en el tallo cerebral. Los trastornos del equilibrio se presentan cuando alguno de los 3 componentes del equilibrio envía señales anormales al sistema nervioso central, pero no todo mareo o desequilibrio es de origen vestibular. Los síntomas graduales e inespecíficos se relacionan con patologías del sistema nervioso central, cardiovascular, respiratorio, metabólico, oculomotor, hormonal y de los tractos extravestibulares. También se presenta en diversas enfermedades sistémicas y en algunos trastornos psicológicos. Las causas centrales del vértigo son el resultado de la interrupción o alteración de las conexiones centrales en el tallo cerebral y cerebelo, o de un desajuste de la información sensorial en la corteza cerebral. Las lesiones que afectan al nervio vestibular, en el área del ángulo pontocerebeloso, alteran el equilibrio al afectar la información sensorial primaria vestibular.La pérdida aguda de la función periférica vestibular unilateral, provoca la disminución de los potenciales de acción de reposo en el nervio vestibular afectado y en su núcleo ipsilateral. Como el cerebro responde a las diferencias entre los dos laberintos, la pérdida de los potenciales de acción de reposo de los nervios, es interpretada por el cerebro como un movimiento de la cabeza rápido y continuo hacia el laberinto sano. La corrección de los movimientos oculares se produce hacia el lado opuesto, causando nistagmo con el componente lento que se mueve hacia el lado anormal y el componente rápido del nistagmo que se mueve hacia el laberinto sano.

Las conexiones neuronales entre los núcleos vestibulares, núcleo longitudinal medial, núcleos de los pares craneales III, IV y VI y el cerebelo, son los responsables del nistagmo que se produce con la estimulación vestibular. El nistagmo horizontal es el signo predominante de la patología laberíntica que generalmente se acompaña de vértigo. A diferencia del nistagmo vertical que suele ser un indicador de una lesión central, con excepción del causado por los medicamentos ototóxicos, como los aminoglucósidos y por algunos medicamentos anticonvulsionantes. Los movimientos rotatorios de los ojos, con o sin parpadeo, deben buscarse en el paciente que se queja de vértigo.

A través de los mecanismos compensatorios, el sistema nervioso central restaura la actividad de los potenciales de acción en reposo en los núcleos vestibulares, lo que reduce la asimetría de la actividad de los potenciales en los núcleos vestibulares bilaterales, restaurando parcialmente el reflejo vestíbulo-ocular. La pérdida unilateral de la función vestibular, resulta en la reducción de la sensibilidad al estímulo vestibular, de una respuesta asimétrica, a una estimulación intensa, como es un movimiento rápido de la cabeza.

3.- CLASIFICACIÓN

Desde el punto de vista clínico el vértigo se clasifica como periférico o central. El vértigo periférico es específico de una lesión del oído interno, núcleos vestibulares o de sus conexiones con el sistema nervioso central. Generalmente el vértigo es severo, episódico y presenta nistagmo durante la crisis vertiginosa. El vértigo periférico es fatigable, tiene un tiempo de latencia de 10 a 15 segundos y generalmente no se asocia a manifestaciones neurológicas. Un ataque vertiginoso agudo con hipoacusia, acúfeno y sensación de presión en el oído, habitualmente se relaciona con una patología del oído interno.

El vértigo central secundario a una lesión del tallo cerebral o del cerebelo, se presenta con trastornos del equilibrio, diplopia, náusea, disartria, disfagia, debilidad de los miembros inferiores y dificultad para caminar durante el ataque agudo; además se asocia con frecuencia a síntomas cocleares y alteraciones neurológicas.

El vértigo central, a diferencia del vértigo periférico, es de menor intensidad, continuo, sin un periodo de latencia, no es fatigable y se incrementa durante las exacerbaciones de la patología subyacente. El nistagmo de tipo central, se relaciona con las vías y estructuras que forman parte del tallo cerebral y de las conexiones centrales del cerebro y cerebelo.

4.- ETIOLOGÍA

Las enfermedades del laberinto posterior que provocan vértigo, pueden ser clasificadas como infecciosas, alérgicas, hidrops endolinfático, post-traumáticas, metabólicas, autoinmunes, isquémicas, inducidas por sustancias ototóxicas, enfermedades desmielinizantes o de origen multifactorial. La disfunción del sistema vestibular puede ser provocada por una infección viral del laberinto o del nervio vestibular, por una infección bacteriana del oído medio o de las meninges que se extiende al oído interno. Las alergias pueden producir cambios en los líquidos del oído interno, e inflamación de la trompa de Eustaquio, lo que altera la presión del oído medio y favorece la formación de un derrame intratimpánico.

Las fracturas del hueso temporal, la concusión laberíntica y la fístula perilinfática, son causas frecuentes de vértigo. El trauma craneoencefálico es la causa más común de daño en el oído interno, en los pacientes menores de cincuenta años. Un golpe en la cabeza o una lesión de contragolpe, conocida como latigazo cervical, provocan disfunción del sistema vestibular que puede aparecer inmediatamente después del trauma, o en forma tardía con un retraso de días, semanas, meses o años y se manifiesta como un vértigo postural. En los casos sin un diagnóstico específico, se deben investigar algunas anormalidades sistémicas metabólicas que pueden afectar la función vestibular, como los síndromes de hiperviscosidad, hiperlipidemia, policitemia, macroglobulinemia, anemia de células falciformes, diabetes mellitus, hiperlipoproteinemia y el hipotiroidismo. Las fluctuaciones hormonales que ocurren durante los periodos premenstruales, menopáusicos, administración de anticonceptivos orales y las terapias de reemplazo de estrógenos, también pueden desencadenar síntomas neurológicos, incluyendo al vértigo.

La disfunción metabólica aislada del laberinto, puede ocurrir en la otosclerosis coclear, manifestándose con hipoacusia sensorineural y síntomas vestibulares de desequilibrio o vértigo, síntomas que se atribuyen a la alteración de la microvascularización coclear y a la degeneración de las fibras del nervio vestibular, causadas por la toxicidad de enzimas proteolíticas dentro de la perilinfa. Diversos trastornos como la artritis reumatoide, poliarteritis nodosa, lupus, sarcoidosis, arteritis temporal, queratitis intersticial no sifilítica, policondritis recurrente, dermatomiositis y escleroderma, se han asociado con la disfunción vestibular, como parte de una enfermedad autoinmune del oído interno.

Los trastornos desmilinizantes, son causa poco frecuente de vértigo o desequilibrio, que ocurren con la exposición a toxinas como el monóxido de carbono, plomo, metrotexate, deficiencia de vitamina B12, síndromes postvirales y la degeneración hereditaria del sistema nervioso central. La esclerosis múltiple es un trastorno desmilinizante, que se manifiesta con vértigo en el 5% de los casos, pero el desequilibrio y la inestabilidad afecta a la mayoría de estos pacientes durante la enfermedad. La isquemia de los vasos pequeños laberínticos causa infartos en el laberinto, lo que se manifiesta con episodios de vértigo y la oclusión de los vasos más grandes, como la arteria cerebelosa anteroinferior o de alguna de sus ramas, causa una sordera súbita severa, disfunción vestibular e infartos regionales del tallo cerebral. Los acontecimientos agudos vasculares que afectan al cerebelo y al tallo cerebral, por lo general producen síntomas más severos. La isquemia transitoria del sistema vertebrobasilar puede causar un ataque agudo de vértigo, que dura sólo minutos, y termina sin secuelas. La oclusión de la arteria vertebral o de la arteria cerebelosa posteroinferior, causa infartos de la médula dorsal lateral, que se manifiestan como un síndrome de Wallenberg.

Los trastornos vestibulares pueden ocurrir por la exposición a drogas o sustancias químicas que dañan al oído interno o al nervio vestibulococlear. La ototoxicidad por aminoglucósidos, diuréticos y citotóxicos, es una causa bien conocida de vértigo. El hidrops endolinfático o Enfermedad de Ménière, altera la homeostasis de la endolinfa, lo que provoca episodios severos y fluctuantes de vértigo, hipoacusia neurosensorial, acúfeno y sensación de plenitud aural. Otras condiciones que pueden afectar la función vestibular incluyen a la migraña, mal de mar, enfermedad autoinmune del oído interno, patologías de la columna cervical, compresión vascular del nervio vestibular, fístula perilinfática, dehiscencia del canal semicircular superior, colesteatoma o la persistencia de un acueducto vestibular ensanchado. El vértigo de origen retrococlear puede ser clasificado como neoplásico, vascular y desmielinizante.

Los tumores del ángulo pontocerebeloso, como el neurinoma del acústico y el meningioma, causan desequilibrio o inestabilidad, más que vértigo verdadero. Como estos tumores son de crecimiento lento, la compensación central ocurre con el paso del tiempo en los casos de pérdida unilateral de la función vestibular. Además, estas lesiones que ocupan un espacio en la fosa posterior pueden causar desequilibrio y vértigo postural, debido a la compresión cerebelar. Los tumores del tallo cerebral, como los gliomas y meduloblastomas, provocan síntomas vestibulares y cocleares, además de un daño en los pares craneales, ataxia y cefalea. La degeneración de las células ciliadas en el oído interno ocurre también con el envejecimiento y puede manifestarse con vértigo e hipoacusia. La atrofia cerebelar y la isquemia de los vasos pequeños asociados con el envejecimiento, pueden causar inestabilidad, y ocasionalmente, vértigo verdadero.

5.- CUADRO CLÍNICO

En la evaluación del paciente con vértigo, es necesario entender e interpretar con claridad los síntomas del enfermo, ya que con frecuencia el paciente tiene gran dificultad para describir la sensación de desequilibrio que siente, llamándola indistintamente mareo, desmayo, debilidad, desequilibrio o vértigo. Debemos buscar las características del malestar para poder llegar a un diagnóstico. El examen físico incluye la valoración de los signos vitales y un examen otoneurológico completo, con énfasis en la valoración de la hipoacusia, vértigo, nistagmo, fondo de ojo, pares craneales, prueba de Romberg, marcha y la prueba índice-nariz.

6.- DIAGNÓSTICO DIFERENCIAL

En los niños y adultos la historia clínica, examen físico y exámenes de laboratorio, ayudan a determinar la causa del vértigo en la mayor parte de los pacientes y diferenciar entre las causas otológicas y no otológicas de los trastornos del equilibrio. No obstante, el vértigo es un término que abarca una variedad de sensaciones diferentes, que sugieren algunas posibilidades diagnósticas, por ejemplo, el vértigo rotatorio y otras sensaciones ilusorias de movimiento indican síntomas vestibulares, mientras que una sensación de mareo, desequilibrio, inestabilidad o la sensación de desmayo inminente, sugieren una alteración del equilibrio de origen no vestibular. Sin embargo, aun cuando el vértigo y el mareo pueden no reflejar una distinción entre los síntomas vestibulares y los no vestibulares, los pacientes a menudo usan estos términos como sinónimos.

El vértigo en ataques leves y aislados, debe ser evaluado de acuerdo a la frecuencia y duración de los síntomas. Un vértigo que dura menos de un minuto, puede representar un vértigo postural paroxístico benigno, los ataques que duran varios minutos pueden ocurrir con un vértigo asociado a la migraña o con una isquemia transitoria de la circulación vertebrobasilar. El vértigo prolongado de varias horas, es típico de la enfermedad Ménière o hidrops endolinfático y el vértigo que persiste durante varios días, pero que gradualmente disminuye, se presenta en la neuronitis vestibular. Cuando el vértigo persiste sin mejoría durante varias semanas, la etiología puede ser de origen central.

7.- PATOLOGÍAS MÁS FRECUENTES

En la mayoría de los casos, el vértigo es provocado por una patología bien definida, y en otros, la enfermedad es de origen multifactorial, incluyendo la edad avanzada, traumatismos craneoencefálicos, cirugía otológica previa, enfermedades degenerativas y la administración de diversos medicamentos.

7.1.-VÉRTIGO POSTURAL PAROXÍSTICO BENIGNO

El vértigo postural paroxístico benigno se define como una sensación de movimiento anormal, que se inicia con algunos cambios posturales. Durante la crisis se presenta nistagmo, cuya dirección es específica al área del oído interno afectado y con la patofisiología subyacente.

7.1.1.- EPIDEMIOLOGÍA

El vértigo postural paroxístico benigno es la causa más frecuente de vértigo, con una incidencia de 64 casos por cada 100,000 habitantes. Las mujeres presentan la enfermedad en una proporción de 2:1 respecto a los hombres y es más frecuente entre la quinta y sexta décadas de la vida. Cuando se presenta antes de los 35 años de edad, generalmente el paciente tiene como antecedente un traumatismo craneofacial.

7.1.2.- FISIOPATOLOGÍA

El vértigo postural, tradicionalmente se ha relacionado a una patología de los órganos otolíticos, que se atribuye a la dislocación de las partículas de otoconias en el oído interno, que con los movimientos de la cabeza se desplazan en el canal semicircular afectado, enviando una señal falsa al sistema nervioso central. Los otolitos normalmente están unidos a las células ciliadas dentro del utrículo y el sáculo. Debido a que los otolitos son más densos que la endolinfa, un movimiento vertical de la cabeza, hace que los otolitos inclinen a las células ciliadas. Hay 2 teorías sobre la fisiopatología del vértigo postural paroxístico benigno. La 1ª postulada por Schuknecht, es conocida como la teoría de la cupolilitiasis, donde se atribuye el vértigo a la adherencia de los otolitos a la cúpula del canal semicircular posterior. Los otolitos son unas partículas basofílicas, cuyo peso impide a la cúpula volver a su posición neutral original, provocando nistagmo y vértigo cuando el paciente mueve la cabeza hacia atrás.

La 2ª teoría postulada por Epley, es conocida como la teoría de la canalolitiasis, donde las partículas se mueven libremente en el canal semicircular posterior. Cuando la cabeza se encuentra hacia arriba, las partículas se localizan en la porción más baja provocada por la gravedad, y cuando la cabeza se coloca hacia atrás al acostarse, las partículas siguen el arco del canal lateral posterior, y después de un periodo de latencia, debido a que las partículas no se mueven inmediatamente, la gravedad las regresa hacia abajo en el arco del canal posterior, lo que provoca que el flujo endolinfático se aleje del ámpula y provoca un desplazamiento de la cúpula, provocando vértigo y un nistagmo en la dirección opuesta. Las partículas dejan de moverse, al llegar a la posición más baja del conducto semicircular. Cuando hay compromiso de un canal lateral, el nistagmo es horizontal y su dirección se invierte con el cambio de posición de la cabeza. Si hay canalolitiasis, el nistagmo en ambas posiciones será geotrópico y si hay cupulolitiasis será ageotrópico.

7.1.3.- ETIOLOGÍA

El vértigo postural paroxístico benigno se considera como idiopático en el 50 a 65% de los casos. Se relaciona con los traumatismos craneoencefálicos en el 20% y con la neuronitis vestibular en el 2 al 15% de los casos. Otras causas son la otitis media crónica, otosclerosis, sordera súbita, vértigo cervical y los neurinomas del acústico. Además, otros factores considerados como predisponentes son la inactividad, el alcoholismo, las cirugías otológicas y las enfermedades del sistema nervioso central.

7.1.4.- CUADRO CLÍNICO

El vértigo postural paroxístico benigno, es una patología que se manifiesta con un vértigo desencadenado por los cambios posturales de la cabeza al acostarse, levantarse de la cama o al elevar la cabeza. El vértigo puede ser leve o severo, con náusea, vómito, inestabilidad o desequilibrio y trastornos oculares. Los síntomas son intermitentes y mejoran al cambiar la posición de la cabeza. Ocasionalmente los síntomas son tan severos que el paciente no se puede sentar, parar o caminar.

7.1.5.- LABORATORIO Y GABINETE

No hay exámenes de laboratorio específicos para el diagnóstico del vértigo postural paroxístico benigno, pero algunas pruebas de laboratorio pueden indicarse para descartar patologías infecciosas y metabólicas. Se recomienda realizar la maniobras de Dix-Hallpike y de McClure. La aplicación de la maniobra de Dix-Hallpike inicia con la explicación al paciente de los objetivos y de las características de la técnica.

Posteriormente se coloca al paciente sentado en una camilla mirando al frente, el examinador sostiene la cabeza del paciente, se gira la cabeza hacia el lado derecho con una rotación de 45^0, se acuesta rápidamente con la cabeza colgando en un ángulo de 20^0, se mantiene en esa posición durante al menos cuarenta segundos y se observa la aparición del nistagmo. Posteriormente, sentamos al paciente y el nistagmo se invierte. La repetición de la prueba agota el nistagmo. Se repite la maniobra hacia el lado contrario. En la maniobra de McClure, o de giro en decúbito supino, se sitúa al paciente en esta posición y se gira la cabeza 90^0, con lo que se desencadena un nistagmo de mayor intensidad en el giro hacia el lado afectado. Durante la realización de las maniobras, el paciente deberá mantener los ojos abiertos, para que el examinador observe el tipo y la duración del nistagmo. Se registran los síntomas que el paciente presenta. Se considera como una prueba positiva, cuando el paciente presenta un nistagmo rotatorio, precedido de un periodo de latencia. La tomografía computarizada no se solicita rutinariamente, salvo en los casos atípicos o sugestivos de una lesión retrococlear.

7.1.6.- DIAGNÓSTICO DIFERENCIAL

El vértigo postural paroxístico benigno deberá diferenciarse de la neuronitis vestibular, enfermedad de Ménière, fístula perilinfática y del neurinoma del acústico.

7.1.7.- TRATAMIENTO

El vértigo postural paroxístico benigno suele mejorar espontáneamente en el transcurso de unas semanas o meses. Un tratamiento corto, con medicamentos supresores del laberinto, como la meclizina, difenidol, diazepam y dimenhidrinato, disminuyen el vértigo, náusea y vómito. La rehabilitación vestibular es una terapia no invasiva, que permite al paciente volver a sus actividades normales. Cuando los síntomas son muy severos o persistentes, se recomiendan las maniobras para recolocar las partículas de otoconias libres en el laberinto posterior, mediante las maniobras de Epley o Semont, las cuales son muy eficaces en el tratamiento del vértigo postural paroxístico benigno y pueden ser realizadas en el consultorio. El objetivo de estas maniobras es el recolocar las partículas, separándolas de la cúpula y de los canales semicirculares con la intención de volverlas al vestíbulo.

La maniobra de Epley consiste en la realización de unos movimientos secuenciales de la cabeza con el paciente acostado, como en la maniobra de Dix-Hallpike, con la cabeza colocada 20^0 hacia atrás, luego se gira la cabeza hacia el lado contralateral en 90^0, manteniendo la cabeza en extensión durante 30 segundos, luego el paciente gira el cuerpo sobre su hombro, completando una rotación de la cabeza de 180^0. La maniobra de Epley es efectiva en el 70% de los casos después de 24 a 48 horas y en el 80% de los casos, después de dos semanas. La cirugía se reserva para los casos que no responden a la rehabilitación vestibular y a las maniobras de recolocación de los otolitos.

Las opciones de tratamiento quirúrgico son la laberintectomía, la sección del nervio vestibular, la oclusión del canal semicircular posterior y la denervación selectiva del canal semicircular posterior mediante la sección del nervio singular. La técnica de la oclusión del canal semicircular posterior es probablemente la mejor opción, debido a que permite conservar la audición, con un sacrificio parcial del sistema vestibular y una efectividad del 95%.

7.2.- ENFERMEDAD DE MÉNIÈRE

La enfermedad de Ménière fue descrita por Prosper Ménière en 1861. La enfermedad es una patología idiopática del oído interno, caracterizada por presentar episodios fluctuantes de vértigo, hipoacusia, acúfeno y sensación de plenitud ótica. Se caracteriza por presentar remisiones y exacerbaciones.

Hallpike y Portman en 1938, en estudios histológicos de huesos temporales, demostraron la dilatación o hidrops del laberinto membranoso.

7.2.1.- EPIDEMIOLOGÍA

La incidencia de la enfermedad de Ménière fluctúa, entre 10 a 150 casos por cada 100,000 habitantes por año. No hay predominio de sexo, ni del lado afectado. Se presenta con mayor frecuencia en la quinta década de la vida y es poco frecuente en los pacientes menores de veinte años o en los mayores de setenta años de edad. En el 25 a 45% de los casos, la enfermedad de Ménière es bilateral.

7.2.2.- FISIOPATOLOGÍA

La enfermedad de Ménière es un trastorno del laberinto membranoso, que se manifiesta con síntomas recurrentes como resultado de un hidrops provocado por el incremento de la endolinfa en el oído interno, secundario a una inadecuada absorción de la endolinfa en el saco endolinfático. El hidrops endolinfático puede ser primario o secundario. El hidrops primario idiopático o enfermedad de Ménière se presenta por causas aún no bien conocidas, pero que se han relacionado con anormalidades en la cantidad, composición y presión de la endolinfa dentro del oído interno. El hidrops endolinfático secundario ocurre en respuesta a un acontecimiento o a una condición subyacente, como un trauma craneoencefálico, cirugía de oído, trastornos del oído interno, alergias, diabetes o padecimientos autoinmunes. Normalmente el flujo de la endolinfa se dirige desde la base de la cóclea rumbo al ápex y luego drena en el saco endolinfático. Cuando existe una absorción anormal de la endolinfa en el saco endolinfático se incrementa la presión en la escala media, lo que provoca la ruptura de la membrana de Reissner y el paso del potasio de la endolinfa hacia la perilinfa.

Al perderse el gradiente electroquímico necesario para la función normal de las células ciliadas, se causa una disfunción del oído interno que se manifiesta con vértigo, acúfeno e hipoacusia. En los estudios histopatológicos del hidrops endolinfático se ha encontrado un bloqueo longitudinal del flujo de la endolinfa en el saco y conducto endolinfático, en los conductos del utrículo, del sáculo y en el *ductus reuniens*. Además se han encontrado niveles elevados de complejos de IgM, del complemento y una disminución de la IgA. La recuperación del oído interno ocurre cuando cicatriza la membrana de Reissner.

7.2.3.- ETIOLOGÍA

No se conoce la causa exacta de la enfermedad de Ménière, pero se ha relacionado con problemas anatómicos, inmunológicos, infecciosos, circulatorios o alérgicos; sin embargo las anormalidades del conducto y saco endolinfático que provocan la retención y el acúmulo de líquido endolinfático, se considera como la causa más probable. Aproximadamente el 50% de los pacientes con una alergia respiratoria o alimentaria y enfermedad de Ménière, mejoran con inmunoterapia y cambios en la dieta.

7.2.4.- CUADRO CLÍNICO

Durante la fase temprana de la enfermedad de Ménière los síntomas principales son los ataques episódicos y fluctuantes de hipoacusia neurosensorial unilateral, vértigo severo, acúfeno y sensación de plenitud aural, además de presentar náusea y vómito severos. Los ataques inician bruscamente, duran alrededor de dos horas, seguidos de un periodo de fatiga extrema o agotamiento que requiere varias horas de sueño. Posteriormente los periodos entre los ataques son asintomáticos en algunos pacientes y sintomáticos en otros. Algunos pacientes con enfermedad de Ménière relacionan el inicio de una crisis vertiginosa con el estrés, tensión nerviosa, fatiga, trastorno emocional, exceso de trabajo, enfermedades concomitantes, ingestión de algunos alimentos y exceso de sal en la dieta. Los ataques duran entre 20 minutos y 24 horas y pueden presentarse varias veces por semana o después de varias semanas, meses o años. La naturaleza imprevisible de esta enfermedad hace difícil determinar cómo afectará a cada paciente. Los síntomas pueden desaparecer un día y nunca volver, o pueden ser tan severos que incapacitan al paciente.

La fase tardía de la enfermedad de Ménière se caracteriza por el deterioro permanente de la audición y con menor incidencia de fluctuación y el acúfeno y la sensación de plenitud aural tienden a ser más intensos y constantes. Los ataques de vértigo pueden ser substituidos por trastornos del equilibrio, dificultad para caminar en la oscuridad, y ocasionalmente presentan pérdida súbita del equilibrio.

Existen varias manifestaciones clínicas del síndrome de Ménière. En algunos casos durante la fase tardía de la enfermedad, los pacientes presentan ataques vestibulares severos con caída fulminante del paciente, lo que se conoce como crisis otolítica de Tumarkin. Otros pacientes presentan el síndrome de Lermoyez, que se caracteriza por ataques de acúfeno, hipoacusia y sensación de plenitud aural, que mejoran con la presentación del vértigo. Cuando el paciente presenta fluctuación de la audición, acúfeno y sensación de plenitud aural, pero sin vértigo, se considera como un Ménière coclear. En los pacientes que presentan ataques episódicos de vértigo en ausencia de síntomas cocleares, se consideran como un Ménière vestibular.

7.2.5.- DIAGNÓSTICO

No hay un sólo estudio que confirme el diagnóstico de la enfermedad de Ménière, por lo que una historia clínica bien documentada que incluye la descripción de la sintomatología del paciente, sigue siendo el instrumento más valioso para el diagnóstico de esta patología. A continuación se exponen los criterios diagnósticos establecidos por el *Comité de Audición y Equilibrio de la Academia Americana de Otolaringología y Cirugía de Cabeza y Cuello.*

7.2.6.- DIAGNÓSTICO DIFERENCIAL

La enfermedad de Ménière deberá diferenciarse de la neuronitis vestibular, laberintitis infecciosa, vértigo postural paroxístico benigno, fístula perilinfática, ototoxicidad y neurinoma del acústico.

CRITERIOS DE LA ACADEMIA AMERICANA DE OTOLARINGOLOGÍA Y CIRUGÍA DE CABEZA Y CUELLO PARA EL DIAGNÓSTICO DE LA ENFERMEDAD DE MÉNIÈRE Síntomas mayores
Vértigo
Recurrente, con episodios bien definidos de rotación
Duración de 20 minutos a 24 horas
Nistagmo asociado durante los ataques
La náusea y el vómito son frecuentes durante los ataques de vértigo
Ausencia de signos neurológicos durante el episodio de vértigo
Sordera
Hipoacusia fluctuante
Hipoacusia neurosensorial
Hipoacusia progresiva, generalmente unilateral

Acúfeno
Variable, frecuentemente de tono bajo y más intenso durante los ataques
Generalmente unilateral
Subjetivo
Diagnóstico Posible enfermedad de Ménière
Vértigo episódico sin hipoacusia
Hipoacusia neurosensorial, fluctuante o permanente, con desequilibrio, pero con episodios no
Exclusión de otras causas
Probable enfermedad de Ménière
Un episodio de vértigo bien definido
Hipoacusia documentada en una audiometría al menos una vez
Acúfeno o sensación de plenitud aural en el oído presuntamente afectado
Exclusión de otras causas
Definitivamente enfermedad de Ménière
Dos o más episodios espontáneos de vértigo bien definidos que duren al menos 20 minutos
Hipoacusia documentada en la audiometría en al menos una ocasión
Acúfeno o sensación de plenitud en el oído presuntamente afectado
Exclusión de otras causas
Certeza de enfermedad de Ménière
Definitivamente enfermedad de Ménière, más confirmación histopatológica

AAO-HNS, From Committee on Hearing and Equilibrium Guidelines for the Diagnosis and Evaluation of Therapy In Meniere's Disease. American Academy of Otolaryngology-Head and Neck Foundation, Inc. Otolaryngology Head Neck Surg. 1995;113:181.

7.2.7.- LABORATORIO Y GABINETE

No hay exámenes de laboratorio específicos para el diagnóstico de la enfermedad de Ménière, sin embargo en algunos casos se solicitan las pruebas VDRL y la prueba de la absorción del anticuerpo fluorescente del treponema para descartar una sífilis. La tomografía computarizada no se solicita rutinariamente, salvo en los casos atípicos o sugestivos de una lesión retrococlear.

La valoración audiométrica es fundamental para diagnosticar la fluctuación de la audición. La curva audiométrica inicialmente muestra una hipoacusia en las frecuencias bajas o una curva en forma de "V" invertida, con pérdida en las frecuencias bajas y altas. Las pruebas vestibulares muestran una disfunción vestibular con paresia del canal.

7.2.8.- TRATAMIENTO

El tratamiento médico de la enfermedad de Ménière se clasifica como tratamiento de la fase aguda y como tratamiento de mantenimiento. En la fase aguda se utilizan medicamentos con efectos anticolinérgicos, antihistamínicos y antieméticos como el difenidol, diazepam, meclizina y dimenhidrinato. El tratamiento de mantenimiento consiste en la restricción de la ingesta de sal y en la administración de diuréticos inhibidores de la enzima anhidrasa carbónica, como la acetazolamida.

El objetivo del tratamiento es la reducción de la presión endolinfática, por lo que se recomienda disminuir la ingesta de sodio a menos de 1,500 mg por día. Los diuréticos osmóticos como la urea y el gricerol reducen los síntomas de la enfermedad, pero la mejoría dura pocas horas. Otros medicamentos utilizados en la fase aguda y durante la terapia de mantenimiento son los vasodilatadores y la betahistina. Además, se recomienda evitar algunos alimentos y bebidas con cafeína, alcohol y chocolate.

La terapia de rehabilitación vestibular es útil y ayuda al sistema nervioso central a controlar el equilibrio, al restablecer la capacidad de procesar la información de los órganos periféricos en el cuerpo y sistema nervioso central. Un 20 a 40 % de los pacientes no responden al tratamiento médico o a la dieta. En este grupo de pacientes se recomienda la laberintectomía química, mediante una terapia intratimpánica aplicando un aminoglucósido, como la gentamicina en el oído medio, que al difundirse a través de la ventana redonda produce un daño irreversible en las células ciliadas de la cresta y ámpula del laberinto posterior y en la cóclea, con lo que se logra el control del vértigo en el 90% de los casos.

En los casos de enfermedad de Ménière bilateral se recomienda la administración de 2 g de estreptomicina intravenosa durante varios días, hasta que el paciente presente nistagmo, desequilibrio o hipoacusia. Los efectos secundarios del tratamiento son la hipoacusia y la osciloscopía. En la actualidad este tratamiento se utiliza con muy poca frecuencia. El tratamiento quirúrgico en los casos severos o refractarios al tratamiento médico, se orienta a la disminución de la presión endolinfática mediante la destrucción parcial o total del oído interno o con la sección del nervio vestibular.

Los tratamientos quirúrgicos más utilizados son la descompresión, desviación y drenaje del saco endolinfático. La sección del nervio vestibular con preservación de la audición, se hace mediante un abordaje a través de la fosa media, retrolaberíntico o retrosigmoideo. La laberintectomía translaberíntica, se recomienda en los pacientes con hipoacusia severa y una baja discriminación.

7.3.- NEURONITIS VESTIBULAR

La neuronitis vestibular es una disfunción aguda del sistema vestibular periférico que se presenta en forma súbita con vértigo, náusea y vómito. La neuronitis vestibular no afecta a la audición.

7.3.1.- EPIDEMIOLOGÍA

La neuronitis vestibular generalmente se presenta en pacientes sanos, pero algunos pacientes refieren haber presentado una infección de la vía aérea superior unos días antes de la aparición del vértigo. Se presenta con mayor frecuencia entre la 4ª y 5ª década de la vida, es más frecuente durante la primavera e inicio del verano y afecta con igual frecuencia a los hombres y mujeres. Se estima que aproximadamente el 5% de todos los pacientes mareados y el 15% de todos los vértigos se relacionan con la neuritis vestibular.

7.3.2.- PATOFISIOLOGÍA

La neuronitis vestibular afecta a la rama vestibular del nervio vestibulococlear causando vértigo, pero sin pérdida de la audición. Se presenta cuando hay un daño súbito, unilateral o bilateral del sistema aferente vestibular, lo que produce una disfunción de la información al sistema nervioso central. En estudios histopatológicos se demostró pérdida de los axones en el nervio vestibular, fibrosis y atrofia endoneural, hallazgos consistentes con una patología inflamatoria viral.

7.3.3.- ETIOLOGÍA

La etiología de la neuronitis vestibular se atribuye a una infección viral, que afecta al nervio vestibular, ganglio de Scarpa o al laberinto. También se ha relacionado con una isquemia localizada en estas estructuras.

7.3.4.- CUADRO CLÍNICO

La neuronitis vestibular es una patología autolimitada que puede presentarse como un episodio único o con múltiples ataques, frecuentemente después de un lapso prolongado sin molestias, en un periodo de doce a dieciocho meses, siendo cada uno de los episodios progresivamente menos grave y más corto. No hay síntomas cocleares. El primer ataque de vértigo suele ser brusco, severo y con inestabilidad, lo que hace que el paciente tienda a caerse hacia el lado afectado, al intentar deambular o durante la prueba de Romberg.

Generalmente se presentan síntomas neurovegetativos como la náusea y vómito, que se exacerban con los movimientos de la cabeza. El hallazgo físico más constante es el nistagmo horizontal unidireccional, con la fase rápida en dirección hacia el oído sano.

El nistagmo suele ser postural y aparente cuando el paciente mira hacia el lado sano o durante las maniobras de Dix-Hallpike

7.3.5.- DIAGNÓSTICO DIFERENCIAL

La neuronitis vestibular deberá diferenciarse de la enfermedad de Ménière, laberintitis infecciosa, vértigo postural paroxístico benigno, fístula perilinfática y del neurinoma del acústico.

7.3.6.- LABORATORIO Y GABINETE

Los exámenes de laboratorio y gabinete generalmente no ayudan a determinar la etiología o el tipo de vértigo, pero pueden ayudar en el diagnóstico diferencial de las patologías metabólicas como la hiperlipidemia, hipoglucemia, anemia o trastornos del ritmo cardiaco. Las pruebas calóricas y la electronistagmografía muestran una disfunción vestibular con paresia del canal. Cuando se sospecha una patología de tipo central se solicita una tomografía computarizada, o de preferencia la resonancia magnética para detectar o descartar tumores del ángulo pontocerebeloso o del tallo cerebral, esclerosis múltiple, infarto y sangrado cerebral.

7.3.7.- TRATAMIENTO

El tratamiento sintomático de la neuritis vestibular incluye a los medicamentos supresores del laberinto por via parenteral en los casos severos, orales en los casos leves y moderados. Se recomienda el diazepam, difenidol y corticoesteroides. En algunos estudios se utilizaron medicamentos antivirales, solos o combinados con esteroides, como el aciclovir, pero no mostraron ser efectivos. La rehabilitación vestibular es el tratamiento más efectivo.

7.4.- LABERINTITIS INFECCIOSA

La laberintitis infecciosa es un trastorno inflamatorio del laberinto o del oído interno, que se manifiestan con trastornos del equilibrio e hipoacusia. La infección puede ser viral o con menor frecuencia bacterinana, lo que causa una inflamación aguda en el laberinto o una infección sistémica. Comparten signos y síntomas, pero el tratamiento es diferente, por lo que el diagnóstico preciso es indispensable.

La causa infecciosa más común de vértigo agudo es la laberintitis viral. Los pacientes con una laberintitis viral presentan una disfunción vestibular aislada de inicio repentino, con pérdida leve o moderada de la audición. La laberintitis supurativa causa vértigo, náusea y vomitos severos, con hipoacusia profunda o anacusia.

7.4.1.- EPIDEMIOLOGÍA

La laberintitis viral se presenta principalmente en adultos entre los 30 y 60 años de edad, y ocasionalmente se manifiesta en los niños. La laberintitis supurativa meningocócica afecta con mayor frecuencia a los niños menores de 2 años. La laberintitis supurativa se presenta en cualquier edad en los pacientes con otitis media crónica colesteatomatosa o en la otitis media no tratada. La laberintitis serosa afecta principalmente a los niños con otitis media aguda o crónica. La laberintitis bacteriana fue muy frecuente en la época pre-antibiótica, pero en los países subdesarrollados aún sigue siendo frecuente.

7.4.2.- PATOFISIOLOGÍA

Las relaciones anatómicas del oído interno, mastoides y laberinto con el espacio subaracnoideo y las relaciones del oído medio, con las ventanas oval y redonda, sistema nervioso central y espacio subaracnoideo por medio del acueducto coclear y del conducto auditivo interno, facilitan la invasión de los gérmenes patógenos al laberinto membranoso a través de fisuras congénitas, defectos adquiridos o conexiones naturales. Los virus se difunden al laberinto por vía hematógena o por las causas preexistentes mencionadas dañando al laberinto y a la cóclea. La laberintitis ocurre cuando la infección afecta ambas ramas del nervio vestibulococlear en el oído interno, causando hipoacusia y vértigo. Las infecciones virales son precedidas en el 50% de los casos por una infección de la vía aérea superior. Se caracterizan por un ataque súbito y severo con un vértigo incapacitante, hipoacusia, náusea y vómito, lo que obliga al paciente a permanecer en cama durante la fase aguda. El vértigo disminuye gradualmente y desaparece en unos días o semanas, sin embargo los pacientes se quejan de un vértigo postural que persiste durante varios meses. Debido a que la cóclea se afecta en la inflamación viral del laberinto, la hipoacusia siempre está presente. En la fase aguda el paciente presenta nistagmo que se dirige al lado afectado. La mejoría del vértigo y desequilibrio se presenta eventualmente por la compensación del sistema central, con la recuperación parcial del lado afectado y lo mismo ocurre simultáneamente con la audición. La hipoacusia en algunos casos es el primer síntoma. Puede ser de leve a moderada y afecta principalmente a las frecuencias altas por arriba de los 2,000Hz, aunque puede presentarse también como una hipoacusia profunda o anacusia.

La laberintitis bacteriana supurativa puede ser una complicación de una otitis media o de una meningitis. Las infecciones de la mastoides y del oído medio con mayor frecuencia se presentan en pacientes con otitis media crónica colesteatomatosa, donde hay erosión del conducto semicircular horizontal. En la meningitis las bacterias se propagan del líquido cefalorraquideo al oído interno, a través del conducto auditivo interno o del acueducto coclear y generalmente afecta ambos oídos. La laberintitis purulenta generalmente causa una hipoacusia profunda, con vértigo severo, ataxia, náusea y vómito. Como secuela de la infección bacteriana se presenta la osificación del laberinto. La laberintitis serosa es provocada por el paso de toxinas bacterianas y de otras sustancias inflamatorias, a través de la ventana redonda, provocando una inflamación en el laberinto, en ausencia de una infección bacteriana. Se manifiesta con hipoacusia neurosensorial, que afecta principalmente las frecuencias altas. Las manifestaciones vestibulares son menos severas que en la laberintitis bactariana.

7.4.3.- ETIOLOGÍA

La laberintitis viral con frecuencia es precedida de una infección de la vía aérea superior de tipo epidémico. En algunos casos la infección se relaciona con una infección viral provocada por el sarampión, paperas, rubéola, influenza, mononucleosis infecciosa, herpes zoster y citomegalovirus. La infección bacteriana por una otitis media aguda o crónica, puede provocar una laberintitis serosa o tóxica. La infección puede ser causada por el *Streptococcus pneumoniae, Haemophilus influenzae,*

Moraxella catarrhalis, Neisseria meningitidis, Streptococcus sp., Staphylococcus sp., Proteus sp., Bacteroides sp., Escherichia coli y Mycobacterium tuberculosis.

7.4.4.- CUADRO CLÍNICO

Los síntomas de la laberintitis infecciosa pueden ser desde un vértigo leve, hasta un vértigo giratorio y violento con náusea, vómito, hipoacusia, acúfeno, fiebre, otorrea, inestabilidad, desequilibrio y trastornos oculares. El inicio es por lo general repentino con un vértigo severo que se desarrolla bruscamente durante las actividades rutinarias diarias. En otros casos, los síntomas están presentes al despertarse. Después de un periodo de recuperación gradual que puede durar varias semanas, algunas personas están asintomáticas, mientras que otros padecen vértigo crónico. Se examinan los oídos y las mastoides para descartar una otitis media crónica con o sin colesteatoma, fístula perilinfática, derrame intratimpánico o una otitis media aguda. El examen de los ojos incluye el fondo de ojo, movimientos del globo ocular y la valoración del nistagmo. Se examinan los pares craneales y se hacen pruebas cerebelares.

7.4.5.- DIAGNÓSTICO DIFERENCIAL

Las laberintitis infecciosas deberán diferenciarse de la neuronitis vestibular, enfermedad de Ménière y fístula perilinfática.

7.4.6.- LABORATORIO Y GABINETE

No hay pruebas de laboratorio específicas para el diagnóstico de la laberintitis, pero en los casos de sospecha de meningitis con laberintitis se debe realizar una punción lumbar para análisis y cultivo del líquido cefalorraquídeo. Si hay un derrame en el oído medio, la miringotomía lo descomprime y se toman cultivos para bacteriología y sensibilidad. Si hay una infección sistémica, la biometría hemática puede mostrar alteraciones de los glóbulos blancos. En los casos de mastoiditis, otitis media crónica y meningitis, se solicita una tomografía computarizada. La audiometría debe realizarse, cuando sea posible, en todos los pacientes con una laberintitis infecciosa. En los pacientes con una laberintitis viral, la audiometría muestra una hipoacusia neurosensorial de leve a moderada, que afecta principalmente a las frecuencias altas en el oído afectado. Las laberintitis serosas presentan una hipoacusia unilateral en el lado afectado de leve a moderada, que puede coincidir con un derrame en el oído medio, lo que provoca una hipoacusia mixta. Las laberintitis bacterianas muestran una hipoacusia neurosensorial de severa a profunda, en todas las frecuencias. En los casos de meningitis, la hipoacusia puede ser bilateral. Las pruebas calóricas y la electronistagmografía en la laberintitis viral muestran nistagmo, paresia o hipofunción unilateral. En la laberintitis serosa generalmente las pruebas calóricas son normales o muestran una paresia leve; en la laberintitis bacteriana no se encuentra respuesta al estímulo calórico en el oído afectado.

7.4.7.- TRATAMIENTO

El manejo de las laberintitis virales incluye la hidratación y reposo. Si el vértigo, náusea y vómito son severos se recomienda la administración parenteral de medicamentos antieméticos como el difenidol, meclizina, dimenihidrinato y diazepan. Algunos autores recomiendan un tratamiento corto con corticoesteroides orales o sistémicos. Los medicamentos antivirales, como el aciclovir, famciclovir y valaciclovir, son útiles en los pacientes con *herpes zoster oticus*, pero no hay estudios que muestren su eficacia en otras laberintitis virales. El tratamiento de la laberintitis serosa se orienta al tratamiento de los derrames del oído medio y al manejo de los síntomas presentes, en tanto que la laberintitis bacteriana requiere de la erradicación de las infecciones subyacentes, como son la otitis media aguda y la otitis media crónica con o sin colesteatoma. Los antibióticos se seleccionan de acuerdo a los cultivos y patrones locales de resistencia bacteriana. Los medicamentos prescritos para el control de la náusea y vómito son el difenidol, meclizina y diazepam. Si la infección del oído interno se trata puntualmente, en algunas ocasiones el daño a la cóclea y laberinto pudiera no ser permanente. Si el vértigo o desequilibrio persisten durante varios meses, los ejercicios de rehabilitación vestibular activan la capacidad del cerebro de adaptarse.

7.5.- FÍSTULA PERILINFÁTICA

La fístula perilinfática o laberíntica es una comunicación anormal entre el espacio perilinfático del oído interno y el oído medio. Ocurre en ambas ventanas, pero con mayor frecuencia en la ventana oval. Se manifiesta con sordera súbita o hipoacusia progresiva y vértigo.

7.5.1.- EPIDEMIOLOGÍA

Se desconoce la epidemiología de la fístula perilinfática. Generalmente se relaciona con un barotrauma, como el buceo y la maniobra de Valsalva forzada, el levantamiento de pesas, las fracturas del hueso temporal y las fístulas iatrogénicas durante la estapedectomía y la cirugía del oído medio.

7.5.2.- FISIOPATOLOGÍA

La fístula se presenta por una fisura en la ventana redonda o en la ventana oval, que permite la salida de la perilinfa hacia el oído medio, como resultado de una cirugía del estribo con colocación de prótesis, barotrauma o por una erosión ósea secundaria a una infección o neoplasia. Se han reportado fístulas perilinfáticas espontáneas causadas por una comunicación anormal entre el oído medio y el oído interno, a través de la *fissula ante fenestram* y en algunos casos con malformación de Mondini. En los niños, la fístula perilinfática se asocia a malformaciones congénitas del oído medio o del oído interno.

7.5.3.- ETIOLOGÍA

El trauma craneoencefálico es la causa más común de fístulas perilinfáticas. Las fístulas también pueden provocarse con los cambios rápidos de la presión intracraneal o atmosférica durante el buceo, aviación, levantamiento de pesas o el parto. La fístula puede estar presente desde el nacimiento o puede ser causada por infecciones crónicas del oído y ocasionalmente aparecen espontáneamente.

7.5.4.- CUADRO CLÍNICO

La fístula perilinfática se manifiesta con sensación de plenitud aural e hipoacusia, desequilibrio constante, nistagmo postural y signo de la fístula positivo. La mayoría de los pacientes refieren que los síntomas empeoran con los cambios de altitud en los elevadores, aviones, montañas y durante el ejercicio. La prueba de la fístula se hace al aplicar presión positiva y negativa en el conducto auditivo externo, lo que provoca nistagmo (signo de Hennebert) o desequilibrio (síntoma de Hennebert) en los casos de fístula.

7.5.5.- LABORATORIO Y GABINENTE

No hay pruebas diagnósticas específicas para el diagnóstico de la fístula perilinfática, salvo la exploración quirúrgica con la confirmación de la fístula y la demostración en el líquido cefalorraquídeo de la proteína β2 tansferina. Debido a la asociación de la fístula con la sífilis, se solicitan la pruebas VDRL y la de la absorción del anticuerpo fluorescente del treponema. La tomografía computarizada tiene una sensibilidad muy baja, alrededor del 20%, por lo que no se solicitan estudios de imagen rutinariamente. Las audiometrías seriadas muestran una hipoacusia neurosensorial fluctuante y las pruebas vestibulares pueden revelar una paresia unilateral.

7.5.6.- DIAGNÓSTICO DIFERENCIAL

La fístula perilinfática deberá diferenciarse de la enfermedad de Ménière, neuronitis vestibular, laberintitis infeciosa, vértigo postural paroxístico benigno y del neurinoma del acústico.

7.5.7.- TRATAMIENTO

El tratamiento de la fístula perilinfática es conservador en la mayoría de los casos, mediante el reposo en cama con la cabeza elevada durante 3 a 6 semanas, además se recomienda la utilización de laxantes, no sonarse la nariz, y en los casos severos, diuréticos y punciones lumbares intermitentes. La administración de antibióticos es controversial. Las fístulas perilinfáticas cierran espontáneamente en cuatro a seis semanas. Cuando no hay mejoría se recomienda la exploración y el cierre quirúrgico de la fístula, mediante una timpanotomía exploradora. Si se localiza la fístula, se sella con grasa o tejido conectivo. Otra forma de tratamiento es la instilación de sangre fresca a través de la membrana timpánica, con la intención de sellar la fístula.

7.6.- OTOTOXICIDAD

La ototoxicidad es un daño a la cóclea o al laberinto posterior a la exposición a diversos medicamentos o sustancias químicas. La lesión se manifiesta con hipoacusia o trastornos del equilibrio. La ototoxicidad puede dañar temporal o permanente la audición, el equilibrio o ambos.

7.6.1.- EPIDEMIOLOGÍA

El uso normal o indiscriminado de los antibióticos aminoglucósidos se relaciona con el daño permanente o temporal del oído interno. El daño es más severo en los pacientes con insuficiencia renal, edad avanzada, dosis elevadas, tratamientos largos y en los pacientes con un antecedente de hipoacusia o de exposición prolongada al ruido. La ototoxicidad es menos frecuente en los niños y en los recién nacidos. Los diuréticos que actúan en el asa de Henle provocan ototoxicidad en el 6 a 7% de los pacientes. La incidencia se relaciona con la dosis, velocidad de infusión, antecedente de insuficiencia renal y la administración concomitante de otros agentes ototóxicos.

7.6.2.- FISIOPATOLOGÍA

Los antibióticos aminoglucósidos muestran grados variables de ototoxicidad coclear y laberíntica. La mutación mitocondrial A1555G en el gen 12S rARN, incrementa la susceptibilidad a la hipoacusia provocada por los efectos otototóxicos de la gentamicina, neomicina y otros aminoglucósidos. La ototoxicidad coclear causa un daño irreversible en las células externas del órgano de Corti, atribuido a las alteraciones provocadas en el ADN, ARN, síntesis de proteínas, alteraciones en la síntesis y degradación de las prostaglandinas, mucopolisacáridos y lípidos, lo que clínicamente se manifiesta con una hipoacusia que afecta inicialmente a las frecuencias altas. Los efectos ototóxicos de los diuréticos del asa de Henle como el ácido etacrínico y la furosemida, provocan alteraciones y edema de la estría vascular. El daño tiende a ser temporal y reversible en los pacientes adultos, pero en los recién nacidos el daño puede ser permanente.

7.6.3.- ETIOLOGÍA

Las sustancias que pueden causar ototoxicidad incluyen a los antibióticos aminoglucósidos, drogas que afectan tanto a la audición como al equilibrio, si bien la más afectada es la capacidad auditiva. De todos los aminoglúcosidos, la neomicina es el más tóxico sobre la audición, seguido por la kanamicina y la amikacina. La gentamicina y la tobramicina pueden afectar tanto a la audición como al equilibrio y la estreptomicina afecta temporalmente al equilibrio, más que a la capacidad auditiva. El ácido etacrínico y la furosemida provocan una hipoacusia permanente o transitoria, cuando se administran de forma intravenosa en personas con insuficiencia renal. Si la aspirina se toma en grandes dosis durante un periodo prolongado puede causar hipoacusia y acúfenos, habitualmente de forma temporal. La quinina puede causar una pérdida permanente de la audición. Los medicamentos antineoplásicos como el cisplatino, también tienen un potencial ototóxico potente, al igual que algunas sustancias químicas ambientales como el mercurio, monóxido de carbono, tolueno, plomo y manganeso. El mercurio también ha sido vinculado a problemas de equilibrio permanentes. El grado de toxicidad coclear y vestibular de estas drogas varía con cada medicamento, con la duración del tratamiento, con la exposición concomitante al ruido y la sensibilidad genética del individuo.

7.6.4.- CUADRO CLÍNICO

La ototoxicidad se manifiesta con acúfenos e hipoacusia. Afecta a las frecuencias altas y con el tiempo afecta a las frecuencias bajas y si el tratamiento se continúa el daño puede ser más severo. Si se suspende el tratamiento tempranamente se previene el deterioro de la hipoacusia y ocasionalmente puede haber una recuperación parcial, sin embargo generalmente el daño es permanente. El daño vestibular se manifiesta con trastornos del equilibrio, los cuales empeoran en la oscuridad. También es frecuente que los pacientes se quejan de alteraciones oculares, relacionadas con los movimientos rápidos de la cabeza y el examen ocular muestra nistagmo. Algunos pacientes se quejan de un desequilibrio leve, otros presenta una incapacidad total, otros sólo presentan acúfenos y otros presentan hipoacusia profunda.

7.6.5.- LABORATORIO Y GABINETE

La audiometría muestra una hipoacusia que afecta inicialmente a los tonos agudos, y con el paso del tiempo se afectan los tonos bajos. La logoaudiometría muestra una discriminación relacionada con la curva audiométrica. La monitorización de los niveles séricos de las sustancias ototóxicas, debe realizarse para prevenir el daño cocleovestibular y renal.

7.6.6.- DIAGNÓSTICO DIFERENCIAL

La ototoxicidad deberá diferenciarse de la enfermedad de Ménière, laberintitis infecciosa, fístula perilinfática y del neurinoma del acústico.

7.6.7.- TRATAMIENTO

En la actualidad no hay un tratamiento para el daño cocleovestibular provocado por las sustancias ototóxicas, por lo que la prevención del daño es de suma importancia. En los pacientes tratados con drogas ototóxicas se recomienda monitorizar los niveles séricos de las sustancias y de la función renal, particularmente en los pacientes de alto riesgo con enfermedades metabólicas y renales, en los cuales se recomienda utilizar otro tipo de drogas no ototóxicas cuando sea posible. Las audiometrías seriadas permiten reconocer el daño ocurrido durante el tratamiento. Cuando el daño es permanente en los pacientes con hipoacusia severa, el uso de auxiliares auditivos pueden ser de utilidad, además se debe evitar la exposición a los ruidos intensos.

En los pacientes con hipoacusia profunda bilateral, el implante coclear puede estar indicado. Los pacientes con trastornos del equilibrio se benefician con la rehabilitación vestibular.

7.7.- SCHWANNOMA VESTIBULAR (NEURINOMA DEL ACÚSTICO)

El schwannoma vestibular o neurinoma del acústico se origina en las células de Schwann localizadas en la vaina o neurilema de los nervios vestibular superior e inferior, que se presenta en la porción lateral del ángulo pontocerebeloso, o en la porción medial del conducto auditivo interno.

7.7.1.- EPIDEMIOLOGÍA

El neurinoma del acústico es el tumor más frecuente del ángulo pontocerebeloso. El 95% de los neurinomas se presentan en forma esporádica y un 5% en forma hereditaria familiar en los pacientes con neurofibromatosis tipo-2. Los neurinomas del acústico se presentan en 1:100,000 personas por año y ocupan el 80% de las neoplasias de ésta región. La forma esporádica se presenta entre los 40 y 70 años de edad.

7.7.2.- FISIOPATOLOGÍA

Los neurinomas están formados por un grupo compacto de células Antoni-A y por un grupo de células Antoni-B difusas. Cerca del ganglio de Scarpa se localiza la zona de transición, donde la mielina central se transforma en periférica al unirse las células gliales con las células de Schwann dentro del conducto auditivo interno, sitio relacionado con el origen de los neurinomas del acústico. Los signos y síntomas son progresivos y provocados por el desplazamiento, compresión o distorsión de las estructuras intracaniculares y del ángulo pontocerebeloso. Si hay sangrado o degeneración quística de la neoplasia, la lesión crece rápidamente provocando síntomas compresivos más severos. La compresión intracanicular afecta al nervio cocleovestibular, provocando hipoacusia neurosensorial, acúfenos y vértigo o trastornos del equilibrio, en tanto que la compresión extratemporal comprime a los nervios trigémino, glosofaríngeo, vago y espinal. Los tumores grandes comprimen al cuarto ventrículo, cerebelo y tallo encefálico.

7.7.3.- CUADRO CLÍNICO

La hipoacusia neurosensorial es el síntoma más frecuente y afecta al 95% de los pacientes con un neurinoma acústico, sin embargo un 5% de los pacientes tienen audición normal. La hipoacusia es de tipo neurosensorial, unilateral y asimétrica que afecta a las frecuencias altas, es lentamente progresiva y el paciente se queja de gran dificultad para entender las palabras, aún cuando la hipoacusia sea moderada. Los trastornos del equilibrio o episodios de vértigo afectan al 60% de los pacientes que generalmente presentan episodios leves, de corta duración, durante la etapa temprana de las manifestaciones clínicas y desaparecen espontáneamente en unos días o semanas. El vértigo se exacerba con los movimientos de la cabeza o durante algunas actividades físicas.

7.7.4.- LABORATORIO Y GABINETE

La audiometría muestra una hipoacusia unilateral que afecta con predilección a los tonos agudos en el 70% de los pacientes. La logoaudiometría muestra una discriminación más severa a la esperada con la curva audiométrica en el 50% de los pacientes. La pérdida del reflejo o la fatiga del reflejo acústico generalmente están presentes. La audiometría de respuestas evocadas muestra ausencia parcial o completa de las ondas o un retraso en la latencia de la onda V en el lado afectado. La electronistagmografía muestra una reducción al estímulo calórico en el oído afectado con nistagmo espontáneo hacia el lado contralateral a la neoplasia, pero son pruebas de muy baja especificidad y sensibilidad para el diagnóstico del neurinoma del acústico. En la tomografía computarizada de alta resolución se encuentra un agrandamiento mayor de 2 mm en el conducto auditivo interno afectado, en comparación con el lado contralateral sano. La resonancia magnética es el estudio de 1[era] elección y es muy útil en la toma de decisiones y planeación del tratamiento.

7.7.5.- DIAGNÓSTICO DIFERENCIAL

El neurinoma del acústico deberá diferenciarse de la neuronitis vestibular, vértigo postural paroxístico benigno, fístula perilinfática y enfermedad de Ménière.

7.7.6.- TRATAMIENTO

El tratamiento primario del neurinoma del acústico es la resección quirúrgica. Sin embargo en los pacientes que no desean o no toleran la cirugía, la radioterapia es una alternativa. Los abordajes quirúrgicos del ángulo pontocerebeloso son el translaberíntico, de fosa media y el retrosigmoideo. La radioterapia o radiocirugía estereotáctica está indicada en los pacientes con tumores menores de 3 cm que no desean la cirugía, en los pacientes de alto riesgo y el pacientes con una sobrevida corta.

7.8.- FRACTURAS DEL HUESO TEMPORAL

Los pacientes con un trauma craneoencefálico, generalmente presentan lesiones múltiples que requieren inicialmente la estabilización hemodinámica y neurológica del paciente. La hipoacusia y el vértigo generalmente no se detectan tempranamente en los pacientes con lesiones graves, por lo que el otorrinolaringólogo es consultado días u horas después del traumatismo. Las lesiones del oído interno sin fractura causan una contusión laberíntica, fisuras y fístula perilinfática. Se manifiestan con hipoacusia, vértigo severo, vértigo postural, acúfeno, parálisis facial tardía y otorragia. Las fracturas del hueso temporal se clasifican como longitudinales y transversales. Las longitudinales casi siempre afectan al oído medio, provocando hipoacusia conductiva y parálisis facial en el 10 a 20% de los casos. Las fracturas transversales pueden dañar a la cóclea y al laberinto y causan hipoacusia neurosensorial y/o mixta, anacusia, vértigo severo, acúfeno, náusea, vómito, nistagmo y parálisis facial inmediata. En las fracturas o lesiones del hueso temporal el tratamiento del vértigo se basa en la administración de frenadores laberínticos como el difenidol, meclizina, dimenhidrinato, diazepam y esteroides durante la fase aguda. En el vértigo postural paroxístico benigno post-traumático la rehabilitación laberíntica es de gran utilidad.

8.- TRASTORNOS VESTIBULARES EN LA EDAD PEDIÁTRICA

En la edad pediátrica los trastornos vestibulares son poco frecuentes y de diagnóstico difícil, debido a que a los niños se les dificulta describir los malestares que sienten, sin embargo algunas manifestaciones clínicas orientan hacia una patología vestibular, como son una marcha anormal que empeora en la oscuridad, las caídas frecuentes, la náusea y vómito, la palidez y sudoración, el nistagmo, la hipoacusia y el acúfeno. Los trastornos del equilibrio en los niños se relacionan con diversas patologías preexistentes, como los traumatismos craneofaciales, otitis media crónica, meningitis, trastornos neurológicos, medicamentos ototóxicos, infecciones virales, hipoacusia congénita, migrañas, enfermedades metabólicas y neoplasias. Sin embargo en algunos casos a pesar de un interrogatorio adecuado y diferentes estudios de laboratorio y gabinete, no se descubre la causa del trastorno vestibular. Los niños pueden padecer los mismos trastornos vestibulares que los adultos. El vértigo postural paroxístico benigno en los niños se relaciona con los traumatismos cráneoencefálicos, caídas o lesiones durante la práctica de deportes. La neuronitis vestibular, la laberintitis infecciosa y la ototoxicidad ocurren en los niños, sin embargo la enfermedad de Ménière, la fístula perilinfática, las enfermedades autoinmunes y la insuficiencia vascular son poco frecuentes.

El vértigo postural afecta a los niños de 2 a 12 años de edad, que se manifiesta con vértigo, nistagmo, náusea y vómito relacionados con los cambios posturales. Los niños tienden a superar esta condición, pero la patología puede progresar y manifestarse como un vértigo postural paroxístico benigno o con un vértigo asociado a la migraña en la edad adulta. La historia y el examen físico, junto con un examen otoneurológico y una tomografía computarizada del cráneo, facilitan el diagnóstico etiológico.

El tratamiento se orienta al diagnóstico presuntivo, con énfasis en la terapia de rehabilitación laberíntica para reducir o eliminar el vértigo y mejorar el equilibrio y la coordinación.

9.- VÉRTIGO CERVICAL

El vértigo cervical se presenta en pacientes con diferentes patologías del cuello, como la espondilosis cervical, trauma cervical y la artritis cervical. Los pacientes se quejan de trastornos del equilibrio, desorientación y mareos, que empeoran con los movimientos de la cabeza, o cuando la cabeza permanece en la misma posición durante un tiempo prolongado. El mareo por lo general dura de minutos a horas y se presenta después de un dolor localizado en el cuello, que generalmente se acompaña de cefalea y ocasionalmente presentan vértigo. El vértigo cervical generalmente ocurre después de un latigazo cervical o de un traumatismo craneal, donde puede haber daño cerebral y del oído interno. Se solicitan estudios de laboratorio, audiometría, pruebas calóricas y una tomografía de la cabeza y cuello.

La mayoría de los pacientes, mejoran con el tratamiento primario del cuello con analgésicos, relajantes musculares, uso de uso de collarines cervicales y ejercicios de rehabilitación cervical.

10.- TRASTORNOS DEL EQUILIBRIO RELACIONADOS CON LA EDAD AVANZADA

Los ancianos generalmente tienen un riesgo mayor de contraer enfermedades que interfieren con el equilibrio. Diversas patologías como las cataratas, glaucoma, retinopatía diabética, degeneración macular, artritis, problemas de la columna vertebral, lesiones en las articulaciones de los miembros inferiores y las neuropatías periféricas se relacionan con trastornos del equilibrio en los pacientes de edad avanzada. El equilibrio también depende de la fuerza muscular y de la movilidad de las articulaciones. La vida sedentaria, la artritis y otras enfermedades osteomusculares disminuyen la fuerza y movilidad de las extremidades inferiores. Algunos pacientes sanos mayores de 65 años presentan dificultad y caídas cuando caminan en la oscuridad o sobre superficies planas o desiguales.

El vértigo en el anciano puede ser el resultado de un problema vestibular, central, visual o psicológico.La disfunción vestibular es la causa más común de trastornos del equilibrio en los ancianos, aproximadamente en el 50% de los casos. En varios estudios anatómicos se mostró que el número de neuronas en el sistema vestibular se reduce significativamente con el envejecimiento, iniciándose la pérdida alrededor de los 55 años de edad, la cual se agrava con el paso de los años.

De todos los trastornos vestibulares el vértigo postural paroxístico benigno es el más frecuente. El tratamiento médico es específico para cada patología, destacando la rehabilitación vestibular por su importancia en la mejoría de la movilidad y control del equilibrio.

REFERENCIAS BIBLIOGRÁFICAS

1. AAO-HNS, From Committee on Hearing and Equilibrium Guidelines for the Diagnosis and Evaluation of Therapy In Meniere's Disease. American Academy of Otolaryngology-Head and Neck Foundation, Inc. Otolaryngol Head Neck Surg. 1995;113:181.

2. Chang A.K., Schoeman G., Hill M., A randomized clinical trial to assess the efficacy of the Epley maneuver in the treatment of acute benign positional vertigo. Acad Emerg Med 2004;11:918-924.

3. Ernest A, Basta D, Seidl RO, et al: Management of posttraumatic vertigo. Otolaryngol Head Neck Surg 2005;132(4):554-558.

4. Fung K, Hall SF: Particle repositioning maneuver: effective treatment for benign paroxysmal positional vertigo. J Otolaryngol 1996;25(4):243-248.

5. Furman J.M., Cass S.P., Benign paroxysmal positional vertigo. N Engl J Med1999; 341: 1590-1596.

6. Glasscock ME 3rd, Jackson CG, Poe DS, Johnson GD: What I think of sac surgery in 1989. Am J Otol 1989;10(3):230-233.

7. Green JD Jr, Blum DJ, Harner SG: Longitudinal followup of patients with Meniere's disease. OtolaryngolHeadNeck Surg 1991 Jun; 104(6): 783-788.

8. Helling K, Schönfeld U, Clarke AH. Treatment of Ménière's Disease by Low-Dosage Intratympanic Gentamicin Application: Effect on Otolith Function. Laryngoscope. Sep 28, 2007;116:38-45.

9. Konrad H.R., Girardi M., Helfert R., Balance and aging. Laryngoscope1999;109: 1454-1460

10. Hoffer ME and others. Characterizing and treating dizziness after mild head trauma. Otol Neurotol 2004;25:135-138.

11. Minor LB. Labyrinthine fistulae: pathobiology and management. Curr Opin Otolaryngol Head Neck Surg. 2003;11(5):340-346.

12. Pyykko I, Ishizaki H, Kaasinen S, Aalto H: Intratympanic gentamicin in bilateral Meniere's disease. Otolaryngol Head Neck Surg 1994;110(2):162-177.

13. Richard W., Bruintjes T.D., Oostenbrink P., et al. Efficacy of the Epley maneuver for posterior canal BPPV: a long-term, controlled study of 81 patients. Ear Nose Throat J2005;84:22-25.

14. Ruckenstein M.J., Therapeuticefficacy of the Epley canalith repositioning maneuver. Laryngoscope 2001;111:940-945.

15. Semaan MT, Alagramam KN, Megerian CA: The basic science of Meniere's disease and endolymphatic hydrops. Curr Opin Otolaryngol Head Neck Surg 2005;13(5):301-307.

16. Shepard N.T., Telian S.A., Vestibular and balance rehabilitation: program essentials. C.W. P.W. B.H. Otolaryngology: Head & Neck Surgery 4th edition. 2005St. Louis: Elsevier-Mosby: pp 3310-3317.

17. Silverstein H, Lewis WB, Jackson LE, et al: Changing trends in the surgical treatment of Meniere's disease: results of a 10-year survey. Ear Nose Throat J 2003;82(3):185-187, 191-194.

18. Tinetti M.E., Williams C.S., Gill T.M., Dizziness among older adults: a possible geriatric syndrome. Ann Intern Med2000;132:337-344.

19. Venosa AR, Bittar RS. Vestibular, rehabilitation exercises in acute vertigo. Laryngoscope 2007;117(8):1482-1487.

20. Whitney S.L., Wrisley D.M., Marchetti G.F., et al. The effect of age on vestibular rehabilitation outcomes.Laryngoscope2002;112:1785-1790.

CAPÍTULO 17 | TUMORES DEL ÁNGULO PONTOCEREBELOSO

Dr. Javier Dibildox M.

El ángulo pontocerebeloso es un espacio localizado en la fosa posterior limitado por el hueso temporal, cerebelo, tallo cerebral y donde pasan los pares craneales V, VI, VII, VIII, IX, X y XI, destacando el nervio facial y el cocleovestibular por su relación con los tumores del ángulo pontocerebeloso. El diagnóstico de los tumores del ángulo pontocerebeloso y su tratamiento se han facilitado significativamente con los avances tecnológicos en la medicina moderna. Sin embargo a pesar de estos avances las lesiones del ángulo pontocerebeloso son generalmente ocultas y difíciles de diagnosticar tempranamente. Las manifestaciones clínicas varían de acuerdo al tamaño, sitio de localización y comportamiento biológico de la neoplasia en estudio.

1.- ANATOMÍA

El ángulo pontocerebeloso es el espacio situado en la parte posterior de la base del cráneo, entre el tronco cerebral y el peñasco. Es un espacio de forma triangular limitado por arriba por el tentorio o tienda del cerebelo, por abajo por la amígdala cerebelosa y oliva medular, por delante por el hueso petroso y el clivus, por detrás por la protuberancia y el cerebelo, medialmente por la cisterna del puente y médula y su ápex está formado por el receso lateral del 4° ventrículo. Los pares craneales V al XI cruzan la porción cefalocaudal del ángulo pontocerebeloso. El nervio cocleovestibular y el nervio facial están cubiertos por una capa de mielina y arrastran una capa de la dura de la fosa posterior dentro del conducto auditivo interno. El nervio se divide en la porción medial del conducto auditivo interno en 3 nervios: el nervio coclear, el nervio vestibular superior y el nervio vestibular inferior.

El conducto auditivo interno está dividido en 4 cuadrantes por una cresta ósea vertical, conocida como la barra de Bill, y por otra transversal. El nervio facial se localiza en el cuadrante anterosuperior por arriba del nervio coclear y anterior al nervio vestibular superior. El nervio vestibular inferior se localiza en el cuadrante posteroinferior, por abajo del nervio vestibular superior y por detrás del nervio coclear. La arteria cerebelar anteroinferior es la arteria principal del ángulo pontocerebeloso. De ella se origina la arteria laberíntica que penetra al conducto auditivo interno, de donde se desprenden la arteria coclear y la arteria vestibulococlear para irrigar a la cóclea y al laberinto.

2.- TUMORES DEL ÁNGULO PONTOCEREBELOSO

Los tumores del ángulo pontocerebeloso son las neoplasias más frecuentes de la fosa posterior y ocupan entre el 5 y 10% de los tumores intracraneales. La mayoría de las neoplasias son benignas, siendo el schwannoma vestibular o neurinoma del acústico el más frecuente. Otras neoplasias son los meningiomas, tumores epidermoides, schwannomas del nervio facial o de otros pares craneales, lipomas, quistes aracnoidales, malformaciones vasculares y los hemangiomas. Los tumores malignos primarios y las metástasis corresponden al 2% de las neoplasias del ángulo pontocerebeloso.

2.1.- SCHWANNOMA VESTIBULAR (NEURINOMA DEL ACÚSTICO)

El schwannoma vestibular se origina en las células de Schwann de la vaina o neurilema de los nervios vestibular superior e inferior, principalmente en la porción lateral al ángulo cerebeloso o en la porción medial del conducto auditivo interno. Rara vez se originan en el nervio coclear y ocasionalmente son malignos.

2.1.1.- EPIDEMIOLOGÍA

El schwannoma vestibular es el tumor más frecuente que ocupa al 6% de los tumores intracraneanos del ángulo pontocerebeloso. El 95% de los schwannomas se presentan en forma esporádica y un 5% en forma hereditaria familiar en los pacientes con neurofibromatosis tipo-2.

Los schwannomas vestibulares afectan a uno de cada 100,000 habitantes por año y ocupan el 80% de las neoplasias de ésta región. La forma esporádica se presenta con mayor frecuencia entre los 40 y 60 años de edad. La neurofibromatosis tipo-2 se hereda en una forma autosómica dominante con alta penetrancia y se presenta entre los 20 y 30 años de edad. Los schwanomas relacionados con la neurofibromatosis tipo-2, tienden a ser bilaterales y se relacionan con otros tumores neurales como los meningiomas, neuromas del nervio facial y los gliomas ópticos.

2.1.2.- FISIOPATOLOGÍA

Los neurinomas están formados por un grupo compacto de células Antoni-A y por otro de células difusas de células Antoni-B. La formación de los neurinomas se atribuye a un defecto del gen supresor NF2 localizado en el *locum* 22q12. Este gen detiene la proliferación de las células de Schwann. El nervio vestibular mide aproximadamente 2 cm de largo y el neurinoma se origina en una área rica en células de Schwann, localizada en la zona de transición cerca del ganglio de Scarpa, donde la mielina central se transforma en periférica al unirse a las células gliales con las células de Schwann, dentro del conducto auditivo interno. Afecta con igual frecuencia a la porción superior e inferior del nervio vestibular. Los neurinomas crecen lentamente, aproximadamente 0.2 a 2 mm por año dentro del conducto auditivo interno. Después se extienden hacia la cisterna del ángulo pontocerebeloso, sin embargo se han reportado casos de crecimiento de 10 mm por año y otros permanecen estables durante varios años. La mayoría de los neurinomas tienen una porción intracanalicular y otra por fuera del hueso temporal en el ángulo pontocerebeloso.

La porción intracanalicular tiende a erosionar las paredes del conducto auditivo interno, y cuando el tumor crece en las áreas de menor resistencia, se dirige medialmente hacia el ángulo pontocerebeloso.

Los signos y síntomas son progresivos y provocados por el desplazamiento, compresión o distorsión de las estructuras intracanaliculares y del ángulo pontocerebeloso. Cuando hay sangrado o degeneración quística de la neoplasia la lesión crece rápidamente, provocando síntomas compresivos más severos. La compresión intracanalicular afecta al nervio cocleovestibular provocando hipoacusia, acúfeno y vértigo o trastornos del equilibrio; en tanto que la compresión extratemporal comprime a los nervios trigémino, glosofaríngeo, vago y espinal. Los tumores grandes comprimen al 4° ventrículo, cerebelo y tallo encefálico.

2.1.3.- CUADRO CLÍNICO

Los síntomas son dependientes de la localización del tumor. Los tumores intracanaliculares se manifiestan con hipoacusia, acúfeno y vértigo, en tanto que los tumores con extensión hacia el ángulo pontocerebeloso se manifiestan con desequilibrio o ataxia, dependiendo de la extensión hacia el tallo cerebral. Con la extensión al tallo cerebral, los pacientes presentan hipoestesia del tercio medio de la cara, hidrocefalia y otras neuropatías relacionadas con otros pares craneales. La hipoacusia es el síntoma más frecuente en el 85% de los pacientes con un neurinoma acústico, sin embargo, un 5% de los pacientes tienen audición normal.

La hipoacusia es de tipo neurosensorial, unilateral y asimétrica que afecta a las frecuencias altas, es lentamente progresiva y el paciente se queja de gran dificultad para entender las palabras, situación que no es congruente con la hipoacusia reflejada en la audiometría. En el 20% de los pacientes con un neurinoma del acústico se presenta una hipoacusia súbita, pero del total de las hipoacusias súbitas, sólo el 1% tienen un schwannoma vestibular. El acúfeno se presenta en el 65% de los pacientes, es constante, de tono alto o bajo, silbante o pulsátil y localizado en el lado de la neoplasia. El 60% de los pacientes presentan trastornos del equilibrio o episodios de vértigo leves, de corta duración durante la etapa temprana de las manifestaciones clínicas, y desaparecen espontáneamente en unos días o semanas. El vértigo se exacerba con los movimientos de la cabeza o durante algunas actividades físicas.

Con el crecimiento tumoral se pueden agregar otros signos y síntomas provocados por la compresión del nervio trigémino y del nervio facial. La compresión del trigémino afecta principalmente a la segunda división del nervio, ocasionando adormecimiento de la cara y ausencia del reflejo corneal. La compresión del nervio facial provoca una debilidad hemifacial, parálisis facial unilateral y espasmos faciales en el 17% de los pacientes. El adormecimiento de la porción posterior del conducto auditivo externo, se conoce como el signo de Hitselberger. Las manifestaciones tardías provocadas por tumores muy grandes son la diplopia y la disminución de la agudeza visual, causadas por la compresión de los pares craneales II, IV o VI. La compresión del cerebelo provoca ataxia, dificultad para hablar y falta de coordinación de las extremidades superiores. La cefalea, náusea y vómito se presentan en los casos de hidrocefalia secundaria a la interrupción del flujo del líquido cefalorraquídeo. La compresión del nervio glosofaríngeo y del nervio vago provoca disfagia, disfonía, broncoaspiración, ausencia del reflejo nauseoso y parálisis de las cuerdas vocales. La compresión del XI par causa debilidad del hombro ipsilateral.

2.1.4.- ESTUDIOS DE LABORATORIO E IMAGEN
En los pacientes con sospecha de una neoplasia en el ángulo pontocerebeloso, se valora la audición mediante la audiometría con logoaudiometría, impedanciometría y reflejos estapediales. En la audiometría de respuestas evocadas se presentan anormalidades de la onda V. Cuando la historia clínica y los resultados de los estudios auxiliares son característicos o se sospecha una lesión retrococlear, se solicitan estudios de imagen. Las pruebas vestibulares son de poco valor.

2.1.4.1.- AUDIOMETRÍA
La audiometría de tonos puros, logoaudiometría (audiometría verbal o acumetría), umbral y fatiga del reflejo acústico son las pruebas mínimas iniciales. Generalmente la audiometría muestra una hipoacusia unilateral que afecta con mayor predilección a los tonos agudos en el 70% de los pacientes. La logoaudiometría muestra una discriminación muy pobre, que no es congruente con el grado de hipoacusia en el 50% de los pacientes. La pérdida del reflejo o la fatiga del reflejo acústico, generalmente están presentes.

2.1.4.2- AUDIOMETRÍA DE RESPUESTAS EVOCADAS
La audiometría de respuestas evocadas tiene una sensibilidad mayor del 90% y una especificidad del 90%, en la detección de los neurinomas del acústico, sin embargo, en los tumores intracanaliculares, la prueba es negativa en el 18 al 33% de los casos. En presencia de un neurinoma del acústico, la prueba muestra ausencia parcial o completa de las ondas o un retraso en la latencia de la onda V en el lado afectado.

2.1.4.3.- PRUEBAS VESTIBULARES
La electronistagmografía muestra una reducción al estímulo calórico en el oído afectado, con nistagmo espontáneo hacia el lado contrario a la neoplasia, pero son pruebas de muy baja especificidad y sensibilidad para el diagnóstico del neurinoma del acústico.

2.1.4.4.- IMAGENOLOGÍA
En la tomografía computarizada de alta resolución se ve un agrandamiento mayor de 2 mm del conducto auditivo interno afectado, comparado con el contralateral sano. La masa se ve homogénea y

ocasionalmente se detectan calcificaciones y necrosis central. La lesión ocupa el centro del conducto auditivo interno y con la administración de contraste la lesión se ve homogénea y muy brillante.

La resonancia magnética es muy útil en la toma de decisiones y en la planeación del tratamiento, debido a su sensibilidad del 100%. En la fase T1 con gadolinium el tumor se ve isointenso, comparado con la protuberancia, yo es más intenso que el líquido cefalorraquídeo, además se pueden encontrar unas áreas quísticas.

2.1.4.5.- TRATAMIENTO

El tratamiento primario del neurinoma del acústico es la resección quirúrgica. Sin embargo en los pacientes que no desean o no toleran la cirugía, la radioterapia es una alternativa. Los abordajes quirúrgicos del ángulo pontocerebeloso utilizados son el translaberíntico, de fosa media y el retrosigmoideo. La elección del abordaje depende de las características y tamaño del tumor, estado de la audición, extensión del tumor en el conducto auditivo interno y la experiencia del cirujano.

El abordaje de la fosa media está indicado en los pacientes con una buena audición y tumores menores de 2 cm, el abordaje retrosigmoideo se indica en los pacientes con una buena audición y con tumores menores de 4 cm sin invasión de la porción lateral del conducto auditivo interno; el abordaje translaberíntico generalmente se reserva para los pacientes con un daño auditivo severo, con tumores grandes y no resecables con las técnicas anteriores.La radioterapia o radiocirugía estereotáctica está indicada en los pacientes con tumores menores de 3 cm que no desean cirugía, pacientes de alto riesgo o con una sobreviva corta.

La radioterapia estereotáctica utiliza rayos pequeños dirigidos con gran precisión, que causan necrosis y fibrosis vascular. En diversos estudios se ha mostrado un control tumoral en el 85 a 95% de los pacientes tratados. La radioterapia estereotáctica preserva la audición en el 47 a 77% de las lesiones tratadas, sin embargo, el 5 a 17% de los pacientes presentan parálisis facial, lesión al nervio trigémino en el 2 a 11% e hidrocefalia post-radioterapia en el 3%.

2.2.- MENINGIOMAS

2.2.1.- EPIDEMIOLOGÍA

Los meningiomas son los tumores más frecuentes del sistema nervioso central y generalmente son benignos. Se presentan en el tejido aracnoideo de las meninges, se adhieren a la duramadre, crecen lentamente y ocupan el segundo lugar de las neoplasias del ángulo pontocerebeloso y ocupan el 15% de todas las neoplasias intracraneales. Pueden originarse en cualquier área de la duramadre en la superficie posterior del hueso petroso. Los meningiomas se clasifican según sus características:

1.- Los tumores localizados entre el conducto auditivo interno y el foramen yugular, que desplazan al nervio facial y al nervio auditivo.

2.- Los tumores grandes localizados por arriba del conducto auditivo interno, que desplazan anteriormente al nervio facial y al nervio auditivo.

3.- Los que rodean al conducto auditivo interno, envolviendo al nervio facial y al nervio auditivo.

2.2.2.- FISIOPATOLOGÍA

Los meningiomas son lesiones vasculares que se originan en la capa epitelial de las vellosidades aracnoideas relacionadas con el seno sigmoideo, seno petroso superior e inferior, agujero rasgado posterior, presa de Herófilo, fosita de Meckel, agujeros de los pares craneales y con el conducto auditivo interno. Hay 4 variedades histológicas: la meningoepitelial o sincicial, la fibroblástica, la transicional y la angioblástica. Por sus características histológicas, los meningiomas se clasifican en meningoteliomas, meningiomas fibroblásticos y meningiomas malignos. Los meningiomas generalmente están cubiertos por una cápsula muy delgada que invade al hueso a través de los canales haversianos sin destruirlo.

Cuando se originan en el conducto auditivo interno se extienden del ángulo pontocerebeloso a la fosa media. En la fosa posterior generalmente se originan en la superficie posterior del hueso temporal, cerca del conducto auditivo interno. Los síntomas y signos de los meningiomas son provocados por la compresión de las estructuras adyacentes.

2.2.3.- CUADRO CLÍNICO

Las manifestaciones clínicas de los meningiomas son similares a las provocadas por el schwannoma vestibular, como son la hipoacusia, acúfeno, trastornos del equilibrio y acúfeno son más severas en los neurinomas del acústico, en tanto que los síntomas de alteración de la función de los pares craneales y del cerebelo. La hipoacusia y el acufeno, compresión al trigémino, cefalea, disfunción del nervio facial y trastornos del equilibrio son similares en ambas patologías.

2.2.4.- ESTUDIOS DE LABORATORIO E IMAGEN

Se solicita la misma batería de estudios utilizada en la valoración del schwannoma vestibular incluyendo la audiometría de tonos puros, logoaudiometría, umbral y fatiga del reflejo acústico, audiometría de respuestas evocadas y pruebas vestibulares. Las pruebas no son específicas para diferenciar a los meningiomas de otras neoplasias del ángulo pontocrebeloso, pero son útiles en el diagnóstico diferencial. En la tomografía computarizada los meningiomas se refuerzan con el medio de contraste, y en un 25 a 36% de los casos, se observan calcificaciones intratumorales. Los meningiomas pueden erosionar la punta del peñasco y penetrar en los T2.

2.2.5.- TRATAMIENTO

Al igual que los schwannomas vestibulares, el tratamiento de los meningiomas es quirúrgico. Cuando la audición es mala, se prefiere el abordaje translaberíntico y cuando se quiere preservar la audición, el abordaje suboccipital es el indicado.

2.3.- NEOPLASIAS EPIDERMOIDES

2.3.1.- EPIDEMIOLOGÍA

Las lesiones epidermoides son las lesiones intracraneales embrionarias más frecuentes, ocupando entre el 0.2 a 1.8% de todos los tumores intracraneanos. Son lesiones de crecimiento lento que se manifiestan entre 1ª, 2ª y 4ª década de la vida. Son la 3ª neoplasia del ángulo pontocerebeloso y constituyen entre el 4.9 a 9% de los tumores de la región.

2.3.2.- FISIOPATOLOGÍA

Las neoplasias epidermoides se forman en los restos epiteliales del tubo neural dorsal, principalmente en el ángulo pontocerebeloso o a lo largo de la región paraselar en la región del quiasma óptico, en los hemisferios cerebrales, tallo encefálico y cavidades intraventriculares. Son masas quísticas de bordes irregulares rodeadas por un epitelio escamoso y en su interior contienen queratina descamada. La lesión está bien delimitada y tiene una apariencia macroscópica muy similar al colesteatoma del oído medio. Crecen lentamente y con frecuencia alcanzan un tamaño muy grande, antes de manifestarse clínicamente debido a que se extienden por las vías de menor resistencia alrededor de las estructuras neurovasculares. Son lesiones benignas, aunque hay reportes de malignización de la cápsula.

2.3.3.- CUADRO CLÍNICO

Las neoplasias epidermoides se manifiestan en forma muy similar a otras neoplasias del ángulo pontocerebeloso, siendo la hipoacusia el síntoma más común. En el 40% de los casos hay alteraciones del la función del nervio facial, como el hemiespasmo facial y en el 50% de los casos afectan al trigémino causando alteraciones de la sensibilidad facial, dolor trigeminal o atrofia de los músculos de la masticación. Si se rompe la cápsula del quiste epidermoide se derraman los desechos de queratina en el espacio subaracnoideo, lo que se manifiesta como una meningitis aséptica.

2.3.4.- ESTUDIOS DE LABORATORIO E IMAGEN

Se solicitan los mismos estudios utilizados en la valoración del schwannoma vestibular, como la audiometría de tonos puros, logoaudiometría, umbral y fatiga del reflejo acústico y audiometría de respuestas evocadas. Las pruebas vestibulares son de poca utilidad en el diagnóstico de los quistes epidérmicos. En la tomografía computarizada se encuentra erosión del hueso petroso e invasión a la fosa media. Las lesiones son irregulares y generalmente no erosionan al conducto auditivo interno. Una característica de las neoplasias epidermoides en la tomografía es la ausencia de refuerzo de la lesión con el medio de contraste.

La resonancia magnética es el estudio de primera elección y en la fase T1 se ven como lesiones de baja intensidad y en la fase T2 con gadolinium, se ven con gran intensidad, lo que permite definir la extensión y edema de la lesión.

2.3.5.- TRATAMIENTO

El abordaje quirúrgico de las neoplasias epidermoides del ángulo pontocerebeloso es a través de la vía retrosigmoidea para preservar la audición, o el abordaje translaberíntico en los casos con baja reserva coclear. Debido a las características de las neoplasias epidermoides, es difícil extirparlas completamente, por lo que las recurrencias se presentan en alrededor del 50% de los pacientes.

2.4.- OTRAS LESIONES DEL ÁNGULO PONTOCEREBELOSO

2.4.1.- QUISTES ARACNOIDEOS

Los quistes aracnoideos son malformaciones congénitas con una cubierta epitelial originada por la duplicación de la membrana aracnoidea y representan el 1% de todas las neoplasias intracraneales. El quiste está lleno de líquido cefalorraquídeo y su crecimiento es impredecible. Las manifestaciones clínicas, al igual que otras lesiones del ángulo pontocerebeloso incluyen a la hipoacusia, acúfeno, desequilibrio, vértigo, cefalea, náusea y vómito. La audiometría, pruebas vestibulares, audiometría de respuestas evocadas y las radiografías simples son de poca utilidad. En la resonancia magnética se visualizan con una densidad igual a la del líquido cefalorraquídeo y no se refuerzan con la administración de gadolinium. Se tratan con diuréticos y la marsupialización del quiste al espacio subaracnoideo. Los quistes aracnoideos asintomáticos no requieren tratamiento.

2.4.2.- LIPOMAS

Los lipomas son malformaciones congénitas muy raras del conducto auditivo interno y del ángulo pontocerebeloso, formados por la persistencia anormal y mala diferenciación de las meninges primitivas. Representan el 0.1% de las neoplasias intracraneales y están compuestos por adipositos maduros y tejido fibrovascular, por donde pasan los vasos y nervios intracraneales. La mayoría de los lipomas son asintomáticos y con frecuencia se encuentran incidentalmente en los estudios de imagen o en las necropsias. En la tomografía computarizada se ven como una lesión hipodensa y homogénea, que no capta el medio de contraste y muestran las características de la grasa, por lo que se ven hiperintensas en T1 y no se refuerzan con la administración de gadolinium. En los casos sintomáticos que afectan al conducto auditivo interno y al ángulo pontocerebeloso, la resección parcial del tejido adiposo está indicada.

2.4.3 SCHWANNOMAS DEL NERVIO FACIAL

Los schwannomas del nervio facial ocurren en cualquier porción del nervio, pero se presentan con mayor frecuencia en el ganglio geniculado. Los schwannomas afectan primariamente al conducto auditivo interno y al ángulo pontocerebeloso en forma primaria, o por extensión medial de una lesión intratemporal. Aunque las manifestaciones clínicas son similares a las del neurinoma del acústico, la paresia facial, espasmo facial y la parálisis facial son de lenta evolución. En la audiometría se muestran anormalidades del reflejo acústico por la afección de la inervación del músculo estapedial. En los estudios de imagen es difícil distinguir entre un schwannoma vestibular y un schwannoma del nervio facial, pero en la tomografía computarizada el schwannoma del nervio facial puede acompañarse de erosión ósea y masas de tejidos blandos en el conducto auditivo interno, ángulo pontocerebeloso, mastoides y oído medio. Las lesiones se refuerzan con el medio de contraste. Además se observa la ampliación del conducto de Falopio, la extensión del ganglio geniculado hacia la fosa media y están localizados por delante y arriba del conducto auditivo interno. La resonancia magnética muestra la lesión en el nervio facial que se refuerza con la administración de gadolinium.

2.3.4.- METÁSTASIS EN EL ÁNGULO PONTOCEREBELOSO

El tratamiento de los pacientes con lesiones significativas del nervio facial, es la resección de la lesión con anastomosis primaria o colocación de un injerto libre. Las metástasis más frecuentes en el ángulo pontocerebeloso provienen de un tumor primario del pulmón, melanoma, mama, próstata, nasofaringe, linfoma o riñón. A diferencia de las lesiones primarias del ángulo pontocerebeloso las metástasis tienen un inicio agudo con manifestaciones audiovestibulares y neuropatías de los pares craneales afectados.

Los síntomas más frecuentes son la cefalea, hipoacusia, desequilibrio, vértigo, ataxia y parálisis facial. En la tomografía computarizada se ven lesiones osteolíticas y osteoclásticas en el peñasco que se refuerzan con el medio de contraste. En la resonancia magnética la imagen de la lesión es indistinguible de un schwannoma vestibular y en la fase T1 el tumor se ve isointenso, pero más intenso que el líquido cefalorraquídeo y con el gadolinium la lesión es aún más intensa. El tratamiento se orienta al tratamiento del tumor primario, y cuando se resecan las metástasis, con frecuencia es imposible la extracción completa. Se recomienda el tratamiento post-operatorio con quimio y radioterapia.

REFERENCIAS BIBLIOGRÁFICAS

1. Bance M, Ramsden RT: Management of neurofibromatosis type 2. Ear Nose Throat J 1999;78(2): 91-4, 96.

2. Friedman RA, Brackmann DE, Mills D: Auditory-nerve integrity after middle-fossa acoustic-tumor removal. Otolaryngol Head Neck Surg 1998;119(6):588-592.

3. Fucci MJ, Buchman CA, Brackmann DE, et al: Acoustic tumor growth: implications for treatment choices. Am J Otol 1999;20(4):495-499.

4. Haberkamp TJ, Monsell EM, House WF: Diagnosis and treatment of arachnoid cysts of the posterior fossa. Otolaryngol Head Neck Surg 1990;103(4): 610-614.

5. Jackler RK, Pitts LH: Selection of surgical approach to acoustic neuroma. Otolaryngol Clin North Am 1992;25(2):361-387.

6. Kartush JM: Intra-operative monitoring in acoustic neuroma surgery. Neurol Res 1998;20(7):593-596.

7. Kondziolka D, Lunsford LD, McLaughlin MR, et al: Long-term outcomes after radiosurgery for acoustic neuromas. N Engl J Med 1998;339(20):1426-1433.

8. Langman AW, Jackler RK, Althaus SR : Meningioma of the internal auditory canal. Am J Otol 1990;11(3):201-204.

9. Lanman TH, Brackmann DE, Hitselberger WE: Report of 190 consecutive cases of large acoustic tumors (vestibular schwannoma) removed via the translabyrinthine approach. J Neurosurg 1999;90(4):617-623.

10. Magliulo G, Zardo F: Facial nerve function after cerebellopontine angle surgery and prognostic value of intraoperative facial nerve monitoring: a critical evaluation. Am J Otolaryngol 1998;19(2): 102-106.

11. McElveen JT, Saunders JE: Tumors of the cerebellopontine angle: neuro-otologic aspects of diagnosis. In: Wilkins RH, Rengachary SS, eds. Neurosurgery. New York, NY: McGraw-Hill; 1996: 1038-1048.

12. Nadol JB: Cerebellopontine angle tumors. In: Nadol JB, Schuknecht, HF, eds. Surgery of the Ear and Temporal Bone. New York, NY: Raven Press; 1993: 391-413.

13. Rauch SD, Xu WZ, Nadol JB Jr: High jugular bulb: implications for posterior fossa neurotologic and cranial base surgery. Ann Otol Rhinol Laryngol 1993;102(2):100-1007.

14. Roland PS, Gilmore J: Intracochlear schwannoma. Otolaryngol Head Neck Surg 1998;119(6): 681-684.

15. Roland PS, Glasscock ME 3d, Bojrab DI, et al: Normal hearing in patients with acousticneuroma. South Med J 1987;80(2):166-169.

16. Rosenberg SI: Natural history of acoustic neuromas. Laryngoscope 2000;110(4):497-508.

17. Slattery WH 3rd, Brackmann DE, Hitselberger W: Hearing preservation in neurofibromatosis type 2. Am J Otol 1998;19(5):638-643.

18. Slattery WH 3rd, Brackmann DE, Hitselberger W: Middle fossa approach for hearing preservation with acoustic neuromas Am J Otol 1997;18(5): 596-601.

19. Snyder WE, Pritz MB, Smith RR. Suboccipital resection of a medial acoustic neuroma with hearing preservation. Surg Neurol 1999;51(5):548-552. Discussion 552-553.

CAPÍTULO 18 | EMBRIOLOGÍA Y ANATOMÍA DE LA NARIZ Y SENOS PARANASALES

Dr. Juan Eugenio Salas Galicia
Dra. María Chávez Méndez

1.- EMBRIOLOGÍA

La nariz es un órgano complejo y su función está relacionada con los otros órganos del cuerpo; es parte del mecanismo de la respiración, en el cual juega un papel muy importante.

1.1.- DESARROLLO DE LA NARIZ

Hay 2 hechos importantes al estudiar el desarrollo de la nariz:

1.- Las capas del ectodermo y endodermo quedan separadas por el tejido mesenquimatoso que originará muchos de sus componentes.

2.- El fenómeno de tubulización y la flexión cefalocaudal ocurren durante las primeras semanas de gestación y debemos tenerlos en mente.

A las 4 ½ semanas de la gestación se identifican 5 formaciones mesenquimatosas: La 1ª y 2ª son las prominencias o apófisis mandibulares, la 3ª y 4ª son las apófisis maxilares y la 5ª es la prominencia frontal. Durante la 5ª semana de gestación en la prominencia frontal, aparecen 2 rebordes de crecimiento rápido: la apófisis nasal externa e interna que rodean la placoda nasal, la cual forma el suelo de la fosita olfatoria. En el curso de las siguientes 2 semanas ocurren cambios muy significativos. Las apófisis maxilares crecen en sentido medial, empujan a las apófisis nasomedianas (nasal interno), se unen con las nasolaterales (nasal externo), cierran el surco o canal olfatorio y originan la apertura nasal anterior (narina). (Fig. 1)

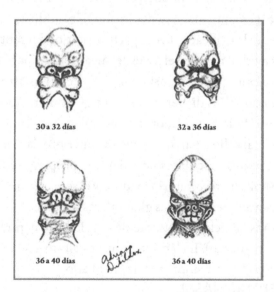

30 a 32 días   32 a 36 días

36 a 40 días   36 a 40 días

Fig 1.- Desarrollo embrionario de la nariz y estructuras faciales.

Las apófisis nasomedianas se unen en la línea media y dan origen a la columela, la premaxila, parte del septum y al puente nasal. Al desaparecer el surco que separa las apófisis maxilares de las nasomedianas, estas se fusionan y forman el labio superior; incluyendo el filtrum, la porción insiciva del maxilar y el paladar primario. Con este avance hacia la línea media la apófisis frontal adquiere una posición más cefálica y da origen a la frente y a la parte superior del puente o dorso nasal. Las apófisis nasolaterales originan las alas de la nariz, los huesos nasales, los cartílagos laterales superiores y la cruz lateral del cartílago inferior. El epitelio olfatorio se diferencia a partir del ectodermo que reviste al techo de los sacos olfatorios. Sus axones penetran el mesénquima que formará la lámina cribosa del etmoides para hacer sinapsis con las células del bulbo olfatorio. Como resultado del crecimiento medial de las apófisis maxilares, las apófisis nasomedianas se fusionan en su parte exterior y también en su aspecto interno y originan el segmento intermaxilar que comprende un componente labial que forma el surco subnasal en la línea media del labio superior; un componente maxilar superior que lleva los cuatro incisivos y un componente palatino que forma el paladar primario triangular. El paladar secundario se forma en la sexta semana de gestación, por evaginaciones laminares de las apófisis maxilares o crestas palatinas que se fusionan entre sí. El desarrollo completo del paladar y las fosas nasales modifica el sitio de las coanas definitivas, las cuales se hacen más profundas, colocándose en el nivel de la nasofaringe, muy cerca de la laringe en la 9ª semana de gestación.

1.2.- DESARROLLO DE LA MUCOSA Y SUS ANEXOS

Inicialmente la cavidad nasal está cubierta por una capa unicelular de epitelio plano que dará origen a 2 o 3 capas de epitelio transicional indiferenciado, que se transformará en el epitelio respiratorio. En la 8ª semana se encuentran presentes el septum y los cornetes. La cápsula nasal y el núcleo del septum se forman por condensación del mesénquima. La lámina propia está formada por células mesenquimatosas inmaduras y vasos rodeados por una matriz intercelular. En el techo hay epitelio olfatorio cilíndrico y la cavidad nasal está cubierta por células indiferenciadas planas o cuboidales. Entre la 9ª y 10ª semanas la cápsula se torna cartilaginosa. El septum, el cornete inferior y la pared lateral nasal muestran áreas de epitelio seudoestratificado ciliado cuboidal o cilíndrico. De la 11ª a la 12ª semanas la apófisis uncinada aparece como un crecimiento de la cápsula nasal cartilaginosa hacia el meato medio. El etmoides anterior inicia su desarrollo a partir del meato medio. Se inicia la osificación del maxilar. Entre la 14ª y la 16ª semanas inicia su desarrollo el infundíbulo del seno maxilar a partir del meato medio. Se inicia asimismo la osificación de la parte posterior del septum nasal y la cápsula nasal. El epitelio olfatorio tapiza la cavidad nasal en el nivel del meato superior hacia el techo. El infundíbulo del seno maxilar está cubierto por epitelio transicional y las celdillas etmoidales están rodeadas por un epitelio cúbico-cilíndrico con cilios dispersos y acinos glandulares ocasionales. De la 17ª a la 18ª semanas se inicia el desarrollo de la bula etmoidal. La apófisis uncinada está bien desarrollada. El etmoides posterior inicia su desarrollo a partir del meato superior y la mucosa incrementa su espesor y vascularidad con grandes canales vasculares en la lámina propia y tejido conectivo. Las celdillas etmoidales están rodeadas de epitelio respiratorio maduro y el seno maxilar es revestido por un epitelio menos maduro con células ciliares y estructuras glandulares aisladas.

Entre la 20ª y la 24ª semanas las celdillas etmoidales y la lámina papirácea se osifican, al igual que los cornetes (primero el cornete medio). La lámina propia es altamente vascularizada. El epitelio que rodea las celdillas etmoidales está completamente desarrollado.

1.3.- DESARROLLO DEL SEPTUM NASAL

El septum nasal se origina:

De la apófisis frontal: que crece en sentido vertical y medial.

De la unión de las apófisis nasomedianas.

De las apófisis laterales.

En la 5ª semana de gestación de la apófisis frontal emerge en dirección inferior una lámina de tejido mesenquimatoso, que después se diferencia en lo que es el cartílago septal y la lámina perpendicular del etmoides. Crece en dirección inferior hasta fusionarse con las apófisis palatinas laterales en la séptima semana de gestación. En la 7ª semana de gestación, las apófisis nasomedianas se unen en la línea media y originan la columela, la premaxila y el septum membranoso. El vómer constituye la parte inferior y posterior del septum desde la premaxila hacia atrás. El ápex del vómer se une con las alas de la premaxila. En la 8ª semana de gestación se inicia el desarrollo del vómer. La unión de las apófisis palatinas laterales (provenientes del proceso maxilar) en la línea media funciona como límite al descenso del septum nasal. La parte más posterior del piso de la cavidad nasal está formada por la porción horizontal del hueso palatino, cuyas prolongaciones posteriores se unen y forman la espina nasal posterior (cresta nasal palatina). La espina nasal del frontal forma la porción más anterosuperior del techo de la cavidad nasal del área septal.

1.4.- PARED LATERAL NASAL

La pared lateral nasal se origina de 3 áreas embriológicas: maxilar, etmoidal y palatina, las cuales derivan de la cápsula nasal. Todas las estructuras de la pared lateral nasal se originan de seis hendiduras que aparecen entre la 9ª y 10ª semana de la vida fetal. El desarrollo de esta área se realiza mediante dos procesos: la maduración de tejidos con formación de estructuras anatómicas y la desintegración de tejidos. A los 35 días de vida intrauterina la pared lateral nasal consiste en tejido mesenquimatoso. A las 8 semanas se identifica la cápsula nasal como una concentración de mesénquima que se continúa con el cartílago septal y aparecen tres elevaciones o precornetes. Entre las semanas 9 y 10 la cápsula da origen a 2 prolongaciones que invaden a los precornetes inferior y medio y aparece la apófisis uncinada como una elevación de la pared lateral del meato medio. El epitelio está bien diferenciado pero no hay glándulas. Una lámina ósea del paladar duro reemplazará la cápsula lateral y se convertirá en la pared posterolateral nasal. El hueso trabeculado del maxilar ya es visible. Entre las semanas 11 y 12 aparece el infundíbulo etmoidal. Aparece una lámina ósea que separa la órbita de la cápsula nasal. El cornete inferior se condrifica completamente y los cornetes medio y superior son más prominentes. Surgen las primeras glándulas en la mucosa del seno maxilar. Entre las semanas 13 y 14 se inicia la osificación de la pared lateral nasal. Entre las semanas 15 y 16 los cornetes medio y superior son más prominentes y surgen las primeras glándulas en la mucosa del seno maxilar. Entre las semanas 13 y 14 se inicia la osificación de la pared lateral nasal.

Entre las semanas 15 y 16 los cornetes están bien formados y con centros cartilaginosos. Entre las semanas 17 y 18 el el seno maxilar adquiere una posición cercana al conducto nasolagrimal y surgen los primordios del seno esfenoidal y de las celdillas etmoidales posteriores. El cornete inferior inicia la osificación en su porción más posterior. La apófisis uncinada adquiere forma triangular o de hoz. Entre las semanas 21 y 22 se osifica el conducto nasolagrimal y la parte central de la cápsula nasal. Se presenta la osificación de los tres cornetes y un gran número de glándulas se encuentran en la mucosa del cornete inferior y son más visibles las celdillas etmoidales y el seno esfenoidal. Entre las semanas 22 y 24 se incrementa la osificación etmoidal y hay mayor expansión del seno maxilar. El conducto nasolagrimal está osificado y es visible su apertura en el meato inferior A las 28 semanas la pared nasal lateral se encuentra completamente osificado. Las celdillas etmoidales y el seno maxilar son cavidades bien formadas y las glándulas mucosas son morfológicamente maduras.

1.5.- SENOS PARANASALES

1.5.1.- SENOS ETMOIDALES

Éstos son los que mayor variación anatómica presentan. Las celdillas etmoidales anteriores son las primeras en aparecer en el 3er mes de vida fetal como evaginaciones de la pared lateral nasal adyacente al meato medio en el nicho frontal. La apófisis uncinada y la bula etmoidal pueden considerarse como crestas accesorias y el infundíbulo etmoidal con el surco suprabulbar como evaginaciones accesorias. Las celdillas etmoidales posteriores aparecen como evaginaciones del meato superior entre la decimoséptima y decimoctava semana de gestación. Las celdillas etmoidales anteriores miden 2x4x5 mm están llenas de moco y su número varía entre 3 y 16. Las celdillas etmoidales no crecen por expansión únicamente del área etmoidal, sino por invasión de áreas adyacentes como la región frontal supraorbitaria, la región infraorbitaria del hueso maxilar, la apófisis orbitaria del hueso palatino, el *agger nasi* y el cornete medio, estas celdillas alcanzan su tamaño máximo a los 12 años.

1.5.2.- SENOS MAXILARES

Tienen su origen entre las semanas 10 y 12 de vida fetal como una evaginación del infundíbulo. Al nacer miden 8.2 mm en su diámetro anteroposterior, 3.3 mm vertical y 2.8 mm lateral y un volumen de 0.6 a 0.8 ml. Presenta 2 periodos de crecimiento y el primero abarca entre el nacimiento y los 3 años y el segundo entre los 7 y 12 años. Hasta la edad de 9 años el crecimiento es de 2 a 3 mm por año. Al nacer el piso del seno está 4 mm por arriba del piso de la fosa nasal y a los 8 o 9 años están al mismo nivel y en el adulto está a 4 a 5 mm por debajo de éste.

1.5.3.- SENOS ESFENOIDALES

Aparecen en el 4^0 mes de vida intrauterina junto con el techo de la cápsula nasal cartilaginosa. El cuerpo del esfenoides se osifica en 2 centros, anterior y posterior al 5^0 mes. La neumatización se inicia al año de vida de un saco ciego de mucosa, que al nacimiento es una evaginación de la porción posterosuperior del nicho esfenoidal, en el 1er año de vida mide 2.8 mm vertical, 2 mm lateral y 1.5 mm en diámetro anteposterior. Su crecimiento es lento hasta los 3 años de edad y crece en sentido posterolateral, donde su pared es delgada (1 mm) y está cerca de los nervios craneales. Para los 6 años de vida el piso está en relación con el nervio vidiano. En niños pequeños el septum intersinusal tiene 7 milímetros de espesor pero con la neumatización llega a reducirse a un milímetro a los 9 años.

1.5.4.- SENOS FRONTALES

La mucosa de la región cefálica y ventral del cornete medio se convertirá en el nicho frontal que es el primordio del seno frontal, que se puede observar al tercer mes vida intrauterina como una extensión del meato medio. En el infundíbulo etmoidal hay celdillas etmoidales que pneumatizarán al seno frontal a partir de cuatro surcos frontales que darán origen cada uno a las siguientes celdillas: celdilla del *agger nasi*, celdillas del seno frontal, celdillas supraorbitarias y celdillas etmoidales anteriores.

1.5.5.- EMBRIOLOGÍA APLICADA

En el recién nacido los cornetes están bien desarrollados pero bulosos y un 88% de los recién nacidos presentan el cornete supremo; en esta etapa la coana es circular con un diámetro máximo de 6 mm, la nasofaringe es muy baja y el *torus tubario* está al nivel del paladar duro, justo detrás del cornete inferior y cuando los senos paranasales se expanden el paladar duro se posiciona caudal. Los *torus tubarios* ascienden cefálicamente y terminan detrás del cornete medio a los 4 años. En esta etapa los meatos nasales son estrechos y no están integrados a la vía aérea. La apófisis unciforme, el hiato semilunar y la bula etmoidal son referencias constantes y bien desarrolladas en el recién nacido. El conducto nasolagrimal mide 7.5 mm de longitud y termina en el piso de la cavidad nasal debajo de la cabeza del cornete inferior. Las celdillas etmoidales están desarrolladas en número, mas no en tamaño, pero se expanden rápido y miden de 8 a 12 mm de largo y 1 a 5 mm de alto y 33 mm de ancho. El seno maxilar es un saco poco profundo en la pared lateral nasal en forma piramidal, mide 10 mm de largo, 4 mm de alto y 3 mm de ancho. El seno esfenoidal es un fondo de saco mucoso que no alcanza al hueso o cartílago esfenoidal, su ostium mide 0.5 mm de diámetro.

Entre el 1er año y los 4 años de vida el cornete supremo desaparece y el meato inferior forma parte de la vía aérea. Las celdillas etmoidales se expanden y miden de 12 a 21 mm de largo, de 8 a 16 mm de alto y de 5 a 11 mm de ancho. El seno frontal se expande lateralmente y se neumatiza dentro del hueso frontal, mide de 4 a 8 mm de largo, 6 a 9 mm alto y de 11 a 19 mm de ancho. El seno maxilar se extiende lateralmente más allá del canal infraorbitario y mide de 22 a 30 mm de largo, 12 a 18 mm de alto y de 11 a 19 mm de ancho. El seno esfenoidal empieza a neumatizar al hueso desde el etmoides posterior, mide de 4 a 6 mm de largo, 3 a 5 mm de alto y de 6 a 8 mm de ancho. Entre los 4 y los 8 años de edad hay un desarrollo en la neumatización de los senos paranasales en todas direcciones.

Las celdillas etmoidales miden de 18 a 24 mm de largo, de 10 a 15 mm de alto y de 9 a 13 mm de ancho y se expanden más lentamente que los senos frontal y maxilar. El seno frontal se expande medial y lateralmente y mide de 6 a 10 mm de largo, de 16 a 18 mm de alto y de 8 a 10 mm de ancho. El seno maxilar se expande más lateralmente que el canal infraorbitario e inferiormente a la mitad del meato inferior. Su forma es piramidal y su ápice apunta hacia el infundíbulo etmoidal.

Mide de 34 a 38 mm de largo, de 22 a 26 mm de alto y de 18 a 24 mm de ancho. El piso del seno maxilar desciende a la mitad del meato inferior a los 7 años. El seno esfenoidal mide de 11 a 14 mm. En el caso de traumatismos o cirugía se debe tener cuidado en valorar los gérmenes dentarios antes de la erupción de la 2ª dentición, ya que pueden ser dañados durante la cirugía, incluyendo aquellos procedimientos poco agresivos como la antrostomía inferior o las irrigaciones antrales, ya que pueden ocurrir alteraciones en el desarrollo facial en los niños sobre todo después de la cirugía de Caldwell-Luc.

La antrostomía inferior es particularmente difícil, porque a esta edad puede haber únicamente hueso esponjoso a un lado del piso nasal y los intentos de penetrar el seno maxilar, vía meato inferior, pueden fallar o acabar en desastre. Además al realizar estas maniobras se puede fracturar el cornete inferior, desplazando la apófisis uncinada y estrechando el infundíbulo, con lo que se crearían las condiciones que favorecen una sinusitis crónica. La apófisis unciforme puede estar muy cerca de la pared media de la órbita, de tal manera que al hacer la uncinectomía el riesgo de penetrar la lámina papirácea con el bisturí de hoz es alto. Se puede penetrar la órbita, incluso con la primera incisión, en un procedimiento endoscópico intranasal. En ocasiones, la inserción del cornete inferior es alta y reduce el espacio del meato medio dificultando el manejo quirúrgico.

2.- ANATOMÍA DE LA NARIZ Y DE LOS SENOS PARANASALES

2.1.- PIRÁMIDE NASAL Y DEL SEPTUM

La pirámide nasal se divide en 4 partes para su estudio: (Fig. 2)

1.- Bóveda ósea.

2.- Bóveda cartilaginosa.

3.- Lóbulo.

4.- Septum.

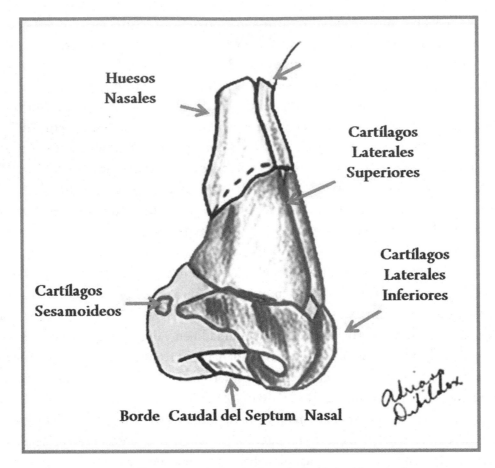

Fig. 2.- Estructuras anatómicas de la pirámide nasal.

Los músculos de la nariz y otro tejidos como la mucosa, piel, vasos sanguíneos, linfáticos, tejido conectivo, aponeurosis y los nervios, integran la totalidad de los elementos anatómicos de la pirámide nasal. El músculo piramidal dilata la nariz al levantar la punta; el nasal es dilatador del ala nasal; el depresor del septum pone tenso el septum membranoso al inicio de la inspiración. Con estas funciones en mente, debemos recordar al operar la nariz, que si no conservamos los músculos nasales, podemos causar trastornos tanto funcionales como estéticos, ya que al quitarle la movilidad natural, el aspecto de la nariz será de "congelada".

Otra característica importante de los huesos nasales es que cada uno tiene su envoltura de periostio independiente, por lo tanto para poder elevar el periostio en esta área será necesario desgarrar este periostio tanto en la unión de ambos huesos nasales como en el área de articulación de éstos con los cartílagos laterales superiores.

2.2.- NARIZ INTERNA

El septum nasal divide la nariz interna en 2 cavidades o fosas. La entrada a estas cavidades es a través del vestíbulo. El vestíbulo es el área que se encuentra bajo las alas de la nariz y está limitada por los bordes libres de los cartílagos laterales superiores, conocida como *limen vestivulum* o *limen nasi*. La porción más posterior de las fosas nasales desemboca en la nasofaringe, a través de las coanas. El techo de la nariz interna está formado por la lámina cribiforme del etmoides. El piso de la nariz está compuesto de adelante hacia atrás por la premaxila, la porción palatina del maxilar y la porción horizontal del palatino. En el piso de la nariz, en el ángulo que forman el septum y el piso a unos 2 cm de la apertura piriforme, se encuentra el canal incisivo (canal nasopalatino o canal de Stensen). Por este canal corre un paquete vasculonervioso que comunica las redes nasales con las del paladar.

2.3.- SENO MAXILAR

Es muy importante conocer bien el hueso maxilar, para poder comprender la anatomía de la pared lateral de la nariz. El maxilar está compuesto por un cuerpo y 4 apófisis. El cuerpo es la masa principal dentro del cual se alberga el seno maxilar en el adulto. A partir de este cuerpo se derivan las 4 apófisis: frontal, cigomática, alveolar y palatina. La apófisis cigomática se continúa con el hueso del mismo nombre. La apófisis frontal se extiende en posición superomedial y contribuye a la formación de la bóveda ósea de la pirámide nasal. La apófisis alveolar está representada por el hueso que alberga las raíces dentarias. La porción superior de este hueso contribuye a formar el piso de la órbita, contiene el canal y el orificio infraorbitario, donde se aloja el nervio del mismo nombre. No debemos olvidar que la superficie posterior del cuerpo del maxilar es el límite anterior de la fosa infratemporal y pterigopalatina.

La cara medial del hueso maxilar aislado forma gran parte de la pared lateral de la nariz; en ella se encuentra un gran orificio, que en el adulto expone ampliamente el interior del antro maxilar. Este orificio se llama hiato maxilar, que en el vivo se encuentra cubierto por una porción membranosa de mucoperiostio llamadas fontanelas, y además por parte del cornete inferior, hueso palatino, etmoides y el hueso lacrimal. Si añadimos los huesos lacrimal y palatino, observamos que la porción horizontal del palatino se une a la apófisis palatina del maxilar para completar el esqueleto del paladar duro. Asimismo la porción perpendicular del palatino se articula con el cuerpo del maxilar de manera amplia y anteriormente cubre la porción posterior del hiato maxilar. La apófisis orbitaria del palatino contribuye a formar las estructuras de la órbita ósea, así como parte del orificio esfenopalatino a través del cual pasan la arteria y el nervio del mismo nombre.

2.4.- CORNETE INFERIOR

El cornete inferior se articula con cuatro huesos: el maxilar, el lacrimal, el etmoides y la lámina perpendicular del palatino. El cornete inferior también cierra la porción inferior del hiato maxilar. La pared lateral del meato inferior es completamente ósea, por lo que, si se desea hacer una enterostomía en este sitio, el cirujano debe romper hueso exclusivamente.

2.5.- PARED LATERAL NASAL.

De manera integral la estructura ósea de la pared lateral de la nariz es complicada. En la vista sagital se observan algunas estructuras: huesos nasales, frontal, etmoidal, esfenoidal, occipital, maxilar y palatino; con excepción del occipital, todos forman parte de la pared lateral nasal. Podemos identificar los 3 cornetes y recalcar que el cornete inferior es un hueso separado, mientras que el medio y el superior forman parte del etmoides. Detrás del la inserción ósea del cornete medio encontramos el orificio o foramen esfenopalatino, por el cual viajan vasos y nervios entre la fosa pterigopalatina y la cavidad nasal. El seno esfenoidal se abre en la porción posterosuperior del cornete superior, llamado receso esfenoetmoidal. (Fig. 3)

La región anatómica y fisiológica más importante de la pared lateral, es la comprendida entre las inserciones de los cornetes medio e inferior: el meato medio o complejo ostiomeatal. Forman parte del meato medio las siguientes estructuras: La bula etmoidal y sus recesos, el hiato semilunar inferior y superior, el infundíbulo etmoidal, las celdillas del *agger nasi*, la apófisis unciforme, la cara meatal del cornete medio, el receso frontal y los ostia de drenaje. (Fig. 4)

El meato medio: Abarca cerca de dos terceras partes de la pared lateral nasal. Presenta 2 eminencias longitudinales, la primera y más anterior constituida por la apófisis unciforme (primera lamela basal) y la segunda colocada encima y por detrás constituida por la bula etmoidal o bula lamela (segunda lamela basal). Asimismo, existen 2 canales: el infundíbulo etmoidal y el seno lateral, el infundíbulo se proyecta medialmente para constituir el hiato semilunar inferior (entre el borde libre posterior de la apófisis unciforme y el borde anterior de la bula etmoidal) y el seno lateral o receso supraretrobular se proyecta medialmente para constituir el hiato semilunar superior (entre el borde postero-superior de la bula etmoidal y la inserción lateral del cornete medio (tercera lamela basal o fundamental) a la lámina papirácea de la órbita. (Fig. 5)

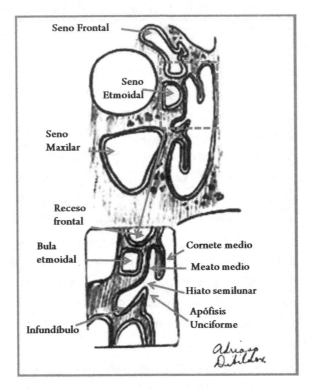

Fig. 3.- El meato medio y el complejo osteomeatal.

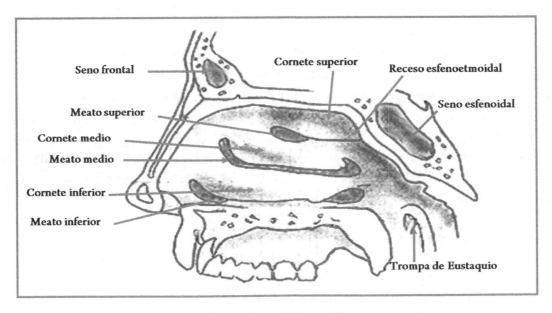

Fig.- 4.- La pared lateral nasal y sus relaciones anatómicas.

El canal del infundíbulo está delimitado por la apófisis unciforme por adelante y por abajo y por la bula etmoidal por arriba y atrás; mide 20 mm de longitud, 3 mm de ancho y de 8 a 10 mm de profundidad. Casi siempre aquí desembocan por delante y por arriba, el seno frontal, en la porción media dos o tres celdillas etmoidales anteriores y en su tercio posterior el seno maxilar. En el seno lateral o receso supraretrobular que está comprendido entre la inserción lateral del cornete medio y la bula etmoidal; se abren una o dos celdillas etmoidales anteriores. El complejo ostiomeatal está limitado por el cornete medio en la parte medial, lateralmente, por la lámina papirácea y en la parte superior y posterior por la inserción lateral del cornete medio o tercera lámina basal o fundamental. Este espacio contiene las celdillas del *agger nasi*, el receso frontal y sus celdillas, el infundíbulo etmoidal, la bula etmoidal y las celdillas etmoidales anteriores. La tercera lámina basal o fundamental es la división, que separa las celdillas etmoidales anteriores de las posteriores que se encuentran en el meato superior. La apófisis unciforme es una delgada lámina semilunar, su borde superior es paralelo a la superficie anterior de la bula etmoidal y sus inserciones son; posteriormente en la lámina perpendicular del hueso palatino, su porción inferior en la apófisis etmoidal del cornete inferior, su porción anterior se inserta en el hueso lacrimal y su porción más superior tiene tres posibles inserciones: insertarse en la lámina papirácea dando origen al llamado receso terminal, insertarse en la base del cráneo y la tercera sería su inserción en lámina vertical del cornete medio. La bula etmoidal es una de las estructuras más constantes. Está formada por celdillas etmoidales cuya pared medial protruye hacia el meato medio; pueden observarse algunos ostia en la bula. Se localiza por arriba de la apófisis unciforme y lateralmente al cornete medio. Puede alcanzar el techo del etmoides. Se denomina hiato semilunar al espacio bidimensional situado entre la superficie anterior de la bula etmoidal y el margen posterior de la apófisis unciforme.

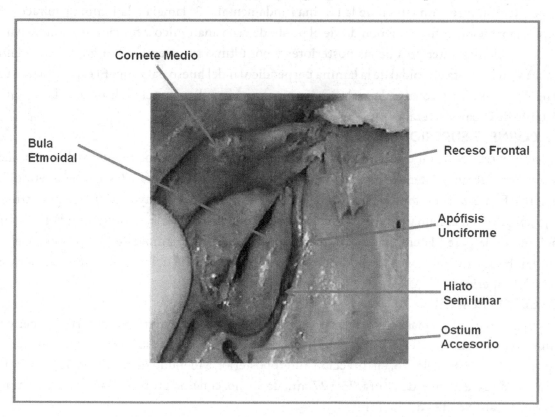

Fig. 5.- Estructuras del meato medio, al desplazar medialmente el cornete medio.

2.6.- CORNETES Y MEATOS
2.6.1.- PARED LATERAL NASAL

En una vista interior de la nariz, la pared lateral nasal presenta habitualmente tres o, rara vez, cuatro prominencias o abultamientos llamados cornetes, conchas o turbinas. Se denominan inferior, medio, superior y supremo respectivamente, de abajo hacia arriba. Se orientan en sentido anteroposterior y únicamente se insertan por su porción superior y posterior, en tanto que las porciones inferior y anterior son libres y forman un enrollamiento en este último sitio que se conoce como cabeza; la porción anterior es el cuerpo y la posterior la cola. El cornete inferior es un hueso independiente que se encuentra unido a la pared lateral nasal y los otros tres cornetes (medio, superior y supremo) se llaman cornetes etmoidales porque se originan de ese hueso. Los espacios aéreos entre estas estructuras y la pared lateral nasal se llaman meatos; inferior, medio y superior respectivamente.

2.6.2.- CORNETE INFERIOR

Es el más grande y prominente (el más visible en rinoscopia anterior). Es un hueso independiente recubierto de tejido eréctil muy vascularizado y su función principal es el control de la temperatura y humedad del aire inspirado debido a su capacidad de congestionarse. La desembocadura del conducto lacrimonasal se encuentra en el meato inferior, situado a 1 cm de la cabeza del cornete y a 2 mm por debajo de su inserción.

2.6.3.- CORNETE MEDIO

La inserción mas anterosuperior del cornete medio es la cresta etmoidal de la maxila, que produce un abultamiento anterior que se conoce como *agger nasi* o caballete, su siguiente inserción es la vertical y corresponde a su lámina vertical unida al techo del etmoides en la base del cráneo, la 3ª inserción corresponde a su inserción lateral de la lámina fundamental o 3ª lamela a la lámina papirácea de la órbita, esta inserción es fundamental desde el punto de vista anatómico y funcional ya que separa las celdillas etmoidales anteriores de las posteriores y por último su inserción horizontal en la lámina papirácea y en la cresta etmoidal de la lámina perpendicular del hueso palatino. El espacio aéreo entre el cornete medio y la pared lateral nasal se denomina meato medio y funcionalmente es la región más importante de la pared lateral nasal y de los senos paranasales.

2.6.4.- CORNETE SUPERIOR

Es pequeño y redondo con un diámetro de 2.4 mm en la mayoría de los casos y delimita al meato superior. Por debajo y lateralmente del cornete superior se encuentran las celdillas etmoidales posteriores. El meato superior y la pared anterior de seno esfenoidal incluyendo su osteum natural de drenaje constituyen el llamado receso esfenoetmoidal que constituye la segunda unidad anatómica y funcional de la pared lateral nasal a la cual drenan las celdillas etmoidales posteriores y el seno esfenoidal. En un 15 % de los casos podremos observar persistencia del cornete supremo, por arriba y detrás del superior.

2.6.5.- SENO FRONTAL

Está compuesto por 2 cavidades asimétricas en forma de pirámide triangular con vértice superior y la base inferior, se encuentran en el espesor del hueso frontal a cada lado de la línea media y separada por un septum intersinusal delgado, en dirección anteroposterior, a menudo desviado hacia alguno de los lados. Mide de 20 a 25 mm de altura, 25 a 27 mm de ancho, con una profundidad de 10 a 15 mm. En promedio su capacidad es de 4 a 5 cm^2.

2.6.6.- SENO ETMOIDAL O LABERINTO ETMOIDAL

Las celdillas etmoidales se encuentran localizadas en el espesor de las masas laterales del etmoides, las anteriores se abren al meato medio y las posteriores al meato superior de las fosas nasales. Al conjunto se le denomina laberinto etmoidal. Estas forman el lazo de unión con los demás senos paranasales. Medialmente hacia la cavidad nasal, el etmoides está limitado por el cornete medio, al cual se le denomina "1er cornete etmoidal" por su origen embriológico y por el cornete etmoidal superior o "2do cornete etmoidal". Las celdillas etmoidales se encuentran abiertas en todas direcciones, incluso cranealmente. Por fuera y anteriormente del *agger nasi* se encuentra el ducto lacrimonasal o nasolagrimal.

Las masas laterales del etmoides están constituidas por pequeñas cavidades o células, separadas unas de otras por tabiques óseos sumamente delgados. En términos generales se encuentran de siete a nueve celdillas de tamaño inversamente proporcional a su número. La capacidad total de estas celdillas es de 8 a 10 ml. Las celdillas etmoidales se clasifican en anteriores y posteriores. Las celdillas etmoidales anteriores desembocan en el meato medio y ocupan la mitad anterior de la pared interna de la órbita. Su número varía entre dos y ocho y están intercomunicadas. Se subdividen en tres grupos secundarios dependiendo de su sitio de drenaje en el meato medio: las celdillas internas, las celdillas del canal unciforme o infundíbulo y las celdillas del seno lateral.

Las infundibulares guardan estrecha relación con la desembocadura del seno maxilar y frontal, así como con el saco lacrimal. Las del seno lateral son importantes por su relación con la base del cráneo.

Las celdillas etmoidales posteriores, cuyos orificios desembocan en el meato superior, ocupan la porción posterior de la pared interna de la órbita. Se subdividen en células del meato superior, que son constantes y las del cuarto meato que son inconstantes. La lámina fundamental del cornete medio divide las celdillas etmoidales posteriores de las anteriores. La irrigación está a cargo principalmente, de las arterias etmoidales anterior y posterior, ramos de la arteria oftálmica.

2.6.7.- SENOS MAXILARES

También se les conocía como antro de la pared lateral nasal de Highmore. Sus dimensiones son variables y su capacidad promedio es de 11 a 12 cc. Desembocan en el meato medio por un orificio, el ostium maxilar (72%) situado en el tercio posterior del infundíbulo. Entre el 9 y el 23 % de los casos puede haber un ostium accesorio y situado dentro de la fontanela posterior. El flujo mucociliar siempre se dirige hacia el ostium natural. El seno maxilar, en su pared anterior guarda estrecha relación con los tejidos de las mejillas, presenta una depresión en su pared anterior; la fosa canina. De 7 a 8 mm por debajo del reborde orbitario se encuentra el agujero infraorbitario con su paquete vasculonervioso. El techo es muy delgado y constituye en piso de la órbita. A la pared interna o nasal la divide el cornete inferior en dos porciones, una anteroinferior que corresponde al meato inferior y una posterosuperior que corresponde al meato medio, la cual termina por delante y arriba en el ostium maxilar. El ostium maxilar tiene una longitud de 6 a 8 mm, inicia su trayecto inmediatamente por atrás del ducto lacrimonasal y desemboca en el extremo posterior del canal unciforme. La irrigación está principalmente a cargo de ramas de la arteria nasal lateral posterior por algunos conocida como arteria esfenopalatina.

2.6.8.- SENOS ESFENOIDALES

Están contenidas en el cuerpo del esfenoides. Su capacidad en promedio es de 5 a 6 cc. dependiendo de su tamaño pueden tener cinco prolongaciones: la anterior o del conducto óptico, la palatina, la pterigoidea, la de las alas mayores del esfenoides y la posterior o basilar. La importancia de este seno radica en la relación que tiene con el cerebro en tres de sus caras: su techo con la glándula hipófisis, la pared posterosuperior con el seno cavernoso; y sus caras laterales con el nervio óptico y la carótida interna. El ostium natural del seno se encuentra situado en la pared anterior del mismo, en la porción posterior de la bóveda nasal, por detrás y medialmente del cornete superior y aproximadamente a un cm del reborde superior de la coana en intima relación al septum nasal (lámina perpendicular del etmoides).

REFERENCIAS BIBLIOGRÁFICAS

1. Bailey B.Head and neck surgery-Otolaryngology.Amedee R. sinus Anatomy.1st ed. Lippincott Co. 1993: 342-349.

2. Binghan B, Rong-Guang W, Hawke M et al. The embryonic development of the lateral nasal wall from 8 to 24 weeks. Laryngoscope 1991;101: 992-997.

3. Davies J. Embriología de la nariz. En: Paparella MM, Shumrick DA. Otorrinolaringología. 2ª ed. Buenos Aires, Ag. Editorial Médica Panamericana,. 1982; 102-106.

4. De Hoyos Parra R, Arredondo G, Lopez N, Núñez A. Embriología y desarrollo de los senos paranasales. Fascículo editado por el Departamento de Embriología, Fac. de Medicina U.A.N.L., Monterrey, N.L. 1994.

5. De Hoyos R. Embriología de la Nariz,. Rinología Ciencia y Arte. Sociedad Mexicana de Rinología y Cirugía facial.1ª ed. México D.F. JGH editores. 1996; 25-32.

6. Hanson W. "embryological development of the nasal accessory sinuses. Latern demostration" Illinois Medical J 1993; 386-90.

7. Hindener KH; Fundamentals of anatomy and surgery of the nose.2nd ed. Birmingham Al. USA. Aesculapius Publishing Co. 1978. Pags 10-23.

8. Navarro JA; Fosas Nasales y Senos Paranasales. Desarrollo y crecimiento de las fosas nasales y de los senos paranasales. Bauru, Brasil, All Dent,. 1997., Pags; 3-24.

9. Novelo G. E., Rodríguez P. M A, Anatomía de la pared lateral nasal. Rinología Ciencia y Arte. Sociedad Mexicana de Rinología y Cirugía facial.1ª ed. México D.F. JGH editores. 1996; 43-53.

10. Salas Galicia JE, Chávez Méndez M., Aguado MGE, Muñoz BC. Disección Microquirurgica Nasosinusal. Videocinta. XIVII Congreso Nacional De la SMORL y CCC., A.C. Monterrey, N.L. Mayo 1996.

11. Stamm A, Draf W. Micro-endoscopic Surgery of the Paranasal Sinuses and the Skull Base. Navarro J. Surgical Anatomy of the Nose, paranasal Sinuses and Pterygopalatine fossa. 1º ed. Springer Berlin Ge. 2000;17-34.

12. Wake M. Takeno S, Hawake M. The early development of sinusal mucosa. Laryngoscope 1994:104;850-5.

13. Wake M. Takeno S, Hawake M. The uncinate process; a histological and morphological study. Laryngoscope 1994;104:364-9.

CAPÍTULO 19 | FISIOLOGÍA DE LA NARIZ Y SENOS PARANASALES

Dr. Juan Eugenio Salas Galicia
Dra. María Chávez Méndez

1.- FISIOLOGÍA

Las fosas nasales constituyen un órgano sensorial y al mismo tiempo un órgano respiratorio. Además de estas 2 funciones primordiales, las fosas asumen funciones protectoras de todo el cuerpo, como mecanismo de adaptación del mismo al medio ambiente, tanto desde el punto de vista de parámetros puramente físicos, como desde el punto de vista de un sistema inmunocompetente y, finalmente, también participa en la formación del lenguaje.

En 1829 Magendie sugirió que la nariz tenía una función activa, que calentaba y limpiaba el aire inspirado. Actualmente, se ha demostrado la importante función de limpiar, calentar y humidificar, casi instantáneamente, el aire para que llegue preparado a los pulmones, así como la capacidad de una respuesta inmunológica a los antígenos o patógenos inhalados. Otra función, es la interacción que tiene con los pulmones, vía reflejos neurales y la resistencia al flujo de aire necesaria para una función pulmonar normal.

El sentido del olfato está relativamente mal desarrollado en la especie humana, en comparación con la mayoría de los mamíferos y también con los insectos. A pesar de ello, es importante para el individuo, ya que se encuentra fuertemente vinculado con el sentido del gusto, para percibir adecuadamente el sabor de los alimentos. Esta asociación permite no sólo reconocer los sabores dulce, ácido, salado y amargo, sino también una serie de sensaciones sobre añadidas, que son desencadenadas por comidas condimentadas, aromas, perfumes, etc. Esta olfacción gustatoria, es debida a que los alimentos y las bebidas desprenden odorivectores, que durante la inspiración, alcanzan la hendidura olfatoria, lo que hace posible percibir un olor. El que esto sea posible o no, depende del estado anatómico de la nariz, el adecuado funcionamiento del epitelio nasal y de los sistemas nerviosos central y periférico. Oler es el resultado de los estímulos percibidos por los nervios olfatorio, trigémino, glosofaríngeo y vago.

El sentido del olfato, no sólo puede estimular el apetito, sino también inhibirlo, además advertirnos sobre la presencia de alimentos descompuestos o venenosos, así como de substancias peligrosas en el medio ambiente (ej. gas). Por lo que asume un papel psíquico y psicológico verdaderamente importante, de manera que determinadas reacciones afectivas pueden ser desencadenadas o inhibidas por los olores. No podemos olvidar que el olfato, desempeña un papel muy importante en determinadas profesiones por ejemplo: cocineros, pasteleros, especialistas en vinos y cafés, técnicos en perfumes, tabacos, química, etc., sin olvidar que también el médico necesita no sólo un "ojo clínico" adecuado, sino también un "olfato clínico" para el diagnóstico.

El epitelio que reviste las fosas nasales, se compone de diferentes tipos, según el sitio en el que se encuentre; el plano escamoso con pelo (vibrisas) y el epitelio transicional, que es un epitelio estratificado con su superficie de células cuboidales cubiertas por microvellosidades. El tercio medio y posterior de la cavidad nasal se encuentra constituido por 4 diferentes tipos de células: a) ciliares columnares, b) no ciliadas columnares, c) caliciformes y d) basales, que constituyen el típico epitelio respiratorio. Los cilios de las células columnares, en el ser humano, son escasos en el tercio anterior de la nariz (10 %), y muy abundantes en el tercio posterior, donde muestran un promedio de 250 cilios por célula, por lo tanto el movimiento de aclaramiento mucociliar es mucho más intenso a nivel del área IV y V (cuerpo y cola de los cornetes inferior y medio).

Las funciones respiratorias de la nariz son múltiples. Es una vía aérea mediante un mecanismo ventilatorio, con retroalimentación negativa, para controlar el aporte de aire necesario para la ventilación alveolar. Funciona como termostato para que el aire inspirado tenga un control parcial de la temperatura del cuerpo. Tiene una función de acondicionador del aire que humecta el aire inspirado y lo filtra de partículas de polvo y de microorganismos. De tal suerte que la nariz funciona como un efectivo sistema de acondicionamiento de aire, que es capaz de calentar el aire ambiental a una temperatura corporal, proporcionarle una humedad de casi el 100% y filtrarlo de partículas y microorganismos de hasta una micra de diámetro, en un cuarto de segundo y en una distancia de escasos 9 a 10 cm en el adulto; y a su vez, es capaz durante la espiración, de retener ese calor y humedad que proporcionó en la inspiración y así mantener la temperatura e hidratación del cuerpo en condiciones óptimas.

La nariz desde el punto de vista filogenético y embriológico, es un órgano esencialmente respiratorio, que prepara el aire para la vía aérea inferior. La respiración oral es un mecanismo no fisiológico que se aprende o se adquiere en los casos de urgencia que aumentan la demanda ventilatoria. En la respiración nasal existe la disminución de la frecuencia y profundización de la respiración, lo que da tiempo necesario para que este proceso se lleve a cabo en forma adecuada, mientras que en la respiración oral, existe una mezcla inadecuada de aire que interfiere con la máxima difusión de oxígeno en el alveolo pulmonar, además de una gran pérdida de calor y humedad. En la nariz hay ciertos factores que impiden el libre paso del aire, a lo cual se le denomina "resistencia nasal", y ésta se da por las estructuras anatómicas de la nariz: el vestíbulo nasal, la válvula, el *os internum*, la cabeza y cuerpo de los cornetes nasales inferior y medio y la coana (*cavum nasi*), además, participan la faringe y la laringe, representando aproximadamente el 50 al 70% de la resistencia respiratoria total.

La resistencia nasal ayuda a mantener la presión intratorácica necesaria, para una apropiada función cardiopulmonar. Durante la respiración normal, los cambios de presión en las cámaras nasales son aproximadamente de 6 cm de agua y el flujo es de 15 litros por minuto en promedio. En estas condiciones, el tamaño de las fosas nasales es el parámetro más susceptible de cambiar. Los estados de estrés, como el miedo y el terror, producen vasoconstricción y retracción de la mucosa (respuesta simpática), en tanto que el resentimiento, la frustración y la ansiedad producen vasodilatación, con inflamación del tejido eréctil y aumento de las secreciones nasales (respuesta parasimpática). La resistencia nasal a la corriente de aire se debe esencialmente a dos obstáculos: al estrechamiento del Os *internum* (apertura piriforme, cabeza del cornete inferior, borde caudal del cartílago lateral superior y septum nasal anterior) y la válvula nasal en el área II. La resistencia opuesta por la válvula nasal y el Os *internum*, es relativamente constante y la de los cornetes es variable: mientras una cavidad nasal está en fase de congestión o hipertrofia de los cornetes, la otra se encuentra en fase de descongestión. La presencia de este cambio en el ciclo de la congestión y descongestión del tejido cavernoso de los cornetes, fue observada por Kayser en 1895 y lo llamó ciclo nasal. Stocksted en 1952, mostró que las fluctuaciones ocurren en ciclos regulares con duración de entre 30 minutos y 4 horas.

1.1.- VÁLVULA NASAL

Es la región más angosta de la nariz con un ángulo de 12^0 a 15^0, formado entre el borde caudal del cartílago lateral superior y el septum nasal, aproximadamente a 1.3 cm de las narinas.

Este angostamiento de la vía aérea nasal, es el segmento de mayor resistencia de la toda la vía aérea al flujo del aire. La válvula nasal, es el segmento más importante para regular el flujo de aire que entra a la nariz, modifica la forma de la columna aérea de cilíndrica a laminar, además interviene en la dirección, volumen y la velocidad del aire inspirado. (Fig. 1)

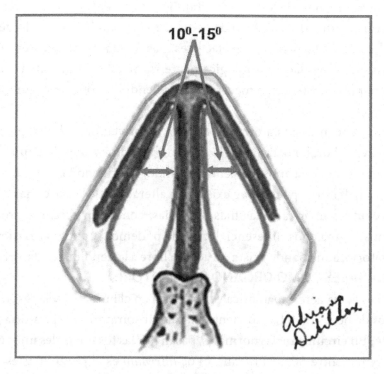

Fig. 1.- Area valvular interna.

1.2.- MUCOSA OLFATORIA

Se encuentra en el área del techo nasal o ático y mide aproximadamente 2 cm² y contiene las células olfatorias, es decir, las células nerviosas bipolares, que simultáneamente constituyen células sensoriales y la 1^{era} neurona de la vía olfatoria. Las terminaciones de estas fibras están en la lámina propia y son envainadas por las células de Schwann, formando el 1er par craneal (nervio olfatorio) que atraviesa los 15 a 20 pequeños forámenes en la lámina cribosa que conducen la información a los centros olfatorios primarios, situados en el bulbo olfatorio. A partir de aquí, las dendritas de las células bulbares se dirigen a través del tracto olfatorio a los llamados centros olfatorios secundarios. Se admite la existencia de centros olfatorios terciarios corticales a nivel del *gyrus dentatus* y del *gyrus semilunatus*. Además, existen unas pequeñas células con microvellosidades, en un décimo de las neuronas olfatorias ciliadas. Situadas entre estos dos tipos de receptores, se encuentran las células sustentaculares y las células basales que se asientan a lo largo de la lámina propia y se diferencian para reemplazar a los receptores olfatorios, que se pierden durante la descamación del epitelio. Esta regeneración no ocurre en otros sistemas sensoriales. El ciclo de replicación dura aproximadamente de 3 a 7 semanas.

El mecanismo de acción, en virtud del cual las moléculas olorosas actúan sobre las células sensoriales olfatorias, no está todavía aclarado. En la actualidad, se discuten todavía numerosas teorías (emisión de corpúsculos olfatorios, absorción selectiva, receptores específicos en las células sensoriales, controles enzimáticos, vibraciones moleculares, procesos electrobiológicos, tales como variaciones de potencial de la membrana celular, etc.). Lo único seguro, es que las sustancias capaces de evaporarse pueden ser olidas por el hombre. Estas sustancias han de ser a la vez hidrosolubles y liposolubles. Algunas moléculas son suficientes para desencadenar un estímulo olfatorio. Para desencadenar una sensación olfatoria, se supone que es necesario sobrepasar un valor umbral de 10 a 15 *amol* por 1 ml de aire. Existen unos 30,000 olores distintos en la atmósfera, de los cuales el hombre es capaz de percibir 10,000 y de diferenciar aproximadamente unos 200.

Al igual que en otros órganos de los sentidos, también en el sentido del olfato existe el fenómeno de la adaptación. La sensibilidad del órgano de la olfacción depende del estado de hambre: cuando el hambre es considerable, se huelen diversos factores más rápidamente que después de una comida copiosa, lo que indica una regulación fisiológicamente razonable. La anosmia e hiposmia, pueden estar determinadas por una obstrucción mecánica de la hendidura olfatoria (poliposis, desviaciones septales, etc.).

Hablamos de una anosmia gustatoria cuando los odorivectores de los alimentos y bebidas, que penetran en la cavidad oral, no alcanzan la hendidura olfatoria debido a una epifaringe o a una coana obliterada. Se presenta una anosmia central cuando, existiendo vías respiratorias libres, no se presenta una sensación olfatoria, puesto que existe una alteración de los sistemas centrales nerviosos de la olfacción (sección traumática de las filas olfatorias, contusión cerebral, procesos patológicos cerebrales). Hablamos de una anosmia esencial, cuando podemos suponer la existencia de una lesión local del epitelio olfatorio, aún cuando exista un acceso libre a la hendidura olfatoria (tras un catarro).

1.3.- LAS FOSAS NASALES COMO ÓRGANO RESPIRATORIO

La respiración nasal es la vía aérea anatómica y fisiológica en el humano, y la respiración oral una vía de suplencia en casos de necesidad. Las corrientes nasales inspiratoria y espiratoria pueden resumirse de la forma siguiente: En circunstancias normales, pasan por las fosas nasales unos 6 L/min, y cuando la ventilación es máxima entre 50 a 70 L/min. El os *Internum* es el punto más estrecho de las fosas nasales, y asume una función de turbina (máxima velocidad local de flujo). La porción de la fosa nasal que se encuentra por detrás del os *Internum* y que se extiende desde la cabeza de los cornetes, actúa como un difusor (enlenteciendo la velocidad de la corriente respiratoria y aumentando la formación de turbulencias). La porción media de las fosas nasales, que comprende los cornetes y los meatos nasales, es donde el flujo nasal se forma, a expensas de una serie de corrientes laminares y turbulentas y la relación entre los flujos laminares y turbulentos, determina de manera importante la función y el estado de la mucosa nasal.

Durante la espiración se produce una serie de corrientes en las fosas nasales en sentido opuesto. Las corrientes espiratorias de aire muestran valores mucho menores de turbulencias, y por ello menores alteraciones en los procesos de intercambio de calor y de intercambio metabólico, entre la pared nasal y el aire que discurre por la fosa. La fase de reposo respiratorio constituye un periodo de recuperación de la mucosa nasal. Cuando se realiza una inspiración exclusivamente nasal y una espiración oral, se produce una desecación de la mucosa nasal. La obstrucción respiratoria nasal completa determina alteraciones importantes de la mucosa nasal. Los obstáculos mecánicos, en el interior de las fosas nasales (ej:desviaciones importantes de tabique, hipertrofias e hiperplasias de los cornetes, estenosis cicatrízales, etc.), pueden conducir no sólo a una respiración oral preferente, sino también a repercusiones nocivas sobre el organismo y alteraciones patológicas de la mucosa nasal y de los senos paranasales.

La permeabilidad respiratoria de las fosas nasales puede estar influida por múltiples factores como la temperatura y la humedad del aire ambiental, posiciones corporales, trabajo físico, variación de la temperatura corporal, acción del frío sobre determinadas áreas del cuerpo (ej. los pies), hiperventilación, así como estímulos psíquicos.

También el estado de la función respiratoria pulmonar, del corazón, del sistema circulatorio, estados endocrinológicos especiales (embarazo, hiper o hipotiroidismo) y medicamentos de acción local, enteral o parenteral (ej. rauwolfia, efedrina), pueden modificar de manera sensible la permeabilidad de las fosas nasales. Cuando la respiración nasal es normal, el aire que pasa por las fosas nasales se calienta, se humedece y se purifica, llegando en condiciones idóneas a las vías respiratorias bajas. El calentamiento del aire respiratorio, por la fosa nasal, es muy eficaz y el mantenimiento de una temperatura constante para el aire de las vías respiratorias bajas es extraordinariamente estable. Tanto el calentamiento, como la humidificación del aire respiratorio, son el resultado de la función de la mucosa nasal. La temperatura del aire a nivel de la epifaringe, cuando la función respiratoria de la mucosa nasal y de las fosas nasales no está alterada, se mantiene siempre constante entre 31º a 34°C, independientemente de lo elevada o de lo baja que sea la temperatura exterior. Esto significa que en circunstancias normales, la capacidad de calentamiento de la fosa nasal, cuando decrece la temperatura exterior, aumenta hasta el extremo de garantizar que las vías respiratorias bajas y el pulmón pueden trabajar a temperaturas fisiológicas. Lo mismo cabe decir de la capacidad de humidificación del aire inspirado. La humedad relativa óptima del aire inspirado, oscila entre 50 a 60% para conseguir una sensación subjetiva de bienestar y una función respiratoria nasal normal. La saturación del aire inpirado en circunstancias normales, es del 80 a 85% a nivel de la epifaringe y en las vías respiratorias bajas es del 95 a 100%, independientemente del grado de humedad relativa del aire atmosférico. La cantidad de agua eliminada por vías respiratorias, mediante la evaporación es de 30g/L, de los cuales la mitad de esta cantidad son suministrados por la mucosa de la fosa nasal, y por otra parte, la secreción de la mucosa nasal tiene una función protectora que evita la excesiva eliminación de agua por el aire respirado, impidiendo de esta forma su desecación. La depuración asumida por las fosas nasales implica, por una parte, la supresión de los cuerpos extraños, los gérmenes, el polvo, etc., y por otra parte, la limpieza de las propias fosas nasales. Las partículas de gran tamaño (>4,5 µm) son depuradas y filtradas en un 85% en la fosa nasal, y de las de diámetro <1µm sólo el 5%. Las substancias extrañas que llegan a la fosa nasal y entran en contacto con su mucosa, se adhieren a la superficie húmeda de la misma, donde el moco las arrastra de manera continua.

1.4.- SISTEMA DEL TRANSPORTE MUCOCILIAR

La mucosa nasal posee una función protectora, frente a las más diversas variaciones del medio ambiente, y tiene una capacidad de rechazo sumamente diferenciada, eficiente y polivalente. Elemento fundamental de este sistema de protección es el aparato mucociliar, es decir, la combinación funcional de secreción en forma de capa y de la actividad de los cilios del epitelio respiratorio, de manera que la capa coloidal de secreción se convierte en una cinta de transporte, desde la entrada a las fosas nasales hasta la coana. El transporte de un cuerpo extraño, desde la cabeza del cornete inferior hasta la coana, requiere tan sólo entre 10 y 20 minutos. El sistema de transporte mucociliar es el mecanismo de defensa más importante del aparato respiratorio, por estar más expuestos a los contaminantes ambientales. Está compuesto por un epitelio ciliado respiratorio, una cubierta de moco y glándulas productoras de moco; cada célula ciliada contiene de 50 a 100 cilios. El cilio tiene, en promedio, de 100 a 800 golpes por minuto, con un movimiento rápido hacia atrás y uno lento de recuperación. Esto provoca el desplazamiento de la cubierta de moco, a una velocidad de entre 10 a 35 mm por minuto. Lucas y Douglas (1958), descubrieron 2 capas de moco en la vía aérea, una superficial viscosa (capa gel) y una más profunda con fluido seroso (capa sol). La película de moco está compuesta de agua en 95 a 97%, de mucina de 2 a 3 %, y de cloruro de sodio de 1 a 2 %. El moco nasal normal tiene un equilibrio entre la fase sol y la fase gel; el pH tiene un rango de 7.5 a 7.6, con un verdadero balance entre la capa interna del moco (sol) y la capa externa (gel), que es de importancia crítica para el aclaramiento mucociliar. La capa superficial reposa sobre la punta de los cilios y recoge las partículas de cuerpos extraños que caen sobre ella, no solamente por el peso de los mismos, si no por un fenómeno de atracción electroestática aún no bien conocido, que se intensifica cuanto más baja es la humedad de aire ambiente. El polvo y otras pequeñas partículas son incorporados en la fase gel bajo condiciones normales, y junto con la fase sol, son transportadas hacia la rinofaringe. Bajo condiciones anormales, los agentes patógenos (especialmente virus) pudieran incorporarse en las células de la mucosa.

La capa de moco es llevada hacia atrás y esto garantiza la limpieza y el atrapamiento de las bacterias y virus en su superficie viscosa, que al ser transportada a la faringe y deglutidas, son destruidas en el estómago por la acidez del jugo gástrico. Los movimientos de la mucosa, especialmente pulsaciones, en caso de inflamación o el movimiento de las fontanelas nasales, ayudan al transporte de secreciones fuera de los senos maxilares, fluyendo sin obstáculos durante la inspiración atravesando la nariz. La inspiración forzada crea una succión o presión negativa, que promueve el transporte del moco de los senos paranasales. El movimiento ciliar es sincronizado (transversalmente) y metacronizado (longitudinal), esto precisa mecanismos de sincronización que aun no se entienden del todo. El movimiento ciliar es únicamente exclusivo de la fase de secreción "sol". La fase gel es transportada activa e independientemente de la fase sol, como si fuera una alfombra movilizada por los cilios cuando las puntas tocan esta capa, durante el movimiento rápido: no hay contacto entre los cilios y la fase gel durante el movimiento lento de recuperación. (Fig. 2) Bajo condiciones normales, la capa de moco de los senos se transporta constantemente hacia el ostium natural, la secreción cubre la totalidad de la mucosa de los senos con una capa gruesa, homogénea y constante. El rendimiento óptimo de este sistema de depuración, depende de múltiples factores (pH, temperatura, estado coloidal, humedad, amplitud de las fosas nasales, gases nocivos, etc)

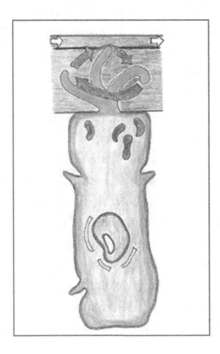

Fig. 2.- Dibujo esquemático del movimiento ciliar. Nótese como se mueve el cilio en la fase sol y toca únicamente la fase gel, moviendo al moco en un solo sentido en dirección del golpe activo. El golpe más lento es de recuperación, lo que lleva al cilio al punto inicial, sin tocar la capa de gel durante este movimiento.

Cerca del ostium natural de cada seno, la capa externa (viscosa) parece ser algo más gruesa, probablemente porque toda la secreción del seno converge en este sitio. En condiciones normales las crestas óseas que protuyen en el lumen del seno frontal y maxilar son normalmente atravesadas por la secreción sin ningún problema, pero si la secreción llegara a ser más viscosa, y consecuentemente, más gruesa y más pesada, estas crestas pueden llegar a ser un obstáculo al transporte del moco y la secreción se puede retener y finalmente drenar solo por efecto de la gravedad.

En algunos casos el moco puede empujar, o se puede estirar, sobre la superficie de pequeñas lesiones de la mucosa y adherirse allí. Este fenómeno de espacio libre mucociliar se puede estudiar también en la nasofaringe en la zona de transición del epitelio ciliado y de las células escamosas. En esta unión los cilios activos y el transporte basal de moco es completo y se conserva en la faringe por efecto de la gravedad y por los movimientos del mecanismo de deglución. Cuando se presenta una inflamación aislada de la mucosa sinusal, mientras no bloquee el ostium, no obstruye *per se* el transporte del moco. Pero si las superficies de las mucosas estuvieran cerca una de otra, en contacto directo con el ostium, puede ocurrir un fenómeno de puenteo. Desde el punto de vista fisiológico, en la mucosa nasal pueden diferenciarse 2 zonas defensivas:

La primera es la capa de secreción mucosa junto al epitelio. Los factores defensivos en esta zona son: a) limpieza física por medio del sistema mucociliar (cinta de transporte), b) factores de protección inespecífica en las secreción (lisozima, secreción de inhibidores de las proteasas, sistema del complemento, secreción de glucosidasas), c) factores de protección específica (IgA como protector de superficie que actúa en vías generales y además IgM e IgE).

La segunda es el tejido conectivo perivascular de la lámina propia. Los factores defensivos de esta zona son: a) factores de protección inespecíficos y de estructuras (sustancia fundamental, fibrillas, macrófagos, mastocitos, vasos sanguíneos, sistema neurovegetativo, hormonas hísticas; además, interferón, inhibidores de las proteasas, complemento, etc.), b) factores específicos de protección (linfocitos B y T sensibilizados, granulocitos eosinófilos e IgG, así como IgM e IgE).

La actividad ciliar de la mucosa nasal y paranasal de los senos, pueden sobrevivir a la muerte del individuo por 24 a 48 horas; el golpe de los cilios es algo más lento, pero es exactamente el mismo modelo que el de una persona viva. Con la deshidratación que progresa y la viscosidad que aumenta en el moco, o con la muerte final de las células mucosas, el golpe ciliar cesa totalmente, normalmente alrededor del 2° o 3er día post mortem.

1.5.- TRANSPORTE DE SECRECIONES EN EL SENO MAXILAR

En el seno maxilar el transporte de secreción empieza desde el piso del seno y el moco es transportado a lo largo de todas sus paredes y techo convergiendo todas estas rutas de secreción en el ostium natural del seno. (Fig. 3) La secreción debe pasar a través de un sistema muy estrecho y complicado de hendiduras en la pared nasal lateral. El ostium del seno maxilar, se abre normalmente en el tercio posterior del infundíbulo etmoidal, que está limitado lateralmente por la cara medial de la apófisis unciforme y superior y medialmente por la lámina papirácea de la órbita. El infundíbulo etmoidal se abre en el meato medio, a través del hiato semilunar. La secreción del seno maxilar se transporta, finalmente, de la parte media del cornete inferior hacia la parte posterior de la nasofaringe, por delante del osteum de la trompa de Eustaquio. La secreción de los senos maxilares siempre es transportada hacia el ostium natural y no hacia los ostia accesorios en el área de las fontanelas, quizás estos ostia accesorios intervengan en la ventilación de los senos maxilares, y consecutivamente, provean de ayuda para normalizar las presiones en el interior del seno.

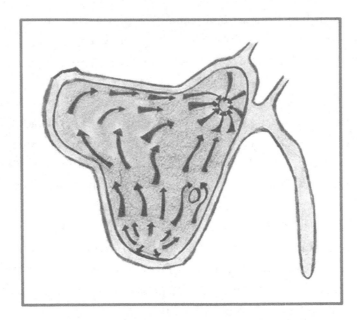

Fig. 3.- Dibujo de las rutas normales del transporte del moco en el seno maxilar.

1.6.- TRANSPORTE DE SECRECIONES EN EL SENO FRONTAL

El seno frontal es el único seno en el cual hay un transporte interno del moco en una sola "dirección" (Fig. 4.) A lo largo del septum interfrontal, el moco es transportado de las partes laterales hacia el techo y regresa al suelo por las porciones inferiores, posteriores y anteriores del seno. La secreción que existe en el seno frontal, drena hacia su ostium por la vía lateral. No todo este moco es drenado del seno frontal después de un "viaje completo" hacia el receso frontal (exterior del seno), sino que se presenta un fenómeno de recirculación de aproximadamente un 80 % del moco, esta gran cantidad de moco vuelve a estar en contacto con la ruta interna, que otra vez se dirige hacia la pared medial del seno reiniciando su recorrido.

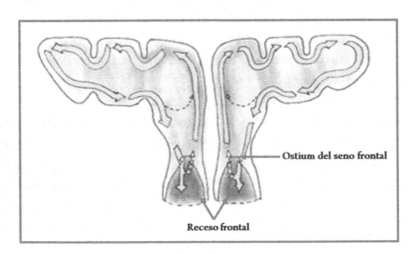

Fig. 4.- Dibujo esquemático del transporte de las secreciones del seno frontal.

Una vez que haya pasado del ostium, la secreción entonces se transporta a través de una hendidura estrecha, de dimensiones variables, denominado receso frontal, este receso drena directamente en la porción superior del infundíbulo etmoidal. Este flujo de moco, proveniente del receso frontal, puede recoger las secreciones de otros compartimientos etmoidales, incluyendo secreciones del seno lateral, celdillas del *agger nasi*, y la mayoría de las celdillas del etmoides anterior, e inclusive, las secreciones del seno maxilar y juntas se transportan nuevamente hacia la rinofaringe, por delante de la trompa de Eustaquio.

1.7.- TRANSPORTE MUCOCILIAR DE LOS SENOS ETMOIDALES, ESFENOIDALES Y PARED LATERAL DE LA NARIZ

Las ostia de las celdillas etmoidales anteriores, están localizadas en el piso de las celdillas por lo que las secreciones son transportadas directamente hacia ellos. Si el ostium está situado más arriba, en una de las paredes, por ej. en la pared posterior de la bula etmoidal, hay generalmente un modelo de transporte en espiral hacia el ostium. Estas secreciones drenan al infundibulum etmoidal en su porción media o al receso supraretrobular (seno lateral) y de ahí ambas secreciones hacia la rinofaringe por delante de la trompa de Eustaquio. Las celdillas etmoidales posteriores, drenan hacia su piso y de ahí hacia el receso esfenoetmoidal y su ruta de evacuación será por detrás y por encima de la trompa de Eustaquio. El ostium del seno esfenoidal se encuentra, en su pared anterior, aproximadamente a un centímetro del reborde superior de la coana, en íntima relación con el septum nasal y la pared lateral del cornete superior (receso esfenoetmoidal), presenta un transporte mucociliar en forma de espiral hacia el ostium. La secreción se dirige hacia el receso esfenoetmoidal y su ruta de evacuación, al igual que el de las celdillas etmoidales posteriores, será por detrás y por encima de la trompa de Eustaquio. En la pared nasal lateral se identifican las 2 rutas del transporte mucociliar. La primera ruta es de una combinación de las secreciones del seno frontal, seno maxilar y el etmoides anterior. Estas secreciones usualmente pasan del infundíbulo del etmoides, a lo largo de la pared lateral de la nariz, hacia la porción inferior de la nasofaringe (Fig 5). En este punto las secreciones pasan anterior e inferior al orificio de la trompa de Eustaquio. El transporte activo continúa hasta la zona de transición del epitelio ciliado y el epitelio escamoso en la nasofaringe. En este punto, las secreciones son movidas por la gravedad y asistidas en última instancia por el mecanismo de la deglución.

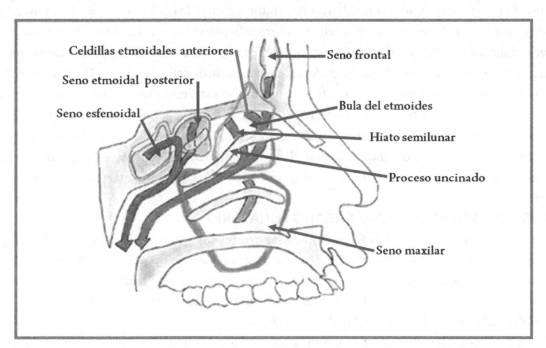

Fig. 5.- Dibujo del transporte nasal de las secreciones en la pared nasal.

La 2ª ruta es una combinación de secreciones provenientes de las celdillas etmoidales posteriores y de los senos esfenoidales. La secreción de estos dos senos terminan en el receso esfenoetmoidal, y se transportan hacia la parte posterosuperior de la nasofaringe, por detrás y por encima de el orificio de la trompa de Eustaquio. La trompa de Eustaquio es así, como un rompeolas entre estas dos rutas de las secreciones. La secreción del septum nasal, es transportada casi de una manera vertical hacia el piso de la nariz o también puede dirigirse al techo nasal, donde en la mayoría de los casos la secreción toma la primera ruta.

1.8.- LAS FOSAS NASALES COMO ÓRGANO REFLEJO

Otros dos factores importantes en la protección del aparato respiratorio, son los reflejos de la apnea y el estornudo. El estornudo es una respuesta fisiológica primitiva a la irritación, habitualmente es alérgica, lo que produce una alteración neurológica del sistema nervioso central. Cuando un irritante hace contacto con la mucosa nasal, el nervio trigémino provee las fibras aferentes para los impulsos de la médula. Posteriormente, las fibras aferentes preganglionares salen a dos estructuras por el nervio intermediario, pasan a través del ganglio geniculado y del nervio gran petroso, vía el nervio Vidiano, llegan a los ganglios esfenopalatinos, donde tienen su sinapsis.

Mecanismos reflejos específicos nasales pueden aparecer por diversos mecanismos y actuando en sentidos diferentes:

Reflejos cuyo desencadenamiento y actuación se circunscriben a la fosa nasal.

Reflejos que se originan en otras regiones u órganos corporales, y que actúan sobre las fosas nasales

Reflejos que partiendo u originándose en las fosas nasales, actúan sobre otras regiones corporales y órganos.

Un sistema reflejo o de control circunscrito a la propia fosa nasal es el ciclo nasal. Un ciclo de congestión y descongestión dura, con variaciones individuales entre 2 y 6 horas. Admitiendo que ambas fosas nasales sean iguales y normalmente permeables, se produce alternativamente un ensanchamiento y un estrechamiento de la permeabilidad, es decir un aumento y una disminución de la resistencia respiratoria de cada fosa nasal. Por lo tanto, la resistencia respiratoria global de las fosas nasales permanece, en el caso ideal, constante. Este fenómeno reflejo es controlado por el sistema neurovegetativo autónomo, a través del sistema vascular de la mucosa nasal y sobre todo de los cornetes (espacios cavernosos).

La mucosa nasal constituye el órgano efector de una serie de reflejos que se originan en distintas partes del organismo, por ejemplo, un enfriamiento de las extremidades, en los pulmones o en los bronquios, así como en otros puntos reflexógenos del sistema vegetativo. A su vez, la fosa nasal constituye el punto de partida de una serie de reflejos que actúan sobre el pulmón, el corazón y la circulación, así como sobre órganos del metabolismo y genitales. Así es como se originan los reflejos del estornudo, del lagrimeo, de la tos y en determinadas situaciones, de alarma e incluso un paro respiratorio reflejo.

1.9.- LAS FOSAS NASALES COMO ÓRGANO FONATORIO

Las fosas nasales intervienen en la formación de los armónicos y por tanto, del timbre del lenguaje. Durante la formación de los llamados sonidos resonantes (rinófonos), "m", "n" y "ñ", por ejemplo, la corriente de aire fluye a través de las fosas nasales abiertas, mientras que en la formación de las vocales, las fosas nasales y la epifaringe permanecen más o menos separadas por el velo del paladar.

1.10.- FUNCIÓN DE LOS SENOS PARANASALES

Sobre el papel biológico de los senos paranasales, se ha especulado mucho. Se admite que estas cámaras de pneumatización sirven para aligerar el peso del cráneo, que intervienen como un elemento termorregulador y que intervienen en la fonación como cajas de resonancia, todas estas son funciones poco comprobadas pero factibles.

La fisiología de la mucosa de los senos paranasales es, en principio, idéntica a la de la mucosa de las fosas nasales. En ambos casos es de vital importancia para su buen funcionamiento mantener una buena ventilación y drenaje.

1.10.1.- CONSIDERACIONES FISIOPATOLÓGICAS

La obstrucción del ostium de drenaje supone la interrupción de la autolimpieza del seno paranasal correspondiente y la acumulación de secreciones, alterándose la composición de éstas. La secreción retenida constituye un medio de reproducción y de nutrición ideal para los microbios, que normalmente se encuentran en las fosas nasales como saprófitos. Entre las principales causas de obstrucción del ostium son:

1.- Factores endógenos: sequedad relativa de las fosas nasales, gases nocivos o agentes patógenos en el aire inspirado.

2.- Factores locales: infecciones de las fosas nasales y/o de los senos paranasales, incluso dentógenas; procesos alérgicos de las fosas nasales y/o de los senos paranasales, especialmente en los niños; malformaciones congénitas o adquiridas, tales como desviación de tabique, cicatrices, alteraciones de los cornetes; disfunciones vasomotoras de causa neurógena u hormonal; alteraciones del metabolismo tales como avitaminosis, diabetes, alteraciones electrolíticas, etc.; así como la obstrucción mecánica por costras, pólipos, cuerpos extraños, permanencia prolongada de sondas nasogástricas o de intubaciones traqueales y tumores benignos y malignos.

Solo por la supresión de estos factores causales, se interrumpe el círculo vicioso establecido, y esto se consigue por medio de medidas terapéuticas, medicamentosas y/o quirúrgicas, logrando así la remisión del proceso o la curación. Los senos paranasales intervienen solo de manera discreta en las fases respiratorias de las fosas nasales, y las variaciones de presión en ellos son pequeñas. Cuando se obstruye el ostium de drenaje, basta una discreta baja presión en el seno (a menos 20 a 50 mm H_2O) para originar el cuadro patológico "de un cierre sinusal" (falso *vacuum sinus*) y cefaleas más o menos intensas, que desaparecen bruscamente tras el restablecimiento de la ventilación del seno (equilibrando la presión).

2.- PRUEBAS DE FUNCIONAMIENTO NASAL

Las pruebas más usadas por su valor clínico son: La rinomanometría, la rinometría acústica y la olfatometría.

2.1.- RINOMANOMETRIA

La obstrucción nasal, es la principal queja que refieren los pacientes con patología nasal y la rinomanometría es el único método objetivo en la evaluación dinámica de la obstrucción de la vía aérea nasal.

2.1.1.- DEFINICIÓN

Es un procedimiento objetivo, para medir la diferencia de presión del aire y la velocidad del flujo de aire, en la vía nasal durante la respiración y con estos datos calcular la resistencia nasal al flujo aéreo.

2.1.2.- TÉCNICAS

En la actualidad disponemos de varios métodos rinomanométricos: rinomanometría anterior activa con olivas, rinomanometría anterior activa con mascarilla; oronasal o panorámica (facial), rinomanometría posterior activa, rinomanometría anterior pasiva.Cada uno de estos cuatro métodos rinomanométricos, tiene sus indicaciones específicas, así como sus ventajas y desventajas.

2.1.2.1.- RINOMANOMETRÍA

La rinomanometría es un estudio objetivo, para medir la diferencia de presión del aire y la velocidad del flujo de aire, en la vía nasal durante la respiración y con estos datos calcular la resistencia nasal al flujo aéreo. Está indicada en la valoración objetiva de todo paciente que padezca de obstrucción nasal crónica o recurrente y provee de información para diferenciar básicamente tres tipos de obstrucción:

Obstrucción nasal tipo mucoso o funcional (reversible con vasoconstrictor).

Obstrucción nasal de tipo estructural ó anatómico (no reversible con vasoconstrictor).

Obstrucción nasal de tipo mixto (mucoso/estructural).

Es útil en el diagnóstico de colapso valvular con curva característica y en los casos de ausencia de resistencia nasal y respuesta al vasoconstrictor como en la rinitis atrófica. En la valoración pre y postoperatoria, valoración de pacientes alérgicos con pruebas de provocación nasal y para valorar respuesta a medicamentos tópicos o sistémicos, como esteroides y antihistamínicos.

La hiposmia o anosmia es un importante dato que debe de valorarse en todo paciente con problemas rinológicos y sobre todo como valoración preoperatoria. Hay que recordar que un paciente con anosmia queda susceptible a comer alimentos descompuestos o rancios, a no percibir fugas de gas, etc. poniendo en peligro constante su vida. En estos pacientes no todas las sensaciones odoríficas están perdidas, ya que el nervio trigémino (V par) a través de su segunda porción (maxilar) reacciona a estímulos nocivos como el amoniaco y otros productos químicos picantes. Esta función de protección es útil al rinólogo y al médico legista para identificar a simuladores.

REFERENCIAS BIBLIOGRAFICAS.

1. Amedee R G. Sinus Anatomy and function. Head and Neck Surgery - Otolaryngology. Bailey JB.Lippincott co. 1st ed. Philadelphia, 1993: 342-349.

2. Doty, RL: et A: University of Pennsylvania Smell Identification Test: rapid quantitative olfactory function test for clinic. Laryngoscope1984:94-176.

3. Kern E B. Standardization of rhinomanometry. Rhinology. 1977;25:115-119.

4. Leopold L. Physiology of olfaction. Supl.l. NIH Grant. Savanna Rhinology and sinus center. Oct 1998.

5. Nienhuis D M, McCaffrey T V, Kern E B : Rhinomanometry: Clinical applications in the evaluationof nasal obstruction. Practical endoscopic sinus surgery. (1st ed)Mc Graw-Hill Inc.1993; 3:31-43.

6. Novelo G. E et al., Sinusitis.; En: Azuara E, Garcia R. eds. Rinología ciencia y arte. Sociedad de Rinología y Cirugía Facial. Masson-Salvat.1ª ed. México D.F. 1996:4-15.

7. Roithman R, Cole P, Chapnik J, Zamel N:Reproducibility of Acoustic Rhinometric Measurements. Am J Rhinol 1995; 9(5):263-267.

8. Salas J E :Pruebas de Función Nasal. En: Azuara E, Garcia R. eds. Rinología ciencia y arte. Sociedad Mexicana de Rinología y Cirugía Facial. Masson-Salvat.1ª ed. México D.F. 1996:84-94.

9. Salas JE: Rhinomanometry. En: Micro-endoscopic Surgery of the Paranasal Sinuses and the Skull Base. Stamm A, Draf W. eds. 1ºed. Springer Berlin Ge. 2000; 43-52.

10. Santiago Diez de Bonilla J, McCaffrey T V, Kern E B : The Nasal Valve: a Rhinomanometric evaluation of maxium nasal inspiratory flow and presure curve. Ann Otol Rhynolaryngol. 1986. 229-232.

11. Stammberger H. Secretion transportation. Functional endoscopic sinus surgery.B.C. Decker.1st ed. Philadelphia. 1991:17-47.

12. Soda M.A. Fisiología de la Nariz. En: Azuara E, Garcia R. eds. Rinología ciencia y arte. Sociedad Mexicana de Rinología y Cirugía Facial. Masson-Salvat.1ª ed. México d.f. 1996:58-62.

13. Wake M, Takeno S, Hawke M. The early development of sino-nasal mucosa. Laryngoscope. 1994: 104; 850-855.

CAPÍTULO 20 | OBSTRUCCIÓN NASAL
Dr. Javier Dibildox M.

Generalmente se considera a la obstrucción nasal como la principal manifestación de una deformación del septum nasal o de los cornetes, sin embargo la obstrucción es solo un síntoma provocado por múltiples condiciones médicas y estructurales. La nariz es el órgano primario que humidifica, calienta y filtra el aire inspirado, que además estimula a los receptores olfatorios a través del contacto con el moco, mucosa nasal y receptores olfatorios.

Debido a la producción de la IgA secretora, a la nariz se le considera como la primer barrera inmunológica del sistema respiratorio superior. La obstrucción nasal es un problema frecuente en la práctica médica que provoca trastornos del sueño, fatiga, disminución de la capacidad física durante el ejercicio y el trabajo, alteraciones del olfato y sabor, y por lo general se asocia con las enfermedad crónica o recurrente de la nariz.

1.- ANATOMÍA

El septum nasal está formado por el cartílago cuadrangular o septum, el hueso vómer, la lámina perpendicular del etmoides, la espina nasal anterior y la cresta maxilar. (Fig. 1)

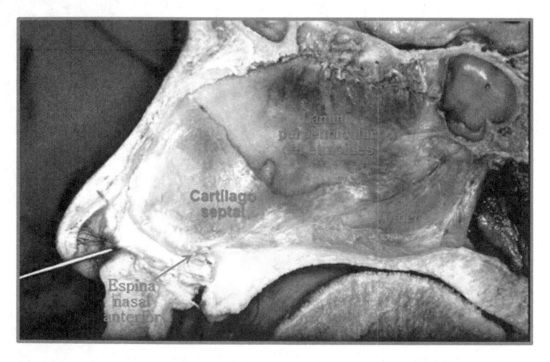

Fig. 1.- Anatomía del septum nasal. Foto cortesía del Dr. Modesto Mares.

El septum nasal divide a la cavidad nasal en 2 partes iguales, desde la columela hasta la nasofaringe. En la literatura rinológica se reconocen 4 válvulas que regulan el flujo nasal:

1.- L a válvula externa o narinas: Está formada por los cartílagos laterales inferiores, columela y el piso nasal y se dilata por la contracción de los músculos alares.

2.- La válvula interna: Está formada por los cartílagos laterales superiores, septum nasal y los tejidos blandos de la apertura piriforme.

3.- La válvula septal: Está formada por la lámina perpendicular del etmoides, cartílago cuadrangular y por el vómer.

4.- Los cornetes inferiores: La 4ª válvula está formada por los cornetes inferiores que contienen unos vasos sinusoides rodeados de músculo liso, que regulan la congestión y la descongestión de la nariz.

De la arteria carótida externa nace la arteria maxilar interna, que irriga la nariz a través de la arteria esfenopalatina, la cual se divide en las ramas terminales inferiores, media y superior. La mucosa nasal está provista de una rica red microvascular formada por una red de capilares subepiteliales, vasos sinusales o de capacitancia, vénulas postcapilares y anastomosis arteriovenosas.

La inervación simpática a través de las fibras del nervio petroso profundo, descongestiona a los cornetes provocando una vasoconstricción de las arteriolas, en tanto que la inervación parasimpática a través de las fibras del nervio petroso superficial menor, causan vasodilatación de los vasos sinusoides, estimulando el crecimiento de los cornetes inferiores y la secreción nasal. Las ramas terminales del bulbo olfatorio están localizadas por debajo del lóbulo frontal, atraviesan la placa cribiforme y se distribuyen en la porción superior del septum nasal, cornete superior y en el área más superior de la región cribiforme.

2.- FISIOPATOLOGÍA

La mucosa nasal está cubierta por un epitelio glandular ciliado seudoestratificado, cuyos cilios barren el moco de la nariz y senos paranasales hacia la nasofaringe. Normalmente se produce alrededor de un litro de moco al día, pero se puede incrementar al doble cuando hay una enfermedad inflamatoria de la nariz y de los senos paranasales. Las secreciones nasales contienen mucina, IgA, IgE y muramidasa.

El aire inspirado se humidifica en un 75 a 80%, mediante la evaporización de la capa de moco y se calienta a 36° C con el contacto del aire con la vascularidad de las mucosa nasal, especialmente con el cornete inferior. La inspiración dura 2 segundos y la espiración 3 segundos aproximadamente. El flujo inspiratorio es del tipo laminar, en tanto que el espiratorio tiene más componentes de flujo turbulento, lo que facilita el intercambio de calor y humedad.

La fisiología nasal se altera por las deformidades anatómicas que se manifiestan por obstrucción, retención de secreciones y alteraciones del olfato.

Las desviaciones septales y el crecimiento de los cornetes pueden afectar el flujo laminar haciéndolo más turbulento, durante la inspiración y la espiración. El flujo turbulento tiende a irritar a la mucosa nasal lo que provoca obstrucción, aumento de secreciones, resequedad, formación de costras y epistaxis. La obstrucción nasal provocada por diversas patologías como la hipertrofia de los cornetes inferiores obstruyen a la nariz y pueden alterar el sentido del olfato. La red microvascular de la mucosa nasal está formada por vasos de resistencia y capacitancia, como los capilares subepiteliales, vasos sinusoides, vénulas postcapilares y anastomosis arteriovenosas. Los capilares sub-epiteliales están fenestrados en el lado epitelial, lo que permite la salida de agua hacia la vía aérea, para su evaporación durante el acondicionamiento del aire inspirado. Los vasos sinusoides de capacitancia se distienden con el incremento del flujo de sangre, con el fin de mejorar la filtración y el acondicionamiento del aire. Las vénulas postcapilares permiten la salida del plasma durante los procesos inflamatorios de la nariz, al abrirse los espacios intercelulares que los unen con las células endoteliales, provocados por la acción de la histamina, bradiquinina, prostaglandinas y de los neuropéptidos como la sustancia "P". Las anastomosis arteriovenosas participan en la regulación del flujo sanguíneo de la microcirculación nasal y en el control de temperatura del aire inspirado.

El sistema parasimpático regula principalmente la secreción glandular, en tanto que el sistema simpático regula el flujo nasal y la vasoconstricción de la red microvascular. El neurotrasmisor parasimpático posganglionar es la *acetilcolina* que actúa sobre los receptores muscarínicos. Los nervios simpáticos llegan a la mucosa nasal a través del ganglio cervical superior, se distribuyen en los vasos sanguíneos nasales por los nervios del canal pterigoideo y por las ramificaciones del nervio trigémino. El neurotransmisor primario es la *noradrenalina*, que provoca vasoconstricción estimulando a los receptores α-adrenérgicos. Los cornetes nasales muestran variaciones cíclicas de congestión-descongestión alternante que ocurre periódicamente cada 2 a 4 horas. La congestión y descongestión de los cornetes nasales responde a diversos estímulos fisiológicos del medio ambiente, estrés y cambios hormonales. En algunos pacientes con un problema obstructivo leve, al acostarse con la cabeza rotada hacia un lado, se presenta una congestión fisiológica del cornete ipsilateral, mientras que el cornete contralateral se descongestiona; el proceso se invierte al cambiar de posición.

La valoración objetiva de la obstrucción nasal puede evaluarse mediante la medición del flujo nasal inspiratorio máximo, rinomanometría y rinometría acústica.

3.- DIAGNÓSTICO

La valoración de la obstrucción nasal requiere de una historia clínica completa con énfasis en las características, frecuencia, duración de la obstrucción y su asociación con otros síntomas y signos como la rinorrea, estornudos, halitosis, epistaxis, dolor nasal o facial, formación de costras, síntomas oculares, epífora, deformidad facial, antecedentes de cirugía o trauma, intolerancia a la aspirina, uso de medicamentos como la reserpina, antagonistas del calcio, descongestionantes tópicos, cocaína y bebidas alcohólicas. Además se deberán investigar los factores ocupacionales como la exposición al polvo de la madera, productos químicos, látex, granos y animales de laboratorio. La obstrucción nasal puede ser aguda, subaguda, recurrente o crónica. La obstrucción aguda ocurre con mayor frecuencia durante las infecciones virales de la vía aérea superior, la subaguda se ve con frecuencia en la rinitis alérgica, desviación septal moderada, crecimiento de cornetes y en la rinosinusitis. La obstrucción recurrente se manifiesta con mayor frecuencia en la exacerbación de la rinitis alérgica y en la rinitis vasomotora, en tanto que la obstrucción nasal crónica ocurre con mayor frecuencia en la poliposis nasal, neoplasias nasales y nasofaríngeas, desviaciones severas del septum nasal, hipertrofia de cornetes, hipertrofia adenoidea y enfermedades granulomatosas.

3.1.- EXPLORACIÓN FÍSICA

La cavidad nasal se examina inicialmente sin la aplicación de descongestionantes tópicos, utilizando un rinoscopio y una luz adecuada. Los endoscopios rígidos o flexibles permiten visualizar con mayor detalle las estructuras intranasales. Se analiza la forma, apariencia, color e integridad de la mucosa nasal, vestíbulo, septum, área valvular, cornetes, meatos, piso nasal y las características y cantidad del moco nasal. La apariencia de la mucosa nasal no es patognomónica de algunas patologías, sin embargo el enrojecimiento, es más común en las infecciones agudas y en la rinitis medicamentosa, en tanto que en los pacientes con rinitis o rinitis no alérgicas, es común encontrar una mucosa pálida y edematosa. Los cornetes nasales normalmente dejan un espacio libre que los separa del septum nasal. Cuando hay una desviación septal que reduce el área de la cavidad nasal en el lado contralateral de mayor tamaño, el cornete tiende a ser más grande que el cornete opuesto, fenómeno conocido como hipertrofia compensatoria de los cornetes. Posteriormente se aplica un medicamento α-adrenérgico tópico como la oximetazolina, que al descongestionar la mucosa y reducir el tamaño de los cornetes, facilita el examen de las estructuras intranasales. Si el paciente obstruido mejora con la descongestión, la causa de la obstrucción puede atribuirse al tamaño de los cornetes. Si el tamaño de los cornetes no se reduce con la aplicación del descongestionante tópico, se puede pensar en una rinitis medicamentosa; pero si la mejoría es mínima o nula, la obstrucción puede ser causada por problemas anatómicos como la desviación del septum nasal, cuerpos extraños, neoplasias, combinación de diversos factores y uso de medicamentos. La obstrucción nasal persistente unilateral sugiere una desviación septal severa, atresia de coanas, pólipos o una neoplasia. Los síntomas obstructivos nasales con frecuencia se asocian con la hiposmia, anosmia, resequedad y dolor faríngeo, disfonía y ronquidos.

3.2.- LABORATORIO Y GABINETE

Los estudios de laboratorio y gabinete como la biometría hemática completa, citología nasal, toma de biopsias y las pruebas cutáneas o de raidioinmunoensayo para alergias se solicitan selectivamente. Cuando la valoración de la patología inflamatoria es congénita, neoplásica o traumática, se requiere de una información detallada y precisa de las estructuras anatómicas. La tomografía axial computarizada es el estudio de mayor utilidad en la valoración de las patologías de la nariz y senos paranasales.

4.- ETIOLOGÍA

La historia clínica y el examen cuidadoso de la nariz permite llegar al diagnóstico etiológico. La etiología de la obstrucción nasal puede atribuirse a problemas agudos, crónicos, inflamatorios, traumáticos, congénitos, neoplásicos, endócrinos y metabólicos, que arbitrariamente se dividen en patologías alérgicas y no alérgicas, y que a su vez se subdividen en patologías infecciosas y no infecciosas. La obstrucción nasal puede localizarse en la porción anterior, media o posterior de la cavidad nasal que es causada por cambios en la mucosa nasal, cambios estructurales o por una combinación de ambos factores.

4.1- OBSTRUCCIÓN INFLAMATORIA DE LA MUCOSA NASAL

La inflamación aguda o crónica de las estructuras nasales puede causar una obstrucción nasal de diversos grados, como una respuesta inflamatoria con edema de la mucosa, alteración del transporte mucociliar o por el incremento del volumen y viscosidad de las secreciones nasales. La inflamación de la mucosa nasal puede ser de origen fisiológico, como ocurre durante el ciclo nasal o durante los cambios posturales.

4.1.1.- CATARRO COMÚN

El catarro común es una enfermedad viral aguda que ataca principalmente a la nariz y que puede extenderse a otras estructuras de la vía aérea. Los niños en edad preescolar presentan entre 5 a 7 catarros por año y los adultos presentan en promedio 2 a 3 catarros por año. El catarro común es una enfermedad muy contagiosa difundida por contacto directo con las secreciones de los pacientes contaminados, principalmente por la transmisión de los virus de la nariz a las manos del paciente al estornudar o toser. Si el paciente no se lava las manos, le transmite el virus al saludar a un paciente sano, o los distribuye en los teléfonos y otros objetos que serán manipulados por otras personas, favoreciendo así la transmisión del virus. El virus se reproduce en la mucosa nasal y provoca cambios inflamatorios, daño ciliar, edema, rinorrea profusa y descamación del epitelio respiratorio. Los síntomas se presentan después de un periodo de incubación asintomático de 1 a 3 días, seguido de síntomas prodrómicos como el malestar general, escozor faríngeo, mialgias, cefalea y fatiga. El cuadro clínico es más molesto durante el 2° y 4° día al agregarse la obstrucción nasal, rinorrea acuosa profusa, hiposmia y fiebre. Un 30% de los pacientes presentan tos después del 4° o 5° día, generalmente posterior a la mejoría de los síntomas nasales. El edema de la mucosa nasal puede bloquear el ostium de drenaje de los senos paranasales facilitando la retención de secreciones, que al infectarse secundariamente causan una rinosinusitis aguda.

Se han identificado más de 200 virus relacionados con la etiología del catarro común. Se estima que aproximadamente el 50% de las infecciones virales de la vía aérea superior son causadas por más de 100 tipos de rinovirus de la familia de los picornavirus, los que se presentan durante todo el año y predominan durante la primavera y otoño. Los coronavirus se relacionan con el 10% de las infecciones del catarro común, los virus de la parainfluenza A y B y el virus sincicial respiratorio pertenecen a la familia de los paramixovirus y afectan al tracto respiratorio inferior y ocasionalmente al superior.

Los adenovirus son una causa frecuente de infecciones de la vía aérea superior e inferior y algunos de sus serotipos causan la fiebre faringoconjuntival y la queratoconjuntivitis epidémica. Los paramixovirus causan un daño epitelial más profundo, lo que facilita la colonización bacteriana.

Se debe diferenciar al catarro común de la influenza. Los virus de la influenza son infecciones de la vía aérea superior que se presentan como un catarro común, pero con manifestaciones clínicas más severas. Se presentan en pandemias y conllevan una alta morbilidad y mortalidad, principalmente en los pacientes de alto riesgo, como son los niños menores de 2 años y los ancianos. La rinitis viral generalmente es una enfermedad autolimitada y desaparece entre el 4° y 7° día, al menos que se presente una infección bacteriana agregada.

El tratamiento de las infecciones virales es sintomático con analgésicos, hidratación, descongestionantes y antitusigenos en los casos de pacientes con tos. La profilaxis de las infecciones virales es recomendable en los pacientes de alto riesgo, particularmente contra las infecciones causadas por los virus de la influenza. Los antibióticos están indicados solo en los casos de infección bacteriana secundaria de moderada a severa.

4.1.2.- VESTIBULITIS NASAL

La vestibulitis nasal es una rinitis bacteriana caudada por el *Staphylococcus aureus*, que afecta a los folículos pilosebáceos del vestíbulo nasal, causando irritación, fisuras, costras, sangrado y pústulas vestibulares, que se manifiestan con una induración muy dolorosa que tiende a drenar espontáneamente una secreción purulenta, o forma un absceso que debe drenarse quirúrgicamente. Las infecciones severas del vestíbulo nasal se pueden diseminar en forma retrógrada a través de la vena angular y oftálmica superior, particularmente cuando se exprime la nariz, causando una trombosis del seno cavernoso que se caracteriza por la aparición súbita de edema periorbitario, cefalea, diplopia y ceguera. La mortalidad por una trombosis del seno cavernoso en la actualidad fluctúa entre el 10 al 27%. El cultivo de la cavidad nasal es de poca utilidad, por lo que se inicia el tratamiento con pomadas con antibióticos, como la mupirocina y analgésicos. En los casos severos o complicados se administran antibióticos de amplio espectro β-lactamasas resistentes. La rinitis bacteriana con frecuencia se asocia a la rinosinusitis aguda.

4.1.3.- RINITIS MICÓTICA

La rinosinusitis micótica se clasifica como rinosinusitis fúngica invasiva fulminante, rinosinusitis invasiva crónica, micetoma o bola fúngica y rinosinusitis fúngica alérgica.

Las infecciones micóticas de la nariz más frecuentes son la mucormicosis, aspergilosis, candidiasis, criptococosis y nocardiosis. Las rinitis de origen micótico son raras y se presentan con mayor frecuencia en pacientes con leucemia, diabéticos descompensados, pacientes en quimioterapia, en tratamiento con esteroides y en enfermos inmunosuprimidos.

La mucormicosis fulminante causa una rinorrea purulenta, lesiones necróticas del septum, piso nasal, paladar y órbita que al extenderse hacia la cavidad craneal, causan una mucormicosis rinocerebral. El tratamiento de las micosis nasales se inicia con la estabilización del proceso metabólico. La mucormicosis es una urgencia médico quirúrgica que se trata con anfotericina B intravenosa, seguida en la mayoría de los casos con una debridación masiva del tejido necrótico. La mucormicosis progresa rápidamente, invadiendo y destruyendo a los senos paranasales, órbita, meninges y a la fosa anterior.

4.1.4.- RINITIS ALÉRGICA

La rinitis alérgica es una enfermedad muy frecuente que afecta a niños, adolescentes y adultos. La rinitis alérgica es una enfermedad sistémica con manifestaciones locales, mediada por la inmunoglobulinaE (IgE), que provoca inflamación de la mucosa nasal y se presenta con obstrucción nasal, rinorrea, estornudos y prurito nasal. El tratamiento incluye el control ambiental, tratamiento farmacológico con antihistamínicos, descongestionantes, cromonas, anticolinérgicos, antileucotrienos y corticoesteroides tópicos. La inmunoterapia es muy efectiva en los pacientes alérgicos con manifestaciones persistentes y severas.

4.1.5.- RINITIS ESOSINÓFILICA NO ALÉRGICA

La obstrucción nasal con rinorrea, prurito, estornudos, hiposmia y eosinofilia nasal, con pruebas cutáneas y de radioinmunoensayo negativas, se conoce como el síndrome de NARES o síndrome de rinitis eosinofílica no alérgica. Por la asociación de la rinitis con el asma y la poliposis nasal, algunos autores la consideran como la fase inicial de una sensibilidad a la aspirina. Los esteroides tópicos nasales son los medicamentos más efectivos en el tratamiento de la rinitis eosinofílica no alérgica.

4.1.6.- RINITIS OCUPACIONAL

La exposición a diferentes partículas suspendidas en el área de trabajo, como los polvos de maderas, caspas, pelos, solventes, ácidos, granos y metales irritan a la mucosa, la cual reacciona con manifestaciones clínicas muy similares a las de la rinitis alérgica.

Generalmente el paciente empeora al estar en el área de trabajo y la sintomatología desaparece o mejora durante los días de descanso. Los síntomas principales son la obstrucción nasal, rinorrea acuosa, conjuntivitis, dermatitis y asma. El tratamiento incluye el uso de protectores como los filtros nasales, guantes, ropa herméticamente cerrada o el cambio de área de trabajo. Los esteroides intranasales son recomendables en los pacientes sintomáticos.

4.1.7.- RINITIS IDIOPÁTICA (VASOMOTORA)

La rinitis idiopática o vasomotora es una rinitis congestiva de causa desconocida, que se manifiesta con una obstrucción nasal persistente, rinorrea anterior o posterior y ocasionalmente estornudos. La prevalencia de la rinitis vasomotora se incrementa con la edad y es la causa más frecuente de rinitis crónica en adultos mayores de 50 años. Los pacientes con rinitis vasomotora refieren una hipersensibilidad a los cambios de clima, pisos fríos, tabaquismo, aire acondicionado y cambios de humedad. Las manifestaciones clínicas se atribuyen a una anomalía de los sistemas parasimpático y simpático, con un franco predominio del parasimpático, donde la estimulación colinérgica provoca el incremento del flujo sanguíneo nasal, vasodilatación, edema de la mucosa e hiperreactividad de las glándulas mucosas.

La obstrucción empeora al acostarse. Los cornetes inferiores se ven crecidos y pálidos, con un aspecto macroscópico muy similar al de la rinitis alérgica. El diagnóstico se hace por exclusión, una vez que se eliminaron otras causas de rinitis. El tratamiento médico de la rinitis vasomotora consiste en evitar los factores precipitantes y la administración tópica de atomizadores de bromuro de ipratropio, azelastina y corticoesteroides intranasales.

4.1.8.- RINITIS INDUCIDA POR MEDICAMENTOS

Hay diversos medicamentos relacionados con la obstrucción nasal, especialmente en los pacientes de edad avanzada, como la aspirina, antiinflamatorios, reserpina, guanetidina, fentolamina, metildopa, inhibidores de la enzima convertidora de la angiotensina, antagonistas α-adrenérgicos, clorpromazina, anticonceptivos orales y cocaína. El tratamiento consiste en la suspensión de los medicamentos causales de la obstrucción nasal. Los descongestionantes simpáticomimeticos nasales causan vasoconstricción de la mucosa nasal bloqueando los receptores que dilatan a los esfínteres precapilares subepiteliales, arteriolas y senos venosos. El uso prolongado de los descongestionantes tópicos nasales disminuye el efecto vasoconstrictor y la vasoconstricción resultante provoca una acumulación metabólica de vasodilatadores, que resulta en una obstrucción nasal provocada por un fenómeno de rebote. El tratamiento requiere descontinuar los descongestionantes tópicos y se tratan con corticoesteroides tópicos y descongestionantes orales. Si persiste la hipertrofia de los cornetes, a pesar de la suspensión de los descongestionantes tópicos y de un adecuado tratamiento médico, se recomienda la cauterización o resección parcial de los cornetes.

4.1.9.- RINITIS HORMONAL

La obstrucción nasal ocurre con frecuencia durante el embarazo, pubertad, menstruación, uso de anticonceptivos, acromegalia e hipotiroidismo.

Durante el embarazo la obstrucción se incrementa durante el 3er trimestre y mejora posterior al parto. Si los síntomas son muy molestos se indican lavados nasales con soluciones salinas y si los síntomas persisten, los corticoesteroides intranasales y la seudoefedrina o fenilefrina pueden ser utilizados conseguridad, a la dosis recomendada durante el embarazo.

4.1.10.- RINITIS GUSTATIVA O GUSTATORIA

La rinitis gustativa o gustatoria presenta una rinorrea acuosa hialina, como síntoma único generalmente en los pacientes ancianos, unos minutos después de la ingestion de alimentos calientes o condimentados. De acuerdo con observaciones histoquímicas e inmunohistológicas, se relaciona con la estimumlación sensorial terminal del nervio trigémino, asociada a un reflejo parasimpático y a la activación de los receptores muscarínicos colinérgicos sensibles a la atropina. Se clasifica como rinitis gustatoria relacionada con la edad avanzada, post-traumática y la relacionada con una neuropatía de un par craneal. En algunos pacientes se presenta con los colorantes y con las sustancias preservadoras de los alimentos. Se recomienda evitar los alimentos que generan los síntomas, lo cual generalmente no es suficiente. La aplicacion intranasal del bromuro de ipratropio, como profilaxis o como terapia, es efectivo en algunos pacientes. La sección del nervio vidiano es efectiva en la reducción de la rinorrea, pero el resultado es temporal.

4.1.11.- RINITIS ATRÓFICA

La rinitis atrófica primaria se presenta después de la pubertad y es más común en el sexo femenino. Es causada por unas lesiones en la mucosa nasal y en los cornetes que se atrofian y forman costras fétidas que provocan obstrucción nasal, cefalea y epistaxis. Se le asocia con las deficiencias de hierro, factores hereditarios, endócrinos, desnutrición y con la bacteria *Klebsiella ozenae*. La rinitis atrófica secundaria es una secuela de una cirugía destructiva de la cavidad nasal o de la radioterapia. El tratamiento médico se basa principalmente en la remoción de las costras mediante la irrigación nasal con soluciones salinas, alcalinas o glucosa al 25% en aceite mineral. Los antibióticos utilizados en las infecciones por *Klebsiella* como las fluoroquinolonas y el metronidazol, no han mostrado ser útiles en el tratamiento médico de la rinitis atrófica primaria. El tratamiento quirúrgico se basa en la reducción del tamaño de la cavidad nasal, mediante injertos o por el bloqueo por tiempo prolongado de cada narina.

4.1.12.- RINITIS GRANULOMATOSA

Las enfermedades granulomatosas que afectan a la nariz son el rinoescleroma, la granulomatosis de Wegener, la sarcoidosis, el linfoma rinosinusal, la tuberculosis, sífilis, lepra y algunas micosis. El rinoescleroma es endémico en Europa, Centroamérica y en los estados del centro y sur de México. Es causado por la bacteria *Klebsiella rhinoescleromatis* que puede afectar a la nariz, laringe, tráquea y bronquios. Se caracteriza por manifestarse en diferentes estadios. El 1er estadio es el catarral que se caracteriza por una secreción nasal fétida y formación de costras que se forman durante semanas o meses. El 2° estadio es el atrófico caracterizado por la formación de placas nasales o costras y el 3er estadio es el granulomatoso caracterizado por la formación de múltiples nódulos granulomas. El 4° y último estadio es el cicatricial causado por la coalescencia de los nódulos que se tornan fibrosos.

El tratamiento médico consiste en la administración por tiempo prolongado de ciprofloxacino, estreptomicina o tetraciclinas. El tratamiento quirúrgico consiste en la resección del tejido fibroso para restaurar la vía aérea. La granulomatosis de Wegener y el linfoma nasosinusal de células T/NK (antes llamada reticulosis pleomórfica o granuloma de la línea media), son patologías que se manifiestan con obstrucción nasal, epistaxis, formación de costras y eritema, causados por unas lesiones ulceradas, obstructivas y destructivas en la cavidad nasal y senos paranasales. El diagnóstico se confirma con la biopsia que muestra vasculitis, formación de granulomas necrotizantes, necrosis fibrinoide y pérdida focal del tejido elástico. El linfoma nasosinusal es una lesión linfoproliferativa más agresiva que responde favorablemente a la quimio y radioterapia; el granuloma de Wegener responde al tratamiento con esteroides y ciclofosfamida.

La sarcoidosis es una enfermedad granulomatosa manifestada por pápulas y nódulos en la piel de la nariz y con engrosamiento de la mucosa nasal. La biopsia muestra nódulos granulomatosos con histiocitos, células gigantes multinucleadas y necrosis focal. La sarcoidosis responde favorablemente a la inyección intralesional con corticoesteroides. La tuberculosis afecta la porción anterior del septum nasal y la cabeza de los cornetes causando obstrucción, dolor y una descarga nasal con formación de costras.

Histológicamente se demuestran bacilos ácido resistentes, células gigantes de Langerhans, fagocitos mononucleares y necrosis. El tratamiento incluye diferentes drogas como la rifampicina, isoniacida, etambutol, estreptomicina y el ácido paraminosalicílico solas o en combinación. La lepra destruye a las estructuras cartilaginosas de la nariz y se forman nódulos cutáneos y granulomas intranasales. Responde favorablemente al tratamiento con talidomida.

4.2.- OBSTRUCCIÓN ESTRUCTURAL

Las estructuras anatómicas que pueden causar obstrucción nasal son el septum nasal, los cornetes, las válvulas nasales, las coanas y las neoplasias.

4.2.1.- DESVIACIÓN SEPTAL

La desviación septal puede ser congénita o adquirida y se estima que solo el 23% de la población adulta presenta un septum nasal recto. La mayoría de las personas tienen un espolón o una desviación septal moderada que si no se desvía más 2 mm de la línea media, se considera como un hallazgo normal. La deformidad nasal altera la permeabilidad de la fosa nasal, el ciclo nasal y el flujo laminar inspiratorio, causando una corriente turbulenta que incrementa la sensación de obstrucción nasal unilateral o bilateral.

Cuando la desviación se asocia con la hipertrofia de cornetes, concha bulosa, rinitis alérgica o a la rinitis vasomotora, se empeora la obstrucción y con frecuencia se altera el flujo de las secreciones nasales. Las desviaciones septales afectan al 20% de la población y sólo en un 25% causa una sintomatología obstructiva unilateral o en báscula, epistaxis, formación de costras, cefaleas e hiposmia. Las desviaciones obstructivas del septum nasal pueden ser ocasionadas por traumatismos, alteración del crecimiento del maxilar, labio y paladar hendido, respiración bucal persistente y por las neoplasias.

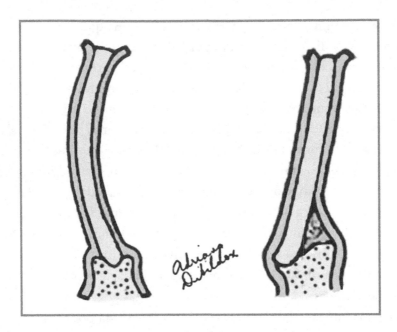

Fig. 2.- Desviación del septum nasal.

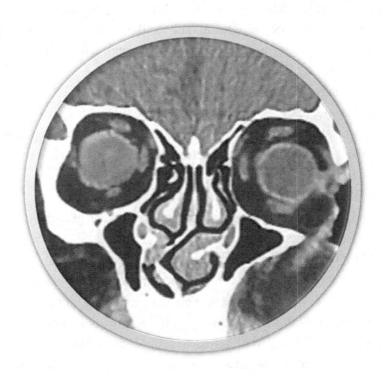

Fig. 3.- Desviación contactante del septum nasal.

Si una desviación septal está en contacto con la pared lateral de la nariz y se separa de la pared al descongestionarse la nariz, se considera como una desviación obstructiva. Si la obstrucción persiste y continúa en contacto con la pared lateral, se considera como una desviación impactada. Las desviaciones septales de origen traumático afectan con mayor frecuencia a la porción caudal. En los recién nacidos con desviación septal post-partum, el tratamiento debe realizarse en forma inmediata o temprana, mediante la manipulación y reducción cerrada, para evitar el crecimiento anormal del septum y de las estructuras nasales. En todos los pacientes con una obstrucción nasal con síntomas persistentes y molestos, se recomienda la corrección quirúrgica mediante la septumplastia.

4.2.2- ESTENOSIS DE LA VÁLVULA NASAL

La válvula nasal es la porción más angosta de la bóveda cartilaginosa, con un ángulo de 10° a 15° entre la porción caudal del cartílago lateral superior y el septum nasal. La obstrucción se presenta cuando hay un colapso valvular adquirido o congénito. Con mucha frecuencia la rinoplastia estética se asocia a una estenosis valvular, causada por la sobrecorrección de las estructuras cartilaginosas y de la mucosa nasal. La obstrucción sintomática requiere una corrección quirúrgica mediante la aplicación de injertos espaciadores, suturas, Z-plastia o injertos dorsales.

4.2.3.- CONCHA BULOSA

La concha bulosa o neumatización del cornete medio, se presenta en el 30% de la población, y con frecuencia es un hallazgo radiológico en un paciente asintomático. La neumatización provoca el crecimiento del cornete medio, lo que puede causar obstrucción nasal, cefalea, alteraciones en la ventilación y drenaje del complejo osteomeatal. La remoción quirúrgica de su pared lateral es el tratamiento de elección, solo en los casos sintomáticos. (Fig. 4)

4.2.4.- HIPERTROFIA DE CORNETES

La rinitis hipertrófica es una patología inflamatoria de los cornetes nasales de etiología multifactorial, que se caracteriza por un aumento de volumen del cornete inferior, causado por una hipertrofia ósea o de la mucosa del cornete inferior, lo que reduce el paso del aire y provoca obstruccción nasal unilateral, bilateral o en báscula y en algunos pacientes, rinorrea, estornudos y prurito nasal. El tratamiento médico se basa en el control de la patología subyacente. En la hipertrofia idiopática se indican los corticoesteroides intranasales y los descongestionantes orales como la seudoefedrina o fenilefrina. En los casos refractarios al tratamiento médico se recomienda la fractura lateral del cornete inferior, resección submucosa, electrocauterización, cauterización química, cauterización bipolar o con radiofrecuencia, crioterapia, reducción volumétrica con microdebidador o láser de los cornetes inferiores.

La resección parcial moderada del cornete inferior, es preferible a la resección total, ya que la resección agresiva del cornete inferior puede causar una rinitis seca con formación de costras.

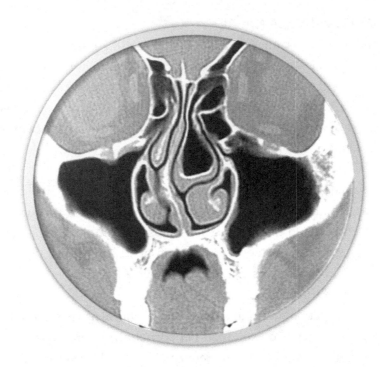

Fig. 4.- Obstrucción nasal por una desviación septal y una concha bulosa.

4.2.5.- HEMATOMA SEPTAL

El trauma nasal quirúrgico o accidental es la causa más frecuente del hematoma septal, el cual generalmente es bilateral. Es causado por el sangrado que ocurre entre el cartílago y su mucopericondrio, o entre el pericondrio y la mucosa septal, formándose una colección hemática blanda y dolorosa en la línea media, de color rojo púrpura que obstruye la respiración. Los hematomas septales espontáneos son poco frecuentes.

Generalmente se relacionan con una discrasia sanguínea como la hemofilia o con el uso de aspirina o anticoagulantes. Cuando se establece el diagnóstico de hematoma septal, éste deberá ser drenado inmediatamente debido a que el cartílago septal recibe su irrigación a través del mucopericondrio y así evitar la necrosis del cartílago, o la formación de un absceso que destruye al cartílago, perdiéndose el soporte nasal que deja como secuela una deformidad en silla de montar.

Se hace una incisión amplia en la mucosa nasal, se aspira el contenido hemático de la colección, se deja un drenaje y posteriormente se inserta un taponamiento anterior. En las lesiones nasales severas pueden coexistir otras lesiones como las fracturas, dislocación y desviación del septum nasal. Si el septum muestra destrucción y necrosis significativa, para evitar las secuelas cicatriciales, se inserta un injerto de lámina perpendicular o de cartílago del pabellón auricular, durante el mismo tiempo quirúrgico.

4.2.6.- ABSCESO SEPTAL

El absceso septal es una colección purulenta bilateral o unilateral, localizada entre el pericondrio y el cartílago cuadrangular, que si no es tratado pronta y adecuadamente destruye las estructuras nasales rápidamente, con la consecuente pérdida de soporte y colapso nasal, manifestándose como una deformidad en silla de montar, perforación septal y obstrucción de la vía aérea. La infección se puede extender a los senos paranasales o hacia la cavidad intracraneal. Las infecciones del septum nasal pueden presentarse después de un trauma quirúrgico o accidental, que forma un hematoma que se infecta secundariamente. Se diagnostica al encontrar un paciente con una masa septal con o sin drenaje purulento, obstrucción nasal, fiebre, dolor, eritema nasal y dolor a la palpación.

Los gérmenes más frecuentemente aislados en los hematomas septales son el *Staphylococus aureus*, *Streptococcus β-hemolitycus* del grupo A, *Staphylococus epidermidis*, *Streptococcus pneumoniae*, *Haemophilus influenzae* y gérmenes anaeróbios. El tratamiento consiste en el drenaje quirúrgico, con toma de cultivos y la administración de antibióticos.

4.2.7.- PERFORACIÓN SEPTAL

La perforación septal con frecuencia es la secuela de una iatrogenia quirúrgica, trauma nasal, absceso septal, hematoma septal, rascado nasal recurrente, cauterización, taponamiento nasal, inhalación de inhalantes como el ácido sulfúrico, arsénico, mercurio, ácidos o níquel, enfermedades granulomatosas, linfomas y por el abuso de la cocaína. La perforación puede ser puntiforme o abarca toda la extensión de la porción cartilaginosa del septum nasal. La mayoría de las perforaciones son asintomáticas. Cuando son pequeñas pueden causar un ruido inspiratorio, las perforaciones más grandes causan obstrucción nasal, epistaxis y formación de costras. El tratamiento se dirige hacia la patología causal, eliminación de costras, humidificación, irrigaciones nasales y aplicación de pomadas o soluciones lubricantes. El tratamiento no quirúrgico incluye la inserción de obturadores como los botones de silástico. El tratamiento quirúrgico generalmente es exitoso en las perforaciones menores a 2 cm.

4.2.8.- POLIPOSIS NASAL

Los pólipos nasales son unas proliferaciones lisas y suaves que se originan en la mucosa del área etmoidal de la nariz de etiología desconocida, pero relacionada con los procesos inflamatorios multifactoriales nasales crónicos. Se ven con más frecuencia en los pacientes con rinosinusitis crónica no alérgica, síndrome de NARES, intolerancia a la aspirina, rinosinusitis fúngica alérgica, rinitis vasomotora y en algunos pacientes alérgicos. En los niños con poliposis nasal deberá descartarse una fibrosis quística. Los corticoesteroides por su acción antiflamatoria, antialérgica e inmunosupresora se indican en el tratamiento de la poliposis nasal mediante la inyección intralesional, aplicación tópica o sistémica. Generalmente el tratamiento médico no elimina los pólipos, pero reduce el tamaño y retrasa las recidivas, por lo que la remoción quirúrgica está indicada en la mayoría de los casos.

El pólipo antrocoanal es una masa polipoide muy grande, que se origina en el seno maxilar, sale por el ostium del meato medio y obstruye la nariz y la coana. El tratamiento es la resección quirúrgica que incluye al pedículo localizado dentro del seno maxilar.

4.2.9.- ATRESIA DE COANAS

La atresia bilateral de las coanas es una urgencia que se manifiesta durante el nacimiento por la incapacidad de los recién nacidos de respirar por la boca. La atresia de coanas es la anomalía congénita más frecuente de la nariz con una incidencia de 1/8,000 nacimientos.

Generalmente se asocia a otras anomalías como la asociación CHARGE: (C) coloboma, (H) enfermedad cardiaca, (A) atresia de coanas, (R) retraso del crecimiento y/o desarrollo, (G) hipoplasia genital y (E) anomalías del oído. La atresia de coanas ocurre durante la 4ª semana del desarrollo embrionario al no atrofiarse la placa mesenquimatosa que posteriormente se osifica y ocluye la coana. La atresia más frecuente es la unilateral. El 70% de los pacientes presentan una atresia mixta óseomembranosa y un 30% una atresia ósea. Cuando la atresia es bilateral, los niños presentan dificultad respiratoria y cianosis que desaparecen con el llanto. La atresia unilateral con frecuencia se diagnostica tardíamente, y se manifiesta con rinorrea mucopurulenta unilateral y obstrucción nasal intermitente.

El diagnóstico se hace cuando no se puede pasar un catéter, endoscopio, gotas de azul de metileno o material de contraste a la nasofaringe. La tomografía computarizada confirma la presencia de la atresia y define la placa ósea, facilitando la planeación del tratamiento. El tratamiento inicial es la introducción de una vía oral temporal, como el chupón de McGovern. El tratamiento definitivo se hace mediante la remoción de la placa ósea por vía endoscópica o transpalatina.

4.3.- OBSTRUCCIÓN NASAL POR NEOPLASIAS

La obstrucción nasal puede ser causada por neoplasias benignas o malignas. En los niños predominan las congénitas. Los tumores malignos crecen en forma insidiosa y generalmente cuando dan síntomas han alcanzado un gran tamaño. Cuando las neoplasias se encuentran o invaden a la cavidad nasal, generalmente causan obstrucción nasal, epistaxis o ambos.

4.3.1.- GLIOMAS

Los gliomas son tumores nasales benignos de origen neurogénico que se manifiestan como una masa intranasal o extranasal que causa obstrucción o malestar nasal y la biopsia confirma el diagnóstico. El tratamiento es la remoción completa, pero en algunos casos con comunicación intracraneal, se requiere de un abordaje craneofacial. Los encefaloceles se diferencian de los gliomas por la presencia de una comunicación al cráneo que permite la herniación del tejido glial.

4.3.2.- ANGIOFIBROMA NASOFARÍNGEO

El angiofibroma nasofaríngeo juvenil es un tumor benigno que se manifiesta con obstrucción nasal, epistaxis y rinorrea en un paciente adolescente del sexo masculino. Son neoplasias benignas submucosas, no encapsuladas y provistas de abundantes vasos sanguíneos, provenientes principalmente de las ramas terminales de la carótida externa, y con frecuencia de la carótida interna. Los angiofibromas tienden a invadir a las estructuras vecinas erosionando al hueso. Se originan en la nasofaringe en la parte superior del foramen esfenopalatino, de donde se extienden hacia la fosa infratemporal y pueden invadir la órbita y la fosa craneal anterior.

El diagnóstico se basa en la historia clínica, destacando la edad, sexo y localización del tumor. La biopsia fuera del quirófano no se recomienda, por la posibilidad de un sangrado profuso. La tomografía computarizada con contraste permite una delineación precisa de la extensión tumoral. El tratamiento es la resección quirúrgica. La resección incompleta tiende a recurrir, pero se han reportado casos de regresión espontánea. La radioterapia solo se indica en aquellos pacientes con tumores recurrentes irresecables o con extensión intracraneal.

4.3.3.- NEOPLASIAS MALIGNAS

Se debe sospechar la presencia de una neoplasia maligna en la cavidad nasal cuando hay una obstrucción nasal persistente, epistaxis, dolor y síntomas faciales u oculares. Los tumores malignos de la cavidad nasal son el carcinoma epidermoide, adenocarcinoma, linfomas, melanoma y sarcomas. El carcinoma del septum nasal se presenta como una lesión exofítica o ulcerada y dolorosa, que tiende a sangrar con facilidad. El carcinoma epidermoide y el adenocarcinoma de los senos paranasales invaden a la cavidad nasal en forma tardía. Se manifiestan con obstrucción, epistaxis, dolor, parestesias, proptosis, parálisis de pares craneales y metástasis regionales. El melanoma se presenta como una lesión pigmentada, carnosa, de color café oscuro o de color normal cuando son amelánicos.

REFERENCIAS BIBLIOGRÁFICAS

1. Beekhuis GJ: Nasal obstruction after rhinoplasty: etiology, and techniques for correction. Laryngoscope 1976; 86(4): 540-8.
2. Constantian MB, Clardy RB: The relative importance of septal and nasal valvular surgery in correcting airway obstruction in primary and secondary rhinoplasty. Plast Reconstr Surg 1996; 98(1): 38-54; discussion 55-8.

3. Corey JP: Vasomotor rhinitis should not be a wastebasket diagnosis. Arch Otolaryngol Head Neck Surg 2003;129:588-589.

4. Gates GA: Current Therapy in Otolaryngology: Head & Neck Surgery. 6th ed. Mosby; 1998:337-338

5. Giannessi F, Fattori B, Ursino F, et al. Ultraestructural and ultracytochemical study of human nasal respiratory epithelium in vasomotos rhinitis. Acta otolaryngol 2003;123:943-949.

6. Goldman JL. The principles and practices of rhinology. Wiley;1987.

7. Healy GB: Cystic fibrosis in children. In: Common Problems in Pediatric Otolaryngology. Year Book Medical Publisher; 1990:179-186.

8. Kalinger MA: Current Review of Allergic Diseases. Current Medicine Inc; 2000:118.

9. Krause HF: Otolaryngologic Allergy and Immunology. WB Saunders Co; 1989.

10. Hadley JA: Vasomotor rhinitis remains a true clinical problem. Arch Otolaryngol Head Neck Surg 2003;129:587-588.

11. Hengerer AS, Strome M: Choanal atresia: a new embryologic theory and its influence on surgical management. Laryngoscope 1982; 92(8 Pt 1): 913-21.

12. Hudgins P, Jacobs IN, Castillo M: Pediatric airway diseases. In: Som PM, Curtin HD, eds. Head and Neck Imaging. 3rd ed. St. Louis: Mosby; 1996:545-611.

13. Kennard CD, Rasmussen JE: Congenital midline nasal masses: diagnosis and management. J Dermatol Surg Oncol 1990; 16(11): 1025-36.

14. Lehman RH, Toohill RJ, Grossman TW et al. Rhinitis medicamentosa. In English GM (ed): Otolaryngology, vol 2 Philadelphia, JB Lippincott, 1987, pp1-8.

15. Morgan DW, Evans JN: Developmental nasal anomalies. J Laryngol Otol 1990; 104(5): 394-403.

16. Richardson MA, Osguthorpe JD: Surgical management of choanal atresia. Laryngoscope 1988; 98(9): 915-8.

17. Sadler TW: Head and neck. In: Langman's Medical Embryology. 6th ed. Baltimore: Lippincott Williams & Wilkins; 1990:297-327.

18. Sessions RB, Picken C: Congenital anomalies of the nose. In: Bailey BJ, ed. Head and Neck Surgery-Otolaryngology. 2nd ed. Philadelphia: Lippincott-Raven; 1998:1177-1185.

19. Settipane RA: Rhinitis: a dose of epidemiological reality. Allergy Asthma Proc 2003;24:147-154.

20. Wardinsky TD, Pagon RA, Kropp RJ, et al: Nasal dermoid sinus cysts: association with intracranial extension and multiple malformations. Cleft Palate Craniofac J 1991; 28(1): 87-95.

21. Zeitouni AG, Shapiro RS: Congenital anomalies of the nose and anterior skull base. In: Tewfik TL, Der Kaloustian VM, eds. Congenital Anomalies of the Ear, Nose, and Throat. NY: Oxford University Press; 1997:189-200.

CAPÍTULO 21 | RINITIS ALERGICA, RINITIS NO ALÉRGICA Y POLIPOSIS NASAL

Dr. Javier Dibildox M.

La rinitis alérgica y la rinitis no alérgica forman parte de un grupo heterogéneo de trastornos inflamatorios de la mucosa nasal, que se manifiestan y comparten uno o más de los siguientes síntomas: rinorrea, obstrucción nasal, estornudos y prurito nasal. La rinitis alérgica es una enfermedad inflamatoria crónica, inducida por una reacción inmune mediada por la IgE, posterior a la exposición y sensibilización de la mucosa nasal a los alergenos. La inflamación de la mucosa nasal en la rinitis no-alérgica no es mediada por la IgE y se caracteriza por mostrar pruebas cutáneas negativas para alergia. Son muy raras en los niños y generalmente se presentan en adultos jóvenes. La causa más frecuente de rinitis no-alérgica son las infecciones virales y bacterianas de la vía aérea superior, seguida por la rinitis idiopática (vasomotora), síndrome de rinitis no-alérgica con eosinofilia (NARES), rinitis hormonal, rinitis ocupacional, rinitis gustatoria, rinitis medicamentosa y las rinitis inducidas por drogas.

1.- RINITIS ALÉRGICA

La alergia puede afectar a diversos órganos del cuerpo, y en cada uno de ellos se manifiesta con un cuadro clínico específico. El origen de la rinitis alérgica se relaciona con la genética y con el medio ambiente. La rinitis alérgica, en los pacientes susceptibles previamente sensibilizados, se considera como una reacción de hipersensibilidad inmediata, mediada por la (IgE), que provoca una reacción en cascada, con la consecuente liberación de múltiples mediadores inflamatorios y pro-inflamatorios, que provocan congestión nasal, rinorrea, estornudos y prurito nasal. La rinitis alérgica se considera como una enfermedad sistémica con manifestaciones locales, que no pone en peligro la vida, pero que si altera significativamente la calidad de vida de los pacientes, obstaculizando el desempeño de las actividades deportivas, aprendizaje y el trabajo cotidiano, circunstancia que se refleja en un impacto económico considerable. A pesar de ello, la rinitis alérgica generalmente es una patología respiratoria sub-diagnosticada, mal diagnosticada y con frecuencia mal tratada.

1.1.- EPIDEMIOLOGÍA

La rinitis alérgica es la enfermedad respiratoria crónica más frecuente de la infancia. La prevalencia de las enfermedades alérgicas ha tenido un incremento significativo en su incidencia de más de 20 a 40% en los últimos 25 años a nivel mundial, de acuerdo al estudio ISAAC. La rinitis afecta a los niños, adolescentes y adultos jóvenes. En la infacia es más frecuente en el sexo masculino, pero en la edad adulta la prevalencia es similar en ambos sexos. La rinitis afecta a los niños, adolescentes y adultos jóvenes. En el 80% de los casos la rinitis alérgica se desarrolla antes de los 20 años de edad, con una prevalencia hasta del 40% en los niños. La prevalencia se ha incrementando más en los países desarrollados, al parecer relacionada con la exposición temprana a diversos alergenos, agentes irritantes, polución, cambios de estilo de vida, disminución de las infecciones en la infancia, estrés y cambios dietéticos. Con frecuencia se asocia al asma, conjuntivitis y con el eccema cutáneo. Otras patologías relacionadas con la rinitis alérgica son la rinosinusitis, otitis media, infecciones de la vía aérea, asma, pólipos y anomalías dentales. La rinitis alérgica y el asma son patologías comórbidas que presentan características epidemiológicas, fisiológicas, histológicas, patológicas y terapéuticas similares, por lo que aproximadamente el 80% de los pacientes asmáticos padecen rinitis alérgica y el 40 a 70% padecen rinitis alérgica y el 40 a 70% de los pacientes con rinitis alérgica son asmáticos. Los pacientes con rinitis alérgica deberán ser evaluados para confirmar o descartar un asma bronquial y los pacientes con asma, deben ser evaluados para confirmar o descartar una rinitis alérgica.

1.2.- FACTORES PREDISPONENTES

La incidencia de la rinitis alérgica es más alta cuando uno o ambos padres padecen una patología atópica. Si un progenitor es alérgico, se estima que entre el 40 al 50% de los hijos, pueden heredar la alergia, pero si ambos padres son atópicos, hasta el 75% de los hijos la pueden heredar. La rinitis alérgica afecta con mayor frecuencia a la clase social alta, a los pacientes con pruebas cutáneas positivas, en los niños con niveles elevados de IgE, en los niños con ablactación temprana alimentados con proteínas de alto peso molecular antes del año de edad (huevo, leche entera, etc.), en los expuestos al tabaquismo pasivo durante el 1er año de vida y en los niños con deficiencia de ácidos grasos omega-3. La contaminación, la exposición temprana al tabaquismo pasivo y las infecciones virales pueden alterar la permeabilidad de la mucosa respiratoria, lo que favorece la sensibilización alérgica en los pacientes susceptibles.

1.3.- FISIOPATOLOGÍA

La nariz filtra miles de litros de aire diariamente, y en consecuencia atrapa a numerosos alergenos del aire inspirado en la mucosa nasal, razón por la cual la nariz es el órgano en donde ocurre con mayor frecuencia la patología y la sintomatología alérgica, sin embargo sólo algunos pacientes se sensibilizan a ellos. Los alergenos son unos antígenos que provienen de diversos animales, plantas, insectos, hongos y de las proteínas o glicoproteínas de alergenos inhalados de bajo peso molecular, alimentos, drogas o venenos de insectos.

La evolución cronológica de las enfermedades alérgicas se conoce como la "marcha alérgica", la cual se manifiesta tempranamente en los lactantes con síntomas gastrointestinales provocados por la hipersensibilidad a ciertos alimentos, que generalmente contienen proteínas de muy elevado peso molecular, seguida por las manifestaciones cutáneas provocadas por una dermatitis atópica. Con el paso del tiempo la nariz se sensibiliza con algunos aeroalergenos provocando una rinitis que se manifiesta con congestión nasal, conjuntivitis, sibilancias, tos y finalmente asma. Por lo tanto, el desarrollo sintomático de la rinitis alérgica es un proceso prolongado, que generalmente requiere de 3 a 4 estaciones de polinosis, por lo que la rinitis alérgica es poco frecuente en los niños menores de 3 años.

Cuando un alergeno es atrapado en el epitelio nasal por una célula presentadora de antígenos o por un macrófago, el organismo reconoce al antígeno como una sustancia "no propia", lo que desencadena una reacción inmunológica que favorece la liberación de diversas interleucinas que estimulan a los linfocitos cooperadores Th2, e incitan a la diferenciación de los linfocitos B en células de memoria y en células plasmáticas productoras de inmunoglobulinas. En los pacientes susceptibles previamente sensibilizados por algunos alergenos se produce una IgE específica contra esos alérgenos, que se sientan en la superficie de las células cebadas presentes en la mucosa nasal. Si el paciente se expone repetitivamente a los alergenos, las moléculas de IgE específicas se acoplan a los receptores de alta afinidad de las células cebadas y basófilos, que al unirse con el alérgeno, desencadenan la fase temprana de la rinitis alérgica mediante una reacción antígeno-anticuerpo que provoca la degranulación de la célula cebada, con la consecuente liberación de la histamina y de otras sustancias como los leucotrienos, prostaglandinas, bradiquininas y el factor activador de las plaquetas entre otros.

La histamina genera la mayoría de los síntomas de la rinitis alérgica. Se libera durante la degranulación de las células cebadas en la fase temprana y de los basófilos durante la fase tardía. La histamina se une a los receptores H1 y a las fibras nociceptivas C, presentes en la mucosa y submucosa nasal, que al despolarizarse liberan neurotransmisores como la substancia "P", relacionada con la congestión nasal. La fase temprana de la reacción alérgica se manifiesta inicialmente con estornudos, prurito, rinorrea y congestión nasal entre 2 y 5 minutos después de la reacción antígeno-anticuerpo, alcanzando un pico sintomático a los quince minutos y cede aproximadamente a los 60 minutos. La fase tardía de la rinitis alérgica se manifiesta aproximadamente entre 3 y 6 horas, después de la exposición a los alérgenos, con un pico entre las 6 y 8 horas. Es medida por las IL -4 y la IL -5 provenientes de los linfocitos T y por la infiltración de los eosinófilos. Los eosinófilos liberan mediadores químicos pro-inflamatorios como la proteína básica mayor, la proteína catiónica del eosinófilo, la peroxidasa eosinofílica y por otros productos de los gránulos de los eosinófilos, junto con la histamina, triptasa, quimasa, quininas y heparina. Posteriormente se sintetizan los leucotrienos, prostaglandinas y los mediadores secretados por los neutrófilos y por las moléculas intercelulares de adhesión (ICAM1), que participan en la fase tardía de la reacción alérgica.

Las manifestaciones clínicas son provocadas por la respuesta inflamatoria de la mucosa y submucosa del epitelio nasal donde se acumulan los eosinófilos, células cebadas, linfocitos (CD4), basófilos, interlucina-5 y los macrófagos. Los síntomas y signos más comunes de la fase tardía son la congestión nasal, la rinorrea posterior, la hiposmia, la hiperreactividad nasal, el edema y palidez de la mucosa y la congestión vascular. La fase tardía puede persistir durante horas o días. Los mediadores estimulan, a través de diversas interacciones, a las glándulas mucosas causando rinorrea, a los vasos sanguíneos causando vasodilatación y exudación de plasma, y a los nervios sensoriales provocando estornudos y prurito. Todos estos eventos ocurren durante los primeros minutos de la fase temprana de la reacción alérgica. La fase tardía presenta síntomas similares a la fase temprana, pero con menos estornudos, menos prurito y más congestión y producción de moco. La rinitis es una manifestación común en pacientes con alergias a ciertos alimentos, pero es una causa rara de rinitis alérgica en ausencia de síntomas gastrointestinales o cutáneos. En los niños menores de 6 meses es frecuente la intolerancia a la lactosa, alergia a la leche, soya o huevo. En los pacientes adultos las alergias alimentarias más frecuentes son a los cacahuates (maní), nueces, mariscos, pescados, huevo, leche, soya y algunas frutas y verduras.

1.4.- CLASIFICACIÓN

La rinitis alérgica durante muchos años se ha considerado como estacional, cuando se manifiesta clínicamente durante las épocas de polinosis. Sin embargo, debido a que en diversas regiones geográficas del mundo, los pólenes y los hongos se presentan durante la mayoría de los meses del año y a que muchos de los pacientes son alérgicos a diversos alergenos presentes durante casi todo el año, el grupo de expertos ARIA auspiciado por la organización Mundial de la Salud propuso cambiar la clasificación de "estacional a intermitente", cuando la rinitis se manifiesta durante menos de cuatro días a la semana o durante menos de cuatro semanas, y de "perenne a persistente", cuando se manifiesta durante más de cuatro días a la semana o durante más de cuatro semanas. La severidad de las manifestaciones clínicas se clasifica como "leve", cuando no se altera la calidad del sueño, ni las actividades diaria escolares, recreativas o deportivas y las molestias son bien toleradas, y como "moderada-severa", cuando presentan una o más molestias como son los trastornos del sueño, dificultad para realizar las actividades diarias escolares, de trabajo, deportivas o de recreación.

1.5.- ETIOLOGÍA

La rinitis intermitente se relaciona principalmente con la exposición a pólenes. La mayoría de los árboles polinizan durante la primavera, aunque algunas especies polinizan durante el otoño; los pastos polinizan al final de la primavera hasta el otoño, pero pueden estar presentes todo el año en los climas cálidos. Las yerbas polinizan al final del verano y otoño. En los climas tropicales la liberación de esporas de hongos se puede presentar durante casi todo el año. La polinización tiende a ser más alta durante los días soleados, secos y con viento. La rinitis perenne o persistente se manifiesta durante cualquier época del año. Se relaciona con la inhalación del polvo casero donde se acumulan diversos alergenos relacionados con los ácaros, cucarachas, caspas de animales, polvos y esporas de hongos entre otros. El componente alergénico mayor del polvo casero lo constituyen las partículas fecales de los ácaros, destacando los *Dermatophagoides pteronyssinus y farinae,* los cuales abundan en los objetos que acumulan polvo como los colchones, sofás, alfombras y almohadas, donde conviven con el paciente y se nutren de su descamación cutánea.

1.6.-CUADRO CLÍNICO

En algunos pacientes la alergia sólo afecta a la nariz, mientras que en otros afecta a varios órganos y sistemas. En un paciente previamente sensibilizado, pocos minutos después de la inhalación de mediadores secretados por los neutrófilos y por las los alergenos, la nariz se congestiona y el paciente presenta estornudos en salva, rinorrea hialina profusa, congestión nasal, drenaje nasal posterior, prurito nasal, ocular, ótico y del paladar. Otras manifestaciones clínicas de la rinitis alérgica son la faringitis crónica, los ojos rojos con lagrimeo, tos frecuente, disfonía, trastornos de la trompa de Eustaquio, asma, trastornos del sueño e infecciones recurrentes de los oídos, nariz y garganta.

En unos pacientes se presentan síntomas sistémicos provocados por la respuesta inflamatoria como son la fatiga, somnolencia y el malestar general. En los niños pequeños la congestión nasal puede ser la única manifestación clínica de la rinitis alérgica. Durante la exploración de la nariz se debe incluir la rinoscopia y la endoscopia. La mucosa nasal se encuentra edematosa y pálida, los cornetes se ven crecidos y de un color pálido-violáceo y el paciente puede presentar huellas de rascado, ojeras y líneas de Dennie-Morgan. Los pacientes pediátricos con rinitis alérgica con frecuencia presentan el llamado "saludo alérgico", cuando se rascan la nariz moviendo la palma de la mano hacia arriba y sobre la nariz, lo que causa un surco transversal permanente localizado por detrás de la punta nasal. La obstrucción nasal crónica persistente se relaciona con los trastornos del crecimiento facial, que se manifiestan como un síndrome de cara larga, caracterizado por la respiración oral, rinorrea crónica, ronquidos, trastornos del sueño, paladar ojival, deformidades dentales, maloclusión y folículos linfoides hipertróficos en la pared faríngea.

1.7.- DIAGNÓSTICO

El diagnóstico se basa en las características del cuadro clínico en cada paciente mediante una historia clínica detallada, con énfasis en los antecedentes familiares de alergia, factores predisponentes y en los hallazgos del examen rinológico anterior y posterior. Algunas pruebas de laboratorio como la biometría hemática completa, química sanguínea, urianálisis, niveles de inmunoglobulinas y cultivos de secreciones son solicitados con frecuencia, sin embargo, aunque los niveles séricos de la IgE total se encuentran elevados en la mayoría de los pacientes con rinitis alérgica, la prueba no es sensible o específica para su diagnóstico, debido a que existen diversas patologías en las que también se encuentran elevados. Además, aproximadamente el 50% de los pacientes con rinitis alérgica, muestran niveles normales de la IgE total y un 20% de los pacientes no alérgicos muestran niveles séricos elevados.

La citología nasal es una prueba útil en el diagnóstico de las rinitis, cuando se obtiene mediante un rascado o cepillado de la mucosa nasal. El moco nasal obtenido al sonarse la nariz, es de poca utilidad en la valoración de los eosinófilos nasales. La presencia de eosinófilos es consistente con la rinitis alérgica, pero también se presentan en las parasitosis intestinales y en las rinitis no alérgicas. El valor clínico de la citología nasal tiene una especificidad del 40 a 90% y una sensibilidad del 67 al 87%.

Los estudios auxiliares de diagnóstico como la imagenología y la rinomanometría se solicitan sólo en casos específicos, cuando el cuadro clínico es confuso o cuando hay patologías comórbidas sintomáticas, problemas estructurales, hipertrofia de adenoides, neoplasias o complicaciones en los pacientes con rinitis alérgica. El diagnóstico clínico y los alergenos desencadenantes de la alergia se confirman mediante las pruebas de IgE específica, como son las pruebas cutáneas y las prueba de ELISA que utiliza anticuerpos ligados a unas enzimas, así como los inmunoensayos enzimáticos fluorescentes (FEIA) y los inmunoensayos de quimioluminiscencia. Las pruebas cutáneas se realizan aplicando en la piel pequeñas cantidades de los extractos de alérgenos a lo que supuestamente el paciente es alérgico; luego se hace una pequeña punción en la piel sobre los alérgenos con el objetivo de ver si se produce una reacción. Al cabo de 15 a 20 minutos se efectúa la lectura de la prueba y se considera como positiva cuando se produce una reacción cutánea en forma de roncha, superior a la prueba control con histamina. Las pruebas de radioinmunoensayo en sangre permiten detectar y cuantificar la intensidad de la sensibilización alérgica, mediante la medición de las moléculas de IgE específica para cada alérgeno. Las pruebas cutáneas y de radioinmunoensayo permiten conocer el grado de sensibilidad a cada alérgeno.

1.8.- DIAGNÓSTICO DIFERENCIAL

La rinitis alérgica se deberá diferenciar de la rinitis infecciosas, rinitis idiopática (vasomotora), rinitis eosinofílica no alérgica (síndrome de NARES), rinitis medicamentosa, rinosinusitis, rinitis gustatoria, fístulas de líquido cefalorraquídeo, hipertrofia de adenoides, atresia de coanas y deformidades del septum nasal.

1.9.- TRATAMIENTO

El manejo de la rinitis alérgica, como una enfermedad crónica, está fundamentado de acuerdo con lineamentos postulados por ARIA, en un plan terapéutico escalonado que incluye el tratamiento ambiental, la farmacoterapia y la inmunoterapia, con el objetivo de lograr un alivio sintomático que se refleje en la mejoría de la calidad de vida de los pacientes. Por ello, el médico debe buscar el o los medicamentos, con o sin inmunoterapia, que con seguridad para el paciente controlen efectivamente la sintomatología. Al ser la rinitis alérgica una enfermedad multifactorial, el tratamiento debe ser multidisciplinario.

Debido a que es muy difícil evitar el contacto con los pólenes en la ciudad y en el campo, se recomienda evitar actividades fuera de casa u oficina, particularmente durante las estaciones de polinosis. Idealmente se debe evitar la exposición a los alérgenos intramuros nocivos, sacando a las mascotas del interior de la casa, quitando alfombras, cubriendo los colchones con cubiertas protectoras contra ácaros y aspirar y exponer periódicamente a la luz solar los colchones, almohadas y cojines. También se recomienda evitar almohadas de plumas, lana o borra, tapetes y peluches. Se recomienda lavar las sábanas en agua muy caliente para eliminar a los ácaros presentes. Sin embargo, el tratamiento ambiental es muy difícil, sino imposible de lograr, por lo que la administración de diversos fármacos y la inmunoterapia, están indicadas en los pacientes con síntomas persistentes.

El tratamiento farmacológico temprano adecuado es muy importante, al igual que la selección de los medicamentos y la duración del tratamiento, que debe fundamentarse en el conocimiento de los cambios fisiopatológicos de la fase temprana y tardía de la rintis alérgica, además de las características del cuadro clínico en cada paciente y de la eficacia, tolerancia y preferencia del paciente a ciertos medicamentos. La mayoría de los pacientes alérgicos responden favorable o desfavorablemente a un tratamiento farmacológico con alguno de los siguientes medicamentos, solos o combinados: antihistamínicos, descongestionantes, cromoglicato de sodio, nedocromilo sódico, corticoesteroides intranasales, corticoesteroides sistémicos, antileucorienos, bromuro de ipratropio, soluciones salinas y agentes bloqueadores anti-IgE. La terapia puede ser por vía intranasal o por la vía oral. La vía intranasal tiene la ventaja de aplicarse directamente en la mucosa afectada y la incidencia de eventos adversos, locales y sistémicos, es muy baja. Los antihistamínicos de 2ª generación son lipofóbicos y la mayoría no cruzan la barrera hematoencefálica, por lo tanto no son sedantes, no resecan las mucosas, no interactúan con otros fármacos, no causan taquifilaxia y tienen una vida media prolongada lo que permite administrarlos cada 12 a 24 horas. Algunos antihistamínicos de 2ª generación, como la terfenadina y el astemizol, pueden alterar al segmento QT del electrocardiograma y causar arritmias y *torsades des pointes* cuando se utilizan en dosis elevadas y prolongadas, o en conjunción con el uso de otros medicamentos que también se metabolizan en el sistema del citocromo P-450 en el hígado, como son los macrólidos, ketoconazol y algunos antidepresivos. Los nuevos antihistamínicos son los metabolitos o los isómeros de algunos antihistamínicos de segunda generación. Son más específicos en el bloqueo de los receptores H1 y más potentes que la droga precursora. El metabolito de la terfenadina es la fexofenadina, el de la loratadina es la desloratadina, el del aztemizol es el noraztemizol y el isómero de la cetirizina es la levocetirizina. Los antihistamínicos tópicos como la azelastina, levocabastina y olopatadina, son medicamentos con una eficacia similar a los antihistamínicos orales en el tratamiento de la rinitis alérgica, mejorando los síntomas nasales y conjuntivales, pero son menos efectivos que los corticoesteroides intranasales.

Los descongestionantes nasales orales o tópicos son medicamentos agonistas α-adrenérgicos que reducen el flujo sanguíneo en los vasos sinusoides de los cornetes inferiores, disminuyendo la congestión y mejorando la respiración nasal. Los descongestionantes orales como la fenilpropanolamina, seudoefedrina y la fenilefrina actúan directamente en los receptores α2 de la mucosa nasal, donde ejercen una acción vasoconstrictora α-adrenérgica, que reduce la congestión nasal y mejora la permeabilidad de la nariz, pero no mejoran la rinorrea, el prurito o los estornudos. Los descongestionantes tópicos son muy rápidos y efectivos en la mejoría de la congestión nasal y presentan pocos eventos adversos sistémicos. Los más utilizados son la oximetazolina, xilometazolina, fenilefrina y la nafazolina, pero su uso prolongado causa un efecto de rebote, taquifilaxia y dependencia, provocando una rinitis medicamentosa, razón por la cual lo que se deben administrar durante más de 5 días.

Los medicamentos orales agonistas α-adrenérgicos más efectivos son la seudoefedrina, la fenilpropanolamina y la fenilefrina. La fenilpropanolamina salió recientemente del mercado, y debido a que la seudoefedrina puede convertirse en metanfetaminas, su uso está restringido en algunos países o está fuera del mercado. La fenilefrina es un descongestionante con una vida media de 4 horas, por lo se recomienda administrarlos cada 4 horas o cada 8 a 12 horas con los medicamentos con una dosis estandarizada y con un sistema de liberación prolongada probado y confiable. Los descongestionantes orales son más efectivos cuando actúan sinérgicamente con un antihistamínico, mejorando la mayoría de los síntomas y signos de la rinitis alérgica. Debido a que los descongestionantes orales se unen a los receptores α1 y α2 de los sistemas nervioso central y cardiovascular, algunos pacientes presentan eventos adversos como la taquicardia, hipertensión, palpitaciones, sudoración, insomnio, retención urinaria e impotencia. Los descongestionantes orales están restringidos en los deportes profesionales y no se recomiendan en los niños menores de 2 años.

El cromoglicato de sodio y el nedocromilo sódico estabilizan a las células plasmáticas e impiden su degranulación, previniendo así la fase temprana y la fase tardía de la reacción alérgica, pero no muestran un efecto antiinflamatorio directo, por lo que son más efectivos en la profilaxis de la rinitis alérgica.

El cromoglicato y el nedocromilo sódico se aplican varias veces al día y se recomiendan en la rinitis alérgica leve moderada. El bromuro de ipratropio es un anticolinérgico antagonista muscarínico que bloquea a colinérgicos, con lo que se disminuye la rinorrea acuosa. Sólo son efectivos en las rinitis con un importante componente vasomotor manifestado por una rinorrea molesta y recurrente.

Los antileucotrienos son fármacos antagonistas que se unen con gran afinidad y selectividad a los receptores de los leucotrienos, los cuales se encuentran en las células de las vías respiratorias, convirtiéndose así en antagonistas de dichos receptores e impidiendo la unión del leucotrieno a su receptor. El montelukast ha sido aprobado por la FDA como monoterapia en los pacientes con rinitis alérgica. Son particularmente efectivos en los pacientes cuya molestia principal es la congestión nasal severa y en los pacientes asmáticos con rinitis alérgica. Cuando se administran en combinación con un antialérgico de 2ª generación, como la loratadina, son más efectivos que los antihistamínicos solos. En un meta-análisis se mostró que los antileucotrienos muestran un efecto benéfico y superior al placebo y con una eficacia similar a los antihistamínicos, pero inferior a los corticoesteroides intranasales en la mejoría sintomática y de la calidad de vida en los pacientes con rinitis alérgica estacional.

El beneficio del tratamiento de la rinitis alérgica con irrigaciones nasales con soluciones salinas se atribuye a la mejoría del transporte mucociliar, lo que se refleja en la disminución de la carga de alergenos y en la remoción de las secreciones nasales retenidas, lo que permite que los medicamentos intranasales se depositen en la mucosa afectada y no en las secreciones retenidas.

En la actualidad los corticoesteroides intranasales se consideran como el medicamento de 1ª elección, por su seguridad y eficacia en los niños y adultos con rinitis alérgica. Los corticoesteroides intranasales actúan regulando la síntesis de diversas proteínas relacionadas con la respuesta inflamatoria, a través de su capacidad para incrementar o reducir la transcripción intracelular en los genes de varias células, donde se incrementa o se inhibe la transcripción genética, mediante un proceso conocido como transactivación y transrepresión. Los corticoesteroides sistémicos o tópicos disminuyen la producción y liberación de diversas citocinas, y la adhesión, activación y quimiotaxis de los eosinófilos. Además, reducen la permeabilidad de los vasos sanguíneos, relajan al músculo liso bronquial y disminuyen la liberación de enzimas y citocinas de los macrófagos y la proliferación de las células plasmáticas.

De acuerdo con las guías ARIA, los corticoesteroides intranasales son el medicamento más efectivo para el control de los síntomas de la rinitis alérgica, incluyendo a la congestión nasal, razón por la cual se consideran como el tratamiento de 1ª elección en la rinitis alérgica persistente. En la rinitis alérgica intermitente, de moderada a severa, actúan tanto en la la fase temprana como en la fase inflamatoria tardía de la rinitis alérgica. Además suprimen la inflamación, disminuyen la irritabilidad de los receptores del estornudo y de la respuesta a la estimulación colinérgica de las glándulas mucosas, además disminuyen el número de células plasmáticas, la vasodilatación y el edema en la mucosa nasal, lo que se traduce en la disminución o ausencia de estornudos, congestión nasal, rinorrea y prurito nasal.

La eficacia de los corticoesteroides intranasales es similar a la de los corticoesteroides sistémicos, pero sin la alta incidencia de eventos adversos de los primeros, sin embargo, la eficacia depende de la correcta aplicación del corticoesteroide intranasal y de la duración del tratamiento. Se recomienda iniciar el uso del corticoesteroide intranasal dos semanas antes de la aparición de la polinización en los casos de rinitis intermitente y mantener el tratamiento durante la duración de la polinosis, con un tiempo de utilización aproximado a los 3 meses.

En los pacientes con rinitis alérgica persistente, y considerando la cronicidad de la enfermedad, los corticoesteroides intranasales generalmente se administran durante periodos más prolongados. En un meta-análisis reciente se mostró que los corticoesteroides intranasales son superiores a los antihistamínicos, descongestionantes y a los antileucotrienos en la mejoría de la congestión en la rinitis alérgica. En los niños con rinitis alérgica se prefieren los corticoesteroides intranasales, en lugar de los sistémicos y se recomienda evitar el uso de los corticoesteroides parenterales de depósito.

Los corticoesteroides intranasales disponibles en el mercado son el furoato de mometasona, ciclesonida, furoato de fluticasona, propionato de fluticasona, budesonida, acetónido de triamcinolona y el dipropionato de beclometasona. Los corticoesteroides intranasales generalmente son bien tolerados, cuando se utilizan adecuadamente, pero casi todos los medicamentos provocan efectos secundarios y los corticoesteroides intranasales no son la excepción. La farmacocinética de los corticoesteroides nasales es importante de considerar, debido a que solo una fracción de la dosis permanece en la mucosa nasal. El resto es deglutido y absorbido en el tracto gastrointestinal. La biodisponibilidad de los corticoesteroides intranasales refleja la suma de la absorción a través de la mucosa nasal, en el tracto digestivo y del grado de inactivación en el primer paso metabólico en el hígado. La biodisponibilidad de los corticoesteroides intranasales varía de menos del 0.1% para el furoato del mometasona, hasta más del 40% para la flunisolida. A mayor biodisponibilidad, mayor posibilidad de presentar efectos adversos sistémicos.

En diversos estudios clínico que evaluaron la incidencia de los efectos adversos sistémicos de los corticoesteroides intranasales, basados en la experiencia clínica de más de 30 años, no se encontró una supresión significativa del eje hipotálamo-hipófisis-suprarrenal, insuficiencia suprarrenal, atrofia de la mucosa nasal, cataratas, glaucoma o alteración del metabolismo óseo, relacionados con el tratamiento prolongado con corticoesteroides intranasales. El riesgo potencial de eventos sistémicos adversos disminuye utilizando los corticoesteroides de menor biodisponibilidad.

El omalizumab es un anticuerpo monoclonal bloqueador de la IgE, que ha sido evaluado en el tratamiento de los pacientes que cursan con asma de difícil control y rinitis, mostrando una buena efectividad y tolerancia en los pacientes estudiados, por lo que sólo se recomienda para ese grupo de pacientes.

La inmunoterapia se utiliza sola o en combinación con un tratamiento ambiental y farmacológico. Se recomienda en los pacientes con síntomas persistentes severos, no controlados con fármacos y medidas preventivas, en los pacientes expuestos a múltiples alergenos, en los pacientes que no desean ser tratados por un tiempo prolongado exclusivamente con fármacos y en los pacientes con rinitis alérgica y asma.

La inmunoterapia restaura el equilibrio entre los linfocitos Th1 y Th2 en las alergias provocadas por diferentes pólenes y ácaros del polvo casero, incrementando gradualmente los antígenos, hasta lograr una dosis efectiva que estimule el desarrollo de las células Th1 específicas al alérgeno y una disminución de las células Th2. Con la formación de los anticuerpos IgG bloqueadores de los alérgenos, se reduce tanto la respuesta a los alergenos desencadenantes como a la respuesta inflamatoria. Actualmente se reconoce a la inmunoterapia como un medio efectivo en el tratamiento de la rinitis alérgica, lo que se traduce en una mejoría sintomática y es la única terapia que puede modificar el curso natural de la enfermedad. La mejoría clínica significativa se observa generalmente entre los 6 a 12 meses, y si el tratamiento es efectivo, deberá continuarse durante 2 a 3 años. Sin embargo, la inmunoterapia en algunos pacientes puede desencadenar reacciones alérgicas severas que ponen en peligro la vida del paciente. Por esta razón, las primeras dosis deben aplicarse en una clínica especializada, equipada para el manejo de las complicaciones y por un personal altamente capacitado.

2.- RINITIS NO ALERGICA

La rinitis no alérgica es una inflamación de la mucosa nasal no mediada por la IgE y con pruebas cutáneas negativas. Afecta al 30 a 50% de los pacientes con rinitis y se manifiesta con síntomas nasales esporádicos o persistentes. Es muy rara en los niños y generalmente se presenta en adultos jóvenes. Los pacientes con rinitis alérgica y no-alérgica comparten síntomas comunes como son la congestión nasal, rinorrea, estornudos y goteo postnasal.

El sistema nervioso autónomo ejerce un efecto nocivo mayor en los pacientes con rinitis no alérgica que en los pacientes con rinitis alérgica, con un predominio del sistema parasimpático que incrementa el flujo sanguíneo, el edema y la secreción nasal, lo que se manifiesta con rinorrea y obstrucción nasal. Los pacientes al hacer ejercicio, acostarse o exponerse a cambios bruscos de temperatura tienden a congestionarse. Existen controversias sobre el manejo de la rinitis no alérgica, debido a que la epidemiología y los criterios diagnósticos son confusos. Actualmente no hay una prueba de diagnóstico específica para la rinitis no alérgica, por lo tanto el diagnóstico es esencialmente de exclusión. En general, la causa más común de la rinitis no alérgica es la rinitis infecciosa, otras causas menos comunes son la rinitis idiopática o vasomotora, rinitis hormonal, síndrome de rinitis no alérgica con eosinofilia, (NARES), rinitis ocupacional, rinitis gustatoria, rinitis medicamentosa y la rinitis inducida por drogas. En este capítulo no se discutirán las rinitis de origen infeccioso.

Las rinitis no alérgicas con una etiología y una patofisiología mal definidas, son generalmente difícil de tratar. Los corticoesteroides intranasales son los medicamentos más eficaces cuando hay un predominio de eosinófilos en los pacientes con rinorrea, estornudos, prurito y congestión nasal. El mecanismo por el cual los corticoesteroides son eficaces en los pacientes con rinitis no alérgica se desconoce, pero se atribuye a las propiedades vasoconstrictoras y antiinflamatorias de los corticoesteroides.

2.1. RINITIS ESOSINÓFILICA NO ALÉRGICA

La rinitis esosinofílica no alérgica o síndrome de NARES, se manifiesta con obstrucción nasal, rinorrea, prurito, estornudos, hiposmia y eosinofilia nasal, con pruebas cutáneas y de radioinmunoensayo negativas. En alguns casos se acompañade pólipos nasales.

2.1.1.- EPIDEMIOLOGIA

La rinitis eosinofílica no alérgica o síndrome de NARES, es una causa frecuente de consulta, pero su prevalencia en la población geneal no se ha definido con precisión, pero se estima entre el 15 y 20% de todas las rinitis crónicas. Debido que más del 80% de los pólipos nasales muestran un alto contenido de eosinófilos en los pacientes no alérgicos, la prevalencia de la rinitis eosinofílica no alérgica pudiera ser más elevada. La triada de asma bronquial, poliposis nasal e intolerancia a la aspirina, se considera por algunos autores, como parte del síndrome de NARES.

2.1.2.- PATOFISIOLOGÍA

El metabolismo anormal de las prostaglandinas ha sido implicado como el mecanismo desencadenante de la rinitis eosinofílica no alérgica. En estos pacientes es común relacionarlos con la rinitis eosinofílica no alérgica, muestran abundantes eosinófilos y su incidencia se incrementa con el paso de los años, con un pico alrededor de los cincuenta años de edad. En varios estudios se ha mostrado que los eosinófilos provocan daño tisular al liberar diversos mediadores tóxicos, como la proteína básica mayor, la proteína catiónica del eosinófilo, la peroxidasa eosinofílica y otros productos de los gránulos de los eosinófilos. Los linfocitos T participan en la patogénesis de esta patología, estimulando la producción de eosinófilos.

2.1.3.- ETIOLOGÍA

Se desconoce la etiología de la rinitis eosinofílica no alérgica, pero debido a su relación con la triada de Sampter (intolerancia a la aspirina, poliposis nasal y asma) y a la elevada incidencia de pólipos nasales en el síndrome de NARES, éste se considera como una expresión temprana de la triada.

2.1.4.- CUADRO CLÍNICO

La historia clínica cuidadosa facilita el diagnóstico de la rinitis eosinofílica no alérgica, con o sin poliposis nasal. La congestión nasal y los estornudos se presentan en forma perene y la hiposmia se presenta en los casos de poliposis nasal asociada. Ocasionalmente los pacientes presentan molestias oculares y el asma bronquial no alérgica es muy frecuente. El examen físico permite valorar las características de la mucosa nasal, la cual semeja una patología alérgica, al igual que el crecimiento de los cornetes y la secreción nasal. Cuando hay pólipos nasales, éstos son de un color amarillo aperlado, con apariencia de un racimo de uvas y afectan con mayor frecuencia la porción superior de los senos etmoidales anteriores. Los pólipos en los pacientes asmáticos con rinosinusitis crónica o con intolerancia a la aspirina, están formados por un tejido fibroso rico en eosinófilos.

2.1.5.- DIAGNOSTICO DIFERENCIAL

La rinitis eosinofílica no alérgica o síndrome de NARES deberá diferenciarse de la rinitis alérgica, rinitis infecciosa, rinitis idiopática, rinitis medicamentosa, rinosinusitis, rinorrea gustatoria, fístulas de líquido cefalorraquídeo, hipertrofia de adenoides, atresia de coanas y deformidades del septum nasal.

2.1.6.- LABORATORIO Y GABINENTE

Las pruebas diagnósticas más importantes son las pruebas cutáneas, que son negativas en la rinitis esosinofílica no alérgica. La citología nasal muestra eosinófilos abundantes en el moco nasal, pero no es una prueba diagnóstica confiable. La biometría hemática generalmente muestra una eosinofilia elevada. Los estudios de imagen se indican en los casos de sospecha de una rinosinusitis atípica o complicada y para evaluar la poliposis.

2.1.7.- TRATAMIENTO

Los corticoesteroides intranasales son los medicamentos más efectivos cuando hay una inflamación eosinofílica de la mucosa nasal. Disminuyen la congestión nasal y el tamaño de los pólipos, además disminuyen la hiperreactividad de la vía aérea, relajan al músculo liso y reducen la cantidad de los mediadores inflamatorios e inhiben la activación de los eosinófilos. En los casos severos un tratamiento corto con corticoesteroides sistémicos, mejora dramaticamente la sintomatología de la rinitis eosinofílica. Cuando la poliposis es muy severa o que no responde al tratamiento médico, se recomienda la extirpación quirúrgica de los pólipos, continuando con un tratamiento post-operatorio prolongado con corticoesteroides tópicos intranasales.

2.2.- RINITIS OCUPACIONAL

Los pacientes con rinitis ocupacional sólo presentan la sintomatología en el lugar donde trabajan. Presentan síntomas irritativos en los ojos y obstructivos en la nariz. Los pacientes con rinitis ocupacional frecuentemente padecen también asma bronquial no alérgica.

2.2.1.- EPIDEMIOLOGÍA

En un estudio realizado en trabajadores de un laboratorio de animales, el 42% de los encuestados presentaban síntomas de rinitis en el área de trabajo y el 6% reaccionaron a las pruebas diagnósticas de exposición a las partículas nocivas encontradas en su área de trabajo. La rinitis ocupacional es muy frecuente en los peleteros, panaderos, ganaderos, veterinarios, carpinteros y a los empleados de fábricas de textiles, fundidoras, fábricas de pinturas y solventes, tintorerías y en los expuestos al polvo del papel.

2.2.2.- FISIOPATOLOGÍA

La inflamación de la mucosa nasal y de la conjuntiva ocular puede ocurrir por una sensibilización específica, o por la irritación aguda o crónica provocada por el contacto de las mucosas con partículas grandes solubles en agua y en los vapores.

Los pacientes con rinitis alérgica son más sensibles a la exposición de las partículas ofensivas en el área de trabajo, al compararlos con los pacientes no alérgicos.

En un estudio de citología nasal se encontró hiperplasia de las células caliciformes y un incremento de los linfocitos en los pacientes expuestos a factores ocupacionales, lo que se correlacionó con la irritación crónica y la respuesta inflamatoria de la mucosa nasal.

2.2.3.- ETIOLOGÍA

La rinitis ocupacional se presenta por la exposición prolongada a las partículas de madera, caspas, pelo, solventes, ácidos, granos y metales en el área de trabajo, lo que causa irritación de la mucosa nasal y ocular, como una respuesta no alérgica o por una hiperactividad de las mucosas.

2.2.4.- CUADRO CLÍNICO

Los síntomas de la rinitis ocupacional son similares a los de las rinitis de otra etiología, como son la irritación nasal y ocular, estornudos, obstrucción nasal, rinorrea hialina profusa, dermatitis y asma bronquial. Generalmente el paciente empeora al estar en el área de trabajo y la sintomatología desaparece o mejora durante los días de descanso.

2.2.5.- LABORATORIO Y GABINETE

El diagnóstico se basa fundamentalmente en la historia clínica y su relación con la exposición a los factores precipitantes en el área de trabajo. Ocasionalmente se requieren de estudios auxiliares para documentar el caso clínico, como son la citología de la mucosa nasal para demostrar el daño producido por las sustancias ofensivas y la rinometría acústica para demostrar objetivamente la obstrucción nasal.

2.2.6.- DIAGNOSTICO DIFERENCIAL

La rinitis ocupacional deberá diferenciarse de la rinitis alérgica, rinitis idiopática, rinitis gustativa, rinitis idiopática, rinitis infecciosa, rinitis eosinofílica no alérgica (síndrome de NARES), rinitis medicamentosa, rinosinusitis, fístulas de líquido cefalorraquídeo y deformidades del septum nasal.

2.2.7.- TRATAMIENTO

En ausencia de una terapia definitiva para la rinitis ocupacional, el evitar la exposición de las sustancias ofensivas es el primer paso del tratamiento. Se recomienda el uso de protectores como los filtros nasales, guantes, ropa herméticamente cerrada y reducir el tiempo de exposición al ambiente en el área de trabajo. En los casos severos se recomienda cambiar la actividad del trabajo. El tratamiento médico sintomático incluye a los antihistamínicos y a los corticoesteroides intranasales.

2.3.- RINITIS IDIOPÁTICA (VASOMOTORA)

La rinitis idiopática o vasomotora es una congestión nasal de causa desconocida, acompañada de rinorrea anterior o posterior y ocasionalmente de estornudos. La rinitis idiopática es un diagnóstico de exclusión, al encontrar pruebas cutáneas y citología nasal negativas. Se debe descartar una etiología de origen infeccioso, alérgico o anatómico.

2.3.1.- EPIDEMIOLOGÍA

La prevalencia de la rinitis idiopática se incrementa con la edad y es la causa más frecuente de rinitis crónica en los adultos mayores de 50 años. En un estudio de 78 pacientes con rinitis no alérgica perenne, el 61% fueron diagnosticados como rinitis idiopática.

2.3.2.- PATOFISIOLOGÍA

En la rinitis idiopática hay alteraciones del flujo sanguíneo, secreciones nasales, disfunción celular epitelial y alteraciones de la función de los neuropéptidos, provocados por un predominio del sistema parasimpático sobre el simpático, lo que provoca la hiperactividad de las glándulas mucosas y la vasodilatación. La estimulación colinérgica parasimpática produce una vasodilatación que se manifiesta por el crecimiento, congestión y palidez de los cornetes, en tanto que la estimulación del simpático produce una vasoconstricción nasal. Estudios recientes con microscopía electrónica de la mucosa nasal en pacientes con rinitis vasomotora, demostraron que los neuropéptidos y el óxido nitroso participan en la patogénesis de la rinitis vasomotora.

La citología y las biopsias de la mucosa nasal en pacientes con rinitis idiopática vasomotora, son muy similares a la de los pacientes sanos.

2.3.3.- ETIOLOGÍA

Se desconoce la etiología de la rinitis idiopática. La rinitis idiopática no ha mostrado una relación con las patologías alérgicas, infecciosas, enfermedades sistémicas, lesiones estructurales o abuso de drogas, por lo que se atribuye a un predominio del sistema parasimpático sobre el simpático.

2.3.4.- CUADRO CLÍNICO

Las manifestaciones clínicas son la rinorrea, estornudos y la congestión nasal. Los pacientes con rinitis vasomotora refieren una hipersensibilidad a los cambios de clima, pisos fríos, tabaquismo, aire acondicionado y cambios de humedad, desencadenando la sintomatología. En algunos pacientes predomina la rinorrea y en otros la obstrucción nasal. Algunos pacientes al ingerir bebidas alcohólicas o alimentos condimentados, refieren congestión nasal y rinorrea. Los pacientes con rinitis idiopática presentan pólipos nasales con una incidencia superior a los vistos en la rinitis alérgica. El examen endoscópico de la mucosa nasal es inespecífico, pero permite descartar otras patologías.

2.3.4.- DIAGNÓSTICO DIFERENCIAL

La rinitis idiopática deberá diferenciarse de la rinitis alérgica, rinitis infecciosa, rinitis eosinofílica no alérgica (síndrome de NARES), rinitis medicamentosa, rinosinusitis, rinorrea gustatoria, fístulas de líquido cefalorraquídeo y deformidades del septum nasal.

2.3.5.- LABORATORIO Y GABINENTE

Actualmente no hay una prueba de diagnóstico específica para la rinitis idiopática, por lo que el diagnóstico es esencialmente de exclusión, una vez que se eliminaron otras causas de rinitis. La citología de la mucosa nasal generalmente es normal y la rinometría acústica permite demostrar objetivamente la obstrucción nasal. En algunos casos se requieren estudios auxiliares para descartar otras patologías.

2.3.6.- TRATAMIENTO

El tratamiento médico de la rinitis idiopática consiste en evitar los factores precipitantes y la administración tópica de bromuro de ipratropio, azelastina y esteroides intranasales. En un estudio en pacientes con rinitis idiopática tratados con 200 mg de fluticasona intranasal una vez al día, mostró que la fluticasona fue significativamente superior al placebo en la reducción de la obstrucción nasal y de la hipertrofia de los cornetes inferiores. En los casos de rinorrea acuosa profusa, la administración tópica del bromuro de ipratropio puede ser de utilidad. Los descongestionantes orales, generalmente prescritos en los pacientes con obstrucción nasal, no son efectivos en un alto porcentaje de los pacientes con rinitis idiopática. No se recomienda el uso de descongestionantes tópicos, por la tendencia a su uso prolongado por parte de los pacientes. La capsaicina tópica produce una descongestión de corta duración, pero su aplicación provoca ardor, lo que impide el apego al tratamiento.

Cuando persiste una obstrucción nasal secundaria a una hipertrofia de cornetes, a pesar de un tratamiento médico adecuado, se recomienda la cauterización o resección parcial de los cornetes inferiores. En algunos casos selectos de pacientes con hipertrofia de cornetes la inyección intranasal en los cornetes de 20 mg de triamcinolona es de utilidad. Sin embargo, se han reportado casos de ceguera posterior a la inyección de corticoesteroides en los cornetes inferiores.

2.4.- RINITIS MEDICAMENTOSA

La rinitis medicamentosa es una obstrucción nasal crónica, inducida por el uso prolongado de descongestionantes tópicos como la oximetazolina, nafazolina, xilometazolina y fenilefrina o por la ingestión de diversos medicamentos como la aspirina, β-bloqueadores, metildopa, anticonceptivos, AINES, reserpina y agentes psicotrópicos, entre otros medicamentos, que inducen la aparición de los síntomas y signos de la rinitis medicamentosa.

2.4.1.- EPIDEMIOLOGÍA

La rinitis medicamentosa se presenta frecuentemente en adultos jóvenes de ambos sexos. La incidencia estimada de la rinitis medicamentosa en las consultas de alergia y otorrinolaringología fluctúa entre el 1 al 9%. Generalmente los pacientes inician el tratamiento con descongestionantes nasales como automedicación durante una infección viral, y lo continúan durante varios días o semanas, lo que provoca una rinitis dependiente del descongestionante. La rinitis inducida por los agentes bloqueadores de los canales del calcio, diuréticos, aspirina, antiinflamatorios, hormonas y otros tipos de drogas, afecta con más frecuencia a los pacientes de edad avanzada que son tratados con diversos medicamentos orales.

2.4.2.- PATOFISIOLOGÍA

Los descongestionantes simpaticomiméticos intranasales causan vasoconstricción de la mucosa nasal bloqueando los receptores que causan la vasodilatación de los precapilares subepiteliales, arteriolas y senos venosos. Posterior a una vasoconstricción prolongada se presenta una vasodilatación e hiperemia secundaria atribuidas a la fatiga por hipoxia de los mecanismos vasoconstrictores. Hay 2 tipos de descongestionantes tópicos: las aminas y los imidazoles. Las aminas simpaticomiméticas como la fenilefrina, son principalmente α1 agonistas, en tanto que los imidazoles como la oximetazolina son α2 agonistas. El tejido venoso es sensible a ambos fármacos, pero los vasos de resistencia son predominantemente α2 sensibles. Las dos familias de fármacos, cuando se usan durante más de 5 a 10 días, provocan la hiposensibilización a los vasoconctrictores exógenos y a la noradrenalina de las terminaciones simpáticas intranasales, lo que disminuye el efecto vasoconstrictor en los cornetes e inducen una vasodilatación secundaria como fenómeno de rebote, con la subsecuente pérdida de efectividad del fármaco, fenómeno conocido como taquifilaxia.

2.4.3.- ETIOLOGÍA

El uso prolongado de los descongestionantes simpaticomiméticos tópicos nasales disminuye el efecto vasoconstrictor de las estructuras nasales y la vasoconstricción resultante, provocando una acumulación metabólica de vasodilatadores, lo que resulta en una obstrucción nasal causada por un fenómeno de rebote.

Otras causas de obstrucción nasal crónica son las relacionadas con la ingestión de diversos medicamentos como la aspirina, antiinflamatorios no esteroides, reserpina, guanetidina, fentolamina, metildopa, inhibidores de la enzima convertidora de la angiotensina, antagonistas α-adrenérgicos, clorpromazina, anticonceptivos orales y cocaína.

2.4.4.- CUADRO CLÍNICO

Los pacientes con rinitis medicamentosa presentan una congestión nasal persistente que empeora al acostarse y con el ejercicio, como resultado de la pérdida del tono adrenérgico. La obstrucción nasal recurrente obliga al paciente a utilizar los medicamentos descongestionantes simpaticomiméticos con más frecuencia, acortando la aparición del fenómeno de rebote. La rinitis medicamentosa secundaria a la administración oral de diversos medicamentos, causa obstrucción nasal persistente, rinorrea hialina y drenaje posterior. La apariencia de la mucosa nasal no permite diferenciar a una rinitis medicamentosa de una infecciosa. Los cornetes generalmente se encuentran crecidos, edematosos, hiperémicos o pálidos y con frecuencia hay formación de costras o sangrado.

2.4.5.- DIAGNÓSTICO DIFERENCIAL

La rinitis medicamentosa se deberá diferenciar de la rinitis infecciosa, rinitis idiopática, rinitis eosinofílica no alérgica (síndrome de NARES), rinitis gustatoria y deformidades del septum nasal.

2.4.6.- LABORATORIO Y GABINENTE

No hay estudios de laboratorio o imagen específicos para el diagnóstico de la rinitis medicamentosa.

2.4.7.- TRATAMIENTO

El tratamiento más lógico y efectivo es la suspensión de los descongestionantes tópicos y de los medicamentos orales relacionados con la obstrucción nasal, la función nasal se recupera al suspender los medicamentos simpaticomiméticos en un periodo de 7 a 21 días. Los descongestionantes orales y el uso de corticoesteroides intranasales pueden ser de utilidad, facilitando el abandono de los descongestionantes tópicos en los pacientes con rinitis medicamentosa. Si persiste la hipertrofia de los cornetes, a pesar de suspender la aplicación de los descongestionantes tópicos y de un adecuado tratamiento médico, se recomienda la cauterización o resección parcial de los cornetes.

2.5.- RINITIS HORMONAL

La rinitis hormonal se manifiesta durante el embarazo, pubertad, en los pacientes en tratamiento con anticonceptivos o con estrógenos conjugados y en los pacientes con hipotiroidismo. La rinitis hormonal se manifiesta principalmente con obstrucción nasal, rinorrea e hiposmia.

2.5.1.- EPIDEMIOLOGÍA

En un estudio multicéntrico se encontró que la incidencia de la rinitis hormonal durante el embarazo es del 22%, y en las mujeres fumadoras la incidencia se incrementa significativamente.

2.5.2.- PATOFISIOLOGÍA

Aunque no se sabe con certeza la patofisiología de la rinitis hormonal, se sabe que algunas algunas hormonas influyen en la congestión nasal. Los estrógenos, progesterona y la hormona del crecimiento de la placenta alteran el sistema nervioso autónomo, incrementando la actividad del sistema parasimpático, acetilcolina y actetilcolina transferasa.

Los estrógenos inhiben a los receptores α-adrenérgicos de las neuronas simpáticas e incrementan los niveles de ácido hialurónico en la mucosa nasal, provocando congestión nasal con o sin hipersecreción. La congestión nasal, característica de la rinitis hormonal durante el embarazo, se atribuye a la vasodilatación e hipersecreción causada por las hormonas circulantes, sin embargo algunos pacientes padecen enfermedades pre-existentes como rinitis alérgica, rinitis vasomotora o rinitis medicamentosa, padecimientos que se exacerban durante el embarazo. La rinitis hormonal durante el embarazo mejora después del parto, en tanto que en la rinitis hormonal provocada por el hipotiroidismo no hay información suficiente que muestre si la rinitis mejora después del tratamiento con hormona tiroidea.

2.5.3.- ETIOLOGÍA

La rinitis hormonal es causada por un imbalance relacionado con los estrógenos exógenos o endógenos y con la hormona tiroidea, sustancias que provocan congestión nasal e hipersecreción nasal.

2.5.4.- CUADRO CLÍNICO

La obstrucción nasal ocurre con frecuencia durante el embarazo, pubertad, ciclo menstrual, uso de anticonceptivos, acromegalia e hipotiroidismo, manifestando una obstrucción nasal severa, rinorrea acuosa y ocasionalmente epistaxis.

Durante el embarazo la obstrucción se manifiesta durante el 2° trimestre y se incrementa significativamente durante el 3er trimestre, en relación con los niveles de estrógenos y mejora después del parto.

2.5.5.- DIAGNÓSTICO DIFERENCIAL

La rinitis hormonal deberá diferenciarse de la rinitis alérgica, rinitis eosinofílica no alérgica (síndrome de NARES), rinitis idiopática, rinitis medicamentosa, rinosinusitis y rinorrea gustatoria.

2.5.6.- LABORATORIO Y GABINENTE

No hay estudios de laboratorio o imagen específicos para el diagnóstico de la rinitis hormonal.

2.5.7.- TRATAMIENTO

Si los síntomas son muy molestos se indican lavados nasales con soluciones salinas, si los síntomas persisten, un tratamiento corto con descongestionantes tópicos combinado con descongestionantes orales y esteroides intranasales, pueden ser utilizados con seguridad a las dosis recomendadas durante el embarazo.

2.6.- RINITIS GUSTATIVA

La rinitis gustativa o gustatoria se caracteriza por la rinorrea profusa que experimentan algunos pacientes posterior a la ingestión de algunos alimentos condimentados, calientes o con el consumo de alcohol.

2.6.1.- EPIDEMIOLOGÍA

La rinitis gustativa afecta con más frecuencia a los hombres de edad avanzada, sin embargo no hay datos epidemiológicos validados sobre la prevalencia de la rinitis gustatoria.

2.6.2.- FISIOPATOLOGÍA

Los alimentos condimentados con chiles y las salsas picantes contienen capsaicina, sustancia que induce la liberación de los neuropéptidos de las fibras nerviosas sensoriales, lo que causa una sobreestimulación del sistema nervioso parasimpático. Algunos autores de acuerdo con observaciones histoquímicas e inmunohistológicas han relacionado a la rinitis gustativa con la estimulación terminal sensorial del nervio trigémino, asociada a un reflejo parasimpático y a la activación de los receptores muscarínicos colinérgicos sensibles a la atropina. Otros autores la relacionan con una estimulación vagal.

2.6.3.- ETIOLOGÍA

La rinitis gustativa o gustatoria se ha relacionado con la ingestión de bebidas alcohólicas, alimentos condimentados, calientes o con colorantes y sustancias preservadoras de los alimentos.

2.6.4.- CUADRO CLÍNICO

La rinitis gustativa o gustatoria se presenta, con mayor frecuencia en los pacientes ancianos, con rinorrea hialina profusa y hialina unos minutos después de la ingestión de comidas calientes o condimentadas. Se clasifica como rinitis gustatoria relacionada con la edad evanzada, post-traumática o con una neuropatía de un par craneal. Algunos pacientes se quejan de congestión nasal, rinorrea posterior y estornudos. En algunos pacientes, los síntomas son tan molestos, que se aislan y afectan emocionalmente.

2.6.5.- DIAGNÓSTICO DIFERENCIAL

La rinitis gustativa deberá diferenciarse de la rinitis alérgica, rinitis eosinofílica no alérgica (síndrome de NARES), rinitis idiopática, rinitis medicamentosa, rinosinusitis y rinorrea hormonal.

2.6.6.- LABORATORIO Y GABINENTE

No hay estudios de laboratorio o imagen específicos para el diagnóstico de la rinitis gustativa.

2.6.7.- TRATAMIENTO

Se recomienda evitar los alimentos que generan los síntomas, lo cual generalmente no es suficiente. La aplicacion intranasal del bromuro de ipratropio como profilaxis o como terapia, es efectivo en algunos pacientes. La aplicación de toxina botulínica se ha utilizado con éxito, pero el resultado a largo plazo, el sitio de aplicación y la dosis de la toxina, aún no se han determinado. El bloqueo de la estimulación neural sensorial mediante la desensibilizacióna la capsaina o con la sección del nervio vidiano, pueden reducir la rinorrea, sin embargo la efectividad de la neurectomía del vidiano es temporal.

2.7. - POLIPOSIS NASAL

Los pólipos nasales son lesiones proliferativas anormales que se originan en cualquier parte de la mucosa nasal y senos paranasales, como resultado de una inflamación de la mucosa de la nariz y senos paranasales. La poliposis es una enfermedad inflamatoria crónica multifactorial que se caracteriza por una inflamación edematosa multifocal de la mucosa nasal, que con el paso del tiempo da lugar a la formación de unas lesiones benignas, translúcidas y de aspecto gelatinoso. A menudo se asocian con la rinosinusitis crónica alérgica o micótica, asma, sensibilidad a la aspirina o con la fibrosis quística en los niños.

2.7.1.- EPIDEMIOLOGÍA

Los pólipos nasales generalmente se presentan en pacientes mayores de 20 años de edad, pero son más frecuentes por arriba de los 40 años. En los adultos predominan en el sexo masculino con una proporción de 2 a 4:1 y sin predominio de raza. Los pólipos nasales son muy raros en los niños menores de 10 años de edad. En los adultos la poliposis nasal se presentan entre el 1 y 4% y en los niños se presentan en el 0.1%, pero en la fibrosis quística se presentran entre el 6 y 48%. Los pólipos se presentan en el 13% de los pacientes con asma no alérgica y en el 5% en los pacientes con asma alérgica y en el 0.5% por cada 3,000 pacientes atópicos.

La prevalencia se eleva en los pacientes con fibrosis quística y en la triada de Sampter (intolerncia a la aspirina, poliposis y asma bronquial). En la rinosinusitis fúngica alérgica la poliposis se presenta en el 80% y en el síndrome de Kartagener en el 27%. Los pólipos nasales en los niños se presentan en la rinosinusitis crónica, rinitis alérgica, fibrosis quística y en la rinosinusitis micótica alérgica.

2.7.2.- PATOFISIOLOGÍA

Histológicamente los pólipos están cubiertos por un epitelio columnar seudoestratificado ciliado y presentan una membrana basal engrosada, estroma edematoso, eosinofilia de 80 a 90% y pocas terminaciones nerviosas y estructuras vasculares. En el estroma existen diferentes mediadores químicos entre los que destacan los leucotrienos y la IL-5, factores de crecimiento, moléculas de adhesión, inmunoglobulinas, serotonina, prostaglandinas y heparina. La histamina se encuentra 100 a 1,000 veces más alta que en el torrente circulatorio. Los eosinófilos son las células inflamatorias más frecuentes y se encuentra en el 80 al 90% de los pólipos. Los neutrófilos se encuentran en el 7% de los pólipos y generalmente se asocian a la fibrosis quística y en la discinesia ciliar primaria (Síndrome de Young). Aproximadamente el 7% de los pólipos presentan neutrofilia en los pacientes con fibrosis quística, disquinesia primaria y en el síndrome de Young.

2.7.3.- ETIOLOGÍA

Se desconoce con certeza la etiología de los pólipos nasales, pero en algunos estudios se han relacionado con una reacción de hipersensibilidad dependiente de la IgE, que estimula un mecanismo mediado por los eosinófilos, que al liberar la proteína catiónica dañan la mucosa nasal. También se han relacionado con la colonización con el *Staphylococcus aureus* y sus toxinas que actúan como superantígenos y provocan una inflamación eosinofílica que favorece la formación de los pólipos nasales.

2.7.4.- CUADRO CLÍNICO

Los pacientes con poliposis nasal manifiestan obstrucción nasal severa y persistente, hiposmia o anosmia, cefaleas, drenaje nasal posterior y con frecuencia síntomas de apnea del sueño. La rinoscopia y la endoscopia revelan la presencia de unas formaciones translúcidas de un color amarillo rosado localizadas en la porción permite observar con más detalle y mejor iluminación, el interior de la cavidad nasal y con frecuencia se observa la salida de una secreción mucopuulenta en la región etmoidal, lo que sugiere la presencia de una rinosinusitis asociada. Los pólipos pueden ser únicos, múltiples, unilaterales o bilaterales. Un pólipo único puede ser un pólipo antrocoanal que se origina en la pared medial del seno maxilar, sale por el ostium y se extiende a la coana y faringe. Otras neoplasias únicas son el pólipo benigno gigante o una neoplasia maligna o benigna. Los pólipos múltiples bilaterales se presentan en grupos de 10 a 20 pólipos pequeños que miden de 3 a 20 mm. Cuando la poliposis es muy severa, generalmente se presenta en los pacientes con una rinosinusitis crónica hiperplásica, como sucede en los pacientes con síndrome de Sampter y en la fibrosis quística.

2.7.5.- DIAGNÓSTICO DIFERENCIAL

Los pólipos nasales se deberán diferenciar del papiloma invertido, pólipo antrocoanal, encefaloceles, gliomas, angiofibroma nasofaríngeo, neuroblastoma, hemangiomas, rabdomiosarcoma, linfoma, cordoma y cáncer nasofaríngeo.

2.7.6.- LABORATORIO Y GABINETE

En los niños con poliposis nasal y rinitis alérgica, se recomiendan las pruebas cutáneas o la prueba de ELISA que utiliza anticuerpos ligados a unas enzimas, así como los inmunoensayos enzimáticos fluorescentes (FEIA) y los inmunoensayos de quimioluminiscencia para confirmar el diagnóstico. Si se sospecha una fibrosis quística se realiza una prueba de sudor para medir el cloro y una valoración genética. Las biopsias de los pólipos se realizan en los casos cuando las lesiones extraídas no tienen la forma y las características morfológicas de los pólipos nasales, cuando no hubo una respuesta satisfactoria al tratamiento médico.

La valoración por imagen se hace mediante la tomografía computarizada de alta definición de la nariz y senos paranasales, con cortes de 1 a 3 mm. Si hay evidencia o sospecha de invasión intracraneal, se solicita una resonancia magnética. En la estadificación radiológica de la rinosinusitis crónica, el sistema de Lund-Mackay es el más utilizado, donde se valora cada lado de la cara en forma independiente. Se valoran los senos maxilares, los senos etmoidales anteriores, los senos etmoidales posteriores, el seno esfenoidal y los senos frontales, así como el complejo osteomeatal. Cada seno se clasifica como 0 cuando no hay anormalidades, como cuando hay una opacidad parcial, como 2 cuando hay una opacidad total, en tanto que el complejo ostemeatal se califica de 0 a 2 cuando hay ausencia o presencia de la patología. El número máximo de la suma de los hallazgos anormales es de 24. Tanto la tomografía computarizada, como la resonancia magnética permiten definir la extensión de la poliposis y la detección de otras patologías.

2.7.7.- TRATAMIENTO MÉDICO

Los antihistamínicos, descongestionantes y cromonas son poco efectivos en el tratamiento de la poliposis nasal, sin embargo el tratamiento con antileucotrienos es eficaz en algunos pacientes con rinitis alérgica y pólipos eosinofílicos. La terapia con esteroides orales e intranasales es el manejo primario en la poliposis nasal, los esteroides orales son los medicamentos más efectivos en el tratamiento a corto plazo de la poliposis nasal, con lo que se logra una disminución importante del tamaño de los pólipos.

En los niños la dosis máxima de prednisona es de 0.5 a 1 mg por kilo de peso por día durante 5 a 7 días, y en los pacientes adultos se recomienda una dosis de 30 a 60 mg diarios durante 1 a 3 semanas. Los corticoesteroides intranasales disminuyen la inflamación eosinofílica relacionada con la poliposis nasal y reducen o retardan el crecimiento de los pólipos.

En un estudio multicéntrico, aleatorizado y controlado con placebo, en pacientes adultos con poliposis nasal, el furoato de mometasona fue significativamente más eficaz que el placebo, en la reducción del tamaño de los pólipos, en la mejoría del olfato y del flujo inspiratorio máximo y en la disminución de la rinorrea anterior y del goteo post-nasal, durante un tratamiento de 4 meses. Sin embargo, en los pacientes con una poliposis nasal no eosinofílica, como ocurre en la fibrosis quística y en la disquinesia ciliar primaria, los corticoesteroides intranasales generalmente no son efectivos. Cuando se decide por el tratamiento quirúrgico se recomienda la administración intranasal de corticoesteroides, antes y después de la cirugía, debido a que mejoran la calidad de la mucosa sinusal y previenen parcialmente las recurrencias, pero el tratamiento se debe mantener por un tiempo prolongado.

En los pacientes con una patología rinosinusal crónica con pólipos, pruebas cutáneas negativas, niveles normales de IgE y que no respondan al tratamiento con los corticoesteroides, se recomienda el uso prolongado de los macrólidos, medicamentos que tienen un efecto inmunomodulador cuando se administran por tiempo prolongado y con una dosis baja. Los lavados nasales con soluciones salinas hipertónicas facilitan la remoción de costras y secreciones inspiradas, mejorando sintomáticamente a los pacientes.

2.7.8.- TRATAMIENTO QUIRÚRGICO

En los pacientes con una poliposis extensa crónica que no mejoró con un tratamiento médico adecuado, requieren un tratamiento quirurgico. La polipectomía simple se indica en la poliposis leve, en tanto que en los casos severos se recomienda la cirugía endoscópica funcional de la nariz y senos paranasales, con o sin microdebridador, lo que permite la resección de los pólipos y la remoción del tejido inflamatorio que contiene a los antígenos que inducen la inflamación, además se restaura la ventilación de los los senos obstruidos, con lo que hay menos recaídas. Los pólipos y la mucosa resecada se envían al laboratorio de patología. Todos los pacientes sometidos a un procedimiento quirúrgico deberán continuar con un tratamiento médico por un tiempo prolongado.

REFERENCIAS BIBLIOGRÁFICAS

1. Blaiss MS: Quality of life in allergic rhinitis. Ann Allergy Asthma Immunol1999,83:449-454.

2. Bousquet J, Van Cauwenberge P, Khaltaev N: Allergic rhinitis and its impact on asthma.J Allergy Clin Immunol 2001, 108(5 Suppl):S147-S334.

3. Bachert C, Vignola AM, Gevaert, P, Leynaert B, Van Cauwenberge P, Bousquet J. Allergic rhinitis, rhinosinusitis, and asthma: one airway disease. Immunol Allergy Clin North Am 2004;24(1):19-43.

4. Corren L: Allergic rhinitis: treating the adult. J Allergy Clin Immunol2000;105:S610-615.

5. Dibildox J. Safety and efficacy of mometasone furoate aqueous nasal spray in children with allergic rhinitis: Results of recent clinical trials. J Alergy Clin Immunol 2001;108:S54-S58.

6. Dibildox J. Corticoesteroids in children. (In) VI Manual of Pediatric Otorhynolarungology IAPO/IFOS. (eds) Sih T, Chinski A, Eavey R, Godinho R. 2007, Lis Grafica&Editora, Guarulhos, Brazil.

7. Druce HM. Allergic and nonallergic rhinitis. In: Middleton EM Jr, Reed CE, Ellis EF, Adkinson NF Jr, Yunginger JW, Busse WW, eds.Allergy: Principles and Practice. 5th ed. St. Louis, Mo: Mosby Year-Book; 1998:1005-1026.

8. Pullerits T., Praks L., Ristioja V., et al: Comparison of a nasal glucocorticoid, antileukotriene, and a combination of antileukotriene and antihistamine in the treatment of seasonal allergic rhinitis. J Allergy Clin Immunol 109. 949-955.2002.

9. Siegel SC. Rhinitis in children. In Mygind N, Naclerio RM (eds) Allergic and Non Allergic rhinitis Ist. edn. WB. Saunders, Philadelphia. 1993:174183.

10. Shubich, I, Dibildox J. Rhinitis and rhinosinusitis treatment with corticosteroids in children. In: Sih T, Clement PAR. Pediatric Nasal and Sinus disorders. Taylor & Francis Publishing Co. Boca Raton, Florida, 2005.

11. Togias A., Naclerio R.M., Proud D., et al: Studies on the allergic and nonallergic nasal inflammation. J Allergy Clin Immunol 81. 782-790.1988.

12. Wallace D V., Dykewicz MS., Bernstein D I., Blessing-Moore J, Cox L, KhanDA., Lang DM., Nicklas RA., Oppenheimer J, Portnoy JM., Randolph CC., Schuller D., Spector S L.Tilles SA. The diagnosis and management of rhinitis: An updated practice parameter. Journal of Allergy and Clinical Immunology– 2008;122,(2):S1-S84.

13. Weiner JM, Abramson MJ, Puy RM: Intranasal corticosteroids versus oral H1 receptor antagonists in allergic rhinitis; systematic review of randomised controlled trials. BMJ 1998;317:1624-1629

14. Wilson A.M., O'Byrne P.M., Parameswaran K.: Leukotriene receptor antagonists for allergic rhinitis: a systematic review and meta-analysis. Am J Med 116. 338-344.2004;

15. Williams PV. Treatment of rhinitis, corticosteroids and cromolyn sodium. Immunol Allergy Clin North Am 2000;20:369-381.

CAPÍTULO 22 | EPISTAXIS

Dr. Javier Dibildox M.

El sangrado nasal se relaciona con diversos factores que dañan la mucosa y las paredes de los vasos de la nariz. Es una patología frecuente en la consulta médica que causa aprehensión en el paciente, familiares y en los médicos no familiarizados con el tratamiento, anatomía nasal o por situaciones adversas, cuando los medios de trabajo son inadecuados, sobretodo cuando el sangrado es severo, persistente o recurrente. Afortunadamente la mayoría de las epistaxis son leves, de corta duración y no causan alteraciones hemodinámicas en el paciente, sin embargo en algunos casos el sangrado puede ser severo, causando hipotensión, broncoaspiración e hipoxia que ponen en peligro la vida del paciente.

1.- ANATOMÍA

La irrigación de la nariz se origina en las ramas terminales de la arteria carótida externa, y en menor proporción de la carótida interna, con un flujo sanguíneo más profuso en las regiones posteriores y superiores de la cavidad nasal. De la carótida externa emergen las arterias maxilar interna y la arteria facial. La rama más importante de la arteria maxilar interna es la arteria esfenopalatina, que emerge a través del foramen del mismo nombre, localizado en la parte posterior de la nariz, por detrás del cornete medio. Se divide en una rama medial y una rama lateral. La rama medial es la arteria septal posterior que da diferentes ramas al septum nasal. La rama lateral irriga la pared nasal lateral y los cornetes.

El plexo de Woodruff, conocido también como plexo nasofaríngeo, se localiza en el centímetro posterior de la mucosa del piso nasal, meato inferior y meato medio. El plexo se extiende a la tira de mucosa vertical que cubre al cartílago de la trompa de Eustaquio, y por arriba de la mucosa de la coana que cubre al rostrum del esfenoides. Está formado por las anastomosis entre las ramas de la arteria maxilar interna: nasal posterior, esfenopalatina y faríngea ascendente. Sin embargo en un estudio reciente con técnicas de microdisección se mostró que los vasos del plexo están formados por unos vasos de pared muy delgada, con escaso tejido muscular o fibroso, lo que corresponde a un plexo venoso.

De la arteria facial emerge la arteria labial superior que se divide en dos ramas: septal y rama alar; la rama septal irriga la porción anterior del septum y al vestíbulo nasal. La rama alar irriga a las alas nasales. Otra rama terminal de la arteria maxilar interna es la arteria palatina mayor que penetra por el foramen incisivo, de donde salen diversas ramas que irrigan la porción inferior del septum nasal. De la arteria facial surge la arteria labial superior de la que se originan las arteria septal anterior y la vestibular. La arteria carótida interna irriga la nariz a través de las arterias terminales de la arteria oftálmica, de la que emergen la arteria etmoidal anterior, y una más pequeña, la arteria etmoidal posterior. Ambas irrigan la parte superior del septum y el cornete superior y se anastomosan con algunas ramas de la arteria esfenopalatina. El plexo de Kiesselbach localizado en el área de Little, se encuentra a lo largo de la porción caudal del septum nasal, donde se anastomosan las ramas de las arterias esfenopalatina, palatina mayor, etmoidal anterior y de la arteria labial superior. (Fig. 1)

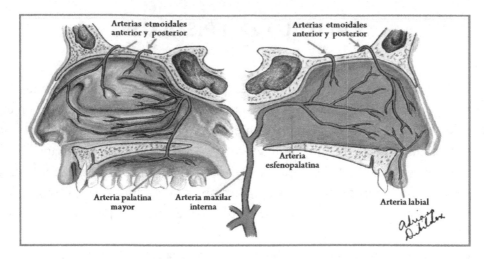

Fig.1.- Irrigación del septum y de la pared lateral de la nariz.

2.- CLASIFICACIÓN

La epistaxis se clasifica según su intensidad y frecuencia del sangrado: como leve, moderada, severa, intermitente o continua; y según su origen en superior, anterior o posterior. La mayoría de los sangrados se clasifican arbitrariamente como anteriores o posteriores, pero desde el punto de vista anatómico el ostium del seno maxilar es la línea divisoria que distingue entre un sangrado anterior y un sangrado posterior, que corresponden al plexo de Kiesselbach y al plexo de Woodruff respectivamente. (Fig. 2)

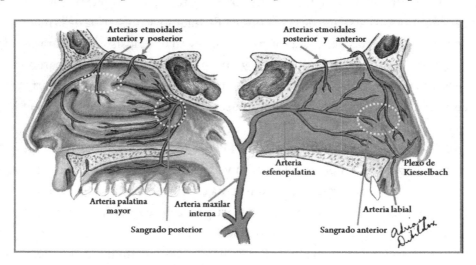

Fig. 2.- Sitio de sangrado en el septum y pared lateral de la nariz.

3.- EPIDEMIOLOGÍA

La epistaxis afecta entre el 10 y 12% de la población y se presenta en niños y adultos, con un pico entre los 15 y 25 años y entre los 45 y 74 años de edad. Predominan en el sexo masculino y son más frecuentes en los meses cuando la humedad ambiental y la temperatura disminuyen, o en los lugares de clima seco y cálido. Los sangrados anteriores son más frecuentes en los niños mayores de dos años y en los adultos jóvenes, en tanto que el sangrado posterior predomina en los adultos hipertensos y con arterioesclerosis.

En los niños la mayoría de los sangrados se originan en el plexo de Kiesselbach. Cuando un sangrado profuso o recurrente se presenta en un adolescente del sexo masculino, se deberá pensar en un angiofibroma nasofaríngeo. La epistaxis es más común en los pacientes con padecimientos inflamatorios, alérgicos o neoplásicos de la nariz, pero la mayoría de las epistaxis se relacionan con algún tipo de trauma nasal. La epistaxis en los niños que no mejoran con el tratamiento, puede ser secundaria a una coagulopatía. La mayoría de los sangrados nasales leves o moderados, se atienden en casa, en el consultorio o en la sala de urgencias en forma ambulatoria. La epistaxis severa generalmente requiere de un tratamiento con un especialista, con cauterización, taponamientos o procedimientos invasivos intrahospitalarios. Con el advenimiento de los endoscopios, tomografía computarizada, resonancia magnética, electrocauterios, rayo láser, radiofrecuencia y sustancias hemostáticas, el tratamiento es más pronto, eficaz y seguro.

4.- ETIOLOGÍA

La etiología de la epistaxis es multifactorial. En el 80% de los casos se considera como idiopática cuando después de una búsqueda minuciosa no se identifica la etiología. En un grupo de pacientes con epistaxis severa se encontró la prolongación del tiempo de sangrado, por una inhibición de la agregación plaquetaria, relacionada con el consumo de alcohol en el 46% de los pacientes estudiados. La epistaxis puede ser causada por factores locales y generales. (Cuadro I)

Cuadro 1: Causas más Frecuentes de Epistaxis
1.- Traumatismos: fracturas nasales, perforación septal, deformidades y espolones septales, cuerpos extraños, sondas nasales, rascado o iatrogenias quirúrgicas.
2.- Hereditarias: : telangiectasia hereditaria familiar
3.- Barométricas: buceo
4.- Infecciones agudas: rinitis, rinosinusitis, enfermedades exantemáticas, adenoiditis, nasofaringitis
5.- Rinitis alérgica: rascado, estornudos, agregación plaquetaria alterada por los antihistamínicos
6.- Infecciones crónicas: rinoescleroma, sífilis, granulomatosis de Wegener, sarcoidosis
7.- Resequedad de la mucosa nasal: por clima seco, causada por desviaciones o espolones septales, rinitis seca o atrófica, uso crónico de gotas nasales, inhalación de drogas o sustancias tóxicas
8.- Hipertensión y arteriosclerosis
9.- Neoplasias benignas: angiofibroma juvenil, hemangioma nasal, granulomas piógenos.
10.- Neoplasias malignas: carcinoma nasofaríngeo, epidermoide y melanoma
11.- Discrasias sanguíneas: hemofilia, enfermedad de Von Willebrand, púrpuras, leucemia, agranulocitosis, hepatopatías, policitemia, nefropatías, hipovitaminosis, uso de anticoagulantes, aspirina o AINES

5.- SANGRADO ANTERIOR

La mayoría de los sangrados nasales generalmente se originan en un sola fosa nasal, y el sitio de sangrado más frecuente, se localiza donde se anastomosan las ramas de las arterias etmoidal anterior, esfenopalatina y labial superior en la porción anterior del septum, sitio conocido como área de Little o plexo de Kiesselbach. La epistaxis generalmente tiende a ceder espontáneamente sin tratamiento o mediante presión digital. La detección de taquicardia, palidez e hipotensión ortostática indican una pérdida importante del volumen sanguíneo, aún cuando el paciente no esté sangrando al tiempo del examen físico.

5.1.- TRATAMIENTO

En los casos de persistencia de un sangrado anterior, leve o moderado, se coloca al paciente en una silla con la cabeza ligeramente inclinada hacia abajo, para evitar el escurrimiento de sangre hacia la orofaringe. Se aspira la nariz o se le pide al paciente sonarse para extraer los coágulos y costras y para disminuir los factores locales de fibrinolisis. Si el paciente fue tratado con un un taponamiento nasal, éste debe ser removido aún cuando el paciente no esté sangrando para facilitar la visualización del interior de la nariz. Si se localiza el sitio sangrante, se comprimen ambas alas nasales durante ocho a diez minutos, de acuerdo al tiempo de coagulación, manteniendo una presión uniforme sobre el septum nasal. Si el sangrado no cede o se identifica un vaso grande que pudiera volver a sangrar, se introduce una torunda de algodón saturada en una sustancia vasoconstrictora como la oximetazolina, fenilefrina, xilometazolina o adrenalina, a la cual se le agrega un anestésico local como la pantocaína, benzocaína o lidocaína.

5.1.1.- CAUTERIZACIÓN

Una vez anestesiada la mucosa nasal, se cauteriza el vaso sangrante con nitrato de plata, ácido tricloroacético o ácido bórico. Con ésta maniobra generalmente se controlan los sangrados del plexo de Kiesselbach. Si el sangrado es recurrente o persistente después de la cauterización, se procede a la electrocoagulación con cauterio, radiofrecuencia o láser, previa infiltración local con un anestésico. No es recomendable cauterizar ambos lados del septum el mismo día, por el riesgo de causar una perforación septal. (Fig. 3) Se recomienda al paciente no rascarse la nariz, utilizar humidificadores en la alcoba y aplicar sustancias como la vaselina blanda en el septum anterior y vestíbulo nasal, para suavizar y humedecer la mucosa nasal. Cuando la vaselina se calienta con la temperatura corporal, se distribuye uniformemente al resto de la mucosa nasal a través del transporte mucociliar.

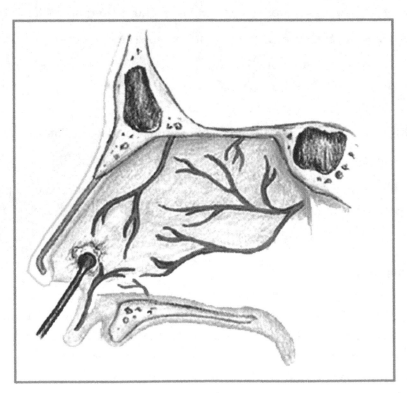

Fig. 3.- Cauterización de un vaso en el plexo de Kiesselbach, con nitrato de plata.

5.1.2.- TAPONAMIENTO ANTERIOR

Cuando no es posible utilizar la electrocauterización, o si el sangrado no fue controlado con este método, se introduce un taponamiento nasal anterior, en una o en ambas fosas, dependiendo de la intensidad del sangrado. El taponamiento más frecuentemente utilizado es una gasa o una serpentina de algodón, impregnada con una pomada con antibiótico, lo cual disminuye la fetidez del taponamiento y la incidencia del choque séptico, causado por las toxinas producidas por el *Staphylococcus aureus*.

Es importante utilizar una buena iluminación y una técnica depurada para disminuir el dolor y el daño a la mucosa nasal. Se inicia la colocación del taponamiento por debajo del cornete inferior, introduciéndolo con movimientos suaves de la pinza de bayoneta de adelante hacia atrás, en capas horizontales colocadas en forma ascendente. Se recomienda dejar ambos extremos de la cinta por fuera de la narina sangrante, para disminuir el riesgo de broncoaspiración del material de taponamiento. Si el sangrado cede se retira el taponamiento anterior a las 24 o 48 horas, dependiendo de la severidad y localización del sangrado. Si se prefiere un taponamiento de material absorbente se utilizan taponamientos de gelfoam o surgicel que no requieren ser extraídos, reduciendo así el trauma y el dolor nasal.

En lugar de un taponamiento anterior con gasa o serpentina, se pueden utilizar cánulas prefabricadas permeables y provistas de balones inflables, localizados en la pared externa de la cánula. Si los balones se inflan con demasiada presión se puede causar necrosis de la mucosa nasal, perforación septal o adhesiones intranasales. Este tipo de taponamiento permite al paciente respirar a través del interior de la cánula.

En los casos de coagulopatías y trombocitopenia, donde el sangrado es en capa y difuso, la cauterización no es recomendable y se prefiere taponar con materiales suaves y absorbibles como el gelfoam, surgicel, o con un dedo de guante o un condón rellenado con una esponja o algodón. Este tipo de taponamientos son menos traumáticos durante su introducción y extracción, lo que disminuye la recidiva del sangrado. Ocasionalmente el sangrado se localiza por detrás de un espolón o de una desviación septal, lo que requiere una corrección quirúrgica mediante la septumplastia para poder ver el vaso sangrante, o con un endoscopio que permita cauterizar por detrás del defecto anatómico.

5.1.3.- DERMOPLASTIA SEPTAL

Las telangiectasias hemorrágicas hereditarias o síndrome de Osler-Weber-Rendu, es una enfermedad autosómica dominante que afecta a los capilares arteriolares. Los pacientes presentan múltiples telangiectasias cutáneas y mucosas, que cuando se localizan en la mucosa anterior del septum nasal, sangran con frecuencia. El tratamiento del sangrado es mediante cauterizaciones repetidas de las telangiectasias, sin embargo tienden a recidivar. La remoción de la mucosa con telangectasias, seguido de la colocación de un injerto de piel, elimina temporalmente las telangiectasias. Otras formas de tratamiento incluyen el tratamiento con el láser KTP o Nd:YAG, con resultados satisfactorios.

6.- SANGRADO POSTERIOR

El sangrado posterior se presenta con mayor frecuencia en el área del plexo de Woodruff. En los casos de un sangrado anterior, que no fue controlado con un taponamiento anterior bien colocado, el origen del sangrado pudiera ser posterior, por lo que se procede a insertar un taponamiento posterior.

6.1.- TRATAMIENTO

El sangrado posterior se origina en un vaso o en el área del plexo de Woodruff. Si el sangrado es severo y el paciente se encuentra hipovolémico, se deberán estabilizar los signos vitales del paciente, vigilar las patologías subyacentes y canalizar una vena para la reposición de líquidos, sangre o sus derivados. El tratamiento de los sangrados posteriores se hace mediante la cauterización endoscópica, taponamiento posterior, ligadura arterial abierta o endoscópica y la embolización selectiva del vaso sangrante. En ocasiones el control rápido del sangrado se logra mediante la introducción de un taponamiento anterior y posterior en situaciones de emergencia.

6.1.2.- CAUTERIZACIÓN ENDOSCÓPICA

Con el advenimiento de los endoscopios rígidos, se prefiere la cauterización endoscópica de los sangrados posteriores, debido a que se disminuyen significativamente las molestias y complicaciones de otros procedimientos; además se acorta la estancia hospitalaria de los pacientes. En una serie de 139 pacientes con sangrado nasal posterior, mediante la endoscopía y cauterización selectiva, se logró el control del sangrado en el 92% de los pacientes incluidos, controlando el sangrado al primer intento en el 82% de los casos. Por ello, en la actualidad se prefiere la cauterización endoscópica, en lugar del tapomiento nasal posterior, que conlleva mayor morbilidad, estancia hospitalaria prolongada y un mayor índice de complicaciones.

6.1.3.- TAPONAMIENTO POSTERIOR

Cuando se requiere un taponamiento nasal posterior, el método tradicional se realiza introduciendo una o dos sondas de Nelaton a través de cada narina, las que se extraen por la boca y se le anudan dos hilos resistentes de seda en la punta de las sondas, luego se jalan las sondas y se extraen por las narinas, dejando los dos hilos fuera de la nariz. Los hilos tienen en su extremo distal un taponamiento de gasa previamente elaborado y un hilo suelto que cae en la orofaringe para facilitar la extracción del taponamiento posterior. Luego se jalan los hilos arrastrando al taponamiento el cual se coloca firmemente en la coana y luego se coloca un taponamiento anterior con una serpentina saturada con una pomada con antibióticos. El taponamiento anterior y posterior se mantiene durante 48 a 72 horas.

Una alternativa al taponamiento posterior clásico es la introducción de una sonda de Foley o cánulas prefabricadas, provistas de un balón pequeño posterior y uno más largo anterior. Las sondas de Foley se han utilizado como taponamiento posterior durante muchos años, están disponibles en la mayoría de los hospitales y es más fácil de colocar que el taponamiento tradicional. Se selecciona una sonda del número 14 o 16 provista de un balón con capacidad de 30 ml. La sonda se introduce a través de la narina del lado sangrante, hasta ver la punta de la sonda por abajo del paladar blando. En éste momento se inyectan aproximadamente de 8 a 12 centímetros de solución salina o aire y se jala la sonda con firmeza para abocarla en la coana, se mantiene la tracción de la sonda y se introduce un taponamiento anterior con gasa vaselinada. Se anudan los extremos del taponamiento alrededor de la sonda para fijarla y mantener la tensión, se cubre con algodón y se sienta sobre una gasa para no lesionar el ala nasal. Se debe valorar una o dos veces el aspecto del ala nasal y revisar la nasofaringe en busca de un sangrado persistente. (Fig. 4)

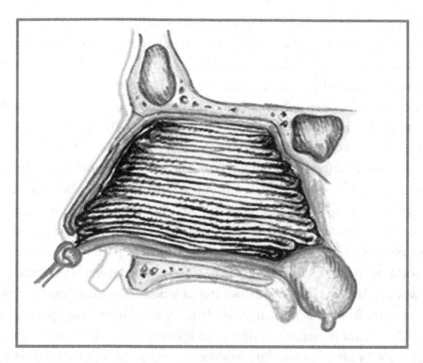

Fig. 4.- Taponamiento nasal anterior y posterior con una sonda de Foley y serpentina.

El taponamiento se mantiene durante 48 a 72 horas y si el paciente no ha sangrado y el hematocrito y la hemoglobina permanecen estables, al 2° o 3ᶜᵉʳ día se desinfla el balón y se deja así durante varios minutos. Si no hay sangrado, se retira la sonda dejando el el taponamiento anterior. Si se utilizó un catéter prefabricado provisto de balones, se siguen los mismos pasos descritos en el manejo del taponamiento con la sonda de Foley.

El taponamiento anterior y posterior actúa como un tamponade nasal que impide la salida de la sangre y secreciones nasales, que al acumularse incrementa la presión intranasal y supera la presión de los vasos, con lo que cede el sangrado.

El tratamiento es efectivo en el control del sangrado en el 70% de los casos, pero se presentan complicaciones en el 17% de los pacientes, entre ellas destacan el dolor, necrosis del ala nasal, apnea del sueño, broncoaspiración, sepsis e hipoxia arterial.

6.1.4.- LIGADURA ARTERIAL

Debido a las molestias causadas durante la introducción, mantenimiento, extracción y complicaciones de un taponamiento nasal anterior y posterior, y considerando la falla reportada de un 15 a 30% en el control del sangrado nasal tratados con ésta técnica, muchos médicos prefieren la cauterización endoscópica o la ligadura arterial temprana. En los casos severos recurrentes o en los que el taponamiento posterior fracasó, muchos médicos proceden directamente a la ligadura arterial. El método más antiguo utilizado, y quizá el menos eficiente por ser el más distal al sitio del sangrado, es la ligadura de la arteria carótida externa, la cual puede realizarse bajo anestesia local o general. Se liga la arteria carótida externa después de identificar al menos dos ramas de la arteria, para evitar el riesgo de ligar la carótida interna. De preferencia deberá ligarse la arteria por arriba de la arteria lingual o de la arteria facial.

La arteria maxilar interna se puede ligar utilizando el microscopio quirúrgico, mediante un abordaje de Caldwell-Luc a través de la pared posterior del seno maxilar, ligando o poniendo clips metálicos en las ramas distales de la arteria esfenopalatina. La eficacia reportada en la literatura de este procedimiento es del 87%, con una incidencia de complicaciones del 28%. Esta técnica está contraindicada en los casos de hipoplasia del seno maxilar. La arteria maxilar interna también puede ligarse en un área más distal, mediante un abordaje transoral a través del surco gingivobucal. La arteria esfenopalatina se puede ligar o colocar un clip metálico por vía endoscópica en la emergencia de la arteria a través del foramen esfenopalatino, localizado por detrás del cornete medio. Este procedimiento interrumpe el flujo sanguíneo distal, lo que evita el flujo retrógrado o directo o por anastomosis directas de la carótida ipsilateral o por la arteria contralateral.

Cada vez un creciente número de otorrinolaringólogos decide utilizar en forma temprana la ligadura arterial en casos selectos, con el fin de minimizar las molestias y la hospitalización prolongada en los pacientes. Las indicaciones de la ligadura arterial son: las discrasias sanguíneas que contraindican la cirugía abierta o en los casos de sangrado persistente a pesar de un taponamiento posterior, sangrado postoperatorio en cirugía nasal y rechazo al taponamiento por el paciente. En los casos de sangrado anterosuperior, posterosuperior o de un sangrado persistente posterior a la ligadura de las ramas de la maxilar interna, se ligan las arterias etmoidales anterior y posterior, mediante un abordaje de Lynch a través de la órbita. Para facilitar la identificación de los vasos y del nervio óptico, se utiliza la forma nemotécnica "24-12-6", para recordar la distancia en milímetros desde la cresta lagrimal a la arteria etmoidal anterior es de 24 mm, la etmoidal posterior se localiza 12 mm detrás de la arteria etmoidal anterior y el nervio óptico se localiza 6 mm detrás de la arteria etmoidal posterior. Una vez localizada la arteria etmoidal anterior se cauteriza, liga o se coloca un clip metálico y se examina la nariz, si el sangrado persiste, se liga, pone un clip metálico o se cauteriza la arteria etmoidal posterior.

6.1.5.-EMBOLIZACIÓN

La angiografía con embolización selectiva distal de la arteria maxilar interna se ha utilizado en el diagnóstico y tratamiento de la epistaxis, en pacientes con un sangrado refractario a la ligadura arterial, en pacientes con áreas sangrantes difíciles de abordar quirúrgicamente o en pacientes de alto riesgo quirúrgico. El éxito reportado del tratamiento con embolización es del 89%, con una incidencia de complicaciones del 27%. Las complicaciones más frecuentes son el dolor temporofacial, parestesias, trismo y embolias de la carótida interna, que pueden causar ceguera y daño cerebral. La complicación más frecuente de la embolización es la parálisis facial.

7.- COMPLICACIONES

Los taponamientos nasales alteran el funcionamiento del transporte mucociliar, laceran e inflaman la mucosa nasal y favorecen la estasis de moco, sangre y coágulos, lo que facilita la proliferación bacteriana causando una bacteremia o infecciones intranasales. Además se pueden bloquear los orificios de drenaje de los senos paranasales y de la trompa de Eustaquio, provocando una rinosinusitis aguda, otitis media aguda o un hemotímpano.

Antes de insertar un taponamiento nasal es recomendable saturarlo con un antibiótico de amplio espectro efectivo en contra del *Staphylococcus aureus*, para disminuir el mal olor y prevenir la liberación de endotoxinas estafilocócicas, que pueden originar un síndrome de choque séptico. El taponamiento bilateral, anterior o posterior, puede causar una depresión respiratoria, especialmente en los pacientes debilitados o de edad avanzada, provocando hipoxia y la exacerbación de las patologías pulmonares preexistentes que pueden causar la muerte. Todo paciente con un taponamiento posterior bilateral deberá ser hospitalizado. También se ha descrito un síndrome de apnea del sueño provocado por la sobredistensión provocada por los taponamientos posteriores, que desplazan el paladar blando causando obstrucción respiratoria.

Los taponamientos pueden causar daño severo y necrosis, relacionado con la presión del taponamiento sobre la piel y mucosa de la nariz, causando sinequias, úlceras y perforaciones septales. Además frecuentemente se lesiona el ala nasal, lo que puede causar una retracción cicatricial o una estenosis.

REFERENCIAS BIBLIOGRAFICAS

1. Barlow, D. W. Effectiveness of Surgical Management of Epistaxis at a Tertiary Care Center. Laryngoscope. 1997;107:21-24.

2. Baron BC LH. Epistaxis In:Gates GA ed. Current Therapy in Otolaryngology-Head and Neck Surgery-4. ed. BC Decker Inc. Toronto 1990;277-279.

3. Bergler W. Topical estrogens combined with argon plasma coagulation in fue management of epistaxis in hereditary hemorrhagic telangiectasia. Ann Otol Rhinol Laryngol. 2002;111: 222-228.

4. Juselius H. Epistaxis. A clinical study of 1724 patients. J Laryngol Otol 1974;88:317-327.

5. Chiu TW, Shaw-Dunn J, McGarry GW. Woodruff's plexus. J Laryngol Otol 2008; 122(10): 1074-1077.

6. Lund V.J. A treatment algorithm for the managemenbt of epistaxis in hereditary hemorrhagic telangiectasia. Am J Rhinol. 1999;13(4):319-322.

7. Mohammed M. E. Therapeutic Embolization in the Treatment of Intractable Epistaxis. Arch Otolaryngol Head Neck Surg. 1995;121:65-69.

8. Moreau, S. Supraselective Embolization in Intractable Epistaxis: Review of 45 Cases. Laryngoscope 1998;108:887-888.

9. Murphy P. A randomized clinical trial of antiseptic nasal carrier cream and silver nitrate cautery in the treatment of recurrent anterior epistaxis. Clin Otolaryngol Applied Sciences. 1999;24(3):228-231.

10. Navarro, J.A.C. The Nasal Cavity and Paranasal Sinuses. Springer-Verlag. Berlin. 2001.

11. O'Flynn P.E. Management of posterior epistaxis by endoscopic clipping ofthe sphenopalatine artery. Clin Otolaryngol Allied Sciences. 2000;25(5):374-377.

12. Oguni T. Superselective embolisation for intractable idiopathic epistaxis. Br J Radiol. 2000; 73:1148-1153.

13. O'Leary-Stickney K, Makielsky K, Weymuller EA. Rigid endoscopy for the control or epistaxis. Arch Otolaryngol Head Neck Surg 1992;118:966-967.

14. Ram B. Endoscopic endonasal ligation of the sphenopalatine artery. Rhinology. 2000;38(3):147-149.

15. Sharp HR, Rowe-Jones JM, Biring GS, et al. Endoscopic ligation or diametry ofthe sphenopalatine artery in persistent epistaxis. J Laryngol Otol 1997;111:1047-1050.

16. Shin EJ, Murr AH. Managing Epistaxis.Curr Opin Otolaryngol Head Neck Surg 2000;8:37-42.

17. Strong EB, Bell DA, Johnson LP, Jacobs JM. Intractable epistaxis: Transantral ligation vs. embolization: efficacy review and cost analysis. Otolaryngol Head Neck Surg 1995;113:674-678.

18. Walshe P. The use offibrin glue in refractory coagulopathic epistaxis. Clinical Otolaryngology & Allied Sciences. 26(4):284-5,2001.

19. Wormanld P.J. Endoscopic ligation of the sphenopalatine artery for refractory posterior epistaxis. Am Rhinol. 2000;14(4):261-264.

20. Wurman LH. Epistaxis In:Gates GA ed. Current Therapy in Otolaryngology-Head and Neck Surgery 5th. ed. Mosby, New York 1994;354-358.

CAPÍTULO 23 | TRAUMA MAXILOFACIAL
Dr. Javier Dibildox M.

En la cabeza y cuello se localizan los órganos y sistemas que controlan la vista, olfacción, audición, deglución, lenguaje y la respiración. Los traumatismos maxilofaciales pueden causar lesiones leves como las abrasiones cutáneas o fracturas nasales, hasta las lesiones que afectan varias estructuras de la cara que ponen en peligro la vida del paciente. Un golpe aislado generalmente causa una lesión bien delimitada, en tanto que las lesiones causadas en los accidentes automovilísticos de alta velocidad provocan fracturas conminutas de los huesos faciales. En más del 50% de los pacientes con lesiones severas, presentan traumatismos en otras áreas del cuerpo, por lo que se requiere un manejo multidiciplinario de los pacientes. En todo paciente politraumatizado se debe analizar primero la permeabilidad de la vía aérea y el estado hemodinámico y neurológico del paciente y posteriormente se valoran las heridas y laceraciones cutáneas, la integridad de la órbita, la valoración de la agudeza visual, el estado de la vía aérea superior, la oclusión dental y el soporte neurovascular de las estructuras faciales. La cara se divide en tercios, en el superior se localiza el techo de la órbita, la región nasoetmoidal y los senos frontales; en el tercio medio el reborde orbitario inferior, el piso de la órbita, la pirámide nasal, los malares, el cigoma y los maxilares superiores con su arcada dental y en el tercio inferior se localiza la mandíbula.

1.- FRACTURAS NASALES

La nariz es una estructura compuesta de hueso, cartílago y tejidos blandos. Su proyección central la hace más susceptible a lesiones accidentales o intencionales. La mayoría de las fracturas nasales son el resultado de riñas, accidentes automovilísticos, durante la práctica de deportes de contacto o caídas. La fractura de los huesos nasales con frecuencia se asocian con otras fracturas ósteocartilaginosas de la nariz, y aunque son muy frecuentes, muchas veces pasan desapercibidas por el médico o por el paciente.

1.1.- EPIDEMIOLOGÍA

De las fracturas faciales la fractura de los huesos propios de la nariz es la más frecuente, ocupando el 39 al 45% de las fracturas faciales y es la tercera en frecuencia de las fracturas del cuerpo humano. Ocurren con mayor frecuencia en el sexo masculino en proporción de 2:1, generalmente relacionadas con la práctica de los deportes, accidentes y riñas. La incidencia más alta se presenta entre los quince y treinta años de edad, seguido por un incremento de las fracturas en pacientes de edad avanzada, relacionadas con las caídas.

1.2.- ETIOLOGÍA

Los traumatismos son la causa más frecuentes de fracturas nasales. Aproximadamente un 34% son provocadas por traumatismos directos durante las riñas, 28% en accidentes y un 23% en la práctica de los deportes. La causa más común de las fracturas nasales en los niños ocurre durante las caídas, pero en todo niño traumatizado se debe pensar que el niño puede ser una víctima de violencia intrafamiliar.

1.3.- PATOFISIOLOGÍA

Las fracturas nasales afectan a los huesos propios de la nariz, cartílagos nasales o ambos. Los huesos nasales son más gruesos en su parte superior y se adelgazan en su porción inferior. Se considera como área débil, la superficie donde se unen los cartílagos laterales superiores con los huesos nasales y la unión del cartílago septal con la cresta maxilar.

La mayoría de las fracturas nasales generalmente se asocian a una fractura del septum cartilaginoso. (Fig.1)

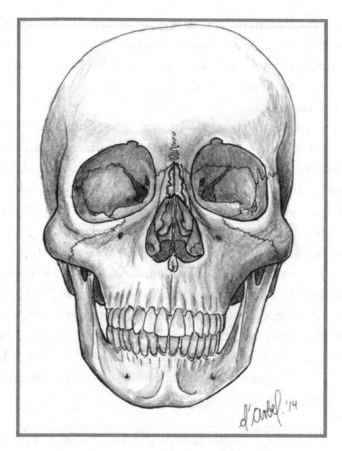

Fig. 1.- Fractura de los huesos nasales

Aproximadamente el 80% de las fracturas ocurren en la zona de transición, entre el hueso grueso de la porción superior y el hueso delgado del tercio inferior nasal. El patrón y extensión de una fractura nasal varía de acuerdo a la densidad del hueso lesionado, sitio, dirección y concentración de la fuerza e intensidad del impacto. Cualquier golpe dirigido hacia la cara, ya sea de frente o de lado, puede modificar la anatomía de la nariz, causando lesiones óseas y cartilaginosas. Los niños sufren con más frecuencia lesiones de los cartílagos nasales, debido al predominio de las estructuras cartilaginosas y a que los huesos nasales son más elásticos que en los adultos. Los pacientes jóvenes tienden a sufrir fracturas nasoseptales severas, en tanto que los pacientes mayores con mayor frecuencia presentan fracturas conminutas.

Las fracturas óseas son el resultado de la dirección y fuerza del trauma. Los golpes frontales pueden causar fracturas deprimidas en la porción inferior de los huesos nasales, o una fractura severa telescópica hundida del complejo nasoetmoidal. Los golpes laterales pueden causar una depresión ipsilateral, o cuando la fuerza del golpe se incrementa, una fractura desplazada con deformidad y desviación contralateral en forma de "C", en la dirección de la fuerza del golpe. Los traumatismos con una dirección de abajo-arriba pueden fracturar y dislocar el septum caudal de la cresta del maxilar. La mayoría de las fracturas nasales afectan al septum nasal.

1.4.- CUADRO CLÍNICO

Durante el examen inicial se debe investigar la cronología y los mecanismos de la lesión. Todas las partes de la nariz deben ser evaluadas cuidadosamente mediante la inspección visual, palpación y manipulación digital. Los signos y síntomas de una fractura nasal son la obstrucción nasal, asimetría, edema, equimosis, desviación de la nariz, depresiones, heridas, laceraciones cutáneas, epistaxis, crepitación, bordes óseos y fragmentos palpables y lesiones de la mucosa nasal. Sin embargo, algunos de los síntomas y signos pueden estar ausentes o presentarse transitoriamente. La nariz debe ser valorada por dentro con un rinoscopio o endoscopio antes y después de la aplicación de descongestionantes tópicos y anestésicos locales. Se requiere de una lámpara frontal y de un aparato de succión para evacuar a los coágulos y secreciones.

Deben documentarse los cambios en el contorno nasal, como son las gibas, hundimientos, irregularidades y elevaciones. La pérdida del soporte generalmente causa un acortamiento de la nariz, retracción de la columela y un ensanchamiento de la base nasal. La equimosis periorbitaria, sin lesión ocular, sugiere una fractura nasal. El septum nasal puede estar dislocado, fracturado o presentar un hematoma septal, el cual que debe ser drenado inmediatamente para prevenir las complicaciones secundarias a la pérdida del soporte nasal. Las estructuras faciales son muy vasculares y propensas a inflamarse rápidamente, situación que dificulta la valoración de las estructuras nasales. Las equimosis externas se observan con frecuencia en la región infraorbitaria, acompañadas de edema de los párpados y hemorragias subconjuntivales. Si el paciente está muy edematizado y no presenta lesiones severas que requieran un tratamiento inmediato, se recomienda la aplicación de compresas frías, dormir con la cabeza elevada y se repite el examen 3 a 5 días después; si el edema persiste se cita al paciente en otros tres a cuatro días para una nueva valoración. Se estima que entre el 33 y 50% de la población presentan alguna deformación septal, por lo que si se encuentra una desviación septal, no indica necesariamente una fractura septal.

1.5.- IMAGENOLOGÍA

Las radiografías pueden confirmar o confundir el diagnóstico. Las placas simples proporcionan una información objetiva, por lo que son requeridas en los casos médico-legales, aunque no muestren la fractura en el 47% de los casos. Las fracturas viejas, líneas de sutura y las marcas vasculares pueden ser confundidas con líneas de fractura, por lo que los hallazgos radiológicos siempre deberán ser relacionados con los hallazgos clínicos. En los casos de fracturas severas o complicadas, la tomografía computarizada permite una valoración detallada de las estructuras de la nariz, cara y cráneo. (Fig. 2)

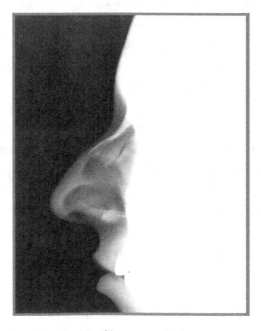

Fig. 2.- Perfilograma de la nariz.

1.6.- TRATAMIENTO

El tratamiento ideal de las fracturas nasales es la reducción inmediata en los pacientes con una deformidad evidente, o con un compromiso funcional dentro de las 3 primeras horas, antes de la aparición del edema inflamatorio. También se requiere un tratamiento temprano en los pacientes con heridas abiertas o penetrantes de la nariz, hematomas septales o cuando hay compromiso de la vía aérea. En los pacientes con heridas nasales, antes de cerrar la herida cutánea, se debe hacer una inspección y limpieza cuidadosa de la lesión para remover cuerpos extraños y realinear o acomodar las fracturas existentes. Si el paciente está muy edematizado y no hay lesiones de consideración, es preferible esperar hasta que el edema disminuya, aunque persista algo de inflamación y fibrosis, lo que pudiera dificultar la reducción. Alrededor de la 3ra semana posterior al trauma, las fracturas empiezan a consolidarse en los adultos, en tanto que en los niños o jóvenes la consolidación ocurre antes de las tres semanas.

La mayoría de las fracturas nasales unilaterales, bilaterales y las fracturas del complejo nasoseptal moderadas, pueden tratarse adecuadamente utilizando la reducción cerrada, previa aplicación de sustancias descongestionantes y anestésicos tópicos o inyectables. Si no se anestesia la nariz, con frecuencia la reducción es inadecuada. En los niños y en las fracturas severas es preferible la anestesia general inhalatoria. Para reducir los fragmentos se utilizan elevadores romos, como el mango de un bisturí protegido con una gasa o los elevadores de Boies. Si los fragmentos están cabalgados, se recomienda utilizar las pinzas de Walsham o de Asch. Una vez reducida la fractura, los huesos nasales tienden a colapsarse, por lo que se recomienda estabilizarlos internamente con un taponamiento anterior y con una fijación externa por medio de cintas adhesivas y una férula. El material utilizado para taponamiento nasal se impregna con una pomada con antibióticos y se retira entre el 2° y 5° día. Se recomienda la administración de antibióticos orales mientras dure el taponamiento.

La reducción abierta está indicada en las fracturas conminutas, desviaciones septales obstructivas, desplazamiento del borde caudal del septum, fracturas expuestas, fracturas antiguas y en los casos de falla durante la reducción cerrada. La reducción abierta con técnicas de rinoplastía cerrada o por un abordaje externo a través de una herida preexistente o mediante las incisiones de la rinoplastía externa permite la visualización, estabilización y fijación adecuada de los huesos y cartílagos de la nariz, y en los casos inestables o con pérdida de hueso, piel o cartílago, se pueden colocar miniplacas, tornillos, alambres, injertos de mucosa, piel o cartílago. Al igual que la reducción cerrada, en algunos casos se requiere de ferulización interna y externa.

En toda fractura nasal se deberá valorar al septum nasal, debido a su importante papel en el soporte central de la nariz y en el mantenimiento de la vía aérea permeable. La mayoría de las lesiones septales en los adultos afectan al cartílago cuadrangular, en tanto que en los niños afectan más a la porción ósea del septum. En toda fractura se debe descartar la presencia de un hematoma septal, y si encuentra, deberá drenarse inmediatamente por aspiración en los casos leves, o mediante una incisión quirúrgica con evacuación del hematoma y colocación de drenaje tipo penrose, seguido de un taponamiento nasal. En los niños las lesiones nasales afectan con mayor frecuencia las áreas cartilaginosas, debido a que los huesos nasales son más elásticos y más pequeños, y al no tratarse, puede ocurrir un retardo en el crecimiento del esqueleto nasal, particularmente del cartílago cuadrangular, por lo que el tratamiento de las fracturas nasales debe ser temprano y conservador, tratando siempre de mantener las estructuras de soporte. La mayoría de los pacientes evolucionan satisfactoriamente, sin embargo en algunos casos persisten desviaciones o deformidades funcionales o estéticas difíciles de corregir, que requerirán una septorrinoplastía posterior.

1.7.- COMPLICACIONES

La epistaxis puede presentarse como secuela del traumatismo, antes, durante o posterior al tratamiento quirúrgico. El sangrado se controla con la aplicación de torundas impregnadas con un vasoconstrictor, cauterización selectiva o mediante un taponamiento anterior o posterior. El material utilizado para el taponamiento nasal, se impregna con una pomada con antibióticos para prevenir el síndrome de shock séptico, causada por algunas toxinas bacterianas.

Los hematomas septales pueden ocurrir en cualquier paciente traumatizado o sometido a cirugía nasal. El hematoma septal es una colección de sangre en el espacio subpericóndrico que reduce la circulación del cartílago, lo que provoca la necrosis del cartílago, además los hematomas con frecuencia se infectan y forman un absceso. Tanto el hematoma como el absceso septal causan pérdida del soporte cartilaginoso del septum, provocando una deformidad en silla de montar. Los hematomas y abcesos septales deben drenarse inmediatamente. Toda rinorrea cristalina posterior a un trauma severo de la cara y nariz, puede ser la salida de líquido cefalorraquídeo por una lesión o fractura de la lámina cribiforme. Estas lesiones pueden complicarse con infecciones severas ascendentes que ocasionan meningitis, encefalalitis o abscesos cerebrales. Otras complicaciones o secuelas tardías de los traumatismos nasales, son la obstrucción nasal, anosmia, deformidad nasal, nariz en silla de montar, sinequias y perforación septal.

2.- FRACTURAS DEL PISO DE LA ÓRBITA

Las fracturas del piso de la órbita pueden ocurrir como una lesión aislada, o como parte de un trauma facial múltiple.

2.1.- EPIDEMIOLOGÍA

Las fracturas del piso de la órbita ocurren con frecuencia en combinación con las fracturas cigomáticas, Lefort II y III y en las fracturas del tercio medio facial.

2.2.- ETIOLOGÍA

Las fracturas del piso de la órbita suceden por un impacto al globo ocular y al párpado superior. Durante las caídas, riñas o accidentes deportivos, las fracturas generalmente no lesionan al reborde orbital, mientras que las fracturas más severas que afectan al reborde orbital, ocurren con mayor frecuencia durante los accidentes automovilísticos.

2.3.- FISIOPATOLOGÍA

La fractura del piso de la órbita es provocada por un impacto de alta velocidad, que al comprimir al párpado superior y al globo ocular, se transmite la energía cinética a las estructuras perioculares, lo que resulta en una onda de presión con un vector hacia abajo, y otro vector medial que se transmite al surco infraorbitario, donde se localiza la porción más delgada del piso de la órbita. Al romperse el piso de la órbita se provoca un hundimiento y desplazamiento hacia abajo del globo ocular que acarrea consigo a la grasa orbitaria y al músculo recto inferior, los cuales pueden atraparse en el sitio de la fractura, limitando la movilidad del ojo al voltear hacia arriba, lo que se manifiesta con diplopia. (Fig. 3)

2.4.- CUADRO CLÍNICO

Los pacientes presentan edema, disminución de la agudeza visual, dolor en el área orbitaria, blefaroptosis, enoftalmos, diplopia al voltear hacia arriba y adormecimiento o anestesia de la región infraorbitaria. Al sonarse la nariz se incrementa el edema periorbitario y puede presentarse un sangrado nasal. En las primeras horas el edema dificulta la valoración del enoftalmos y la limitación del movimiento del globo ocular, pero si hay proptosis se deberá pensar en un sangrado retrobulbar o peribulbar.

Al palpar el reborde infraorbitario se pueden detectar deformidades, escalones y áreas dolorosas. Si hay disminución de la agudeza visual y disfunción de la pupila, se deberá pensar en una neuropatía óptica traumática o por compresión. En un 30% de los casos se encuentra ruptura del globo ocular.

2.5.- IMAGENOLOGÍA

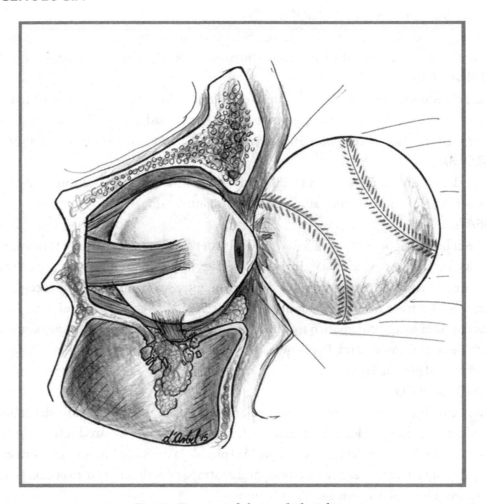

Fig. 3.- Fractura del piso de la órbita.

La tomografía computarizada es muy superior a las placas simples, lo que permite una delimitación precisa de la lesión. La reconstrucción tridimensional facilita la planeación del tratamiento.

2.6.- TRATAMIENTO

Los pacientes sin enoftalmos, sin atrapamiento muscular y con fractura del piso de la órbita menor al 50%, no requieren tratamiénto quirúrgico. Se tratan con la aplicación de compresas frías durante las primeras 48 horas, elevación de la cabecera de la cama al dormir, descongestionantes nasales, antibióticos de amplio espectro y esteroides sistémicos para prevenir la fibrosis. Se recomienda no sonarse la nariz y evitar medicamentos antiinflamatorios no esteroides como la aspirina. Cuando radiológicamente se demuestra una fractura mayor del 50% del piso de la órbita, es muy probable que el paciente presente enoftalmos como secuela, por lo que no deben pasar más de dos semanas para reparar quirúrgicamente el defecto y evitar la fibrosis y la contractura causada por el atrapamiento del músculo recto inferior. El tratamiento quirúrgico recomendado es la reparación del piso de la órbita mediante un abordaje transconjuntival, transcutáneo o transantral, cubriendo el defecto con cartílago, hueso, placas o mallas.

2.5.- COMPLICACIONES

Las lesiones del piso de la órbita pueden complicarse y provocar enoftalmos, diplopia, disminución de la agudeza visual y ceguera.

3.- FRACTURAS DEL COMPLEJO CIGOMÁTICO

Las fracturas del complejo cigomático facial, conocidas anteriormente como fracturas trípodes, afectan al hueso cigomático y a sus articulaciones con el hueso esfenoidal, temporal, frontal y maxilar.

3.1 EPIDEMIOLOGÍA

Las fracturas del complejo cigomático facial ocupan el 3er lugar en frecuencia de todas las fracturas faciales, superadas sólo por las fracturas nasales y mandibulares. Aproximadamente el 85% ocurren en el sexo masculino y un 15% en el sexo femenino. La mayoría de las fracturas ocurren entre los 19 y 45 años de edad.

3.2.- ETIOLOGÍA

Las fracturas del complejo cigomático facial ocurren durante accidentes automovilísticos, golpes contusos con una pelota dura o traumatismos con un objeto sólido.

3.3. FISIOPATOLOGÍA

Debido a que el hueso cigomático es denso y sólido, la fuerza del traumatismo se transmite a lo largo del hueso. Las fracturas ocurren en las áreas más débiles localizadas en las suturas de articulación a los huesos que la rodean, provocando un desplazamiento del cigoma en la dirección del vector del traumatismo. La fractura más frecuente es la rotación del cigoma hacia el seno maxilar, con desplazamiento de la sutura cigomático frontal, en tanto que la fractura del arco cigomático causa un hundimiento de su porción central. Por lo general las fracturas del complejo cigomáticofacial afectan a la pared lateral y al piso de la órbita.

3.4.- CUADRO CLÍNICO

Los pacientes con fracturas cigomáticas se quejan de dolor o adomecimiento del labio superior ipsilateral, edema, epistaxis y lesiones cutáneas. Cuando se lesiona la pared lateral de la órbita se desplaza hacia abajo el tendón del canto externo. Si el piso de la órbita se fractura provoca enoftalmos, exoftalmos o diplopia. Cuando el músculo temporal se atrapa lateralmente entre el cuerpo del cigoma y el proceso coronoides, el paciente presenta trismo.

3.5.- IMAGENOLOGÍA

La valoración de las fracturas faciales con estudios de imagen simples es poco útil, excepto en las fracturas no complicadas del arco cigomático. La tomografía computarizada con cortes axiales y coronales facilitan el diagnóstico preciso de las estructuras dañadas, y con la reconstrucción tridimensional se facilita la planeación del tratamiento. La resonancia magnética también es muy útil en la valoración de la órbita.

3.6.- TRATAMIENTO

El tratamiento de cada fractura depende de la rotación, desplazamiento óseo y lesiones de la órbita. En las fracturas del arco cigomático se utiliza la reducción cerrada, a través de un abordaje transtemporal o sublabial, utilizando un elevador de Guilles. En las lesiones simples con rotación del cigoma se utiliza el abordaje sublabial, lo que permite la alineación del complejo cigomáticomaxilar. Cuando la fractura afecta la órbita, se reduce por vía transconjuntival y en las lesiones severas e inestables, el abordaje hemicoronal permite la fijación adecuada de los fragmentos óseos.

3.7.- COMPLICACIONES

Los traumatismos del complejo cigomático facial pueden causar enoftalmos, diplopia, exoftalmos, pérdida de la agudeza visual, ceguera, hipoestesia, parestesias o anestesia de la región premaxilar y labio superior.

4.- FRACTURAS MAXILARES

Las fracturas del tercio medio de la cara pueden afectar a uno o más huesos faciales y causan grandes deformidades estéticas y funcionales. En los pacientes con lesiones severas en otras partes del cuerpo, generalmente se retrasa el diagnóstico y el manejo temprano de las fracturas.

4.1.- EPIDEMIOLOGÍA

Aproximadamente un tercio de los pacientes politraumatizados presentan fracturas múltiples unilaterales o bilaterales del tercio medio facial. La mayoría de las fracturas de la porción central de la cara ocurren entre los quince y treinta años de edad y predominan en el sexo masculino en el 60 a 80% de los casos. Aproximadamente el 20% de los pacientes politraumatizados sufren heridas faciales, y entre el 6 y 25% de las lesiones son fracturas del maxilar. Las fracturas del maxilar generalmente se asocian a lesiones oculares, neurológicas, abdominales, torácicas, laceraciones y fracturas de otras partes de la cara, brazos, pelvis, piernas y costillas.

4.2.- ETIOLOGÍA

Las fracturas maxilares son la secuela de un traumatismo cerrado del esqueleto facial, durante los accidentes automovilísticos en los adultos y en las caídas en la población pediátrica; otras causas son los asaltos, deportes de contacto, heridas por arma de fuego y accidentes laborales

4.3.- FISIOPATOLOGÍA

Las lesiones del maxilar pueden ser causadas por golpes de alto y bajo impacto. Los traumatismos de alto impacto resultan en fracturas severas, conminutas o impactadas, en tanto que las de bajo impacto provocan lesiones menos severas.

El soporte óseo de la cara descansa en unas estructuras horizontales y verticales, compuestas de un hueso sólido y fuerte, que rodea a otras estructuras óseas más débiles alrededor de los ojos, nariz, boca y senos paranasales. Las estructuras verticales son los pilares nasomaxilares, cigomáticomaxilares y pterigomaxilares. Los pilares horizontales son la barra frontal situada por arriba del reborde orbital superior, reborde orbital inferior, arco cigomático y la porción maxilar de la encía y del paladar. Los pilares horizontales y verticales son el soporte de la cara y absorben la energía de los traumatismos.

Las fracturas del maxilar según Le Fort, siguen patrones predecibles en ciertos tipos de trauma. Las fracturas horizontales o Le Fort I, se extienden horizontalmente en la porción inferior de la maxila, separando a la encía del resto de la porción media de la cara. Se presentan por traumatismos dirigidos hacia abajo, que lesionan al reborde alveolar. La fractura cruza transversalmente al hueso maxilar por arriba de las raíces dentales, lesionando las paredes anterior, lateral y posterior del seno maxilar, cruzando la unión cigomáticomaxilar hasta la apófisis pterigoidea. (Fig. 4) Las fracturas Le Fort II tienen una forma piramidal y son el resultado de un golpe en la parte media o baja de la maxila.

La fractura se extiende desde el puente nasal, a la altura o por debajo de la sutura nasofrontal y sigue por el proceso frontal del maxilar inferolateral al hueso lagrimal, por debajo del piso de la órbita y del reborde orbital o cerca del foramen orbital inferior y se continúa inferiormente, por la pared del seno maxilar y pasa por debajo del cigoma llegando hasta la apófisis pterigoides. (Fig. 5)

Las fracturas transversas o Le Fort III se presentan por un impacto al puente nasal o al maxilar superior. La fractura es una separación craneofacial por una fractura conminuta de los huesos de la cara, cráneo y por una separación de las suturas frontocigomática, maxilofrontal y nasofrontal. Sin embargo las fracturas pueden seguir diversos cursos diferentes a los descritos por Le Fort, como son las fracturas mixtas, unilaterales o las asociadas a fracturas de la mandíbula y cráneo. (Fig. 6)

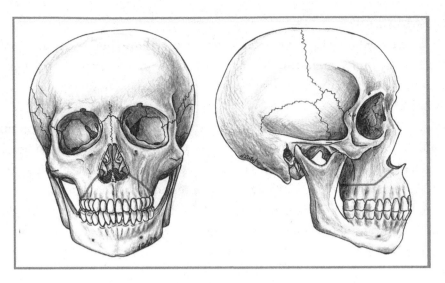

Fig. 4.- Fractura Le Fort tipo I

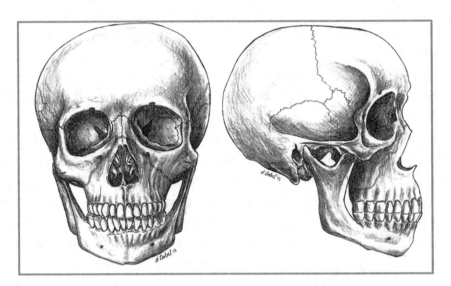

Fig.5.- Fractura Le Fort tipo II

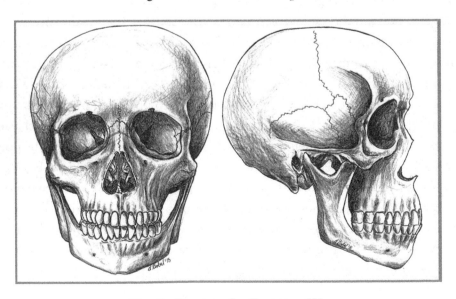

Fig. 6.- Fractura Le Fort tipo III.

4.4.- CUADRO CLÍNICO

Durante el examen inicial, primero se debe valorar el estado de la vía aérea, la respiración y el estado hemodinámico del paciente. Posteriormente se investiga la cronología, los mecanismos de la lesión y la posibilidad de lesiones asociadas en otras áreas del cuello, particularmente en la columna cervical. Todas las partes de la cara deben ser evaluadas cuidadosamente mediante la inspección visual, palpación y manipulación digital. Los signos de una fractura maxilar son la asimetría, edema, equimosis, mordida abierta, pérdida de piezas dentales, parestesias, trastornos visuales, sangrado profuso, depresiones, heridas, laceraciones cutáneas, epistaxis, crepitación, bordes óseos y fragmentos palpables. Se sujeta la encía y se intenta moverla para detectar la presencia de separaciones óseas. En las fracturas de Lefort I el movimiento se detecta en la porción inferior de la maxila, en las fracturas Le Fort II la maxila se mueve a nivel de los rebordes orbitarios y en las fracturas Le Fort III, se mueve la totalidad de la porción media de la cara.

4.5.- IMAGENOLOGÍA

La valoración de las fracturas faciales con estudios de imagen simples, han sido substituidos por la tomografía computarizada, con la que se obtienen cortes axiales y coronales que facilitan un diagnóstico preciso de las estructuras dañadas y con la reconstrucción tridimensional se facilita la planeación del tratamiento.

4.6.- TRATAMIENTO

El tratamiento de las fracturas maxilares ha evolucionado, de un tratamiento tardío hasta que el edema disminuya, a la reparación temprana mediante la reducción abierta y fijación con miniplacas. Se deben restaurar las relaciones de la mordida, buscando un cierre oclusal adecuado de los dientes maxilares y mandibulares, mediante la estabilización de los fragmentos óseos a los pilares de sostén. La fijación de los fragmentos óseos con miniplacas permite un resultado funcional y estético más adecuado.

Los abordajes a la región cigomática, órbita y área etmoidal, se hacen mediante una incisión coronal o hemicoronal. El abordaje al piso de la órbita se hace mediante un abordaje transconjuntival. La maxila y la región del borde infraorbitario se aborda mediante una incisión gingivolabial. Una vez expuestos los fragmentos óseos se procede a la reconstrucción del ancho, altura y proyección de la cara.

4.7.- COMPLICACIONES

Las complicaciones más frecuentes de las fracturas maxilares son la maloclusión, pérdida de piezas dentales, anestesia, parestesia o hipoestesia de la región maxilar y labio superior, ceguera, diplopía, enoftalmos, asimetría facial, cicatrices y deformidad facial.

5.- FRACTURAS MANDIBULARES

Las fracturas de la mandíbula se clasifican de acuerdo a la dirección de la línea de fractura, localización anatómica y por el efecto de los músculos de la masticación sobre los fragmentos óseos. Las fracturas de la mandíbula causan alteraciones de la oclusión y se consideran como fracturas compuestas.

5.1.- EPIDEMIOLOGÍA

La mandíbula se lesiona en el 70% de los pacientes con fracturas faciales, principalmente en los adultos y un 5% en los niños. Las fracturas mandibulares afectan con una incidencia similar al cuerpo mandibular, cóndilo y ángulo de la mandíbula, en tanto que las fracturas de la rama ascendente y del proceso coronoide son muy raras. Los sitios más frecuentes de una fractura mandibular se localizan en el cuerpo mandibular en un 30 a 40%, en el ángulo de la mandíbula en el 25 a 31%, en el cóndilo en el 15 a 17%, en la sínfisis en el 7 a 15%, en la rama ascendente de la mandíbula en el 3 a 9%, en los alvéolos en el 2 a 4% y en el proceso coronoide en el 1 a 2% de los casos.

Aproximadamente el 50% de los pacientes presentan más de una fractura en la mandíbula. Las fracturas dobles generalmente se localizan en el lado contralateral de la sínfisis, como ocurre con la fractura del ángulo de la mandíbula, cuerpo mandibular o en el cóndilo contralateral. Ocasionalmente hay fracturas triples. Las más comunes son la fractura de ambos cóndilos y de la sínfisis mandibular.

5.2.- ETIOLOGÍA

Las fracturas mandibulares ocurren con mayor frecuencia por traumatismos directos en la mandíbula durante un accidente automovilístico en un 43%, asaltos en el 34%, caídas en el 7%, accidentes de trabajo en el 7%, deportes en el 4% y lesiones varias y por arma de fuego en un 5% de los casos. En los niños, la mayoría de las fracturas mandibulares ocurren durante los accidentes automovilísticos o al caer de la bicicleta en un tercio de los casos.

5.3.- FISIOPATOLOGÍA

Cuando se fractura la mandíbula, la contracción de los músculos de la masticación pueden mantener los fragmentos óseos unidos o separados. Si los fragmentos se unen se considera como una fractura favorable, en tanto que cuando los músculos se mantienen separados de los fragmentos óseos se consideran como fractura desfavorable.

Las fracturas pueden ser horizontales, verticales o conminutas. Las fracturas horizontales pueden ser desplazadas o estabilizadas por la contracción vertical de los músculos temporal, masetero y pterigoideos. Las fracturas verticales se estabilizan o desplazan por la contracción en dirección horizontal del músculo milohioideo. (Fig. 7 y 8)

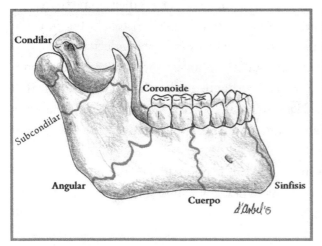 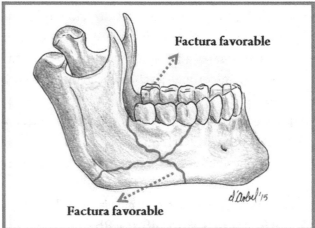

Fig. 7.- Fracturas de la mandíbula: por regiones y favorables y desfavorables.

5.4.- CUADRO CLÍNICO

Los pacientes con fracturas de la mandíbula, se quejan de dolor unilateral o bilateral, pérdida o aflojamiento dental y mala oclusión. Una alteración de la mordida postraumática es altamente altamente sugestiva de una fractura mandibular. Con frecuencia el paciente manifiesta anestesia, parestesias o disestesia del labio inferior. Las laceraciones, hematomas y equimosis, son frecuentes en las fracturas mandibulares.

5.5.- IMAGENOLOGÍA

La valoración radiológica más adecuada se logra con las radiografías panorámicas de cóndilo a cóndilo, o mediante la tomografía computarizada.

5.6.- TRATAMIENTO

Todas las fracturas mandibulares se consideran como fracturas compuestas, por lo que se inicia la administración de antibióticos, inmediatamente después de la confirmación del diagnóstico. Las fracturas deben corregirse dentro de las primeras 24 horas, para disminuir la incidencia de infección y de la mala unión de los fragmentos óseos. Las fracturas se reducen en forma cerrada o abierta. Las fracturas favorables generalmente se corrigen mediante una técnica cerrada, debido a que los músculos mantienen a los fragmentos óseos juntos. Se colocan arcos interdentales y una fijación mandíbulo-maxilar durante un período de 6 semanas. Cuando los fragmentos óseos se encuentran separados en las fracturas desfavorables, la reducción abierta y la fijación con miniplacas, permiten la reaproximación y fijación rígida de los fragmentos óseos. Además, se puede dejar una fijación con la aplicación de los arcos interdentales. La reducción cerrada está indicada en las fracturas favorables no desplazadas, fracturas conminutas severas, fracturas en pacientes desdentados, fracturas en niños con dentición incompleta y en las fracturas del proceso coronoides y de los cóndilos.

La reducción abierta, se recomienda en las fracturas desplazadas no favorables del cuerpo, ángulo y parasínfisis, fracturas faciales múltiples, fracturas bilaterales desplazadas del cóndilo y fracturas desplazadas severas en los pacientes desdentados.

5.7.- COMPLICACIONES

Las complicaciones secundarias a las fracturas de la mandíbula son la anquilosis de la articulación temporomandibular, daño o pérdida de piezas dentales, infección, osteomielitis, mala oclusión, mala unión y daño al nervio alveolar inferior.

REFERENCIAS BIBLIOGRÁFICAS

1. Al-Qurainy IA, Stassen LF, Dutton GN, et al: The characteristics of midfacial fractures and the association with ocular injury: A prospective study. Br J Oral Maxillofac Surg 29:291, 1991
2. Al-Qurainy IA, Stassen LF, Dutton GN, et al: Diplopia following midfacial fractures. Br J Oral Maxillofac Surg 1991;29:302.
3. Barber HD, Woodbury SC, Silverstein KE: Mandibular fractures. In: Oral and Maxillofacial Trauma. WB Saunders Co; 1991:473-526.
4. Dierks EJ: Management of associated dental injuries in maxillofacial trauma. Otolaryngol Clin North Am 1991;24:165-180.
5. Doerr TD, Mathog RH. LeFort Fractures. In: Papel ID, ed. Facial Plastic and Reconstructive Surgery, Second edition. New york, Thieme, 2003:759-768.
6. Ellis E: Fractures of the zygomatic complex and arch. In Fonseca RJ, Walker RV, Betts NJ, et al (eds): Oral Maxillofacial Trauma, ed 2. Philadelphia, WB Saunders, 1997, pp 571-652.
7. Gardner KE, Aragon SB: The mandibular fracture. In: ENT Secrets. Hanley & Belfus; 1996:302-309.
8. Gussack GS, Luterman A, Powell RW, et al: Pediatric maxillofacial trauma: Unique features in diagnosis and treatment. Laryngoscope 1987;97:925.
9. Gwynn PP, Carroway JN, Horton CE, et al: Facial fractures-associated injuries and complications. Plast Reconstr Surg 1979;47:225.
10. Hendler BH: Maxillofacial trauma. In: Rosen P, ed. Emergency Medicine Concepts and Clinical Practice. Mosby-Year Book; 1998: 1093-1103.

11. Kuriakose MA, Fardy M, Sirikumara M, et al: A comparative review of 266 mandibular fractures with internal fixation using rigid (AO/ASIF) plates or mini-plates. Br J Oral Maxillofac Surg 1996;34(4):315-321

12. Lazow SK : The mandible fracture: a treatment protocol. J CraniomaxillofacTrauma 1996 Summer; 2(2): 24-30.

13. Livingston RJ, W hite NS, Catone GA, et al: Treatment of orbital fractures by an infraorbital-transantral approach. J Oral Surg 1975;33:586.

14. Luce EA, Tubb TD, Moore AM: Review of 1000 major facial fractures and associated injuries. Plast Reconstr Surg 1979;63:26.

15. McGill J, Ling LJ, Taylor S: Facial trauma.In: Rosen P, ed. Diagnostic Radiology in Emergency Medicine. Mosby-Year Book; 1992: 51-76.

16. Merritt R, Williams M: Cervical spine injury complicating facial trauma: Incidence and management, Am J Otolaryngol 1997;18:4.

17. Schilli W, Stoll P, Bahr W: Mandibular fractures. In: Manual of Internal Fixation. NY: Springer-Verlag; 1990:65-80.

18. Smith RG: Maxillofacial injuries. In: Harwood-Nuss A, ed. The Clinical Practice of Emergency Medicine. Lippincott, Williams & Wilkins Publishers; 1991: 337-343.

19. Snell RS, Smith MS: The face, scalp, and mouth. In: Clinical Anatomy for Emergency Medicine. Mosby-Year Book; 1993: 206-241.

20. Spiessel B: The stability principle. In: Internal Fixation of the Mandible: A Manual of AO/ASIF Principle. NY: Springer-Verlag; 1989:30-45.

CAPÍTULO 24 | RINOSINUSITIS AGUDA

Dr. Javier Dibildox M.

La inflamación de los senos paranasales rara vez ocurre en ausencia de la inflamación de la mucosa nasal y viceversa, debido a que comparten una misma mucosa. Por tal motivo, es más correcto utilizar el término rinosinusitis, en lugar de sinusitis. La rinosinusitis aguda se define como la inflamación del epitelio de recubrimiento de la nariz y senos paranasales, que afecta a uno o más de los senos, causada por una infección viral o bacteriana. Por lo general la rinosinusitis aguda bacteriana se presenta después de una infección viral de las vías respiratorias altas, o por la exacerbación de la rinitis alérgica.

La inflamación de la mucosa puede obstruir el drenaje de los senos paranasales provocando así un estancamiento de las secreciones dentro de los senos afectados, que al infectarse, induce una mayor inflamación y congestión de la mucosa. La gran mayoría de los pacientes con diagnóstico de rinosinusitis aguda son tratados por médicos de primer contacto. Los casos más severos, recurrentes o de difícil diagnóstico, son tratados por médicos especialistas, como los otorrinolaringólogos, alergólogos, infectólogos y pediatras.

1.- ANATOMÍA

Hay 4 grupos de senos paranasales: maxilares, etmoidales, frontales y esfenoidales que se forman durante diferentes etapas del desarrollo, terminando al final del crecimiento de los huesos faciales. Los senos etmoidales inician su crecimiento durante la 4ª semana de la gestación, son los más desarrollados en los recién nacidos y alcanzan su tamaño máximo entre los 12 y 14 años de edad. Están formados por múltiples células neumáticas, que drenan en un conducto muy pequeño e independiente dentro del meato medio; los senos maxilares son los primeros en neumatizarse, se desarrollan durante el 2° trimestre del embarazo y generalmente están presentes al nacer, alcanzando su tamaño definitivo durante la adolescencia. Los senos frontales se originan de una célula etmoidal anterior y son los últimos en desarrollarse. Inician su crecimiento alrededor de los siete años y lo terminan después de los 18 años de edad y se encuentran hipoplásicos o ausentes, en el 15% de la población.

Los senos esfenoidales alcanzan un tamaño significativo, alrededor de los cinco años de edad, terminando su desarrollo después de los dieciocho años. En el 26 % de los casos los senos son rudimentarios. Debido a que los senos frontales y esfenoidales se desarrollan tardíamente, rara vez se infectan durante la niñez. Los senos paranasales están recubiertos por un epitelio respiratorio ciliado, columnar y seudoestratificado, que contiene numerosas células caliciformes. El drenaje y ventilación de los senos paranasales es a través de unos pequeños orificios llamados *ostiums*. El seno frontal, los senos etmoidales anteriores y el seno maxilar drenan en el área del meato medio conocida como el complejo ostiomeatal, que está localizado entre las inserciones de los cornetes medio e inferior. Ocasionalmente una celdilla etmoidal puede neumatizar al cornete medio, formando una cavidad en el centro del cornete llamada *concha bulosa*, la que puede afectar el drenaje del complejo si alcanza un gran tamaño. El seno esfenoidal drena en el receso esfenoetmoidal, localizado por atrás y arriba del cornete superior.

2.- EPIDEMIOLOGÍA

La rinosinusitis aguda es una enfermedad inflamatoria, cuya incidencia se ha incrementado durante la última década un 18%, afectando aproximadamente al 15% de la población. La incidencia exacta de la rinosinusitis pediátrica se desconoce, pero tiende a elevarse con el incremento de la edad en los niños con infecciones recurrentes de la vía aérea superior y en los pacientes con rinitis alérgica.

Los adultos presentan entre 2 y 3 catarros por año y los niños, debido a la inmadurez del sistema inmunológico, son más susceptibles a las infecciones virales, por lo que padecen entre 6 a 8 catarros por año. En los adultos entre el 0.5 al 5% y en los niños entre el 5 al13% de las infecciones virales se contaminan secundariamente con bacterias, causando una rinosinusitis bacteriana aguda. La rinosinusitis aguda se asocia con otras enfermedades como la otitis media y el asma bronquial.

3.- CLASIFICACIÓN

La clasificación de la rinosinusitis más conocida es la de tipo cronológico, basada en la duración de la enfermedad. Se clasifica como aguda, cuando inicia súbitamente y termina espontáneamente o con un tratamiento médico en un periodo menor de 4 semanas; la rinosinusitis subaguda dura de 4 a 12 semanas; la crónica persiste durante un periodo mayor de 3 meses o más y la rinosinusitis aguda recurrente presenta al menos 4 episodios al año de rinosinusitis aguda o de la agudización de una rinosinusitis crónica.

Otra clasificación propuesta en el 2007 y confirmada en el 2012 por el *Consejo Europeo de Rinosinusitis y Pólipos Nasales (EPOS)* califica a las rinosinusitis como agudas y crónicas y se valora el impacto de la enfermedad en la calidad de vida del paciente. En ambas patologías, el paciente debe presentar dos o más síntomas, y uno de ellos debe ser la obstrucción/congestión nasal o la rinorrea anterior o posterior; además pueden presentar dolor o presión facial y la reducción o pérdida del olfato. En los niños, la clasificación es casi idéntica a la de los adultos, siendo la única diferencia la eliminación de la reducción o pérdida del olfato, la cual fue sustituida por la presencia de tos. Mediante la rinoscopia y la endoscopia se buscan datos objetivos de inflamación como la presencia de los pólipos nasales y/o descarga mucopurulenta, principalmente en el meato medio y/o edema de la mucosa que obstruye al meato medio y/o en la tomografía computarizada hay evidencia de cambios en la mucosa dentro del complejo ostiomeatal y/o en los senos paranasales.

En la valoración de la sintomatología el paciente utiliza una escala visual análoga compuesta por una línea horizontal de 10 cm de largo, y con un rango de cero a diez. En la escala visual el número cero corresponde a la ausencia de síntomas molestos, y el final de la línea a los 10 cm corresponde a la presencia de síntomas más severos y molestos Al paciente se le pregunta: ¿Qué tan molestos son sus síntomas provocados por la rinosinusitis? Y se le pide que marque sobre la línea donde estima que corresponde a la intensidad de sus molestias.

Se considera como severidad leve, cuando la suma del puntaje de acuerdo con la escala visual análoga, es del 0 a 3, moderada de más de 3 a 7 y severa de más de 7 a 10. Cabe destacar que cuando la severidad de los síntomas suma por arriba de 5 puntos, la patología usualmente afecta la calidad de vida de los pacientes.

4.- FACTORES PREDISPONENTES

Se consideran como factores predisponentes diversas condiciones que causan edema de la mucosa u obstrucción anatómica de la nariz como las infecciones virales, bacterianas, micóticas y dentales, la rinitis alérgica, las rinitis no alérgicas, la poliposis nasal, la natación, el tabaquismo. El reflujo extraesofágico, cuando afecta directamente a la mucosa de la nasofaringe, puede obstruir al complejo ostiomeatal. Hay varios estudios en niños y adultos que muestran una mejoría significativa de la sintomatología rinonasal, con un tratamiento médico del reflujo extraesofágico.

Los factores obstructivos considerados como predisponentes son la inflamación y el edema del complejo ostiomeatal, la hipertrofia de las adenoides, las desviaciones del septum nasal, la hipertrofia de cornetes, la presencia de una concha bulosa grande o de un cornete paradójico, los traumatismos, los taponamientos nasales, los cuerpos extraños, las sondas nasotraqueales y nasogástricas y las neoplasias.

La rinosinusitis intrahospitalaria, es una complicación frecuente en los pacientes de la terapia intensiva intubados, con ventilación asistida y con una sonda nasogástrica.

5.- FISIOPATOLOGÍA

Los cilios del epitelio respiratorio barren el moco intrasinusal en la dirección del orificio de drenaje. Los tres factores de mayor importancia para el buen funcionamiento de los senos paranasales, son la permeabilidad del ostium, el transporte mucociliar normal y la calidad y cantidad del moco nasal. El área anatómica de la pared lateral de la nariz más comúnmente afectada por la inflamación de la mucosa durante las infecciones, se localiza en el área lateral al cornete medio, en el sitio del complejo ostiomeatal, donde confluye el drenaje de los senos maxilares, frontales y etmoidales anteriores. (Fig.1)

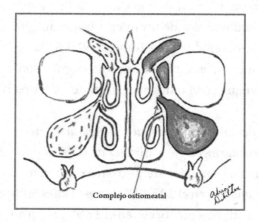

Fig.1.- Obstrucción del complejo ostiomeatal en la rinosinusitis aguda.

La rinosinusitis aguda es el resultado de un proceso inflamatorio en una mucosa nasal previamente dañada, durante un catarro común o influenza, con pérdida temporal de los cilios y células ciliadas, que favorece la multiplicación y adherencia bacteriana en la mucosa sinusal, alterando el drenaje, ventilación y transporte mucociliar de los senos paranasales. La obstrucción del *ostium* disminuye la oxigenación del seno afectado, provoca una presión intrasinusal negativa y se incrementa el CO_2 lo que causa dolor principalmente en el seno frontal. La hipoxia causa trasudación de los vasos, disfunción ciliar y glandular, aumento de la viscosidad de las secreciones, estasis del moco, proliferación de gérmenes patógenos e inflamación de la mucosa. (Cuadro I)

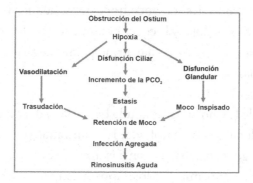

Cuadro I.- Fisiopatología de la rinosinusitia aguda.

Los microorganismos patógenos pueden introducirse a un seno paranasal previamente estéril, a través del ostium del seno afectado, cuando la presión negativa intrasinusal aspira las secreciones nasales, o cuando el paciente crea una presión intranasal elevada al estornudar, sorber o sonarse la nariz. La rinosinusitis crónica es el resultado de la obstrucción gradual del complejo ostiomeatal, provocada por la inflamación de la mucosa, pero su etiología y fisiopatología aún no se determinan con precisión.

6.- BACTERIOLOGÍA

En las infecciones agudas de la vía aérea superior los virus afectan la mucosa rinosinusal durante los primeros siete a diez días, siendo los más comunes los rinovirus, coronavirus, virus de la influenza y parainfluenza. La rinosinusitis aguda bacteriana generalmente es precedida por una rinosinusitis viral, que favorece la invasión de gérmenes patógenos en los senos afectados. Para determinar la microbiología de la infección de los senos paranasales, el estándar de oro es la punción del seno maxilar. Sin embargo las punciones del seno afectado rara vez se llevan a cabo.

Una alternativa menos traumática en la toma directa de muestras para cultivo del complejo ostiomeatal, es la utilización endoscópica de un microhisopo dirigido hacia el meato medio en los pacientes adultos. Los cultivos obtenidos muestran un 60 a 80% de concordancia con la punción del seno maxilar. Las bacterias causales de la rinosinusitis aguda son similares a las encontradas en la otitis media aguda, y al igual que en el oído medio, tienden a ser resistentes a los antimicrobianos β-lactámicos.

Las Guías para el Tratamiento de la Rinosinusitis Aguda Bacteriana con Antimicrobianos, de la Academia Americana de Otorrinolaringología y Cirugía de Cabeza y Cuello reportan que las bacterias más comunes cultivadas mediante la punción del antro maxilar, en pacientes adultos con rinosinusitis aguda, son el *Streptoccocus pneumoniae* en el 20 a 43%, *Haemophilus influenza* en el 22 al 35%, *Moraxella catarrhalis* en el 2 a 10%, especies de Streptococcus en el 3 a 9%, anaerobios en el 0 a 9%, *Staphylococcus aureus* en el 0 a 8% y otros en el 4% de los casos. En los niños se encontró el *Streptococcus pneumoniae* en el 25 a 30%, *Haemophilus influenza* en el 15 a 20%, *Moraxella catarrhalis* en el 15 a 20%, *Streptococcus pyogenes* en el 2 a 5%, anaerobios en el 2 a 5% y sin crecimiento en el 20% a 35% de los casos. Algunas cepas del *Streptoccocus pneumoniae* han modificado la proteína fijadora de la penicilina, lo que los hace resistentes a los antibióticos β-lactámicos, en tanto que el *Haemophilus influenza* en el 40% y la *Moraxella catarrhalis* en el 90% de los casos, producen de β-lactamasas.

En la microbiología de la rinosinusitis nosocomial, los bacilos gram negativos, en especial la *Pseudomonas aeruginosa*, son los más frecuentemente cultivados, seguidos por el *Staphylococcus aureus*, *Staphylococcus epidermidis* y algunos hongos.

Entre el 25 y 50% de las rinosinusitis adquiridas en el hospital son polimicrobianas. Las infecciones micóticas agudas de los senos paranasales son poco frecuentes, siendo las más comunes la aspergilosis, mucormicosis, candidiasis, histoplasmosis y la coccidioidomicosis. El *Aspergillus fumigatus* es el hongo más frecuentemente encontrado en el seno maxilar, principalmente en los pacientes inmunosuprimidos y en los diabéticos descompensados.

7.- CUADRO CLÍNICO

Las manifestaciones clínicas de la rinosinusitis aguda bacteriana dependen de la localzación del seno afectado y del tiempo de evolución de la patología. Los síntomas predominantes en las infecciones rinosinusales agudas son la congestión/obstrucción nasal, rinorrea mucopurulenta anterior y posterior, dolor facial o dental, hiposmia y anosmia. En los niños, además de los síntomas mencionados, con frecuencia presentan ataques de tos durante el ejercicio o al acostarse. También presentan irritabilidad, náusea, vómito, malestar general, fiebre, halitosis o dolor faríngeo.

La rinoscopia anterior, con o sin la aplicación de agentes vasoconstrictores, permite sólo una observación limitada de las estructuras intranasales. La endoscopia nasal rígida o flexible permite valorar en forma precisa las anormalidades del septum, cornetes, mucosa, complejo ostiomeatal, receso esfenoetmoidal y las adenoides. En la rinosinusitis aguda la endoscopia anterior revela enrojecimiento de la mucosa nasal, crecimiento de los cornetes, edema y descarga mucopurulenta en el meato medio.

La rinosinusitis bacteriana aguda maxilar es la más frecuente, con un origen nasal en el 90% de los casos y un 10% de origen dental. Se manifiesta con fiebre, dolor en el área maxilar y en la arcada dentaria superior. El dolor aumenta al percutir la zona del seno maxilar, y ocasionalmente hay edema en las mejillas, particularmente en los niños. Se observa la salida de material mucopurulenlento a través del meato medio o drenaje posterior en el cavum. Los síntomas pueden ser unilaterales o bilaterales y empeoran colocando la cabeza hacia abajo.

La rinosinusitis aguda maxilar de origen dental es secundaria a una extracción de un molar o premolar, cuya raíz puede comunicarse con el piso del seno maxilar, o cuando la raíz o la pieza dental se introduce y queda atrapada en el seno maxilar. Los abscesos apicales de un molar o premolar pueden extenderse hacia el seno maxilar y la secreción de las infecciones dentales es fétida, espesa y multibacteriana. La rinosinusitis etmoidal aguda generalmente se asocia a las infecciones de los senos vecinos, y se caracteriza por dolor o sensación de presión entre los ojos y a los lados de la nariz, cefalea frontal y salida de una secreción mucopurulenta por los meatos medio y superior. Los síntomas empeoran al toser, acostarse o agacharse y mejoran con la cabeza erecta. La rinosinusitis frontal aguda rara vez se presenta en forma aislada. Generalmente se asocia a una infección de las células etmoidales anteriores o de los senos maxilares. Durante la endoscopia se observa la salida de una secreción mucopurulenta en la porción anterosuperior del meato medio. La rinosinusitis frontal se caracteriza por presentar cefalea frontal intensa e intermitente, que se exacerba con los cambios posturales. La palpación o percusión del techo orbital y de la escotadura supraorbitaria suele ser molesta o dolorosa. Característicamente el dolor empeora al acostarse, al presionar alrededor del ojo y mejora con la cabeza erecta.

La rinosinusitis aguda esfenoidal generalmente se asocia a las infecciones etmoidales posteriores o a una pansinusitis. Se manifiesta con dolor profundo en la porción superior de la cabeza, en la frente y por detrás del ojo. La rinoscopia posterior muestra salida de material purulento en la pared posterior.

8.- DIAGNÓSTICO

Es difícil distinguir clínicamente entre un catarro común, rinitis alérgica y una rinosinusitis bacteriana aguda, particularmente en los niños. Las infecciones virales de las vías aéreas superiores, al igual que las alergias y la rinosinusitis, generalmente presentan una combinación de los siguientes signos y síntomas, comunes a las tres patologías: estornudos, congestión, obstrucción nasal, rinorrea, alteraciones de la olfación, presión facial, drenaje posterior, dolor o malestar faríngeo, tos, sensación de presión en los oídos, fiebre y dolores musculares. (Cuadro II) El cuadro clínico del catarro común, dura de 5 a 7 días, y rara vez dura más de 10 días. Cuando los síntomas y signos persisten durante más de 10 días, o cuando empeoran después de 5 días, o cuando son más severos a los esperados para una infección viral de la vía aérea superior, se debe sospechar una infección intrasinusal bacteriana.

El diagnóstico de la rinosinusitis aguda se basa en la historia clínica, antecedentes, factores predisponentes y en la exploración mediante la rinoscopia y endoscopia nasal. La salida de material purulento, a través de los meatos, es un signo característico de una infección rinosinusal, pero su ausencia no descarta la presencia de una rinosinusitis aguda bacteriana, ni las características o el color de la secreción nasal, son un signo patognomónico de infección bacteriana.

CUADRO CLÍNICO	RESFRIADO	RINITIS ALÉRGICA	RINOSINUSITIS AGUDA
DURACIÓN	7-10 DÍAS	VARIABLE	MÁS DE 10 DÍAS
CONGESTIÓN NASAL	++++	++	+++
RINORREA	ACUOSA/++++	ACUOSA/+++	AMARILLA/PURULENTA +++
ESTORNUDOS	+++	++++	+
PRURITO NASAL	+/-	++++	-
TOS	+	+/-	-
HIPOSMIA	++	+	++ /+++
HALITOSIS	-	-	++
DOLOR FACIAL/PRESIÓN	-	-	++/+++
DOLOR DENTAL	-	-	++
CEFALEA	+	+/-	+++
FIEBRE	+/-	-	++
MALESTAR GENERAL	+++	-	+++

Cuadro II: Diagnóstico diferencial de las patologías de la vía aérea superior.

9.- DIAGNÓSTICO DIFERENCIAL

La rinosinusitis aguda bacteriana deberá diferenciarse del catarro común, rinosinusitis viral, rinitis alérgica, rinitis vasomotora, rinitis medicamentosa, cuerpos extraños, adenoiditis, poliposis nasal, enfermedades granulomatosas y de las neoplasias. Además se deberá diferenciar de los abscesos dentarios del seno maxilar y de las neuralgias del trigémino.

10.- ESTUDIOS AUXILIARES DIAGNOSTICOS

La citología nasal se utiliza frecuentemente, para identificar las células presentes en la mucosa nasal en los pacientes con rinitis alérgica y/o rinosinusitis aguda, para diferenciar entre una patología alérgica o infecciosa. Cuando hay una elevación de los esosinófilos, no se confirma ni se descarta, una patología de origen alérgico, pero la prueba sugiere una rinitis esosinofílica. Si hay un predominio de los neutrófilos, sugiere una probable infección bacteriana. El valor clínico de la citología nasal tiene una especificidad del 40 a 90% y una sensibilidad del 67 al 87%. Debido a que el diagnóstico de las infecciones de los senos paranasales se basa principalmente en la historia clínica y en los hallazgos endoscópicos, los estudios radiológicos no se solicitan rutinariamente. Sin embargo en los casos severos atípicos, complicados, fracaso terapéutico o cuando se sospecha una neoplasia, se solicitan preferentemente estudios tomográficos de alta resolución.

La transiluminación tiene un valor muy limitado por su baja sensibilidad y especificidad. Es parcialmente útil en la valoración de los senos maxilares y frontales. El ultrasonido en la modalidad A o B ha sido utilizado en la valoración de los senos paranasales, particularmente del seno maxilar y frontal, sin embargo su utilidad comparada con la radiología es muy limitada, debido a su baja sensibilidad. Aunque es un estudio seguro y de bajo poder diagnóstico, se puede utilizar en las pacientes embarazadas con rinosinusitis, donde no es deseable la exposición a las radiaciones ionizantes.

Las placas radiológicas simples de los senos paranasales tienen poca utilidad clínica, debido a la baja definición de las estructuras anatómicas y a la superposición de las estructuras óseas del cráneo y macizo facial, lo que se refleja en un alto índice de falsos positivos y negativos, sin embargo con las nuevas técnicas de imagen con tecnología digital, se ha mejorado significativamente la calidad de las placas simples. Son más útiles en la valoración de la rinosinusitis aguda, que en la valoración de la rinosinusitis crónica.

La proyección de Caldwell es útil en la valoración de los senos frontales y etmoidales, la proyección de Waters en la valoración del seno maxilar, la placa lateral en la evaluación del seno esfenoidal y de las adenoides en los niños. Los criterios diagnósticos radiológicos de rinosinusitis son: la opacidad uniforme de uno o más senos, presencia de niveles hidroaéreos y un engrosamiento mayor de 4 mm de la mucosa sinusal.

La tomografía computarizada, por la alta definición de las estructuras óseas y delimitación del problema inflamatorio, es el método más útil en la valoración de las patologías inflamatorias, neoplásicas e infecciosas de los senos paranasales, particularmente cuando hay obstrucción del complejo ostiomeatal. Los cortes coronales son fundamentales para la valoración del complejo ostiomeatal, mientras que los cortes axiales, permiten valorar las células etmoidales posteriores.

Sin embargo a pesar de la claridad y definición de las estructuras, la tomografía computarizada no distingue entre una infección viral o bacteriana. Se solicitan en las patologías recurrentes, fallas al tratamiento, en los casos que empeoran a pesar de un tratamiento adecuado, o cuando hay sospecha o evidencia de una complicación o neoplasia. (Figs. 2, 3, 4)

La resonancia magnética define superiormente a los tejidos blandos, pero no es muy útil en la valoración de la patología ósea, por lo que se solicita en los casos de extensión extrasinusal, abscesos, neoplasias o complicaciones.

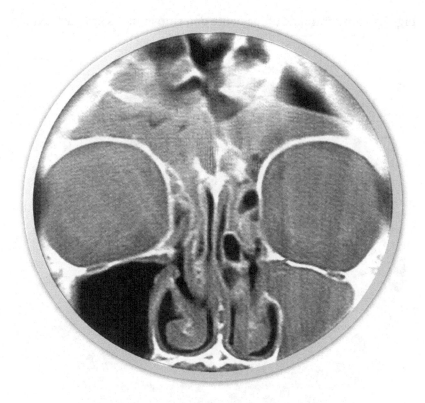

Fig. 2.- Opacidad uniforme del seno maxilar con bloqueo del complejo ostiomeatal y receso frontal.

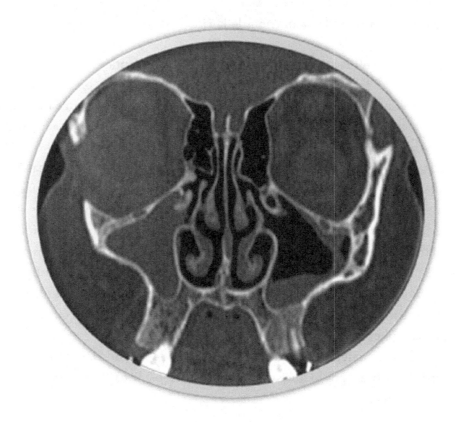

Fig. 3.- Tomografía de un paciente con rinosinusitis aguda maxilar

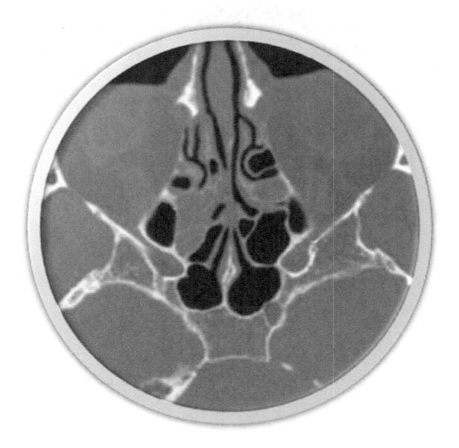

Fig. 4.- Tomografía con opacidad de los senos etmoidales.

11.- TRATAMIENTO MÉDICO

En los pacientes con diagnóstico de rinosinusitis aguda bacteriana, la resolución espontánea durante las primeras dos semanas es muy alta, superior al 80% de los casos. El objetivo del tratamiento de la rinosinusitis aguda es el control de la infección, la mejoría sintomática, la disminución del edema de la mucosa nasal y de los senos paranasales, la restauración de la permeabilidad de los *ostiums* afectados, la mejoría del drenaje de las secreciones retenidas y la prevención de las complicaciones.

Cuando se sospecha una etiología viral, el tratamiento es sintomático, evitando los antibióticos. Tanto en la rinosinusitis aguda viral como en la bacteriana, se utilizan diversos medicamentos como los descongestionantes tópicos y sistémicos, antialérgicos, mucolíticos, lavados nasales con soluciones salinas y los corticoesteroides intranasales.

Los descongestionantes α-adrenérgicos tópicos o sistémicos, teóricamente mejoran la ventilación y el drenaje de los senos obstruidos, al disminuir el edema de la mucosa del *ostium* afectado, sin embargo no hay evidencia que soporte lo anterior. Sólo se recomiendan para el tratamiento sintomático en los pacientes con obstrucción nasal y rinosinusitis aguda. Los descongestionantes orales disminuyen la obstrucción nasal, particularmente la seudoefedrina, pero pueden causar eventos adversos indeseables como la hipertensión, retención urinaria, insomnio, irritación y nerviosismo entre otros.

Los descongestionantes intranasales más utilizados son la oximetazolina, xilometazolina, fenilefrina y la nafazolina, sustancias que proporcionan una mejoría sintomática rápida, pero que deberán utilizarse durante pocos días, para evitar el efecto de rebote, la resequedad, la paresia ciliar y la rinitis medicamentosa secundaria al abuso de los mismos.

Por otro lado, los beneficios reportados con el uso de los descongestionantes tópicos, como son la descongestión de la mucosa y la mejoría sintomática del paciente al respirar mejor, deben valorarse por la posibilidad de causar una inhibición del movimiento ciliar que altere la salida del moco infectado. Adicionalmente, al disminuir el flujo sanguíneo en la mucosa nasosinusal por la vasoconstricción causada por los descongestionantes, la tensión de oxígeno puede disminuir y alterar la difusión del antibiótico en la mucosa sinusal. En un grupo de pacientes en tratamiento con descongestionantes, las tomografías computarizadas de los senos paranasales mostraron poco o ningún beneficio en el drenaje de los senos afectados.

Los antihistamínicos son usados con frecuencia en el tratamiento médico de la rinosinusitis aguda, pero sólo están indicados en los casos de pacientes con sospecha o diagnóstico de una alergia sintomática y rinosinusitis aguda. Los antihistamínicos de 1ª generación presentan efectos anticolinérgicos que resecan la mucosa nasal y espesan y retienen las secreciones, por lo que se prefieren los de 2ª generación o no sedantes, por su escasa o nula acción anticolinérgica.

Los medicamentos mucolíticos se prescriben con mucha frecuencia, como tratamiento adyuvante con los antibióticos y descongestionantes nasales. La guaifenesina, acetilcisteína, carbocisteína y ambroxol, teóricamente facilitan el drenaje de las secreciones adelgazando las secreciones espesas y viscosas, pero de acuerdo las recomendaciones del *Consejo Europeo sobre rinosinusitis y pólipos nasales 2007 y 2012 (EPOS)*, no son efectivos en el tratamiento de la rinosinusitis aguda.

Los corticoesteroides intranasales muestran un efecto antiinflamatorio y descongestivo, que reduce la permeabilidad vascular e inhibe la liberación de la histamina, leucotrienos, factor activador de las plaquetas y prostaglandinas y además disminuyen la infiltración de las células inflamatorias, como los eosinófilos. El efecto antiinflamatorio y descongestionante de los esteroides intranasales facilita la ventilación y el drenaje de los senos afectados, aunque no hay evidencia convincente de que los corticoesteroides intranasales lleguen al complejo ostiomeatal. Se recomiendan en el tratamiento de la rinosinusitis aguda, en la profilaxis de la rinosinusitis aguda recurrente, en el tratamiento de la rinosinusitis crónica con o sin pólipos nasales, y en el tratamiento pre y postoperatorio en los pacientes con rinosinusitis crónica, sometidos a cirugía de los senos paranasales.

Los corticoesteroides intranasales han mostrado una reducción significativa de la congestión nasal en los pacientes con rinosinusitis aguda cuando se utilizan como monoterapia o con el uso concomitante de antibióticos. En un estudio doble ciego, aleatorizado y controlado con placebo en pacientes con rinosinusitis aguda se utilizó la mometasona 200 mg 2 veces al día o una vez al día como monoterapia, comparándola con la amoxicilina 500 mg cada 8 horas y con el placebo. El estudio mostró que la aplicación de mometasona 2 veces al día, fue superior a la amoxicilina y al placebo, en la mejoría de los síntomas nasales totales, en tanto que la aplicación una vez al día fue superior al placebo, pero no a la amoxicilina. En otro estudio aleatorio y comparado con placebo en niños con rinosinusitis aguda, la combinación de budesonida y amoxicilina-clavulanato durante 3 semanas, mostró una mejoría de la tos y disminución de la secreción nasal al final de la 2ª semana en el grupo tratado con budesonida, comparado con placebo. En un estudio similar en pacientes mayores de 12 años de edad, tratados con mometasona 400 o 200 mg y amoxicilina-clavulanato durante 21 días, mostró una mejoría significativa de la congestión, dolor facial, cefalea y rinorrea, en el grupo tratado con mometasona.

Para facilitar la eliminación de las costras y del moco inspisado, se recomienda el uso de humidificadores, inhalaciones de vapor o irrigaciones nasales con soluciones nasales isotónicas o hipertónicas que facilitan la remoción de las costras, disminuyen el edema y aceleran el transporte ciliar. La solución salina hipertónica puede prepararse mezclando una cucharita de sal en grano, 1/2 cucharita de bicarbonato y dos tazas de agua. Las irrigaciones se hacen utilizando atomizadores, perillas, goteros, jeringas o un "waterpik" con adaptador nasal. Actualmente existen diversas marcas comerciales de soluciones salinas nasales, que vienen en un aplicador con presión positiva, lo que facilita la distribución y penetración de la solución en las cavidades nasales.

En la rinosinusitis aguda bacteriana los antibióticos deberán seleccionarse empíricamente, de acuerdo a su efectividad en contra de las bacterias causales más frecuentes, en la severidad de la infección, antecedentes de alergias medicamentosas, en la tolerancia, seguridad, edad del paciente y en el sabor y costo del medicamento. Cuando una infección de la vía aérea superior fue tratada recientemente con antibióticos, en las infecciones nosocomiales, en los pacientes de alto riesgo y en los pacientes inmunodeprimidos, se deberán prescribir antibióticos resistentes a las β-lactamasas. La resistencia bacteriana de los gérmenes causales productores de β-lactamasas de la rinosinusitis aguda bacteriana, ocurre en menos del 30% de los pacientes y se incrementa entre 40 y 50%, en los pacientes con infecciones rinosinusales crónicas.

Tradicionalmente el tratamiento con antibióticos en la rinosinusitis aguda bacteriana dura de 10 a 14 días o 7 días posteriores a una mejoría sintomática. Existen diversos reportes de casos tratados durante 5 a 7 días, con la misma efectividad que los tratamientos más largos. Sin embargo, el tratamiento deberá adaptarse individualmente de acuerdo a la edad del paciente, severidad de la infección, antecedentes y respuesta al tratamiento. Si no hay una mejoría clínica significativa a los 3 o 5 días, se recomienda utilizar otro antibiótico. Destacan por su eficacia la amoxicilina, amoxicilina-ácido clavulánico, las quinolonas respiratorias, cefalosporinas de 2ª y 3ra generación, clindamicina y los macrólidos. En los pacientes alérgicos a la penicilina se indica el trimetroprim-sulfametoxazol o los macrólidos como la claritromicina o azitromicina.

Las Guías del Consejo Europeo sobre Rinosinusitis y Pólipos Nasales 2007 y 2012 (EPOS) y las Guías Pan-Americanas de la Práctica Clínica para el Tratamiento Médico de la Rinosinusitis Aguda y

Crónica, recomiendan en los pacientes adultos con un cuadro leve y no complicado de rinosinusitis aguda bacteriana, un tratamiento inicial de los síntomas causados por el proceso inflamatorio subyacente. Si los síntomas empeoran después de 5 a 10 días, o si persisten durante más de 10 días, y en los casos moderados o severos, el tratamiento con antibióticos debe iniciarse. En los pacientes con complicaciones meníngeas, orbitarias o en los pacientes inmunosuprimidos o hospitalzados, el tratamiento con antibióticos debe iniciarse inmediatamente.

Las terapias recomendadas son la amoxicilina a dosis de 1.5 g a 4 g por día, amoxicilina-ácido clavulánico 1.5 a 4 g/250 mg cada 12 horas, cefpodoxima 200 mg cada 12 horas, cefuroxima 250 a 500 mg cada 12 horas o cefdinir 300 mg cada 12 horas. En los pacientes alérgicos a los antibióticos β-lactámicos se recomienda el trimetroprim 160 mg/sulfametoxazol 800 mg cada 12 horas, doxiciclina 100 mg cada 12 horas, azitromicina 500 mg diarios durante 3 días, o claritromicina 250 a 500 mg cada 12 horas. En los casos de falla terapéutica después de 72 horas de tratamiento, se recomienda el cambio de antibiótico o una nueva valoración clínica del paciente.

En los pacientes con enfermedad moderada o con uso reciente de antibióticos, las guías recomiendan como terapia inicial a las quinolonas respiratorias levofloxacino 500 mg cada 24 horas, moxifloxacino 400 mg cada 24 horas, amoxicilina 4g/ácido clavulánico 250 mg cada 12 horas, ceftriaxona 1 g I.M. o I.V. cada 24 horas.

En las fallas terapéuticas se deberá hacer una reevaluación clínica. En los pacientes alérgicos a los antibióticos β-lactámicos, se recomiendan las quinolonas respiratorias como levofloxacino 500 mg cada 24 horas o moxifloxacino 400 mg cada 24 horas o un tratamiento combinado con clindamicina 150 a 450 mg cada 6 horas y rifampicina 300 mg cada 12 horas. En las fallas terapéuticas revalorar al paciente.

Para el tratamiento inicial de los niños con enfermedad leve, que no han sido tratados recientemente con antibióticos en las 4 a 6 semanas previas, se recomienda la amoxicilina 90 mg/ácido clavulánico 6.4 mg por kilo de peso por día, o amoxicilina 90 mg por kilo de peso por día, cefpodoxima 5 a 10 mg por kilo de peso por día, cefuroxima 50 mg por kilo de peso por día o cefdinir 150 mg cada 12 horas. En los niños con alergia a los antibióticos β-lactámicos se recomienda el trimetroprim 6-8 mg mg/sulfametoxazol 30-40 mg por kilo de peso por día, azitromicina 10 mg por kilo de peso por día, claritromicina o eritromicina 30 a 50 mg por kilo de peso por día. En los niños con enfermedad leve o que fueron tratados con antibióticos en las 4 a 6 semanas previas, recomiendan como tratamiento inicial amoxicilina 90 mg/ácido clavulánico 6.4 mg por kilo de peso por día, cefpodoxina 5 a 10 mg por kilo de peso por día o cefuroxima 50 mg por kilo de peso por día I.M o I.V. durante 5 días.

En los pacientes alérgicos a los antibióticos β-lactámicos, se recomienda el trimetropim sulfametoxaxol de 6 a 8/30 a 40 mg por kilo de peso por día, azitromicinina 10 mg por kilo de peso por día, claritromicina o eritromicina 30 a 50 mg por kilo de peso por día, ceftriaxona 50 mg por kilo de peso por día o una terapia combinada con dosis altas de amoxicilina 90 mg por kilo de peso por día o clindamicina 15 a 30 mg por kilo de peso por día más cefixima 8 a 10 mg por kilo de peso por día o amoxicilina 90 mg por kilo de peso por día o clindamicina 15 a 30 mg por kilo de peso por día más rifampicina 10 a 20 mg por kilo de peso por día.

En las *Guías para el Tratamiento de la Rinosinusitis Aguda Bacteriana con Antimicrobianos*, de la *Academia Americana de Otorrinolaringología y Cirugía de Cabeza y Cuello* del año 2007, se considera a la amoxicilina como el tratamiento de 1ra elección, debido a que no se encontraron diferencias significativas en las tasas de curación de la rinosinusitis aguda bacteriana, con el uso de otros antibióticos.

12.- TRATAMIENTO QUIRÚRGICO

Ocasionalmente un tratamiento quirúrgico complementario se indica en los casos muy severos, recurrentes, complicados o cuando se deben corregir anomalías anatómicas predisponentes, o para la toma de cultivos del seno afectado mediante la punción o trepanación. La punción del seno maxilar a través del meato medio o por la fosa canina, se utiliza cuando se requiere un cultivo de la secreción intrasinusal, en los casos de falla a un tratamiento médico adecuado, infecciones nosocomiales, dolor facial severo, complicaciones orbitales o intracraneales y en los pacientes inmunodeprimidos. La trepanación del seno frontal, está indicada en las sinusitis frontales complicadas.

13.- COMPLICACIONES

Si el manejo médico de la rinosinusitis aguda es adecuado, rara vez se presentan complicaciones. Las más frecuentes son las complicaciones orbitarias e intracraneales. La mayoría se presentan en los niños, pero cuando afectan a niños mayores o adultos, tienden a ser más severas. Los adolescentes masculinos, generalmente sin antecedentes de infecciones rinosinusales, tienen un mayor riesgo de complicaciones intracraneales, mientras que en los niños son más frecuentes las complicaciones orbitarias.

Las complicaciones de la rinosinusitis aguda se presentan por la propagación de la infección hacia las estructuras que rodean a los senos paranasales, principalmente a la órbita, hueso y cráneo, pero ocasionalmente causan septicemia. La infección puede extenderse por una tromboflebitis de las venas perforantes, por la extención a una pared sinusal necrosada o perforada, a través de las dehiscencias óseas congénitas o adquiridas, a través de los canales vasculares o por una bacteremia.

Las complicaciones orbitarias secundarias a la infección de los senos etmoidales, pueden extenderse directamente a través de la lámina papirácea, por los forámenes de los vasos etmoidales o por dehiscencias óseas congénitas o adquiridas. Las complicaciones orbitarias más frecuentes son el edema palpebral, la neuritis óptica, la celulitis orbital, el absceso subperióstico, el absceso orbitario, la trombosis del seno cavernoso y el síndrome esfenoidoocular.

El diagnóstico de las complicaciones orbitales debe sustentarse en un buen examen físico, auxiliado por un estudio de imagen adecuado. Las complicaciones orbitarias se clasifican en 5 grupos:

1. *Edema inflamatorio o celulitis preseptal, con visión y movimientos oculares normales.*
2. *Celulitis orbitaria con edema difuso, sin formación de absceso.*
3. *Absceso subperióstico, por debajo del periostio de la lámina papirácea, con desplazamiento lateral e inferior del globo ocular.*
4. *Absceso orbitario con oftalmoplegia, quemosis y disminución de la agudeza visual.*
5. *Trombosis del seno cavernoso con pérdida visual, quemosis progresiva bilateral, fiebre elevada y signos meningeos.*

Las complicaciones óseas de la rinosinusitis aguda más comunes son la osteítis y la osteomielitis, provocadas por una tromboflebitis de las venas diploicas, que causan necrosis e infección subperióstica, pero se ven con mayor frecuencia en las infecciones rinosinusales crónicas. Las complicaciones intracraneales son el absceso subdural, absceso epidural, meningitis, trombosis venosa intracraneal y el absceso cerebral. Las infecciones intracraneales se ven con mayor frecuencia en los adolescentes, generalmente como una complicación de una rinosinusitis frontal, etmoidal o esfenoetmoidal.

Las infecciones se pueden diseminar por medio de una tromboflebitis retrógrada de las venas diploicas, osteomielitis o a través de las dehiscencias congénitas o por las líneas de una fractura. Las complicaciones se tratan mediante la administración parenteral de antibióticos, que cruzan la barrera hematoencefálica y que tienen una amplia cobertura, en contra de las bacterias más frecuentes relacionadas con las infecciones sinusales complicadas, incluyendo a las cepas resistentes y a los gérmenes anaerobios. En los casos de una colección purulenta, se requiere el drenaje quirúrgico por vía endoscópica o por vía externa.

Los abscesos intracraneales pueden ser drenados mediante punción estereotáxica, por endoscopía o mediante una cráneotomía. El tratamiento de las complicaciones óseas incluye la debridación, drenaje y trepanación del hueso afectado.

REFERENCIAS BIBLIOGRÁFICAS

1. Antimicrobial Treatment Guidelines for Acute Bacterial Rhinosinusitis 2004. Sinus & Allergy Health Partneship. Otolaryngol Head Neck Surg 2004;130: S1-S50.

2. Clinical practice guideline: Adult sinusitis. Otolaryngol Head Neck Surg 2007;137: S1-S45.3.- Benninger MS, Sedory Holzer Se, Lau J. Diagnosis and treatment of uncomplicated acute bacterial rhinosinusitis: summary of the Agency for Health Care Policy and Research evidence-based report. Otolaryngol Head Neck Surg 2000;122:1-7.

3. Chandler JR, Langenbrunner DJ, Stevens ER : The pathogenesis of orbital complications in acute sinusitis. Laryngoscope 1970;80(9):1414-1428.

4. Chow AW, Benninger MS, Brook I, et al. IDSA clinical practice guideline for acute bacterial rhinosinusitis in children and adults. Clin Infect Dis. 2012;54:e72–e112.

5. Dibildox J, Macías L, Mayorga JL, Casiano RR, Carrau R, Gordon BR, Bhatt N, Stolovitzky JP, Javer AR, Voegels RL, Roithmann R, Ciceran A, Zinreich SJ, Gutiérrez-Castrellón P. and the Ibero American Agency for Development & Assessment of Health Technologies, Mexico City, Mexico. Pan-American Clinical Practice Guideline for Medical Management of Acute and Chronic Rhinosinusitis, Full Report of Methodology, Evidence & Clinical Guidance, September 2011, Mexico City, Mexico. Pan American Association of Otorhinolaryngology and Head and Neck Surgery, Mexican Chapter.

6. Fokkens W, Lund V, Mullol J, et al. On behalf of the European Position Paper on Rhinosinusitis and Nasal Polyps group. Rhinology 2007;47(20):S1-S136.

7. Fokkens W, Lund V, Mullol J, Bachert C, et al.EPOS 2012: European position paper on rhinosinusitis and nasal polyps 2012. Rhinology 2012;50(23):S1-S298.

8. Gwaltney JO, Hendley JO, Phillips Ce, et al- Nose blowing propels nasal fluid into the paranasal siuses. Clin Infect Dis 2000;30:387-391.

9. Gwaltney JM Jr. Acute community-acquired sinusitis. Clin Infect Dis 1996;23:1209-1223.

10. Kaliner MA, Osguthorpe JD, Fireman P, Anon J, Georgitis J, Davis ML, et al. sinusitis: bench to bedside. Curent findings, future directions. J Allergy Clin Immunol 1997;99:S829-S848.

11. Lainne K, Maatta T, Varonen H: Diagnosing acute maxillary sinusitis in primary care: a comparison of ultrasound, clinical examination and radiography. Rhinology 1998;36(1):2-6.

12. Lanza DC, Kennedy DW. Task Force on Rhinosinusitis Research. Adult rhinosinusitis defined. Otolaryngol Head Neck Surg 1997;117:S1-S7.

13. Low DE, Desrosiers M, McSherry J: A practical guide for the diagnosis and treatment of acute sinusitis. CMAJ 1997; 156(6): S1-S14.

14. Meltzer EO, Hamilos DL, Hadley JA, Lanza DC, et al. Rhinosinusitis: Developing guidance for clinical trials. J Allergy Clin Immunol.2006;118(5 Suppl):S17-61.

15. McAllister WH, Lusk R, Muntz HR. Comparison of plain radiographs and coronal CT scans in infants and children with recurrent sinusitis. Am J Roentg 1989;153:1259-1264.

16. Poole MD. A focus on acute sinusitis in adults: changes in disease management. Am J Med 1999 May 3; 106(5A): 38S-47S; discussion 48S-52S.

17. Wald ER, Guerra N, Byers C. Upper respiratory tract infections in young children: duration of and frequency of complications. Pediatrics 1991;87:129-133.

18. Wald ER. Sinusitis. Pediatric Annals 1998;27:811-817.

19. Zalmanovici A, Yaphe J. Intranasal steroids for acute sinusitis. Cochrane Database Syst Rev. 2009;(4):CD005149.

CAPÍTULO 25 | RINOSINUSITIS CRÓNICA
Dr. Juan Eugenio Salas Galicia

1.- DEFINICIÓN

La rinosinusitis crónica es un síndrome clínico caracterizado por la persistencia de síntomas inflamatorios de la mucosa de la nariz y senos paranasales, y en ocasiones del neuroepitelio y hueso subyacente. Rara vez se limita a un solo seno paranasal y generalmente es originada por un cuadro catarral agudo de vías respiratorias altas.

Cuando este proceso morboso persiste por más de 12 semanas, se le denomina rinosinusitis crónica, además estos cambios inflamatorios por lo general no son reversibles e histológicamente encontramos un proceso proliferativo, caracterizado por fibrosis y tejido de granulación.

El proceso inflamatorio persistente resulta de una respuesta inmunológica inapropiada o excesiva ante agentes extraños diversos, manifestándose en las características de la mucosa, en la calidad y cantidad de las secreciones que pueden ser identificadas a la exploración física y que generan cambios radiológicos.

2.- CLASIFICACIÓN

La rinosinusitis crónica se clasifica de acuerdo a EPOS 2012 en:

Rinosinusitis Crónica con Poliposis.

Rinosinusitis Crónica sin Poliposis.

Ambas se diagnostican clínicamente por la presencia de 2 o más de los siguientes síntomas, uno de los cuales deberá ser obstrucción/ bloqueo/ congestión nasal, o descarga nasal anterior o posterior (goteo nasal posterior) más/menos:

Dolor/Presión facial.

Reducción/pérdida del olfato de > 12 semanas.

Y

Se deberá de ser demostrado por la presencia de hallazgos endoscópicos como: Pólipos y/o descarga mucopurulenta del meato medio.

y/o edema u obstrucción mucosa del meato medio.

Y/o

Cambios en la Tomografía computada en la mucosa del complejo osteomeatal y/o de los senos paranasales.

Por otra parte, histológicamente solo se distinguen dos clases de rinosinusitis: aguda y crónica. La rinosinusitis aguda se caracteriza por un proceso exudativo en el que se aprecia necrosis, hemorragia, ulceración y con un patrón celular donde predomina la presencia de neutrófilos. Por otro lado, la rinosinusitis crónica se caracteriza por un proceso proliferativo en el que se aprecia fibrosis de la lámina propia y un patrón celular constituido por linfocitos, células plasmáticas y eosinófilos

3.- EPIDEMIOLOGÍA

La rinosinusitis crónica es una de las patologías más frecuentes en la consulta externa general y otorrinolaringológica, afecta por igual a niños y adultos, y en los Estados Unidos de Norteamérica existen datos que arrojan que es la enfermedad crónica más frecuente en el adulto, por encima de la hipertensión arterial y de la artritis reumatoide, y su origen es multifactorial. Datos epidemiológicos del EPOS 2012, señalan que la incidencia aumenta con la edad, siendo más frecuente en el adulto. La prevalencia se reporta de 2.7% de 20 a 29 años, 6.6% de 50 a 59 años, y en mayores de 60 años se eleva hasta 4.7%, predominando la rinosinusitis crónica con pólipos en los grupos de mayor edad.

En México no contamos con estadísticas exactas, pero podemos establecer un porcentaje similar al de los países avanzados o en vías de desarrollo, entre un 8 y 14 % de incidencia de rinosinusitis crónica en la población general.

4.- FACTORES PREDISPONENTES

Entre los diversos factores predisponentes que favorecen las infecciones de los senos paranasales se encuentran:

4.1.- PROCESOS INFLAMATORIOS/INFECCIOSOS:

Infecciones respiratorias superiores, virales, bacterianas y micótica
Rinitis: alérgica, medicamentosa, vasomotora e irritativa.

4.2.- PROCESOS OBSTRUCTIVOS:

Deformidades nasoseptales, deformidades craneofaciales de origen congénito y/o traumático, atresia de coanas, paladar hendido, poliposis nasal y mucosa hiperplásica, síndrome Samter (poliposis, hipersensibilidad a la aspirina y asma intrínseca), síndrome de Wakes (poliposis, aplasia del seno frontal, bronquiectasias y moco viscoso), granulomatosis de Wegener, síndrome de Churg-Strauss o angeitis granulomatosa alérgica (asma, poliposis, perforación septal, nódulos subcutáneos), sarcoidosis, tumoraciones y neoplasias, hipertrofia de adenoides, hipertrofia de cornetes, cuerpos extraños y rinolitos, taponamiento nasal, sonda nasogástrica.

4.3.- SISTÉMICAS:

Inmunodeficiencias y SIDA, discinecia ciliar primaria o secundaria, síndrome de Kartagener, radioterapia y quimioterapia, cardiopatía cianótica congénita, fibrosis quística, mucoviscidosis, diabetes no controlada, hipotiroidismo, reflujo gastroesofágico sobre todo en niños. (hernia hiatal, esofagitis, gastritis), uso prologado de esteroides, uso prolongado de medicamentos que favorecen obstrucción nasal como: agentes bloqueadores β-adrenérgicos (nadolol/propanolol), antihipertensivos (reserpina, hidralazina, guanetidina, metildopa, prazosin), antidepresivos tricíclicos (tioridazida, amitriptilina, alprazolam, perfenazina) y anovulatorios.

4.4.- AMBIENTALES Y DIVERSOS:

Asistencia a guarderías, alimentación con biberón en recién nacidos, hacinamiento, desnutrición, tabaquismo activo y pasivo, contaminación ambiental, natación y clavados, barotrauma; buceo, aviación, extracciones dentarias, inhalación de substancias tóxicas.

5.- BACTERIOLOGÍA

Los agentes causales pueden ser virus, bacterias y hongos y de estos, la rinosinusitis crónica de origen bacteriano es la más frecuente. La rinosinusitis crónica por lo general es polimicrobiana, con una incidencia de bacterias anaeróbicas (*Peptoestreptococos, Prevotella, Bacteroides spp, Fusobacterium* spp) hasta de un 88% según Brook (1989) y Wald (1994). En cuanto a las bacterias aeróbicas, tenemos que aumenta la incidencia de *Staphylococcus aureus* coagulasa positiva y *Staphylococcus* coagulasa negativa así como de enterobacterias como *E. Coli* y *Klebsiella*s y un descenso importante en la presencia de *H. imfluenzae y M. Catarrhalis*. Se debe de tener en cuenta que una tercera parte de las cepas de *H. Influenzae* y tres cuartas partes de *Moraxella Catarrhalis* son productoras de betalactamasas.

La rinosinusitis crónicas adquiridas en hospitales, y sobre todo pacientes inmunocomprometidos, se asocian frecuentemente a bacterias gram negativas como la *Pseudomonas Aeruginosa*. Además, en pacientes con enfermedades sistémicas descompensadas (diabéticos, neurópatas, etc.) e inmunocomprometidos debemos de sospechar en micosis invasivas agudas como la mucormicosis

(Micosis rinocerebral). En las rinosinusitis secundarias a extracciones dentarias debemos de sospechar fuertemente en gérmenes anaeróbicos.

Mencionaremos las rinosinusitis micóticas, las cuales se clasifican en invasivas y no invasivas. Las invasivas se clasifican en agudas fulminantes, como la mucormicosis, y las crónicas indolentes, como la aspergillosis, entre otras. Las no invasivas se dividen en dos: la bola fúngica o micetoma asintomático y la rinosinusitis micótica alérgica.

6.- FISIOPATOLOGÍA

Inicialmente se creyó que la rinosinusitis crónica se trataba de un proceso infeccioso. En la actualidad se acepta que es ambos, inflamación e infección. El síndrome incluye pacientes con rinosinusitis crónica con pólipos, sin pólipos, enfermedades respiratorias exacerbadas por aspirina, rinosinusitis alérgica y rinosinusitis fúngica.

Debido a que la nariz y los senos paranasales comparten la misma mucosa, la infección de uno de ellos generalmente afecta al otro. La infección sinusal se disemina a través de los linfáticos submucosos, o directamente a través de los *ostia* naturales de drenaje, cuando el paciente estornuda, nada, se suena la nariz o cuando existe una obstrucción anatómica o fisiológica del ostium, que altera el drenaje de las secreciones de los senos paranasales. La infección puede diseminarse y afectar a los huesos de los senos paranasales, órbita, nariz, cráneo y pares craneales.

El factor más importante en la patogénesis de la rinosinusitis, es la falta de permeabilidad de los ostium naturales a nivel del complejo ostiomeatal y receso esfenoetmoidal. El drenaje de los senos paranasales depende de la integridad de la mucosa, de un adecuado transporte mucociliar y de una secreción normal de moco y sobretodo, de una adecuada ventilación de los senos paranasales a nivel del complejo ostiomeatal en el meato medio y receso esfenoetmoidal en el meato superior y pared anterior del seno esfenoidal.

El bloqueo en estas áreas causa hipoxia intrasinusal, que provoca congestión de la mucosa, estancamiento de las secreciones sinusales, alteraciones metabólicas y del ph intrasinusal.

La pO_2 baja y la pCO_2 se elevan con la obstrucción, lo que favorece el aumento de la presión intrasinusal y el crecimiento de los gérmenes anaerobios y otros organismos, incluyendo al neumococo.

Las secreciones se espesan y se daña el epitelio ciliar, lo que lleva a un ciclo de obstrucción-retención-infección. (Cuadro I).

7.- CUADRO CLÍNICO

Los pacientes con rinosinusitis crónica muestran síntomas vagos, siendo la congestión nasal y la rinorrea posterior espesa, sobre todo matutina, los más constantes. En forma general, los pacientes con rinosinusitis crónica muestran un cuadro con signos y síntomas inespecíficos de catarro común, en las agudizaciones o exacerbaciones y signos y síntomas específicos dependiendo del seno paranasal afectado.

Los pacientes con infección sinusal crónica, probablemente han tenido uno o varios episodios previos de infección sinusal aguda mal tratada, y por lo general también se quejan de tener un resfriado constante.

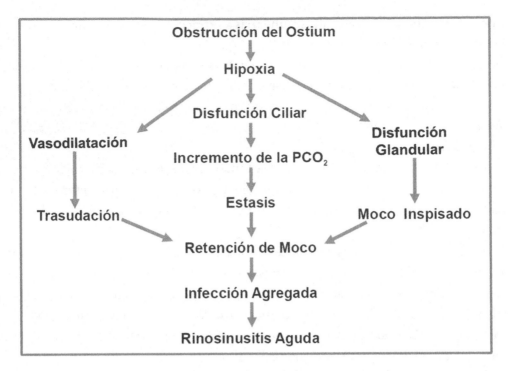

Cuadro I: Fisiopatología de la rinosinusitis.

Los síntomas más comunes incluyen: congestión nasal y rinorrea posterior espesa, sangrado nasal o moco sanguinolento, cefalea, dolor de garganta y tos crónica, olfato disminuido o ausente, asociado a cacosmia, obstrucción nasal y fiebre (menor de 38º C.)

La *Academia Americana de Otorrinolaringología y Cirugía de Cabeza y Cuello*, en 1997 mediante un comité encabezado por los Drs. D. Lanza y D.W. Kennedy, reclasificaron a la rinosinusitis y consideró para la clasificación 6 criterios mayores y 7 criterios menores que se muestran a continuación:

7.1.- CRITERIOS MAYORES

Dolor o presión facial, congestión o pesadez facial, obstrucción o bloqueamiento nasal, descarga nasal purulenta o rinorrea posterior espesa, hiposmia o anosmia y evidencia de secreciones purulentas en la cavidad nasal.

7.2.- CRITERIOS MENORES

Cefalea, fiebre, halitosis, fatiga, dolor dental, tos, otalgia, presión ótica o plenitud ótica.

7.3.- INTERPRETACIÓN

Rinosinusitis crónica: 2 criterios mayores ó más, o un criterio mayor y 2 menores con presencia de secreciones espesas en cavidad nasal.

EPOS en el 2012 simplifica el diagnóstico: clínicamente se diagnostica rinosinusitis crónica por la presencia de 2 o más de los siguientes síntomas, uno de los cuales deberá ser obstrucción/bloqueo/congestión nasal o descarga nasal anterior o posterior (goteo nasal posterior) más/menos dolor/presión facial, reducción/pérdida del olfato de > 12 semanas. Y deberá de ser demostrado por la presencia de hallazgos endoscópicos como: pólipos y/o descarga mucopurulenta del meato medio, y/o edema u obstrucción mucosa del meato medio, y/o cambios en la TC (Tomografía computada) en la mucosa del complejo osteomatal y/o de los senos paranasales.

8.- CUADRO CLÍNICO POR SENO AFECTADO
8.1.- SINUSITIS ETMOIDAL CRÓNICA
8.1.1.- SÍNTOMAS ESPECÍFICOS

Congestión nasal, rinorrea posterior espesa, pesadez, dolor o presión en el canto interno de los ojos, cefalea periorbitaria, plenitud facial o congestión facial intermitente, tos en niños sobre todo acostados.

8.1.2.- INESPECÍFICOS

Fiebre (menor de 38° C.), obstrucción nasal. Los síntomas empeoran al acostarse, al toser, con el uso de lentes y al agacharse. Los síntomas mejoran al estar de pie.

8.1.3.- SIGNOS

Dolor a la presión o palpación del canto interno del ojo, edema periorbitario, mucosa nasal congestiva e hiperémica, faringe hiperémica con descarga retronasal espesa verdosa-amarillenta o mucopurulenta, secreciones espesas filantes mucoides a mucopurulentas. En la endoscopía el flujo de moco, que proviene del meato medio y del receso esfenoetmoidal, confluyen hacia la rinofaringe pasando por encima de la trompa de Eustaquio (disfunción tubaria u otitis media).

Agudización: La celulitis periorbitaria se trata de una complicación aguda y es manejada como una urgencia que amerita tratamiento intrahospitalario inmediato.

8.2.-SINUSITIS MAXILAR CRÓNICA
8.2.1.- SÍNTOMAS ESPECÍFICOS

Dolor o pesadez infraorbitario o a nivel malar en uno o ambos lados de la cara, hipersensibilidad dentaria superior, dolor o pesadez periorbitario o retrorbitario, el dolor es intermitente, dolor a la presión o palpación del canto interno y tos al acostarse sobre todo en adultos.

8.2.2.- INESPECÍFICOS

Fiebre, obstrucción nasal.

Los síntomas empeoran al estar de pie, al toser, al masticar y al agacharse. Los síntomas mejoran al acostarse.

8.2.3.- SIGNOS

Edema facial infraorbitario, dolor a la palpación infraorbitaria o a la percusión, percusión dentaría superior dolorosa, mucosa nasal edematizada, hiperémica, rinorrea anterior mucopurulenta generalmente verdosa-amarillenta.

A la endoscopia: se observa el meato medio ocupado con secreción mucopurulenta que se dirige a la rinofaringe, pasando por delante de la trompa de Eustaquio.

Agudización: En caso de dolor intenso infraorbitario=urgencia (amerita punción y drenaje).

8.3.- SINUSITIS FRONTAL CRÓNICA
8.3.1.- SÍNTOMAS ESPECÍFICOS

Dolor o plenitud frontal leve a moderada, cefalea o pesadez frontal continua.

8.3.2.- INESPECÍFICOS

Fiebre. Los síntomas empeoran al acostarse, al presionar el piso del seno frontal (medial y superior al ojo), al agacharse, o al sonarse la nariz. Antecedentes de buceo, natación o vuelos en avión. Mismas actividades que la empeoran. Los síntomas mejoran estando de pie.

8.3.3.- SIGNOS

Dolor a la palpación o percusión del seno afectado, edema supraorbitario, mucosa congestiva, hiperémica. Meato medio con escaso moco proveniente de la porción superior.

Endoscopia: Se observa escaso moco en el infundíbulum por detrás del *agger nasi*.

Agudización: El dolor frontal agudo severo es una urgencia que amerita un tratamiento médico y quirúrgico.

Alta probabilidad de complicaciones en los adolescentes varones: meningitis, absceso epidural, empiema subdural, absceso cerebral.

8.4.- SINUSITIS ESFENOIDAL CRÓNICA

8.4.1.- SÍNTOMAS ESPECÍFICOS

Cefalea profunda atípica occipital leve a moderada, asociada a otras zonas: frontal, temporal retrorbitaria o en el vértex, febrícula o fiebre de origen desconocido.

8.4.2.- INESPECÍFICOS

Ambos síntomas sobre todo cefalea atípica moderada a intensa, empeoran al acostarse, al agacharse o con la maniobra de Valsalva y mejoran con la cabeza elevada o parado.

8.4.3.- SIGNOS

Irritación faríngea, descarga retronasal

Endoscopia: Se observa edema o secreción mucopur ulenta en el rostrum o en el receso esfenoetmoidal.

Agudización: La cefalea intensa asociada a diplopia y parestesias en la segunda rama del V par, implica una complicación del sistema nervioso central, lo cual se considera como una urgencia.

9.- CONSIDERACIONES ESPECIALES EN RINOSINUSITIS CRÓNICA PEDIATRICA

La inmadurez de su sistema inmune y la anatomía nasosinusal reducida, predisponen a la rinosinusitis crónica.

9.1.- FACTORES PREDISPONENTES

Infecciones de vías aéreas superiores: más frecuentes que en adultos, (5 a 8 IVAS al año), rinitis alérgica con mayor incidencia que el adulto, hipertrofia de la amígdala faríngea y/o adenoiditis.

Factores ambientales: asistencia a guarderías, natación, tabaquismo involuntario, aire seco y frío (aire acondicionado artificial).

9.2.- RINOSINUSITIS CRÓNICA

Rinorrea purulenta, congestión nasal, tos crónica, secreción posterior, halitosis y dolor de garganta.

9.2.1.- SINTOMATOLOGÍA

Varían con la edad, fiebre/halitosis/inapetencia: como único síntoma. Tos, obstrucción y rinorrea: común. Cefalalgia: después de 5 a 6 años. Rinorrea purulenta: hacer diagnóstico diferencial con: Adenoiditis, rinitis y cuerpos extraños.

9.2.3.- EXAMEN FÍSICO

Mucosa nasal hiperémica, edema de la mucosa. Secreción purulenta en el meato medio: endoscopia flexible o rígida de 2.7mm o menor o común otoscopio con espéculo pequeño

9.2.4.- DIAGNÓSTICO

La historia clínica complementada con la endoscopia nasal diagnóstica y la tomografía computarizada en cortes coronales, constituyen el método ideal para el diagnóstico de la rinosinusitis crónica.

Criterios diagnósticos EPOS 2012 Clínicamente, se diagnostica rinosinusitis crónica en niños por la presencia de 2 o más de los siguientes síntomas, uno de los cuales deberá ser obstrucción/bloqueo/congestión nasal o descarga nasal anterior o posterior (goteo nasal posterior) más/menos: dolor/presión facial o tos.

Y deberá de ser demostrado por la presencia de hallazgos endoscópicos como: pólipos y/o descarga mucopurulenta del meato medio, y/o edema u obstrucción mucosa del meato medio, y/o cambios en la tomografía computada en la mucosa del complejo osteomeatal y/o de los senos paranasales. Ahora bien existen los siguientes estudios complementarios los cuales son:

9.2.5.- LABORATORIO

9.2.5.1.- CITOLOGÍA NASAL CON TINCIÓN DE GRAM

Nos orientará al tipo de gérmenes involucrados (gram negativos o positivos), presencia de hongos o levaduras y la celularidad predominante (polimorfonucleares y eosinófilos). La consideramos de gran utilidad en el manejo terapéutico en la rinosinusitis crónica. Se recomienda tomarlos del meato medio, guiados endoscópicamente.

9.2.5.2.- CULTIVOS NASOSINUSALES

Los cultivos tradicionales tomados del vestíbulo nasal y la rinofaringe, tienen poca utilidad ya que los gérmenes saprófitos crecen con mayor velocidad que los patógenos.

Los cultivos tomados por punción y aspiración directa al antro del seno maxilar se consideran el standard de oro para el diagnóstico etiológico, aunque en la práctica se utilicen solo con fines de investigación o casos rebeldes a tratamiento médico, recurrentes o complicados, en estos últimos fungiendo como método diagnóstico y terapéutico al realizar aspiración y drenaje del material purulento.

Los cultivos guiados endoscópicamente al meato medio, con un hisopo urológico o por aspiración, constituyen un nuevo arsenal en el diagnóstico etiopatogénico de la rinosinusitis en todas sus presentaciones clínicas, como lo demuestran los estudios de los Drs. W. Bolger y Fred Kuhn entre otros. También se recomienda la toma de cultivos por cepillado cuando se sospeche de la presencia de biofilms.

9.2.5.3.- BIOPSIA

La toma de biopsias está limitada a aquellos casos en los cuales se amerite hacer diagnóstico etiológico en la rinosinusitis infecciosa bacteriana (ej.: rinoescleroma ocena), micótica, neoplásica o alteraciones de motilidad ciliar (ej. Síndrome de Kartagener) esta última amerita microscopía electrónica.

9.2.5.4.- BIOMETRÍA HEMÁTICA

Fórmula blanca: Leve a moderada leucocitosis con desviación a la izquierda, marcada leucocitosis solo en la etmoiditis y esfenoiditis crónica agudizada. Eosinofilia en los pacientes con fondo alérgico o concomitante con parasitosis intestinal.

Hemocultivo: Solo recomendable en las complicaciones como la etmoiditis o esfenoiditis, en los que se sospecha *H. influenzae* y no ha sido posible identificarlo por otros métodos.

9.2.6.- GABINETE Y CONSULTORIO.

9.2.6.1.- TRANSILUMINACIÓN

Tiene poca sensibilidad y especificidad, debido a diversos factores como el aumento de la densidad ósea, senos paranasales hipoplásicos, la necesidad de una cabina totalmente obscurecida y un adecuado entrenamiento, lo han hecho un estudio complementario que contribuye poco al diagnóstico.

9.2.6.2.- ULTRASONOGRAFÍA Y TERMOGRAFÍA

Tiene poca sensibilidad y especificidad. Se reservan para los pacientes que no pueden someterse a radiaciones ionizantes. ej. embarazadas.

9.2.6.3.- ENDOSCOPIA NASAL DIAGNÓSTICA EN CONSULTORIO

Actualmente, es el método ideal de exploración de la cavidad nasal, la pared lateral nasal, el complejo ostiomeatal y el receso esfenoetmoidal, que son las áreas principalmente afectadas en los procesos inflamatorios agudos y crónicos sinusales, las cuales son visualizadas de manera clara y objetiva y que la rinoscopía tradicional no ofrece. Además, podremos valorar las características de la mucosa, de las secreciones, permeabilidad de los *ostia* y determinar cual o cuáles son los senos afectados e iniciar con toma de cultivos dirigidos o aspiraciones selectivas guiadas endoscópicamente, contribuyendo a una rápida recuperación del paciente. También en esta exploración es factible indicar o descartar indicaciones quirúrgicas, sobre todo cuando se complementa con la tomografía computarizada de senos paranasales. Es recomendable realizar la endoscopía flexible en niños y rígida en adultos. En conclusión, podemos decir que la endoscopía nasal diagnóstica es uno de los avances más importantes en el diagnóstico y tratamiento de la rinopatía nasosinusal.

9.2.6.4.- RADIOGRAFÍAS SIMPLES

Las proyecciones de Waters, Caldwel, lateral y de Hirtz, encuentran aún aplicación en los procesos agudos rinosinusales o crónicos agudizados, al evidenciar niveles hidroaéreos u opacidades completas (velamiento) de los senos afectados, principalmente de los maxilares, pero cuando se encuentran engrosamientos de mucosa u opacidades parciales, no son concluyentes dándonos un porcentaje de falsas positivas y falsas negativas hasta de un 40%, por lo cual está indicado realizar una tomografía computarizada de senos paranasales. La proyección mas recomendada cuando solo contamos con este estudio, es la placa de Waters, estando el paciente de pie para valorar adecuadamente los niveles hidroaéreos. Se puede complementar con una placa lateral, sobre todo en los niños en los que se sospecha hipertrofia de adenoides. Sin embargo EPOS 2012 considera que no está indicada la toma de placas simples al igual que la Academia Americana de Otorrinolaringología.

9.2.6.5.- TOMOGRAFÍA COMPUTARIZADA DE SENOS PARANASALES

La incapacidad de las radiografías convencionales de senos paranasales, para demostrar la enfermedad en el complejo ostiomeatal y en las celdillas etmoidales, ha sido resuelta con el advenimiento de la tomografía computarizada. La tomografía computarizada en cortes coronales, axiales y sagitales, son un método no invasivo de exploración, que nos muestra específicamente los senos afectados, y constituyen junto con la historia clínica y la endoscopia nasosinusal, el estándar de oro para el diagnóstico y manejo de la rinosinusitis crónica.

En los cuadros agudos, solo está indicada cuando haya o se sospechen complicaciones, luego entonces en forma convencional, es preferible realizarla inmediatamente después de controlar un cuadro agudo, para valorar la respuesta del tratamiento sobre todo a nivel del complejo ostiomeatal, celdillas etmoidales y receso esfenoetmoidal, buscando cambios inflamatorios y alteraciones o variantes anatómicas.

Los cortes coronales son los ideales para mostrar el complejo ostiomeatal. El Dr. Zinreich ha demostrado, por medio de la tomografía de los senos paranasales, que el origen de la sinusitis hasta en un 78% de los casos, ocurre en las celdillas etmoidales anteriores, seguidos por los senos maxilares en el 66%, seno frontal 34% y en las celdillas etmoidales posteriores en el 31% de los casos. Es muy importante recordar que los estudios tomográficos deberán de correlacionarse con los hallazgos clínicos y endoscópicos.

9.2.6.6.- RESONANCIA MAGNÉTICA

La resonancia magnética tiene mayor sensibilidad que la tomografía computarizada, tanto que la mucosa normal, durante la fase congestiva del ciclo nasal, en las imágenes en T-2 es muy similar a los cambios observados cuando existe rinosinusitis. Está indicada sobre todo en las rinosinusitis micóticas, por la presencia de calcio y elementos ferromagnéticos en las concreciones y puede diferenciar a los procesos inflamatorios de los neoplasicos hasta en un 90% de los pacientes.

9.2.7.- DIAGNÓSTICO DIFERENCIAL

Rinitis infecciosas: Ocena, rinitis atrófica, rinoescleroma, difteria nasal, tuberculosis nasal, lúes nasal, muermo, miasis, blastomicosis, rinosporidiosis, histoplasmosis y micosis en general.

Rinitis inflamatorias: rinitis vasomotora, rinitis alérgica perene, rinitis gravídica, rinitis medicamentosa. Enfermedades sistémicas: granulomatosis de Wegener, linfomas, plasmocitomas, sarcoidosis; cuerpos extraños, poliposis nasosinusal, tumores benignos y malignos de nariz y senos paranasales.

Basados es la historia clínica, la endoscopía y la tomografía, difícilmente se podrá hacer un diagnóstico erróneo aunque pueden coexistir la rinosinusitis crónica con las diversas patologías señaladas anteriormente.

9.2.8.- TRATAMIENTO MÉDICO

Los objetivos del tratamiento médico son: Reducir el edema tisular y promover el aclaramiento mucociliar, facilitar el drenaje, mantener la permeabilidad de los ostia y complejo ostiomeatal para evitar la cronicidad, tratar la infección y tratar e identificar los factores predisponentes incluida la patología alérgica.

Es importante reconocer que la rinosinusitis crónica y la crónica agudizada, son una enfermedad multifactorial, que desencadena en un proceso inflamatoria proliferativo, con infección primaria o secundaria, por lo cual el tratamiento médico consiste en:

Identificación y control de los factores desencadenantes del proceso inflamatorio (ambiente), esteroides tópicos y sistémicos, irrigaciones nasales con soluciones salinas iso o hipertónicas, hidratación adecuada con o sin mucoevacuantes, antihistamínicos, valoración alergoinmunológica y antibióticos. En los casos que lo ameriten, se tomaran medidas adyuvantes como punción aspiración y lavado antral, vaporizaciones, uso de astringentes y lavados nasales entre otras. En aquellos casos complicados (celulitis con formación de abscesos, sinusitis frontal o etmoidal agudas con datos de sepsis) se indicará tratamiento quirúrgico.

9.2.8.1.- ANTIBIÓTICOS

En las rinosinusitis crónicas, la terapéutica antimicrobiana es generalmente adyuvante, ya que como medida terapéutica única no es curativa, si no que forma parte de un tratamiento completo y complejo descrito anteriormente. En la rinosinusitis aguda y crónica agudizada, se acepta el tratamiento médico empírico, que consiste en la administración de un antimicrobiano de amplio espectro.

El antibiótico deberá ser efectivo contra gérmenes gram positivos, gram negativos, anaerobios, gérmenes productores de β-lactamasas y en algunos casos, contra el *Streptococcus pneumoniae* resistente a penicilina.

En los casos crónicos severos y rebeldes a tratamiento médico, está indicado la toma de cultivos por punción antral o guiados endoscópicamente al complejo osteomeatal o al receso esfenoetmoidal, con realización de tinción de gram y cultivos en medios aeróbicos y anaeróbicos de ser posible.

Considerando la mayor incidencia de *S. aureus* y *Staphilococcus* coagulasa negativos en los cuadros crónicos y la alta asociación con bacterias anaerobias, la clindamicina o la amoxicilina/clavulanato constituyen una buena opción terapéutica. La utilización del metronidazol asociado a una cefalosporina de 1ª (cefalexina) o 2ª generación (cefaclor, cefprozil, cefuroxime), activas contra *S. aureus*, también puede ser considerada. (Cuadro 4.)

Cuadro 4.- Antibióticos indicados en la rinosinusitis crónica		
	Adulto	Niño
Amoxicilina +clavulanato	250 a 500 mg cada 8hs	40 mg/kg/dia + 10 mg/kg/dia cada 8hs
Clindamicina	300 a 600 mg cada 8hs	20 a 30 mg/kg/dia cada 8 hrs
Metronidazol + Cefalexina		
Metronidazol + Cefaclor		
Metronidazol + Cefprozil		
Metronidazol + Cefuroxima	Metro: 500 mgs cada 8 hs Cef. 500 mgs cada 12hs	Metronidazol:15-35 mg/kg/dia cada 8hs, Cefuroxima: 30-40 mg/kg/dia cada 12hs
Levofloxacino	500 mg cada 24hs	No indicada
Gemifloxacino	320mg cada 24hs	No indicada
Moxifloxacino	400 mg cada 24hs	No indicada

Los macrólidos están indicados en pacientes alérgicos a la penicilina y en aquellos en que se sospecha o se aisle *Chlamydia*, destacando la claritromicina, roxitromicina y azitromicina. En Japón existen estudios en los cuales se le confiere cierta actividad inmunorreguladora a la claritromicina a una dosis subterapéutica (quimioprofilaxis) de 500 miligramos diarios por tiempo prolongado. El uso de la clindamicina, también de este grupo, está claramente indicado en aquellos casos de sinusitis crónica de origen dentario.

Las quinolonas se recomiendan en casos de sinusitis subaguda y crónica, aunque las nuevas fluoroquinolonas tienen buena actividad contra *Streptococcus pneumoniae, Haemophilus influenzae y Moraxella catarrhalis* productores de β-lactamasas. En este grupo de antibióticos se están dando avances prometedores. Las fluoroquinolonas como levofloxacino, gemifloxacino y moxifloxacino, son utilizadas en el tratamiento de las sinusitis crónicas.

En los pacientes inmunocomprometidos, particularmente los granulocitopénicos, pacientes portadores del síndrome de inmunodeficiencia adquirida y en los pacientes con fibrosis quística, la posibilidad de infecciones por bacilos gram-negativos aerobios debe ser considerada, especialmente por la *Pseudomonas aeruginosa*. La utilización de una cefalosporina con actividad antipseudomonas, como la ceftacidina o una fluoroquinolona, como ciprofloxacino asociadas o no a aminoglicósidos, como la amikacina, dependiendo de la gravedad, son excelentes opciones. En los casos de resistencia múltiple en un ambiente hospitalario, pueden ser utilizadas las cefalosporinas de 4ª generación, como la cefepima o la cefpiroma y el carbapenem, imipenem o meropenem. En las infecciones hospitalarias, por S. *aureus* resistentes a la oxacilina, la vancomicina debe ser considerada en el esquema terapéutico.

El tiempo de tratamiento dependerá de las otras medidas terapéuticas, incluyendo el tratamiento quirúrgico, pudiendo recomendarse una duración de 4 a 6 semanas y en los paciente pediátricos puede requerirse hasta 8 a 12 semanas. Hay que recordar que se debe realizar un control tomográfico y endoscópico pos-tratamiento para normar criterios médico-quirúrgicos.

9.2.8.2.- CORTICOIDES SISTÉMICOS Y TÓPICOS

Los corticosteroides sistémicos y tópicos son útiles en la terapia de todas las clases de rinosinusitis, y actualmente los corticosteroides tópicos figuran como el pilar principal en el tratamiento antiinflamatorio de la rinosinusitis crónica. Su utilización contribuye en el éxito de la antibióticoterapia por la coexistencia de inflamación e infección.

Los corticoides sistémicos generalmente son utilizados en los cuadros agudos o crónicos agudizados, por vía oral y por corto tiempo (cerca de una semana), debido a los efectos colaterales presentes en el uso por tiempo prolongado.

En los casos en que el uso prolongado esté indicado (alergias, poliposis, post-operarados) se recomienda el empleo de los corticoides tópicos poco absorbibles, como el dipropionato de beclometasona, acetónido de triamcinolona, budesonida, flunisolida, furoato de mometasona, propionato de fluticasona, furoato de fluticasona y ciclesonida. Los esteroides tópicos nasales reducen el edema, la congestión y la hiperreactividad nasal y por lo general se indican en procesos sinusales crónicos o recurrentes.

Los corticoesteroides tópicos presentan pocos efectos colaterales locales, debido a la baja absorción por la mucosa respiratoria y gastrointestinal (cuando son deglutidos) y por el alto grado de metabolismo y degradación en el primer pasaje hepático. No presentan efectos sistémicos cuando son adecuadamente dosificados.

Algunos corticoides tópicos pueden ser utilizados también en niños, a partir de los 2 años de edad como el furoato mometasona. Es importante que sean aplicados después de realizar irrigaciones nasales salinas que limpien las fosas nasales permitiendo a la mucosa ponerse en contacto con este grupo de medicamentos. (EPOS 2012).

9.2.8.3.- IRRIGACIONES NASALES SALINAS

Las soluciones salinas constituyen otro pilar fundamental en el tratamiento de la rinosinusitis crónica de acuerdo a EPOS 2012. Pueden ser utilizadas en el tratamiento de la sinusitis aguda y crónica. La solución puede ser isotónica, hipertónica o variantes como el ringer lactato (Hartman). Es importante recordar que la solución salina a 0,9% (cloruro de sodio) es hipertónica con relación a los líquidos de la mucosa nasal. La irrigación de la mucosa nasal con soluciones salinas remueve mecánicamente las costras y restos epiteliales, aumenta la frecuencia del batimiento ciliar y reduce el edema de la mucosa nasal, mejorando la depuración mucociliar y disminuyendo la obstrucción nasal.

La solución salina isotónica es mejor tolerada por el paciente, pues no produce irritación nasal. En la solución hipertónica, la sal marina o gruesa no refinada, no contiene aditivos indeseables y el bicarbonato de sodio hace la solución fisiológica, más tolerable para el paciente. La solución fisiológica hipertónica presenta las siguientes propiedades:

A.- Remueve el edema intersticial, mediante la deshidratación tisular. Como consecuencia, posibilita la descongestión temporal de la nariz.

B.- Aumenta la eficacia del aclaramiento mucociliar, restableciendo la depuración y limpieza mucociliar. La irrigación puede ser hecha 2 a 3 veces al día, se puede iniciar con la solución isotónica y después de una a 2 semanas, continuar con la hipertónica.

	RECETA ISOTÓNICA
Agua hervida tibia	1.000 ml
Sal marina o gruesa	1 Cucharita (5ml)
Bicarbonato de sodio	1 Cucharita (5ml)
	RECETA HIPERTÓNICA
Agua hervida tibia	1.000 ML
Sal marina o gruesa	2 Cucharitas (5ml)
Bicarbonato de sodio	1 Cucharita (5ml)

El efecto hidratante se considera más efectivo que incluso el uso de los mucocinéticos en la movilización del moco. Se recomienda en el adulto aplicar 10ml a 20ml en cada fosa nasal 3 veces al día y en los pacientes pediátricos 5 a 10ml en cada fosa nasal 3 veces al día con jeringa o tetera. Existen diversas presentaciones en el mercado en forma de spray con el inconveniente de su costo y la disminución de la dosis aplicada por irrigación (1ml efecto humectante).

9.2.8.4.- HIDRATACIÓN Y USO DE MUCOEVACUANTES. (MUCOLÍTICOS Y EXPECTORANTES)

Reducen la viscosidad del moco y lo adelgazan, contribuyendo a mejorar el aclaramiento mucociliar y drenaje de las secreciones espesas, los mas recomendados son: la guaifenesina, el ambroxol y la erdosteína y por supuesto, la base del tratamiento para mejorar la calidad del moco, es una buena hidratación al tomar abundantes líquidos de 8 a 12 vasos diarios de agua en un adulto. Están indicados en las sinusitis agudas o en las sinusitis crónicas asociadas con las discinesias ciliares o con el síndrome de la inmunodeficiencia adquirida, con utilización por 15 a 30 días.

9.2.8.5.- ANALGÉSICOS Y ANTIINFLAMATORIOS NO ESTEROIDEOS

Son de utilidad sintomática, ya que el ataque al estado general, dolor y pesadez facial y la hipertermia en las agudizaciones son el común denominador. En la actualidad, están los del grupo sulfonanilide (nimesulide) que se destacan por su posología dos veces al día, rapidez de acción y excelente tolerancia se recomienda utilizarlos de 7 a 10 días. Siendo estos proscritos en pacientes pediátricos.

9.2.8.6.- DESCONGESTIVOS

Los descongestionantes pueden ser tópicos u orales. Los orales como la pseudofedrina, fenilefrina, propanolamina y fenilefrina (única disponible en México) y los tópicos fenilefrina, oxi y xilometazolina y la nafazolina entre las más usadas, aplicados directamente en forma de gotas o spray un máximo de 5 día o asociados a soluciones salinas isotónicas o hipertónicas aplicadas en forma de irrigaciones nasales. En general los descongestivos se se usan con precaución en los niños, pacientes hipertensos y en ancianos por corto tiempo.

9.2.8.7.- OTROS MEDICAMENTOS

Los antihistamínicos solo están indicados en pacientes con fondo alérgico. Los antihistamínicos de 1ª generación tienden a espesar las secreciones, por lo que pudieran obstaculizar el drenaje sinusal. En el paciente alérgico es preferible el uso de los antihistamínicos de 2ª generación, los que carecen de efectos anticolinérgicos.

9.2.8.8.- VACUNA CONTRA LA INFLUENZA

Los cuadros gripales son la causa más común que desencadena una sinusitis aguda bacteriana y esta a su vez, es el mayor factor desencadenante de rinosinusitis crónica, por lo cual una medida efectiva es la prevención de la influenza mediante vacunación de virus inactivos de la influenza tipo A y tipo B.

Diversos estudios muestran una disminución de hasta un 75% de influenza, en pacientes ancianos vacunados, y este porcentaje se ha elevado cuando se le asocia a un agente antiviral como la amantidina y rimantadina. La inmunización está indicada en forma anual a partir del 1er año de edad en los meses de Septiembre hasta fines de Enero.

9.2.9.- TRATAMIENTO QUIRÚRGICO

La cirugía se considera solo si el tratamiento médico falla, si hay una variante anatómica u obstrucción nasal de tipo estructural, que condicione cronicidad o recurrencia de los cuadros rinosinusales, así como en aquellos casos en que se presenten complicaciones que no puedan ser manejadas médicamente.

El principal objetivo del tratamiento quirúrgico de la rinosinusitis crónica, es tratar de restaurar la aeración y drenaje de los senos paranasales enfocados principalmente en el complejo ostiomeatal y receso esfenoetmoidal con el mínimo trauma posible y tratar de restablecer la función mucociliar de la mucosa comprometida.

Cuando se requiere de cirugía, el otorrinolaringólogo puede escoger varias opciones, dependiendo de la severidad de la rinosinusitis, entre técnicas: abiertas y cerradas o endonasales. Las técnicas abiertas, en la actualidad, se están limitando a casos con extensiones extrasinusales o para casos rebeldes o fracasos con técnicas endonasales.Las técnicas abiertas incluyen la operación de Caldwell-Luc, etmoidectomía externa, esfenoetmoidectomía externa, abordaje externo al seno frontal y abordaje sublabial ampliado.

Por otro lado, se encuentran las técnicas endonasales asistidas por endoscopios, microscopios, lupas o lámparas frontales con magnificación. En este campo, los avances principales se han dado en la llamada cirugía funcional endoscópica de los senos paranasales. El cirujano puede mirar directamente dentro de la nariz, mediante el uso de telescopios de 0^0 o angulados de diversos diámetros, de 2.7 y 4mm principalmente, mientras que al mismo tiempo, remueve el tejido enfermo, pólipos y limpia los orificios de drenaje de los senos.

Las técnicas endoscópicas son básicamente 3: la etmoidectomía anterior, la etmoidectomía posterior y la etmoidectomía total radical.

9.2.9.1.- ETMOIDECTOMÍA ANTERIOR

Descrita originalmente por el Dr. Messerklinger y difundida por los Drs. Stammberger y Kennedy. La operación consiste en realizar una uncinectomía, meatotomía media, bulectomía o etmoidectomía y la meatotomía frontal o ampliación del área del receso frontal, para mejorar el drenaje del ostium del seno frontal con preservación de la mucosa.

9.2.9.2.- ETMOIDECTOMÍA POSTERIOR O ESFENOETMOIDECTOMÍA

Hay 2 variantes, la anteroposterior descrita también por Messerklinger y la posteroanterior descrita por Wigand. La 1ª no es otra cosa que la continuación de la etmoidectomía anterior, atravesando la lámina fundamental o 3ª lamella, para tener acceso a las celdillas etmoidales posteriores y de ahí continuarse en sentido anteroposterior, a realizar la apertura de la quinta lamella o pared anterior del seno esfenoidal y completar la esfenoetmoidectomía.

La 2ª opción se realiza resecando la cola del cornete medio, para tener acceso al receso esfenoetmoidal y meato superior, se amplía el ostium natural del seno esfenoidal lateralmente para unirse a las celdillas etmoidales posteriores, teniendo como límites la pared lateral del seno esfenoidal y la lámina papirácea del etmoides lateralmente, y superiormente el techo del etmoides. Se continua la disección por debajo y lateralmente al remanente del cornete medio, para realizar la apertura de las celdillas etmoidales anteriores, receso frontal, apófisis unciforme y meato medio concluyendo la cirugía. En ambos casos preservando la mucosa.

9.2.9.3.- ETMOIDECTOMÍA TOTAL RADICAL O ESFENOETMOIDECTOMÍA RADICAL

Consiste en realizar la misma técnica anteriormente citada, pero con la variante que se debe retirar el mucoperiostio, dejando el hueso denudado; esta técnica se reserva para patología severas o masivas como una poliposis nasosinusal bilateral grado IV-V o tumores. La escuela francesa retira el cornete medio junto con la etmoidectomía radical llamándosele a ésta técnica nasalización.

En los niños, el tratamiento de la rinosinusitis crónica es eminentemente médico y en caso de ameritar cirugía, se recomienda valorar la adenoidectomía y la punción maxilar previa. El Dr Aldo Stamm en 1992, describió las técnicas más recomendadas asistiéndose con microscopio o endoscopio de acuerdo a la extensión y severidad de la patología a tratar. (Ver cuadro # 5)

Cuadro # 5: Clasificación de la patología nasosinusal según su localización y tipo de abordaje y técnica recomendada. Clasificación Dr. Aldo Stamm, 1992.		
Estadío	Localización	Tx. Quirúrgico
I	Cornete Medio, Meato Medio	Microscópico/ Endoscópico
II	Complejo Osteomeatal Etmoides Anterior-Frontal	Microscópico/ Endoscópico
III	Estadío II /Cavidad Nasal + 1 Seno	Microscópico/ Endoscópico
IV	Senos Paranasales/Cavidad Nasal	Microscópico/ Endoscópico
V	Extensión Extrasinusal	Vía Externa/ Microscópico

Las complicaciones durante la cirugía endoscópica, realizada por cirujanos entrenados, son muy bajas, alrededor del 2%, pero en cirujanos inexpertos puede subir tanto como un 17 a 21 %.

Los Drs. May, Levine, Mester y Schaitkin en 1994, reportaron en 2108 pacientes intervenidos por cirugía endoscópica nasosinusal, complicaciones menores en el 6.9% (penetración a la órbita y sinequias) y complicaciones mayores en 0.85% de los pacientes (fístula de LCR). Para obtener buenos resultados, se requiere no solo de buenas técnicas quirúrgicas sino de la cooperación del paciente a través de todo el proceso curativo. Es especialmente importante por los pacientes seguir las indicaciones pre y postoperatorias, así como un control endoscópico o microscópico postoperatorio a veces de hasta 3 meses.

9.2.10.- COMPLICACIONES

En cualquier estado de infección sinusal, la enfermedad puede rebasar los límites anatómicos de los senos paranasales y causar complicaciones locales, orbitarias, endocraneanas y óseas.

Locales: mucoceles, quistes, pólipos, mucopioceles, adherencias, estenosis, etc.

Orbitarias: Las complicaciones orbitarias son con mucho las más frecuentes: edema palpebral, celulitis periorbitaria, absceso superióstico, absceso orbitario, trombosis de seno cavernoso y síndrome esfenoidoocular (clasificación de Chandler y modificada por Hubert, Spencer y cols.)

Intracraneales: absceso cerebral, meningitis, absceso subdural, absceso epidural, trombosis venosas.

Oseas: osteítis y osteomielitis.

Como estas complicaciones son generalmente de naturaleza grave y a veces fatal, las señales de alerta para estas complicaciones son el mejor método de prevenirlas.

9.2.11.- SEÑALES DE ALERTA

Cuando los síntomas de dolor y fiebre de una sinusitis aguda, o de la exacerbación aguda de una rinosinusitis crónica, no mejoran en 72 horas de aplicación de una antibióticoterapia adecuada. Surgimiento de edema y/o eritema de los párpados, alteraciones visuales, cefalalgia intensa acompañada de irritabilidad, señales sistémicas de toxemia y señales de irritación meníngea.

REFERENCIAS BIBLIOGRÁFICAS

1. Andrew RT: Frontal Sinus Surgery in Children. Otolaryngol Clin North Am 1996;29(1):143-158.
2. Boyden GL: Surgical treatment of chronic frontal sinusitis. Ann Otol 1952;61:558-566.
3. Brook I. Microbiology and management of sinusitis. J Otolaryngol 1996; 25:249-256.
4. Doern GV. Branhamella Catarrhalis an emerging human pathogen. Diag Microbiol Infect Dis 1986;4:191-201.
5. Facer Wg, Kern EB. Sinusitis: Current Concepts and Management. Head and Neck Surgery-Otolaryngology. Bailey BJ (ed), pp 366-376. Lippincott Co., Philadelphia, 1993.
6. Fokkens W, Lund V, Mullol J, Bachert C, et al.EPOS 2012: European position paper on rhinosinusitis and nasal polyps 2012. Rhinology 2012;50(23):S1-S298.
7. Gwaltney JM JR. The microbial etiology and antimicrobial therapy of aduklts with acute community acquired sinusitis: A fifteen-year experience at the University of Virginia and review of other selectedstudies. J Allergy Clin Immunol 1992; 90: 457-462.
8. Kern EB. Sinusitis. J Allergy Clin Inmunol1984; 73: 25-31.
9. Lambert H. Antibiotic and Chemotherapy. Churchill Living-stone. Sixth edition.p 366 1992.
10. Lanza D.C., Kennedy D.W., et al.: Adult rhinusitis defined. Report of the Rhinosinusitis Task Force Committee Meeting. Otolaryngology-Head & Neck Surgery 1997:117; S4-S5.
11. Pakes GE, Graham JA, Rauch AM, Collins JJ. Cefuroxime Axetil in the treatment of sinusitis. A Review Arch. Fam. Med 1994; 3 (2):165-175.
12. Pennington JE. Respiratory Infection 3rd. Edition Raven Press.p 130. 1994.
13. Stafford CT. The clinician's view of sinusitis. Otolaryngol Head Neck Surg 1990;103:870-875.
14. Van den Wijngaart W, Verbrugh H, Theopold HM, Bauernfeind A, Cuenant G, et al. A noncomparative study of Cefprozil at two dose levels in the treatment of acute uncomplicated bacterial sinusitis. Clin Therapeutics 1992 : 14 (2): 306-26.
15. Wald ER, Milmoe GJ, Bowen A, Ledesma-Medina J, Salamon N, and Bluestone CD. Acute Maxillary Sinusitis in Children. N Engl JMed 1981:304 : 749-54.
16. Wald ER. Sinusitis in children. N Engl J Med 1992; 326:319-323
17. Zinreich SJ. Paranasal sinus imaging. Otolaryngol Head Neck Surg 1990; 13:863-869.

CAPÍTULO 26 | TUMORES DE LA NARIZ Y SENOS PARANASALES

Dr. Javier Dibildox M.

Los tumores benignos y malignos de la nariz y senos paranasales son poco frecuentes. La inespecificidad de los síntomas y signos generalmente retrasan el diagnóstico definitivo. Los síntomas de los tumores de la nariz y de los senos paranasales, son muy similares a los causados por patologías benignas, como la rinosinusitis crónica. Pueden ser tumores primarios del epitelio de la cavidad nasal y senos paranasales, de tejidos blandos, melanomas, tumores neurogénicos y tumores metastásicos.

1.- EPIDEMIOLOGÍA

En la cavidad nasal aproximadamente la mitad de las neoplasias son benignas, siendo el tumor benigno más frecuente el papiloma invertido y el carcinoma epidermoide es el tumor maligno más frecuente. En los senos paranasales la mayoría de los tumores son malignos, siendo el cáncer epidermoide el más frecuente. En la nariz y senos paranasales las neoplasias benignas más frecuentes son los papilomas, hemangiomas, osteomas y el angiofibroma nasofaríngeo. Las neoplasias malignas de la nariz y senos paranasales son poco frecuentes y corresponden al 3% de los tumores malignos de la cabeza y cuello. Predominan entre la 5ª y 9ª década de la vida, con una incidencia reportada entre 0.1 a 0.3% por 100,000 habitantes y son poco frecuentes en los niños. Excluyendo los factores ocupacionales, los tumores malignos predominan en los hombres en una proporción de 2:1. La mayoría de los tumores nasales son una extensión de un tumor de los senos paranasales o de la nasofaringe. El carcinoma epidermoide ocupa el 80% de las neoplasias malignas de la nariz y senos paranasales, seguido por los tumores de las glándulas salivales en un 4 a 15% y los sarcomas en un 4 a 6%. Otras neoplasias menos frecuentes son los linfomas, estesioneuroblastomas y los melanomas. El sitio primario más afectado es el seno maxilar en un 55 a 80% de los casos, seguido de un 35% en la cavidad nasal, 9% en los senos etmoidales y 1% en los senos frontales.

En los tumores nasosinusales en estadios avanzados generalmente no es posible identificar el sitio primario del tumor. Las biopsias de las neoplasias nasosinusales, deben ser profundas y generosas, para poder realizar estudios adecuados histológicos, histoquímicos y de inmunofenotipo.

2.- ETIOLOGÍA

El 44% de los tumores malignos nasosinusales se relacionan con algunos factores ocupcionales como la exposición al níquel, cromo, gas mostaza, hidrocarburos policíclicos y al medio de contraste thorotrast. Los adenocarcinomas se han relacionado con la exposición al polvo de la madera, gas mostaza, tenerías, níquel, cromo, tabaquismo e hidrocarbonos. Los linfomas de células T/NK se relacionan con el virus de Epstein Barr y predominan en los pacientes de origen asiático, inca y maya, en tanto que en la población occidental el linfoma de células B se relaciona con los trastornos del tejido linfoide de las mucosas (MALT). El papiloma invertido se relaciona con el virus de la papilomatosis humana.

3.- CUADRO CLÍNICO

Los tumores nasosinusales comparten signos y síntomas, no específicos para cada tumor en particular, por lo que el diagnóstico generalmente se demora en promedio 8 meses o más. Los síntomas tempranos más frecuentes son la obstrucción nasal, epistaxis, cefalea, rinorrea serosanguinolenta y las infecciones recurrentes Las manifestaciones tardías son la deformidad nasal y facial, proptosis, epífora, anosmia, parálisis de pares craneales, deformidad del paladar, pérdida de piezas dentales, parestesias y anestesia de la cara. Los tumores nasosinusales tienden a invadir a la órbita, cráneo, fisura pterigomaxilar, fosa pterigopalatina, fosa infratemporal y la cavidad oral. El examen físico incluye el examen minucioso de la nariz, órbita, cavidad bucal, cuello y pares craneales.

4.- IMAGENOLOGÍA

La tomografía computarizada y la resonancia magnética han suplido, por su calidad y definición, a las placas simples de la cara y cráneo. La tomografía computarizada de alta resolución permite delimitar con mayor precisión las estructuras óseas, la erosión y destrucción de la lámina cribosa, paredes orbitales, fóvea etmoidal, pared posterior del seno, base de cráneo y paladar. Las neoplasias malignas aparecen como masas destructivas densas y homogéneas. La resonancia magnética muestra una delimitación más precisa de la extensión tumoral extrasinusal. En la fase 1 la mayoría de los tumores muestran una intensidad baja, que con la adición del gadolinium definen con mayor precisión el tumor. En las imágenes en fase T2 los tumores muestran mayor intensidad que el tejido muscular, pero son menos brillantes que las secreciones, lo que permite distinguir a las secreciones nasales de la masa tumoral, además se muestra la invasión a la duramadre y a los senos venosos. La angioresonancia permite distinguir la invasión a la arteria carótida. La mayoría de los pacientes con lesiones nasosinusales avanzadas, se benefician del estudio combinado de la tomografía computarizada y la resonancia magnética.

5.- TUMORES EPITELIALES BENIGNOS

5.1.- QUISTES DE RETENCIÓN

Los quistes de retención son lesiones benignas subepiteliales no secretoras, formadas por la obstrucción, de origen inflamatorio o alérgico, del conducto excretor de una glándula del epitelio mucoso del seno, lo que provoca una distensión sacular. Son lesiones asintomáticas, lisas y redondeadas, formadas por tejido conectivo laxo y con un contenido líquido de color ámbar. Por lo general son descubiertas en los exámenes de imagen de la nariz y senos paranasales, con mayor frecuencia en el piso del seno maxilar. Los quistes tienden a desaparecer espontáneamente, aunque ocasionalmente crecen hasta llenar el antro y presentan síntomas. El tratamiento quirúrgico, está indicado sólo en los casos sintomáticos.

5.2.- MUCOCELES

Los mucoceles son quistes secretores recubiertos por la mucosa del seno y están formados por la acumulación de las secreciones glandulares y por la descamación cutánea provocada por la obstrucción del ostium del seno afectado. La secreción puede ser clara, ámbar y generalmente espesa. La expansión lenta de los mucoceles provoca la atrofia por compresión de la mucosa y reabsorción ósea de las paredes del seno afectado. Pueden afectar a todos los senos paranasales, con un franco predominio del seno frontal. Los mucoceles del seno frontal son causados por la obstrucción del conducto naso-frontal, secundaria a una infección crónica, traumatismo o cirugía del seno frontal. Su incidencia se ha elevado significativamente con el advenimiento de la cirugía endoscópica de los senos paranasales. Se manifiestan con dolor intermitente o persistente provocado por la expansión del quiste en el área frontal, que tiende a erosionar al septum intersinusal, invadiendo al seno contralateral. Cuando el crecimiento es hacia abajo, erosionan al techo orbitario y desplazan al ojo provocando proptosis y diplopia, o invaden al laberinto etmoidal causando una deformación externa. El crecimiento posterior puede destruir la pared posterior del seno llegando a la fosa craneal anterior. Los mucoceles de los senos etmoidales tienden a destruir la lámina papirácea e invaden y desplazan al contenido orbitario provocando proptosis. Los mucoceles del seno esfenoidal tienden a destruir la pared posterior del seno, comprometiendo a la hipófisis o lesionan el vértice orbitario, provocando pérdida visual o neuritis óptica. Si se agrega una infección bacteriana el mucocele se convierte en un piocele. Las complicaciones de los mucoceles son la fístula de líquido cefalorraquídeo, meningitis y abscesos cerebrales. El tratamiento de los mucoceles es quirúrgico, removiendo el mucocele, la mucosa de recubrimiento y obliterando al seno afectado.

5.3.- PAPILOMAS

Los papilomas se presentan en la nariz y senos paranasales. Los papilomas escamosos localizados en el vestíbulo nasal, son muy similares a los encontrados en la piel de otras regiones. En el área nasosinusal hay 3 tipos de papilomas schneiderianos: el invertido, el fungiforme y el cilíndrico. Los papilomas fungiformes o evertidos ocupan el 50% de los casos y generalmente se localizan en la porción anterior del septum y en el vestíbulo nasal, donde causan sangrado y obstrucción. El papiloma cilíndrico, ocupa el 3% de los casos y se localizan en la pared lateral de la nariz y en los senos paranasales.

El papiloma invertido es una lesión epitelial benigna, relacionada con el virus de la papilomatosis humana, con un comportamiento biológico agresivo. Es una neoplasia polipoide y endofítica que se origina en el epitelio ciliado columnar seudoestratificado formado por un epitelio bien diferenciado, proliferativo, hiperplásico, con áreas de metaplasia escamosa y con invaginaciones que se extienden dentro del estroma, por lo que tienden a ser recurrentes, localmente destructivos y se pueden malignizar.

El tabaqismo se ha relacionado con un riego mayor de malignización del papiloma. Se asocia con el carcinoma epidermoide en el 10% de los casos. Sin embargo, la etiología, potencial de malignidad y su tratamiento son controversiales. Es más frecuente en el sexo masculino y predominan durante la 6ª y 7ª década de la vida y ocupa entre el 0.5 y el 4% de los tumores nasosinusales. Alrededor del 95% de los casos se originan en la pared lateral, en el área del cornete y meato medio, y tienden a invadir al seno maxilar, senos etmoidales anteriores y posteriores y con menor frecuencia a los senos esfenoidales, frontales y al septum nasal. Es una masa firme unilateral de aspecto polipoideo, con una superficie corrugada que se ve más vascularizada que los pólipos nasales.

Los pacientes presentan obstrucción nasal unilateral, rinorrea anterior y posterior, epistaxis, cefalea y dolor facial.

Cuando el papiloma invertido se torna localmente agresivo, erosiona la base del cráneo e invade la órbita y a las estructuras vecinas, causando proptosis, otalgia referida, epífora e hipoestesia de la segunda rama del trigémino. El tratamiento más utilizado es la resección completa del papiloma mediante la maxilectomía medial, a través de un abordaje de rinotomía lateral o sublabial ampliado, aunque la cirugía endoscópica, en manos expertas, es una buena opción de tratamiento. La incidencia de recurrencia es muy alta con cualquier abordaje. Entre el 12 y el 30% de los papilomas invertidos son multicéntricos, por lo que es difícil la erradicación completa, especialmente cuando se localizan cerca de la lámina papirácea. La incidencia de recurrencia es muy alta con cualquier abordaje y se presentan entre el 0 al 80% de los casos, dependiendo del tratamiento utilizado. Posterior al tratamiento se requiere de un seguimiento estricto con control endoscópico, lo que permite tratar las recurrencias en forma temprana, y pudiera prevenir la transformación maligna.

5.4.- POLIPOSIS NASAL

Los pólipos nasales son proliferaciones inflamatorias crónicas de aspecto liso y suave, originadas en el epitelio nasal del área etmoidal, de etiología desconocida y relacionada con algunos procesos nasales multifactoriales inflamatorios crónicos. En los niños menores de 10 años de edad, los pólipos nasales son poco frecuentes. Afectan con más frecuencia a los pacientes con rinitis no alérgica, síndrome de NARES, intolerancia a la aspirina y la rinosinusitis fúngica alérgica. En la fibrosis quística en los niños, la incidencia de la poliposis fluctúa entre el 6 y el 48% de los casos. Los pólipos nasales son de un color amarillo aperlado, con apariencia de un racimo de uvas. Afectan con mayor frecuencia la porción superior de los senos etmoidales anteriores, donde la mucosa nasal es más delgada y propensa al edema, lo que facilita la formación de los pólipos. Los pólipos en los pacientes asmáticos, con rinosinusitis crónica o con intolerancia a la aspirina, están formados por un tejido fibroso rico en eosinófilos, en tanto que los pólipos asociados con la fibrosis quística son ricos en neutrófilos. El pólipo antrocoanal es una masa polipoide muy grande que se origina en el seno maxilar y sale por el *ostium* del meato medio, obstruyendo la nariz y la coana. El tratamiento del pólipo antrocoanal es la resección quirúrgica, incluyendo al pedículo localizado dentro del seno maxilar.

Los esteroides son los medicamentos más efectivos en el tratamiento de la poliposis nasal por su acción antiflamatoria, antialérgica e inmunosupresora. En los casos severos los corticoesteroides sistémicos se administran en tratamientos cortos.

Los corticoesteroides intranasales son efectivos en la reducción del tamaño de los pólipos y en el retraso de las recurrencias, pero se deben aplicar durante un tiempo prolongado. Generalmente el tratamiento médico no elimina los pólipos, pero reduce el tamaño o retrasa las recidivas, por lo que la resección quirúrgica está indicada en la mayoría de los casos.

5.5.- ADENOMAS

Los tumores de las glándulas salivales menores pueden presentarse en la nariz y senos paranasales, principalmente el adenoma pleomorfo, el oncocitoma y los adenomas de células basales. Generalmente se presentan en estadios avanzados, cuando se manifiestan con una sintomatología obstructiva. El tratamiento es la resección quirúrgica completa.

6.- TUMORES BENIGNOS DEL TEJIDO CONECTIVO

6.1.- OSTEOMAS

Los osteomas son tumores con una arquitectura ósea normal, de consistencia ebúrnea y están formados por una zona central de hueso trabecular, rodeada de una capa de hueso compacto bien definido. Los osteomas pueden ser sésiles o pedunculados y se presentan con mayor frecuencia en el seno frontal, seguido de los etmoidales y maxilares, donde pueden alterar el transporte mucociliar. La mayoría de los osteomas son asintomáticos y generalmente son descubiertos en los estudios de imagen. Ocasionalmente causan dolor, cefalea, deformidad de la órbita y obstrucción del drenaje sinusal, provocando infecciones agudas, empiemas o mucoceles. Algunos osteomas originados en la pared posterior del seno frontal se asocian con una mayor incidencia de fístulas de líquido céfalorraquídeo e infecciones intracraneales. En los estudios de imagen se ven como una masa ósea densa con bordes bien definidos, que pueden alcanzar un gran tamaño. El tratamiento quirúrgico de los osteomas frontales está indicado en los casos sintomáticos, mediante un abordaje craneofacial o un colgajo osteoplástico.

6.2.- DISPLASIA FIBROSA

La displasia fibrosa es un proceso hamartomatoso caracterizado por la proliferación de un hueso inmaduro, formado directamente en un tejido conectivo fibroso anormal. Se presenta generalmente antes de los veinte años de edad, predomina en el sexo masculino y corresponde aproximadamente al 10% de los tumores benignos. Se clasifica como displasia fibrosa monostótica o polistótica, dependiendo de si afecta uno o varios sitios. La displasia monostótica es 7 a 10 veces más frecuente que la displasia polistótica. La displasia fibrosa generalmente se presenta en niños y adolescentes, causando una deformación facial por el crecimiento de la maxila, mandíbula o región frontal. En la maxila generalmente afecta a la fosa canina o al área cigomática.

La patofisiología de la displasia fibrosa se caracteriza por la presencia de un hueso inmaduro con tejido conectivo indiferenciado. Las lesiones pueden crecer considerablemente y provocar deformidades faciales y la compresión gradual de la órbita, nervio óptico y del conducto nasofrontal. La displasia fibrosa monostótica permanece activa durante el crecimiento y con frecuencia, se inactiva después de la pubertad; en tanto que la displasia fibrosa polistótica generalmente permanece activa durante la vida del paciente. La sintomatología se relaciona con la compresión y deformación de las estructuras vecinas.

La apariencia radiológica de la displasia fibrosa es de una lesión descrita como una masa ósea con apariencia de vidrio esmerilado, cubierta por una capa muy delgada de hueso cortical. El tratamiento quirúrgico está indicado en los casos de disfunción sinusal, deformidad facial importante, estrechamiento del foramen óptico y dolor severo.

6.3.- ANGIOMAS

Las lesiones angiomatosas pueden ser capilares, cavernosas o telangiectasias múltiples. Las capilares son las más frecuentes y se localizan principalmente en el septum nasal, donde se conocen como pólipo sangrante del septum nasal. Las manifestaciones clínicas más frecuentes, al crecer el angioma y ulcerarse, son la epistaxis, úlceras y formación de costras en el sitio del angioma.

El tratamiento consiste en la extirpación y cauterización de la lesión. El angioma cavernoso se presenta en los recién nacidos, puede afectar a la punta de la nariz y tiende a involucionar con la edad. Con frecuencia se asocia a otros hemangiomas localizados en diversas partes del cuerpo. Por su tendencia a involucionar con la edad, la gran mayoría de los hemangiomas infantiles no requieren de un tratamiento médico o quirúrgico. En los casos severos complicados con úlceras, infección y sangrado, se utilizan los corticoesteroides orales, tópicos o intralesionales, el interferón alfa y los beta bloqueadores como el propanolol.

El propanolol inicialmente se administra con una dosis de 1 mg por kilo de peso por día. Si el paciente tolera el tratamiento, la dosis se incrementa de 2 a 3 mg por kilo de peso por día, durante un tiempo prolongado de 9 a 12 meses. Las telangiectasias múltiples se presentan en el síndrome familiar de Osler-Weber-Rendu, caracterizado por hemangiomas en la cara, labios, septum nasal, mucosa bucal y lengua. En los casos de epistaxis recurrente, la cauterización se asocia a recurrencias y a la perforación del septum nasal. La dermoplastía septal se ha utilizado con éxito en el tratamiento de los angiomas familiares.

6.4.- NASOANGIOFIBROMA JUVENIL

El nasoangiofibroma juvenil es una neoplasia benigna que se presenta en los pacientes jóvenes del sexo masculino durante la segunda década de la vida, con un rango de edades entre los siete y diecinueve años. Son muy raros después de los veinticinco años de edad y corresponden al 0.05% de todos los tumores de la cabeza y cuello. Su etiología se desconoce, pero se ha relacionado con la estimulación del tejido hamartomatoso nasofaríngeo por una influencia hormonal.

Se origina en la mucosa posterolateral al foramen esfenopalatino, que al crecer se manifiesta como una masa nasofaríngea frecuentemente bilobulada y con extensión a los senos paranasales, órbita, fosa pterigomaxilar, seno cavernoso y cavidad craneal. La neoplasia generalmente está encapsulada y compuesta por un estroma fibroso denso, con fibras finas de colágena entrelazadas con las estructuras vasculares endoteliales de pared delgada, que tienden a sangrar espontáneamente. Se manifiestan clínicamente con obstrucción nasal unilateral en el 80 a 90%, epistaxis en el 45 a 60%, cefalea en el 25% y edema facial en el 10 a 18% de los casos. Otros signos y síntomas son la rinorrea unilateral, hiposmia, anosmia, rinolalia, otalgia, hipoacusia, edema palatino y deformidad facial. El examen físico muestra una masa nasal en el 80% de los casos, de color rojizo y que sangra fácilmente durante la manipulación. Generalmente el crecimiento del nasoangiofibroma juvenil disminuye al final de la adolescencia. La biopsia nasal debe evitarse por el riesgo de un sangrado profuso.

La tomografía computarizada y la resonancia magnética, revelan información clínica específica de estas neoplasias. La tomografía computarizada muestra la extensión tumoral y con frecuencia se encuentra extensión al seno esfenoidal, erosión del ala mayor del esfenoides o invasión a las fosas pterigomaxilar e infratemporal. La resonancia magnética define mejor la invasión intracraneal. La angiografía muestra la irrigación de la neoplasia y permite la embolización preoperatoria de las ramas de la arteria maxilar interna.

La clasificación de Fisch es una de las más aceptadas (Cuadro I):

Cuadro I.- Clasificación de Fisch.
Estadio I: Tumor limitado a la cavidad nasal y nasofaringe, sin destrucción ósea.
Estadio II: Tumor que invade la fosa pterigomaxilar, senos paranasales, sin destrucción ósea.
Estadio III: Invasión tumoral a la fosa infratemporal, órbita y/o región periselar lateral al seno cavernoso
Estadio IV: Invasión tumoral al seno cavernoso, quiasma óptico y/o hipófisis

El tratamiento primario es la resección quirúrgica mediante un abordaje endonasal, sublabial ampliado o craneofacial cuando hay invasión de la fosa craneal anterior. La embolización preoperatoria 48 horas antes de la cirugía, reduce significativamente la pérdida de sangre transoperatoria en un 66% aproximadamente. La radioterapia ha sido utilizada con éxito en los casos irresecables, recurrentes o tumores masivos con invasión intracraneal, utilizando de 30 a 40 Gy.

Con la radioterapia hay una mejoría sintomática rápida, pero la regresión tumoral toma varios meses. El riesgo de inhibición del crecimiento óseo facial o de un tumor maligno de piel, tiroides, hueso o tejidos blandos, limta el uso indiscriminado de la radioterapia. La flutamida, que es un agente bloqueador androgénico no esteroide, interfiere con los receptores de la testosterona y en algunos casos reduce la masa tumoral.

6.5.- GRANULOMA BENIGNO DE CÉLULAS GIGANTES

El granuloma benigno de células gigantes predomina en el sexo femenino, es raro antes de los 30 años de edad y se localizan principalmente en las regiones maxilar y etmoidal. Están formados por una corteza firme con una matriz friable de color café claro. Histológicamente presentan células gigantes en una matriz fibrosa. En los estudios de imagen se ven lesiones con trabeculaciones en burbujas de jabón, rodeadas por una pared parcial o completa y sin erosión ósea. El tratamiento es la extracción quirúrgica radical.

6.6.- CORDOMA

Los cordomas se originan en los remanentes de la notocorda y muestran un comportamiento muy agresivo por su tendencia a la invasión y destrucción local. Aún cuando no metastatizan, se comportan como tumores malignos que generalmente recidivan con mucha frecuencia, circunstancia relacionada con una sobrevida baja. Histológicamente se caracterizan por presentar células grandes vacuoladas, que pueden simular un tumor cartilaginoso benigno. Se localizan principalmente en el clivus y en la región cervical alta, donde se presentan como masas nasofaríngeas, que provocan cefalea y daño a los pares craneales cercanos. Se recomienda la resección quirúrgica completa.

6.7.-RINOFIMA

La rinofima es una enfermedad deformante y progresiva, relacionada con la hiperplasia de las glándulas sebáceas, oclusión de los conductos, con formación de quistes y cierto grado de fibrosis que causa el engrosamiento de la piel en la nariz. Se ha relacionado con deficiencias vitamínicas, estrés, ingestión de bebidas alcohólicas, problemas hormonales o infecciones. La asociación de la rinofima con el acné rosáceo es muy frecuente. La enfermedad aparece principalmente en hombres caucásicos entre los 50 y 70 años.

Se han propuesto diversos tratamientos con antibióticos, retinoides, crioterapia, radioterapia, escisión tangencial y escisión de espesor completo con cierre directo, con o sin injertos de piel.

7.- TUMORES BENIGNOS EMBRIONARIOS

7.1.- QUISTES DERMOIDES

Los quistes dermoides son unas malformaciones congénitas de origen ectodérmico. Generalmente son lesiones bien delimitadas, rodeadas por una cápsula fibrosa y con un revestimiento de epitelio escamoso. Contienen un material espeso amarillento, folículos pilosos, glándulas sebáceas y glándulas sudoríparas. Ocurren en cualquier punto del organismo, especialmente en relación con la suturas y hendiduras embrionarias. Son más frecuentes en la cabeza y cuello, particularmente en la cola de la ceja, frente, periórbita, cuero cabelludo, cuello y en la región nasoetmoidal. Los quistes nasoetmoidales se comunican con la línea media de la piel de la nariz, a través de la línea de sutura entre los huesos nasales y la apófisis nasal del hueso frontal, o por un orificio localizado desde el nasion hasta la columela. Algunos afectan solo a la piel y a los huesos nasales, en tanto que otros más complejos afectan a la duramadre y pueden extenderse intracranealmente entre el 1 y 45% de los casos. El tratamiento es la resección quirúrgica.

7.2.- GLIOMAS NASALES

El glioma nasal es una tumoración rara, benigna y congénita que proviene del tejido glial ectópico localizado a nivel de la raíz nasal, que generalmente no se comunica con el sistema nervioso central. Los gliomas resultan de una proliferación del tejido residual de la duramadre y de los elementos neurogénicos dentro del foramen ciego, pero carecen de una comunicación con la piel de la nariz. El glioma nasal puede estar conectado con el cerebro mediante un pedículo de tejido en alrededor del 15% de los casos, pero el pedículo no contiene un tracto que lo comunique con el espacio subaracnoideo. La localización es extranasal en el 60%, intranasal en el 30% y mixtos en el 10%. El glioma extranasal se presenta en los niños pequeños como una masa firme de crecimiento lento, cubierta con una piel de un color rojo-azulado. Con la maniobra de Valsalva o con la compression de la vena yugular ipsilateral no aumenta de tamaño. Los gliomas intranasales se presentan como una masa submucosa grande y dura que se extiende hacia la narina ipsilateral y obstruye la nariz. Se resecan quirúrgicmente por vía externa, pero en los casos con comunicación intracraneal se requiere de un abordaje craneofacial. Los encefaloceles se diferencian de los gliomas, por la presencia de una comunicación al cráneo que permite la herniación del tejido glial.

8.- TUMORES NEUROGÉNICOS

Son tumores que afectan con frecuencia a la cabeza y cuello, afectando a los senos paranasales en el 4% de los casos.

8.1.- SCHWANNOMAS

Dentro de los huesos faciales, a lo largo de las ramas del nervio trigémino y en los nervios del sistema autónomo, se presentan los schwannomas, que crecen a lo largo de la superficie del nervio afectado y rara vez se malignizan. Los neurofibromas se originan dentro de las fibras nerviosas y la mayoría son lesiones solitarias.

Las lesiones múltiples se relacionan con la neurofibromatosis de von Recklinghausen. Las lesiones solitarias existen solo en la forma cutánea y se manifiestan como tumores blandos del mismo color de la piel, que se invaginan a través de un pequeño orificio en la piel. Los neurofibromas subcutáneos se presentan como lesiones firmes, pequeñas y profundas, o más frecuentemente, como un neuroma plexiforme grande.

9.- TUMORES MALIGNOS

9.1.- ESTADIAJE

El estadiaje de los tumores de los senos paranasales es complejo. La linea de Ohngren dibujada desde el ángulo de la mandíbula hacia al canto interno del ojo ipsilateral, divide al antro en infraestructura y supraestructura, lo que se utiliza en el estadiaje de los tumores maxilares. La clasificación TNM de los tumores sinusales es como sigue (Cuadro II):

Cuadro II.- Clasificación TNM
Tumores etmoidales (T)
T1: Tumor limitado a la mucosa sinusal, con o sin erosión ósea.
T2: Tumor con extensión a la cavidad nasal
T3: Tumor con extensión a la órbita anterior y/o al seno maxilar
T4: Tumor con extensión intracraneal, extensión a la órbita incluyendo al ápex, invasión al seno esfenoidal y/o seno frontal y/o invasión a la piel de la nariz.
Tumor primario (T)
T1: Tumor limitado a la mucosa antral con o sin erosión ósea.
T2: Tumor que causa erosión o destrucción ósea, excepto de la pared ósea posterior, incluyendo la extensón al paladar duro y/o meato medio.
T3: El tumor invade cualquiera de las siguientes estructuras: pared posterior, tejido subcutáneo, piel de la mejilla, piso pared medial de la órbita, fosa infratemporal, placa pterigoidea o senos etmoidales.
T4: El tumor invade el contenido de la órbita, piso y pared medial, ápex orbital, lámina cribosa, base del cráneo, nasofaringe, esfenoides o senos frontales.
Ganglios linfáticos regionales (N)
N1: Metástasis en solo un ganglio ipsilateral menor de 3 cm
N2: Metástasis en solo un ganglio ipsilateral mayor de 3 cm y menor de 6 cm, o en varios ganglios ipsilaterales menores de 6 mm, o bilaterales o contralaterales
N2a: Metástasis en solo un ganglio ipsilateral mayor de 3 cm pero menores de 6 cm
N2b: Metástasis en múltiples ganglios ipsilaterales ninguno mayor de 6 cm,
N2c: Metástasis en ganglios bilaterales o contralaterales, ninguno mayor de 6 cm.
N3: Metástasis en un ganglio linfático mayor de 6 cm.
Metástasis distales (M)
Mx: Metástasis distales no evaluables.
M0: No hay metástasis distales.
M1: Metástasis distales

9.2.- CARCINOMA EPIDERMOIDE

El carcinoma epidermoide es el tumor maligno más frecuente de la nariz que puede afectar al vestíbulo nasal, pared lateral o al septum. Se origina con mayor frecuencia en la pared lateral y es raro en el vestíbulo nasal. Tienden a ser destructivos e invaden al cartílago y al hueso, pero muestran un comportamiento biológico indolente, lo que facilita la resección quirúrgica.

Se recomienda la radioterapia postoperatoria, con lo que se logra una sobrevida del 80% en los casos detectados oportunamente. En el 10% de los casos presentan metástasis cervicales que requieren radioterapia o disección ganglionar. El carcinoma epidermoide del septum nasal es poco frecuente. Se manifiesta por obstrucción nasal, sangrado, formación de costras, rinorrea, ulceración, erosión y destrucción del septum nasal. Tiende a invadir la mucosa, submucosa y en ocasiones invade al pericondrio y al periostio septal. En algunos casos se presenta como lesiones multicéntricas. El tratamiento es la resección quirúrgica con márgenes amplios. El septum puede abordarse por vía intranasal, por rinoplastía externa, alotomías o rinotomía lateral. Las lesiones muy grandes requieren la resección total del septum nasal o la rinectomía. En el 10 a 44% de los casos presentan metástasis cervicales que son tratadas con una disección ganglionar del cuello.

Los tumores epidermoides de la pared lateral de la nariz se comportan como los tumores avanzados del seno maxilar. El tratamiento recomendado es la maxilectomía, con o sin exenteración de la órbita, complementado con radioterapia post-operatoria. La incidencia temprana y tardía de metástasis cervicales fluctúa entre el 18 al 23%, lo que requiere una disección ganglionar del cuello. La sobrevida con el tratamiento combinado a cinco años, fluctúa del 35 al 50%. Los tumores malignos de los senos paranasales son poco frecuentes y algunas veces difíciles de tratar. El carcinoma epidermoide es el tumor maligno más frecuente del seno maxilar. Son más comunes en el sexo masculino durante la quinta y sexta décadas de la vida. En las etapas tempranas generalmente son asintomáticos o causan muy pocas molestias, razón por la cual generalmente se presentan en estados avanzados. Cuando obstruyen el ostium del seno afectado, con frecuencia se confunden con la rinosinusitis. Los carcinomas avanzados tienden a invadir la órbita, cavidad nasal, boca y nasofaringe.

Los tumores malignos nasosinusales causan obstrucción nasal unilateral, epistaxis, rinorrea serosanguinolenta, cefalea, diplopia y proptosis. Cuando invaden la nasofaringe frecuentemente afectan la función de la trompa de Eustaquio, lo que se asocia con una otitis serosa unilateral. La invasión del tumor a la mejilla o al techo del seno maxilar, puede causar adormecimiento del área inervada por la rama infraorbitaria del nervio trigémino. La valoración con tomografía computarizada de alta resolución y con la resonancia magnética, permite definir el estadiaje y facilitan la planeación del tratamiento quirúrgico.

En los estadios tempranos T1 y T2, los tumores pueden extirparse por medio de un abordaje sublabial con una maxilectomía medial, inferior o una resección amplia. Los tumores más avanzados requieren de una maxilectomía parcial o total, con o sin exenteración de la órbita. La invasión de la periórbita se considera como indicación para remover el ojo y los contenidos orbitarios. La extensión a la fosa infratemporal requiere de un abordaje combinado anterolateral y la intracraneal requiere de un abordaje craniofacial anterior. La sobrevida del carcinoma maxilar a 5 años fluctúa entre el 40 y 50%, en tanto que los tumores en estadio T1 y T2 la sobrevida a 5 años es del 70%. En los tumores T3 y T4 la sobrevida a cinco años es del 30%. Los tumores no resecables son tratados mediante un tratamiento combinado de radioterapia y quimioterapia, con una sobrevida a 5 años menor al 20%. La presencia de metástasis cervicales y de invasión a la base del cráneo, conlleva muy mal pronóstico.

9.3.- ADENOCARCINOMA

El adenocarcinoma afecta con mayor frecuencia la porción superior de la nariz, ocupando el 40 a 68% de los tumores etmoidales. El adenocarcinoma se clasifica como papilar, sésil y alveolarmucoide. La variedad papilar es una lesión bien localizada y asociada con la exposición a polvos de la madera. La variedad sésil es más agresiva, invasiva y con bordes amplios. La variedad alveolarmucoide se caracteriza por tener abundante mucina y es la más agresiva y con el pronóstico más malo de todos los adenocarcinomas nasales. El tratamiento recomendado es la resección en bloque por medio de un abordaje craneofacial.

Se recomienda la radioterapia postoperatoria en las lesiones histológicamente más agresivas o con bordes positivos en la resección, tumores grandes y la invasión a la dura o lámina cribosa. La recurrencia local y la invasión intracraneana, son las causa más frecuente de muerte. Generalmente no metastatizan al cuello.

9.4.- CARCINOMA ADENOIDEO QUÍSTICO

El carcinoma adenoideo quístico se origina en las glándulas salivales menores, o en las glándulas mucosas del epitelio nasosinusal. Se presenta con mayor frecuencia en el seno maxilar, seguido del paladar y cavidad oral. Histológicamente pueden mostrar un patrón tubular, cribiforme o sólido. Son tumores de crecimiento lento, pero agresivos localmente, por su tendencia a invadir los espacios perineurales. Se diseminan distalmente por vía hematógena. Ocasionalmente presentan metástasis cervicales. El tratamiento recomendado es la resección quirúrgica en bloque, seguido de la radioterapia. La resección con bordes libres es crucial en el control del tumor y en la prevención de las metástasis distales, desafortunadamente en los tumores avanzados la resección completa es muy difícil. Son tumores con tendencia a la recurrencia local. La incidencia de metástasis distales ocurre en el 85% de los pacientes. Las metástasis al pulmón, hueso, hígado y riñones son bien toleradas en la fase temprana de la patología. La invasión perineural afecta a los nervios maxilar, mandibular y al nervio vidiano, por donde asciende al ganglio de Gasser y se disemina hacia la cavidad craneal. La sobrevida es buena a los 5 años en el 75 a 93% de los casos, pero mortal en la mayoría de los casos a largo plazo, con una sobrevida a los 15 años del 25%. La radioterapia postoperatoria reduce la recurrencia local en un 40% y mejora la sobrevida a 5 años en un 70 a 80%.

9.5.- CARCINOMA INDIFERENCIADO

El carcinoma nasosinusal indiferenciado es un tumor muy agresivo y poco frecuente, que generalmente se diagnostica en estadios avanzados y tiende a invadir al cráneo. Más del 50% de los pacientes presentan proptosis, diplopía y disminución de la agudeza visual. El tratamiento incluye quimioterapia, radioterapia y la resección quirúrgica en los pacientes sin invasión intracraneal o metástasis distales.

10.- TUMORES LINFORETICULARES

10.1.- LINFOMA

Los linfomas de nariz y cavidad nasal son poco frecuentes, predominando la variedad no-Hodgkin. Los linfomas sinonasales predominan en la cuarta y quinta década de la vida, pero con frecuencia afectan a los niños. Son las lesiones malignas no epiteliales más frecuentes, ocupando el 5.8 al 8% de los linfomas extranodales de la cabeza y cuello. El linfoma no-Hodgkin se clasificó como granuloma letal de la línea media o reticulosis pleomórfica, pero actualmente gracias a las técnicas de inmunohistoquímica, se clasifica como linfomas de células T o células T/NK. Los linfomas de células T predominan en la población de origen asiático y en los pacientes con infecciones por el virus de Epstein-Barr, en tanto que el 55 al 85% de los linfomas nasosinusales son de células B en la población occidental, relacionados con el tejido linfoide de las mucosas (MALT). Los linfomas de células B se originan con mayor frecuencia en los senos paranasales, en los pacientes con historia de sinusitis crónica. Los linfomas de células B rodean, pero no invaden, a los vasos sanguíneos y generalmente no causan necrosis y ulceración.

Los linfomas de células T/NK son muy agresivos que infiltran y destruyen a los vasos sanguíneos, provocando una necrosis por isquemia, con ulceración y destrucción del septum nasal y de las estructuras faciales de la línea media, debido a su tendencia a la angiocentricidad y angiotropismo. Para el diagnóstico se requieren biopsias profundas, debido a que los linfomas son lesiones subepiteliales con áreas de ulceración y necrosis, además se envía el material suficiente para estudios de histoquímica e inmunofenotipo. El tratamiento quirúrgico de los linfomas sólo está indicado en la resección de las áreas necrosadas y en la toma de biopsias. La respuesta al tratamiento con radioterapia generalmente es buena, con regresión total del tumor, sin embargo la incidencia de metástasis y la recurrencia local es alta.

La quimioterapia con ciclofosfamida, hidroxidaunomicina, oncovín y prednisona, como tratamiento único, muestran mayor riesgo de recurrencia local. El tratamiento combinado con radioterapia inicial, seguido de quimioterapia, es el tratamiento de elección. En los pacientes jóvenes en estadios tempranos, el tratamiento combinado muestra un mejor pronóstico, sin embargo la sobrevida a cinco años de los diferentes linfomas de cabeza y cuello es sólo del 52%.

11.- TUMORES MALIGNOS DEL TEJIDO CONECTIVO

11.1.- MELANOMA

Los melanomas de la mucosa nasal se originan con mayor frecuencia en el septum y en la pared lateral nasal, ocupando el 1% de todos los melanomas. Los melanomas nasosinusales son más agresivos que los melanomas cutáneos y generalmente los pacientes se presentan en estadios avanzados, cuando provocan síntomas obstructivos o hemorrágicos. El 50% de las lesiones son pigmentadas y presentan metástasis regionales y distales, al tiempo del diagnóstico. Se recomienda el tratamiento quirúrgico mediante la resección de una porción amplia de tejido sano, pero la incidencia de recurrencia es alta, aún con bordes libres durante la resección primaria. La disección radical con exenteración de la órbita y rinectomía total, no disminuyen la incidencia de la recurrencia local. Algunos pacientes muestran una sobrevida larga, aún en presencia de una recurrencia y metástasis, por lo que una nueva resección quirúrgica está indicada. La radioterapia se utiliza en forma postoperatoria. En general, el pronóstico y la sobrevida del melanoma nasosinusal es pobre, con una mortalidad a tres años cercana al 50%, y en los sobrevivientes a cinco años, el 50% muestran patología residual. La mayoría de los pacientes mueren por la recurrencia y las metástasis distales. El interferón, DTIC, vacunas específicas, radioterapia y quimioterapia, se han utilizado con éxito parcial.

11.2.- CONDROSARCOMA

El condrosarcoma es un tumor cartilaginoso de crecimiento lento que predomina en la maxila y en la mandíbula. El condrosarcoma nasal es muy raro y corresponde al 5 a 10% de los sarcomas de cabeza y cuello. Predomina en la cuarta década de la vida y en el sexo masculino. La tomografía computarizada muestra lesiones con calcificaciones en forma de anillos y destrucción ósea. La resección quirúrgica amplia es el tratamiento de elección, seguida de radioterapia y quimioterapia en la recurrencia, enfermedad residual o como tratamiento paliativo. La sobrevida a cinco años reportada fluctúa del 44 al 81%. Aproximadamente el 20% de los pacientes desarrollan metástasis distales, principalmente en los pulmones.

11.3.- HEMANGIOPERICITOMA

El hemangiopericitoma es un tumor vascular poco común formado por la proliferación de unas células vasculares de origen mesenquimatoso, que se enrollan alrededor de los capilares y de las vénulas post-capilares con propiedades contráctiles que regulan el flujo sanguíneo, llamadas pericitos de Zimmerman. Se presentan en cualquier edad, pero entre el 80 y 95% aparecen después de la segunda década y un 10% se presenta en niños. La mayoría se presentan en las extremidades y un 15 a 30% en la cabeza y cuello, aunque los hemangiopericitomas nasosinusales son muy raros. Se presentan como una masa de apariencia firme, con inflamación bien circunscrita de la mucosa. Su comportamiento biológico es inconsistente, debido a que algunas lesiones de apariencia benigna recurren entre el 25 y 50% y metastatizan entre el 11 y 65% de los casos. El comportamiento biológico maligno del hemangiopericitoma se relaciona con su localización anatómica. En los senos paranasales y en la cavidad nasal tienden a mostrar un comportamiento indolente, en tanto que los localizados en la lámina cribosa tienden a metastatizar. Las lesiones menores de 6.5 centímetros tienen un bajo índice de metástasis. El hemangiopericitoma metastatiza por vía linfática y hematógena al pulmón, hígado, hueso y ganglios linfáticos. El tratamiento es la resección completa con un amplio margen. En los casos no resecables o con tumor residual, se recomienda la radioterapia postoperatoria.

12.- TUMORES MALIGNOS NEURALES

12.1.- ESTESIONEUROBLASTOMA

El estesioneuroblastoma o neuroblastoma olfatorio es una neoplasia maligna de la nariz y cavidad nasal, originada en el neuroepitelio olfatorio localizado en la porción superior de la cavidad nasal, lámina cribiforme y en la porción superomedial del cornete superior. Corresponden al 6% de los tumores malignos de la cavidad nasal y al 0.3% de las neoplasias malignas del tracto aéreodigestivo superior. Se presenta con un patrón bimodal, con un pico entre los 11 y 22 años de edad y otro entre la 5ª y 6ª década de la vida. El promedio entre la aparición de los primeros síntomas y el diagnóstico es de 6 meses.

Los síntomas más frecuentes son la obstrucción nasal unilateral en el 70% de los casos, seguido de epistaxis en el 46%; otros signos y síntomas son la rinorrea, cefalea, anosmia, diplopia, limitación del movimiento ocular, proptosis, ceguera y una masa intranasal unilateral. Los pacientes se presentan con metástasis cervicales en el 4 al 18% durante la valoración inicial. Las metástasis al cuello se presentan en el 27% de los pacientes y se asocian con un pronóstico más agresivo y con una mayor incidencia de metástasis distales a hueso, pulmón, hígado, mediastino y piel. El examen nasal revela una tumoración rojagrisácea localizada en la porción superior de la nariz, que sangra fácilmente con la manipulación. En la tomografía computarizada aparece como una masa de tejidos blandos homogénea con erosión de la base del cráneo, que con el contraste se refuerza uniformemente. La resonancia magnética define con mayor precisión a los tumores nasosinusales con extensión a la órbita y al cráneo. En la imagen T1 aparece como una imagen isointensa o hiperintensa, o hiperintensa en la imagen T2. Debido a que la tomografía delinea mejor las estructuras óseas y la resonancia magnética los tejidos blandos, ambas se utilizan en la valoración de la mayoría de los pacientes. Las clasificaciones más utilizadas son la de Kadish modificada por Morita y la de Dulguerov y Calcaterra. (Cuadro III):

Cuadro III.- Estesioneuroblastoma. Clasificación de Kadish Modificada por Morita
A: Tumor limitado a la fosa nasal.
B: Tumor con extensión a los senos paranasales.
C: Tumor con extensión fuera de los senos paranasales.
D: Tumor con metástasis a ganglios cervicales o distales

Cuadro IV.- Clasificación de Dulguerov y Calcaterra
T1: Afecta la cavidad nasal y/o senos paranasales, excluyendo esfenoides y respetando las celdillas etmoidales más superiores.
T2: Afecta la cavidad nasal y/o senos paranasales, incluyendo esfenoides con extensión o erosión de la lámina cribosa.
T3: Tumor que se extienda a la órbita o protruye en la fosa craneal anterior sin invasión dural
T4: Tumor que invade el cerebro

El tratamiento del estesioneuroblastoma es la resección quirúrgica por vía craneofacial, con quimioterapia de inducción y radioterapia postoperatoria. Los estesioneuroblastomas son sensibles al tratamiento con cisplatino/etopósido y con la combinación ciclofosfamida/vincristina.

13.- TUMORES METÁSTASICOS

Las metástasis distales a la nariz son muy raras, siendo el carcinoma renal el tumor que metastatiza con mayor frecuencia, seguido del carcinoma pulmonar y de la mama. El tratamiento está orientado al tratamiento del tumor primario y de las metástasis.

REFERENCIAS BIBLIOGRÁFICAS

1. Argiris A, dutra J, Tseke P, haines K. Esthesioneuroblastoma: The Northwestern University Experience. Laryngoscope 2003;113:155-160.

2. Batsakis JG, Suarez P, El-Naggar AK : Mucosal melanomas of the head and neck. Ann Otol Rhinol Laryngol 1998; 107(7): 626-630.

3. Beck JC, McClatchey KD, Lesperance MM, et al: Human papillomavirus types important in progression of inverted papilloma. Otolaryngol Head Neck Surg 1995; 113(5): 558-563.

4. Blotta P, Carinci F, Pelucchi S, et al: Chondrosarcoma of the nasal septum. Ann Otol Rhinol Laryngol 2001; 110(2): 202-204

5. Cody DT, Lawrence WD: Neoplasms of the nasal cavity. In: Cummings CW, Fredrickson JM, Harker LA, et al, eds. Otolaryngology-Head and Neck Surgery. Mosby; 1999.

6. Downey TJ, Clark SK, Moore DW:Chondrosarcoma of the nasal septum. Otolaryngol Head Neck Surg 2001;125(1): 98-100.

7. Fisch U. The infratemporal fossa approach for nasopharyngeal tumors. Laryngoscope 1983;93;36-44.

8. Heffner DK, Hyams VJ, Hauck KW, et al: Low-grade adenocarcinoma of the nasal cavity and paranasal sinuses. Cancer 1982;50(2):312-322.

9. Goodenberger J, Ross PJ: Juvenile nasopharyngeal angiofibroma. Radiol Technol 2000; 71(6): 595- 10. Kim GE, Park HC, Keum KC, et al: Adenoid cystic carcinoma of the maxillary antrum. Am J Otolaryngol 1999;20(2):77-84.

10. Lawson W, Ho BT, Shaari CM, Biller HF: Inverted papilloma: a report of 112 cases. Laryngoscope 1995;105(3 Pt 1):282-288.

11. Lund VJ, Howard DJ, Harding L, Wei WI: Management options and survival in malignant melanoma of the sinonasal mucosa. Laryngoscope 1999;109(2 Pt 1):208-211.

12. Mansell NJ, Bates GJ: The inverted Schneiderian papilloma: a review and literature report of 3 new cases. Rhinology 2000;38(3):97-101.

13. Morita A, Eberson MJ, Olsen KD, Lewis JE, Quast LM. Esthesioneuroblastoma: prognosis and management. Neurosurgery 1993;32(5): 706-714.

14. Petrella T, Delfau-Larue MH, Caillot D, et al: Nasopharyngeal lymphomas: further evidence for a natural killer cell origin. Hum Pathol 1996;27(8):827-833.

15. Sabini P, Josephson GD, Yung RT, Dolitsky JN: Hemangiopericytoma presenting as a congenital midline nasal mass. Arch Otolaryngol Head Neck Surg 1998; 124(2): 202-204.

16. Schlosser RJ, Mason JC, Gross CW: Aggressive endoscopic resection of inverted papilloma: an update. Otolaryngol Head Neck Surg 2001;125(1): 49-53.

17. Shah UK, Hybels RL, Dugan J: Endoscopic management of low-grade papillary adenocarcinoma of the ethmoid sinus: case report and review of the literature. Am J Otolaryngol 1999; 20(3):190-194.

CAPÍTULO 27 | FISIOLOGÍA Y TRASTORNOS DEL OLFATO Y SABOR

Dr. Javier Dibildox M.

Los humanos con un sentido del olfato normal, distinguen aproximadamente 10,000 olores. La pérdida del olfato y del sabor puede ser total cuando afecta a todos los olores y sabores, parcial cuando afecta sólo a algunos olores y sabores o específica cuando solo afecta a ciertos olores y sabores. Los sentidos del olfato y del sabor permiten apreciar los aromas, sabores, cualidades de los alimentos, además de detectar malos olores provocados por gases, incendios y alimentos en mal estado. El sentido del olfato estimula a las glándulas salivales, debido a la conexión del olfato con el sentido del sabor; también estimulan la secreción de los jugos gastrointestinales, para la digestión de los alimentos. Los trastornos del olfato y del sabor son frecuentes en la población en general y son difíciles de diagnosticar y tratar, debido a la falta de conocimiento y comprensión de las patologías primarias o secundarias que los originan. El impacto de los trastornos del olfato y del sabor afecta significativamente la calidad de vida de los pacientes al no disfrutar los alimentos, particularmente en los ancianos, lo que puede provocar ansiedad, depresión, pérdida de peso y desnutrición.

1.- ANATOMÍA Y FISIOLOGÍA DEL SISTEMA OLFATORIO

El sentido del olfato es parte del sistema químico neurosensorial compuesto por varias células localizadas en la nariz, boca y faringe, que intervienen en la interpretación de los olores y en la distinción de los sabores. Para percibir un olor se requiere que el aroma penetre a la cavidad nasal a través de las narinas o por las coanas, aunque solo el 15% del aire inspirado llega a la región olfatoria.

Cuando se liberan las moléculas microscópicas de las sustancias que nos rodean, como los perfumes, flores, alimentos, animales, personas, sustancias químicas, éstas se disuelven en el moco formado por la secreción de las glándulas de Bowman del epitelio olfatorio y en las células caliciformes de la mucosa respiratoria, estimulando así a las terminaciones nerviosas de las células neurosensoriales. La efectividad de la estimulación del olfato depende de la duración, volumen y velocidad de la inspiración. La sensación cualitativa de los estímulos aromáticos es mediada por el nervio olfatorio, mientras que las sensaciones somatosensoriales como el frío, calor o la irritación por algunos olores, son mediadas por las ramas oftálmicas y maxilares del nervio trigémino.

El sentido del olfato también es mediado por el llamado sentido químico común, formado por las terminaciones nerviosas de los nervios trigémino, glosofaríngeo y vago localizadas en los ojos, nariz, boca y garganta, que permiten percibir las sensaciones estimulantes de algunas sustancias, como la irritación ocular que provoca lagrimeo al cortar cebollas o la frescura de la menta. El neuroepitelio olfatorio es seudoestratificado columnar y está localizado en la porción superior de la cavidad nasal, en un área de aproximadamente 1 cm^2 adyacente a la lámina cribiforme por arriba del septum nasal y de la pared lateral de la nariz. (Fig. 1)

El epitelio contiene los receptores ciliados olfatorios, células microciliares, células de soporte y células basales. Los receptores del olfato se localizan en los cilios de las células receptoras, donde cada célula tiene un sólo gen receptor del olfato.

Los receptores olfatorios se unen a una proteína G específica, conocida como "Golf", que al estimularse provoca la despolarización de la membrana celular y envía la señal a los receptores centrales.

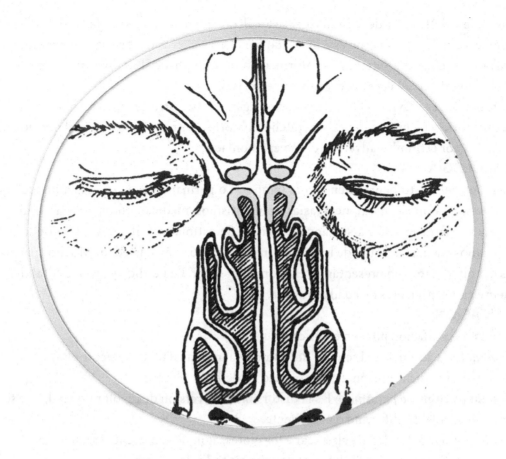

Fig. 1.- Localización del epitelio olfatorio.

Se estima que hay más de 100 millones de neuronas receptoras sensoriales bipolares en la nariz. Las neuronas olfatorias se originan en las células basales precursoras, las cuales se regeneran durante toda la vida del paciente cada 30 a 60 días. Cada célula receptora en vía de regeneración extiende sus axones dentro del sistema nervioso central, como una neurona olfatoria de primer orden formando sinapsis que buscan a las células mitrales en el bulbo olfatorio. Las células del bulbo olfatorio, al igual que otras células del sistema nervioso central, no se regeneran, pero reciben sinapsis de las células receptoras. Estas células bipolares tienen un proceso corto periférico y un proceso largo central. El proceso periférico se inicia en la superficie mucosa y termina en un nodo olfatorio, que tiene diversos cilios inmóviles, formando un colchón denso en la superficie mucosa.

Los cilios interactúan con los olores dentro de la cubierta mucosa de la superficie. El proceso largo está formado por un axón desmielinizado, que se une a otros 10 a 100 axones formando una fila olfatoria, como un paquete de axones dirigidos centralmente y rodeados por células de Schwann, que se proyectan a través de la placa cribiforme al bulbo olfatorio ipsilateral. Las células del bulbo olfatorio, en contacto con las células receptoras olfatorias, incluyen a las células mitrales y a las células organizadas en áreas especializadas llamadas glomérulos. Las células glomerulares son las neuronas primarias del bulbo olfatorio y sus axones viajan a la corteza olfatoria. La corteza se divide en cinco partes que incluyen al núcleo olfatorio anterior, que conecta a los dos bulbos olfatorios a través de la comisura anterior, el tubérculo olfatorio, la corteza piriforme, que es el área principal de la discriminación olfatoria, el núcleo cortical de la amígdala y el área entorrinal que se proyecta al hipocampo. El órgano vomeronasal es una estructura membranosa bilateral localizada en la base anterior del septum nasal, dentro de la mucosa respiratoria y proximal al pericondrio del septum nasal. Su apertura en el vestíbulo nasal es visible en el 91 a 97% de los adultos y se localiza a 2 cm de la narina, en la unión del cartílago septal con el septum óseo. El órgano está inervado por el nervio terminal que se conecta con el cerebro, en las áreas que procesan e integran la información quimiosensorial del órgano vomeronasal. Las ferohormonas son detectadas por el órgano vomeronasal.

Las terminaciones nerviosas libres del nervio trigémino se distribuyen en forma difusa en toda la mucosa respiratoria y en el área del neuroepitelio olfatorio. Las ramificaciones del nervio trigémino son estimuladas por estímulos adversos, como el amoniaco.

2.- EPIDEMIOLOGÍA

Las alteraciones del olfato ocurren en forma temporal o permanente, asociadas a infecciones de la vía aérea superior, poliposis nasal, neoplasias, traumatismos, medicamentos, drogas, enfermedades degenerativas y a la exposición a sustancias tóxicas. Se estima que afectan al 1% de la población menor de 65 años y a más del 50% de la población mayor de 65 años de edad. Muchos pacientes con trastornos del olfato también presentan alteraciones del sabor. La pérdida parcial o total del olfato es más frecuente en los pacientes de edad avanzada.

3.- CLASIFICACIÓN

Los trastornos de la olfación pueden clasificarse como:

1. *Anosmia:* Es la ausencia del sentido del olfato o la incapacidad de detectar olores.
2. *Hiposmia:* Es la disminución de la habilidad de detectar olores.
3. *Disosmia (cacosmia o parosmia):* E s la distorsión o perversión de un olor normal, que se percibe como desagradable, diferente o mal oliente.
4. *Agnosia:* Es la inhabilidad de clasificar a los olores, aunque el paciente los detecte.
5. *Hiperosmia:* Es la hipersensibilidad a algunos o a todos los olores.
6. *Fantosmia:* Es una sensación disómica, o una alucinación percibida en ausencia de un estímulo aromático.
7. *Presbiosmia:* Es la pérdida del sentido del olfato, que ocurre cuando una persona envejece.

4.- DIAGNÓSTICO

El sentido del olfato es mediado a través de la estimulación de las células receptoras del olfato, por las moléculas químicas en el aire que penetran en la cavidad nasal, acarreadas por un flujo de aire turbulento que las deposita en los receptores. En la percepción de los olores intervienen la duración, volumen y velocidad del aire inspirado.

En los pacientes con alteraciones del olfato, el interrogatorio debe orientarse al estado de la olfacción previo al padecimiento actual y al inicio, tiempo, duración y patrón de la sintomatología. Se deben buscar los antecedentes de infecciones respiratorias superiores, rinitis alérgica, cirugías previas, trauma nasal o craneal, exposición a sustancias tóxicas, enfermedades degenerativas, epilepsia, tabaquismo, uso de drogas intranasales y antecedentes de quimioterapia y radioterapia en la cabeza y cuello.

Las alteraciones del olfato ocurren con frecuencia en forma temporal o permanente, asociadas con las infecciones de la vía aérea superior, poliposis nasal, neoplasias, traumatismos, medicamentos, drogas, enfermedades degenerativas, exposición a tóxicos y a metales pesados, pinturas, solventes o gases.

El examen físico incluye un examen minucioso de la nariz, cavidad oral, faringe, base de lengua, pares craneales y la endoscopia de la cavidad nasal, buscando problemas obstructivos, inflamatorios, infecciosos, neurales o neoplásicos. Los estudios de laboratorio pueden ser útiles en la identificación de las patologías identificadas durante la historia clínica, como son la diabetes mellitus, infecciones, alergias, patología de la glándula tiroides, riñón, hígado, glándulas suprarrenales y las deficiencias nutricionales. La biopsia del epitelio respiratorio generalmente se utiliza con fines de investigación. Los estudios de imagen se solicitan cuando se sospecha una patología rinosinual o neoplásica. La tomografía computarizada es la técnica de mayor utilidad en la valoración de la patología inflamatoria rinosinual. Cuando se agrega un medio de contraste se facilita la detección de lesiones vasculares, abscesos y tumores. La resonancia magnética permite una mejor definición de los tejidos blandos, pero con una pobre definición de las estructuras óseas. La resonancia magnética es superior a la tomografía computarizada en la valoración del bulbo olfatorio y de las estructuras cerebrales.Las pruebas olfatorias se realizan con la exposición a los aromas comunes como el café, ajo, perfumes, flores, tabaco o productos químicos, lo que permite valorar subjetivamente la intensidad del trastorno olfatorio. Existen otras pruebas electrofisiológicas más sofisticadas y de identificación de olores, utilizadas en los laboratorios y clínicas especializadas de los trastornos del olfato y del sabor.

5.- ETIOLOGÍA

Los trastornos del olfato pueden ser causados por problemas conductivos o de transporte de la vía aérea, alteraciones neurosensoriales por daño al neuroepitelio o por alteraciones del sistema nervioso central. Los trastornos de la olfacción pueden tener un origen multifactorial, aunque la mayoría de los casos de anosmia crónica o de hiposmia, se relacionan con las infecciones rinosinuales en el 23%, infecciones de las vía aérea superior en el 19% y trauma craneoencefálico en el 15% de los casos. Se estima que hay más de 200 patologías y muchos medicamentos asociados con la pérdida del olfato. Para tratar adecuadamente una patología de la olfacción, se debe conocer la causa del problema.

5.1.- INFECCIONES DE LA VÍA AÉREA SUPERIOR

La causa más frecuente de las alteraciones del olfato en el adulto es provocada por una infección viral de la vía aérea superior, particularmente posterior a un catarro común o a un episodio de influenza. En la mayoría de los casos, la pérdida olfatoria se atribuye a un daño del neuroepitelio, edema e hiperemia de la mucosa nasal, necrosis ciliar y destrucción celular, lo que se manifiesta en el paciente como una disosmia, con distorsión o perversión de los olores comunes, o por una anosmia parcial.

Generalmente el paciente presenta una regeneración espontánea del epitelio respiratorio en los casos leves y de recuperación parcial en los casos severos. Los casos de anosmia total generalmente son de mal pronóstico.

Las infecciones virales pueden causar una cicatrización excesiva y un reemplazo del neuroepitelio respiratorio, aunque potencialmente se pueden regenerar algunas células en el transcurso de varias semanas o meses.

5.2.- PATOLOGÍA RINOSINUSAL

La mayoría de los trastornos rinosinuales bloquean la vía aérea, impidiendo el flujo de los olores al epitelio olfatorio. La inflamación crónica de la mucosa nasal es la causa más frecuente de alteraciones del olfato de origen rinosinual, provocados por la rinitis alérgica, rinitis idiopática, rinitis medicamentosa, rinitis atrófica, rinosinusitis crónica, rinitis tóxica por exposición a gases, metales, solventes, nicotina, humos o por el uso de cocaína. Otras causas son la poliposis nasal, desviaciones septales severas, sinequias intranasales, papiloma invertido, nasoangiofibroma, sarcoidosis, granulomatosis de Wegener, linfoma rinosinual, estesioneuroblastoma, encefaloceles, quistes dermoides, melanomas, sarcomas y cáncer epidermoide. Los pacientes intubados o con traqueotomía, donde el flujo inspiratorio nasal está disminuido o ausente, generalmente presentan hiposmia por la falta de estimulación del neuroepitelio respiratorio.

5.3.- TRAUMA CRANEOENCEFÁLICO

En los pacientes adultos, alrededor del 5 al 10% de los traumas craneales mayores o menores se asocian con la pérdida del olfato, la cual se presenta durante las primeras horas o días posteriores al traumatismo. Los traumas craneoencefálicos, fracturas frontoetmoidales, cirugía neurológica o la hemorragia subaracnoidea, se asocian a los hematomas de la mucosa nasal, fracturas de la placa cribiforme, fístulas de líquido cefalorraquídeo, edema, daño, estiramiento, avulsión y sección del neuroepitelio respiratorio, contusión cerebral o hemorragia en la región del cerebro relacionada con el olfato, lo que generalmente provoca una anosmia irreversible. En diferentes estudios la anosmia se relaciona con la severidad de la lesión.

5.4.- ENFERMEDADES DEGENERATIVAS

Los trastornos de la olfación pueden ser un síntoma temprano de una enfermedad neurológica como la esclerosis múltiple, síndrome de Sjögren y las enfermedades de Parkinson y Alzheimer. El número de neurofibras en el bulbo olfatorio disminuyen 1% cada año, por lo que el sentido del olfato declina alrededor de los 70 años en las mujeres y en los hombres alrededor de los 60 años de edad. Aproximadamente el 50% de los adultos mayores de 80 años tienen una pérdida significativa de la olfacción.

5.5.- ENFERMEDADES ENDÓCRINAS Y NUTRICIONALES

El hipotiroidismo, diabetes mellitus, enfermedad de Adison, síndrome de Turner, síndrome de Cushing, obesidad, desnutrición, deficiencia de vitamina A, tiamina o zinc, se asocian con frecuencia a los trastornos de la olfacción.

5.6.- TOXINAS

La industria moderna utiliza varios compuestos químicos, solventes, humos y metales que pueden dañar temporal o permanente las estructuras neurales mediadoras de la olfacción. El daño se relaciona con el tiempo de exposición, concentración y toxicidad del agente.

5.7.- TABAQUISMO

El tabaquismo no causa una pérdida completa de la olfacción, pero si una disminución recuperan el olfato.

5.8.- OTRAS CAUSAS

La radioterapia en el área de la cabeza y cuello, epilepsia, migraña, esquizofrenia y las alucinaciones sicóticas se relacionan con trastornos reales o imaginarios de la olfacción. El síndrome de Kallman incluye a la anosmia congénita, por una falla del desarrollo del bulbo olfatorio e hipogonadismo.

6.- TRATAMIENTO

El tratamiento inicial de los trastornos olfatorios debe orientarse a resolver el factor causal identificado. En los casos relacionados con una inflamación reversible, el tratamiento es más fácil y en los casos conductivos inflamatorios, el tratamiento se orienta a mejorar la permeabilidad de la nariz, mediante la administración de antihistamínicos, descongestionantes, esteroides tópicos o sistémicos e inmunoterapia en los casos alérgicos. Los problemas conductivos por obstrucción septal, poliposis nasal, hipertrofia de cornetes, sinequias o neoplasias, el tratamiento quirúrgico indicado es el específico para cada patología. El tratamiento de la rinosinusitis crónica incluye la administración de antibióticos, antihistamínicos, descongestionantes, esteroides tópicos y cirugía funcional endoscópica. Los pacientes con problemas del olfato secundarios a un daño neurosensorial o por un trauma cráneoencefálico, son difíciles de manejar y su pronóstico generalmente es malo. En general, el sistema olfatorio se regenera muy poco posterior a un trauma craneoencefálico severo, y en los traumatismos leves la mayoría de los pacientes recuperan el olfato alrededor de la 12ª semana posterior al trauma. El control de las patologías incluye la administración de hormonas y el control de la diabetes.Otros tratamientos incluyen el control del déficit nutricional, administración de vitaminas, zinc, esteroides tópicos y antidepresivos. Se debe eliminar el tabaquismo y la exposición a la polución, sustancias químicas y metales pesados entre otros.

7.- ANATOMÍA Y FISIOLOGÍA DEL SABOR

La percepción del sabor está mediada por las papilas gustatorias de las proyecciones epiteliales localizadas en el epitelio lingual. Son células epiteliales modificadas originadas en las células basales del epitelio, con una vida media de 10 días. Cada papila gustatoria contiene diversas células receptoras. En la base de las papilas gustatorias, las células receptoras hacen sinapsis con una fibra nerviosa aferente que inerva a varias papilas.

El gusto es mediado por los olores, sabor, textura y temperatura de los alimentos. En toda la lengua se pueden detectar cuatro sabores: salado, dulce, agrio y amargo, pero cada una de ellos se percibe mejor en algunas áreas específicas de la lengua.

Lo dulce se percibe mejor en la punta de la lengua, lo salado en los bordes anterolaterales, lo agrio en el borde lateral y lo amargo en el tercio posterior. Otros sabores que la lengua percibe son los sabores metálicos y cálcicos. El sabor se incrementa con la salivación y el movimiento de la lengua, al distribuirse el alimento a lo largo de la superficie lingual, donde existen diferentes variedades de papilas gustatorias. Las papilas de los dos tercios anteriores de la lengua están inervadas por el nervio de la cuerda del tímpano, rama del nervio facial. Hay 8 a 12 papilas caliciformes que tienen alrededor de 250 botones que se localizan en los 2/3 posteriores de la lengua que son inervadas por el glosofaríngeo.

Las papilas filiformes se encuentran en los pliegues, surcos y en el borde lateral de la lengua, siendo aproximadamente 1,280 botones inervados por el glosofaríngeo. Existen otras papilas gustatorias en el paladar blando inervadas por el nervio petroso superficial mayor, rama del nervio facial. En la epiglotis y laringe las papilas están inervadas por el nervio vago y en la faringe están inervadas por los nervios glosofaríngeo y vago. Además existen fibras terminales del nervio trigémino en la lengua, que detectan las sensaciones irritantes como los alimentos condimentados, fríos, calientes o picantes.

8.- EPIDEMIOLOGÍA

Los trastornos del sabor son menos frecuentes que los trastornos del olfato, y al igual que la olfación, los pacientes de edad avanzada tienden a presentar una disminución de la capacidad de diferenciar sabores.

9.- CLASIFICACIÓN

Los trastornos del sabor pueden afectar la percepción del sabor en forma parcial, total o específicamente de algunos sabores y se clasifican como:

1. *Ageusia*: Es la ausencia del sabor.
2. *Hipogeusia*: Es la disminución del sabor.
3. *Disgeusia*: Es la distorsión del sabor.
4. *Hipergeusia*: Es el incremento de la percepción del sabor.

10.- DIAGNÓSTICO

En los pacientes con alteraciones del sabor, el interrogatorio se orienta a determinar el inicio, tiempo, duración y patrón de la sintomatología. Se buscan los antecedentes de infecciones respiratorias superiores, halitosis, reflujo extraesofágico, rinitis alérgica, cirugía de lengua, trauma nasal o craneal, enfermedades degenerativas, epilepsia, tabaquismo y el antecedente de quimioterapia y radioterapia en la cabeza y cuello. Las alteraciones del sabor ocurren en forma temporal o permanente, asociadas a las infecciones de la vía aérea, neoplasias, traumatismos, medicamentos, drogas y enfermedades degenerativas.

El examen físico incluye un examen minucioso de la nariz, cavidad oral, faringe, base de lengua y pares craneales, buscando resequedad de la cavidad oral, caries dental, abscesos dentales, úlceras o vesículas orales, candidiasis, prótesis dentales en mal estado, leucoplasia, acumulación de detritus en las amígdalas y base lingual, lengua saburral, gingivitis y neoplasias.

Los estudios de laboratorio pueden ser útiles en la identificación de las patologías identificadas durante la historia clínica. La tomografía computarizada con medio de contraste, facilita la detección de lesiones vasculares, abscesos y tumores. La resonancia magnética permite una mejor definición de los tejidos blandos, pero con una pobre definición de las estructuras óseas. En la valoración de la discriminación del sabor se utilizan soluciones que contienen azúcar (dulce), cloruro de sodio (salado), quinina (amargo) y ácido cítrico (agrio).

11.- ETIOLOGÍA

Las lesiones de la mucosa oral, papilas gustativas, inervación de la lengua o de los pares craneales, pueden alterar la percepción del sabor.

11.1.- ENFERMEDADES DE LA CAVIDAD ORAL

La inflamación, infección, traumatismos y la mucositis post-radioterapia, alteran la mediación del sabor. Las causas más frecuentes de la disminución o perversión del sabor, son la mala higiene bucal, gingivitis, sialoadenitis y el uso de prótesis dentales, seguido por las infecciones virales, bacterianas o micóticas, que inflaman o lesionan las papilas gustativas, al igual que la inflamación causada por la lengua saburral, fisurada o geográfica, liquen plano y el eritema multiforme. La disminución de la producción de saliva provoca una gran resequedad de la mucosa bucal, que interfiere con la transmisión del sabor, como ocurre en el síndrome de Sjögren, insuficiencia renal, diálisis, mucositis post-quimio o radioterapia y en la uremia. La cirugía de los tumores de la lengua, mediante la resección parcial o subtotal, disminuye considerablemente el número de papilas gustativas.

11.2.- ENFERMEDADES DEL OÍDO

En la cirugía del oído medio la lesión por estiramiento o sección del nervio de la cuerda del tímpano, puede causar una disgeusia temporal. La sección del nervio facial, por arriba de la emergencia del nervio de la cuerda del tímpano o en algunos los casos de parálisis de Bell, se acompaña de distorsión del sabor en la mitad ipsilateral de la lengua.

11.3.- ENFERMEDADES ENDÓCRINAS

El hipogonadismo, diabetes mellitus, embarazo, menstruación y el seudohipoparatiroidismo, se asocian a una disminución de la discriminación del sabor, en tanto que el hipotiroidismo y la insuficiencia suprarrenal, incrementan la sensibilidad del sabor.

11.4.- DEFICIENCIAS NUTRICIONALES

La desnutrición, anorexia, síndromes de malabsorción, deficiencias de zinc, cobre y níquel, se asocian a anormalidades del sabor.

11.5.- MEDICAMENTOS

Diversos medicamentos alteran la percepción del sabor, particularmente el captopril y la aplicación tópica del antihistamínico azelastina. La resequedad de la cavidad oral es un efecto adverso común con la administración de anticolinérgicos, antihistamínicos y antidepresivos o secundaria a diversas patologías como el síndrome de Sjögren, xerostomía y la diabetes mellitus.

12.- TRATAMIENTO

Se deben tratar las patologías infecciosas, inflamatorias y neoplásicas de la cavidad oral y de la nariz y senos paranasales, de acuerdo a la etiología específica de cada una de ellas. Los problemas obstructivos inflamatorios se tratan mediante la administración de esteroides intranasales antihistamínicos y descongestionantes y los obstructivos anatómicos mediante cirugía. Se recomienda el aseo bucal frecuente, el uso de antisépticos orales y el mantener las dentaduras y prótesis dentales en buen estado.

La mucositis post-quimio o radioterapia mejora utilizando estimulantes de la producción de saliva como la pilocarpina o cevimeline, o rociando frecuentemente saliva artificial. Se eliminan las drogas y el tabaquismo, sustancias que alteran el sabor. En los problemas endócrinos o por deficiencia alimentaria, la administración de hormonas, vitaminas y minerales está indicada.

REFERENCIAS BIBLIOGRÁFICAS

1. Allis TJ, Leopold DA. Smell and taste disorders. Facial Plast Surg Clin North Am. 2012; 20(1):93-111.

2. Amoore JE, Ollman BG. Practical test kits for quantitatively evaluating the sense of smell. Rhinology 1983;21:49-54.

3. Boesveldt S, Lindau ST, McClintock MK, Hummel T, Lundstrom JN. Gustatory and olfactory dysfunction in older adults: a national probability study. Rhinology. 2011;49(3):324-330.

4. Davidson TM, Murphy C, Jalowayski AA. Smell impairment. Can it be reversed? Postgrad Med 1995;98:107-9,112-8.

5. Deems DA, Yen DM, Kreshak A, Doty RL. Spontaneous resolution of dysguesia. Arch Otolaryngol Head Neck Surg 1996;122:961-3.

6. Downey LL, Jacobs JB, Lebowitz RA: Anosmia and chronic sinus disease. Otolaryngol Head Neck Surg 1996; 115(1): 24-28.

7. Doty RL, Frye RE. Influence of nasal obstruction on smell function. Otolaryngol Clin North Am 1989; 22:397-411.

8. Doty RL, Kimmelman CP, Lesser RP. Smell and taste and their disorders. In: Asbury AK, McKhann GM, McDonald WI, eds. Diseases of the nervous system: clinical neurobiology. 2d ed. Philadelphia: Saunders, 1993;390-403.

9. Doty RL, Yousem DM, Pham LT, Kreshak AA, Geckle R, Lee WW. Olfactory dysfunction in patients with head trauma. Arch Neurol 1997;54: 1131-40.

10. Duncan HJ, Seiden AM, Paik S-I, Smith DV. Differences among patients with smell impairment resulting from head trauma, nasal disease or prior upper respiratory infection. Chem Senses 1991;16: 517.

11. Estrem SA, Renner G: Disorders of smell and taste. Otolaryngol Clin North Am 1987; 20(1): 133-147.

12. Frye RE, Schwartz BS, Doty RL. Dose-related effects of cigarette smoking on olfactory function. JAMA 1990;263:1233-6.

13. Heilmann S, Huettenbrink KB, Hummel T. Local and systemic administration of corticosteroids in the treatment of olfactory loss. Am J Rhinol. 2004;18(1):29-33.

14. Holbrook EH, Leopold DA. An updated review of clinical olfaction. Curr Opin Otolaryngol Head N eck Surg. Feb 2006;14(1):23-8.

15. Jafek B: Anosmia and ageusia. In: Gates GA, ed. Current Therapy in Otolaryngology-Head and Neck Surgery. St. Louis: Mosby; 1982:279-282.

16. Jafek BW, Hartman D, Eller PM, Johnson EW, Strahan RC, Moran DT. Postviral olfactory dysfunction. Am J Rhinol 1990;4:91-100.

17. Monti-Bloch L, Jennings-W hite C, Berliner DL: The human vomeronasal system. A review. Ann N Y Acad Sci 1998; 855: 373-389.

18. Schiffman SS: Taste and smell losses in normal aging and disease. JAMA 1997;278 (16):1357-1362.

19. Solomon GS, Petrie WM, Hart JR, Brackin HB Jr. Olfactory dysfunction discriminates Alzheimer's dementia from major depression. J Neuropsychiatry Clin Neurosci 1998;10:64-67

20. Tuccori M, Lapi F, Testi A, et al. Drug-induced taste and smell alterations: a case/non-case evaluation of an italian database of spontaneous advers drug reaction reporting. Drug Saf. 2011;34(10):849-59.

CAPÍTULO 28 | EMBRIOLOGÍA, ANATOMÍA Y FISIOLOGÍA DE LA CAVIDAD ORAL Y OROFARINGE

Dr. Javier Dibildox M.

La cavidad oral es el primer segmento del aparato digestivo y respiratorio, por donde pasan los alimentos, ocurre la masticación y donde se articula el lenguaje, además es una vía aérea alternativa en los casos de obstrucción nasal.

1.- EMBRIOLOGÍA

Los arcos branquiales se forman durante la 4ª o 5ª semana de la gestación. De ellos se derivan estructuras óseas y musculares. La asociación de los 3 primeros arcos branquiales forman las estructuras músculo aponeuróticas del paladar. La asociación del 2º, 3º y 4º arco forman la base de la lengua, el 4º y 6º arco branquial forman el esqueleto laríngeo, los músculos constrictores de la faringe y los músculos intrínsecos de la laringe. Alrededor de los 21 días de gestación la faringe primitiva, procedente del intestino anterior, se amplía en su extremo caudal y se une a la boca primitiva. En la 6ª y 7ª semanas las prominencias nasales mediales se fusionan y forman el segmento intermaxilar. Las porciones laterales del labio superior, la mayor parte del maxilar y el paladar secundario se forman a partir de las prominencias maxilares, estructuras que se fusionan con las prominencias mandibulares. Los labios y las mejillas son penetrados por el mesénquima del 2º arco branquial y se forman los músculos miméticos faciales inervados por el nervio facial. El mesénquima del 1º y 2º arco branquial da origen a los músculos de la masticación, los cuales son inervados por la 3ª división del nervio trigémino. Las prominencias maxilares forman forman las regiones superiores de la mejilla y el labio superior.

Al final de la 6ª semana los labios y las encías se desarrollan en un engrosamiento lineal del ectodermo conocido como lámina labiogingival. De las prominencias mandibulares se originan el labio inferior, el mentón y la porción inferior de las mejillas. La 2ª bolsa faríngea casi desaparece durante el desarrollo de las amígdalas palatinas, en tanto que el endodermo de la 2ª bolsa faríngea prolifera y se transforma en el mesénquima amigdalino, donde se forman las criptas amigdalinas. Aproximadamente a las 20 semanas de la gestación el mesénquima que rodea a las criptas amigdalinas, forma el tejido linfoide de los ganglios linfáticos amigdalinos.

El paladar se desarrolla a partir de los primordios palatinos primarios y secundarios. El paladar primario, o proceso palatino mediano, se desarrolla al final de la 5ª semana a partir de la porción profunda del segmento intermaxilar, formado por la fusión de las prominencias nasales mediales. El paladar primario se convierte en la porción premaxilar del paladar. El paladar secundario es el primordio del paladar duro y del velo del paladar, desarrollándose a partir de las 2 proyecciones mesenquimatosas horizontales de las caras internas de las prominencias maxilares, llamadas procesos palatinos laterales, que se proyectan hacia abajo en cada lado de la lengua.

Los procesos palatinos se aproximan y fusionan en la línea media. La osificación del paladar primario se desarrolla gradualmente, formando la porción premaxilar del maxilar que aloja a los incisivos, y al mismo tiempo la osificación se propaga a partir de los huesos maxilares y palatinos, para formar el paladar duro. Las porciones posterolaterales de los procesos palatinos laterales no se osifican y se fusionan formando el paladar blando.

Aproximadamente al final de la 4ª semana de gestación aparece una elevación triangular medial, llamada primordio glótico mediano o tubérculo impar, en el piso de la faringe primitiva por delante del agujero ciego, durante el desarrollo inicial de la lengua.

Posteriormente se forman 2 primordios glóticos distales o prominencias linguales laterales, de forma oval situadas a cada lado del tubérculo impar. Las prominencias linguales laterales aumentan de tamaño y se fusionan formando el primordio medial, que se convertirá en los dos tercios anteriores de la lengua. El plano de fusión corresponde al surco mediano de la lengua. (Fig. 1)

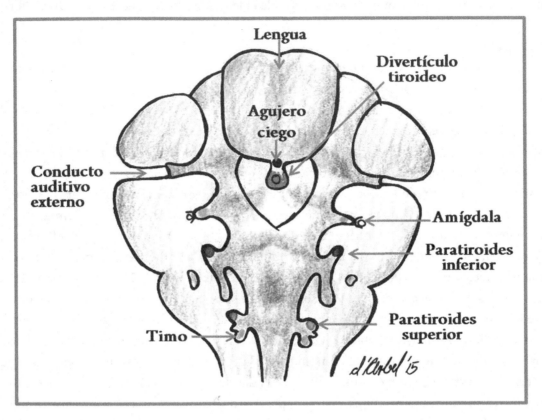

Fig. 1.- Embriología de la cavidad oral y de la orofaringe.

El tercio posterior de la lengua se inicia en 2 prominencias que se desarrollan por detrás del agujero ciego, formando la cópula. Al fusionarse las porciones ventromediales del 2° arco branquial y la eminencia hipobranquial, se desarrollan caudalmente en relación con la cópula, a partir del mesodermo de la porción ventromedial del tercero y cuarto arco branquial. Posteriormente la cópula desaparece y en la eminencia hipobranquial se origina la base de la lengua. La línea de fusión de los 2 tercios anteriores y del tercio posterior de la lengua, corresponde al surco terminal, que tiene la forma de una "V", donde se localizan las papilas caliciformes. El mesénquima del arco branquial forma el tejido conectivo, vasos sanguíneos y los linfáticos de la lengua. Los músculos de la lengua se derivan de los mioblastos acompañados por el nervio hipogloso, que inerva los músculos linguales.

2.- ANATOMÍA DE LA CAVIDAD ORAL

2.1.- LABIOS

Los labios se inician en la unión del bermellón con la piel, formando el borde anterior del vestíbulo de la cavidad oral. Están compuestos por 4 capas: la externa cutánea, la profunda muscular, la submucosa glandular y la interna mucosa. La porción más prominente de los labios es el bermellón, que está separado de la piel por un tejido de transición que forma el borde del bermellón. El labio superior tiene una depresión central llamada filtro, y en su porción inferior el borde del bermellón adquiere una forma curva llamada arco de cupido. Por dentro el bermellón se une a la mucosa bucal y en la submucosa se localizan glándulas salivales menores.

El músculo principal de los labios es el orbicular y en las comisuras convergen los músculos elevadores del ángulo de la boca, el cigomático mayor, el elevador del labio superior, el depresor del labio, el risorio y el músculo cutáneo del cuello. En el labio inferior se inserta el músculo depresor del labio y el músculo mentoniano.

El nervio facial inerva al músculo orbicular de los labios y la inervación sensorial se deriva del nervio trigémino. La inervación sensorial del labio superior y de la mucosa de la mejilla proviene del nervio infraorbitario, rama de la 2ª división del trigémino. El nervio mentoniano, rama de la 3ª división del trigémino, inerva a la piel y mucosa del labio inferior. La irrigación a los labios proviene de las arterias labial superior y labial inferior, ramas de la arteria facial. Los linfáticos de la porción central del labio inferior, drenan hacia los ganglios submentonianos y la porción labial inferior y lateral drena hacia los ganglios submandibulares. El labio superior drena hacia los ganglios preauriculares, periparotídeos, submentonianos y submandibulares.

2.2.- ENCÍAS

Las encías están formadas por las arcadas gingivodentales de la mandíbula y de la maxila. La mucosa de recubrimiento gingival está compuesta por un epitelio estratificado escamoso, provisto de una densa lámina propia donde se encuentran las fibras de colágena que se insertan en el proceso alveolar, que une a la mucosa de la encía con el hueso. La encía se continúa con la mucosa de las mejillas, labios y bóveda palatina por arriba y con el piso de la boca por abajo. Luego se extiende desde la unión dentogingival a la mucosa alveolar de la encía y a las papilas interdentales. El proceso alveolar de la encía proporciona a el soporte óseo a las estructuras dentales.

Los dientes temporales son 20 y se completan alrededor de los 2 años, en tanto que los dientes permanentes aparecen alrededor de los 6 años de edad con un total de 32: 8 incisivos, 4 caninos, 8 premolares y 12 molares. La inervación sensorial de la encía, proceso alveolar y dientes, proviene de las ramas maxilar y mandibular del nervio trigémino. La encía y la arcada dentaria superior son inervadas por los nervios alveolares posterosuperior, medio y anterosuperior, en tanto que la encía inferior y la arcada dentaria inferior, están inervadas por el nervio alveolar inferior. La irrigación de la mandíbula, maxilar superior, encía, proceso alveolar y arcadas dentarias, proviene de las ramas de la arteria maxilar. Los linfáticos de la porción bucal de ambas encías, drenan hacia a los ganglios submentonianos y submandibulares y la porción lingual de ambas encías drenan hacia los ganglios yugulares superiores y hacia los ganglios retrofaríngeos, además la superficie lingual inferior de la encía, también drena hacia los ganglios submandibulares.

2.3.- PISO DE LA BOCA

El piso de la boca y la lengua forman los límites inferiores de la cavidad oral, donde se localiza el frenillo lingual en la línea media, las carúnculas del conducto de Wharton anteriormente en cada lado del frenillo y las glándulas sublinguales por detrás. Por abajo del piso de la boca se localiza el espacio sublingual limitado lateralmente por la mandíbula, inferiormente por el músculo milohioideo, medialmente por el músculo geniohioideo y por arriba por la mucosa del piso de la boca. Dentro del espacio sublingual se encuentran la glándula salival sublingual, la arteria y vena sublingual, los nervios lingual e hipogloso, la porción anterior de la glándula submandibular y el conducto de Wharton. El piso de la boca descansa en los músculos milohioideos y en los músculos geniohioideo, hiogloso y geniogloso. La inervación sensorial del piso de la boca proviene del nervio lingual, rama de la tercera rama del trigémino. La inervación motora del músculo milohioideo proviene de la rama milohioidea de la tercera división del trigémino, en tanto que el músculo hiogloso y el genioglioso son inervados por el XII par craneal. La irrigación del piso de la boca, espacio sublingual y glándula subligual proviene de la arteria sublingual, rama terminal de la arteria lingual. El drenaje linfático del piso de la boca está formado por un sistema superficial y uno profundo. El drenaje superficial cruza la línea media drenando tanto a los ganglios ipsilaterales como en los contralaterales submandibulares.

El sistema profundo penetra el periostio mandibular y drena a los ganglios ipsilaterales submandibulares y yugulares superiores, y su porción más anterior cruza la línea media y drena contralateralmente.

2.4.- LENGUA

La lengua es un órgano muscular y mucoso, que ocupa el piso medio de la cavidad bucal. La lengua está formada por la punta, bordes laterales, base y por las superficies dorsal y ventral. Los dos tercios anteriores de la lengua forman el cuerpo de la lengua, separados del tercio posterior por la línea en "V" del surco terminal, formado por las papilas caliciformes donde en su vértice se localiza el agujero ciego o foramen cecum, que corresponde al remanente del conducto tirogloso.

La mucosa de los 2 tercios anteriores de la lengua tiene una superficie irregular, donde se localizan las papilas linguales, que de acuerdo a su forma se conocen como papilas filiformes, fungiformes y caliciformes. En los bordes laterales se encuentran las papilas foliadas. (Fig.2) Hay 4 tipos de papilas linguales:

1.- *Filiformes:* Son las papilas más numerosas. Se distribuyen en toda la superficie de los dos tercios anteriores de la cara dorsal de la lengua. Tienen una altura que oscila entre 0.3 a 0.5 mm y su función es esencialmente la limpieza del dorso lingual.

2.- *Fungiformes:* Son menos numerosas y se localizan en los dos tercios anteriores de la cara dorsal principalmente a nivel de los bordes linguales. Su altura es 0,7 a 1mm.

3.- *Caliciformes o circunvaladas*: Estas papilas conforman la denominada "V" lingual y se ubican a nivel de la unión del tercio posterior de la lengua con los 2 tercios anteriores de la misma. Su altura es de 1 a 2 mm.

4.- *Foliadas*: Se presentan en los bordes laterales de la lengua, en un pequeño grupo de 6 a 8 papilas en la vecindad de la base de la lengua. Son papilas voluminosas y a veces, cuando son muy prominentes, se confunden con otras patologías

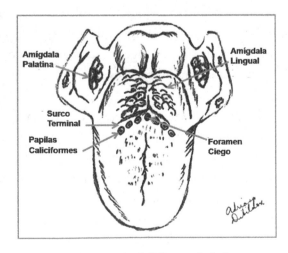

Fig. 2.- Anatomía del dorso de la lengua.

La cara inferior o ventral de la lengua está recubierta por una mucosa lisa, delgada y laxa, donde se identifica en su porción central el frenillo lingual, dos rodetes musculares formados por los músculos genioglosos y las venas raninas que se transparentan debajo de la mucosa. Los bordes laterales son gruesos en su porción posterior y se van adelgazando y afilando hacia adelante. En su porción posterior se localizan las papilas foliadas en unos repliegues verticales paralelos. La lengua está formada por los músculos intrínsecos y extrínsecos. Los músculos intrínsecos son el longitudinal superior, longitudinal inferior, transverso y el vertical. Los músculos extrínsecos son el geniogloso, hiogloso, palatogloso y estilogloso. Los músculos intrínsecos dan forma a la lengua, en tanto que los músculos extrínsecos protuyen, retraen, elevan y deprimen la lengua. La inervación sensorial de los 2 tercios anteriores de la lengua proviene del nervio lingual, rama de la tercera división del trigémino. El sabor está mediado por el nervio de la cuerda del tímpano, rama del nervio facial a través del nervio lingual, en tanto que el sabor del tercio posterior de la lengua está mediado por el nervio glosofaríngeo. La vallécula está inervada por el nervio laríngeo superior, rama del nervio vago. La inervación motora de los músculos intrínsecos y extrínsecos de la lengua proviene del nervio hipogloso, con la excepción del músculo palatogloso, que está inervado por el plexo faríngeo. La arteria lingual irriga la lengua a través de sus ramas. La irrigación de la base proviene de la arteria dorsal lingual; la arteria lingual profunda irriga los dos tercios anteriores y la arteria sublingual irriga la porción ventral de la lengua. La lengua posee un rico sistema linfático dividido en anterior, lateral, central y posterior, que drena en los ganglios yugulares medios. La porción anterior de la lengua drena en los ganglios submentonianos, y en un primer relevo, en los ganglios yugulares inferiores. La porción posterior drena en los ganglios yugulares superiores y el grupo central drena a lo largo de la arteria lingual en los ganglios yugulares superiores. El drenaje linfático de la lengua tiene múltiples comunicaciones que cruzan la línea media, por lo que las metástasis tumorales pueden presentarse bilateralmente.

2.5.- PALADAR

La bóveda palatina es un área cóncava delimitada por delante y hacia los lados por las arcadas gingivodentarias y se continúa por detrás con el velo del paladar. El paladar está dividido en 2 partes: paladar óseo y paladar blando. El paladar óseo corresponde a los 2 tercios anteriores del paladar y está formado por la fusión de los procesos palatinos de la maxila anteriormente y por la fusión de la lámina horizontal de los huesos palatinos posteriormente. El paladar duro está cubierto por un epitelio queratinizado estratificado escamoso, con una submucosa anterior que contiene grasa y la submucosa posterior que contiene glándulas. En la superficie están los pliegues anteriores, el rafe central y la porción palatina de la encía. Cerca del 3er molar se localiza el agujero palatino mayor, por donde emergen los vasos y nervios palatinos mayores. Por el agujero palatino menor emergen los vasos y nervios palatinos menores. En la porción más anterior de la línea media, se localiza el foramen incisivo, por donde pasan los nervios y vasos nasopalatinos.

La inervación sensorial del tercio anterior del paladar duro deriva del nervio nasopalatino y por el nervio palatino mayor en los dos tercios posteriores. El paladar óseo drena hacia los ganglios submandibulares y a los ganglios yugulares superiores.

2.6.- MUCOSA BUCAL

La mucosa bucal cubre las mejillas y los labios sobre las arcadas alveolares, formando los surcos vestibulares superior e inferior, divididos por delante por el frenillo labial. Por detrás, los surcos vestibulares se continúan y cubren el borde anterior de la rama ascendente de la mandíbula. Las glándulas salivales menores se localizan en la submucosa y el conducto de Stenon atraviesa la mucosa bucal y entra a la boca, a la altura del 2° molar superior. El músculo buccinador forma la pared lateral del vestíbulo de la cavidad oral. Las ramas bucal y mandibular del nervio facial inervan al músculo buccinador. La inervación sensorial proviene del nervio infraorbitario, rama de la segunda división del nervio trigémino. El nervio mentoniano, rama de la 3ª división del trigémino, inerva a la piel y a la mucosa del labio inferior. La irrigación proviene de la rama bucal de la arteria facial y de la rama bucal de la arteria maxilar.

3.- ANATOMÍA DE LA OROFARINGE

La orofaringe se extiende desde el plano horizontal del velo del paladar por arriba, hasta el hueso hioides por abajo. Las estructuras que forman la orofaringe son el velo del paladar, la base de la lengua, las amígdalas palatinas y la pared faríngea posterior.

3.1.- PALADAR BLANDO

El paladar blando es un velo móvil músculo-membranoso de forma cuadrilateral que mide en promedio 4 cm de longitud por 5 cm de ancho y 1 cm de grosor. El paladar blando prolonga la bóveda palatina hacia abajo y atrás, separando a la porción nasal de la porción bucal de la faringe. El paladar blando está cubierto por una mucosa lisa y tiene un rafe en la línea media, que se continúa con la úvula. Está formado por cinco músculos: periestafilino externo o tensor del paladar, periestafilino interno o elevador del paladar, palatogloso, palatofaríngeo y el músculo de la úvula. El paladar blando está inervado por el nervio palatino menor y por el nervio glosofaríngeo. La inervación motora de los músculos del paladar blando proviene del plexo faríngeo, formado por ramas simpáticas, nervio glosofaríngeo, vago y espinal, con excepción del músculo periestafilino externo o tensor del tímpano, que está inervado por las fibras motoras de la división mandibular del nervio trigémino. La irrigación al paladar proviene de la arteria palatina mayor, arteria palatina menor, arteria nasopalatina y por la arteria palatina ascendente, rama de la arteria facial. El drenaje linfático es hacia los ganglios linfáticos superiores, retrofaríngeos y parafaríngeos.

3.2.- AMÍGDALA PALATINA

La fosa amigdalina está delimitada anteriormente por el pilar anterior formado por el músculo palatogloso y la base de la lengua, por detrás por el pilar posterior formado por el músculo palatofaríngeo y por el repliegue mucoso faringoepiglótico, por arriba por el velo del paladar, por abajo por el repliegue glosoepiglótico lateral y por fuera por la aponeurosis faríngea. La mitad superior de la fosa amigdalina está ocupada por la amígdala palatina. La amígdala palatina tiene una forma oval, con una superficie irregular cubierta por un epitelio escamoso. En el parénquima se encuentran entre 10 y 30 invaginaciones llamadas criptas. Las amígdalas palatinas miden en promedio 2 cm de altura, 15 mm de ancho y 1 cm de grosor. Su cara medial protruye hacia la faringe y por arriba está separada del velo del paladar por la fosita supraamigdalina, por dentro está rodeada por la cápsula amigdalina y en contacto con los elementos de la pared faríngea. La amígdala está inervada por el nervio glosofaríngeo. La irrigación de las amígdalas proviene de la arteria faríngea ascendente, ramas amigdalinas de la arteria facial, rama descendente de la arteria maxilar interna y ramas de la arteria lingual.

3.3.- BASE DE LA LENGUA

La base de la lengua se extiende desde el surco terminal y papilas caliciformes, hasta la vallécula situada por delante del borde libre de la epiglotis. Está delimitada por los ligamentos glosoepiglótico y faringoepiglótico. La mucosa del tercio posterior es irregular, ondulada, con protuberancias y carece de papilas gustativas. Presenta diversas prominencias que corresponden a la capa superficial de la mucosa de unos folículos, que en conjunto forman la amígdala lingual. La inervación de la base de la lengua deriva de las ramas terminales del nervio glosofaríngeo, que se distribuyen en las papilas caliciformes y en la mucosa lingual. El nervio vago a través del nervio laríngeo superior inerva la mucosa de la vallécula y los repliegues glosoepiglóticos. La irrigación de la base de la lengua proviene de la arteria lingual dorsal. La base de la lengua posee un complejo sistema linfático que drena a los ganglios yugulares superiores y tiene múltiples comunicaciones que cruzan la línea media, por lo que las metástasis tumorales pueden presentarse bilateralmente.

3.4.- PARED FARÍNGEA POSTERIOR

La pared posterior de la faringe está delimitada superiormente por un plano que pasa por el piso de la nariz, por detrás por el cuerpo vertebral del atlas, lateralmente por los pilares posteriores del velo del paladar y por abajo se prolonga en la pared posterior de la hipofaringe. La pared posterior está por debajo de la mucosa se localizan los ganglios retrofaríngeos y los músculos constrictores. La inervación de la pared posterior de la faringe proviene del nervio glosofaríngeo y del plexo faríngeo, formado por las anastomosis de los pares craneales IX y X y por fibras del sistema simpático. La pared posterior de la faringe está irrigada por la arteria faríngea ascendente, rama de la carótida externa. El drenaje linfático se dirige hacia los ganglios retrofaríngeos y a los ganglios yugulares superiores y medios.

4.- FISIOLOGÍA

La mucosa de la cavidad oral y de la orofaringe deben mantenerse húmedas, mediante la producción y excreción de la saliva para poder realizar sus labores fisiológicas, como son la deglución, el lavado mecánico de la cavidad oral, la defensa inmunológica y la excreción de anticuerpos y sustancias orgánicas e inorgánicas, la digestión de los carbohidratos, la producción de hormonas y la mediación del sabor.

La saliva es secretada por las glándulas salivales mayores y por las 600 a 1,000 glándulas salivales menores. Las glándulas parótida y submandibular secretan alrededor del 90% de la producción salival y el resto es producido por las glándulas sublinguales y salivales menores.

La deglución de los alimentos se divide en 4 fases: preparación de los alimentos, fase oral, fase faríngea y fase esofágica. Las dos primeras son voluntarias, en tanto que la tercera y cuarta son involuntarias.

Durante la 1a fase el alimento es masticado, mientras que la lengua mueve el bolo alimenticio de adelante hacia atrás al istmo de las fauces, iniciándose así la fase faríngea. Esta fase tiene 4 componentes que inician con el cierre velofaríngeo, seguido por la contracción de los músculos constrictores faríngeos, cierre glótico y la relajación del músculo cricofaríngeo. En la fase final el bolo alimenticio se mueve hacia abajo en el esófago, impulsado por la gravedad y por la peristalsis de la musculatura del esófago, presión positiva externa y por la presión negativa intraesofágica.

REFERENCIAS BIBLIOGRÁFICAS

1. Bailey BJ: Head and Neck Surgery-Otolaryngology. 2nd ed. Philadelphia, Pa: Lippincott- Raven; 1998: 13, 1510.
2. Berkovitz BKB, Moxham BK, Brown, MW, et al: A Textbook of Head and Neck Anatomy. London, England: Wolfe Medical Publications; 1988: 154-157.
3. Calhoun KH, Stiernberg CM: Surgery of the Lip. New York, NY: Thieme Medical Publishers; 1992: 1-9, 13.
4. Dingman RO, Grabb WC: Surgical anatomy of the mandibular ramus of the facial nerve based on the dissection of 100 facial halves. Plast Reconstr Surg 1962; 29: 266-272.
5. Paff GH. Anatomy of the Head and Neck. 1973 W.B. Saunders Co. Philadelphia.

6. Freilinger G, Gruber H, Happak W, et al: Surgical anatomy of the mimic muscle system and the facial nerve: importance for reconstructive and aesthetic surgery. Plast Reconstr Surg 1987 Nov; 80(5): 686-690.

7. Hollinsehead WH. Anatomy for surgeons. Vol. 1. The head and neck. 2nd. ed.Hoeber Medical Division 1968. New York.

8. 8Moore KL. Embriología Clínica, 4a. ed. México: Interamericana. McGraw.

9. Nelson DW, Gingrass RP: Anatomy of the mandibular branches of the facial nerve. Plast Reconstr Surg 1979 Oct; 64(4): 479-482.

10. Pensler JM, Ward JW, Parry SW: The superficial musculoaponeurotic system in the upper lip: an anatomic study in cadavers. Plast Reconstr Surg 1985 Apr; 75(4): 488-494.

11. Rubin LR : The anatomy of a smile: its importance in the treatment of facial paralysis. Plast Reconstr Surg 1974 Apr; 53(4): 384-3877.

12. Skandalakis JE, Skandalakis PN, Skandalakis LJ: Surgical Anatomy and Technique: A Pocket Manual. New York, NY: Springer-Verlag; 1995: 21.

13. W heater PR, Burkitt HG, Daniels VG: Functional Histology: A Text and Colour Atlas. 2nd ed. New York, NY: Churchill Livingstone; 1987: 191.

14. W hetzel TP, Mathes SJ: Arterial anatomy of the face: an analysis of vascular territories and perforating cutaneous vessels. Plast Reconstr Surg 1992 Apr; 89(4): 591-603; discussion 604-605.

15. Zide BM, Swift R : How to block and tackle the face. Plast Reconstr Surg 1998 Mar; 101(3): 840-851.

16. Zide BM, McCarthy J: The mentalis muscle: an essential component of chin and lower lip position. Plast Reconstr Surg 1989 Mar; 83(3): 413-420.

CAPÍTULO 29 | LESIONES SUPERFICIALES, ESTOMATITIS, QUISTES Y NEOPLASIAS BENIGNAS DE LA CAVIDAD ORAL

Dr. Javier Dibildox M.

En la cavidad oral con frecuencia se presentan lesiones superficiales, cuyo diagnóstico requiere de un examen completo de la cavidad oral y del análisis de las características de la lesión, tamaño, color, localización, presencia de dolor y duración de la lesión. La estomatitis es la inflamación de la cavidad oral provocada por infecciones virales, bacterianas, micóticas, problemas autoinmunes, reacciones tóxicas y traumatismos que pueden afectar al epitelio, músculos, glándulas, nervios, estructuras óseas y dentales de la boca, estructuras que con frecuencia, también presentan quistes y neoplasias benignas.

1.- LESIONES SUPERFICIALES DE LA CAVIDAD ORAL

1.1.- LEUCOPLASIA

La leucoplasia es una lesión blanquecina irregular, ligeramente elevada y bien demarcada por los tejidos que la rodean. La prevalencia de la leucoplasia es del 0.1 al 5% y se presenta con mayor frecuencia en los pacientes fumadores, ancianos que usan dentaduras y predomina en el sexo masculino entre los 40 y 60 años de edad. Las lesiones predominan en la mucosa oral, mucosa alveolar y en el paladar duro. La leucoplasia no se desprende con facilidad y carece de un diagnóstico clínico o histopatológico específico. Aproximadamente el 80% de las leucoplasias son lesiones benignas caracterizadas histológicamente por hiperqueratosis y acantosis. Un 20% de las leucoplasias histológicamente presentan displasia epitelial, carcinoma *in situ* o carcinoma invasor. Si la leucoplasia se adhiere a la mucosa o está rodeada de un halo eritematoso, la incidencia de malignidad se incrementa, y al igual que la leucoplasia que afecta a la lengua o al piso de la boca, tiende a ser premaligna o maligna. Aunque la etiología de la leucoplasia es desconocida, se estima que el tabaquismo, la irritación crónica, las deficiencias alimenticias, la candidiasis crónica y el alcoholismo, son factores comúnmente relacionados con su etiología. El tratamiento incluye el evitar los factores de riesgo. Si la lesión persiste por más de dos semanas, se deberá tomar una biopsia generosa del centro de la lesión.

1.2.- LEUCOPLASIA PILOSA

La leucoplasia pilosa es una lesión unilateral o bilateral, blanquecina, pilosa, con bordes irregulares, localizada en los bordes lateral y ventral de la lengua. Ocasionalmente se extiende al dorso lingual. Su etiología se atribuye a una infección del epitelio lingual causada por el virus de Epstein-Barr y con del virus de la inmunodeficiencia humana en un 20% de los pacientes infectados. La leucoplasia pilosa no tiende a la malignización y responde favorablemente con el tratamiento con aciclovir durante 10 a 14 días. Las lesiones con frecuencia se confunden con las candidiasis.

1.3.- ERITROPLASIA

La eritroplasia es una lesión eritematosa asintomática de la mucosa oral, sin un diagnóstico clínico o histopatológico específico. Es una lesión roja aterciopelada, que puede asociarse a la leucoplasia, y cuando presenta manchas y puntos blanquecinos sobre la lesión o en su periferia, se le conoce como eritroplasia con manchas, la cual tiene una alta incidencia de malignidad. Los bordes de las lesiones no están bien definidos, son irregulares y se funden con la mucosa normal. (Fig.-1)

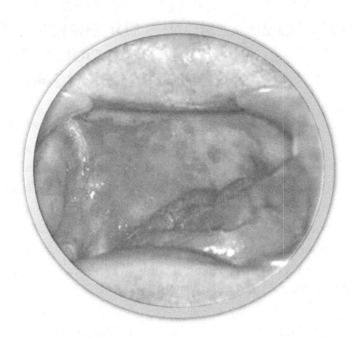

Fig. 1.- Eritroplasia en la cavidad oral.

La eritroplasia es más frecuente en los pacientes de alto riesgo, como los fumadores, pero menos frecuente que la leucoplasia. Se asocia con mayor frecuencia a la displasia epitelial y al carcinoma epidermoide. Microscópicamente en el 80 a 90% de los casos la lesión contiene una displasia epitelial severa, carcinoma *in situ* o un carcinoma microinvasor. El tratamiento incluye el evitar los factores de riesgo como el tabaquismo y las bebidas alcohólicas. Se recomienda tomar una biopsia de la lesión en todos los casos de eritroplasia. El tratamiento dependerá del reporte histológico.

1.4.- LESIONES MELANÓTICAS

Es frecuente encontrar áreas pigmentadas por melanina en los labios y en la mucosa oral.

En las personas de piel morena es más común encontrar lesiones pigmentadas en la mucosa oral, labios, encías y paladar. Algunas drogas inducen la pigmentación por melanina. La enfermedad de Adison se asocia con unas lesiones pigmentadas en la piel, mucosa bucal, lengua, labios y encías. Cuando las lesiones se presentan desde la niñez, sobretodo cuando se asocian a pecas alrededor de la boca, nariz y órbita, se debe sospechar la presencia del síndrome de Peutz-Jegher, que además presenta problemas gastrointestinales y poliposis intestinal múltiple.

1.5.- GRÁNULOS DE FORDYCE

Los gránulos de Fordyce son unos granos pequeños, indoloros y de color amarillo o crema, de 1 a 3 mm de diámetro, que pueden aparecer en cualquier área de la mucosa de la cavidad oral, con un franco predominio en la superficie del paladar blando. Se consideran como glándulas sebáceas ectópicas y no requieren tratamiento.

1.6.- CANDIDIASIS

La *Candida albicans* está presente como flora normal de la cavidad oral en el 40 a 60% de los pacientes sanos. Los factores que favorecen las infecciones por *Candida*, son la irritación física, infecciones preexistentes, higiene oral inadecuada, deficiencias nutricionales, diabetes mellitus, hipoadrenalismo, embarazo, SIDA, leucemias, uso de antibióticos de amplio espectro, corticoesteroides, radio y quimioterapia. Las infecciones micóticas de la mucosa oral causadas por la *Cándida albicans*, son muy frecuentes y afectan a niños y ancianos. La forma más frecuente es una lesión seudomembranosa con lesiones blanquecinas con aspecto de queso, que se desprenden con facilidad y dejan un área eritematosa sangrante. Las placas están compuestas por hongos, queratina, células inflamatorias, bacterias, células epiteliales y fibrina.

Se localizan en la mucosa bucal, pliegues mucosos, paladar blando, pilares amigdalinos y bordes laterales de la lengua. La candidiasis generalmente es asintomática, pero algunos pacientes se quejan de sensación de quemadura o ardor bucal y faríngeo.

La candidiasis atrófica aguda se presenta como una placa eritematosa atrófica, o como una lesión eritematosa difusa. Hay pérdida de papilas y de la queratina en el dorso lingual, causando edema, eritema y dolor lingual. Esta patología se relaciona con la administración de antibióticos de amplio espectro. La candidiasis atrófica crónica se presenta con lesiones eritematosas difusas con algunas seudomembranas. Se atribuyen al trauma crónico causado por las dentaduras, por lo que se presentan en el 60% de los pacientes ancianos. La queilitis angular también se relaciona con el uso de las dentaduras que se manifiesta con dolor causado por fisuras, erosión, maceración y por la colonización con la *Candida*. El diagnóstico se confirma con el cultivo y frotis de las membranas y placas, demostrando las hifas en un frotis, con hidróxido de potasio al 20% o en el cultivo en medio de Sabouraud.

El tratamiento consiste en la administración de antimicóticos tópicos, como la nistatina o clotrimazol en enjuagues, tabletas o cremas; o sistémicos como el ketoconazol, clortrimazol o miconazol, administrados durante al menos dos semanas. En los pacientes con SIDA o inmunodeprimidos, la duración del tratamiento se continúa durante 2 o 3 semanas después de la desaparición de los síntomas y signos.

1.7- HERPANGINA

La herpangina es una enfermedad contagiosa causada por los virus *Coxsackie*, particularmente el tipo A y por otros enterovirus. Afecta principalmente a los niños y es más frecuente durante el verano y otoño. Después de un periodo de incubación de 4 días el paciente presenta malestar general, fiebre de aparición súbita, dolor cervical, anorexia, cefalea, dolor abdominal, vómito y la presencia de múltiples vesículas de un color blancogrisáceo, con una base eritematosa, localizadas en el paladar blando, úvula y pilares amigdalinos, que al romperse dejan unas úlceras que tienden a crecer y persisten alrededor de 3 a 5 días. El tratamiento es sintomático.

1.8.- SIALOMETAPLASIA NECROTIZANTE

La sialometaplasia necrotizante es una patología no neoplásica de etiología desconocida, que afecta a las glándulas salivales menores del paladar. Se caracteriza por presentar lesiones nodulares y úlceras necróticas dolorosas, probablemente causadas por una isquemia vascular, que semejan un carcinoma y que se presentan en la unión del paladar blando con el paladar óseo. La biopsia muestra necrosis lobular y cambios metaplásicos en el epitelio de los conductos excretores de las glándulas salivales menores. Las lesiones cicatrizan espontáneamente, por lo que el tratamiento es sintomático con enjuagues bucales y anestésicos tópicos. La biopsia es mandatoria para confirmar el diagnóstico y descartar un carcinoma.

1.9.- ENFERMEDAD MANO-PIE-BOCA

La enfermedad mano-pie-boca es una infección altamente contagiosa, causada por los virus *Coxsackie* del grupo A y B. Se presenta durante la primavera y verano y afecta principalmente a los niños menores de cinco años de edad. La enfermedad se manifiesta por una erupción de vesículas en la piel de las manos, pies y boca, acompañadas de malestar general, fiebre, cefalea, coriza, diarrea, dolor abdominal y conjuntivitis. Las lesiones orales se presentan en el 90% de los casos y en el 15%, es la única manifestación de la enfermedad. Las vesículas orales se presentan en el paladar, lengua y mucosa bucal. Las vesículas se ulceran y se cubren con costras; además se presentan lesiones maculopapulares en los pies y manos, posteriores a la aparición de las lesiones orales. El tratamiento es sintomático.

1.10.- ENFERMEDAD DE BEHÇET

La enfermedad de Behçet es una patología crónica que se caracteriza por la aparición de úlceras en la cavidad oral y en los genitales, además de presentar lesiones cutáneas y manifestaciones gastrointestinales y neurológicas. Se presenta entre la segunda y cuarta década de la vida, predomina en los varones y es muy rara en niños y ancianos. Las lesiones orales son muy similares a las aftas que afectan la mucosa bucal, encías, lengua, labios y faringe. Son lesiones dolorosas superficiales o profundas, cubiertas por una base fibrinosa de color amarillo. Miden de 1 a 3 cm de diámetro e histológicamente muestran vasculitis y trombosis. Pueden ser úlceras únicas o múltiples, que duran entre una y cuatro semanas. El tratamiento de las lesiones orales con corticoesteroides tópicos o intralesionales y anestésicos tópicos, reduce el dolor.

1.11.- SARCOMA DE KAPOSI

Aproximadamente el 50% de los pacientes con SIDA y con un sarcoma de Kaposi presentan lesiones en la cavidad oral, que con frecuencia es la manifestación inicial de la patología. Se manifiesta con máculas o placas rojas en el paladar y encía, que tienden a crecer formando tumoraciones de diversos tamaños. Generalmente son lesiones asintomáticas, pero pueden sangrar o causar dificultad al hablar o deglutir. El diagnóstico se confirma mediante la biopsia. El tratamiento incluye la resección quirúrgica, radioterapia o la inyección intralesional de vinblastina.

1.12.- ERITEMA MULTIFORME

El eritema multiforme es una enfermedad inflamatoria eruptiva de etiología desconocida, que se considera como una reacción de hipersensibilidad. Afecta principalmente a pacientes jóvenes entre los diez y treinta años de edad, predomina en el sexo masculino, ataca la cavidad oral y con frecuencia es recurrente. Se manifiesta con lesiones o bulas simétricas, edematosas y eritematosas en la piel y membranas mucosas. Alrededor de la mitad de los casos se presentan espontáneamente. La otra mitad se relaciona con diferentes factores precipitantes, como las infecciones y algunos medicamentos.

1.12.- ERITEMA MULTIFORME

El eritema multiforme es una enfermedad inflamatoria eruptiva de etiología desconocida, que se considera como una reacción de hipersensibilidad. Afecta principalmente a pacientes jóvenes entre los 10 y 30 años de edad, predomina en el sexo masculino, ataca la cavidad oral y con frecuencia es recurrente. Se manifiesta con lesiones o bulas simétricas, edematosas y eritematosas en la piel y membranas mucosas. Alrededor de la mitad de los casos se presentan espontáneamente. La otra mitad se relaciona con diferentes factores precipitantes, como las infecciones y algunos medicamentos. Se ha relacionado con las infecciones causadas por el herpes simple, *mycoplasma pneumoniae*, tuberculosis, micosis y como una reacción adversa a las sulfas, vacunas y barbitúricos.

El eritema multiforme se presenta como una manifestación menor o mayor, como el síndrome de Stevens-Johnson. Las lesiones orales progresan en 5 fases: macular, bulosa, desprendible, seudomembranosa y cicatricial. Las primeras generalmente no se ven al inicio de la patología, la desprendible se caracteriza por la pérdida de una mucosa de recubrimiento blanquecina y friable que se remueve con facilidad, dejando una superficie roja expuesta que se cubre con un exudado fibrinoso seudomembranoso, seguida por la fase erosiva, con lesiones de diversos tamaños que afectan principalmente a los labios, mucosa bucal y lengua. Las encías generalmente no son afectadas, pero los labios se cubren con costras hemorrágicas. El eritema multiforme es una patología autolimitada, con una duración de 2 a 3 semanas en la forma menor y hasta de 6 semanas en la mayor. El tratamiento es sintomático. En los los pacientes con manifestaciones severas los corticoesteroides, el aciclovir, la talidomida y la azatioprina han sido utilizados con éxito.

1.13.- LIQUEN PLANO

El liquen plano es una patología dermatológica con una prevalencia entre el 0.02 a 1.2%, que predomina en el sexo femenino. El 80% de los pacientes son mayores de 40 años de edad y se caracteriza por pápulas violáceas eritematosas localizadas en el antebrazo y cara interna de los muslos.Entre el 60 y 70% de los pacientes con lesiones cutáneas presentan lesiones en la cavidad oral, pero pueden presentarse las lesiones orales, sin las lesiones dermatológicas. Se han descrito diversos tipos de liquen plano que afecta la cavidad oral, como el reticular, en placa, atrófico, erosivo y buloso. La variedad reticular se caracteriza por presentar lesiones no dolorosas, planas, unilaterales o bilaterales, blanquecinas y entrelazadas por estrías queratínicas, que forman un patrón anular o reticular, conocidas como líneas de Wickham. Se presentan en la mucosa bucal, lengua, encías y labios. Generalmente no se presentan en el piso de la boca o en el paladar. Las lesiones en placa semejan una leucoplasia y se localizan en el dorso lingual y en la mucosa bucal. Tanto la variedad reticular como la de placas, generalmente son asintomáticas. La variedad atrófica se ve con frecuencia junto con las variedades reticular y en placa, localizadas en la encía, donde produce una gingivitis descamativa.

El liquen plano erosivo es menos frecuente, pero tiene una alta morbilidad, al presentar lesiones planas muy dolorosas, eritematosas o con úlceras centrales rodeadas por queratosis localizadas en la mucosa bucal, encías y borde lateral de la lengua. Además las lesiones causan pérdida de peso por el dolor al masticar y deglutir. Presentan una gingivitis descamativa y erosiones linguales. Entre el 25 y 35% de los casos presentan una infección por cándida agregada. Tanto la variedad atrófica como la erosiva, se relacionan con un riesgo más elevado de malignización. El liquen plano buloso se caracteriza por la presencia de unas bulas que se rompen rápidamente dejando una superficie pequeña cruenta muy dolorosa o una lesión mayor de un cm. Se localizan en el borde lateral de la lengua y en la mucosa bucal. Tienden a ser remitentes con exacerbaciones y persisten por tiempo largo. Microscópicamente, el liquen plano presenta hiperparaqueratosis, acantosis, atrofia, degeneración de las células de la capa basal y un infiltrado de linfocitos ovoides. El liquen plano asintomático no requiere tratamiento. Los casos severos como la variedad erosiva, responden favorablemente a la administración de corticoesteroides locales o sistémicos. La variedad en placa mejora con un tratamiento con retinoides.

1.14.- PENFIGO

El pénfigo es una enfermedad autoinmune, en la que los anticuerpos atacan a células sanas de la piel y boca causando ampollas y llagas. El pénfigo se presenta en pacientes adultos después la quinta década de la vida y es más frecuente en el sexo femenino. Los anticuerpos lesionan la sustancia intercelular de la epidermis y de la mucosa. De las cuatro formas existentes, el pénfigo vulgar es la única que se manifiesta en la cavidad oral. Se estima que más del 50% de los pacientes presentan vesículas en el paladar, mucosa bucal y lengua que preceden a las lesiones cutáneas, que al desaparecer dejan una lesión erosiva superficial irregular rodeada, por una mucosa friable que se desprende con facilidad. El diagnóstico histológico se confirma al demostrarse la presencia de acantolisis suprabasilar y células acantolíticas en las bulas. Con las técnicas de inmunofluprecencia se muestra la IgG en los espacios intraceleulares del epitelio. El tratamiento incluye corticoesteroides, metrotexate, oro coloidal, dapsona, ciclofosfamida y azatioprina.

1.15.- EPULIS

El épulis es un tumor benigno congénito que se presenta como una masa no dolorosa, que afecta al epitelio que cubre los alvéolos maxilares o mandibulares del borde libre de la encía. Hay 3 tipos de épulis: el fibromatoso, el osificante y el acantomatoso. Histológicamente semejan al mioblastoma de células granulares. Los epulis se originan en el ligamento periodontal que une al diente con la encía y posteriormente afecta el hueso alveolar. Son dolorosos al inicio debido a la presión que ejerce sobre los tejidos vecinos.

Presentan una coloración más rojiza que los tejidos que lo rodean, su superficie es lisa y de consistencia blanda, aunque a veces pueden estar levemente fibrosados y no sangran espontáneamente, excepto en las lesiones secundarias. El épulis del embarazo se presenta como consecuencia de los cambios hormonales y frecuentemente des aparecen después del parto. El tratamiento es la resección quirúrgica.

1.16.- HIPERTROFIA GINGIVAL

La hipertrofia crónica de la mucosa de la encía se relaciona con algunas enfermedades sistémicas, mala higiene bucal, deficiencia de ciertas vitaminas, enfermedades hematológicas y ocasionalmente con el embarazo. La hipertrofia gingival adquirida con frecuencia ocurre durante los cambios hormonales de la pubertad y el embarazo, enfermedad de Crohn y diabetes mellitus. La hipertrofia gingival también ocurre en los pacientes con leucemia mielógena o monocítica, causada por la infiltración de células blancas malignas. Los pacientes en tratamiento con difenilhidantoina, ciclosporina A y nifedipine con frecuencia muestran una proliferación excesiva de la mucosa o una fibromatosis de la encía que puede disminuir con la suspensión de la droga. En los casos severos se recomienda la gingivectomía.

1.17.- GINGIVITIS AGUDA Y CRONICA

La gingivitis es una enfermedad periodontal que afecta las encías, los ligamentos periodontales y al hueso alveolar provocando inflamación y sangrado. La gingivitis aguda es una inflamación que se caracteriza por una inflamación eritematosa de las encías que sangra con facilidad. Se atribuye a una infección causada por el *Streptococcus β-hemolyticus*. El manejo médico incluye antibióticos e higiene bucal. La gingivitis crónica es la inflamación de las encías más común. El 90% se presenta en pacientes adultos en la quinta década de la vida y en un 70% en adultos más jóvenes. La inflamación es causada por la presencia de bacterias y restos alimenticios, en conjunción con una mala higiene bucal, lo que facilita la proliferación de las bacterias de la flora normal de la cavidad oral, causando la formación de placas en el esmalte dental. El síntoma más común es el sangrado de las encías que se puede apreciar en el cepillo de dientes.

Otros síntomas son la inflamación con sensibilidad al tacto, encías con apariencia roja brillante o úlceras bucales. La terapia requiere la corrección de las piezas careadas, limpieza mecánica de las piezas dentales, buena técnica de cepillado y el uso de hilo dental.

1.18.- GINGIVITIS NECROTIZANTE ULCERADA AGUDA

La angina de Vincent o gingivitis necrotizante ulcerada aguda es una infección multibacteriana que se atribuye a una infección por bacilos fusiformes y espiroquetas, en particular por la *Borrelia vincentii.* Suele tener un inicio muy brusco, empezando con una zona superficial ulcerada en la mucosa de la encía y en las papilas interdentales. Los primeros síntomas y signos son el dolor al masticar, halitosis, aumento de las secreciones orales, sangrado y linfadenopatía cervical localizada. En la encía y papilas interdentales se ven unas úlceras bien localizadas o difusas y con cráteres cubiertos por una membrana necrótica, rodeados por una mucosa con edema y eritema.

Existen otros factores que incrementan la frecuencia de esta patología, como la mala higiene oral, edad avanzada, mala alimentación, tabaquismo o mascar tabaco, inmunosupresión, gingivitis preexistente, estrés, insomio y las infecciones por el VIH.

El tratamiento es a base de una buena higiene dental, enjuagues bucales, debridación y antibióticos efectivos en contra de las bacterias fusiformes.

1.19.- LENGUA GEOGRÁFICA

La lengua geográfica o glositis migratoria benigna es una patología de etiología desconocida, con una prevalencia aproximada del 1 al 2% sin predilección por sexo, edad o raza. Clínicamente se manifiesta con lesiones migratorias que aparecen y desaparecen, y en la mayoría de los pacientes, son lesiones asintomáticas. En algunos pacientes la ingestión de alimentos condimentados o calientes provoca ardor o dolor lingual.

La lengua muestra un área central eritematosa rodeada por un margen irregular queratínico con atrofia de la mucosa, pérdida de papilas y fisuras linguales. La glositis migratoria benigna ocasionalmente se acompaña de lesiones similares en la mucosa bucal y en los labios. La mayoría de los pacientes asintomáticos no requieren tratamiento; cuando las lesiones causan síntomas molestos, los corticoesteroides tópicos pueden ser de utilidad.

1.20.- GLOSITIS ROMBOIDEA MEDIA

La glositis romboidea media es una lesión asintomática que se presenta predominantemente en los pacientes adultos Es una alteración benigna poco frecuente que afecta ligeramente más a los varones. Suele localizarse en la línea media del dorso de la lengua, por delante de la "V" lingual, en forma de un area rojiza romboidal, plana como una mácula o a veces exofítica que puede sobresalir de 2 a 5 mm, en la que no se observan papilas filiformes. Se desconoce su etiología, aunque se ha relacionado con la persistencia del tubérculo impar y con las infecciones crónicas por *Candida albicans*. Cuando se cultiva la *Candida*, el tratamiento con antimicóticos puede regenerar el tejido lingual. Si el paciente presenta una recurrencia posterior al tratamiento, se deberá pensar en un problema inmunológico relacionado con el virus de la inmunodeficiencia humana.

1.21.- LENGUA SABURRAL

Se conoce como lengua saburral a la acumulación de un material de color blanco-grisáseo en el dorso lingual, provocado por un acúmulo excesivo de células de descamación, restos alimentarios y microorganismos. Se caracteriza por una lengua cuyo dorso blanquecino está aumentado de tamaño, que es más evidente por la mañana, sobretodo en los pacientes febriles y con otras enfermedades. Se relaciona con la hipertrofia de las papilas linguales, mala higiene bucal, infecciones faríngeas y con la ausencia de descamación del epitelio lingual. El tratamiento recomendado son los enjuagues bucales con antisépticos orales comerciales y el cepillado de la lengua con un cepillo blando.

1.22.- LENGUA PILOSA

La lengua pilosa se manifiesta por la acumulación de queratina en las papilas filiformes, que semejan vellosidades de diferentes colores que van del negro al amarillo, al contaminarse las papilas con bacterias cromógenas. Se desconoce su etiología, pero se ha relacionado con el tabaquismo, uso de antibióticos y la mala higiene bucal. Generalmente la lengua pilosa es asintomática y su tratamiento consiste en mejorar la higiene bucal, no fumar y la remoción mecánica por raspado de la queratina acumulada. (Fig. 2)

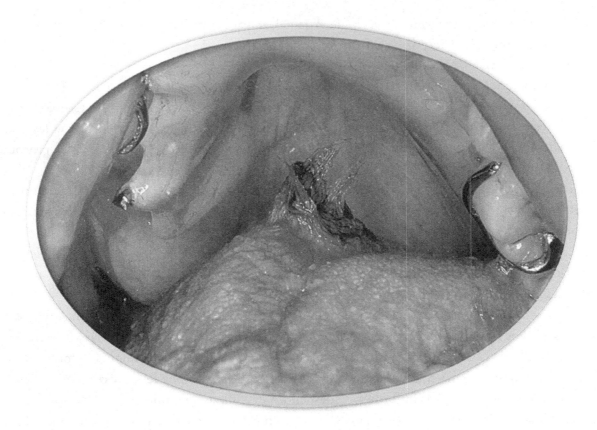

Fig. 2.- Lengua pilosa.

1.23.- LENGUA FISURADA

La lengua fisurada se presenta en el 5 a 6% de la población general y en el 80% de los niños con síndrome de Down. Generalmente se presenta con una fisura grande central, de la cual emergen varias fisuras laterales que pueden ser superficiales o profundas. Hay tendencia a retener restos alimentarios, bacterias y hongos que causan inflamación o infecciones micóticas secundarias. Algunos pacientes con lengua fisurada presentan el síndrome de Melkersson-Rosenthal, caracterizado por edema facial, lengua fisurada y parálisis facial recurrente. La lengua fisurada no requiere tratamiento.

1.24.- MACROGLOSIA

El crecimiento exagerado de la lengua, en relación con el tamaño de la cavidad oral y de la mandíbula, puede presentarse como una patología primaria causada por una hipertrofia de los músculos de la lengua, como sucede en el hipertiroidismo, acromegalia y en el síndrome de Beckwith-Wiedemann. La macroglosia secundaria es causada por la infiltración del tejido lingual durante un edema angioneurótico, amiloidosis, acumulación de glicógeno, neurofibromatosis, actinomicosis, tuberculosis, sífilis, hemangiomas, tiroides lingual, linfangiomas, hematomas y neoplasias malignas. La macroglosia puede causar anomalías dentales y problemas en la masticación, fonación y manejo de la vía aérea e inestabilidad del tratamiento de ortodoncia o cirugía ortognática.

1.25.- TELANGIECTASIA HEREDITARIA HEMORRÁGICA

La telangiectasia hemorrágica hereditaria, o enfermedad de Osler-Rendu-Weber, es una enfermedad autosómica dominante que se caracteriza por la presencia de telangiectasias distribuidas en la piel, mucosa nasal, oral y digestiva. Puede presentarse a cualquier edad, siendo más común en la tercera década de la vida. La característica clínica más importante de la enfermedad es el sangrado de las mucosas, el que es recurrente, espontáneo o producido por un traumatismo menor. La piel y las superficies mucosas presentan múltiples telangectasias en el 89% de los pacientes. Son más frecuente en la cara, labios, lengua, lecho ungueal, dedos y en la mucosa nasal. Las lesiones cutáneas generalmente aparecen en la tercera década de la vida y aumentan en tamaño y cantidad con la edad y sangran fácilmente. Se manifiesta con epistaxis recurrente, espontánea o producida por un traumatismo. La epistaxis es la forma de sangrado más frecuente, seguida por las hemorragias gastrointestinales, genitourinarias, pulmonares e intracerebrales. Se presentan malformaciones arteriovenosas en la piel, pulmones, aparato digestivo y en el cerebro. Cuando las lesiones son sintomáticas, el tratamiento consiste en la escleroterapia, corticoesteroides, criocirugía o injertos cutáneos.

1.26.- VÁRICES

Las várices de la cavidad oral, al igual que las venosas de las piernas, son dilataciones vasculares múltiples, lobuladas y tortuosas de color rojo o púrpura, que se manifiestan en pacientes adultos y ancianos en el labio inferior, mucosa labial, mucosa bucal y en la porción ventral de la lengua. Ocasionalmente hay formación de trombos de poca importancia clínica, por estasis o trauma. Generalmente no requieren tratamiento. La resección quirúrgica se recomienda cuando las várices se traumatizan con frecuencia.

1.27.- PAPILOMAS

Los papilomas se presentan con mayor frecuencia de la 3ª a la 5ª década de la vida, pero pueden presentarse a cualquier edad, sin predominio de raza o sexo. Son lesiones irregulares, fungoides, verrugosas, pedunculadas, blanquecinas o rosas, aunque pueden ser lisas. En los papilomas orales se han encontrado antígenos y ADN de los virus de la papilomatosis humana, por lo que su etiología se considera viral. Se presentan con mayor frecuencia en el paladar blando, paladar duro, úvula, lengua, pilares amigdalinos y labios. La biopsia escisional es diagnóstica y terapéutica. (Fig. 3)

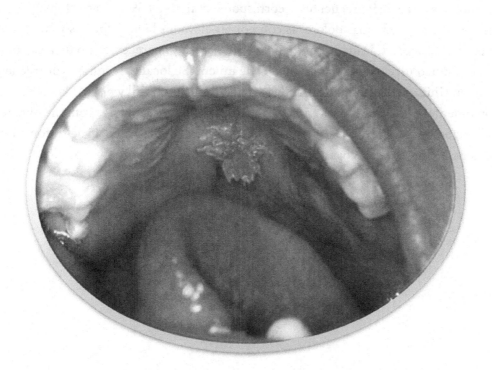

Fig. 3.- Papiloma oral en el paladar.

1.28.- VERRUGA VULGAR

La verruga vulgar es similar a la cutánea y se relacionan con el virus de la papilomatosis humana. Es más frecuente en niños y adultos jóvenes y se presentan como lesiones blanquecinas, papilares o sésiles. La remoción de la verruga cutánea es diagnóstica y terapéutica.

2.- ESTOMATITIS, QUISTES Y NEOPLASIAS BENIGNAS

2.1.- ESTOMATITIS AFTOSA RECURRENTE

La estomatitis aftosa, comúnmente llamada aftas o úlceras aftosas, se considera como una enfermedad idiopática, debido a que su etiología no se ha determinado. Las aftas son una de las lesiones más frecuentes de la cavidad oral, con una prevalencia en la población entre el 5 y 80%. Se presentan con gran frecuencia en niños y adolescentes, especialmente entre los 10 y 19 años de edad. La prevalencia se incrementa en los pacientes inmunosuprimidos por drogas o con una enfermedad sistémica. La estomatitis aftosa recurrente es la patología más frecuente de la cavidad oral. Generalmente es precedida por síntomas prodrómicos, como el ardor o prurito en la cavidad oral. El síntoma más frecuente es el dolor intenso que se exacerba durante la deglución y con la ingestión de alimentos condimentados y ácidos. Además pueden presentar otalgia referida, fiebre, babeo y cefalea. Se presentan como unas pápulas induradas, que al erosionarse forman una úlcera necrótica cubierta por un exudado de color gris, rodeada por un halo eritematoso. Las aftas recurrentes afectan la mucosa oral no queratinizada de los labios, mucosa bucal, surcos maxilares y mandibulares, paladar blando, pilares amigdalinos, piso de la boca y en la superficie ventral de la lengua.La estomatitis aftosa recurrente se divide en 3 variedades: estomatitis aftosa recurrente menor, estomatitis aftosa recurrente mayor y estomatitis herpetiforme.

2.1.1.- ESTOMATITIS AFTOSA MENOR RECURRENTE

Las aftas menores son las más frecuentes y corresponden al 80 a 85% de las estomatitis aftosas. Se manifiestan con úlceras redondas dolorosas con bordes elevados bien definidos y cubiertos por una seudomembrana grisácea, rodeadada por un halo eritematoso y aparecen como una lesión única o en grupos de hasta cinco úlceras que miden menos de un cm. Se localizan con mayor frecuencia en la porción no queratinizada de la mucosa oral de los labios, mucosa bucal y piso de la boca.

Ocasionalmente se localizan en las encías, paladar y lengua. Cicatrizan espontáneamente en 7 a 10 días, sin formación de cicatriz. Se distinguen de otras lesiones por la ausencia de síntomas sistémicos y por la apariencia sana de la mucosa oral. (Fig. 4)

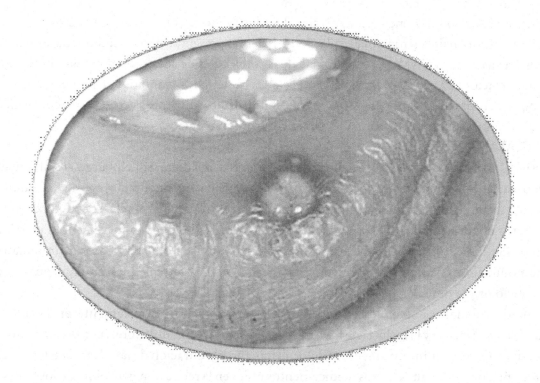

Fig. 4.- Aftas recurrentes menores en el labio inferior

2.1.2.- ESTOMATITIS AFTOSA MAYOR RECURRENTE

Las aftas mayores, también conocida como la enfermedad de Sutton, corresponden al 10 a 15% de las estomatitis aftosas recurrentes. Se manifiestan con úlceras ovales profundas, irregulares y con bordes elevados que miden de 1 a 3 cm de diámetro, que persisten hasta por 6 semanas, y al cicatrizar pueden dejar una cicatriz o distorción severa de la mucosa oral. Se localizan principalmente en los labios, lengua, paladar blando y en los pilares amigdalinos anteriores. Son unas lesiones muy dolorosas, que con frecuencia causan disfagia. Tanto las úlceras menores como las mayores se presentan con frecuencia en los pacientes infectados por el virus de la inmunodeficiencia humana.

2.1.3.- ESTOMATITIS HERPETIFORME

Las úlceras herpetiformes son las menos frecuentes. Se presentan con mayor frecuencia en la segunda década de la vida y afectan entre el 5 y 10% de los pacientes con estomatitis aftosa recurrente. No se relacionan con las infecciones por el virus herpes simple y no presentan vesículas. Se presentan como úlceras muy pequeñas que se distribuyen en la mucosa de la cavidad oral, en grupos de hasta 150 lesiones que miden de 1 a 3 mm de diámetro, que tienden a ser coalescentes formando lesiones ulceradas irregulares, que desaparecen entre los 7 y 10 días. Aunque son lesiones similares a las causadas por el virus del herpes simple, éste no se cultiva en las lesiones. Las aftas histológicamente tienen un infiltrado mononuclear cubierto de fibrina.

2.1.4.- PATOFISIOLOGÍA

La patofisiología de la estomatitis aftosa no se conoce con exactitud. Se ha relacionado con un trastorno primario en la activación de la inmunoprotección del tipo celular. En las lesiones tempranas se encuentran conglomerados de macrófagos y linfocitos, con predominio de los linfocitos citotóxicos y de los linfocitos T-NK. Al ulcerarse la lesión, se encuentran neutrófilos en la base y en el halo eritematoso que rodea a la úlcera. Los pacientes con estomatitis aftosa recurrente muestran un incremento de los linfocitos CD8+ citotóxicos y un decremento de los linfocitos CD4+ cooperadores en la sangre periférica. En las lesiones se encuentran niveles elevados de interferón γ, factor de necrosis tumoral-α, IL -2, IL -4 e IL5 y un déficit funcional de la IL -10. Además presentan un incremento de las moléculas de adhesión vascular (VCAM-1), selectina-E y de las moléculas de adhesión intercelular (ICAM-1).

Se han relacionado con el trauma local, infecciones bacterianas, cambios hormonales, estrés, mala nutrición, enteropatías, reacciones alérgicas, sensibilidad a los alimentos como el chocolate, nueces, gluten y factores sistémicos nutricionales, genéticos e inmunológicos.

2.1.5.- TRATAMIENTO

El objetivo del tratamiento es la disminución de la severidad del dolor, sin embargo el tratamiento es empírico, variado y generalmente poco efectivo. Se recomienda incrementar la ingesta de líquidos y la administración de acetaminofén o ibuprofeno para el control del dolor y fiebre. Se debe evitar la ingesta de alimentos condimentados, picosos, salados o ácidos, los cuales pueden incrementan la irritación y el dolor. Se han utilizado empíricamente antibióticos tópicos o sistémicos, antiinflamatorios, inmunomoduladores, sintomáticos y medicina alternativa. Las tetraciclinas en enjuagues bucales reducen el dolor y la duración de las úlceras.

La prednisolona, triamcinolona y la dexametasona, se aplican tópicamente en las úlceras y aceleran la cicatrización y la mejoría de los síntomas. Los inmunomoduladores, como el levamisol y la talidomida, reducen significativamente el dolor, el tamaño y la duración de las úlceras en los pacientes con infección con VIH y aftas. Otros medicamentos útiles en la reducción del dolor son los trociscos o atomizadores con benzocaína o zinc, la aplicación de antiácidos y antihistamínicos y la cauterización con nitrato de plata. La vitamina C, el complejo B y la lisina parecen ser útiles cuando se administran al inicio de la sintomatología. Los enjuagues bucales con bicarbonato y manzanilla son popularmente utilizados.

En los casos severos o resistentes al tratamiento médico, la terapia con láser ha mostrado ser de utilidad, acelerando la cicatrización y reduciendo la intensidad del dolor y las recurrencias. El tratamiento de las úlceras con aplicación de ultrasonido de baja intensidad es de poca utilidad.

2.2- GINGIVOESTOMATITIS HERPÉTICA

La gingivoestomatitis herpética se relaciona con los virus herpes simple-I y herpes simple-2. Se presentan predominantemente en la población infantil, entre los dos y seis años de edad posterior a un contacto con un niño infectado. El virus del herpes simple-I generalmente se asocia a las lesiones orales, en tanto que el virus del herpes simple-2 se relacionan con lesiones en los genitales, pero un 10 a 15% de los pacientes presentan lesiones orales recurrentes. Se estima que el 10% de la población ha sido expuesta a esta infección. El contagio se difunde con el contacto con los líquidos corporales, y después de un período de incubación de siete días aproximadamente, se presenta la infección primaria que se manifiesta clínicamente en un porcentaje muy pequeño. El virus migra a través de la vaina periaxonal del nervio trigémino, hacia el ganglio de Gasser donde permanece inactivo, hasta que se presenta una reactivación viral. Alrededor del 90% de la población tiene anticuerpos positivos para los virus del herpes simple.

La gingivoestomatitis primaria después del periodo de incubación, se manifiesta con malestar general, irritabilidad, fiebre, cefalea y adenopatía cervical. Las encías se tornan rojas, edematosas y con tendencia al sangrado, luego aparecen las vesículas entre uno y dos días después del inicio de los síntomas y persisten durante 24 a 48 horas. Al romperse las vesículas, que miden entre 2 y 4 milímetros, dejan múltiples ulceraciones rodeadas por un halo eritematoso con un cráter cubierto por una membrana amarillenta, que posteriormente coalecen y forman úlceras más grandes. Se siguen presentando nuevos brotes de vesículas durante siete días aproximadamente.

En este estadio las lesiones son muy similares a las úlceras aftosas, sin embargo las lesiones herpéticas se presentan solo en la mucosa firme adherida al hueso, como el paladar y las encías. La infección viral generalmente dura entre una y dos semanas y desaparece sin dejar cicatriz.

Después de la infección inicial el virus latente en el ganglio de Gasser es reactivado por la fiebre, traumatismo labial, exposición a los rayos del sol, cirugía, frío, estrés o inmunodepresión. Luego aparece una erupción vesicular en el borde del bermellón de los labios, generalmente precedida por síntomas prodrómicos como la sensación de ardor, comezón o quemadura. Las vesículas se rompen, ulceran y se cubren por costras. Las lesiones sanan sin dejar cicatriz en una o dos semanas. La profilaxis en los casos de cirugía labial, tatuajes o exposición al sol, es mediante la administración profiláctica de antivirales como el aciclovir y el uso de protectores solares.

El tratamiento de las infecciones por el virus del herpes simple es sintomático, con analgésicos, hidratación, gargarismos, anestésicos tópicos y con la aplicación de una mezcla en partes iguales, de difenhidramina (Benadril) y atapulgita (Kaopectate), lo que disminuye las molestias al comer. Los antivirales como el aciclovir se administran en pacientes inmunosuprimidos, pero sólo son de utilidad sólo cuando se administran tempranamente. En los casos recurrentes de herpes labial, las cremas con aciclovir pueden abortar o disminuir las manifestaciones del herpes labial recurrente, cuando se administran durante los síntomas prodrómicos.

2.3- AMELOBLASTOMA

De los tumores de origen odontogénico el más frecuente es el ameloblastoma. Es una neoplasia benigna con un comportamiento biológico agresivo e invasor, que se presenta como una masa asintomática que crece y expande en el cuerpo mandibular causando deformidad facial. La lesión adelgaza la cortical de la mandíbula y con frecuencia provoca fracturas patológicas e invasión al piso de la boca. Radiológicamente se muestran unas imágenes típicas que semejan burbujas de jabón. El tratamiento quirúrgico es la resección amplia de la lesión.

2.4.- GLOSODINIA

La glosodinia, glosopirosis o síndrome de la lengua ardiente se considera como una neuropatía local. Se manifiesta con una sensación de ardor o quemadura lingual, que empeora al final del día. Generalmente se presenta solo en la lengua, pero puede afectar a los labios, paladar, encías o a la mucosa bucal. Afecta predominantemente a las mujeres pre y posmenopáusicas, con diabetes mellitus, deficiencia de ácido fólico o vitamina B12, problemas dentales o psicológicos. La cavidad oral generalmente es normal. Algunos medicamentos para la hipetensión, como los inhibidores de la enzima convertidora de la angiotensina pueden causar una sensación de quemadura en la boca. No existe un tratamiento específico aprobado para el tratamiento del síndrome, pero la droga más utilizada es el clonazepam, una benzodiazepina que mejora el sabor e inhibe el dolor. Con frecuencia se indica el clonazepam combinado con la gabapentina. Algunos pacientes refieren mejoría de los síntomas al masticar chicle o trozos de hielo. Otro medicamento utilizado es el lamotrigeno, droga utilizada en el tratamiento de las convulsiones.

2.5.- ANQUILOGLOSIA

La anquiloglosia es la fijación de la porción móvil de la lengua causada por un frenillo corto, que tira la lengua hacia el piso de la boca. En los casos severos hay dificultad durante la deglución y en la articulación del lenguaje. Cuando el paciente intenta sacar la lengua, la porción central queda retraída, dando la impresión de ser una lengua bífida. El tratamiento de los frenillos delgados es la división quirúrgica, y en los casos severos, se recomienda una resección y sutura con una Z-plastía del piso bucal.

2.6.- TIROIDES LINGUAL

La glándula tiroides se origina en la base de la lengua y desciende al cuello a través del foramen ciego. Ocasionalmente el tejido tiroideo no desciende y se queda en la base de la lengua. El paciente puede permanecer asintomático o se queja de una sensación de cuerpo extraño, cambios del tono de la voz y disfagia. El examen físico muestra una masa recubierta de tejido lingual de aspecto normal en la porción central de la base de la lengua. Se deberá investigar la presencia de tejido tiroideo en el cuello mediante estudios de ultrasonido, pruebas de funcionamiento tiroideo o gamagrafía con yodo radiactivo. El tratamiento consiste en la supresión tiroidea mediante la administración oral de hormonas tiroideas, y en los casos severos la ablación con dosis altas de yodo radiactivo o con la remoción quirúrgica. Posteriormente, el paciente deberá continuar en tratamiento con hormonas tiroideas.

2.7.- TORUS PALATINO Y MANDIBULAR

El *torus palatino* y el *torus mandibular* son exostosis óseas benignas hereditarias. El *torus palatino* afecta al 20% de la población, es más frecuente en el sexo femenino y se presenta como un crecimiento óseo en la línea media del paladar, duro, nodular o difuso, liso, sésil, lobulado o pedunculado, cubierto de mucosa de apariencia normal en el paladar óseo. El *torus mandibular* es menos frecuente, con o sin asociación con el *torus palatino*. Se presenta como un engrosamiento suave y duro, en la superficie lingual anterolateral de la mandíbula. Son lesiones asintomáticas bilaterales, y ocasionalmente unilaterales, salvo que la mucosa de recubrimiento se erosione o ulcere por algún traumatismo, principalmente con las prótesis dentales. Generalmente no requieren tratamiento, pero si interfieren con el uso de las dentaduras, se recomienda la remoción quirúrgica. (Fig. 5)

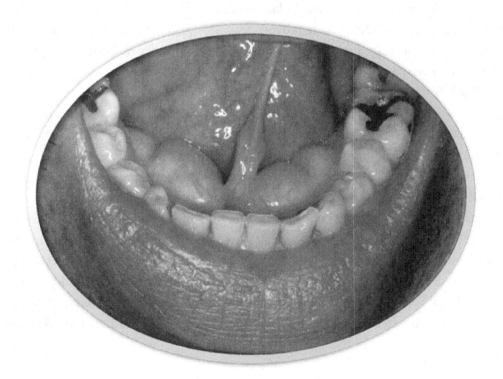

Fig. 5.- Torus mandibularis.

2.8.- HEMANGIOMAS

Los hemangiomas están formados por una proliferación de vasos sanguíneos o hamartomas vasculares benignos, que pueden presentarse en los labios, dorso lingual, encías y mucosa bucal. Con frecuencia están presentes desde el nacimiento, predominan en las niñas y pueden crecer rápida o progresivamente con el desarrollo, y con frecuencia se asocian con los los hemangiomas cutáneos. Generalmente son asintomáticos, al menos que se ulceren y sangren. El tratamiento depende del tamaño, localización y manifestaciones clínicas. La mayoría presentan regresión espontánea con el paso del tiempo, aunque algunas lesiones pequeñas pueden quitarse quirúrgicamente. La administración de propanolol en los niños se recomienda en las lesiones deformantes o que causan problemas obstructivos en otras áreas afectadas. La dosis recomendada es de 1 a 3 mg por kilo de peso durante nueve a doce meses. Las lesiones grandes también pueden ser tratadas con interferón, cirugía, agentes esclerosantes, corticoesteroides sistémicos o intralesionales, crioterapia o láser.

2.9.- LINFANGIOMAS

Los linfangiomas son tumores linfáticos benignos, compuestos por múltiples conductos linfáticos distendidos, que se presentan desde el nacimiento o en los primeros años de vida. Son lesiones blandas, de color rosado-azuloso que se presentan en cualquier parte de la cabeza y cuello, pero ocurren con mayor frecuencia en la lengua, labios y mucosa bucal. El higroma quístico es un linfangioma gigante que ocurre con más frecuencia en el lado izquierdo del cuello, que tiende a invadir al piso de la boca y a la laringe. Los linfangiomas, a diferencia de los hemangiomas, no presentan regresión espontánea. Los linfangiomas están relacionados con las estructuras neurales y vasculares de la cabeza y cuello, lo que hace difícil la resección quirúrgica completa, por lo que con frecuencia recurren.

2.10.- MUCOCELES

Los mucoceles son cavidades llenas de moco causadas por un traumatismo y/o oclusión del conducto excretor de una glándula salival menor, lo que provoca la extravasación de saliva a los tejidos subepiteliales. Ocurren con mayor frecuencia en los niños y adolescentes, principalmente en el labio inferior, entre la comisura bucal y la línea media, y rara vez se presentan en el labio superior. Son masas blandas, fluctuantes, de color azul pálido que miden de 2 a 3 mm a 1 a 2 cm de diámetro. Con frecuencia se rompen espontáneamente y drenan un material mucoide, que al cicatrizar tienden a reformarse. Cuando se presentan en el piso de la boca se les llama ránulas.

2.11.- QUISTES DE RETENCIÓN

Los quistes de retención son pequeños nódulos firmes, no dolorosos a la palpación localizados en la mucosa labial y bucal. Son poco frecuentes y son causados por la obstrucción del conducto excretor de una glándula salival menor. Con frecuencia se ven como una lesión eritematosa que durante la compresión manual expulsa un líquido mucoide a través del conducto salival. Ocasionalmente se encuentran pequeños cálculos asintomáticos. En caso de duda la remoción quirúrgica es diagnóstica y terapéutica.

2.12.- GRANULOMA PIÓGENO

El granuloma piógeno es una lesión reactiva con formación de tejido de granulación. Se presenta a cualquier edad, con un predominio entre la segunda y quinta década de la vida y es más frecuente en el sexo femenino. Son masas rojas, suaves o de superficie nodular, de crecimiento rápido que sangran o se ulceran con facilidad. Se presentan con mayor frecuencia en las encías, lengua, mucosa bucal y labios. Histológicamente están formados por múltiples dilataciones vasculares, con espacios vasculares cubiertos de endotelio y proliferación de fibroblastos, células endoteliales y células inflamatorias. Durante el embarazo se presentan lesiones en las encías similares al granuloma piógeno, llamados épulis del embarazo, atribuidos a un imbalance hormonal. El tratamiento es la remoción quirúrgica.

2.13.- MIOBLASTOMA DE CÉLULAS GRANULARES

El mioblastoma de células granulares se presenta principalmente en la cavidad oral. La mayoría se presenta en la lengua, como un nódulo firme subcutáneo, cubierto por un epitelio queratinizado. El diagnóstico histopatológico demuestra hiperplasia seudoepiteliomatosa. El tratamiento es la remoción quirúrgica.

2.14.- FIBROMAS

Una de las lesiones benignas de la cavidad oral más frecuente son los fibromas causados por una hiperplasia reactiva fibrosa del tejido conectivo, provocada por una irritación crónica. Predominan entre la tercera y quinta décadas de la vida y se presentan en la mucosa bucal, lengua, encías y paladar. Son lesiones nodulares de crecimiento lento, sésiles o pedunculados, suaves, lisos, de color rosado pálido que miden de milímetros a 1 o 2 cm. Histológicamente están compuestos por tejido conectivo con focos de células inflamatorias. El tratamiento es la eliminación de los factores predisponentes y la remoción quirúrgica en los casos molestos.

REFERENCIAS BIBLIOGRÁFICAS

1. Carpenter W, Silverman S. Over-the- counter products for oral ulcerations. J Calif Dent Assoc1998; 26: 199-201.

2. de Asis ML, Bernstein LJ, Schliozberg J: Treatment of resistant oral aphthous ulcers in children with acquired immunodeficiency syndrome. J Pediatr 1995;127(4):663-665.

3. Ficarra G: Oral ulcers in HIV-infected patients: an update on epidemiology and diagnosis. Oral Dis 1997;3 Suppl 1: S183-S189.

4. Field EA, Brookes V, Tyldesley WR : Recurrent aphthous ulceration in children-a review. Int J Paediatr Dent 1992;2(1):1-10.

5. Hunter IP, Ferguson MM, Scully C, et al: Effects of dietary gluten elimination in patients with recurrent minor aphthous stomatitis and no detectable gluten enteropathy. Oral Surg Oral Med Oral Pathol 1993;75(5):595-598.

6. Jacobson JM, Greenspan JS, Spritzler J, et al: Thalidomide for the treatment of oral aphthous ulcers in patients with human immunodeficiency virus infection. National Institute of Allergy and Infectious Diseases AIDS Clinical Trials Group. N Engl J Med 1997 22; 336(21):1487-1493

7. Jasmin JR, Muller-Giamarchi M, Jonesco-Benaiche N: Local treatment of minor aphthous ulceration in children. ASDC J Dent Child 1993; 60(1): 26-28.

8. Katz J, Langevitz P, Shemer J, et al: Prevention of recurrent aphthous stomatitis with colchicine: an open trial. J Am Acad Dermatol 1994;31(3 Pt 1):459-461.

9. Matfin G, Durand D, D'Agostino A, et al. An uncommon cause of oral ulcers. Hosp Pract Off De 1998; 33 (8): 11-14.

10. Padeh S, Brezniak N, Zemer D, et al: Periodic fever, aphthous stomatitis, pharyngitis, and adenopathy syndrome: clinical characteristics and outcome. J Pediatr 1999;135(1):98-101.

11. Rattan J, Schneider M, Arber N, et al: Sucralfate suspension as a treatment of recurrent aphthous stomatitis. J Intern Med 1994; 236(3): 341-343.

12. Salerno C, Pascale M, Contaldo M, Esposito V, Busciolano M, Milillo L, et al. Candida-associated denture stomatitis. Med Oral Patol Oral Cir Bucal. Mar 1 2011;16(2):e139-143.

13. Schneider L, Schneider A. Diagnosis of oral ulcers. Mt Sinai J Med 1998; 65: 383-387.

14. Scully C, Laskaris G. Mucocutaneous disordes. Periodontol 2000 1998; Sn: 0906-6713.

15. Silverman S Jr, Gorsky M, Lozada F. Oral leukoplakia and malignant transformation. A follow-up study of 257 patients. Cancer. 1984;53(3):563-568.

16. Stoopler ET, Balasubramaniam R. Images in clinical medicine. Human papillomavirus lesions of the oral cavity. N Engl J Med. Oct 27 2011;365(17):e37.

17. Thomas KT, Feder HM Jr, Lawton AR, Edwards KM: Periodic fever syndrome in children. J Pediatr 1999; 135(1): 15-21.

18. Vincent SD, Lilly GE: Clinical, historic, and therapeutic features of aphthous stomatitis. Literature review and open clinical trial employing steroids. Oral Surg Oral Med Oral Pathol 1992;74(1):79-86.

19. Wenstein T, Sciubba J, Levine J. Tha- lidomide for the treatment of oral apht- hous ulcers in Crohn's disease. J Pediatr Gastroenterol Nutr 1999; 28:214-6.

20. Wormser GP, Mack L, Lenox T, et al: Lack of effect of oral acyclovir on prevention of aphthous stomatitis. Otolaryngol Head Neck Surg 1988;98(1):14-17.

CAPITULO 30 | ADENOIDITIS Y FARINGOAMIGDALITIS

Dr. Javier Dibildox M.

Las patologías inflamatorias de las amígdalas y adenoides se relacionan con las infecciones bacterianas o virales, exposición a diversos alergenos, contaminación, tabaquismo y con el reflujo gastroesofágico. Por lo general, se considera a la amigdalitis como la inflamación de las amígdalas palatinas, sin embargo, la inflamación se extiende a las adenoides y a las amígdalas linguales, razón por la cual el término faringoamigdalitis es más apropiado. La faringoamigdalitis aguda bacteriana es una infección contagiosa, que se adquiere mediante un contacto con un paciente infectado. Es un tipo de faringitis causada por una infección por el *Streptococcus β-hemolitycus* del grupo A, caracterizada por fiebre >38.5°C, dolor de garganta, exudado faríngeo, adenopatía mayor de 1.5 cm y malestar general.

1.- ANATOMÍA

El anillo de Waldeyer está formado por las adenoides o amígdalas nasofaríngeas, las amígdalas palatinas, las amígdalas linguales y por las bandas de tejido linfático localzadas por detrás de la apertura de la trompa de Eustaquio y en la pared posterior de la faringe. El tejido linfático se desarrolla entre los 2 y 5 años de edad y presenta una regresión durante la pubertad. Las adenoides se localizan en la rinofaringe o *cavum* nasofaríngeo. Durante la niñez crecen en respuesta a diversos estímulos antigénicos de tipo viral, alergénico, bacteriano, alimentario o por la contaminación ambiental. Las adenoides están cubiertas por 3 tipos de epitelio: seudoestratificado columnar, estratificado escamoso y transicional. La superficie del tejido adenoideo, a diferencia de las amígdalas palatinas, está formada por unos pliegues profundos, en lugar de criptas. El anillo de Passavant está localizado en la porción más inferior de las adenoides y se funde con el músculo constrictor superior. La irrigación de las adenoides proviene de la arteria faríngea ascendente y de la arteria esfenopalatina.

Las amígdalas palatinas se localizan en la fosa amigdalina localizada en la pared lateral de la orofaringe. Está formada por un pilar anterior que alberga al músculo palatogloso, la pared lateral que contiene una cápsula formada de tejido conectivo medial al músculo constrictor superior y el pilar posterior alberga al músculo palatofaríngeo. Las amígdalas tienen una forma ovoide y están formadas por un tejido linfático con centros germinales prominentes, cubiertos por un epitelio escamoso. En la superficie medial de la amígdala palatina, se localizan entre 10 y 30 invaginaciones, llamadas criptas, cubiertas por un epitelio escamoso estratificado especializado, donde las células "M" transportan a los antígenos para ser procesados por las células presentadoras del antígeno. Posteriormente se transportan al tejido extrafolicular, donde existen múltiples linfocitos T, que promueven la diferenciación de los linfocitos B. En el centro germinal de los linfocitos B se producen las inmunoglobulinas.

La irrigación de las amígdalas palatinas deriva principalmente de la arteria amigdalina, rama de la arteria facial. Tambiém contribuyen la arteria faríngea ascendente, palatina descendente y la arteria lingual dorsal, rama de la arteria lingual. A diferencia de los ganglios linfáticos, las amígdalas palatinas carecen de vasos aferentes, pero disponen de un rico sistema linfático eferente. La inervación de las amígdalas proviene del nervio glosofaríngeo y de las ramas descendentes del nervio palatino menor. La rama timpánica, o nervio de Jacobson del nervio glosofaríngeo, se relaciona con las otalgias referidas o reflejas, provocada por diferentes patologías de las amígdalas y de otras estructuras del cuello.

2.- EPIDEMIOLOGÍA

Las infecciones de las amígdalas faríngeas son más frecuentes durante los meses de la primavera e invierno. La adenoiditis aguda se presenta con mayor frecuencia en los niños menores, confundiéndose con frecuencia con la rinosinusitis aguda. La faringoamigdalitis aguda es la patología más común de las amígdalas faríngeas. Afecta con más frecuencia a los niños en edad escolar entre los 5 y 6 años, aunque ocasionalmente se presenta en los niños menores de 3 años y en los adultos. La infección es poco común en los niños menores de 2 años de edad, lo que se relaciona con la disminución de la adherencia del *Streptococcus* al epitelio de la nasofaringe y orofaringe, pero rara vez afecta a los lactantes posiblemente por la transferencia de la inmunidad materna a través de la placenta. Las infecciones faríngeas relacionadas con el *Streptococcus β-hemolitycus* del grupo A tienen un periodo de incubación de 2 a 5 días y se diseminan con el contacto con pacientes enfermos, a través de las secreciones respiratorias. La hipertrofia adenoamigdalina se presenta por el aumento en el tamaño de las células de las amígdalas palatinas y de las adnoides, que se inicia entre los 2 y 5 años de edad, seguido por una regresión durante la pubertad. La hiperplasia de las amígdalas y de las adenoides se presenta por el aumento del número de las células, en respuesta al incremento de la actividad celular del centro germinal, como respuesta a una inflamación aguda, un estímulo crónico antigénico o una irritación crónica.

3.- INMUNOLOGÍA

Las adenoides y las amígdalas están formadas por unas colecciones nodulares de tejido linfático que tienen una función de vigilancia inmunológica local y sistémica, por lo que son considerados como órganos linfáticos secundarios con capacidad de procesar antígenos. Aproximadamente, el 80% del tejido amigdalino está formado por linfocitos B y linfocitos T. Cuando un antígeno se pone en contacto con el tejido amigdalino, los linfocitos B son estimulados y se diferencian en células plasmáticas productoras de inmunoglobulinas. Las amígdalas atrapan a diversos antígenos en las criptas amigdalinas y en su base se liberan las inmunoglobulinas. La mayor actividad inmunológica de las amígdalas ocurre entre los 3 y 10 años de edad. Los pacientes con infecciones recurrentes muestran anormalidades en la relación entre los linfocitos T y los linfocitos B. En los pacientes con faringoamigdalitis crónica, es frecuente encontrar cifras elevadas de la IgG, IgA y de la IgM, las que se normalizan después de la amigdalectomía.

Se desconoce el riesgo inmunológico de la adenoamigdalectomía, pero se han reportado casos aislados en donde se encontró disminución en la producción de la IgA nasofaríngea, posterior a la vacunación contra la poliomielitis. Después de la amigdalectomía se presenta una disminución en los niveles de la IgA secretora y de la IgG, pero dentro de los límites normales, con una recuperación semanas después. La incidencia del linfoma de Hodgkin, esclerosis múltiple y de leucemia fué relacionada con la amigdalectomía, información no probada en publicaciones recientes.

En los trabajos publicados entre los años 1971 y 2009, la producción de anticuerpos mostró una reducción transitoria dentro del rango normal y sin un incremento de infecciones de la vía aérea superior. En la actualidad, no hay evidencia científica contundente, que soporte un riesgo inmunológico significativo relacionado con la cirugía.

4.- FACTORES PREDISPONENTES

La inflamación y las infecciones de las adenoides y amígdalas faríngeas ocurren con mayor frecuencia en los pacientes inmunodeprimidos, desnutridos, con antecedentes de infecciones virales, hacinamiento y en los niños que asisten a guarderías, escuelas y lugares públicos.

5.- MICROBIOLOGÍA

El *Streptococcus β-hemolitycus* del grupo A es el patógeno predominante en las infecciones del anillo de Waldeyer, el cual se difunde a través de las secreciones respiratorias de un paciente infectado. El contagio tiene un periodo de incubación de dos a cinco días. Las cepas del *Streptococcus β-hemolitycus* del grupo A se subdividen en 80 diferentes serotipos basados en a proteína "M" de su pared celular. La proteína "M" tiene propiedades antifagocíticas que favorecen la adhesión de los gérmenes a la mucosa faríngea. Los serotipos reumatogénicos 1, 3, 5, 6, 18, 19 y 24 se relacionan con la fiebre reumática, en tanto que los serotipos 49, 55 y 57 se asocian con la pioderma y la glomerulonefritis aguda post-estreptocócica. El *Streptococcus β-hemolitycus* del grupo A es considerado por diversos autores, como el único germen patógeno relacionado con las infecciones agudas de las amígdalas faríngeas. Sin embargo, en estudios recientes se ha mostrado la presencia de gérmenes aeróbicos, anaeróbicos, micoplasma, clamidia, hongos y virus que participan en las infecciones agudas y crónicas de las amígdalas faríngeas. (Tabla I)

Tabla I.- Microbiología de las Adenoides y Amígdalas
BACTERIAS
Streptococcus β-hemolitycus Grupo A
Streptococcus Grupos B, C, G
Haemophilus influenzae
Moraxella catarrhalis
Streptococcus pneumoniae
Neisseria sp.
Micobacterias
ANAEROBIOS
Bacteropides sp.
Peptococcus sp.
Peptoestreptococcus sp.
Actinomyces sp
VIRUS
Epstein-Barr
Adenovirus
Influenza A y B
Parainfluenza
Herpes simple
Virus sincicial respiratorio

También se han reportado casos de amigdalitis por *Neisseria gonorrhoea* o por *Treponema pallidum*, en pacientes expuestos a relaciones sexuales orales. Algunos microorganismos que en el pasado causaron una gran mortalidad como el *Corynebacterium* diphteriae, han desaparecido casi en su totalidad gracias a la vacunación, aunque ocasionalmente se reportan brotes esporádicos de difteria. Kielmovitch *et al* mostraron la presencia de una flora polimicrobiana en el centro amigdalino, con una alta prevalencia del *Streptococcus β-hemolitycus* del grupo A y de gérmenes aeróbicos y anaeróbicos productores de β-lactamasas, tanto en pacientes con amigdalitis recurrente, como en los pacientes con amígdalas obstructivas.

En estudios recientes se ha mostrado la presencia de biopelículas (*biofilms*) en las criptas amigdalinas y en las adenoides en pacientes con adenoamigdalitis crónica. Las biopelículas son una serie de microorganismos unidos a un exopolímero compuesto de glocolix, producido por los mismos microorganismos que forman una matriz adherente, donde quedan atrapados y se organizan en colonias con diferentes requerimientos metabólicos. Las bacterias tienden a formar colonias bacterianas de gran tamaño, cubiertas por las capas de biopelículas que las protegen en contra de las defensas del huésped y de los antibióticos. Además, producen varias endotoxinas que provocan inflamación crónica en el tejido amigdalino.

6.- ADENOIDITIS AGUDA Y CRÓNICA

La tríada de hiponasalidad, ronquido al dormir y respiración bucal, se relaciona con el crecimiento o inflamación del tejido adenoideo en la nasofaringe.

6.1.- CUADRO CLÍNICO

En la región adenoidea fluyen las secreciones nasosinusales, por lo que las manifestaciones clínicas de la adenoiditis aguda muestran una sintomatología muy similar a la de las infecciones virales, bacterianas o alérgicas de la vía aérea superior. La adenoiditis aguda se manifesta con obstrucción nasal, ronquido nocturno, fiebre, rinorrea, goteo postnasal, tos de predominio nocturno y durante el ejercicio, halitosis y drenaje faríngeo posterior.

Cuando el ronquido nocturno es causado por una infección adenoidea aguda, mejora o desaparece al controlarse la infección. La obstrucción de la nasofaringe por las adenoides puede ser debida a un crecimiento primario exagerado del tejido adenoideo, o secundario relacionado con las infecciones adenoideas agudas, recurrentes o por factores alérgicos. Las infecciones agudas obstructivas virales o bacterianas, casi siempre se relacionan con infecciones de la nariz y senos paranasales. El diagnóstico de la adenoiditis se basa en la historia clínica, antecedentes, exploración física, endoscopia y en los estudios de laboratorio e imagen. La rinoscopia anterior muestra la acumulación de secreciones en la cavidad nasal. Generalmente la mucosa tiene una apariencia normal. Las infecciones de las adenoides habitualmente presentan adenopatías cervicales en los ganglios linfáticos superiores. Las infecciones adenoideas recurrentes o crónicas, sin obstrucción de la vía aérea, se asocian con frecuencia a la otitis media aguda, otitis media con derrame, rinosinusitis recurrente o crónica, faringitis, laringitis y laringotraqueobronquitis. Se considera como adenoiditis aguda recurrente cuando se presentan 4 o más episodios de adenoiditis aguda durante un periodo de 6 meses. Si la sintomatología se caracteriza por una rinorrea persistente, halitosis, drenaje posterior y tos crónica, se considera como una adenoiditis crónica. Si se toma un frotis de la mucosa nasal y se reporta un predominio de eosinófilos, sugiere la existencia de una patología eosinófila o alérgica, en tanto que el predominio de los neutrófilos sugiere un proceso infeccioso.

La facies adenoidea es una secuela de la respiración oral crónica. Se presenta en los niños con obstrucción nasal provocada por una hipertrofia adenoidea o por otras causas que obstruyen la nasofaringe durante varios años. Estos pacientes mantienen la boca constantemente abierta y característicamente la mandíbula inferior se mantiene caída, la nariz es muy pequeña y la cara es muy larga. Otras secuelas son el paladar ojival, ojeras, malaoclusión y los dientes se ven desplazados, mal orientados y en posiciones anómalas. El 85% de los pacientes con adenoides grandes roncan mucho al dormir y presentan episodios de apnea obstructiva del sueño. Si la obstrucción persiste, en algunos pacientes se retrasa el crecimiento y el peso corporal es menor para la edad cronológica del paciente. Los casos severos pueden presentar insuficiencia cardiaca y *cor pulmonale*. La placa lateral del cuello es un instrumento diagnóstico que ayuda en la valoración del tamaño de las adenoides, pero solo da una visión bidimensional de una estructura tridimensional. Además, si la placa no se toma con la cabeza erguida y en inspiración, o en los pacientes no cooperadores, pueden reportarse casos falsos positivos o negativos. La nasofaringoscopia flexible permite visualizar a las adenoides y su relación con la nasofaringe en forma directa.

Tabla II.- Indicaciones de la Adenoidectomía
OBSTRUCCIÓN
Hiperplasia obstructiva de las adenoides que causen:
*Obstrucción nasal crónica y respiración bucal
*Apnea o trastornos del sueño
*Cor pulmonale
*Bajo peso/estatura
*Anormalidades de la deglución
*Trastornos del lenguaje
*Anormalidades orofaciales y dentales severas
INFECCIONES
Adenoiditis crónica o recurrente
Otitis media recurrente
Otitis media con derrame
Otitis media crónica
Rinosinusitis recurrente o crónica
NEOPLASIAS
Sospecha de neoplasia

Las complicaciones reportadas de la adenoidectomía son el sangrado, estenosis nasofaríngea, insuficiencia velofaríngea, tortícolis y subluxación de las vértebras C1-C2.

7.- AMIGDALITIS AGUDA Y CRÓNICA

El diagnóstico de las patologías amigdalinas se basa en la historia clínica, examen físico y estudios de laboratorio. El examen de la cavidad oral se hace con el paciente sentado, con la boca abierta y sin sacar la lengua. Se deprimen los dos tercios anteriores de la lengua con un abatelenguas, lo que previene el estímulo del reflejo nauseoso. Cuando se examina la orofaringe con la lengua fuera de la cavidad oral, las amígdalas protuyen hacia la línea media, dando la impresión de ser más grandes que el tamaño real de las mismas.

Se le pide al paciente que diga "aaa" para evaluar el movimiento del velo del paladar y para poder ver el polo inferior de las amígdalas. Se examinan las criptas amigdalinas, la pared posterior faríngea, los pilares amigdalinos, paladar, lengua, piso de la boca, encías y la mucosa bucal en su totalidad. (Fig.1) La clasificación de Friedman es muy útil en la valoración del tamaño de las amígdalas y su relación con la orofaringe. Se clasifican como grado 0 cuando las amígdalas sólo ocupan la fosa amigdalina, como Grado I cuando ocupan más del 25% del espacio orofaríngeo, Grado II cuando ocupan entre el 25-50% del espacio orofaríngeo, Grado III cuando ocupan entre el 50-75% del espacio orofaríngeo y como Grado IV cuando ocupan más del 75% del espacio orofaríngeo.

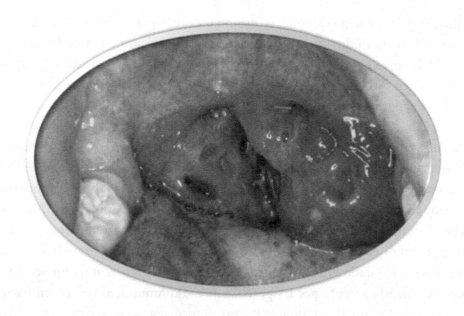

Fig. 1.- Hipertrofia amigdalina grado IV.

7.1.- CUADRO CLÍNICO

Las patologías amigdalinas pueden dividirse en infecciosas, obstructivas, neoplásicas y en amigdalitis aguda recurrente, amigdalitis crónica y en hiperplasia obstructiva amigdalina. La amigdalitis aguda causada por el *Streptococcus β-hemolitycus* del grupo A, es una infección autolimitada caracterizada por un inicio súbito, fiebre elevada, calosfríos, dolor muscular, halitosis, decaimiento, disfagia, odinofagia, y generalmente con ausencia de rinorrea y tos. Las amígdalas se encuentran crecidas, eritematosas y con frecuencia presentan un exudado o membranas en su superficie; además se observa lengua saburral, papilas linguales engrosadas, petequias palatinas y la presencia de una adenopatía cervical dolorosa a la palpación en los ganglios yugulares superiores.

Se considera como amigdalitis recurrente cuando se presentan más de cuatro episodios de amigdalitis aguda en un año, o 5 episodios por año durante 2 años, o 3 episodios por año durante 3 años. Como requisito para cumplir con este criterio, sólo se incluyen a los pacientes que fueron evaluados durante la fase aguda por un médico calificado. Cuando el dolor faríngeo, disfagia, halitosis, fatiga crónica, adenopatía cervical dolorosa, amígdalas con *caseum*, pérdida de la arquitectura y disminución del número de criptas persisten durante más de cuatro semanas, se considera como amigdalitis crónica.

Con el crecimiento exagerado de las amígdalas se disminuye el espacio de la vía aérea y se pueden presentar trastornos del sueño con ronquido, períodos de apnea e hipersomnolencia diurna. Además se asocia a los trastornos del lenguaje, alteraciones del crecimiento orofacial, disfagia, tos nocturna, disfagia a sólidos, cambios de conducta, trastornos en el desarrollo del niño y cambios en el tono de la voz. En los casos de apnea obstructiva severa secundaria a una hipertrofia adenoamigdalina, los períodos de apnea causan hipoxia, hipercapnia y acidosis, lo que puede causar vasoconstricción de la arteria pulmonar, hipoventilación alveolar, hipertensión pulmonar, insuficiencia cardiaca congestiva y *cor pulmonale*.

Los niños con hipertrofia o hiperplasia adenoamigdalina y síndrome de Down, malformaciones craneofaciales, trastornos neuromusculares o alteraciones del sistema nervioso central, son más propensos a presentar apnea del sueño. En la actualidad, la hiperplasia amigdalina obstructiva es la indicación más común de amigdalectomía.

El exudado faríngeo se considera como el "estándar de oro" para el diagnóstico bacteriológico de la amigdalitis aguda. Si el estudio se realiza adecuadamente, muestra una sensibilidad de 97% y una especificidad del 97% para el *Streptococcus β-hemolitycus* del grupo A. Sin embargo, el uso rutinario del exudado faríngeo en el tratamiento de la amigdalitis aguda es controversial, debido a que el cultivo detecta sólo la flora superficial de las amígdalas y no distingue entre un portador sano y un paciente enfermo, no detecta los gérmenes localizados en el centro de la amígdala y toma entre 40 y 72 horas en reportarse. Además, entre el 40 a 60% de las infecciones por *Streptococcus pyogenes* no son identificadas en los exudados faríngeos, debido a que la bacteria se encuentra en la profundidad de las criptas, por lo que algunos autores recomiendan tomar un cultivo del centro amigdalino. El número de colonias encontradas en los cultivos es menor en los portadores que en los pacientes con infección aguda.

Las pruebas de radioinmunoensayo son útiles en el diagnóstico temprano de las infecciones amigdalinas, se reportan en 10 minutos y tienen una especificidad superior al 90%, sin embargo, tiene las limitantes del exudado faríngeo, en cuanto que no distinguen entre un portador sano y un paciente enfermo. Cuando se opta por las pruebas de radioinmunoensayo, en un paciente con un cuadro clínico característico de una amigdalitis estreptocócica, se recomienda tomar dos pruebas de exudado faríngeo, uno para la prueba rápida, y si se reporta negativa, se procede hacer un cultivo del segundo exudado. El retraso del tratamiento, hasta tener el resultado del cultivo, no disminuye su eficacia en la prevención de la fiebre reumática. La medición de los niveles de la antiestreptolisina "O" es de poca utilidad en el diagnóstico de la amigdalitis aguda bacteriana, debido a que los títulos se elevan después de la primer semana, alcanzando su nivel máximo entre la tercera y quinta semana y permanecen elevados durante 2 a 3 meses y disminuyen gradualmente en los siguientes 6 meses.

7.2.- DIAGNÓSTICO DIFERENCIAL

Es muy fácil hacer el diagnóstico de faringoamigdalitis, pero es muy difícil distinguir entre una faringoamigdalitis viral de una bacteriana, ya que comparten los mismos signos y síntomas. Para facilitar el diagnóstico, Centor diseñó un sistema de puntaje donde se valoran los siguientes hallazgos: fiebre mayor de 38.5⁰ C, exudado faríngeo (+), adenopatía dolorosa mayor de 1.5 cm y ausencia de tos. Se otorga un punto por cada uno de los hallazgos, y a mayor puntaje, mayor posibilidad de que la infección sea bacteriana.

Posteriormente, McIsaac añadió otro criterio relacionado con la edad del paciente, donde se otorga un punto en los pacientes entre 3 y 14 años de edad, un 0 en los pacientes entre 15 y 44 años de edad y se resta un punto a los pacientes mayores de 45 años de edad. (Tablas III y IV)

La causa más frecuente de faringoamigdalitis aguda es una infección viral por adenovirus, rinovirus, coronavirus, influenza virus, virus sincicial respiratorio, virus de Epstein-Barr y herpes simple-1. La segunda causa es una infección bacteriana causada por el *Streptococcus β-hemolitycus* del grupo A. En las infecciones virales, la fiebre tiende a ser baja y el eritema y exudado faríngeo son menos intensos.

Tabla III. Criterios de Centor Modificados por McIssac	
1.- Temperatura superior a 38.5°C.	1
2.- Presencia de exudado amigdalino	1
3.- Ganglios dolorosos e inflamados mayores de 1.5 centímetros	1
4.- Ausencia de tos.	1
5.- Edad: 3-14 años	1
15- 44 años	0
> 45 años	-1

Tabla IV.- Probabilidad de Infección Bacteriana con los Criterios de Centor		
Puntos	Probabilidad de infección bacteriana	Manejo
0-1	<10%	No requiere antibióticos, exudado faríngeo o prueba rápida
2	11–17%	Antibióticos si el exudado o la prueba rápida son positivos
3	28–35%	
4 o 5	52%	Tratamiento empírico con antibióticos

La biometría hemática muestra una leucocitosis y granulocitos elevados en las infecciones bacterianas, en tanto que en las infecciones virales, la leucocitosis puede ser menor y con un franco predominio de los linfocitos.La amigdalitis deberá diferenciarse de la difteria, mononucleosis infecciosa, aftas, infección de Vincent, agranulocitosis, síndrome de Steven Johnson, herpangina, herpes simple, caseum amigdalino, quistes amigdalinos y neoplasias.

7.3.- TRATAMIENTO MÉDICO

El tratamiento de las infecciones amigdalinas tiene por objeto evitar las complicaciones supurativas y no supurativas, acelerar la recuperación y disminuir las posibilidades de contagio a otros pacientes sanos. Cuando se sospecha una infección relacionada con el *Streptoccocus β-hemolitycus* del grupo A, el tratamiento médico primario, aún sin un cultivo positivo, es la administración de antibióticos. Sin embargo, si se sospecha una infección viral, ningún tratamiento con antibióticos ha mostrado que acorte la duración de una patología viral, por lo que el tratamiento se orienta a la mejoría sintomática del paciente.

La penicilina sigue siendo la droga de 1ª elección en el tratamiento inicial de las infecciones estreptocócicas no complicadas, no así en los casos de falla terapéutica o en la amigdalitis recurrente. Se requieren 10 días de tratamiento con penicilina para lograr el máximo de cura bacteriológica en la faringoamigdalitis aguda causada por el *Streptococcus β-hemolitycus* del grupo A. Si el paciente no es tratado con antibióticos, el riesgo potencial de contagio a sus familiares o a sus compañeros de escuela es del 35% aproximadamente. La penicilina es efectiva en la prevención del contagio después de las primeras 24 horas de tratamiento. Si el tratamiento se administra al inicio del cuadro infeccioso, los síntomas mejoran rápidamente y el periodo de contagio se reduce. En los casos que requieren antibióticos se recomienda la penicilina V en los niños menores de 27 kilos con una dosis de 250 miligramos cada 8 horas durante 10 días. En los niños mayores es de 500 miligramos cada 6 horas durante 10 días. Si no se tolera la vía oral, se indica la penicilina benzatínica de 600,000 U en niños menores de 27 kilos o de 1,200 000 U en los niños de mayor peso. En los pacientes alérgicos a la penicilina, se recomienda la eritromicina con una dosis de 40 mg por kilo de peso, en 4 dosis durante 10 días.

Posterior al tratamiento con penicilina, alrededor del 15% de los cultivos faríngeos permanecen positivos para el *Streptococcus β-hemolitycus* del grupo A. Se estima que la mayoría de las fallas a la penicilina son debidas a un error en la dosis, duración del tratamiento o a la presencia de bacterias productoras de β-lactamasas. Si hay una colonización faríngea con organismos productores de β-lactamasas, como el *Staphylococcus aureus, Moraxella catarrhalis, Haemophilus influenzae* y anaerobios, se indica la administración de antibióticos efectivos en presencia de β-lactamasas, como son la combinación de amoxicilina-ácido clavulánico, clindamicina o cefalosporinas. La penicilina ataca a la flora normal orofaringea, principalmente al *Streptococcus a-hemolitycus,* el cual produce una bacteriocina que limita el crecimiento del *Streptococcus β-hemolitycus* del grupo A. Al disminuir la colonización por el *Streptococcus a-hemolitycus,* se favorece el crecimiento del *Streptococcus pyogenes.*

En la amigdalitis crónica se recomienda un tratamiento durante 3 a 6 semanas con antibióticos eficaces en contra de los gérmenes productores de β-lactamasas y gérmenes anaerobios encapsulados. Se puede utilizar la clindamicina en los casos de amigdalitis recurrente, falla terapéutica con la penicilina o alergia a las cefalosporinas.

Con el tratamiento con antibióticos, las complicaciones por infecciones causadas por el *Streptococcus β-hemolitycus* del grupo A han disminuido considerablemente, aunque persiste el riesgo de fiebre reumática y glomerulonefritis.

7.4.- TRATAMIENTO QUIRÚRGICO

Las indicaciones del tratamiento quirúrgico se dividen en obstructivas, infecciosas o neoplásicas. Actualmente, la indicación más frecuente de amigdalectomía en los niños es la hiperplasia o hipertrofia amigdalina y en los adultos la amigdalitis recurrente. La hiperplasia o hipertrofia amigdalina Grado III o Grado IV, puede causar obstrucción respiratoria, apnea del sueño, dificultad a la deglución de sólidos, bajo peso o estatura, trastornos del lenguaje, anomalías craneofaciales, insuficiencia cardiaca o *cor pulmonale.*

La cirugía también está indicada en los pacientes con infecciones recurrentes documentadas, con al menos uno de los siguientes hallazgos: fiebre, exudado faríngeo, adenopatía cervical y cultivo positivo para *Streptococcus pyogenes.* Se recomienda la amigdalectomía cuando el paciente padece infecciones de 5 a 7 veces por año, o 5 episodios durante 2 años, o 3 episodios por año durante los 3 años previos. (Tabla V) La hipertrofia de las amígdalas y adenoides es la causa más frecuente de trastornos del sueño en los niños, que se manifiesta con episodios repetitivos de apnea obstructiva del sueño, ronquido severo, respiración oral, sueño inquieto, diaforesis, alteración del crecimiento y enuresis.

En los casos severos la adenoamigdalectomía es el tratamiento de elección, sin embargo en los pacientes obesos la mejoría de la sintomatología se presenta entre el 10 y el 25% de los casos, en contraste con una mejoría del 70 a 80% en los niños con peso corporal normal. En la toma de decisiones se valora la calidad de vida del paciente, los días de escuela perdidos, la severidad de las infecciones y el cumplimiento de los tratamientos.

Cuando hay asimetría de una de las amígdalas de aparición reciente, se deberá pensar en una posible neoplasia. En los pacientes jóvenes la neoplasia más frecuente es el linfoma y en los adultos el carcinoma epidermoide.

Los abordajes quirúrgicos para la amigdalectomía son el tradicional con disección fría, o con electrocauterio, láser, bisturí harmónico o la coblación. La selección de la técnica se basa en las condiciones del paciente, morbilidad del procedimiento, incidencia de sangrado, disponibilidad de equipos, duración del tiempo quirúrgico y el tiempo de recuperación del paciente.

La molestia más importante en los pacientes sometidos a una amigdalectomía es el dolor, el cual en los niños es más tolerable y en los adolescentes y adultos, frecuentemente es muy severo durante los primeros días después de la amigdalectomía, que puede durar hasta 2 semanas. El paciente deberá ingerir abundantes líquidos para hidratarse adecuadamente, lo que se relaciona con la disminución del dolor postoperatorio. Con frecuencia los pacientes pediátricos presentan náusea y vómito, independientemente de la técnica quirúrgica empleada en el post-operatorio inmediato. La dexametasona administrada preoperatoriamente con una dosis intravenosa de 0.5 mg por kilo de peso, disminuye significativamente el vómito y el dolor postoperatorio. En una revisión sistemática Cochrane, los niños tratados con dexametasona, presentaron menos episodios de vómito e iniciaron la ingestión de alimentos sólidos tempranamente, comparados con los niños tratados con placebo.

Generalmente se administran antiinflamatorios no esteroides para el control del dolor, como el paracetamol o el ibuprofeno. Sin embargo, un porcentaje de médicos restringen los medicamentos antiinflamatorios, por temor a un sangrado trans y post-operatorio. En una revisión Cochrane que incluyó 13 estudios aleatorios con más de 1,000 pacientes, mostró que los antiinflamatorios no esteroides no alteran significativamente el sangrado post-operatorio. Sin embargo en los pacientes tratados con ketorolaco, el sangrado fluctúa entre el 4.4 y 18%, razón por la cual no se recomienda utilizar este medicamento como analgésico antiinflamatorio después de la amigdalectomía.

En algunos ensayos clínicos aleatorizados, se mostró que la administración de antibióticos en los pacientes amigdalectomizados, redujo la fiebre, la halitosis y el dolor y el tiempo de recuperación, además de facilitar la ingestión de líquidos y alimentos. En una revisión Cochrane que incluyó 10 estudios clínicos aleatorios y controlados, se mostró que no hay evidencia que apoye un impacto consistente y clínicamente importante del uso de antibióticos en la reducción de la morbilidad de la amigdalectomía.

La inyección intraoperatoria de anestésicos se utiliza con frecuencia para disminuir el dolor postoperatorio, no obstante, en una revisión Cochrane que incluyó varios ensayos clínicos aleatorizados y controlados con placebo, no se mostró evidencia de una mejoría significativa del dolor postoperatorio con la inyección de anestésicos locales.

Las complicaciones de la amigdalectomía pueden ser anestésicas o quirúrgicas. Las anestésicas son la intubación traumática, el daño dental, las arritmias, la hipertermia maligna, la alergia a medicamentos y la muerte. La mortalidad de la amigdalectomía es del 2 a 4%, que ocurre en aproximadamente en 1 de cada 16,000 a 35,000 casos, generalmente secundaria a una complicación anestésica o hemorrágica. Las complicaciones quirúrgicas son el sangrado postoperatorio inmediato, generalmente atribuido a una técnica deficiente, un vaso aberrante o a una coagulopatía. El sangrado tardío se presenta varios días después de la cirugía, generalmente es leve y coincide con el desprendimiento de las escaras. Otras complicaciones son la aspiración de coágulos y gasas, daño al paladar, úvula o pared faríngea, halitosis, deshidratación y la obstrucción de la vía aérea, que ocasionalmente provoca edema pulmonar en los pacientes con antecedente de obstrucción aguda o crónica de la vía aérea superior.

8.- COMPLICACIONES SUPURATIVAS, NO SUPURATIVAS Y MEDIADAS POR TOXINAS

Las complicaciones supurativas son la bacteremia, el absceso periamigdalino, el absceso parafaríngeo, el absceso retrofaríngeo y el síndrome de Lemierre. Las complicaciones no supurativas son la fiebre reumática, la glomerulonefritis y el síndrome de PANDAS. Las complicaciones relacionadas con toxinas son el choque séptico y la escarlatina.

8.1.- COMPLICACIONES SUPURATIVAS

8.1.1.- ABSCESO PERIAMIGDALINO

El absceso periamigdalino casi siempre es unilateral. Es la infección más común de los espacios profundos del cuello y es muy raro en los niños pequeños. Se presenta con mayor frecuencia en los niños mayores y adolescentes sanos que no padecen infecciones amigdalinas frecuentes y en los casos de amigdalitis recurrente o crónica, tratados en forma inadecuada. Sin embargo, la progresión de una infección faríngea exudativa a un absceso periamigdalino generalmente ocurre rápidamente, aún en los pacientes que están siendo tratados con antibióticos. Se considera al absceso periamigdalino como una colección purulenta localizada entre la cápsula amigdalina, músculo constrictor superior y el músculo palatofaríngeo, provocada por la extensión al espacio periamigdalino de una infección amigdalina folicular o de un absceso de las criptas o del parénquima amigdalino, que se extiende a través de la cápsula amigdalina. El absceso afecta al espacio supraamigdalino del paladar blando, localizado por arriba del polo superior de la fosa amigdalina. Inicialmente el espacio se inflama y causa una celulitis que progresa a la formación de pus dentro del espacio supraamigdalino y de los músculos que lo rodean, particularmente del músculo pterigoideo interno, lo que provoca espasmo muscular y trismo.

En estudios recientes se postula que el absceso periamigdalino pudiera ser causado por una infección de las glándulas salivales menores de Weber, localizadas en el polo superior de la amígdala. Es difícil diferenciar entre celulitis y absceso periamigdalino, por lo que el diagnóstico es conclusivo cuando se aspira o drena pus en el área periamigdalina. En los abscesos periamigdalinos la infección es polibacteriana, destacando el *Staphylococcus aureus* y los gérmenes aerobios y anaerobios orales mixtos, principalmente el *Fusobacterium* y los *bacteroides Peptostreptococcus sp, Prevotella y Porphyromonas*. El cuadro clínico se caracteriza por dolor faríngeo intenso, odinofagia, disfagia, voz apagada, fiebre elevada, escalofríos, trismo, cefalea, otalgia ipsilateral, halitosis, deshidratación y salivación. Los signos del absceso periamigdalino son el edema del paladar, el desplazamiento contralateral de la úvula, el crecimiento y desplazamiento hacia la línea media de la amígdala afectada y la adenopatía cervical palpable. Se deberá diferenciar de un absceso retromolar, absceso retrofaríngeo, aneurisma de la arteria carótida interna, neoplasias, cuerpos extraños y mononucleosis infecciosa.

El absceso periamigdalino no tratado con antibióticos es muy doloroso y puede drenar espontáneamente, provocando obstrucción respiratoria o neumonía por la aspiración del material purulento en la vía aérea o la extensión del absceso a los espacios profundos del cuello. El tratamiento inicia con la hidratación del paciente y con la administración de un analgésico y un antibiótico sistémico, con un espectro que cubra a los gérmenes anaerobios y al *Staphylococcus aureus*, como la clindamicina, cefuroxima o penicilina y metronidazol.

El tratamiento quirúrgico consiste en la aspiración y drenaje del absceso, con aguja o incisión bajo anestesia local. Si el paciente no coopera o requiere anestesia general, se drena el absceso y generalmente se hace la amigdalectomía al mismo tiempo. Las complicaciones del absceso periamigdalino son la obstrucción de la vía aérea, ruptura y broncoaspiración del contenido del absceso, septicemia, sangrado, edema glótico, epiglotitis, neumonía, mediastinitis y muerte.

8.1.2. ABSCESO PARAFARÍNGEO

El absceso parafaríngeo se localiza en el espacio lateral al músculo constrictor superior, cerca de la arteria carótida interna. Se desarrolla al supurar un ganglio parafaríngeo, relacionado con una infección amigdalina. Se manifiesta con fiebre, escalofríos, disfagia, tortícolis y una masa dolorosa palpable cerca del ángulo de la mandíbula.

La tomografía computarizada permite delinear sus dimensiones y relaciones con las estructuras anatómicas del espacio parafaríngeo. Inicialmente se recomienda hidratar al paciente y administrar dosis elevadas parenterales de antibióticos de amplio espectro como la clindamicina, cefuroxima o la combinación de penicilina-metronidazol. El drenaje del absceso quirúrgico se hace por vía externa.

8.1.3.- ABSCESO RETROFARÍNGEO

El absceso retrofaríngeo es una infección de los espacios profundos del cuello, que afecta con mayor frecuencia a los lactantes y a los niños pequeños. Se desarolla al supurar un ganglio retrofaríngeo posterior a una infección adenoidea, faríngea, amigdalina o por una complicación de una adenoidectomía. Afecta con mayor frecuencia a los niños menores de 3 años edad, debido a la concentración de linfáticos en el espacio localizado por delante de la aponeurosis prevertebral. La infección se presenta como una celulitis o como un absceso cuando hay necrosis y supuración de los ganglios linfáticos del espacio retrofaríngeo. Se manifiesta con fiebre elevada, irritabilidad, dolor cervical, odinofagia, salivación, obstrucción respiratoria, estridor y disnea en los casos avanzados.

Los niños menores de un año presentan con mayor frecuencia estridor y edema del cuello, en tanto que los niños mayores se quejan de dolor, rigidez cervical y dolor de garganta, además, los pacientes rehúsan los alimentos y tienden a hiperextender el cuello y a presentar tortícolis. El examen clínico muestra un abultamiento en la pared posterior en más del 50% de los casos. Los gérmenes más frecuentes relacionados con el absceso retrofaríngeo, son los organismos aerobios y anerobios: *Streptococcus pyogenes, Staphylococcus aureus, bacteroides y peptostreptococci.*

La biometría hemática muestra una leucocitosis elevada. La placa lateral de cuello con el paciente sentado en inspiración y con la cabeza en hiperextensión, muestra ensanchamiento del espacio prevertebral. El espacio retrofaríngeo se localiza en la parte más anterior de la segunda vértebra cervical. Si en la radiografía de los tejidos blandos de la pared faríngea posterior miden más de 7 mm, o cuando el espacio retrotraqueal es mayor de 14 mm en un niño, se sospecha la existencia de una colección de pus o sangre. La tomografía computarizada con material de contraste, delimita la lesión y permite distinguir un anillo hiperdenso.

La combinación de clindamicina con un aminoglucósido o una penicilina con ácido clavulánico, o una cefalosporina combinada con metronidazol, son opciones de tratamiento en los casos de celulitis y antes del drenaje percutáneo o incisión del absceso.

El diagnóstico diferencial incluye a la epiglotitis aguda, cuerpos extraños, osteomielitis vertebral, absceso periamigdalino, croup, meningitis, hematomas y linfomas. Las complicaciones del absceso retrofaríngeo son la ruptura y broncoaspiración del contenido del absceso, asfixia, neumonía, empiema, mediastinitis, tromboflefitis de la vena yugular interna y ruptura de la arteria carótida interna.

8.1.4.- SÍNDROME DE LEMIERRE

El síndrome de Lemierre es una patología poco frecuente descrita en 1936 por Lemierre, que afecta con mayor frecuencia a los adolescentes y adultos. Se manifiesta por una septicemia secundaria a una infección de alguna estructura de la cabeza y cuello, particularmente de la orofaringe, que se complica con una tromboflebitis supurativa ipsilateral de la vena yugular interna, la cual tiende a embolizar principalmente al pulmón y a otras partes del organismo. El síndrome de Lemierre se manifesta con fiebre elevada en espiga, dolor en el área del ángulo de la mandíbula, disfagia, disfonía, inflamación de la región periamigdalina, rigidez y crecimiento unilateral del cuello y dolor a la palpación. La infección se relaciona con la bacteria gram negativa *Fusobacterium necrophorum* en el 70% de los casos.

El tratamiento incluye la administración intravenosa de clindamicina, penicilina y metronidazol o amoxicilina-clavulanato, junto con una terapia con oxígeno hiperbárico durante la fase crítica. Posterior al resultado de los cultivos, se continua con el antibiótico específico por vía oral durante cuatro a seis semanas. En los casos de embolismos y persistencia de la infección se recomienda la ligadura de la vena yugular trombosada.

8.2.- COMPLICACIONES NO SUPURATIVAS

8.2.1.- FIEBRE REUMÁTICA

La fiebre reumática se presenta entre 2 a 5 semanas después de un cuadro infeccioso causado por el *Streptococcus β-hemolitycus* del grupo A, pero el tratamiento adecuado de una infección faringoamigdalina previene la fiebre reumática aguda. Las manifestaciones mayores de la fiebre reumática son la carditis, artritis, corea, eritema marginado y nódulos subcutáneos.

Las manifestaciones menores son las artralgias, fiebre, demostración de laboratorio de una infección por *Streptococcus β-hemolitycus* del grupo A, elevación de la sedimentación globular, proteína C reactiva elevada y la prolongación del segmento P-R en el electrocardiograma.

En los pacientes con fiebre reumática se recomienda un tratamiento profiláctico con uno de los siguientes esquemas: 250 mg de penicilina V cada 12 horas, penicilina G benzatínica 1,200 000 U intramuscular cada 4 semanas, sulfixozasol 1 g diario en pacientes de más de 27 kilos de peso, o 500 mg diarios en los pacientes con un peso menor a 27 kilos o eritromicina 250 mg cada 12 horas.

Debido a que el riesgo de padecer fiebre reumática aguda es más frecuente antes de los 18 años, se recomienda continuar la profilaxis hasta alcanzar esa edad, sin embargo, en los pacientes con carditis severas o en los pacientes que viven en áreas endémicas, la profilaxis debe continuarse

8.2.2.- GLOMERULONEFRITIS

La glomerulonefritis aguda postestreptocócica se presenta una a dos semanas después de la infección y en el 10 a 15% de las faringitis son causadas por el serotipo 12, principalmente por las cepas nefrogénicas M1, M2, M4 y M12 del *Streptococcus β-hemolitycus* del grupo A. Afecta con mayor frecuencia al sexo masculino y a los niños entre 2 a 14 años de edad. Aunque hay una mayor incidencia de tipo familiar, aún no se ha demostrado un marcador genético. La glomerulonefritis es una enfermedad mediada inmumológicamente, donde la reacción antígeno-anticuerpo se puede presentar en el sistema circulatorio o *in situ* en el glomérulo, lo que provoca una activación de la cascada del complemento. Las manifestaciones clínicas, en el 90% de los pacientes, son la hematuria, edema e hipertensión con o sin oliguria. En el urianálisis se encuentran eritrocitos, leucocitos y proteínas que indican la presencia de inflamación y de una lesión renal clínica o subclínica. El tratamiento de la infección faríngea con penicilina, no previene un ataque de glomérulonefritis, pero si disminuye la diseminación de la cepa nefrogénica. El pronóstico es excelente en los niños, en tanto que en los adultos tiende a causar daño renal permanente.

8.2.3.- SÍNDROME DE PANDAS

El síndrome de PANDAS es un trastorno neuropsiquiátrico en niños, asociado a una infección por el *Streptococcus β-hemolitycus* del grupo A.

Se manifiesta con síntomas neurológicos, trastornos psiquiátricos de tipo obsesivo-compulsivo, tics y movimientos involuntarios que se muestran en forma intermitente, con exacerbaciones bruscas. Se estima que la infección desencadena una respuesta inmune anormal, que estimula la formación de autoanticuerpos contra ciertas estructuras cerebrales. Para establecer el diagnóstico de PANDAS, se deben cumplir los siguientes criterios:

1.- Presencia de tics o de un trastorno obsesivo compulsivo.

2.- Los síntomas se manifiestan entre los 3 años y el inicio de la pubertad.

3.- La enfermedad sigue un curso caracterizado por un inicio brusco de la síntomatología, con exacerbaciones periódicas frecuentes y dramáticas.

4.- El inicio de los síntomas y las exacerbaciones, se relacionan con infecciones faríngeas previas causadas por el Streptococcus β-hemolitycus del grupo A.

El diagnóstico es clínico y no existe una prueba de laboratorio o un estudio de imagen que confirme el diagnóstico. Se recomienda la administración de antibióticos durante las exacerbaciones.

8.3.- COMPLICACIONES MEDIADAS POR TOXINAS

8.3.1.- CHOQUE SÉPTICO

El síndrome de choque tóxico es causado por algunas cepas del *Streptococcus* del grupo A productoras de toxinas. Las manifestaciones clínicas se atribuyen a la liberación masiva de citocinas, provocada por la actividad de las toxinas que actúan como superantígenos. Los más susceptibles de padecer el síndrome de choque tóxico son los pacientes muy jóvenes, ancianos, inmunodeficientes y diabéticos. Sin embargo, en la mayoría de los casos reportados se presenta en pacientes sanos entre 20 y 50 años de edad. Se caracteriza por hipotensión severa, mialgias, anormalidades hepáticas, diarrea, vómito, disfunción renal y manifestaciones hematológicas. Los hemocultivos son positivos en el 50% de los casos. El tratamiento incluye a la hidratación y la administración de sustancias vasopresoras y antibióticos.

8.3.2.- ESCARLATINA

La escarlatina es una erupción eritematosa difusa, secundaria a una infección faringoamigdalina por un *Streptoccocus* productor de exotoxinas extracelulares pirogénicas A, B y C que causan fiebre, dolor faríngeo, linfadenopatía cervical, cefalea, náusea, vómito, taquicardia y una erupción generalizada que se origina en la cara y tórax. Posteriormente se disemina a todo el cuerpo sin afectar las palmas de las manos y las plantas del pie. La erupción se presenta con unas máculas pequeñas, que dan la sensación de papel de lija, pero no afecta a los pliegues cutáneos y a la región perioral. La erupción dura hasta una semana y se acompaña de fiebre y artralgias. La lengua muestra crecimiento de las papilas y un aspecto de frambuesa. Al disminuir la infección, aproximadamente una semana después, se presenta la descamación de la piel de las manos y pies. El diagnóstico se confirma con la prueba de Dick, mediante una inyección intradérmica diluida de la toxina de la escarlatina. El tratamiento consiste en la administración intravenosa de penicilina G, reposo, analgésicos y antieméticos. La escarlatina puede provocar una otitis media aguda necrotizante, que puede dejar como secuela una perforación total con destrucción de los huesecillos.

9.- OTRAS CAUSAS DE AMIGDALITIS

Algunas otras patologías pueden provocar signos y síntomas similares a los de la amigdalitis aguda, pero con diferencias específicas de acuerdo a cada patología. En el diagnóstico diferencial se deberá considerar a la mononucleosis infecciosa, amigdalitis lingual, crecimiento unilateral de la amígdala, sangrado amigdalino y el caseum o tonsilolitos en las amígdalas.

9.1.- MONONUCLEOSIS INFECCIOSA

La mononucleosis infecciosa es una enfermedad autolimitada causada por el virus de Epstein-Barr, caracterizada por una linfoproliferación generalizada y manifestaciones sistémicas. Afecta principalmente a los niños pequeños y adolescentes. Entre el 50 a 80% de los adultos jóvenes poseen anticuerpos anti-Epstein-Barr, que es el principal agente etiológico de la mononucleosis infecciosa, pero en algunos casos se relaciona con el citomegalovirus. La mononucleosis infecciosa tiene un periodo de incubación de 2 a 8 semanas y se transmite por la saliva y ocasionalmente por transfusión sanguínea. Se debe sospechar una mononucleosis infecciosa en un paciente joven con una patología faringoamigdalina que no mejoró con un tratamiento adecuado con antibióticos. Los niños generalmente presentan síntomas leves, similares a una infección viral del aparato respiratorio superior o de una faringoamigadalitis. En algunos casos el paciente infectado permanece asintomático. Los pacientes de mayor edad desarrollan un cuadro clínico característico manifestado por malestar general, cefalea, calosfríos y cefalea, síntomas que preceden a la aparición súbita de fiebre elevada, dolor faríngeo, halitosis, disfagia, odinofagia y linfadenopatía regional. La fatiga, linfadenopatía generalizada y la hepatoesplenomegalia, se presentan entre los 5 a 14 días posteriores al inicio del cuadro clínico.

El examen físico revela enrojecimiento faríngeo difuso, petequias en el paladar y amígdalas hipertróficas cubiertas por un exudado membranoso grisáceo. Los ganglios linfáticos se encuentran crecidos y se despierta dolor a la palpación. Aproximadamente el 75% de los pacientes con un cuadro de mononucleosis infecciosa, presentan linfocitosis elevada con más de un 10% de linfocitos atípicos. Los estudios serológicos como el monotest, revelan anticuerpos heterófilos en el 95% de los pacientes con mononucleosis infecciosa. El tratamiento es sintomático con hidratación, analgésicos y reposo. El tratamiento con ampicilina o amoxicilina puede provocar una erupción maculopapular tardía, entre 7 a 10 días después del inicio del antibiótico en el 90 a 100% de los casos. Los corticoesteroides están indicados sólo en los casos de una obstrucción respiratoria aguda causada por el crecimiento del tejido amigdalino. Si se demuestra o sospecha la existencia de una infección bacteriana agregada, se administra penicilina o eritromicina. La mayoría de los pacientes mejoran en forma satisfactoria, pero se han reportado complicaciones como la anemia hemolítica autoinmune, trombocitopenia, neutropenia, parálisis de pares craneales, encefalitis, hepatitis y absceso periamigdalino, en el 30% de los pacientes con mononucleosis infecciosa y cultivo positivo para el *Streptococcus β-hemolitycus* del grupo A.

9.2.- AMIGDALITIS LINGUAL

Las amígdalas linguales se localizan en el tercio posterior de la base de la lengua. En los pacientes amigdalectomizados o con reflujo gastroesofágico, es frecuente que las amígdalas linguales aumentan su tamaño y causan dolor faríngeo, sensación de cuerpo extraño y dolor lingual crónico, frecuentemente asociado con halitosis y mal sabor de boca. El tratamiento médico es similar a las infecciones adenoamigdalinas agudas. En los casos severos se recomienda un tratamiento quirúrgico mediante la vaporización del tejido linfático con láser, o un tratamiento con crioterapia o con radiofrecuencia.

9.3.- CRECIMIENTO AMIGDALINO UNILATERAL

El crecimiento asimétrico de las amígdalas puede ser causado por una infección crónica unilateral, por una posición anatómica anómala de la fosa amigdalina o por el crecimiento de una neoplasia. Si la aparición del crecimiento unilateral es súbita, se deberá pensar en la posibilidad de una neoplasia, particularmente de un linfoma o de un carcinoma epidermoide, o de una infección causada por micobacterias atípicas, hongos o actino micosis. En caso de duda se deberá realizar la amigdalectomía y las amígdalas se envían al patólogo. (Fig. 2)

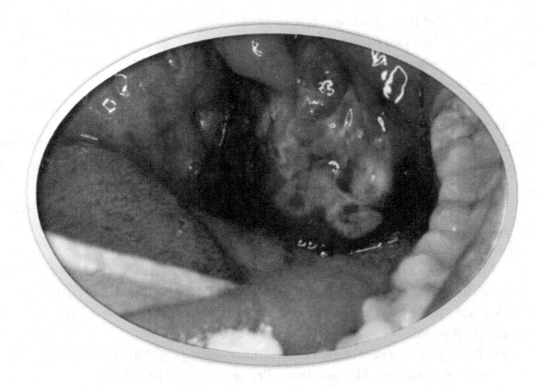

Fig.2.- Crecimiento unilateral por un carcinoma epidermoide

9.4.- SANGRADO AMIGDALINO

Ocasionalmente en los pacientes con amigdalitis crónica, se presenta un sangrado amigdalino espontáneo. El tratamiento consiste en la cauterización del vaso sangrante o la amigdalectomía en los casos recurrentes o severos, que no pudieron controlarse con cauterización.

9.5.- TONSILOLITOS

Con frecuencia se ven puntos blancos en las criptas amigdalinas en pacientes asintomáticos o con molestias faríngeas como halitosis y dolor faríngeo, que refieren la expulsión frecuente de un material blanquecino caseoso de mal olor y sabor. El caseum está formado por restos alimenticios, células epiteliales, fosfatos, carbonato de calcio, carbonato de magnesia y bacterias de la flora oral, predominando la bacteria *Leptothrix buccalis*. A los pacientes adultos se les recomienda exprimir las amígdalas para extraer el caseum. En el consultorio se remueven los litos y se pueden cauterizar las criptas con nitrato de plata. En los casos recurrentes o muy molestos está indicada la amigdalectomía

REFERENCIAS BIBLIOGRÁFICAS

1. Aalbers J, O'Brien KK, Chan W-S, Falk GA, Teljeur C, Dimitrov BD, Fahey T. Predicting streptococcal pharyngitis in adults in primary care: a systematic review of thediagnostic accuracy of symptoms and signs and validation of the Centor score.BMC Med. 2011; 9: 67.

2. Bitar MA, Dowli A, Mourad M, Rameh C, Ataya NF, Najarian A, Chakhtoura M, Abdelnoor A, Effect of tonsillectomy on the immune system: where do we stand now? poster presentation at the 2014 ASOHNS annual meeting, Brisbane, Australia

3. Brodsky L. Tonsillitis, Tonsillectomy, and Adenoidectomy. In Bailey BJ, Calhoun K (eds) Head and Neck Surgery-Otolaryngology. 1st. ed. Philadelphia. J.B. Lippincott Co.1993 pp 833-847.

4. Centor RM et al Pharyngitis management: defining the controversy. J Gen Intern Med. 2007; 22(1):127-130.

5. Colreavy MP, Nanan D, Benamer M, et al. Antibiotic prophylaxis post-tonsillectomy: is it of benefit? Int J Pediatr Otorhinolaryngol. 1999;50:15-22.

6. Dhiwakar M, Clement WA, Supriya M, McKerrow W. Antibiotics to reduce post- tonsillectomy morbidity. Cochrane Database Syst Rev. 2010;(7):CD005607.

7. Johansson L, Månsson NO. Rapid test, throat culture and clinical assessment in the diagnosis of tonsillitis. Fam Pract. 2003;20:108-111.

8. Kielmovitch IH, Keleti G, Bluestone CD, Wald ER, Gonzalez C. Microbiology of Obstructive Tonsillar Hypertrophy and Recurrent Tonsillitis. Arch Otolaryngol Head Neck Surg 1989;115: 721-724.

9. Lan AJ, Colford JM, Colford JM Jr. The impact of dosing frequency on the efficacy of 10-day penicillin or amoxicillin therapy for streptococcal tonsillopha ryngitis: A meta-analysis. Pediatrics. 2000;105(2):E19.

10. Martin JM, Green M, Barbadora KA, Wald ER. Group A streptococci among school-aged children: clinical characteristics and the carrier state. Pediatrics. 2004; 114(5):1212-

11. Manders SM. Toxin-mediated streptococcal and staphylococcal disease. J Am Acad Derma 1998;39(3)383-396.

12. Passy V. Pathogenesis of peritonsillar abscess. Laryngoscope 1994;104:185-190.

13. Peter J, Ray AG. Infectious Mononucleosis. Pediatr Rev 1998;19:276-279.

14. Perry M, Whyte A. Immunology of the tonsils. Immunology today 1998;19:414-420.

15. Pichicireo ME. Group A Beta-hemolytic Streptoccocal Infections. Ped Rev 1998;19(9):291-303.

16. Shah U. Peritonsillar ans Retropharyngeal Abscess. In: Shah U, Samir S. Pediatri Practice: Infectious Diseases. McGraw-Hill: Chapter 25, pp:216-222.

17. Schwartz RH, Hayden GF, Wientzen R. Children less than three years old with pharyngitis: are group A streptococci really that common?, Clin Pediatr 1986;25: 186-191.

18. Rodríguez-Iturbe B. Postinfectious Glomerulonephritis. Am J Kidney Dis 2000; 35:1979;84:

19. Seid AB, Dunbar JS, Cotton RT. Retropharyngeal abscesses in children revisited. Laryngoscope 1979; 84:1717-1724.

20. Zhang L, Mendoza-Sassi RA, César JA, Chadha NK. Zhang L, Mendoza-Sassi RA, Cesar JA, Chadha NK. Intranasal corticosteroids for nasal airway obstruction in children with moderate to severe adenoidal hypertrophy. Cochrane Database Syst Rev. 2008 16;(3):CD006286.

CAPÍTULO 31 | INFECCIONES DE LA VÍA AÉREA SUPERIOR

Dr. Javier Dibildox M.

Las infecciones de la vía aérea superior generalmente son de origen viral, y en menor frecuencia bacteriana, que afectan a las estructuras nasales, faríngeas y laringotraqueales. Debido a la falta de pruebas diagnósticas rápidas, confiables y de bajo costo, el diagnóstico de las infecciones por virus de la vía aérea superior es empírico, basado en la historia clínica y examen físico.

1.- MICROBIOLOGÍA

Las infecciones más frecuentes de la vía aérea superior son causadas por los rinovirus, que generalmente provocan síntomas moderados. Si el paciente presenta dolor muscular, fiebre elevada, letargo, escalofríos y fatiga severa, la causa más frecuente es una infección por los virus de la influenza o parainfluenza. Otras causas importantes de infecciones de la vía aérea superior se relacionan con los adenovirus, virus de Epstein-Barr, herpes simple, coronavirus, enterovirus, citomegalovirus y con el virus sincicial respiratorio. Con menor frecuencia, las infecciones de las vías aéreas superiores son causadas por bacterias, principalmente por el *Streptococcus pyogenes*, *Streptococcus pneumonia*, *Haemophilus influennzae* y *Moraxella catarrhalis*. A continuación se describen los virus más frecuentes.

1.1.- RINOVIRUS

Los rinovirus son miembros de la familia picornavirus, con más de 100 diferentes serotipos, los cuales causan entre el 30 a 50% de los resfriados comunes, 20% de las faringitis y también se asocian a la exacerbación del asma, otitis media, rinosinusitis y enfermedad pulmonar obstructiva crónica. Los rinovirus se transmiten al hablar, toser o estornudar y con el contacto directo con las manos de persona a persona. Generalmente los virus penetran a través de la nariz, boca y ojos. La mayor parte de la replicación viral ocurre en la nariz, donde invaden al epitelio ciliado de la mucosa nasal, causando edema, hiperemia, rinorrea, obstrucción nasal e inflamación de la mucosa nasal, trompa de Eustaquio y faringe. Las células infectadas liberan histamina y bradicinina lo que estimula e incrementa la rinorrea.

1.2.- VIRUS DE LA INFLUENZA

Los virus de la influenza A y B son los responsables de las epidemias de gripe anuales y de las pandemias periódicas. Los virus de la influenza infectan al tracto respiratorio superior, afectando a las células ciliadas y a las glándulas caliciformes Cuando la infección se extiende al tracto respiratorio inferior, provocan una descamación grave del epitelio bronquial y alveolar. El daño severo a los alvéolos por una infección gripal severa puede causar hipoxia y suelen complicarse con una neumonía bilateral. La infección se contagia mediante las gotitas transportadas por el aire liberadas al hablar, toser o estornudar y con el contacto directo con las manos de persona a persona. El período de incubación es de dieciocho a setenta y dos horas. El virus de la influenza afecta principalmente a los infantes y niños en edad escolar. La fase contagiosa inicia antes de las manifestaciones clínicas y perdura después de la desaparición de la misma. Los pacientes inmunodeprimidos, debilitados, ancianos, cardiópatas.

1.3.- VIRUS DE LA PARAINFLUENZA

Los virus parainfluenza tipo 1 a 4, infectan a las células epiteliales del aparato respiratorio superior y rara vez producen una viremia. La transmisión de los virus se produce por el contacto directo de persona a persona, mediante las gotitas respiratorias. En un 25% de los casos, el virus se propaga al aparato respiratorio inferior y causan una laringotraqueobronquitis grave en un 2 a 3 % de los casos. El virus tipo-1 ocurre en epidemias, que generalmente se presentan al final del otoño o invierno, mientras que el virus de la parainfluenza tipo-2 ocurre esporádicamente, en tanto que el virus de la parainfluenza tipo-3 ocurre en epidemias y esporádicamente.

Los virus parainfluenza 1, 2 y 3 se relacionan con diversos síndromes respiratorios como los resfriados comunes, faringitis, bronquitis, bronquiolitis, laringotraqueobronquitis y neumonía. El virus parainfluenza 4 causa infecciones leves respiratorias altas en niños y adultos.

1.4.- ADENOVIRUS

Los adenovirus 1, 2, 3, 5 y 6 se relacionan con el catarro común en los niños y los serotipos 4, 7, 14 y 21 en los adultos. Además, los adenovirus se relacionan con la fiebre faringoconjuntival, cistitis hemorrágica y con la gastroenteritis en los niños, y en menor frecuencia, en los adultos. Los adenovirus se diseminan por transmisión de persona a persona, principalmente por contacto respiratorio, por vía fecal-oral, instrumentos médicos contaminados y en las albercas con agua sin cloro. Los adenovirus infectan a las células epiteliales de los órganos respiratorios.

1.5.- VIRUS DE ESPTEIN-BARR

El virus de Epstein-Barr se transmite de adultos a niños a través de la saliva o por una transfusión sanguínea. Posteriormente invade a las células epiteliales de la orofaringe, pasa a la saliva y llega a los linfocitos B en el tejido linfático y en la sangre. Un porcentaje elevado de los estudiantes de medicina son portadores del virus y más del 90% de los pacientes infectados eliminan el virus intermitentemente durante toda la vida, aún en los casos asintomáticos. La infección puede ser asintomática o manifestarse como mononucleosis infecciosa. Además, el virus de Epstein-Barr se ha relacionado con el síndrome de fatiga crónica, linfoma de Burkitt, carcinoma nasofaríngeo, leucoplasia oral pilosa y con el linfoma nasosinusal de células T/NK.

1.6.- VIRUS DEL HERPES SIMPLE

El virus del herpes simple infecta a las membranas mucosas o penetra a través de la piel, originando una infección asintomática o lesiones vesiculares. Los virus del herpes simple-1 se asocian a las infecciones por arriba de la cintura, mientras que las infecciones por el virus del herpes simple-2 tienden a infectar la mitad inferior del cuerpo. Las infecciones se manifiestan con fiebre, dolor faríngeo y conjuntivitis. El virus del herpes simple-1 se transmite en el líquido de las vesículas y en la saliva. Se relacionan con el herpes oral, gingivoestomatitis herpética, faringitis herpética y queratitis herpética entre otras. El virus se multiplica en las células localizadas en la base de la lesión y el líquido vesicular contiene virones, que son una partícula vírica morfológicamente completa e infecciosa.

La replicación del virus puede ser activada por el estrés, traumatismos, fiebre o por la luz solar. El virus viaja a lo largo de los nervios, en dirección centrífuga, causando lesiones en el dermatomo afectado, que puede permanecer latente en el tejido linfoide de las adenoides, amígdalas y en las placas de Peyer. Una infección causada por otros patógenos pueden reactivar al virus en los pacientes inmunosuprimidos.

1.7.- CORONAVIRUS

Los coronavirus son la segunda causa del resfriado común después de los rinovirus, y se diseminan al hablar, toser o estornudar. Las infecciones se presentan en forma esporádica o en brotes epidémicos durante el invierno y primavera. Tienen un período de incubación de tres días y afectan principalmente a los lactantes y niños. Se relacionan con el 10 a 15% de las infecciones de la vía aérea superior y con la neumonía en los adultos.

1.8.- ENTEROVIRUS

Los enterovirus son patógenos exclusivos del ser humano que se diseminan por vía fecal-oral y por la contaminación del agua potable, lo que provoca epidemias durante el verano.

Los enterovirus se dividen en 4 subgrupos: poliovirus, virus *Coxsackie* A con 23 serotipos, virus *Coxsackie* B con seis serotipos y echovirus. El período de incubación de los enterovirus varía entre uno a 35 días. El tracto respiratorio superior, la orofaringe y el aparato digestivo, sirven de entrada a los enterovirus que se replican en la mucosa y en el tejido linfoide de las amígdalas, faringe y en las placas de Peyer. La mayoría de las infecciones de la vía aérea superior, relacionadas con los enterovirus, son causadas por los virus *coxsackie* y echovirus, causando lesiones mucosas enterovirales y orofaríngeas.

1.9.- CITOMEGALOVIRUS

Los citomegalovirus pertenecen a la familia de los herpes virus que incluyen al virus de Epstein- Barr, herpes simple, varicela-zoster y a los herpes virus 6, 7 y 8. El virus es muy contagioso y se transmite por contacto directo entre las personas a través de la saliva, sangre, orina y leche materna. Tienen un período de incubación de cuatro a cinco días. Las infecciones son más frecuentes durante el invierno y muestran una periodicidad anual. Los citomegalovirus causan, desde un resfriado a una neumonía. En los lactantes y niños pequeños provocan infecciones respiratorias severas, que causan necrosis de los bronquios y bronquiolos, que tienden a bloquearse con tapones de fibrina, moco y material necrótico, causando atrapamiento de aire e hiperdistensión pulmonar.

1.10.- VIRUS SINCICIAL RESPIRATORIO

El virus sincicial respiratorio es la causa más frecuente de infecciones respiratorias agudas en los lactantes y niños pequeños. El virus es muy contagioso, con un período de incubación de 4 a 5 días y se transmiten por el contacto directo y por las secreciones respiratorias. Las infecciones afectan tanto a niños como a los ancianos, principalmente a los niños de guardería y las infecciones ocurren con mayor frecuencia durante el invierno.

2.- CATARRO COMÚN

El catarro común es una enfermedad muy contagiosa, difundida por el contacto directo con las secreciones de pacientes contaminados. El catarro o resfriado común, es la enfermedad más común a nivel mundial, causada por uno de los más de 200 virus identificados. Aunque el catarro común es una enfermedad autolimitada que dura entre cinco y diez días. El impacto del catarro común en la productividad y calidad de vida de los enfermos es muy importante.

2.1.- EPIDEMIOLOGÍA

Los niños en edad escolar padecen entre 5 y 7 episodios de catarro común al año, a diferencia de los adultos que padecen de 2 a 3 infecciones. La incidencia disminuye en los niños mayores, pero es más alta en los niños que asisten a guarderías. Las mujeres entre los 20 y 30 años de edad padecen más catarros que los hombres, posiblemente por el contacto cercano con los niños. Los adultos mayores de 60 años presentan, en promedio, menos de un episodio de catarro común por año. La mayoría de los catarros comunes ocurren durante todo el año, con un pico en la primavera, otoño y durante las estaciones lluviosas en los países tropicales.

2.2.- MICROBIOLOGÍA

Se conocen más de 200 virus relacionados con la etiología del catarro común. La mayoría de los catarros son causados por los rinovirus entre el 25 a 80%. Son más activos durante el inicio del otoño, primavera y verano. Los coronavirus causan entre el 10 a 20% de los catarros en los adultos y son más activos en el invierno e inicio de la primavera. Aproximadamente entre el 10 y 15% de los catarros del adulto, son causados por los adenovirus, virus *coxsackie* y echovirus.

2.3.- FISIOPATOLOGÍA

Las infecciones virales se difunden por contacto directo con las secreciones respiratorias contaminadas con virus, cuando el paciente habla, tose, estornuda, se limpia la nariz o cuando saluda de mano a otra persona y le transmite los virus. Cuándo la persona se toca la nariz o los ojos, con la mano contaminada, se inocula el virus en la mucosa nasal o en la conjuntiva. Posterior a la inoculación el virus invade al huésped, uniéndose al receptor de las moléculas de adhesión intercelular-1 (ICAM-1) de las células basales del epitelio adenoideo. Después el virus es translocado al citoplasma y se inicia su replicación. El virus se detecta en las secreciones nasales 24 horas después de la inoculación, alcanza el título máximo entre el segundo y tercer día y desaparecen entre el quinto y séptimo día. Los rinovirus estimulan al sistema nervioso parasimpático, lo que favorece la síntesis y liberación de mediadores y de citocinas, que inician una reacción inflamatoria en cascada. Los síntomas y signos se presentan uno a 2 días después del inicio de la infección viral, con un pico entre los 2 y 4 días.

La dilatación de los vasos sanguíneos causa inflamación de los cornetes, provocando obstrucción nasal y la estimulación de las glándulas seromucosas causa una rinorrea hialina. La liberación de prostaglandinas causa malestar general, cefalea y dolor muscular. Posterior a un catarro común o a la inoculación en la mucosa nasal de una cepa de rinovirus, se desarrollan anticuerpos neutralizantes específicos del serotipo involucrado en el suero y en las secreciones nasales del paciente.

2.4.- CUADRO CLÍNICO

El catarro común es una enfermedad viral aguda y autolimitada, que generalmente inicia un día después de la detección del virus en las secreciones nasales. Se manifiesta después de un período prodrómico caracterizado por astenia, malestar general, picazón de garganta y dolor faríngeo. Posteriormente se presenta una rinorrea acuosa profusa, estornudos, congestión nasal, irritación faríngea, fiebre, cefalea y malestar general. Con frecuencia presentan hiposmia, anosmia y alteraciones del gusto. Un 30% de los pacientes presentan tos que se torna molesta entre el cuarto y quinto día de la enfermedad, cuando por lo general ya han mejorado los síntomas nasales. La disfonía se presenta en un 20% de los casos. El momento más agudo de la infección termina entre los tres o cuatro días, pero la tos y los síntomas nasales pueden persistir durante 7 a 10 días. Los síntomas generalmente duran entre siete y once días, aunque en algunos pacientes puede durar hasta 14 días. El examen físico revela una nariz enrojecida, rinorrea anterior abundante, edema en la mucosa nasal y el cornete inferior se ve rojo y aumentado de tamaño. El edema de la mucosa nasal puede bloquear el drenaje de los senos paranasales, facilitando la retención de secreciones, que al infectarse secundariamente, se complican causando una rinosinusitis aguda.

2.5.- TRATAMIENTO

El cubrirse la nariz con tapabocas, lavarse las manos y no tocarse la nariz o los ojos después de un contacto con un paciente infectado, es la forma más simple y efectiva para prevenir el contagio con los virus. El tratamiento del catarro común es sintomático, utilizando antihistamínicos de 1ª generación, que por su acción anticolinérgica disminuyen la secreción nasal. Los descongestionantes α-adrenérgicos reducen la congestión nasal y el bromuro de ipratropio intranasal reduce la rinorrea en el 30% de los pacientes por su acción anticolinérgica. Los antiinflamatorios no esteroides como la aspirina o ibuprofeno, se utilizan por su acción antipirética y analgésica. Los antitusivos se recomiendan en los casos de tos molesta. Los antibióticos no están indicados por carecer de eficacia sobre los virus. Los antihistamínicos de 2ª generación, los corticoesteroides, el zinc, antivirales o la equinácea son poco efectivos en el tratamiento del catarro común. El pleconaril es efectivo en el tratamiento de las infecciones por picornavirus.

2.6.- COMPLICACIONES

Las complicaciones más frecuentes del catarro común son la otitis media aguda, rinosinusitis aguda, exacerbación del asma, enfermedad pulmonar obstructiva crónica y de la fibrosis quística.

3.- INFLUENZA (GRIPA)

Las infecciones por los virus de la influenza es una de las enfermedades febriles agudas más frecuentes que causan ausencia laboral y escolar, además de una morbilidad y mortalidad elevadas.

3.1. EPIDEMIOLOGÍA

Los virus de la influenza causan epidemias y pandemias que se difunden rápidamente y afectan anualmente a 500 millones de personas a nivel mundial. La influenza es altamente contagiosa y ocurre al final del otoño, invierno e inicio de la primavera. Afecta a todos los grupos de edad, sin embargo, las mujeres embarazadas y los ancianos presentan un alto riesgo de complicaciones en las infecciones por influenza A y B. La severidad de la influenza, de moderada a severa, causa inasistencia al trabajo y a la escuela y complicaciones como la neumonía, hospitalización y muerte, particularmente en los ancianos que padecen enfisema, enfermedad cardiaca, diabetes o inmunosupresión.

3.2.- MICROBIOLOGÍA

La influenza es causada por un virus ARN de la influenza tipo A, B y C pertenecientes a la familia *Orthomyxoviradae*. Las infecciones de la influenza A y B son las más frecuentes. El virus de la influenza A se asocia con una mayor morbilidad y mortalidad. En los pacientes con neumonía secundaria a la influenza, la infección se relaciona con el *Staphylococcus aureus, Streptococcus pneumoniae y el Haemophilus influenzae.*

3.3.- FISIOPATOLOGÍA

La infección se adquiere, en un paciente inmunológicamente susceptible, por el contacto con las secreciones de un paciente infectado al toser, estornudar, hablar o por un contacto directo con las manos del paciente infectado. La infección gripal tiene un período de incubación de uno a cuatro días y compromete a las defensas naturales del aparato respiratorio, lo que favorece la adherencia de las bacterias a las células epiteliales. Posteriormente el virus invade a las células productoras de moco del epitelio del aparato respiratorio superior provocando disfunción y degeneración celular. Si el virus se extiende al aparato respiratorio inferior, causa una descamación severa del epitelio bronquial y alveolar. La sintomatología es el resultado de la inflamación causada por diferentes mediadores químicos, por la respuesta del interferón, linfocitos T y por la extensión del daño epitelial.

3.4.- CUADRO CLÍNICO

La influenza es una enfermedad respiratoria muy común caracterizada por el inicio súbito de fiebre muy elevada en el 25% de los pacientes, que generalmente fluctúa entre 38°C y 40°C, dolor faríngeo severo durante 3 y 5 días, dolores musculares, cefalea frontal o retroorbitaria severa, rinitis, debilidad, fatiga y tos seca. Los niños con frecuencia presentan dolor abdominal, vómito y diarrea. Los ancianos además muestran cansancio, fiebre y confusión. Otras manifestaciones clínicas son el enrojecimiento de los ojos, lagrimeo, inflamación y enrojecimiento de la mucosa faríngea. La enfermedad se agrava cuando secundariamente presenta una neumonía, la cual afecta principalmente a los ancianos, pacientes inmunosuprimidos, cardiópatas y a los pacientes con enfermedad pulmonar. Los pacientes con influenza y neumonía primaria, presentan una tos progresiva, disnea y cianosis. La radiografía del tórax muestra un infiltrado difuso bilateral sin consolidación.

3.5.- TRATAMIENTO

El tratamiento de la influenza incluye la administración de analgésicos, antipiréticos, antitusígenos, amantadina, rimantadina y los inhibidores de la neuraminidasa en los pacientes con influenza A.

La amantadina y la rimantadina a dosis de 100 mg cada 12 horas, es efectiva sólo cuando se administra dentro de las primeras 48 horas de la enfermedad. Ambas drogas reducen la severidad y acortan la duración de la influenza, aunque se han reportado casos de resistencia viral a estas drogas. Los agentes inhibidores de la neuraminidasa como el oseltamivir y zanamivir, son los medicamentos más efectivos en los pacientes con influenza A o B, incluyendo al serotipo H1N1. Los pacientes con neumonía requieren hospitalización y tratamiento con antibióticos sensibles a los gérmenes causales más comunes. La vacuna de la influenza da una protección adecuada en contra de las cepas incluidas en la vacuna. Cada año se prepara una vacuna diferente, con las cepas que potencialmente se presentarán en el siguiente invierno. La vacunación debe administrarse anualmente durante el otoño. Es efectiva después de 10 a 14 días posteriores a su administración. La vacunación es altamente recomendable en los niños menores de 2 años, en los pacientes mayores de 65 años de edad, pacientes con enfermedades crónicas, inmunodeprimidos, con enfermedades metabólicas, mujeres en el 2° o 3er trimestre del embarazo, trabajadores de instituciones de salud, casas de ancianos y guarderías.

3.6.- COMPLICACIONES

La influenza se relaciona con diversas complicaciones de la vía aérea superior e inferior. Las complicaciones más frecuentes son la bronquitis aguda, neumonía viral, neumonía bacteriana y la exacerbación del asma, fibrosis quística y de la enfermedad pulmonar obstructiva crónica. En los niños se relacionan con el croup, bronquiolitis, otitis media aguda y rinosinusitis aguda. Las complicaciones no respiratorias son la encefalitis, miositis, síndrome de Reye y la miocarditis.

4.- FARINGITIS VIRAL

La faringitis aguda es un síndrome inflamatorio de la nasofaringe y/o orofaringe, incluyendo a las amígdalas, causada por diferentes grupos de microorganismos. La faringitis puede ser parte de las manifestaciones clínicas de una infección de la vía aérea superior, o una infección específica localizada en la faringe. La mayoría de las faringitis son causadas por virus, como parte del cuadro clínico de un resfriado común o de la influenza.

4.1.- EPIDEMIOLOGÍA

La faringitis viral es una de las causas más frecuentes de consulta médica y de ausentismo laboral y escolar a nivel mundial. Afecta por igual a todas las razas y grupos étnicos sin predominio de sexo y afecta a niños y adultos, con un franco predominio en la población infantil. En los niños menores de 2 años la mayoría de las faringitis son de origen viral. Las faringitis bacterianas estreptocócicas se presentan con mayor frecuencia en los niños de 5 a 10 años de edad y rara vez se presentan en los niños menores.

4.2.- MICROBIOLOGÍA

Los virus causan entre el 30 al 40% de las faringitis, siendo los rinovirus y los adenovirus la causa más frecuente de faringitis, seguidos por el virus de Epstein-Barr, herpes simple, influenza, parainfluenza y coronavirus. Ocasionalmente la faringitis viral es causada por enterovirus, virus sincicial respiratorio, citomegalovirus, rotavirus, reovirus, virus de la rubeola, virus varicela-zoster y el virus herpes simple-1. En alrededor del 30% de los casos no se identifica al germen patógeno, en el 30% la infección es causada por el *Streptococcus pyogenes* y se identifica al virus en el 40% de los casos. Es muy difícil distinguir clínicamente entre una infección viral y una infección bacteriana. El estándar de oro para diferenciar entre una faringitis viral y una faringitis estreptocócica, es el cultivo faríngeo o las pruebas de detección rápida del estreptococo. En los pacientes de 3 a 18 años de edad, se debe descartar una infección causada por el *Streptococcus β-hemolitycus* del grupo A, por el riesgo de padecer fiebre reumática. Para prevenir esta secuela, se debe tratar al paciente en forma adecuada dentro de los primeros 9 días de la infección.

Aunque no hay un cuadro clínico específico para distinguir entre una infección estreptocócica y una faringitis viral, algunos signos orientan hacia una etiología bacteriana, como son el crecimiento amigdalino, eritema faríngeo, exudado en las criptas, fiebre mayor de 38.5°C, petequias en el paladar blando, adenopatía cervical y la escarlatina. Los pacientes con una faringitis viral generalmente manifiestan síntomas inespecíficos similares al catarro común, caracterizados por coriza, fiebre, malestar general y dolores musculares. Las infecciones por rinovirus afectan principalmente a la nariz y secundariamente causan molestias faríngeas. Otros virus como los adenovirus, virus de Epstein-Barr, citomegalovirus y el virus del herpes simple, causan síntomas faríngeos más severos, similares a los provocados por las infecciones estreptocócicas. La gran mayoría de las infecciones virales son autolimitadas, con una duración aproximada de 7 días. El examen físico muestra eritema, exudado faríngeo, vesículas herpéticas en los casos de infecciones por el herpes virus; conjuntivitis en las infecciones por adenovirus; linfadenopatía o esplenomegalia en la mononucleosis infecciosa. Las infecciones estreptocócicas se manifiestan con síntomas más severos como la fiebre elevada, escalosfríos, halitosis, disfagia, odinofagia y cefalea.

4.3.- TRATAMIENTO

El tratamiento de las faringitis virales es sintomático, mediante la hidratación adecuada del paciente, reposo, analgésicos, antipiréticos y gargarismos con soluciones salinas o preparados comerciales. En los casos de una infección agregada por el *Streptococcus pyogenes*, la penicilina continúa siendo el antibiótico de 1a elección.

5.- HERPANGINA

La herpangina es una enfermedad aguda y febril, caracterizada por lesiones papulares, vesículas y úlceras localizadas en la porción anterior de los pilares amigdalinos, paladar blando, amígdalas y faringe.

5.1.- EPIDEMIOLOGÍA

La herpangina se presenta en epidemias y afecta principalmente a los niños, durante los meses del verano y disminuye durante los meses del otoño e invierno.

5.2.- ETIOLOGÍA

La herpangina es causada por los enterovirus, de los cuales el más común es el *Coxsackie* A, que se manifiesta en epidemias. Otros virus como el *Coxsackie B, Echovirus y Herpes simple* esporádicamente pueden manifestarse como herpangina.

5.3.- FISIOPATOLOGÍA

El virus causal de la herpangina invade a las células de la orofaringe, donde ocurre su multiplicación. El período de incubación fluctúa entre 2 y 7 días.

5.4.- CUADRO CLÍNICO

Después de un periodo de incubación, súbitamente el paciente presenta malestar general, hipertermia de 39°C a 41°C, que generalmente desaparece entre el 2° y 4° día, dolor cervical, anorexia, cefalea, dolor abdominal y vómito en el 25% de los casos. En la cavidad oral se observan múltiples vesículas de color blanco-grisáceo, con una base eritematosa de 2 a 4 mm. Se presentan en grupos de 2 a 6 lesiones localizadas en el paladar blando, úvula y pilares amigdalinos y que al romperse, dejan unas úlceras que tienden a crecer y persisten alrededor de 3 a 5 días.

5.5.- TRATAMIENTO

El tratamiento es sintomático. Se administran analgésicos, antipiréticos, hidratación oral y gargarismos con una solución salina o con agua con bicarbonato.

5.6.- COMPLICACIONES

El curso de la herpangina es benigno, pero puede complicarse con una meningitis aséptica, encefalitis o miocarditis.

6.- MONONUCLEOSIS INFECCIOSA

La mononucleosis infecciosa es una enfermedad autolimitada, causada por el virus de Epstein-Barr, caracterizada por una linfoproliferación generalizada y manifestaciones sistémicas.

6.1.- EPIDEMIOLOGÍA

La mononucleosis infecciosa afecta principalmente a los niños pequeños y adolescentes. En algunos países subdesarrollados, el 80 a 100% de los niños son seropositivos entre los 3 y 6 años de edad; en tanto que en los países desarrollados y en las clases económicamente solventes, la mononucleosis infecciosa se presenta en pacientes de mayor edad, entre los 10 y 32 de edad. El 50 a 80% de los adultos jóvenes poseen anticuerpos anti-Epstein-Barr.

6.2.- ETIOLOGÍA

El virus de Epstein-Barr es el principal agente etiológico de la mononucleosis infecciosa, pero en algunos casos es causada por citomegalovirus.

6.3.- FISIOPATOLOGÍA

La mononucleosis infecciosa tiene un periodo de incubación de dos a ocho semanas. Se transmite por la saliva y ocasionalmente por transfusión sanguínea. El virus de Epstein-Barr invade las células epiteliales de la orofaringe, pasa a la saliva y llega a los linfocitos, infectando aproximadamente el 20% de los linfocitos B en el tejido linfático y en la sangre. Más del 90% de los pacientes infectados eliminan el virus intermitentemente durante toda la vida, aún en los pacientes asintomáticos. Después de la infección inicial, se desprende el virus de la nasofaringe hasta por 18 meses.

6.4.- CUADRO CLÍNICO

Se debe sospechar una mononucleosis infecciosa en un paciente joven, con una patología faringoamigdalina que no mejoró con un tratamiento adecuado con antibióticos. La mononucleosis infecciosa causada por citomegalovirus afecta a pacientes de mayor edad provocando principalmente fiebre y malestar general y en algunas ocasiones faringitis y adenopatías. La mononucleosis infecciosa en los niños pequeños generalmente presenta síntomas leves, similares a una infección viral del aparato respiratorio superior o a una faringoamigdalitis. En algunos casos el paciente infectado permanece asintomático. Los pacientes de mayor edad desarrollan un cuadro clínico característico, manifestado por malestar general, cefalea y calosfríos, síntomas que preceden la aparición súbita de fiebre elevada, dolor faríngeo, halitosis, disfagia, odinofagia y linfadenopatía regional. La fatiga, linfadenopatía generalizada y hepatoesplenomegalia se presentan entre los 5 y 14 días posteriores al inicio del cuadro clínico. El examen físico revela enrojecimiento faríngeo difuso, petequias en el paladar y amígdalas hipertróficas cubiertas por un exudado membranoso grisáceo. Los ganglios linfáticos se encuentran crecidos y se despierta dolor a la palpación. Puede haber una esplenomegalia dolorosa, por lo que se debe palpar cuidadosamente el bazo y evitar los deportes de contacto, para evitar una ruptura esplénica. Aproximadamente el 75% de los pacientes con un cuadro de mononucleosis infecciosa, presentan una linfocitosis elevada, con linfocitos atípicos superiores al 10%. Los estudios serológicos, como el monotest, revelan anticuerpos heterófilos en el 95% de los pacientes con mononucleosis infecciosa.

6.5.- TRATAMIENTO

El tratamiento de la mononucleosis infecciosa es sintomático con hidratación, analgésicos y reposo. La administración de ampicilina o amoxicilina puede provocar una erupción maculopapular tardía, entre 7 a 10 días después del inicio del antibiótico en el 90 a 100% de los casos. Los corticoesteroides están indicados sólo en los casos de obstrucción respiratoria aguda, causada por el crecimiento del tejido amigdalino. Si se demuestra o sospecha la existencia de una infección bacteriana agregada, se administra penicilina o eritromicina. El uso de antivirales, como el aciclovir, no han mostrado eficacia clínica en diversos estudios.

6.6.- COMPLICACIONES

La mayoría de los pacientes mejoran en forma satisfactoria, pero se han reportado complicaciones como la anemia hemolítica autoinmune, trombocitopenia, neutropenia, parálisis de pares craneales, encefalitis, hepatitis y absceso periamigdalino en el 30% de los pacientes con mononucleosis infecciosa.

7.- EPIGLOTITIS AGUDA

La epiglotitis aguda es una laringitis febril e inflamatoria de rápida evolución, de la región supraglótica de la laringe, que puede comprometer a la vía aérea superior.

7.1.- EPIDEMIOLOGÍA

La epiglotitis se manifiesta durante todo el año, pero es más común durante la primavera e invierno. Afecta con mayor frecuencia a los niños varones entre los 3 y 6 años de edad. La mortalidad reportada en niños con epiglotitis aguda fluctúa entre el 1 y 5% de los casos.

En los adultos, la epiglotitis aguda ocasionalmente se presenta y manifiesta un cuadro clínico menos severo. La mortalidad reportada fluctúa entre el 4 y 7% de los casos.

7.2.- BACTERIOLOGÍA

La epiglotitis aguda, en los niños y adultos, es causada principalmente por el *Haemophilus influenzae* tipo b. En los adultos se han aislado *Moraxella catarrhalis, Klebsiella pneumoniae y Haemophilus parainfluenzae.*

7.3.- FISIOPATOLOGÍA

La invasión bacteriana provoca inflamación y edema en la superficie lingual de la epiglotis, pliegues aritenoepiglóticos, bandas ventriculares y espacio paraglótico. El edema de las estructuras de la supraglotis, en particular de la epiglotis, puede bloquear la glotis durante la inspiración, causando obstrucción respiratoria aguda.

7.4.- CUADRO CLÍNICO

Generalmente los niños inician con fiebre elevada, dolor faríngeo, diaforesis, taquipnea, taquicardia, salivación, disfagia, disfonía, disnea y estridor inspiratorio. El paciente se ve tóxico y el estridor se incrementa y empeora en la posición decúbito supino. Rápidamente se agrega la retracción supraclavicular, subesternal e intercostal. El paciente se mantiene erguido y con el cuello extendido, con la boca abierta y con avance mandibular, salivando y con la lengua en protrusión. No es recomendable tratar de ver la epiglotis, deprimiendo la lengua con un abatelenguas, porque si se provoca el reflejo nauseoso, la epiglotis puede descender y ocluir la glotis, provocando una obstrucción aguda de la vía aérea. La epiglotis se ve edematosa y de un color rojo con una apariencia de cereza. En los adultos la epiglotitis aguda sigue un curso más lento, con dolor faríngeo, disfagia, fiebre y leucocitosis. En algunos casos presentan obstrucción laríngea severa.

Generalmente la epiglotitis evoluciona rápidamente, con lo que se incrementa la obstrucción respiratoria. Si no hay dudas sobre el diagnóstico clínico, no se solicitan estudios de imagen. En algunos casos selectos, cuando el paciente no está muy obstruido, se pueden hacer estudios radiológicos, siempre y cuando se acompañe al paciente con un equipo de intubación y un broncoscopio rígido, por la posibilidad de que el niño se obstruya súbitamente durante los estudios.

La placa lateral del cuello muestra una epiglotis edematosa y redondeada, lo que se conoce como el signo del dedo pulgar. La laringoscopia flexible permite visualizar la epiglotis, la cual se ve enrojecida y con edema en las estructuras de la supraglotis. La biometría hemática muestra una leucocitosis elevada con neutrofilia y los cultivos sanguíneos son positivos para el *Haemophilus influenzae* tipo b en el 90% de los casos.

7.5.- DIAGNÓSTICO DIFERENCIAL

La obstrucción respiratoria deberá diferenciarse del edema angioneurótico, cuerpos extraños, absceso retrofaríngeo, linfangiomas, quistes laríngeos, celulitis y papilomatosis laríngea.

7.6.- TRATAMIENTO MÉDICO

El tratamiento preventivo, mediante la aplicación de la vacuna contra el *Haemophilus influenzae* tipo b, ha disminuido en un 98% la incidencia de la epiglotitis aguda y de la meningitis. En los casos de epiglotitis aguda, inicialmente se administran antibióticos empíricamente, como la combinación de ampicilina y cloranfenicol, cefalosporinas de tercera generación como la cefotaxima o ceftriaxona, hasta obtener los resultados del hemocultivo y de los cultivos de la epiglotis. Se hidrata al paciente y se proporciona un ambiente húmedo con oxígeno.

7.7.- TRATAMIENTO QUIRÚRGICO

Una vez hecho el diagnóstico, en los casos severos, se procede a la intubación nasotraqueal. La extubación generalmente se hace a las 48 horas en algunas instituciones. Donde no existen las facilidades o personal entrenado disponibles para el cuidado de un niño intubado, se opta por la traqueotomía.

7.8.- COMPLICACIONES

Las complicaciones de la epiglotitis aguda se relacionan con la neumonía, edema agudo del pulmón y con la artritis séptica.

8.- LARINGOTRAQUEOBRONQUITIS (CROUP)

La laringotraqueobronquitis o croup es una inflamación viral de la vía aérea superior, de evolución lenta y progresiva, que ocasiona inflamación, edema y dificultad respiratoria.

8.1.- EPIDEMIOLOGÍA

La laringotraqueobronquitis corresponde al 15% de las infecciones del tracto respiratorio en los pacientes pediátricos. Se presenta con mayor frecuencia durante los meses fríos del otoño e invierno. Afecta con mayor frecuencia a los niños de 6 meses a 6 años de edad, con un pico alrededor de los 2 años. Es más frecuente en el sexo masculino, en una proporción de 3:2 y se estima que el 5% de los niños pueden presentar varias recurrencias, por lo que se deberá eliminar la posibilidad de una anomalía anatómica, como la estenosis subglótica.

8.2.- FACTORES PREDISPONENTES

La asistencia a guarderías, inmunodeficiencias, infecciones de la vía aérea superior, estenosis subglótica, intubación, reflujo gastroesofágico, son factores predisponentes.

8.3.- BACTERIOLOGÍA

La transmisión del croup es por contacto directo. Tiene un periodo de incubación de 2 a 6 días. El croup es causado en el 65% de los casos por los virus parainfluenza 1, 2 y 3 y por otros virus como los virus de la influenza A y B, adenovirus, rinovirus y el virus de la parainfluenza A. También se ha cultivado *Mycoplasma pneumoniae* en algunos casos leves y aislados de pacientes con croup. Se han implicado al *Streptococcus pyogenes, Streptococcus pneumoniae, Staphylococcus aureus, Haemophilus influenzae y Moraxella catarrhalis* en los casos de infección bacteriana asociada.

8.4.- FISIOPATOLOGÍA

La infección viral se propaga desde la nasofaringe a la vía respiratoria inferior, provocando inflamación, edema y eritema en la mucosa de las cuerdas vocales, subglotis y en la pared traqueal. La subglotis es el área más estrecha, rodeada por cartílago, de la vía aérea en los niños, en donde el edema de la mucosa reduce significativamente el diámetro de la subglotis, causando obstrucción respiratoria. Además, la mucosa se adhiere al cono elástico de forma laxa, lo que permite mayor acumulación del edema en la submucosa, estrechando aún más la vía aérea. Si la inflamación persiste, la vía aérea se estrecha más por la acumulación de un exudado fibrinoso y por seudomembranas. Cuando la inflamación se extiende hacia abajo, involucra a los bronquios y alvéolos pulmonares, agravando el cuadro clínico.

8.5.- CUADRO CLÍNICO

El croup generalmente es precedido de un cuadro viral de la vía aérea superior caracterizado por rinorrea, dolor faríngeo, febrícula y tos leve de pocos días de duración. Posteriormente, alrededor de 12 a 48 horas después, la tos se incrementa en frecuencia e intensidad. Cuando la tos es muy intensa alcanza un tono agudo y rasposo, que se conoce como tos perruna. Los síntomas generalmente desaparecen entre 3 a 7 días. El grado de obstrucción respiratoria puede variar de leve a severo. Un examen físico cuidadoso deberá valorar la coloración de la piel en busca de palidez o cianosis, la ventilación pulmonar, la frecuencia cardiaca y el estado de conciencia del niño. Si la obstrucción respiratoria se incrementa, el paciente puede presentar disfonía, fiebre, estridor inspiratorio, dificultad respiratoria con retracción supraclavicular y costal, taquipnea, taquicardia, disnea y cianosis. Cuando el paciente presenta estridor durante el reposo, es un indicador de una obstrucción respiratoria severa. El diagnóstico se basa en la historia clínica característica del croup. Los estudios de laboratorio muestran una elevación de la cuenta blanca y de la velocidad de sedimentación globular, sin embargo, no son específicas del croup. Radiográficamente en la placa anteroposterior, se demuestra la estrechez en el área subglótica que adquiere una forma de punta de lápiz. La laringoscopia flexible o rígida, está indicada en los casos atípicos, severos o refractarios al tratamiento médico y en los pacientes que no pueden ser extubados.

8.6.- DIAGNÓSTICO DIFERENCIAL

El croup se deberá diferenciar de la epiglotitis aguda, difteria, traqueitis bacteriana, edema angioneurótico, cuerpos extraños, parálisis bilateral de cuerdas vocales, hemangioma subglótico, edema subglótico, traqueítis, trauma y la papilomatosis laríngea.

8.7.- TRATAMIENTO MÉDICO

El objetivo del tratamiento es la fluidificación de las secreciones, la disminución del edema y mantener la permeabilidad de la vía aérea. La humidificación ha sido considerada tradicionalmente como el tratamiento inicial más efectivo, aún en ausencia de estudios objetivos que lo comprueben. La mayoría de los pacientes mejoran con humidificación y antipiréticos, sin embargo, en los pacientes que presentan obstrucción moderada o severa, requerirán otras modalidades de tratamiento. Los pacientes con un croup moderado o severo, deberán ser monitorizados mediante la oximetría de pulso.

La terapia con epinefrina racémica inhalada, por su efecto estimulatorio α-adrenérgico, causa vasoconstricción y reducción del edema de la mucosa inflamada. Se estima que la epinefrina racémica causa menos eventos adversos cardiovasculares, incluyendo la taquicardia y la hipertensión, además de un efecto de "rebote" menor, en comparación con la epinefrina. En un estudio aleatorio y doble ciego se demostró que tanto la epinefrina como la epinefrina racémica, no mostraron diferencias significativas en la alteración de la presión arterial y del pulso, por lo que los autores recomiendan utilizar cualquiera de las dos. Se aplica una dosis de 0.25 a 0.75 ml de epinefrina racémica al 2.25% en 2.5 ml de solución salina, para nebulizaciones cada 20 minutos. Si no se dispone de epinefrina racémica, se puede utilizar una mezcla de 5 ml de epinefrina en solución salina (1:1000) aplicada en nebulizaciones cada 20 minutos.

Los corticoesteroides se han utilizado empíricamente durante años y se administran por vía oral, intramuscular, intravenosa o inhalada. Los corticoesteroides, por su acción antiinflamatoria, disminuyen el edema de la mucosa y la permeabilidad del endotelio de los capilares laríngeos. La eficacia terapéutica de los corticoesteroides orales o parenterales, comparados con placebo, ha sido probada en diversos estudios clínicos en niños con un croup leve o moderado, pero la mejoría clínica ocurrió 6 horas después de la administración del corticoesteroide. En otros estudios, el uso de los corticoesteroides inhalados, comparados con los esteroides orales, mostraron una eficacia terapéutica similar. En algunos hospitales se utiliza una mezcla de helio y oxígeno en el tratamiento del croup viral, debido a que el helio es un gas inerte, no tóxico, de baja densidad y viscosidad, que facilita el paso del gas a través del área semiobstruida, mejorando así el flujo laminar y la oxigenación del paciente.

Los antibióticos, en forma empírica, se indican en los casos de una infección bacteriana agregada, efectivos en contra del *Staphylococcus aureus*, *Streptococcus pyogenes*, *Streptococcus pneumoniae y Moraxella catarrhalis*.

8.8.- TRATAMIENTO QUIRÚRGICO

La mayoría de los niños con croup responden favorablemente al tratamiento médico. Sin embargo, en los casos resistentes al tratamiento médico y que manifiestan signos y síntomas de obstrucción respiratoria significativa, la intubación nasotraqueal está indicada. Cuando la fiebre ha desaparecido y las secreciones pulmonares han disminuido, se intenta la extubación.

Algunos autores consideran al croup como autolimitado, de corta duración y por el temor a introducir una cánula a través de una región edematizada, prefieren la traqueotomía. La incidencia de estenosis subglótica, posterior a la intubación endolaríngea, se ha reportado en el5% de los pacientes con croup.

En los casos donde no hay las facilidades o personal disponible para el cuidado de un niño intubado, se prefiere la traqueotomía.

8.9.- COMPLICACIONES

Las complicaciones más frecuentes del croup son el edema pulmonar, neumonía y paro cardíaco. La intubación prolongada se relaciona con la estenosis subglótica adquirida.

REFERENCIAS BIBLIOGRÁFICAS

1. Bisno AL: Acute pharyngitis. N Engl J Med 2001; 344(3): 205-211.
2. Brooks I. Microbiology of Common Infections in the Upper Respiratory Tract. Clin Office Pract 1998;25(3):633648.
3. Daum RS, Smith AL. Epiglottitis (supraglottitis). In: Feigin RD, Cherry JD, eds. Texbook of pediatric infectious diseases. Philadelphia: WB Saunders, 1987.
4. Graham A, Fahey T: Evidence based case report. Sore throat: diagnostic and therapeutic dilemmas. BMJ 1999; 319(7203): 173-174.
5. Huovinen P, Lahtonen R, Ziegler T, et al: Pharyngitis in adults: the presence and coexistence of viruses and bacterial organisms. Ann Intern Med 1989;110(8):612-616.
6. Lowenstein SR, Parrino TA : Management of the common cold. Adv Intern Med 1987;32: 207-233.
7. McIsaac WJ, Goel V, Slaughter PM: Reconsidering sore throats. Part I: Problems with current clinical practice. Can Fam Physician 1997;43: 485-493.

8. Carey MJ. Epiglottitis in adults. Am J Emerg Med 1996;14:421-424.

9. Malhotra A, Frilov LR. Viral Croup. Ped Rev 2001;22(1) :1-11)

10. Middleton DB: Pharyngitis. Prim Care 1996; 23(4): 719-739.

11. Middleton DB. Community-acquired Respiratory Infections in Children. Prim Care;Clin Office Pract 1996;23(4):719-739.

12. Mossad SB: Treatment of the common cold. BMJ 1998 Jul 4; 317(7150): 33-36.

13. Paradise JL: Etiology and management of pharyngitis and pharyngotonsillitis in children: a current review. Ann Otol Rhinol Laryngol Suppl 1992; 155: 51-57.

14. Perkins A: An approach to diagnosing the acute sore throat. Am Fam Physician 1997;55(1): 131-138.

15. Peter J, Ray AG. Infectious Mononucleosis. Pediatr Rev 1998;19:276-279.

16. Pichichero ME: Sore throat after sore throat after sore throat. Are you asking the critical questions? Postgrad Med 1997; 101(1):205-206.

17. Smith DS: Current concepts in the management of phar yngitis. Compr Ther 199;:22 (12): 806-809

18. Wolter JM: Management of a sore throat. Antibiotics are no longer appropriat Aust Fam Physician 1998; 27(4): 279-81

19. Yoda K, Sata T, Kurata T, Aramaki H: Oropharyngotonsillitis associated with non primary Epstein-Barr virus infection. Arch Otolaryngol Head Neck Surg 2000;126(2):185-193

20. Waisman Y, Klein BL, Boenning DA, et al. Prospective randomized double-blindc study comparing L -epinephrine and racemic epinephrine aerosols in the treatment of laryngotracheitis (croup). Pediatrics 1992;89:302-306.

CAPÍTULO 32 | SÍNDROME DE APNEA OBSTRUCTIVA DEL SUEÑO

Dr. Javier Dibildox M.
Dr. Fernando Arredondo del Bosque

Los trastornos del sueño relacionados con el colapso de la vía aérea incluyen al ronquido, síndrome de resistencia de la vía aérea superior y al síndrome de apnea obstructiva del sueño. El síndrome de apnea obstructiva del sueño en los adultos, es la causa más frecuente de episodios repetitivos de apnea o hipopnea, a pesar de un esfuerzo respiratorio, con ausencia temporal o cesación de la respiración durante 10 o más segundos. La apnea se acompaña de ronquidos, despertares e hipoxia. En este capítulo se discutirá principalmente la apnea obstructiva del sueño en los pacientes adultos.

1.- SUEÑO NORMAL

El sueño normal registrado en electroencefalograma, se divide en estadios I, II, III, IV y en el sueño de movimiento rápido de los ojos (REM). Los estadios I y II se caracterizan por ser la porción superficial del sueño, donde el paciente es fácilmente despertado, en tanto que las fases III y IV constituyen el periodo de sueño profundo o de ondas lentas.

El sueño REM es un período de sueño profundo, caracterizado por un incremento del metabolismo y de la actividad física, con una supresión del tono motor postural, donde el paciente sueña, por lo que se conoce como el "periodo de actividad cerebral alta, en un cuerpo paralizado" debido a la parálisis muscular con gran demanda de oxígeno, el período de sueño REM es particularmente peligroso en los pacientes con apnea obstructiva del sueño. El sueño no-REM de las fases I y II, predomina durante la 1a parte del ciclo del sueño. El sueño profundo de ondas largas II, III y IV, predomina durante el 1er tercio de la noche y el sueño REM, predomina durante la porción final del ciclo del sueño. El sueño REM ocupa el 50% del total del sueño en los recién nacidos, 20 a 30% en la niñez y el 20% durante el resto de la vida. El sueño no-REM, ocupa aproximadamente el 85% del sueño total, donde ocurren diferentes cambios fisiológicos y se considera como un estadio de relajación cardiovascular.

La presión arterial, el metabolismo, la actividad del sistema nervioso parasimpático, el pulso, gasto cardíaco y la resistencia vascular son más bajos, en tanto que la actividad vagal se incrementa. El flujo arterial al cerebro aumenta y es aún más alto durante el sueño REM. La frecuencia de la respiración y la ventilación por minuto, disminuyen durante el sueño no-REM y la respiración se torna más rápida e irregular durante el sueño REM. El tono muscular de los músculos intercostales y faríngeos se pierde, aunque el diafragma mantiene su tono y movimiento. El transporte mucociliar, la tensión alveolar de oxígeno y la tensión de oxígeno arterial disminuyen y la secreción de jugo gástrico se incrementa durante el sueño, con un pico durante el sueño REM. La deglución y el movimiento esofágico disminuyen durante el sueño.

2.- CLASIFICACIÓN

La apnea del sueño se clasifica como:

1.- Apnea obstructiva.

2.- Apnea central.

3.- Apnea mixta.

La apnea obstructiva es la más frecuente. Es causada por el colapso y obstrucción de la vía aérea superior, a nivel de la faringe. La apnea central, es el resultado de una alteración del control respiratorio, inducido por la hipocapnia a nivel del sistema nervioso central, con ausencia del esfuerzo ventilatorio, que cuando las apneas son cíclicas, se convierten en una respiración tipo Cheyne-Stokes, lo que conlleva un mal pronóstico cardiovascular.

La apnea mixta, inicialmente se manifiesta por la ausencia del esfuerzo respiratorio, seguido del inicio del esfuerzo inspiratorio con obstrucción de la vía aérea, por lo que la apnea mixta inicia siendo de tipo central y termina como apnea obstructiva. Los trastornos respiratorios son los siguientes:

1.- Apnea.

2.- Hipopnea

3.- Esfuerzos respiratorios relacionados con los despertares.

Se considera como apnea obstructiva, al cese del flujo de aire durante 10 segundos, aunque la apnea puede durar 30 segundos o más. La hipopnea se define como la disminución del flujo respiratorio mayor al 50 %, asociado a un microdespertar, o a una disminución del 30 % del flujo, asociado a una desaturación mayor del 4%. Los esfuerzos respiratorios, relacionados con los despertares, son un evento caracterizado por el incremento del esfuerzo respiratorio durante 10 segundos o más, que lleva a un despertar, pero que no llena los criterios de hipopnea o apnea. La valoración de los esfuerzos respiratorios relacionados con los despertares, se realiza con la manometría esofágica. Sin embargo, el estudio es muy molesto y poco utilizado. Otro método confiable de medición, es la colocación de una cánula nasal y un transductor de presión. La *Academia Americana de Medicina del Dormir*, define como síndrome de apnea obstructiva del sueño, cuando un paciente presenta más de 5 episodios por hora de apneas o hipopneas. El índice de apnea/hipopnea (IAH), es una medición relativa de la severidad de la apnea. Es el resultado del número total de los períodos de apnea e hipopnea durante el sueño, divididos entre el número de horas de sueño. Un índice de apnea/hipopnea de 5 o mayor, se considera como una apnea obstructiva del sueño. Un índice de apnea/hipopnea de 6 a 15 por hora, se considera como una apnea obstructiva del sueño leve, de 16 a 30 moderada y más de 31 como grave.

3.- EPIDEMIOLOGÍA

La apnea obstructiva del sueño es una patología frecuente, con una prevalencia entre el 9 y 24% en los hombres adultos de treinta a sesenta años de edad y en el 4 a 9% de las mujeres. La prevalencia de la apnea obstructiva del sueño, ocupa el segundo lugar de las enfermedades respiratorias crónicas, después del asma bronquial. Es más frecuente en el sexo masculino, en una proporción estimada de 2:1 a 3:1, aunque en las mujeres, después de la menopausia, la incidencia es mayor. La prevalencia de la apnea obstructiva del sueño se incrementa con la obesidad y con la edad.

4.- FISIOPATOLOGÍA

El origen de la apnea obstructiva del sueño es multifactorial. Los factores de mayor importancia, relacionados con la apnea obstructiva del sueño, son la disminución de la fuerza de los músculos dilatadores de la faringe, la anatomía de la vía aérea superior y la presión negativa inspiratoria, generada por la contractura diafragmática. Dos principios básicos sobre el flujo de los líquidos o del aire que ayudan a entender el efecto de la vía aérea obstruida, son el principio de Bernoulli y el efecto Venturi.

El principio de Bernoulli describe al flujo de aire como una columna en movimiento, donde hay un vacío parcial en la parte externa de la columna, que entre más rápido se mueve la columna, más grande es el vacío parcial, y entre más pequeña es la columna, más rápido es su desplazamiento. El efecto Venturi ocurre cuando el flujo del aire en movimiento, dentro de un conducto, disminuye su presión al aumentar la velocidad al pasar por un segmento más estrecho. Aunque se desconocen algunos mecanismos de la fisiopatología de la apnea obstructiva del sueño, se considera al colapso de la faringe, como el factor responsable de ésta patología. El colapso es provocado por la falta de un soporte cartilaginoso y óseo adecuado, además de la presión que se ejerce sobre sus paredes, la cual es inversamente proporcional a la velocidad del flujo aéreo, lo que provoca el colapso de las paredes faríngeas (Principio de Bernoulli).

Los pacientes con apnea obstructiva del sueño muestran una mayor actividad de los músculos dilatadores de la vía aérea superior durante el sueño y los despertares, comparados con los individuos sanos. Los músculos dilatadores faríngeos disminuyen su tono durante el sueño, lo que provoca la reducción del tamaño y un aumento de la distensibilidad y resistencia de la vía aérea superior.

La obstrucción o resistencia anatómica, puede presentarse en la cavidad nasal o a la altura del paladar (Tipo I), en el paladar y en la base de la lengua (Tipo II) o solo en la base de la lengua (Tipo III). El colapso de la vía aérea inicia con la obstrucción causada por la base de la lengua, cuando ésta se retrae hacia la pared posterior de la faringe, paladar blando e hipofaringe.

Algunos pacientes tienen una vía aérea superior muy angosta, con un paladar blando largo y flácido y un crecimiento de la base de la lengua, úvula y amígdalas, además de una mucosa faríngea redundante. Cuando el paciente se acuesta boca arriba, el tejido adiposo que rodea a la faringe y la fuerza de la gravedad, que se ejerce sobre las estructuras faríngeas de la cabeza y cuello, incrementan la presión extraluminal sobre la vía aérea superior, la cual se comporta como un tubo colapsable.

La presión intratorácica negativa generada por los músculos respiratorios, durante la inspiración, reduce la presión intraluminal y transmural de la vía aérea, causando un estrechamiento que favorece la obstrucción, lo que requiere de un incremento de la presión inspiratoria para mantener una ventilación adecuada. Otros factores asociados a ésta patología son la obesidad, los tejidos redundantes del cuello, la retrognatia, micrognatia, macroglosia, hipertrofia de las estructuras linfáticas del anillo de Waldeyer, el hipotiroidismo, síndromes neuromusculares, anomalías cráneofaciales, medicamentos sedantes y la ingestión de bebidas alcohólicas. En la actualidad, se considera que la obstrucción y la suspensión de la ventilación inspiratoria, es el resultado de diversos y complejos factores anatómicos, fisiológicos y neuromusculares que causan el colapso de la vía aérea, superando los esfuerzos de los factores que la dilatan, con la consecuente aparición de períodos de apnea, hipopnea, reducción significativa de la ventilación secundaria a una obstrucción parcial y episodios de despertares.

La apnea del sueño obstructiva desencadena diferentes respuestas mecánicas, hemodinámicas, químicas, neurológicas e inflamatorias. El sueño y las alteraciones del sueño, juegan un papel predominante en la regulación hormonal durante la apnea del sueño, sueño fragmentado y en los despertares, donde se elevan los niveles de cortisol, insulina, epinefrina y otras catecolaminas, lo que parece favorecer una mayor incidencia del síndrome de resistencia a la insulina y de la diabetes mellitus. La hipoxemia secundaria a la apnea intermitente, hipercapnia, incremento de la actividad simpática central, sobrecarga ventricular izquierda, hipertensión diurna y la disminución de la regulación vagal del corazón, estimulan la apoptosis y la necrosis de los miocitos, la isquemia cardiaca, las arritmias y el deterioro de la función cardiaca. La apnea obstructiva del sueño se relaciona con la hipertensión nocturna, diurna, y posteriormente, de ambas. Además, se relaciona con la hipertensión pulmonar, *cor pulmonale*, arritmias, accidentes cerebrovasculares, policitemia, isquemia del miocardio, síndrome de contracción ventricular prematura nocturna, infarto del miocardio y muerte súbita.

En la mayoría de los pacientes con apnea obstructiva del sueño, la obstrucción de la vía aérea superior se localiza a nivel del paladar blando o a nivel de la lengua, donde intervienen varios factores anatómicos, que pueden contibuir en la reducción o aumento de la presión alrededor de la vía aérea que predisponen su colapso, como son la hipertrofia de las amígdalas, el tamaño de la lengua, paladar blando y la posición anormal de la maxila y de la mandíbula. Por otro lado, se ha demostrado que la actividad neuromuscular de la vía aérea superior disminuye durante el sueño, y en los pacientes con apnea obstructiva del sueño, la reducción es mayor.

La obesidad es el factor predisponente más importante, relacionado con la apnea obstructiva del sueño. Afecta al 40% de los pacientes obesos, en quienes el factor más confiable, predictivo de apnea del sueño, es el perímetro del cuello.

5.- CUADRO CLÍNICO

La historia clínica característica de los pacientes con apnea obstructiva del sueño, muestra a un paciente en la quinta década de la vida, que ronca mucho, se ve cansado, somnoliento y por la noche presenta periodos de apnea. Los síntomas cardinales de la apnea obstructiva del sueño son el ronquido severo, períodos de despertares nocturnos e hipersomonolencia diurna, lo que se ha implicado en una mayor frecuencia de accidentes automovilísticos. Es importante obtener más información clínica adicional, interrogando a la pareja del paciente, porque frecuentemente los pacientes no conocen o minimizan la sintomatología. Otros síntomas son la cefalea matutina, sensación de ahogo nocturno, resequedad faríngea, boca seca, halitosis, reflujo extraesofágico, confusión matutina, cambios de personalidad, depresión, ansiedad y disminución de la líbido e impotencia.

El examen físico muestra a un paciente generalmente obeso o con sobrepeso, que parece estar cansado. Otros hallazgos son un cuello corto y grueso, generalmente mayor de 17 pulgadas de diámetro, implantación baja del hueso hioides, desviación septal, hipertrofia de cornetes, paladar duro alto, crecimiento de la úvula, macroglosia, hipertrofia de las amígdalas palatinas y linguales y maloclusión. Se realiza la nasofaringoscopia flexible con el paciente sentado y acostado, buscando la presencia de un colapso retropalatino y retrolingual, cuando el paciente realiza la manobra de Müeller. La maniobra genera una presión negativa en la orofaringe y en la hipofaringe, similar a la presión negativa que ocurre al dormir. Durante la apnea obstructiva del sueño, el esfuerzo inspiratorio causa distorsión y movimientos asincrónicos de la parrilla costal y del abdomen.

5.1.- RONQUIDOS

Aunque el ronquido es muy frecuente en la población adulta, no es un proceso fisiológico normal. El ronquido severo y el miedo a que el paciente no despierte al obstruirse, son las quejas más frecuentes de la pareja del paciente. El ronquido indica la existencia de una obstrucción de diversos grados en la vía aérea superior, que se incrementa cuando el paciente duerme fatigado y boca arriba, con obstrucción nasal, o cuando ingiere bebidas alcohólicas, medicamentos sedantes y en los pacientes con sobrepeso y obesidad.

Se considera como ronquido benigno, cuando no se asocia a la desaturación de oxígeno, apnea o hipopnea. El ronquido maligno presenta períodos más largos de apnea, hipopnea y desaturación de oxígeno. Hay roncadores eventuales, que roncan 3 veces por semana o menos, que casi nunca presentan apnea del sueño. Los roncadores habituales que roncan cuatro veces a la semana o más y casi siempre presentan apnea del sueño. En los pacientes con ronquido leve, éste desaparece sin provocar la interrupción del sueño, en cambio en los pacientes con ronquido severo, entrecortado, persistente y con apnea del sueño, el ronquido por lo general sólo cesa con los despertares del paciente.

5.2.- DESPERTARES

Al dormir, los pacientes con apnea obstructiva del sueño severa, presentan un sueño agitado, entrecortado y con cambios de posturales frecuentes. Al final de un ronquido el paciente se obstruye, dando la impresión que se traga la lengua, con lo que se impide el flujo inspiratorio durante períodos de 10 segundos o más, tiempo donde ocurre la desaturación de oxígeno y una hipercapnia transitoria, que ceden cuando el paciente despierta abruptamente con una inspiración prolongada. Posteriormente, el paciente concilia el sueño nuevamente, pero continúa con un sueño inquieto, agitado y con episodios de obstrucción y despertares durante toda la noche.

5.3.- HIPERSOMNOLENCIA

La hipersomnolencia se atribuye a un sueño agitado, con despertares, microdespertares o alertamientos intermitentes, que rompen la arquitectura normal del sueño. Para que el sueño sea reparador, el paciente debe dormir por periodos mayores de 10 minutos sin despertar. Algunos pacientes con apnea del sueño, despiertan más de 500 veces por noche. Cuando el sueño no es normal y reparador, el paciente presenta hipersomnolencia y se presentan trastornos relacionados con la disminución de la capacidad intelectual, pérdida de la memoria, cambios del carácter, depresión, ansiedad y alteración de la coordinación motora, lo que se refleja en una disminución de la capacidad para mantener la atención y la concentración durante las actividades cotidianas. Los pacientes con apnea obstructiva del sueño, se ven involucrados en accidentes automovilísticos, 7 veces más que la población general.

5.4.- OBESIDAD

La obesidad y el sexo masculino, son factores de riesgo asociados con los trastornos del sueño. La obesidad es muy frecuente, aunque no todos los pacientes son obesos. Aproximadamente entre el 18 y 40% de los pacientes afectados, presentan un sobrepeso 20% arriba de su peso ideal. Los pacientes con un índice de masa corporal mayor de 29 kg/m^2, son propensos a desarrollar apnea obstructiva del sueño, 8 a 12 veces más que los pacientes no obesos. Los pacientes obesos o con sobrepeso, mejoran clínicamente al reducir el peso corporal.

5.5.- PATOLOGÍA COMÓRBIDAS

Los trastornos respiratorios relacionados con la apnea obstructiva del sueño, elevan el riesgo de presentar patologías cardiovasculares y cerebrovasculares. Los pacientes padecen 2 veces más hipertensión arterial, 3 veces más enfermedad coronaria y 4 veces más enfermedad cerebrovascular, que los pacientes sanos y sin apnea obstruciva del sueño. Los pacientes con apnea del sueño severa, hipoventilación y/o enfermedad pulmonar preexistente, son candidatos a la hipoxemia crónica, que los lleva a una hipertensión arterial pulmonar, disfunción cardiaca derecha y *cor pulmonale*. Las arritmias cardíacas, taquicardia, bradicardia y la muerte súbita durante el sueño, se han descrito en los pacientes con apnea obstructiva del sueño. Durante los períodos de apnea, se incrementa la presión negativa intratorácica, favoreciendo el reflujo gastroesofágico, patología relacionada con la etiología de la hipertrofia de las amígdalas linguales.

6.- INVESTIGACIÓN CLÍNICA

6.1.- ESTUDIOS DE LABORATORIO

Los estudios rutinarios de laboratorio son de poca utilidad, al menos que haya una indicación específica como la sospecha de hipotiroidismo, alteración de la hormona del crecimiento o la valoración de los gases arteriales en los pacientes obesos con hipoventilación o hipertensión pulmonar. Hay evidencia del incremento en la secreción de varios mediadores inflamatorios, como la proteína C reactiva, los neutrófilos y los monocitos. En los pacientes con una patología coronaria coexistente, se incrementan las moléculas de adhesión intracelular (ICAM-1), las moléculas de adhesión de las células vasculares (VCAM-1) y la selectina-E.

6.2.- ESTUDIOS DE IMAGEN

Los estudios de imagen de la cabeza y cuello, proporcionan poca información útil adicional a la ya obtenida durante el interrogatorio, examen físico, o en la endoscopia realizada en el consultorio. Los estudios radiográficos para identificar el sitio de la obstrucción, incluyen a la placa lateral de cuello, cefalometría, fluoroscopía, tomografía computarizada y la resonancia magnética, sin embargo, los estudios radiológicos en la valoración de los pacientes con apnea del sueño, no deben solicitarse rutinariamente, al menos que haya una indicación específica.

La utilidad de estos estudios, en la identificación del sitio de obstrucción no es clara, por lo que generalmente se utilizan primariamente en la investigación. La cefalometría es de mayor utilidad en la valoración de los pacientes que requieren terapia con aparatos intraorales

6.3.- POLISOMNOGRAFÍA

El estándar de oro en la valoración de los pacientes con trastornos respiratorios del sueño es la polisomnografía. La polisomnografía multicanal realizada con un mínimo de seis horas de duración, permite valorar el patrón del sueño, respiración, despertares, movimientos oculares, flujo de aire, esfuerzo respiratorio, oximetría, electrocardiograma, posición corporal, ronquido y el movimiento del mentón y de las piernas.

La polisomnografía muestra que los episodios de apnea, ocurren en presencia de un esfuerzo respiratorio muscular y son más prevalentes durante el sueño REM, aunque en algunos pacientes ocurren exclusivamente durante el sueño REM. Los periodos de apnea que duran más de 10 segundos, se consideran clínicamente significativos. Los episodios duran entre 20 y 40 segundos y rara vez duran más de uno o más minutos. Generalmente, los pacientes pueden presentar combinaciones de apnea e hipopnea, o una o la otra exclusivamente. Los despertares generalmente se presentan al final de un periodo de apnea. La polisomnografía debe utilizarse para valorar la respuesta de los tratamientos con aparatos dentales o cirugía. El índice de apnea se define como el número de episodios de apnea por hora. El índice de disturbios respiratorios o índice de apnea/hipopnea (IAH), se define como el número de eventos de apnea e hipopnea por hora. Los factores más importantes en la valoración del paciente son el índice de apnea/hipopnea, la saturación de oxígeno mínima, la duración del tiempo con una saturación de oxígeno menor al 88% y los hallazgos electrocardiográficos.

La severidad de la apnea obstructiva del sueño, se valora arbitrariamente, mediante el índice de apnea-hipopnea, como leve cuando ocurren de 5 a 15 episodios por hora, moderada de 15 a 30 episodios por hora y severa cuando ocurren más de 30 episodios por hora.

7.- TRATAMIENTO

El diagnóstico y tratamiento temprano de la apnea obstructiva del sueño, se refleja en la mejoría de la calidad de vida de los pacientes. El tratamiento depende de la severidad del cuadro clínico. Los pacientes con una apnea obstructiva severa, deberán ser tratados inicialmente con un aparato de ventilación con presión positiva (CPAP por sus siglas en inglés). El manejo de la apnea obstructiva del sueño, se basa en la prevención de la patología y en la mejoría o desvío de la vía aérea obstruida. El tratamiento no quirúrgico más efectivo, es la administración de una presión positiva de aire continua (CPAP) con lo que se suprimen inmediatamente los períodos de apnea e hipopnea durante el sueño. A pesar de la efectividad del tratamiento con el CPAP, en algunos pacientes la aceptación y uso adecuado del aparato sigue siendo un problema significativo. En consecuencia, la cirugía es una opción de tratamiento, siendo la traqueotomía el tratamiento quirúrgico más efectivo.

7.1.- TRATAMIENTO MÉDICO

Debido a que la obesidad y el sobrepeso son factores mayores de la apnea obstructiva del sueño, se debe promover la pérdida de peso mediante dietas balanceadas, ejercicio, medicamentos, y en algunos casos, cirugía bariátrica.

Una pérdida de peso del 10%, se refleja en una reducción del 26% en el índice de trastornos respiratorios, reducción de la presión arterial, mejoría de la función pulmonar y disminución del ronquido. Otras medidas, en el manejo no quirúrgico de la apnea obstructiva del sueño, son el evitar la ingestión de bebidas alcohólicas y sedantes antes de acostarse y el dormir boca arriba.

El tratamiento farmacológico de la apnea del sueño con medicamentos antidepresivos, como la protriptilina que disminuye la duración del sueño REM, ha mostrado ser poco efectiva. Recientemente, la FDA autorizó el uso de la droga provigil, medicamento utilizado desde 1998 en el tratamiento de los pacientes con narcolepsia, que al estimular la corteza cerebral, disminuye la hipersomnolencia en los pacientes con apnea obstructiva del sueño. Las xantinas, como la teofilina, se utilizan en el manejo de las apneas del sueño centrales. El manejo del reflujo extraesofágico disminuye la irritación de la base de la lengua, amígdalas linguales y la broncoaspiración de contenido gástrico, factores que empeoran la obstrucción de la vía aérea. Los medicamentos más efectivos en el tratamiento del reflujo, son los medicamentos inhibidores de la bomba de protones.

Los corticoesteroides intranasales disminuyen el tamaño de las adenoides, cuando se utilizan durante varios meses. Los corticoesteroides orales disminuyen el tamaño de las amígdalas en algunos casos de etiología infecciosa, alérgica o irritativa.

7.2.- PRÓTESIS ORALES

La *Academia Americana de Medicina del Sueño* recomienda las prótesis orales como 1ª elección, en el tratamiento del ronquido benigno y en la apnea obstructiva del sueño moderada; y como 2ª elección, en los pacientes con apnea obstructiva del sueño de moderada a severa, cuando otras terapias no han funcionado. Existen 2 tipos de prótesis: las que reposicionan la lengua y las que reposicionan la mandíbula. Ambas disminuyen el colapso de la vía aérea, al mover la lengua hacia adelante. El uso de las prótesis orales es sencillo, reversible, portátil y con una baja incidencia de complicaciones. La prótesis más utilizada para el avance de la lengua se fabrica con un acrílico blando, que cubre los dientes superiores e inferiores y tienen un bulbo de plástico anterior. El bulbo crea una presión negativa, que mantiene la lengua en una posición más anterior, dentro del bulbo de plástico, reduciendo la actividad del músculo geniogloso. Las prótesis de avance mandibular, aumentan el diámetro vertical y protruyen la mandíbula anteriormente. Su uso requiere de la presencia de dientes y molares sanos, para lograr una buena adaptación. Los efectos secundarios con el uso de las prótesis orales son la resequedad bucal, salivación, dolor mandibular, cambios oclusales y dolor en la articulación temporomandibular. La aplicación de aparatos orales, se indica en las apneas obstructivas del sueño de moderadas a severas, o en los pacientes que rehúsan otro tipo de terapias. En éstos pacientes es recomendable medir la eficacia del tratamiento, lo que se refleja en la mejoría del índice de apnea/hipopnea (IAH).

7.3.- CPAP

El tratamiento primario de la apnea obstructiva del sueño, de moderada a severa, es la aplicación de una terapia con presión positiva. El CPAP es un generador de flujos de presión positiva de aire, aplicado en la nariz o en la nariz y boca, que disminuye la obstrucción que ocasiona la apnea. La presión positiva de la columna de aire, actúa como una férula neumática, creando una presión positiva dentro de la vía aérea, que resiste el colapso y estabiliza la vía aérea. El tratamiento requiere que el paciente lo use regularmente durante la noche. El CPAP es efectivo en la eliminación de las apneas/ hipopneas, disminución de los despertares, normalización de la saturación de oxígeno y en la mejoría de la somnolencia diurna, del carácter y de las funciones cognoscitivas del paciente. Además, se mejora la función cardiaca, la hipertensión sistémica, la hipertensión pulmonar, la sobrevida y la calidad de vida de los pacientes con apnea obstructiva del sueño. En un estudio reciente se mostró, que el uso del CPAP, reduce la hipertensión arterial nocturna y diurna, en al menos 10 mm de mercurio, lo que conlleva un valor pronóstico que se refleja en la reducción de la enfermedad coronaria en un 37% y en un 56% las enfermedades cerebrovasculares. Antes de colocar un CPAP, se debe realizar un estudio del sueño, lo que permite una calibración adecuada de los flujos de presión de aire.

La tolerancia del tratamiento es variable, debido a que algunos pacientes experimentan claustrofobia, sofocación, dificultad durante la exhalación, insomnio, molestias musculoesqueléticas del tórax, aerofagia, malestar en los senos paranasales, rinorrea, congestióncongestión nasal, epistaxis y resequedad nasal y oral. Sin embargo, la mayoría de los pacientes se benefician rápidamente, particularmente con el uso de aparatos inteligentes de nueva generación, lo que se traduce en un mayor uso del aparato.

7.4.- TRATAMIENTO QUIRÚRGICO

En los pacientes con apnea obstructiva del sueño, que no mejoran con la pérdida de peso, supresión de la ingestión de bebidas alcohólicas y sedantes, uso de prótesis orales, técnicas de avance mandibular o con el uso del CPAP, son candidatos a un tratamiento quirúrgico. Se requiere de la identificación del sitio o sitios de la vía aérea obstruida, para seleccionar la técnica en cada paciente. Existen procedimientos quirúrgicos como la uvulectomía, adenoamigdalectomía, septorrinoplastia, uvulopalatofaringoplastia, avance del músculo geniogloso y la miotomía con fijación del hueso hioides. Los pacientes con una obstrucción y con un sobrepeso moderado, se benefician en mayor grado con estos procedimientos. En los casos severos, se recomiendan los tratamientos más radicales como el avance bimaxilar, cirugía de la base de lengua, osteotomía subapical mandibular y la traqueotomía. Los pacientes con síndrome de apnea obstructiva del sueño, presentan una mayor incidencia de complicaciones post-operatorias, debido a que algunos tienen una mandíbula muy pequeña, cuellos cortos y gruesos y una lengua muy grande.

7.4.1.- UVULECTOMÍA

Los pacientes con úvulas grandes y colgantes, tienden a roncar ruidosamente, pero rara vez padecen de episodios de apnea obstructiva del sueño. La uvulectomía se puede realizar con anestesia local o general, utilizando radiofrecuencia, cauterio, bisturí o láser y es efectiva en la disminución de la intensidad del ronquido.

7.4.2.- SEPTORRINOPLASTIA

La reconstrucción rinoseptal rara vez mejora la apnea obstructiva del sueño, pero está indicada en los pacientes con una patología obstructiva rinoseptal, hipertrofia de cornetes, concha bulosa, cornetes paradójicos o pólipos nasales, lo que facilita la respiración nasal y el uso del CPAP.

7.4.3.- ADENOAMIGDALECTOMÍA

En los niños, la adenoamigdalectomía mejora la respiración oral y el ronquido, causado por la hipertrofia de las amígdalas o adenoides. La amigdalectomía en el adulto, está indicada en los casos de hipertrofia amigdalina o como parte la uvulopalatofaringoplastia.

7.4.5.- UVULOPALATOFARINGOPLASTIA

La uvulopalatofaringoplastia es el procedimiento quirúrgico más frecuente en el tratamiento de la apnea obstructiva del sueño. Consiste en la remoción de las amígdalas, reorientación de los pilares amigdalinos, remoción de la úvula y de una porción del borde libre del paladar blando. Es más efectiva en los pacientes jóvenes con sobrepeso moderado, apnea leve o moderada y con colapso retropalatino. Un meta-análisis sobre diversos procedimientos quirúrgicos en el tratamiento de la apnea del sueño, mostró que sólo el 41% de los pacientes con apnea obstructiva, mejoran con la uvulopalatofaringoplastia, además, en los pacientes con obstrucción de la base de la lengua, la mejoría fue sólo de un 6%, lo que demuestra que la obstrucción por colapso de la vía aérea retrolingual es el factor pronóstico más importante.

7.4.6.- UVULOPALATOPLASTIA CON LÁSER

En la uvulopalatoplastia con láser, se remueve la úvula y parcialmente el paladar blando, preservando las amígdalas. A diferencia de la uvulopalatofaringoplastia, la uvulopalatoplastia con láser puede realizarse bajo anestesia local.

7.4.7.- AVANCE DEL MÚSCULO GENIOGLOSO CON MIOTOMÍA DEL HUESO HIOIDES

El avance del músculo geniogloso, se logra mediante una osteotomía mandibular anterior, a nivel de la inserción del músculo geniogloso, seguido de la reposición de la porción ósea con el músculo adherido, la cual se fija en una posición más anterior; además, se realiza una miotomía de los músculos que se insertan en el hueso hioides, sección de las adherencias a la mandíbula y la fijación al cartílago tiroides, lo que permite un mayor desplazamiento anterior de la epiglotis y de la lengua.

7.4.8.- AVANCE MAXILOMANDIBULAR

El avance maxilomandibular, para alargar la faringe y la hipofaringe con la expanción del soporte óseo, se logra mediante la realización de osteotomías maxilomandibulares bilaterales, posteriores al último molar, seguida de una fijación más anterior del complejo maxilomandibular, con lo que se desplaza anteriormente el soporte óseo de la lengua y faringe, lo que previene el desplazamiento posterior de la lengua durante el sueño, al mejorarse la tensión y la colapsabilidad de la musculatura suprahioidea y velofaríngea. Después de la traqueotomía, el avance maxilomandibular es el más efectivo.

7.4.9- CIRUGÍA DE LA BASE DE LA LENGUA

Existen diversos procedimientos para reducir la base de la lengua, como la amigdalectomía lingual, reducción volumétrica con radiofrecuencia de temperatura controlada, crioterapia y la glosectomía de la línea media con láser, bisturí, electrocauterio o radiofrecuencia. Estos procedimientos pueden requerir una traqueotomía temporal. Con la reducción volumétrica de la base de la lengua, con la radiofrecuencia de temperatura controlada, la cicatrización sigue un patrón predecible secundario a la necrosis por coagulación y la fibrosis subsecuente que causa contracción de los tejidos.

7.4.10.- TRAQUEOTOMÍA

La traqueotomía es el estándar de oro en el tratamiento de la apnea obstructiva del sueño, debido a que elimina completamente la obstrucción de la vía aérea, desviando el sitio de la obstrucción y es efectiva en el 100% de los casos. La traqueotomía puede realizarse en forma temporal, como parte de otro procedimiento quirúrgico para estabilizar la vía aérea, o en forma permanente, en los pacientes con apnea obstructiva del sueño severa, particularmente en los pacientes con complicaciones que ponen en peligro la vida del paciente, como las arritmias cardíacas o en los pacientes con obesidad mórbida, obstrucción de la vía aérea con hipoxia severa y somnolencia diurna discapacitante.

7.4.11.- CIRUGIA MULTINIVEL

En algunos pacientes, se presentan varias anormalidades anatómicas relacionadas con el síndrome de apnea obstructiva del sueño, que requieren la combinación de procedimientos quirúrgicos, como son la septumplastia, cauterización de los cornetes inferiores, uvulopalatofaringoplastia, cirugía de la base de la lengua y el avance mandibular.

8.- COMPLICACIONES

Las complicaciones más frecuentes de la uvulectomía son la sensación de retención de flemas en la pared posterior de la faringe, dolor, disfagia y sangrado. Las complicaciones de la cirugía nasal son la epistaxis, perforación septal, sinequias y hematoma septal. Las complicaciones de la amigdalectomía son el sangrado temprano o tardío, disfagia, odinofagia, halitosis y otalgia referida. La uvulopalatofaringoplastia se relaciona con un dolor intenso, otalgia referida, disfagia, odinofagia, sangrado, insuficiencia velofaríngea y estenosis nasofaríngea. El avance del músculo geniogloso con miotomía del hioides, provoca dolor faríngeo, disfagia y odinofagia. La cirugía de la base de lengua se asocia a sangrado, disfagia, odinofagia, edema de la vía aérea y obstrucción respiratoria. El avance mandibular puede causar anestesia de la cara y trastornos de la oclusión. Las complicaciones de la traqueotomía, incluyen al sangrado temprano y tardío, enfisema subcutáneo, neumotórax, neumomediastino y la oclusión de la cánula

REFERENCIAS BIBLIOGRÁFICAS

1. Bennett LS, Barbour C, Langford B: Health status in obstructive sleep apnea: relationship with sleep fragmentation and daytime sleepiness, and effects of continuous positive airway pressure treatment. Am J Respir Crit Care Med 1999 159(6):1884-1890.

2. Boethel CD. Sleep and the endocrine system: new associations to old diseases. Curr Opin Pulm Med 2002;8(6):502-505.

3. Boot H, van Wegen R, Poublon RM, Bogaard JM, Schmitz PI, van der Meche FG: Long-term results of uvulopalato-pharyngoplasty for obstructive sleep apnea syndrome. Laryngoscope 2000;110: 469-475.

4. Bradley TD, Floras JS. Sleep Apnea and heart Failure: Part I: Obstructive Sleep Apnea. Circulation 2003;107:1671-1678.

5. Coleman J. Sleep Studies: Current Techniques and Future Trends. Otolaryngol Clin North Am 1999;32:195-210.

6. Goldberg AN and Schwab RJ. Identifying the Patient with Sleep Apnea. Otolaryngol Clin North Am 1998;31:919-930.

7. Kern RC, Kutler DI, REid KJ, Conley DB, Herzon GD, Zee P. Laryngoscope 2003;113:1175-1181.

8. Ferguson KA. The role of oral appliance therapy in the treatment of obstructive sleep apnea. Clin Chest Med. 2003;24(2):355-370.

9. Li KK. Surgical management of obstructive sleep apnea. Clin Chest Med. 2003;24(2):365-370.

10. Li KK, Powell NB, Riley RW, Guilleminault C. Temperature-controlled radiofrequency tongue base reduction for sleep-disordered breathing: Long-term outcomes. Laryngoscope 2002;127:230-234.

11. McArdle N, Devereux G, Heidarnejad H, et al: Long-term use of CPAP therapy for sleep apnea/hypopnea syndrome. Am J Respir Crit Care Med 1999;159:1108-1114.

12. McManis KC, terris DJ, Evidence-based medicine in sleep apnea surgery. Otolaryngol Clin North Am 2003;36:539.

13. Mickelson SA. Upper Airway Bypass Surgery for Obstructive Sleep Apnea Syndrome. Otolaryngol Clin North Am. 1998;31:1013-1023.

14. Nieto FJ, Young TB, Lind BK, et al: Association of sleep-disordered breathing, sleep apnea, and hypertension in a large community-based study. JAMA 2000; 283:1829-1836.

15. Peppard PE, Young T, Palta M, Skatrud J: Prospective study of the association between sleep-disordered breathing and hypertension. N Engl J Med 2000;342(19):1378- 1384.

16. Piper AJ, Stewart DA. An Overview of Nasal CPAP Therapy in the Management of Obstructive Sleep Apnea. ENT Journal 1999;776-790.

17. Rama AN, Tekwani S, Kushida CA. Sites of Obstruction in Obstructive Sleep Apnea Chest 2002;122:1139-1147.

18. Riley RW, Powell NB, Li KK, Troell RJ, Guilleminault C. Surgery and obstructive sleep apnea: long-term clinical outcomes. Otolaryngol Head Neck Surg200;122:415-421.

19. Schwab RJ and Goldberg AN. Upper Airway Assessment: Radiographic and Other Imaging Techniques. Otolaryngol Clin North Am 1998;31:931-968.

20. Woodson BT. Predicting which patients will benefit from surgery for obstructive sleep apnea: The ENT Exam. ENT Journal 1999; 792-800.

CAPITULO 33 | APNEA OBSTRUCTIVA DEL SUEÑO EN NIÑOS

Dr. John D. Donaldson

La apnea obstructiva del sueño, desde el nacimiento hasta la adolescencia, es un problema común en los niños. Debido a que su presentación en cada estadio del crecimiento del niño es muy variable, el médico debe estar alerta de los signos y síntomas de este problema común. Una vez diagnosticada, se debe iniciar un tratamiento apropiado.

1.- DESARROLLO DE LA VÍA AÉREA

El conocimiento del desarrollo de la vía aérea y sus rangos "normales", es muy importante en la evaluación apropiada de los niños. La evolución de la vía aérea es un proceso dinámico, en sus diferentes estructuras y funciones, que cambian en relación con cada una de ellas cuando el niño crece físicamente y madura funcionalmente. Las condiciones que constituyen los "patrones apropiados" en el recién nacido, pudieran no serlo en el adolescente, o aún en los niños pequeños y viceversa.

2.- VÍA AÉREA DEL RECIÉN NACIDO

Los recién nacidos son respiradores nasales por necesidad, que deben separar la respiración de la alimentación. La respiración bucal requiere de un proceso de aprendizaje, por lo tanto los recién nacidos con obstrucción nasal morirán, al menos que se les ayude. La nariz puede obstruirse por anormalidades anatómicas o por inflamación de la mucosa. Las anormalidades anatómicas, incluyen a la atresia de coanas y a las deformidades septales, las cuales generalmente son detectadas inmediatamente después del parto, en un niño con dificultad para respirar o que es extremadamente ruidoso al respirar. En estos casos, el médico no puede pasar un catéter hacia la faringe y el niño no puede comer. Sin la corrección quirúrgica, se debe crear una vía aérea artificial, hasta por tres semanas, para que el niño aprenda a respirar por la boca. Otras etiologías raras incluyen a los encefaloceles, hamartomas nasofaríngeos, teratomas, quistes de la notocorda y las malformaciones craneofaciales. El edema de la mucosa es la causa principal de obstrucción nasal en el lactante. Frecuentemente la patología subyacente nunca se establece después de tratar alguna infección. La mucosa nasal esta hinchada y edematosa, pero no parece particularmente inflamada. Esta condición se conoce formalmente como la hipertrofia idiopática de la mucosa nasal del recién nacido, nomenclatura que es más descriptiva que útil. Esta condición responde favorablemente a los corticoesteroides intranasales. Con un tratamiento corto con esteroides sistémicos, o con una sola inyección de dexametasona con una dosis de 0,5 miligramos por kilo de peso, se logra una mejoría inmediata, evitando el uso de una vía aérea artificial. El niño supera esta condición en pocos meses.

3.- CRECIMIENTO DE LA VÍA AÉREA POSTERIOR AL PERÍODO NEONATAL

Después del nacimiento la vía aérea empieza a crecer y el desarrollo final del cráneo concluye alrededor de los 20 años de edad, cuando el seno frontal deja de crecer. El desarrollo de los tejidos blandos y óseos, no necesariamente crecen en forma paralela. La influencia primaria del crecimiento óseo es la erupción de los dientes, inicialmente los dientes primarios y después de los 6 años de edad, los dientes secundarios o permanentes. Ambos acontecimientos debe utilizarse en la valoración de los estadios de crecimiento de la base del cráneo, mandíbula y maxila, como factores predictivos de la evolución. Diversos factores influyen en las relaciones de los tejidos blandos, pero el factor más importante que contribuye en la dinámica de la vía aérea, es elsistema inmunológico. El tejido linfático de las amígdalas palatinas, amígdala s linguales y adenoides, es el factor de mayor influencia en la vía aérea, pero no se debe olvidar el estado de la mucosa nasal durante la valoración de un niño con obstrucción de la vía aérea. La inflamación alérgica o infecciosa, puede causar una obstrucción como en la hipertrofia amigdalina. Otras etiologías conocidas, que son un riesgo menor de la apnea obstructiva del sueño en los niños, se resumen en la Tabla I. La mayoría son obvias durante el examen físico. Los niños con síndrome de Down pueden presentar una macroglosia verdadera o relativa, debido a la hipoplasia de la porción media de la cara, así como la presencia de varios grados de incoordinación neuromuscular.

Tabla I: Factores de Riesgo para la Apnea Obstructiva del Sueño
Obstrucción Nasal
Atresia o estenosis de las coanas
Hipertrofia idiopática de la mucosa nasal
Rinitis alérgica
Hipertrofia adenoidea
Pólipos nasales
Masas o quistes nasofaríngeos
Encefalocele
Obstrucción Orofaríngea
Hipertrofia amigdalina
Macroglosia
Hipotiroidismo
Síndrome de Down
Síndrome de Beckwith-Wiedemann
Mucopolisacaridosis
Macroglosia relativa por anomalías craneofaciales
Síndrome de Pierre Robin
Síndrome de Treacher-Collins
Síndrome de Down
Patologías Neuromusculares
Parálisis cerebral
Síndromes degenerativos ej.: Distrofia muscular de Duchenne
Meningomiocele
Distribución del Peso Corporal
Obesidad
Síndrome de hipoventilación del obeso
Síndrome de Prader-Willi
Reflujo extra-esofágico

4.- PRESENTACIÓN DE LA APNEA OBSTRUCTIVA DEL SUEÑO

El médico no debe asumir que los padres le van a traer en un papel, donde dice que su hijo tiene apnea del sueño, aunque algunos si lo traen. Muchos de los signos y síntomas son sutiles y deben ser buscados por el médico. Con frecuencia el niño es traído a consulta por un problema no relacionado, y el médico debe regresar al interrogatorio, cuando algunos de los hallazgos físicos revelan que pudiera haber un problema en la vía aérea. Es muy interesante el ver como la apnea obstructiva del sueño y los trastornos respiratorios, relacionados con el sueño, pueden presentarse de un niño a otro con síntomas opuestos para cada uno. La letargia, en oposición a la obesidad, o la falta de desarrollo y bajo peso, son ejemplos de esta paradoja.

4.1.- RONQUIDO

El ronquido severo, y con frecuencia entrecortado, es la presentación más común en un niño con apnea. El ronquido probablemente no refleja una amenaza para la salud del niño, pero debe considerarse como un indicador, en la búsqueda de signos secundarios de obstrucción o de trastornos relacionados con el sueño. El ronquido es muy constante en los niños con trastornos respiratorios relacionados con el sueño. Cuando no se encuentran síntomas secundarios inicialmente, los padres deber ser educados para buscar y observar regularmente algunos síntomas, que pudieran indicar que hay un deterioro en la vía aérea y deben regresar para una reevaluación.

4.2.- HIPERSOMNOLENCIA

Los niños que no duermen bien, comúnmente manifiestan somnolencia o letargia durante el día. Con frecuencia esto es observado por los maestros en la escuela, por lo que los padres deben motivarse para discutir con el maestro, el nivel de energía del niño.

4.3.- ENURESIS

La enuresis es común en los trastornos respiratorios relacionados con el sueño. Aunque no todos los niños que se orinan en la cama tienen apnea obstructiva del sueño, aquellos con ésta etiología, muestran con mayor frecuencia un incremento de la enuresis, cuando tienen una infección de las vías aéreas superiores.

4.4.- HIPERQUINESIA O TRASTORNOS DE HIPERACTIVIDAD POR DÉFICIT DE LA ATENCIÓN

Un grupo importante de niños con hiperquinesia o trastornos de hiperactividad por déficit de la atención, de hecho padecen trastornos respiratorios relacionados con el sueño, secundarios a la apnea obstructiva del sueño. La evaluación del patrón del sueño, en el niño, debe hacerse cuidadosamente cuando cualquiera de estos diagnósticos es contemplado y antes de empezar cualquier farmacoterapia. Aunque no se les puede prometer a los padres la mejoría de la vía aérea con un tratamiento quirúrgico, la mayoría de los niños muestran mejoría o un evidente alivio posterior al tratamiento.

4.5.- OBESIDAD

Con frecuencia, es difícil determinar si la obesidad del niño es la etiología de la apnea obstructiva del sueño, o si la apnea del sueño contribuye a la obesidad. La ingestión de alimentos es una actividad de baja energía, en un niño con tendencia a la letargia y a un gasto bajo de energía. La obesidad no debe ser tratada sin el manejo de la apnea obstructiva del sueño, además, se canalizan las reservas de energía con un incremento de las actividades físicas del niño.

4.6.- FALLA DEL DESARROLLO INTEGRAL

Los niños con amígdalas muy grandes o con otra obstrucción de la vía aérea, evitan los alimentos que requieren ser masticados. Cuando comen alimentos fibrosos, los mastican por tiempo prolongado o los escupen. Con frecuencia caen por debajo de la curva de crecimiento. Simplemente no pueden respirar y comer al mismo tiempo.

4.7.- DISTORSIÓN DE LA VOZ

Los niños con apnea obstructiva del sueño, causada por masas de tejidos blandos, con mayor frecuencia del sistema retículoendotelial, casi invariablemente muestran una distorsión de la voz. En los niños pequeños, la "hiponasalidad" o el sonido emitido al hablar con la nariz tapada, es el más común. Los niños mayores con amígdalas grandes, invariablemente emiten sonidos como si tuvieran una papa caliente en la boca cuando hablan. La "hipernasalidad" o insuficiencia velofaríngea, no es un síntoma de la apnea del sueño obstructiva.

4.8.- OBSTRUCCIÓN NASAL

Los niños con cornetes inflamados, pólipos nasales o hipertrofia adenoidea, presentan obstrucción nasal con o sin una infección crónica. La terapia médica debe dirigirse, tanto al aspecto infeccioso de la enfermedad, como a la etiología subyacente. En los niños con pólipos nasales debe considerarse una fibrosis quística, hasta demostrar lo contrario.

4.9.- HIPERTROFIA AMIGDALINA

Las amígdalas empiezan a crecer después del primer año de vida, que generalmente alcanzan un pico de crecimiento, en relación al tamaño de la vía aérea, entre los cuatro y siete años de edad. La obstrucción generalmente empeora, cuando el polo inferior amigdalino penetra en la hipofaringe, lo que se acompaña de un ensordecimiento o distorsión de la voz. La hipertrofia amigdalina en los adolescentes, se presenta con frecuencia posterior a una infección por el virus de Epstein Barr. En los adolescentes con hipertrofia amigdalina unilateral, se deben descartar procesos neoplásicos como el linfoma de Hodgkin o el linfoma de Burkitt.

4.10.- EDEMA DE LA ÚVULA

Los niños con apnea obstructiva del sueño, con frecuencia muestran elongación y edema de la úvula, provocado o atribuido a la succión de la úvula hacia la vía aérea, durante la inspiración.

4.11.- CRECIMIENTO DE LOS PILARES AMIGDALINOS

La hipertrofia o crecimiento muscular de los pilares amigdalinos posteriores, puede ser causada por una respuesta de la faringe a la apnea obstructiva del sueño.

5.- INVESTIGACIÓN CLÍNICA

5.1.- ESTUDIOS DE IMAGEN

Las radiografías simples de la cabeza y cuello, proporcionan poca información útil adicional a la obtenida durante el examen físico, o con la endoscopia realizada en el consultorio. Las radiografías laterales del cuello tradicionales, muestran una baja correlación con el grado de obstrucción de la vía aérea. La tomografía computarizada de la cabeza, puede mostrar información adicional de la etiología de la obstrucción, pero otra vez, la mayoría de ésta información se obtiene durante un examen físico completo y cuidadoso.

5.2.- ESTUDIOS DEL SUEÑO

Los estudios formales en el laboratorio del sueño, pueden proporcionar información adicional, como la severidad de la apnea obstructiva del sueño o de los trastornos relacionados con el sueño. En los niños con una historia clara, que se correlaciona con los hallazgos físicos, dichos estudios son innecesarios.

5.3.- GRABACIÓN DE VIDEO/AUDIO

La videograbación del paciente durante el sueño, con frecuencia es filmada por la familia, y es muy útil como medida adjunta, cuando el diagnóstico está en duda. Son importantes cuando el examen físico no se correlaciona con la historia clínica, para considerar si se requieren más estudios e investigaciones.

5.4.- VALORACIÓN CARDIOLÓGICA

El electrocardiograma y el ecocardiograma deben ser obtenidos antes de la cirugía, cuando el clínico sospecha que hay daño cardíaco de las cavidades derechas, secundario a la apnea obstructiva del sueño. Los gases arteriales pueden ser de utilidad, en la identificación de los niños con hipercapnia.

5.5.- VALORACIÓN GASTROINTESTINAL

La investigación del reflujo rara vez es de utilidad, aunque con frecuencia se obtienen biopsias endoscópicas por broncoscopia, laringoscopia o esofagoscopia, tomadas al tiempo de la cirugía, para demostrar la presencia de un reflujo gastroesofágico, que requiere de un seguimiento posterior a la mejoría de la obstrucción. Un índice alto de sospecha y el entendimiento de las interrelaciones de los mecanismos involucrados, son importantes en las consideraciones preoperatorias.

6.- COMPLICACIONES DE LA APNEA OBSTRUCTIVA DEL SUEÑO
6.1.- CARDIOVASCULARES

La complicación más severa de la apnea obstructiva del sueño, es el *cor pulmonale* o la insuficiencia cardiaca derecha, con o sin hipertensión pulmonar. Los estudios en niños con apnea obstructiva del sueño, revelan que un tercio muestran una reducción de la fracción de eyección ventricular, mientras que casi la mitad tienen anormalidades del movimiento de la pared muscular. Estos efectos son el resultado de una hipoxemia intermitente con vasoconstricción pulmonar, secundarias a la obstrucción.

6.2.- RESPIRATORIAS

Los niños con apnea obstructiva del sueño, muestran hipoventilación alveolar intermitente debida a un incremento en la resistencia de la vía aérea superior, que los lleva a una hipercapnia intermitente. Algunos niños con obstrucción crónica, pierden el impulso normal a los cambios del CO_2 y sólo responden a los niveles de oxígeno en la sangre.

6.3.- FALLA DEL DESARROLLO INTEGRAL

La falla del desarrollo es el resultado más común de la apnea obstructiva del sueño. La etiología de la falla es multifactorial, e incluye al incremento en el esfuerzo para respirar que presenta un niño obstruido. La anorexia y la disfagia, son provocadas por la hipertrofia amigdalina y adenoidea, o secundaria al reflujo de ácido por una presión negativa en la hipofaringe. En los estudios endócrinos, en niños con apnea obstructiva del sueño, se ha mostrado la disminución o alteración de los patrones de la secreción nocturna de la hormona de crecimiento y alteraciones en el metabolismo de la insulina.

6.4.- ALTERACIONES DEL NEUROCOMPORTAMIENTO

La mayoría de la información científica disponible en niños con apnea obstructiva del sueño, es relativamente nueva. Debido a que el pico de la obstrucción de la vía aérea ocurre entre los 2 y 8 años de edad, el deterioro de las habilidades cognoscitivas durante este período de desarrollo, con seguridad causará un efecto duradero. La información preliminar muestra que los niños no tratados con trastornos respiratorios relacionados con el sueño, presentan una reducción a largo plazo en su desempeño académico, en tanto que los niños tratados muestran una mejoría en sus habilidades académicas. En información reciente se reportan las diferencias sutiles en los niños con hipercinesia o trastornos de hiperactividad con déficit de la atención y con otros problemas cognoscitivos y del comportamiento, asociados con la apnea obstructiva del sueño. El comportamiento agresivo, se presenta más comúnmente en los niños con apnea obstructiva del sueño y con problemas de déficit de la atención.

7.- MANEJO DE LA APNEA OBSTRUCTIVA DEL SUEÑO EN LOS NIÑOS
7.1.- TRATAMIENTO MÉDICO

El tratamiento médico es la 1ra línea de defensa del niño con apnea obstructiva del sueño y en la mayoría de los casos de etiología inflamatoria, los corticoesteroides sistémicos son la terapia inicial, ya sea infecciosa, alérgica o irritativa. Los corticoesteroides pueden administrarse por vía oral, intranasal, intramuscular o intravenosa, dependiendo de la urgencia y condición del paciente. Es importante que las dosis administradas sean las adecuadas, para mejorar la obstrucción por la inflamación de la mucosa o del tejido linfático. Los medicamentos inyectables pueden administrarse en una sola dosis, mientras que los orales son administrados durante más de 5 a 6 días. Los corticoesteroides intranasales son muy útiles para mantener la vía aérea permeable, siempre y cuando la etiología esté limitada a la mucosa nasal o a la hipertrofia de adenoides. Los corticoesteroides intranasales no son efectivos en la hipertrofia amigdalina.

El manejo del reflujo extraesofágico es importante si se sospecha que es la causa o el resultado de la hipertrofia amigdalina. El diagnóstico del reflujo se cubre en otro capítulo, pero las bases de la terapia son los medicamentos inhibidores de la bomba de protones, con la reducción concomitante del tejido linfático con el uso de corticoesteroides, para romper el ciclo de presión negativa hipofaríngea y reflujo ácido del estómago a la superficie de las amígdalas. La terapia médica es una forma adjunta importante en la mayoría de los tratamientos en los niños con obstrucción crónica. Mientras que una mejoría a largo plazo no es posible médicamente, la mejoría parcial con frecuencia corrige la respuesta psicológica anormal del niño provocada por la apnea obstructiva del sueño. La cirugía entonces deberá realizarse en una forma rutinaria, en lugar de una aventura. La dieta y el ejercicio para lograr la reducción del peso corporal, es una medida importante asociada con cualquier terapia recomendada en los niños con sobrepeso. La obesidad permanece como un problema común en los niños, sin embargo, la terapia rara vez es efectiva sin la participación de la familia. La cooperación rara vez es completa en estas familias, que con frecuencia está formada por varios miembros obesos.

7.2.- TRATAMIENTO QUIRÚRGICO

Hay 2 tipos de procedimientos disponibles para la mejoría de la apnea obstructiva del sueño: los que desvían el problema y los que lo corrigen. Los primeros se basan exclusivamente en la traqueotomía temporal o permanente. La traqueotomía temporal se realiza cuando hay una esperanza razonable de que el crecimiento, madurez o la terapia médica, serán efectivos en corregir la obstrucción de la vía aérea superior, mientras que la traqueotomía permanente se realiza cuando hay una enfermedad física devastadora, en la que la terapia médica no es una buena opción. La cirugía para corregir la apnea obstructiva del sueño se orienta a la etiología conocida. La etiología más común en los niños con apnea obstructiva del sueño es la hipertrofia de las amígdalas y adenoides, que con frecuencia muestran poca evidencia de una causa subyacente. Con esta evidencia y con la terapia médica preoperatoria, la cirugía puede realizarse con mayor frecuencia en los niños mayores de 2 años en forma ambulatoria. En la anestesia moderna el CO_2 espiratorio ($ETCO_2$) se mide en cada paciente, para asegurar que el niño muestra un impulso respiratorio adecuado y que no tenga hipercapnia, antes de la salida de la sala de operaciones. El tejido redundante de los tejidos blandos del paladar y de la úvula se ven con frecuencia en los niños con apnea obstructiva del sueño, particularmente cuando se asocian a un ronquido severo. Los tejidos desprovistos de músculo se pueden dividir al tiempo de la cirugía. Si la apertura de la pared faríngea posterior es muy estrecha, y la profundidad de la nasofaringe y el ancho de la apertura faríngea posterior es angosta, ambas pueden corregirse al suturar juntos la porción superior de los pilares amigdalinos con una sutura absorbible. La uvulopalatofaringoplastia puede indicarse en los niños con colapso de la hipofaringe y cuando la lengua es moderadamente grande para el espacio faríngeo disponible. En esta circunstancia, el músculo de la mitad inferior del pilar posterior es suturado a la superficie expuesta de la base de la lengua, donde se quitó la amígdala, mientras que la porción superior del pilar posterior se sutura al pilar anterior. Estas maniobras dilatan la hipofaringe y jalan la lengua anteriormente con la respiración. Los niños con macroglosia pueden beneficiarse con la reducción de la porción anterior de la lengua, sin que se afecte el lenguaje. Los niños con síndrome de Down constituyen la mayoría de los candidatos para esta intervención. Otros procedimientos más invasivos incluyen al avance mandibular, suspensión del hueso hioides y la reducción de la base de lengua. La fundoplicación de Nissen puede realizarse en los niños cuya apnea del sueño se asocia con el reflujo y aspiración. Los niños con enfermedad neuromuscular, sometidos a estos tipos de cirugía, muestran resultados mixtos.

REFERENCIAS BIBLIOGRÁFICAS

1. American Sleep Disorders Association: The International Classification of Sleep Disorders, Revised. 1997;52-58.

2. ATS: Cardiorespiratory sleep studies in children. Establishment of normative data and polysomnographic predictors of morbidity. AmericanThoracic Society. Am J Respir Crit Care Med 1999; 160(4):1381-7.

3. Brouillette RT, Manoukian JJ, Ducharme FM: Efficacy of fluticasone nasal spray for pediatric obstructive sleep apnea. J Pediatrics 2001;138:838-844.

4. Fletcher EC, Munafo DA: Role of nocturnal oxygen therapy in obstructive sleep apnea. When should it be used? Chest 1990;98(6):1497-1504.

5. Gozal D: Sleep-disordered breathing and school performance in children. Pediatrics 1998;102(3 Pt 1): 616-620.

6. Marcus CL, Greene MG, Carroll JL: Blood pressure in children with obstructive sleep apnea. Am J Respir Crit Care Med 1998;157(4 Pt 1):1098-1103.

7. Marcus CL, Ward SL, et al: Use of nasal continuous positive airway pressure as treatment of childhood obstructive sleep apnea. J Pediatr 1995;127(1):88-94.

8. Marcus CL: Pathophysiology of childhood obstructive sleep apnea: current concepts. Respir Physiol 2000;119(2-3):143-154.

9. Marcus CL: Nasal steroids as treatment for obstructive sleep apnea: don't throw away the scalpel yet. (editorial). J. Pediatrics 2001;138:795-796.

10. McNamara F, Sullivan CE: Obstructive sleep apnea in infants and its management with nasal continuous positive airway pressure. Chest 1999;116(1):10-16

11. Redline S, Tishler PV, Schluchter M, et al: Risk factors for sleep-disordered breathing in children. Associations with obesity, race, and respiratory problems. Am J Respir Crit Care Med 1999;159(5 Pt 1):1527-1532.

12. Redline S, Tishler PV, Hans MG, et al: Racial differences in sleep-disordered breathing in African-Americans and Caucasians. Am J Respir Crit Care Med 1997; 155(1):186-192.

13. Richards W, Ferdman RM: Prolonged morbidity due to delays in the diagnosis and treatment of obstructive sleep apnea in children. Clin Pediatr2000;39(2):103-108.

14. Rosen CL, D'Andrea L, Haddad GG: Adult criteria for obstructive sleep apnea do not identify children with serious obstruction. Am Rev Respir Dis 1992; 146(5 Pt 1):1231-1234.

15. Rosen GM, Muckle RP, Mahowald MW, et al: Postoperative respiratory compromise in children with obstructive sleep apnea syndrome: can it be anticipated? Pediatrics 1994;93(5):784-788.

16. Rosen CL: Clinical features of obstructive sleep apnea hypoventilation syndrome in otherwise healthy children. Pediatr Pulmonol 1999;27(6):403-409.

17. Strohl KP, Redline S: Recognition of obstructive sleep apnea. Am J Respir Crit Care Med 1996; 154(2 Pt 1):279-289.

18. Woodson BT: Predicting which patients will benefit from surgery for obstructive sleep apnea: the ENT exam. Ear Nose Throat J 1999;78(10):792-800.

CAPÍTULO 34 | REFLUJO GASTROESOFÁGICO EN ADULTOS

Dr. Javier Dibildox M.
Dr. Héctor Soto Priante

El reflujo gastroesofágico es un fenómeno fisiológico normal, que se presenta intermitentemente en la mayoría de la gente, particularmente después de la ingestión de alimentos. El reflujo ocurre con mayor frecuencia durante el día, pero el daño a las mucosas es más severo durante la noche, debido a que la deglución ocurre con menor frecuencia al dormir. El reflujo gastrogastroesofágico se presenta cuando la cantidad del jugo gástrico que se regresa al esófago excede los límites normales, causando síntomas con o sin lesiones de la mucosa esofágica.

El reflujo gastroesofágico generalmente manifiesta síntomas típicos como la pirosis, regurgitación y dispepsia, en tanto que los pacientes con reflujo extraesofágico presentan, con mayor frecuencia, síntomas atípicos como la disfonía, sensación de cuerpo extraño, carraspera o tos, además, solo el 50% se manifiesta con los síntomas clásicos. El reflujo gastroesofágico ha sido implicado en la patogénesis de múltiples patologías otorrinolaringológicas, como el *globus* faríngeo, faringitis crónica, edema de Reinke, laringitis crónica posterior, úlceras laríngeas de contacto, granulomas post-intubación, nódulos vocales, estenosis subglótica, laringoespasmo paroxístico, carcinoma laríngeo, carcinoma de la hipofarínge, síndrome de muerte súbita infantil y la rinosinusitis crónica.

1.- EPIDEMIOLOGÍA

El reflujo gastroesofágico es una enfermedad endémica que afecta aproximadamente al 10% de la población y ocupa el 90% de las enfermedades del esófago. Se estima que la incidencia de síntomas y signos otorrinolaringológicos, relacionados con el reflujo gastroesofágico, es del 4 al 10% de los casos. Aproximadamente el 7% de la población sufre episodios de agruras diariamente, un 40% mensualmente y entre el 20 a 40% sufren una exposición excesiva al jugo gástrico regurgitado. El reflujo ocurre en cualquier edad, pero después de los 40 años de edad la prevalencia se incrementa. Los pacientes del sexo masculino desarrollan esofagitis en proporción de 2:1 a 3:1 y esófago de Barrett de 10:1, en comparación con las mujeres.

2.- FISIOPATOLOGÍA

El esófago es un tubo neuromuscular cubierto por un epitelio escamoso estratificado, salvo en la porción distal que mide de 1 a 3 cm, que está cubierta por un epitelio columnar. El esófago está provisto de 3 áreas de constricción natural: una a nivel del músculo cricofaríngeo, la otra en el área donde la aorta y el bronquio principal izquierdo lo cruzan en su porción anterior y la tercera a nivel del esfínter esofágico inferior. Las funciones del esófago son el transporte de alimentos, la prevención de la regurgitación y la expulsión de material gaseoso estomacal. La deglución consta de 3 fases, la 1ª es la fase oral voluntaria, donde se preparan los alimentos para la deglución. Al desplazase el bolo alimenticio hacia la faringe se cierra la glotis y la nasofaringe. La 2ª fase es la faríngea involuntaria donde el bolo alimenticio se canaliza al esófago, y con la acción de los músculos constrictores el bolo alimenticio se canaliza al esófago, y con la acción de los músculos constrictores de la faringe, el esfínter esofágico superior se relaja y permite el paso del alimento al esófago, donde se inician las ondas peristálticas esofágicas. La 3ª es la esofágica formada por la peristalsis primaria que es la contracción que ocurre a una velocidad de 5 a 10 cm por segundo a lo largo del esófago, seguido por la perístasis secundaria que se inicia con la distensión del esófago, o por el reflujo gastroesofágico, con lo que se elimina el alimento remanente.

2.1.- ESFÍNTER ESOFÁGICO SUPERIOR

El músculo cricofaríngeo forma el esfínter esofágico superior, el cual se relaja y contrae en forma armónica durante la deglución continua, lo que previene la entrada de aire durante la respiración. Cuando el esófago se distiende o se expone al jugo gástrico, la presión del esfínter esofágico superior se incrementa, previniendo así la regurgitación. La relajación del esfínter esofágico superior, sucede al inhibirse la contracción tónica del esfínter, antes de la contracción peristáltica faríngea, permitiendo el paso del bolo alimenticio y estimulando el peristaltismo primario.

2.2.- ESFÍNTER ESOFÁGICO INFERIOR

El esfínter esofágico inferior está formado por la membrana frenicoesofágica, las fibras de soporte gástrico, la crura diafragmática derecha, la longitud del esófago intraabdominal y por los pliegues mucosos de la unión gastroesofágica. El esfínter esofágico inferior mantiene una presión de 10 a 40 mm de Hg, en un área de 2 a 4 cm de largo, lo que previene el reflujo del contenido gástrico al esófago inferior. El esfínter se relaja por un estímulo vagal durante la deglución, para permitir la entrada del bolo alimenticio al estómago, o por una estimulación dependiente sin relación con la deglución, que se conoce como la relajación transitoria del esfínter esofágico inferior. Las relajaciones transitorias del esfínter esofágico inferior, son más largas que las inducidas por la deglución.

2.3.- ELIMINACIÓN ESOFÁGICA DEL ÁCIDO GÁSTRICO

La eliminación del contenido gástrico ácido intraesofágico, es un factor de gran importancia en la duración de la exposición de la mucosa esofágica con el contenido del reflujo gastroesofágico. La peristalsis esofágica canaliza el reflujo hacia el estómago y la deglución de saliva, rica en bicarbonato, neutraliza el contenido ácido residual en el esófago.

2.4.- RESISTENCIA DE LA MUCOSA ESOFÁGICA

La resistencia epitelial del esófago, previene los daños causados por el reflujo gastroesofágico, mediante una barrera formada por la membrana celular, puentes intercelulares, moco y agua. El reflujo gastroesofágico sintomático es causado por una exposición prolongada de la mucosa esofágica al ácido y a la pepsina del contenido gástrico. El daño al esófago se atribuye principalmente a la pepsina, la cual sólo se activa con un pH menor de cuatro. El bicarbonato de la saliva que desciende con cada deglución es un factor importante en la neutralización del ácido regurgitado y en la prevención del daño al epitelio del esófago.

2.5.- VACIAMIENTO GÁSTRICO

El retraso del vaciamiento gástrico puede provocar reflujo, pero se considera como un factor menor en la patogénesis del reflujo. Los pacientes con retraso del vaciamiento gástrico, presentan distensión y envaramiento post-prandial, lo que incrementa la presión intragástrica que vence al esfínter esofágico inferior y se presenta el reflujo gastroesofágico. Aproximadamente el 40 a 60% de los pacientes con reflujo gastroesofágico, muestran un vaciamiento gástrico lento. Algunos alimentos como el café, alcohol, condimentos, chocolates, harinas, grasas, bebidas gaseosas y de cola, o algunos medicamentos como los agentes bloqueadores del calcio, nitritos, benzodiazepinas, β-bloqueadores o las hormonas como la progesterona, glucagón, gastrina y el polipéptido vasoactivo intestinal y el tabaquismo, disminuyen la presión del esfínter esofágico inferior, favoreciendo el reflujo del contenido gástrico. En resumen, las defensas naturales del organismo evitan el reflujo. En reposo el músculo se mantiene en contracción, cuando el esfínter esofágico inferior mantiene una presión y períodos de relajación transitorios normales. La unión gastroesofágica se localiza por debajo del diafragma, para que la crura del esfínter esofágico inferior trabaje como un esfínter externo. El reflujo gastroesofágico ocurre cuando uno o más de estos mecanismos protectores funciona anormalmente, aunque una anomalía funcional o mecánica del esfínter esofágico inferior, se considera como la causa más común del reflujo gastroesofágico.

3.- CUADRO CLÍNICO

El reflujo gastroesofágico se manifiesta con sintomatología esofágica o extraesofágica. Los síntomas típicos del reflujo son la pirosis, regurgitación y la disfagia; en tanto que los síntomas atípicos son la tos, sibilancias, disfonía y dolor torácico. Alrededor del 80 a 90% de los pacientes con reflujo gastroesofágico sintomático tienen una hernia del hiato, pero ésta no es sinónimo de reflujo, ni el reflujo debe ser sinónimo de hernia hiatal.

3.1.- PIROSIS

El síntoma más común del reflujo es la pirosis retroesternal o epigástrica, que normalmente ocurre entre 35 y 45 minutos después de la ingestión de los alimentos. Tiene una duración entre 20 minutos a 2 horas y se manifiesta como una sensación de dolor o quemadura. La pirosis puede presentarse durante el día o por la noche, siendo la nocturna la de mayor importancia clínica, debido a que durante el sueño la deglución es menos frecuente, lo que permite un mayor tiempo de exposición al contenido gástrico, incrementando así la incidencia de esofagitis. El reflujo es la causa más frecuente de dolor torácico que simula un infarto del miocardio. El dolor o sensación de quemadura, generalmente se inicia en la región epigástrica y puede irradiarse al tórax, garganta y brazo. Las comidas abundantes, grasosas y ricas en condimentos, con frecuencia son el factor precipitante de la pirosis.

3.2.- REGURGITACIÓN

La regurgitación es el segundo síntoma típico del reflujo gastroesofágico. La regurgitación del contenido gástrico no gaseoso hacia la faringe o boca, provoca un sabor ácido o amargo en la boca. La regurgitación se exacerba con los cambios posturales, y ocasionalmente, provoca broncoaspiración nocturna.

3.3.- DISFAGIA

El dolor o molestia al deglutir generalmente se asocia a cambios inflamatorios de la mucosa esofágica, en los pacientes con un reflujo severo o crónico. Un tercio de los pacientes con reflujo gatroesofágico se quejan de disfagia y sensación de cuerpo extraño en la garganta o en la región retroesternal, la cual puede ser causada por una estrechez o estenosis del esófago, o por un problema funcional del peristaltismo esofágico.

3.4.- TOS Y ASMA

Las sibilancias y la tos de predominio nocturno se presentan por la aspiración del contenido gástrico al árbol traqueobronquial, o son provocadas por un reflejo vagal que causa broncoconstricción. Además, el reflujo disminuye el umbral de la tos. Aproximadamente el 50% de los pacientes con asma inducida por el reflujo, no presentan pirosis. Con frecuencia los pacientes se despiertan con disnea y tos, sobretodo después de una comida abundante y rica en grasas, alcohol y alimentos condimentados. El tratamiento médico con medicamentos inhibidores de la bomba de protones mejora los síntomas del asma y reduce el uso de medicamentos antiasmáticos en más del 60% de los pacientes, aunque sólo un 25% de los pacientes tratados mejoran los flujos espiratorios.

3.5.- LARINGOESPASMO

La microaspiración nocturna del contenido gástrico ocurre con frecuencia en los pacientes con reflujo severo, principalmente cuando están en una posición supina. Algunos pacientes se despiertan súbitamente, manifestando obstrucción respiratoria aguda, que impide la inspiración y el paciente siente que se va a morir por asfixia. Sin embargo, se ha considerado que por una hipersensibilidad visceral, puede producirse el laringoespasmo durante un episodio de reflujo, aún antes de que el material haya salido del esófago. La duración del espasmo es de unos segundos de cierre glótico completo, seguido de estridor y dificultad inspiratoria, con o sin tos, durante los siguientes segundos a minutos.

3.6.- DISFONÍA

La irritación de las cuerdas vocales por quemadura química, generalmente es causada por el reflujo. La disfonía se manifiesta con un predominio matutino y mejora gradualmente durante el resto del día, para reaparecer al día siguiente.

3.7.- CARRASPEO Y DESCARGA RETRONASAL

El carraspeo y la sensación de escurrimiento de flemas en la orofaringe se presentan con mucha frecuencia en los pacientes con reflujo. El jugo gástrico remueve la capa protectora de moco en la pared posterior de la faringe, provoca resequedad e inflamación y se incrementa la producción de moco, por lo que el paciente carraspea con frecuencia.

4.- INVESTIGACIÓN CLÍNICA

Los estudios de laboratorio rara vez son requeridos, salvo en los pacientes con tumores malignos o síndrome de Plummer-Vinson para valorar la posibilidad de anemia.

4.1.- ESOFAGOGRAMA CON BARIO

El trago de bario o esofagograma es particularmente útil en la investigación clínica de los pacientes con disfagia. El esofagograma valorara la motilidad esofágica y la aspiración del material en la vía aérea inferior. Además se detectan algunas anomalías como las bandas, estenosis, tumores, divertículos, úlceras, masas extrínsecas y la forma y localización de las hernias del hiato. La videograbación del procedimiento es muy útil en la valoración de los trastornos de motilidad esofágica.

4.2.- ENDOSCOPIA ESOFAGOGASTRODUODENAL

La endoscopia permite detectar la esofagitis, esófago de Barrett, úlceras, erosiones, atrofia y otras lesiones en la mucosa gástrica y en el duodeno, relacionados con el reflujo. El 50% de los pacientes con reflujo gastroesofágico muestran en la endoscopia diversos grados de esofagitis.

4.3.- MANOMETRÍA ESOFÁGICA

La manometría esofágica permite valorar la función del esfínter esofágico inferior y la peristalsis del esófago, además es un procedimiento útl para determinar el sitio de colocación de los electrodos durante la Ph-metría.

4.4.- Ph-METRÍA AMBULATORIA DE 24 HORAS

El estándar de oro en el diagnóstico del reflujo gastroesofágico es la Ph-metría de 24 horas, la cual tiene una sensibilidad del 96% y una especificidad del 95%. La Ph-metría es una prueba cuantitativa del reflujo gastroesofágico y además permite valorar la correlación de la aparición de los síntomas y los episodios de reflujo. Los pacientes con diagnóstico endoscópico de reflujo no requieren de la Ph-metría. Sin embargo, el esófago presenta algunos episodios de reflujo "fisiológico", en ausencia de reflujo por arriba del esfínter esofágico superior, por lo cual se puede efectuar la Ph-metría de 24 horas con doble sensor, para detectar los posibles episodios de reflujo extraesofágico. La manometría con Ph-metría se indica en los pacientes sintomáticos en tratamiento con drogas inhibidoras de protones, casos recurrentes al suspender el tratamiento y en la investigación de los síntomas atípicos, como el dolor torácico en pacientes sin esofagitis.

4.5.-ESTUDIOS DE IMPEDANCIA Y Ph METRIA

En los pacientes monitorizados con estudios de impedancia y Ph-metría durante 24 horas, se pueden detectar los episodios de reflujo de ácido gástrico y los episodios de reflujo no gástrico de un contenido intestinal y biliar.

4.6.- MEDICION DEL VACIAMIENTO GÁSTRICO

El retraso del vaciamiento gástrico se presenta en el 60% de los pacientes, pero se considera como un factor menor en la patogénesis del reflujo. Los pacientes con retraso del vaciamiento gástrico, presentan distensión y envaramiento post-prandial, además de los síntomas característicos del reflujo.

4.7- MONITORIZACION DEL Ph INTRAGASTRICO DURANTE 24 HORAS

Con este estudio se documenta la persistencia de la producción de ácido gástrico, a pesar de un manejo con inhibidores de bomba de protones adecuado, o bien con la ingestión de alimentos ácidos que hacen que el tratamiento falle.

4.8- GAMAGRAFÍA CON TECNESIO 99 Y TOMOGRAFÍA PULMONAR

El rastreo gamagráfico se utiliza cuando se quiere demostrar la broncoaspiración de un material radiactivo ingerido. Sin embargo, siendo las aspiraciones pulmonares las causantes de las alteraciones segmentarias en la ventilación/perfusión, en la actualidad se prefiere la tomografía computarizada con un protocolo de tromboembolia pulmonar, lo que permite demostrar las aspiraciones previas, sin necesidad de esperar un nuevo evento de aspiración del material radioactivo ingerido como material de contraste.

4.9- VALORACION OTORRINOARINGOLÓGICA

En la cavidad oral se puede valorar la erosión del esmalte dentario, particularmente en la cara faríngea de los dientes incisivos y caninos. Además puede existir una faringitis inespecífica, edema e hiperemia de la mucosa laríngea y edema de las cuerdas vocales falsas que se manifiesta con un cierre parcial o total de los ventrículos laríngeos, edema leve de las cuerdas vocales, o un daño severo que parece un edema de Reinke o de una corditis polipoidea. Puede encontrarse edema interaritenoideo y de la mucosa de los cartílagos aritenoides, ulceraciones y granulomas en el borde libre y porción posterior de las cuerdas vocales y edema subglótico. Se han elaborado una tabla de signos y síntomas para cuantificar en una forma más objetiva y establecer la posibilidad de que el paciente presenta reflujo, donde una puntuación de 13 o mayor, sugiere la presencia del reflujo gastroesofágico. (Tabla I.)

Tabla del índice de los síntomas del reflujo						
En el último mes ¿Qué tanto se ha sentido afectado por?	0= Sin problema 5=Problema severo					
Disfonía	0	1	2	3	4	5
Carraspeo	0	1	2	3	4	5
Exceso de flema o moco en la garganta o retronasal	0	1	2	3	4	5
Disfagia a sólidos, líquidos o tabletas	0	1	2	3	4	5
Tos post-prandial o en decúbito	0	1	2	3	4	5
Sensación de ahogo o asfixia	0	1	2	3	4	5
Tos molesta	0	1	2	3	4	5
Sensación de cuerpo extraño o moco faríngeo	0	1	2	3	4	5
Dolor torácico, precordial, indigestión o reflujo	0	1	2	3	4	5

Tabla I.- Indice de los síntoma del reflujo, según Belafsky et al., 2002.
Una puntuación de 13 o mayor, sugiere reflujo

5.- TRATAMIENTO

El tratamiento se orienta al control de la sintomatología, mejoría de la esofagitis y en la prevención de las complicaciones. Hay dos opciones de tratamiento: una es un tratamiento empírico con medicamentos inhibidores de la bomba de protones, donde una respuesta favorable se considera como prueba diagnóstica; la otra es la de solicitar pruebas diagnósticas antes del tratamiento. Importante de señalar es que el tratamiento requiere una dosis de inhibidores de la bomba de protones cada doce horas, contrario a la dosis única requerida para gastritis, esofagitis o reflujo que no es extraesofágico.

5.1.- DIETA Y MEDIDAS GENERALES

El tratamiento del reflujo gastroesofágico incluye la pérdida de peso en los pacientes obesos/sobrepeso, no dormir con ropas ajustadas, suprimir el tabaquismo y no ingerir bebidas gaseosas y alcohólicas, grasas, alimentos condimentados, comidas abundantes, cítricos, chocolate, café y harinas procesadas. El paciente debe esperar alrededor de 3 horas antes de acostarse y se recomienda elevar la cabecera de la cama de 15 a 20 cms.

5.2.- TRATAMIENTO FARMACOLÓGICO

La ingestión de antiácidos después de los alimentos y antes de acostarse, son útiles en el control de los síntomas leves. Los medicamentos citoprotectores como el sulfacrate, son efectivos en el tratamiento de las úlceras gástricas, úlceras duodenales y en el reflujo gastroesofágico. Los agentes bloqueadores H2, son la primera elección en los pacientes con esofagitis con sintomatología de leve a moderada y en la terapia de mantenimiento para prevenir las recaídas. En los pacientes con una esofagitis leve, la mejoría ocurre en el 70 a 80% de los pacientes. El uso prolongado de los bloqueadores H2 como la cimetidina, ranitidina o famotidina, pueden provocar taquifilaxia, por lo que su eficacia en los tratamientos de largo plazo pudiera ser menos efectiva.

Los medicamentos inhibidores de la bomba de protones son los medicamentos que consistentemente elevan el pH gástrico por arriba de 5, cifra en que la pepsina es inactivada. Su mecanismo de acción se basa en el bloqueo del paso final de la secreción de los iones H+ y K+ de la célula parietal. Son más efectivos cuando se administran en ayuno. Los inhibidores de la bomba de protones como el omeprazol, lansoprazol, rabeprazol, pantoprazol y esomeprazol, son los medicamentos más potentes en el tratamiento del reflujo gastroesofágico. Sin embargo, algunos alimentos con un pH muy ácido son capaces de activar la pepsina, aún y cuando se haya bloqueado la producción de ácido clorhídrico con los medicamentos. Los agentes procinéticos mejoran la motilidad del esófago y del estómago, facilitando el vaciamiento del contenido gastroesofágico. Son efectivos en los casos moderados y por lo general se administran conjuntamente con antiácidos y supresores de la secreción ácida. La metoclopramida aumenta el tono del esfínter esofágico inferior y facilita el vaciamiento gástrico. Otros medicamentos procinéticos son la domperidona y la cisaprida. Sin embargo, la metoclopramida causa efectos secundarios extrapiramidales o disquinesia tardía, en tanto que la cisaprida provoca alteraciones del intervalo QT en el electrocardiogramà, con potenciales arritmias cardiacas fatales, circunstancia que ha limitado su administración.

5.3.- TRATAMIENTO QUIRÚRGICO

Aproximadamente el 80% de los pacientes presentan síntomas recurrentes no progresivos y son manejados fácilmente con medicamentos, el 20% restante presenta una enfermedad progresiva que puede causar complicaciones severas, como las estenosis y el esófago de Barrett. En éste grupo de pacientes, el tratamiento quirúrgico debe considerarse en los estadios iniciales. La fundoplastia laparoscópica está indicada en los pacientes sintomáticos, a pesar de un tratamiento médico adecuado, o en los pacientes que desean un tratamiento definitivo. También se indica en los pacientes con esófago de Barrett y en los pacientes con síntomas atípicos no controlados con medicamentos como la tos, sibilancias, asma, broncoaspiración, disfonía, faringitis crónica y erosión del esmalte dental. Después de realizada la cirugía, la mejoría clínica empieza a notarse 6 meses después.

REFERENCIAS BIBLIOGRÁFICAS

1. Armstrong D, Kazim F, Gervais M: Early relief of upper gastrointestinal dyspeptic symptoms: A survey of empirical therapy with pantoprazole in Canadian clinical practice. Can J Gastroenterol 2002; 16(7):439-450.

2. Bremner RM, Bremne CG, DeMeester TR: Gastroesophageal reflux: the use of pH monitoring. Curr Probl Surg 1995;32(6):429-458.

3. Belafsky, PC, Postma, GN, Koufman, JA Validity and reliability of the reflux symptom index. J Voice 2002;16(2):274-277.

4. Chen MY, Ott DJ, Sinclair JW, et al: Gastroesophageal reflux disease: correlation of esophageal pH testing and radiographic findings. Radiology 1992;185(2):483-486.

5. Costantini M, Crookes PF, Bremner RM: Value of physiologic assessment of foregut symptoms in a surgical practice. Surgery 1993;114(4):780-6; discussion 786-787.

6. Hetzel DJ, Dent J, Reed WD: Healing and relapse of severe peptic esophagitis after treatment with omeprazole. Gastroenterology 1988;95(4):903-912.

7. Hinder RA, Stein HJ, Bremner CG: Relationship of a satisfactory outcome to normalization of delayed gastric emptying after Nissen fundoplication. Ann Surg 1989;210(4):458-64.

8. Irwin, Curley, FJ, French CL: Chronic cough due to GERD. Am J. Gastroenterol. 2000; 95:S9- S14.

9. Irwin et al. :Managing cough as a defense mechanism and as a symptom. Am Rev. Respir Dis 990:141:640-647.

10. Katz, et al Extraesophageal GERD mechanisms. State of the art; extraesophageal manifestations of gastroesophageal reflux disease. Rev. Gastroenterol Disord. 2005;5(3):126-134.

11. McCallum RW, Berkowitz DM, Lerner E: Gastric emptying in patients with gastro esophageal reflux. Gastroenterology 1981;80(2):285-291.

12. Richter JE: Extraesophageal presentations of gastroesophageal reflux disease. Semin Gastrointest Dis 1997 Apr; 8(2):75-89.

13. Roberts, JR, Castell, D.O. Gastroesophageal Reflux Disease (GERD).In: Conn's Curr Therapy. 2013:523-524.

14. Szarka LA, DeVault KR, Murray JA: Diagnosing gastroesophageal reflux disease. Mayo Clin Proc 2001;76(1):97-101.

15. Triadafilopoulos G, DiBaise JK, Nostrant TT: The Stretta procedure for the treatment of GERD: 6 and 12 month follow-up of the U.S. open label trial. Gastrointest Endosc 2002;55(2):149-156.

16. Wenner J, Nilsson G, Oberg S: Short-term outcome after laparoscopic and open 3600 fundoplication. A prospective randomized trial. Surg Endosc 2001;15(10):1124-1128.

17. Winter HS, Madara JL, Stafford RJ, et al: Intraepithelial eosinophils: a new diagnostic criterion for reflux esophagitis. Gastroenterology 1982;83(4):818-823.

18. Woo P, Noordzij P, Ross JA: Association of esophageal reflux and globus symptom: comparison of laryngoscopy and 24-hour pH manometry. Otolaryngol Head Neck Surg 1996;115(6): 502-507.

19. Yamamoto AJ, Levine MS, Katzka DA: Short-segment Barrett's esophagus: findings on double contrast esophagography in 20 patients. AJR Am J Roentgenol 2001; 176(5):1173-1178.

CAPÍTULO 35 | MANIFESTACIONES DEL REFLUJO EXTRAESOFÁGICO EN NIÑOS

Dr. John D. Donaldson

Las enfermedades crónicas en los niños con frecuencia tienen etiologías oscuras, pero ninguna se manifiesta con una variedad tan amplia de presentaciones secundarias, como las observadas en el reflujo del tracto gastrointestinal en las áreas intra y extraesofágicas.

1.- PRESENTACIÓN

Es muy importante que el médico de primer contacto se familiarice con las diferentes formas de presentación, algunas aparentes pero muchas sutiles, de la enfermedad por reflujo extraesofágico. En cada paciente que se presenta con síntomas atribuibles al reflujo, se debe evaluar cuidadosamente el tracto aerodigestivo, para determinar si ésta es la etiología subyacente. Al igual que en otras condiciones que se presentan con una amplia variedad de síntomas, es muy importante considerar a la enfermedad por reflujo extraesofágico en el diagnóstico diferencial para evitar las secuelas a largo plazo. La característica consistente de muchos de los síntomas atribuidos a la enfermedad por reflujo extraesofágico, es la cronicidad y el fracaso de los tratamientos convencionales. El diagnóstico temprano de la enfermedad por reflujo gastroesofágico, como la etiología subyacente de los síntomas, evitan las secuelas permanentes en los niños. Los síntomas más frecuentes son:

1.1.- TOS

La tos crónica es la presentación más común de la enfermedad por reflujo extraesofágico en los niños, pero al mismo tiempo es la presentación más común en el asma. La tos asociada con la enfermedad por reflujo extraesofágico en los niños, generalmente empeora al acostarse y es una tos seca, como la del croup, que puede ser episódica. No tiende a asociarse con las infecciones de las vías aéreas superiores.

1.2.- TRASTORNOS DE LA VOZ

Las anormalidades laríngeas causan que la voz se enronquezca. Cuando la ronquera o disfonía está asociada a la enfermedad por reflujo extraesofágico tiende a ser episódica y con mayor frecuencia asociada a una tos seca o persistente. Los nódulos vocales, pólipos laríngeos y la "laringitis crónica", son comúnmente asociados con la enfermedad por reflujo extraesofágico en los niños. La voz opaca o de "papa caliente", cuando es crónica, normalmente es causada por una hipertrofia de las amígdalas linguales, del istmo de las fauces o del tejido adenoideo y amigdalino.

1.3.- GLOBUS O SENSACIÓN DE CUERPO EXTRAÑO

La sensación de sentir una bola o cuerpo extraño en la garganta con o sin carraspera, es un síntoma común de la enfermedad por reflujo extraesofágico. Puede asociarse con los trastornos a la deglución.

1.4.- DOLOR

Las quejas de dolor de garganta continuo o la disfagia persistente, especialmente cuando empeoran por la mañana, son probablemente secundarias al reflujo. Con excepción de la formación de abscesos crónicos, el dolor de garganta causado por una infección casi nunca es continuo.

1.5.- HALITOSIS

En los niños con halitosis persistente se debe buscar reflujo extraesofágico. Estos síntomas casi nunca se relacionan con las patologías nasosinusales o con las infecciones amigdalinas. Una vez que la enfermedad dental o un cuerpo extraño han sido descartados, el médico debe sospechar la presencia del reflujo extraesofágico como etiología.

1.6- ARQUEO

Los lactantes tienden a presentar episodios de arqueo hacia atrás frecuentemente asociados con el llanto, cuando sienten una sensación cáustica por el reflujo en el esófago. Esto signo debe de ser interrogado intencionadamente.

1.7.- CROUP RECURRENTE

Cuando los niños presentan una tos metálica o tipo croup, especialmente cuando los episodios no se asocian con una infección de la vía aérea superior concurrente, se debe pensar en la enfermedad por reflujo extraesofágico por su impacto en la subglotis, tráquea y bronquios. El "croup espasmódico" es un término que describe el inicio súbito del estridor, que con frecuencia mejora al vomitar y muy probablemente es un síntoma de enfermedad por reflujo extraesofágico.

1.8.- NEUMONÍA RECURRENTE

En cada niño con neumonía recurrente, especialmente cuando afecta los lóbulos pulmonares inferiores, se debe investigar si hay reflujo extraesofágico, al igual que en las bronquiectasias en los lóbulos inferiores del pulmón. Los niños con enfermedad neuromuscular, presentan un riesgo mayor de padecer neumonías recurrentes.

1.9.- DISFAGIA O SENSACIÓN DE AHOGAMIENTO

Las quemaduras químicas en la región del músculo cricofaríngeo, muy probablemente causan espasmo y sensación de ahogarse o atragantarse con los alimentos sólidos. Esto puede llevar a la sensación de un cuerpo extraño, pérdida de peso o inflamación de la hipofaringe. Un lactante que rechaza al biberón o el amamantamiento, generalmente se interpreta como una intolerancia a la fórmula o a un problema neurológico, pero en realidad es una manifestación del reflujo. Todos los infantes que no suben de peso requieren ser evaluados para descartar la presencia de reflujo.

1.10.- APNEA

Los infantes con eventos que ponen en peligro la vida o "casi muerte súbita infantil", deben examinarse para descartar la enfermedad por reflujo extraesofágico. En los niños mayores y adultos jóvenes, la apnea obstructiva del sueño relacionada con la enfermedad por reflujo extraesofágico, generalmente se relacionada con la hipertrofia amigdalina. El mecanismo de esta etiología será explicada posteriormente.

1.11.- INFECCIONES DE LA VÍA AÉREA SUPERIOR

Se ha mostrado que la rinosinusitis y la otitis media persistente con derrame se relacionan con la enfermedad por reflujo extraesofágico en algunos niños. Aunque esta es una etiología más oscura para estas enfermedades, se debe considerar a la enfermedad por reflujo extraesofágico, cuando las causas más comunes han sido eliminadas y cuando las terapias usuales han fracasado.

2.- FISIOPATOLOGÍA

El reflujo gastroesofágico resulta por una relajación transitoria del esfínter esofágico inferior y del reflujo del contenido gástrico hacia el esófago inferior. Este mecanismo aumenta con el incremento de la presión intraabdominal y por la resistencia al vaciamiento gástrico. Para determinar si el reflujo del contenido gástrico realmente causa una enfermedad dentro del esófago (enfermedad por reflujo gastroesofágico), o del tracto aérodigestivo superior (enfermedad por reflujo extraesofágico) son factores a considerar, como la frecuencia del reflujo, la acidez gástrica, la peristalsis del esófago, la resistencia de la mucosa y la respuesta de la vía aérea determinan la severidad del reflujo gastroesofágico en los espacios superiores. La contracción gástrica y la resistencia del píloro, juegan un papel en la generación del reflujo gastroesofágico y ambas deben ser apropiadamente valoradas para determinar la terapia adecuada.

3.- DIAGNÓSTICO

El diagnóstico de la enfermedad por reflujo extraesofágico generalmente puede hacerse en el consultorio, siempre y cuando el médico tenga un alto índice de sospecha y haga preguntas adecuadas al paciente y a los padres. Los exámenes invasivos sofisticados y otros procedimientos diagnósticos, con frecuencia son innecesarios inicialmente.

3.1.- CUADRO CLÍNICO

La historia clínica es el arma diagnóstica más importante para el médico de primer contacto y para el especialista. Cuándo hay un alto índice de sospecha, el médico deberá buscar evidencia de los síntomas relacionados con el reflujo extraesofágico, como son la tos, eructos de sabor ácido, dolor de estómago por gas, disfonía intermitente, disfagia, sibilancias, sensación de cuerpo extraño en la garganta, dolor de garganta persistente, carraspera o agruras. Cuando la historia clínica es positiva, ésta es un factor positivo que orienta al diagnóstico del reflujo extraesofágico, sin embargo, no es raro que no se encuéntren los síntomas que normalmente uno esperaría asociar con la enfermedad por reflujo extraesofágico, pero si el médico sospecha dicha enfermedad, no deberá abandonar la búsqueda de la etiología. El vómito, hematemesis, pérdida de peso, irritabilidad y dolor abdominal en el infante y niños pequeños, son manifestaciones sugestivas de un reflujo gastroesofágico, que deberá ser confirmado o descartado por el médico. Este tópico está fuera del objetivo de éste capítulo, que se enfoca en la enfermedad por reflujo extraesofágico.

3.2.- EXAMEN FÍSICO

El examen físico incluye la valoración de todos las estructuras del tracto aerodigestivo superior, incluyendo la inspección de las cuerdas vocales. Mientras que la última puede retrasarse temporalmente en ausencia de disfonía o estridor, la laringoscopia directa o indirecta deberá realizarse antes de dar de alta a cualquier paciente con síntomatología de la vía aérea. El médico deberá documentar el tamaño y los cambios topográficos de las estructuras del istmo de las fauces, amígdalas palatinas, nasofaríngeas y linguales. La úvula frecuentemente se ve edematosa o muy larga. Estos pueden ser signos de irritación crónica de las superficies mucosas de cualquier parte de las vías aéreas superiores. El examen de la laringe puede lograrse durante la laringoscopia indirecta con un espejo en la mayoría de los niños mayores de 4 años. Cuando esto no es posible, la nariz, el espacio postnasal, las cuerdas vocales y la hipofaringe, pueden examinarse simultáneamente y con facilidad en el consultorio por el otorrinolaringólogo, con la nasofaringolaringoscopia flexible. Dentro de la laringe el médico busca información sobre la calidad de la mucosa, nódulos o pólipos y con frecuencia es posible observar la subglotis. Si se observa un estrechamiento o estenosis, éste hallazgo deberá ser documentado. El edema de la mucosa postcricoidea se asocia con frecuencia a la enfermedad por reflujo extraesofágico.

El movimiento de las cuerdas vocales generalmente no está alterado, pero debe ser valorado, si existen síntomas laríngeos agudos, que pueden relacionarse con la aspiración por una parálisis de cuerdas vocales. La función de las cuerdas vocales también puede valorarse escuchando las características de la tos. La parálisis unilateral aguda de las cuerdas vocales resulta en una tos con un sonido de escape de aire. Durante el examen físico se deberán tomar cultivos de cualquier área sospechosa de albergar una infección. Es muy importante informar al laboratorio de lo qué estamos buscando, para prevenir un reporte que diga "flora normal".

3.3.- DIAGNÓSTICO POR IMAGEN

Tradicionalmente el trago de bario ha sido el procedimiento de elección, desafortunadamente, la especificidad de ésta técnica es un tanto baja, alrededor del 65% como máximo. Un estudio positivo elimina las dudas, pero un estudio negativo no debe afectar el entusiasmo en la búsqueda del diagnóstico de la enfermedad por reflujo extraesofágico. Cuando se pide dicho estudio el médico debe evaluar la primera fase oral de la deglución, valorar la función del músculo cricofaríngeo y descartar una fístula traqueoesofágica o una hendidura laríngea. Se deberá realizar el trago de bario con el aparato colocado lateralmente, para descartar las dos últimas patologías.

Después de buscar el reflujo, el médico deberá determinar el flujo del vaciamiento pilórico, debido a que un número significativo de niños con reflujo gastroesofágico, muestran una resistencia elevada al flujo gástrico a través del píloro.

La gamagrafía con una fórmula con tecnesio administrado por vía oral permite valorar al estómago, esófago, pulmones e hipofaringe, para determinar si hay reflujo o aspiración. La gamagrafía se realiza entre una a 24 horas posteriores a la ingestión del agente radioactivo. Pero otra vez, el estudio es menos confiable en los niños con enfermedad por reflujo extraesofágico, donde la aspiración puede ser infrecuente.

3.4.- Ph-METRÍA ESOFÁGICA

Una técnica más específica en la valoración del reflujo gastroesofágico es la Ph-metría esofágica. Esta técnica monitoriza el Ph del esófago en diferentes niveles durante un período específico, insertando un electrodo que envía la información a una grabadora. La especificidad de esta técnica se reporta hasta en un 85%, pero otra vez, los resultados negativos no deben desalentar al médico en la búsqueda del reflujo. Esto es especialmente verdadero cuando los síntomas sugieren la presencia de enfermedad por reflujo extraesofágico. Muchos de estos síntomas pueden resultar de un reflujo del contenido gástrico ocasional a la porción superior del tracto aerodigestivo.

3.5.- ENDOSCOPIA CON ASPIRACIÓN Y TOMA DE BIOPSIAS

En ausencia de la confirmación diagnóstica, con otros estudios menos invasivos, el médico deberá realizar una endoscopia completa bajo anestesia general, mediante una laringoscopia, traqueoscopia, broncoscopia y esofagoscopia con tomas de biopsias y lavados para análisis químicos y citológicos. En las biopsias de las áreas sospechosas se busca eosinofilia en la mucosa, particularmente en el área postcricoidea de la laringe o en cualquier área inflamada de la vía aérea o del tracto digestivo. Si no se identifican áreas sospechosas, se deberán tomar biopsias del esófago debido a que frecuentemente solo se demuestra evidencia microscópica del reflujo, porque la inflamación esofágica, inicialmente sólo se observa en la submucosa. Los lavados y cepillados de la vía aérea baja deben enviarse para la identificación citológica de los macrófagos cargados de lípidos y una determinación química de amilasa. En algunas publicaciones recientes se dice que el índice de los macrófagos cargados de lípidos no es tan exacto como inicialmente se pensó, pero la mayoría de los clínicos consideran esta evidencia como un hallazgo único en una investigación compleja. Si el paciente está anestesiado por otras razones, el examen endoscópico de la vía aérea debe realizarse en ese momento para evitar la administración repetitiva de anestésicos. La profilaxis del reflujo debe ser iniciada en cualquier paciente intubado, en quién el reflujo es una posibilidad.

3.6.- PRUEBA TERAPÉUTICA

Una prueba terapéutica debe llevarse a cabo en ciertos casos benignos como la halitosis, la que puede ser tratada con una "prueba terapéutica", en lugar de someter al paciente a los procedimientos invasivos enlistados previamente. Por otro lado, si el médico tiene un alto índice de sospecha de una enfermedad por reflujo extraesofágico, condición que conlleva secuelas significativas, pero las pruebas invasivas son negativas, se considera apropiado tratar esta condición con una "prueba terapéutica".

4.- TRATAMIENTO

El tratamiento médico es la base de la terapia para casi todos los niños con reflujo, ya sean con síntomas de reflujo gastroesofágico o con enfermedad por reflujo extraesofágico. Un número de tratamientos quirúrgicos están disponibles para los casos resistentes al tratamiento médico, que deben realizarse en los niños con enfermedad neuromuscular que han desarrollado secuelas severas y permanentes.

4.1.- CAMBIOS EN LA DIETA

Existe información científica que demuestra, que en los lactantes, una prueba terapéutica administrando una fórmula hipoalérgica es apropiada en los bebés que vomitan sin una causa aparente, por poder presentar esofagitis eosinofílica. El engrosamiento de la fórmula con cereal de arroz, ha mostrado que reduce el reflujo, pero no reduce el vómito. En los niños mayores la dieta es muy importante en el control de la obesidad.

La reducción del consumo de carbohidratos, particularmente por la noche, proporciona una mejoría adicional, como también lo hace el no consumir chocolates, cafeína y la exposición al humo del tabaco. El alcohol es un carbohidrato fácilmente disponible y debe ser evitado.

4.2.- POSICIÓN DEL PACIENTE

En varios estudios se ha mostrado, que en los lactantes acostados boca abajo, se reduce significativamente el reflujo, comparados con los lactantes acostados boca arriba. Los padres y el médico deben poner en una balanza el riesgo reportado del síndrome de muerte súbita infantil en los niños que duermen boca abajo, especialmente cuando se usan camas blandas. El uso prolongado de las sillas para bebés en los automóviles o las sillas infantiles, incrementan el riesgo de una elevación de la presión intrabdominal, por lo que se deben utilizar solo en los tiempos que se viaja en automóvil. Los niños mayores y los adultos jóvenes, se benefician con la elevación de la cabeza y dormir sobre su lado izquierdo.

4.3.- TERAPIA DE NEUTRALIZACIÓN DEL ÁCIDO

Los antiácidos sistémicos, como el bicarbonato de sodio, solo dan una mejoría temporal de los síntomas y no son recomendables en los niños. Algunas preparaciones comerciales, con frecuencia contienen algunos medicamentos que no requieren de receta médica y que no deben administrarse a los niños bajo ninguna circunstancia. La terapia con antiácidos administrados como tabletas masticables o en forma líquida, mejoran algunos de los síntomas agudos, pero no deben ser las base de una terapia crónica.

4.4.- TERAPIA DE SUPRESIÓN DEL ÁCIDO

Hay dos grupos grandes de drogas que suprimen la acidez gástrica. Las dosis y frecuencia se muestran en la Tabla 1.

4.4.1.- INHIBIDORES DE LA BOMBA DE PROTONES

Estos son los medicamentos más efectivos en la supresión de la acidez gástrica. Es muy importante administrarlos correctamente, debido a que no son estables en el ácido gástrico y se administran una o dos veces al día, una hora antes de los alimentos en un estómago vacío. Se presentan en forma granular y puede espolvorearse sobre un puré de manzana para los niños que no pueden o no quieren deglutir una cápsula. Algunos se venden sin receta. Recientemente han salido al mercado presentaciones pediátricas de pantoprazol.

4.4.2.- ANTAGONISTAS DE LOS RECEPTORES H$_2$

Aunque los antagonistas H$_2$ han mostrado menor efectividad que los agentes inhibidores de la bomba de protones, son más fáciles de administrar y son relativamente más baratos.

La tolerancia se presenta después de las seis semanas, por lo que la eficacia de estas drogas debe reevaluarse después de treinta días de administración.

Tabla 1: Medicamentos para el Reflujo Gastroesofágico		
Droga-Genérico	Tipo	Dosis Pediátrica
Omeprazol	IBP	1.0 mg/kg/dosis c/24 o 12 hrs. Adultos 20mg c/12hs.
Lanzoprazol	IB	>2 Años: 1,5 mg/kg c/24 o 12 hrs. Adultos: 15-30 mg c/12hrs.
Cimetidina	ARH2	40 mg/kg/día c/8 o 6 hrs Adultos: 800-1200 mg/dia
Famotidina	ARH2	1.0 mg/kg/día c/12 hrs. Adultos: 20 mg c/12 hrs.
Ranitidina	ARH2	5-10 mg/kg/día c/8 hrs. Adultos: 300 mg c/12 hrs.
Cisaprida	PROCIN	0.8 mg/kg/día c/6 hrs Adultos: 10-20 mg c/6 hrs.

IBP: Inhibidores de la Bomba de Protones

H2RA: Antagonistas de los Receptores de la Histamina-2

PROCIN: Agentes Procinéticos

4.5.- TERAPIA PROCINÉTICA

Un agente procinético, la cisaprida, es eficaz en el manejo del reflujo. Se ha mostrado que estos agentes promueven el vaciamiento gástrico, mejoran la peristalsis esofágica y no afectan el tono del esfínter esofágico inferior. No existe información científica sobre la eficacia de otros agentes procinéticos disponibles, como la metoclopramida y el betanecol, pero ambos presentan efectos adversos significativos. Desafortunadamente la cisaprida ha sido retirada del mercado en los Estados Unidos, debido a la preocupación por su efecto potencial de provocar arritmias cardiacas en algunos niños, y por los eventos adversos cuando se administra concomitantemente con otros medicamentos comunes. Aún está disponible para uso limitado, pero los protocolos complejos para obtenerla hace muy difícil, si no imposible prescribirla, excepto en los casos que presentan secuelas serias y cuando ha fracasado la terapia de la supresión ácida. La cisaprida debe administrarse sólo después de una valoración electrocardiográfica y electrolítica. Se les da a los padres una lista de los medicamentos que afectan la coenzyma P450, de manera que no se administren simultáneamente y se evite así la elevación de los niveles sanguíneos de la cisaprida, con lo que el riesgo de arritmias cardiacas, potencialmente fatales, también aumenta.

4.6.- TERAPIA QUIRÚRGICA

La terapia quirúrgica debe considerarse en los niños que no responden a la terapia médica y en los niños que tienen un alto riesgo de presentar secuelas. Los niños con una enfermedad neuromuscular permanente severa, son los candidatos más probables a la intervención quirúrgica. Generalmente el procedimiento de primera elección es la fundoplicación de Nissen, pero en los niños con problemas de vaciamiento gástrico la piloroplastía es una adición importante al procedimiento. La fundoplicación endoscópica es utilizada cada vez con mayor frecuencia, como alternativa a la cirugía abierta.

Cuando la terapia médica y la fundoplicatura fracasan y se continúa el riesgo de daño al árbol traqueobronquial, se deberán considerar los procedimientos quirúrgicos que protegen la vía aérea. Estos procedimientos incluyen a la traqueotomía, el cierre laríngeo y la laringectomía.

4.7.- CIRUGÍA DE LA APNEA OBSTRUCTIVA DEL SUEÑO

Un número de observadores han mostrado una relación entre la enfermedad por reflujo extraesofágico y la obstrucción de la vía aérea superior, particularmente en la hipertrofia de las adenoides y amígdalas. Se establece un círculo vicioso donde la irritación proveniente del tracto gastrointestinal provoca la hipertrofia amigdalina, que a su vez agrava el reflujo al crear una presión negativa en la hipofaringe. Ocasionalmente el círculo se rompe cuando se encogen las amígdalas con un tratamiento con corticoesteroides, aunque la mayoría de los niños requieren de una amigdalectomía para aliviar el problema. Se busca endoscópicamente la evidencia del reflujo cuando el niño es llevado a cirugía y la recuperación de ambos procedimientos es frecuentemente espontánea, después de la cicatrización. Las manifestaciones extraesofágicas del reflujo gastrointestinal se ven frecuentemente en los consultorios de los médicos de primer contacto, por lo que se debe tener un alto índice de sospecha sobre la existencia del reflujo extraesofágico. El diagnóstico temprano es muy importante para prevenir las secuelas permanentes y para evitar las terapias innecesarias, inefectivas e inapropiadas del manejo sintomático.

REFERENCIAS BIBLIOGRÁFICAS

1. Bauman NM, Sandler AD, et al. Respiratory Manifestations of Gastroesophageal Reflux Disease in Pediatric Patients. Ann Otol Rhinol 1996;105:23-32.
2. Boix-Ochoa J, Rowe MI. Gastroesophageal Reflux. Pediatric Surgery, 5th Edition, Vol. 1. Ed.O'Neill JA, et al. Mosby. 1998: 1007-1023.
3. Bowrey DJ, Peters JH, et al. Gastroesophageal Reflux Disease in Asthma: Effects of Medical and Surgical Antireflux Therapy on Asthma Control. Annals of Surgery. 1999; 231: 161-172.
4. Carr MM, Nguyen A, et al. Correlation of Findings on Direct Laryngoscopy and Bronchoscopy with Presence of Extraoesophageal Reflux Disease. Laryngoscope. 2000; 110: 1560-1562.
5. Colletti RB, Christie DL, et al. Indications for Pediatric Esophageal pH Monitoring. J Pediatr Gastroenterol Nutr. 1995; 21: 253-260.
6. Fonkalsrud EW, Bustroff-Silva J, et al. Antireflux Surgery in Children Under 3 Months of Age. Journal of Pediatric Surgery. 1999; 34: 527-531.
7. Kawahara H, Imura K, et al. Mechanisms Underlying the Antireflux Effect of Nissen Fundoplication in Children. Journal of Pediatric Surgery. 33; 1998: 1618-1622.
8. McMurray JS, Holinger LD. Otolaryngic Manifestations in Children Presenting with Apparent Life Threatening Events. Otolaryngology Head and Neck Surgery. 1997; 116: 575-579.
9. Nelson SP, Chen EH, et al. Prevalence of Symptoms of Gastroesophageal Reflux During Childhood. Arch Pediatr Adolesc Med. 2000; 154: 150-154.
10. Nelson SP, Chen EH, et al. Prevalence of Symptoms of Gastroesophageal Reflux During Infancy. Arch Pediatr Adolesc Med. 1997; 151: 569-572.
11. Orenstein SR. Management of Supraesophageal Complications of Gastroesophageal Reflux Disease in Infants and Children. Am J Med. 2000; 108: 139S-143S.
12. Orenstein SR, Izadnia F, et al. Gastroesophageal Reflux Disease in Children. Gastroenterology Clinics of North America. 1999; 28: 947-969.

13. Orenstein SR, Shalaby TM, Di Lorenzo C, Putnam PE, Sigurdsson L, Mousa H, et al. The spectrum of pediatric eosinophilic esophagitis beyond infancy: a clinical series of 30 children. Am J Gastroenterol 2000; 95: 1422–30.

14. Rudolph CD, Mazur LJ, Liptak GS, Baker RD, Boyle JT, Coletti RB, Gerson W T, Werlin SL. Guidelines for evaluation and treatment of gastroesophageal reflux in infants and children. Recommendations of the North American Society for Pediatric Gastroenterology and Nutrition. J Pediatr Gastroenterol Nutr 2001; 32 Suppl 2: S1–31.

15. Silva AB, Hotaling AJ. Advances in Pediatric Gastroesophageal Reflux Disease. Curr Op Otolaryngol Head Necl Surg 1994;2:508-514.

16. Tirosh E, Jaffe M. Apnea of Infancy, Seizures, and Gastroesophageal Reflux: An Important but Infrequent Association. J Child Neurol. 1996; 11:98-100.

17. Tolia V. Gastroesophageal reflux and supraesophageal complications: really true or ballyhoo? J Pediatr Gastroenterol Nutr 2002; 34: 269–273.

18. Vandenplas Y, Hassall E. Mechanisms of gastroesophageal reflux and Gastroesophageal reflux disease. J Pediatr Gastroenterol Nutr 2002; 35: 19–36.

19. Yellon RF. The Spectrum of Reflux-Associated Otolaryngologic Problems in Infants and Children. Am J Med. 1997; 103: 125S-129S.

20. Zalzal GH, Tran LP. Pediatric Gastroesophageal Reflux and Laryngopharyngeal Reflux. Otolaryngologic Clinics of North America. 33; 2000: 151-161.

CAPÍTULO 36 | EMBRIOLOGÍA, ANATOMIA Y FISIOLOGÍA DE LAS GLÁNDULAS SALIVALES

Dr. Javier Dibildox M.

1.- EMBRIOLOGÍA

Las glándulas salivales se originan entre la 4ª y 8ª semana de la vida intrauterina, en unas proliferaciones celulares compactas llamadas primordios, originadas en el epitelio ectodérmico de la boca. Posteriormente las células desarrollan unos sistemas túbuloacinares provistos de células secretoras. Las glándulas son envueltas por un tejido mesenquimatoso, que forma una cápsula de tejido conectivo. La glándula parótida es la primera en aparecer durante la vida embrionaria, entre la 4ª y 6ª semana de la vida intrauterina. La glándula parótida se origina en la mucosa bucal, a partir de los primordios que emergen del revestimiento del estomodeo o boca primitiva, que posteriormente crecen a lo largo de la porción lateral del músculo masetero. Cuando la glándula crece en una dirección posterior, se encuentra con el nervio facial, que avanza en una dirección anterior y queda envuelto por el tejido salival. La cápsula es formada por el tejido mesenquimatoso que rodea a la glándula e incluye algunos ganglios linfáticos que se funden en el tejido salival. Adicionalmente, el tejido mesenquimatosos forma septos fibrosos interlobulares.

Cuando las estructuras ductales se diferencian, los conductos terminales se dilatan, ramifican y forman cordones sólidos de extremos redondeados, que posteriormente, se convierten en cavidades huecas que forman los conductos. Los extremos redondeados forman los acinos, compuestos por células secretoras serosas. Las células del ducto proximal forman el conducto excretor.

La glándula sublingual se desarrolla durante la 8ª semana del desarrollo intrauterino, en 10 a 20 proliferaciones celulares de los primordios del piso de la boca, provistos con ductos separados. Los acinos pueden tener células productoras de moco o de secreción serosa. La glándula está rodeada de una cápsula mesenquimatosa. Las glándulas salivales menores se originan en los primordios del ectodermo oral y nasofaríngeo y se distribuyen en la boca, nasofaringe, orofaringe, hipofaringe y laringe. Los acinos están provistos de células secretoras serosas.

2.- ANATOMÍA

2.1.- GLÁNDULA PARÓTIDA

La parótida es la glándula salival más grande, con un peso aproximado entre los 14 a 28 g y mide alrededor de 6 cm de altura y 3.5 cm de ancho. La glándula tiene una forma irregular, está situada por debajo de la piel preauricular y está cubierta por una capa de tejido adiposo, rodeada por la capa superficial de la aponeurosis profunda del cuello. La parótida se localiza en el compartimiento parotídeo limitado por arriba por la apófisis cigomática, posteriormente por las porciones cartilaginosa y ósea del conducto auditivo externo, apófisis mastoidea, músculo esternocleidomastoideo y el vientre posterior del digástrico. Medialmente, está limitada por la apófisis estiloides y sus músculos y ligamentos. Anteriormente, está limitada por delante por el músculo masetero y por el músculo pterigoideo medial. En su cara externa, posteriormente la cruza el nervio aurícu lotemporal y la arteria y vena temporal superficial. En su borde inferior se encuentra la vena retromandibular y sus conexiones con la venas yugular interna y externa. En el borde anterior, se encuentran las ramas anteriores del nervio facial. El nervio auricular mayor se localiza en la porción externa y posterior de la glándula.

La glándula parótida es dividida por el nervio facial, en un lóbulo superficial y un lóbulo profundo, que están unidos por un istmo de tejido glandular. El 80% de la porción superficial está localizada por arriba del músculo masetero, rama ascendente y ángulo de la mandíbula y se extiende por arriba hasta la apófisis cigomática. La porción profunda se localiza por dentro del ángulo mandibular y se extiende medialmente hacia la apófisis estiloides y a la pared faríngea. El istmo es una porción de la glándula parótida, localizado entre el músculo masetero, rama mandibular y el vientre posterior del músculo digástrico. El 20% restante del lóbulo profundo, se extiende medialmente hacia el túnel estilomandibular.

El conducto excretor salival de la glándula parótida está formado por múltiples conductos que se originan en la porción superficial, profunda o ambos, para después fusionarse y formar el conducto de Stenon o de Stensen, que mide entre 4 y 6 cm de largo y 0.5 cm de ancho. Sale aproximadamente 1.5 cm por abajo de la apófisis cigomática, en el borde anterior de la glándula parótida, donde se acompaña de la rama bucal del nervio facial. El conducto salival se encuentra superficial al músculo masetero y cruza la porción anterior de la mandíbula, por abajo de la apófisis cigomática, donde gira medialmente y perfora al músculo buccinador y a la bolsa adiposa bucal, para entrar a la cavidad oral y terminar en la papila mucosa, donde se encuentra el orificio de drenaje a la altura del segundo molar superior.

La glándula parótida recibe su irrigación a través de la arteria carótida externa, principalmente por la arteria facial transversa, rama de la arteria temporal superficial. El drenaje venoso es a través de la vena retromandibular o facial posterior que drena en las venas yugular interna y externa. Hay 2 grupos de ganglios linfáticos en la glándula parótida. Los superficiales se encuentran por debajo de la aponeurosis cervical, en un número que fluctúa de 3 a 20 y reciben el drenaje linfático del conducto auditivo externo, pabellón auricular, cuero cabelludo temporal, glándulas lagrimales y de la misma glándula.

Los ganglios parotídeos profundos, se encuentran dentro del parénquima salival y reciben el drenaje linfático de la glándula parótida, conducto auditivo externo, oído medio, nasofaringe y paladar blando. Ambos sistemas linfáticos, drenan en los ganglios cervicales superficiales y profundos.El nervio facial emerge por el foramen estilomastoideo, posterolateral a la apófisis estiloides y anterior a la inserción del vientre posterior del músculo digástrico, donde envía ramas motoras a los músculos estilohioideo, auricular posterior y al vientre posterior del digástrico. Sigue una dirección anteroinferior y lateral y penetra el borde posterior de la glándula parótida, superficial a la vena retromandibular y a la carótida externa. El nervio facial se divide en dos ramas: la temporofacial y la cervicofacial. La temporofacial da origen a las ramas temporal, cigomática y bucal. De la rama cervicofacial emergen el nervio marginal mandibular y las ramas cervicales. (Fig 1)

El nervio glosofaríngeo inerva a la glándula parótida, mediante las ramas secretomotoras que provienen del núcleo salival inferior y salen con el glosofaríngeo, por el foramen rasgado posterior, donde emerge su rama timpánica o nervio de Jacobson, que penetra al promontorio del oído medio en una dirección anterosuperior y se dirige al espacio subdural. Después de penetrar al techo del oído medio, las fibras secretomotoras preganglionares parasimpáticas descienden en el piso de la fosa media, formando el nervio petroso menor que sale del cráneo por el agujero oval, cerca de la 3ª porción del nervio trigémino, donde hacen sinapsis con el ganglio ótico, de donde salen las fibras postganglionares que viajan con el nervio aurículotemporal, rama de la 3ª división del trigémino y se dirigen a la glándula parótida. Las fibras simpáticas, originadas en los ganglios cervicales, viajan con las arterias que irrigan a la glándula parótida. Después de penetrar al techo del oído medio, las fibras secretomotoras preganglionares parasimpáticas descienden en el piso de la fosa media, formando el nervio petroso menor que sale del cráneo por el agujero oval, cerca de la 3ª porción del nervio trigémino, donde hacen sinapsis con el ganglio ótico, de donde salen las fibras postganglionares que viajan con el nervio aurículotemporal, rama de la 3ª división del trigémino y se dirigen a la glándula parótida. Las fibras simpáticas, originadas en los ganglios cervicales, viajan con las arterias que irrigan a la glándula parótida.

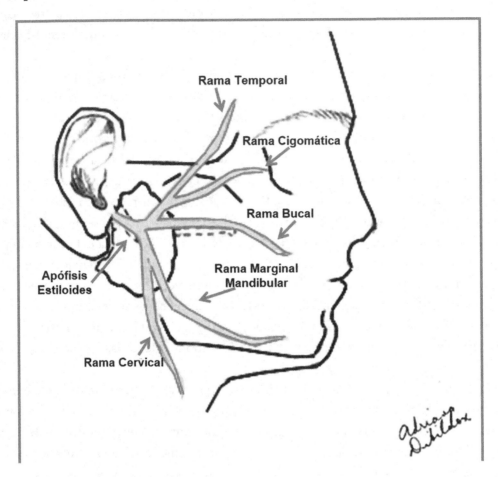

Fig. 1.- Ramas cervicofaciales y temporofavieles del nervio facial.

2.2.- GLÁNDULA SUBMANDIBULAR

La glándula submandibular se encuentra dentro del triángulo submandibular, limitado por delante, por el borde superior del vientre anterior del digástico y por arriba, por el reborde inferior mandibular y posteriormente por el borde superior del vientre posterior del digástrico. Está rodeada por la capa superficial de la aponeurosis profunda, músculo cutáneo del cuello, tejido subcutáneo y piel.

La glándula submandibular está compuesta por células acinares serosas y mucosas y pesa alrededor de 10 a 15 g. Está compuesta por una porción superficial que se extiende hacia el músculo geniogloso y se sienta en el espacio sublingual lateral. La porción profunda se encuentra por dentro del músculo milohiodeo.

El conducto excretor de Wharton mide aproximadamente 5 cm de longitud y emerge del lóbulo profundo y se dirige anteriormente, entre el músculo hiogloso y el milohoideo, luego pasa por encima del músculo geniogloso y sigue un trayecto ascendente y penetra a la cavidad bucal, a un lado del frenillo lingual en el piso de la boca.

El nervio lingual se encuentra a lo largo del músculo hiogloso, donde da ramas al ganglio submandibular y cruza al conducto excretor. El nervio hipogloso se encuentra localizado por dentro del tendón del músculo digástrico.

La glándula submandibular recibe inervación simpática de las fibras postganglionares, que se originan en el ganglio cervical superior y viajan en el nervio lingual y estimulan la producción de una saliva mucoide.

La inervación parasimpática, a través del nervio de la cuerda del tímpano, lleva las fibras preganglionares parasimpáticas al ganglio submandibular, a través del nervio lingual, de donde salen las fibras postganglionares a la glándula submandibular, que estimulan la producción de una saliva acuosa.

La irrigación de la glándula submandibular está dada por la arteria facial y el drenaje venoso por la vena facial anterior, que se encuentra en la capa superficial de la aponeurosis profunda del cuello. Los ganglios linfáticos submandibulares se localizan por fuera de la glándula y por dentro de la aponeurosis, y drenan a los ganglios yugulares profundos y a la cadena yugular.

2.3.- GLÁNDULA SUBLINGUAL

La glándula sublingual es la más pequeña de las glándulas salivales mayores. Está compuesta principalmente por células secretoras acinares mucoides. Pesa alrededor de 2 g y se encuentra en la porción anterolateral del piso de la boca, por abajo de la mucosa, limitada por fuera por la mandíbula, inferiormente por el músculo genioglloso y el milohioideo. La glándula tiene entre 10 a 12 conductos excretores pequeños o canales de Rivinus, que salen de la porción superior de la glándula y se abren en el piso de la boca. Ocasionalmente, uno o más conductos se unen para formar un conducto mayor sublingual, conocido como el conducto de Bartholin, que drena directamente en el conducto submandibular.

La inervación de la glándula sublingual es idéntica al de la submandibular, recibiendo fibras postganglionares parasimpáticas del ganglio submandibular a través del nervio lingual. Las fibras simpáticas llegan a la glándula junto con la arteria facial. La irrigación es a través de la arteria sublingual, rama de la arteria lingual y por la arteria submentoniana, rama de la arteria facial. El retorno venoso es a través de las venas homónimas de las arterias. El drenaje linfático se dirige a los ganglios submandibulares.

2.4.- GLÁNDULAS SALIVALES MENORES

Hay múltiples glándulas salivales menores, provistas de células acinares secretoras serosas, mucosas y mixtas. Existen entre 500 a 1,000 glándulas menores, repartidas en la cavidad oral y en la faringe, con mayor concentración en el paladar duro y en el blando, y en menor cantidad, en la mucosa bucal, labial, lingual y en el área amigdalina. Cada glándula está provista de un solo canal excretor que se abre en la mucosa bucal. El nervio lingual lleva la inervación parasimpática, excepto en el paladar que las recibe del ganglio esfenopalatino. La irrigación y drenaje venoso corresponde al área anatómica donde se localiza la glándula.

3.- FISIOLOGÍA

Las glándulas salivales están formadas por múltiples unidades salivales, compuestas de un acino rodeado de células mioepiteliales, un conducto intercalado, un conducto estriado y un conducto excretor. La secreción salival de las glándulas parótidas es de consistencia serosa, la de las glándulas submandibulares es mixta y la de las glándulas sublinguales es mucosa. La saliva tiene una gravedad específica de 1.002 a 1.012, con un pH entre 5.75 y 7.05 y el 99.5% de su contenido es agua. Se estima que la producción de saliva fluctúa entre 500 y 1,500 mililitros diarios, con un flujo salival mayor durante la masticación, y por un flujo bajo que mantiene la humedad de la cavidad oral durante el sueño o cuando no hay estimulación gustatoria. Las glándulas parótida y submandibular, secretan alrededor del 80% de la producción salival y el resto es producido por las glándulas sublinguales y salivales menores.

La saliva producida en la glándula parótida tiene la concentración más alta de electrolitos, con excepción de la concentración del calcio, que es el doble en la glándula submandibular.

La función de las glándulas salivales mayores y menores, es la producción de saliva. Las principales funciones de la saliva son:

1.-La lubricación de los alimentos, el lavado mecánico de la cavidad oral y la defensa inmunológica.
2.-La digestión de los carbohidratos.
3.-La producción de hormonas.
4.-La mediación del sabor.
5.-La secreción de anticuerpos y sustancias orgánicas e inorgánicas.

La elevada concentración de agua y de glicoproteínas en la saliva, humedecen y lubrican a los alimentos, además, las glándulas salivales mayores secretan sustancias con propiedades antimicrobianas, como la IgA secretora que favorece la fagocitosis bacteriana, la lactoferrina, las peroxidasas y la lisozima, que tiene propiedades antibacterianas que destruyen la pared bacteriana. La enzima amilasa ayuda en la digestión de los carbohidratos y se secreta principalmente en la glándula parótida, y en menor cantidad, en la glándula submandibular. Diferentes glicoproteínas de la saliva, como la mucina, tiene propiedades antimicrobianas, de protección y de humidificación dental y oral. Además, se han identificado diversos polipéptidos como la calicreina, el factor de crecimiento epidérmico, el factor del crecimiento neural, la renina, peptidasas, proteasas y el glucagón. La saliva también contribuye a la difusión de los sabores, estimulando a los receptores localizados en las papilas gustativas. La saliva protege a los dientes en contra la caries dental y favorece la formación del esmalte dental.

4.- IMAGENOLOGÍA DE LAS GLÁNDULAS SALIVALES
4.1.- SIALOGRAFÍA

La inyección de un medio de contraste dentro del sistema excretor de las glándulas salivales, permite investigar la integridad y permeabilidad del sistema de conductos de las glándulas salivales. La sialografía está contraindicada en los pacientes con alergia al material de contraste o con una sialoadenitis aguda. Es útil en la identificación de los cálculos salivales, los cuales generalmente no obstruyen completamente los ductos, permitiendo el paso del material de contraste y demostrando las áreas de oclusión o de el paso del material de contraste y demostrando las áreas de oclusión o de dilatación. El 20% de los cálculos submandibulares y el 80% de los cálculos parotídeos son radiolúcidos. En la glándula submandibular se presentan entre el 80 y 90% de los cálculos salivales.

La sialografía permite identificar los cambios inflamatorios y las secuelas de diferentes patologías, como la sialadenitis crónica, síndrome de Sjögren y la enfermedad linfoepitelial benigna entre otras, que causan atrofia de los acinos y metaplasia de los conductos, lo que causa la disminución de la secreción y estasis salival, que al infectarse, forman sialectasias y una mayor destrucción del parénquima salival. La sialografía puede mostrar dilataciones saculares de los conductos terminales, áreas de estenosis o de dilatación con formación de pseudoquistes. Las sialectasias pueden ser puntiformes, globulares, cavitarias y destructivas. La sialografía también es de utilidad en la valoración de los traumatismos penetrantes, donde se puede visualizar la oclusión de los conductos, fístulas salivales o sialoceles.

Respecto a la valoración de las masas, la sialografía permite delinear el tamaño y localización de la masa y diferenciar entre neoplasias intrínsecas o extrínsecas.

Los tumores benignos generalmente muestran bordes bien delimitados, regulares y sin extravasación del material de contraste, en cambio las lesiones malignas muestran destrucción de los conductos excretores salivales, bordes irregulares, lesiones cavitarias y compresión de los conductos. La mayor utilidad de la sialografía, es la valoración del sistema de conductos salivales y es de poca utilidad en la valoración de las neoplasias intrínsecas y extrínsecas que afectan a las glándulas salivales.

4.2.- GAMAGRAFÍA SALIVAL

La administración de una sustancia radioactiva, como el tecnesio, se ha utilizado para valorar el parénquima salival en la detección de las neoplasias. El tecnecio es excretado en la saliva y normalmente se muestra con una captación uniforme. Los oncocitomas y el tumor de Warthin captan al tecnecio, mostrándose como un nódulo caliente, en tanto que los tumores sólidos muestran áreas de baja captación, mostrándose como un nódulo frío. La gamagrafía salival es de poco valor diagnóstico en la valoración de los tumores salivales.

4.3.- ULTRASONIDO

El ultrasonido permite distinguir entre las lesiones sólidas y quísticas o entre lesiones intrínsecas y extrínsecas. Es muy útil en la aspiración de lesiones o biopsias por aspiración con aguja fina, orientadas por medio del ultrasonido.

4.4.- TOMOGRAFÍA AXIAL COMPUTARIZADA

La tomografía axial computarizada, es el estudio más útil en la valoración de las diversas patologías de las glándulas salivales. Cuando se hace en conjunción con la sialografía, permite diferenciar con exactitud las masas extrínsecas e intrínsecas, benignas o malignas, originadas en el lóbulo superficial o en el profundo, la relación del tumor con el nervio facial así como el estado del parénquima y sistema de conductos salivales. En los tumores del lóbulo profundo la tomografía muestra la relación de la masa con el espacio parafaríngeo, donde se ve un área de baja densidad entre la parótida y los músculos constrictores faríngeos. Los tumores del lóbulo profundo pueden desplazar medialmente a la arteria carótida y a los músculos faríngeos. La tomografía permite distinguir los hallazgos que diferencian a los tumores benignos de los malignos. Los adenomas pleomorfos muestran bordes bien definidos, o tienden a ser lobulados cuando alcanzan gran tamaño.

Los tumores de Warthin son neoplasias bien circunscritas. Las lesiones malignas muestran bordes irregulares e infiltrativos y una mayor densidad tisular, que el tejido parotídeo normal. Todos estos hallazgos son mejor definidos, con el uso de material de contraste intravenoso.

4.5.- RESONANCIA MAGNÉTICA

La resonancia magnética es útil en la valoración de las enfermedades y neoplasias de las glándulas salivales, permitiendo tomar cortes coronales, sagitales y axiales, en conjunción con la angiografía con el uso de gadolinium, lo que permite delinear y definir las neoplasias y la patología de los tejidos blandos. Tiene la desventaja de no delinear las estructuras óseas.

5.- SIALOENDOSCOPÍA

La sialoendoscopía es un procedimiento que permite la visualización endoscópica de los conductos excretores de las glándulas salivales mayores. Es muy útil en el diagnóstico y tratamiento de las enfermedades inflamatorias y obstructivas de las glándulas salivales, particularmente en la sialolitiasis. Otras indicaciones son la investigación de las parotiditis recurrentes, estenosis de los conductos y en el diagnóstico y tratamiento de las neoplasias intracanaliculares. El proceso no se recomienda en la sialoadenitis aguda.

REFERENCIAS BIBLIOGRÁFICAS

1. Batsakis JG. Physiology. In: Cummings CW, et al, eds. Otolaryngology Head and Neck Surgery 3rd ed. St. Louis Mo, Mosby 1998:1210-1222.

2. Eisele DW, Johns ME. Salivary Gland Neoplasms. Head and Neck Surgery- Otolaryngology, 2nd Edition, ed. Byron J. Bailey. Lippincott-Raven Publishers, Philadelphia, PA 1998:1485-1486.

3. Fox PC. Acquired Salivary Dysfunction: Drugs and Radiation. Ann New York Acad Sci 1998;842:132-137.

4. Isenman L, Liebow C, Rothman S. The Endocrine Secretion of Mammalian Digestive Enzymes. Am J Physiol 1999; 276: E223-E232.

5. Jensen JL, Barkvoll P. Clinical Implications of Dry Mouth: Oral Mucosal Diseases. Ann New York Acad Sci 1998; 842: 156-162.

6. Kontis TC, Johns Me. Anatomy and Physiology of the Salivary Glands. Head and Neck Surgery-Otolaryngology, Second Edition, ed. Byron J. Bailey. Lippincott-Raven Publishers, Philadelphia, PA. 1998: 531-539.

7. Mattes RD. Physiologic Responses to Sensory Stimulation by Food: Nutritional Implications. J Am Diet Assoc 1997; 97:406-410, 413.

8. Moore KL. Clinically Oriented Anatomy. Third Edition. Williams and Wilkins. Baltimore, MD. 1992: 670-671, 751-752.

9. Nguyen AM, Francis CL, Larsen CG. Salivary endoscopy in a pediatric patient with HLA-B27 seropositivity and recurrent submandibular sialadenitis. Int J Pediatr Otorhinolaryngol. 2013;292013.

10. Nythus L, Lloyd M, Baker R, eds: Anatomy of the parotid gland, submandibular triangle, and the floor of the mouth. In: Mastery of Surgery. 3rd ed. Boston, Mass: Little Brown; 1997: 293-312. Rosai J. Major and minor salivary glands. In: Rosai J, ed. Ackerman's Surgical Pathology. Vol 1. St. Louis, Mo:. Mosby;1996:815-856.

11. Ross MH, Romrell LJ, Kaye GI. Histology: A Text and Atlas. Third Edition. Williams and Wilkins. Baltimore, MD. 1995: 417-439.

12. Saunders JR Jr, Hirata RM, Jaques DA. Salivary glands. Surg Clin North Am. 1986;66(1):59-81.

13. Silvers AR, Som PM. Salivary Glands. Head and Neck Imaging. 1998; 36:941- 966.

14. Sinha UK, Ng M. Surgery of the Salivary Glands. Otolaryngol Clin North Am. 1999; 32; No.5: 887-918.

CAPÍTULO 37 | INFECCIONES, LITIASIS E INFLAMACIÓN DE LAS GLÁNDULAS SALIVALES

Dr. Javier Dibildox M.

1.- SIALOADENITIS SUPURATIVA AGUDA

La sialoadenitis aguda supurativa, en la era pre-antibiótica, fue una complicación frecuente y grave en los pacientes ancianos, débiles y mal hidratados sometidos a una intervención quirúrgica. En la actualidad la infección se presenta con menor frecuencia y afecta principalmente a la glándula parótida y a la submandibular. Se caracteriza por el crecimiento súbito de la glándula salival afectada, fiebre, dolor intenso y leucocitosis.

1.1.- EPIDEMIOLOGÍA

La causa más frecuente de la sialoadenitis aguda supurativa es una infección bacteriana ascendente y retrógrada, desde la cavidad bucal al tejido salival, en los pacientes postquirúrgicos. Se manifiesta entre el 3° y 5° día posterior a la cirugía, con una incidencia reportada de 1:1000 a 2,000 cirugías y con una mortalidad entre el 20 y 50% de los casos. Es más frecuente en los pacientes de edad avanzada entre la sexta y séptima década de la vida, sin diferencia de sexo. Afecta con mayor frecuencia a la glándula parótida, cuya saliva tiene una baja acción bacteriostática, seguida de la glándula submandibular. En el 20% de los casos se presenta en forma bilateral. En los niños afecta con mayor frecuencia a los recién nacidos, principalmente a los prematuros.

1.2.- FACTORES PREDISPONENTES

Los factores predisponentes de la sialoadenitis aguda son la edad avanzada, enfermedades debilitantes, cirugía abdominal, mala higiene bucal, radioterapia, trauma, uso de aparatos de ortodoncia, medicamentos, dentaduras, deshidratación, cálculos, neoplasias y estenosis de los conductos excretores.

1.3.- FISIOPATOLOGÍA

Las infecciones agudas y crónicas de las glándulas salivales, se presentan por una infección retrógrada de la flora patógena de la cavidad oral, favorecida por la disminución en la producción, calidad y excreción de la saliva. La secreción salival de las glándulas parótidas es de consistencia serosa, la de las glándulas submandibulares es mixta y la de las glándulas sublinguales es mucosa, la cual es más espesa, contiene mucina, lisozimas y anticuerpos IgA con propiedades antibacterianas. Además, la mucina contiene ácido siálico, que interfiere con la adherencia bacteriana al tejido salival. La estasis salival es más frecuente en los pacientes con dilatación de los conductos salivales, mal hidratados o en ayuno prolongado, lo que reduce la estimulación de la secreción salival, favoreciendo así la contaminación retrógrada a las glándulas en los pacientes operados, inmunodeficiencias, con xerostomía primaria o secundaria a la deshidratación o por la administración de medicamentos diuréticos antidepresivos tricíclicos, barbitúricos, antihistamínicos de primera generación y los anticolinérgicos. La obstrucción mecánica del flujo salival puede ser causada por una estenosis o por una compresión extrínseca de los conductos excretores causada por fibrosis, neoplasias, cálculos y tapones mucosos. El examen histológico muestra destrucción del tejido salival, erosión de los conductos excretores y formación de abscesos

1.4.- BACTERIOLOGÍA

El organismo causal más frecuente de las infecciones agudas de las glándulas salivales es el *Staphylococcus aureus*, que se cultiva entre el 50 y 90% de los casos, seguido por el *Streptococcus pneumoniae, Haemophilus influenzae, Streptococcus pyogenes* y *Echerichia coli*. Los gérmenes anaerobios más comunes son los *Bacteroides melaninogenicus* y *Streptococcus micros*.

1.5.- CUADRO CLÍNICO

La sialoadenitis supurativa aguda se presenta bruscamente con dolor intenso y con el aumento rápido del volumen de la glándula o glándulas afectadas. El edema de la glándula parótida desplaza al lóbulo de la oreja, el paciente se ve tóxico, con fiebre elevada, escalofríos, malestar general, dolores musculares, resequedad bucal, lengua saburral y resequedad de las mucosas.La palpación bimanual de las glándulas salivales muestra induración, dolor a la palpación, salida de pus espontánea o provocada mediante masaje de la glándula por el conducto de Stenon o de Wharton.

1.6.- DIAGNÓSTICO DIFERENCIAL

La sialoadenitis deberá distinguirse de la infiltración tumoral, sialolitiasis, enfermedades granulomatosas, síndrome de Sjögren, parotiditis epidémica y enfermedad por rascado de gato.

1.7.- TRATAMIENTO MÉDICO

El tratamiento inicial consiste en la administración empírica de antibióticos intravenosos, efectivos contra infecciones estafilocócicas. Una vez obtenido el resultado de los cultivos de la secreción salival o de sangre, se indicará el antibiótico específico para el germen cultivado. Se rehidrata al paciente y se indican enjuagues bucales para la limpieza de la cavidad oral, aplicación de calor local y masajes en la glándula afectada. Algunos autores sugieren agregar metronidazol o utilizar clindamicina para ampliar la cobertura contra los gérmenes anaerobios. Además, se administran analgésicos, antipiréticos y los medicamentos necesarios para tratar las patologías subyacentes.

1.8.- TRATAMIENTO QUIRÚRGICO

Por lo general, con un tratamiento médico adecuado se logra una mejoría clínica significativa durante las primeras veinticuatro a cuarenta y ocho horas. Si no hay mejoría o si se palpan colecciones que sugieren abscesos, se procede a la punción o exploración quirúrgica de la glándula. Se puede drenar el absceso mediante la aspiración con aguja fina, ayudada con control tomográfico o con ultrasonido. En la exploración quirúrgica de la glándula parótida se eleva un colgajo, como el utilizado durante la parotidectomía y con un instrumento romo, como una pinza hemostática, se hacen orificios en el parénquima salival en una dirección paralela a las ramas del nervio facial. Se drenan los abscesos y se envía material para cultivo y sensibilidad, se irriga copiosamente el área afectada y se deja un drenaje en el campo quirúrgico. Cuando la patología afecta la glándula submandibular, se explora el triángulo submandibular y se extirpa la glándula afectada.

1.9.- COMPLICACIONES

La infección en la sialoadenitis aguda bacteriana puede extenderse a los tejidos vecinos, con la formación de abscesos, que pueden diseminarse hacia los espacios profundos del cuello, o por vía hematógena y causar septicemia, choque séptico y falla orgánica múltiple.

2.- SIALOADENITIS SUPURATIVA CRÓNICA

La sialoadenitis supurativa crónica es un proceso inflamatorio, relacionado con la estasis y la baja producción de saliva, como secuela de una infección salival previa, cálculos recurrentes o estenosis de los conductos excretores.

2.1.- EPIDEMIOLOGÍA

La sialoadenitis supurativa crónica afecta con mayor frecuencia a la glándula parótida, ocasionalmente es unilateral y puede ser la secuela de una parotiditis recurrente de la infancia. Se presenta con mayor frecuencia en los adultos, y cuando se presenta en los niños, es más común en los hombres. Se inicia en forma brusca, con inflamación unilateral o bilateral de la glándula afectada, sin una causa aparente. Tiende a desaparecer con la pubertad o continúa en la vida adulta. Es la segunda patología salival más común en niños, después de la parotiditis epidémica.

2.2.- FISIOPATOLOGÍA

La sialoadenitis crónica, por lo general, es una secuela de una sialoadenitis aguda recurrente que causó destrucción de los conductos excretores y del tejido glandular, causando estasis y disminución en la producción de saliva. Con el paso del tiempo y con las infecciones recurrentes se presentan sialectasias, destrucción progresiva de los acinos y estasis ductal, combinados con un infiltrado linfocítico. Las infecciones recurrentes causan destrucción parenquimatosa y un infiltrado linfocitario.

2.3.- BACTERIOLOGÍA

La bacteriología de la sialoadenitis crónica durante las exacerbaciones, es muy similar a la vista en las infecciones agudas, predominando el *Staphylococcus aureus*, seguido por el *Streptococcus pneumoniae*, *Haemophilus influenza*, *Streptococcus pyogenes* y *Echerichia coli*. En los niños, las infecciones crónicas son causadas con mayor frecuencia por el *Streptococcus viridians*.

2.4.- FACTORES PREDISPONENTES

Los factores predisponentes son las infecciones salivales previas, paperas, radioterapia, sialolitiasis, estenosis, trauma al conducto de Stenon y el síndrome de Sjögren.

2.5.- CUADRO CLÍNICO

Las exacerbaciones de la sialoadenitis crónica se manifiestan clínicamente en forma similar a la sialoadenitis aguda, con un aumento intermitente en el tamaño de la glándula, fiebre, escalofríos y dolor que se incrementa durante la masticación. La palpación bimanual muestra induración, y al ejercer presión sobre la glándula afectada, se provoca la salida de saliva o pus por el conducto de Stenon o de Wharton en pequeñas cantidades. Existe xerostomía en el 80% de los casos de sialoadenitis crónica. Puede haber periodos asintomáticos de varios meses o años, con intervalos asintomáticos y el paciente se ve sano o pueden notarse asimetrías o crecimiento de las glándulas salivales afectadas. La sialoadenitis recurrente se preenta en los niños sanos, con un crecimiento de las glándulas salivales, dolor y malestar general posterior a la masticación. Es más común en niños con antecedente de paperas. El germen cultivado con más frecuencia es el *Streptoccocus viridians*. La sialografía en la sialoadenitis crónica muestra dilataciones saculares y quísticas.

2.6.- DIAGNÓSTICO DIFERENCIAL

La sialoadenitis crónica se debe diferenciar de la sialolitiasis, infiltración tumoral, enfermedades granulomatosas, síndrome de Sjögren, parotiditis epidémica, enfermedad por rascado de gato e hipertrofia del músculo masetero.

2.7.- TRATAMIENTO MÉDICO

El tratamiento inicial se orienta a tratar los factores predisponentes, como son los cálculos salivales y las estenosis de los conductos excretores. Se indica la administración empírica de antibióticos intravenosos u orales efectivos en contra del *Staphylococcus aureus*. Una vez obtenido el resultado de los cultivos de la secreción salival o en la sangre, se indicará un antibiótico específico para el germen cultivado. Se indican además sialogogos, masajes y la aplicación de calor local.

2.8.- TRATAMIENTO QUIRÚRGICO

El objetivo del tratamiento es eliminar las infecciones salivales recurrentes secundarias a la estasis salival, mediante dilataciones de los conductos, extracción del cálculo, ligadura de los conductos, neurectomía timpánica o la remoción total de la glándula.

2.9.- COMPLICACIONES

La sialoadenitis crónica se relaciona con la formación de lesiones linfoepiteliales benignas. Se han reportado casos de trastornos linfoproliferativos, carcinoma y seudolinfoma.

3.- PAROTIDITIS EPIDÉMICA (PAPERAS)

Es una enfermedad infectocontagiosa de la infancia provocada por una infección viral aguda sistémica de las glándulas salivales caracterizada por dolor, crecimiento de las glándulas y se relaciona con complicaciones graves.

3.1.- EPIDEMIOLOGÍA

Las paperas es la causa más común de inflamación aguda de la glándula parótida. Se presenta durante todo el año, pero con mayor incidencia durante el invierno y primavera de manera endémica o epidémica. Afecta principalmente a los niños en edad escolar, entre los cuatro y seis años de edad. El 85% se presenta en pacientes menores de quince años. Las paperas son poco frecuentes en los adultos y en los niños menores de un año. La inflamación alcanza su máximo alrededor del tercer día y que gradualmente disminuye de tamaño. Es una inflamación transmisible a través de la saliva de pacientes infectados.

3.2.- BACTERIOLOGÍA

Las paperas es una enfermedad viral altamente contagiosa y endémica, causada por los paramixovirus, que se difunden por la saliva, moco nasal y orina, con un periodo de incubación de 2 a 3 semanas después del contagio. El virus se multiplica y hay un periodo de viremia de 3 a 5 días. En algunos pacientes con un cuadro clínico de paperas, se han cultivado en la sangre o en saliva además de los paramixovirus, virus de la parainfluenza, *coxsackie* A y B, citomegalovirus, adenovirus, ECHO virus y el virus linfocítico coriomeningítico.

3.3.- CUADRO CLÍNICO

Uno de cada 5 pacientes infectados tiene un curso asintomático o con pocas manifestaciones clínicas. La enfermedad es precedida por síntomas prodrómicos como el malestar general, cefalea, anorexia, dolor muscular y artralgias. Después de uno a tres días la afección salival causa un dolor localizado en las glándulas salivales, disfagia que se incrementa con la masticación, otalgia y trismo. El examen físico revela hiperemia y edema del orificio del conducto de Stenon, pero sin salida de pus. Ambas glándulas parótidas se encuentran aumentadas de tamaño en el 75% de los casos, alcanzando su tamaño máximo entre el segundo y tercer día, desplazando el lóbulo de la oreja hacia afuera y abajo. (Fig. 1)

La biometría hemática muestra leucopenia con linfocitosis relativa y elevación de la amilasa sérica. El diagnóstico se confirma con la demostración de los anticuerpos de las paperas. Los antígenos "S" se incrementan durante la primera semana, desaparecen entre ocho y nueve meses y el antígeno "V" aparece varias semanas después. El virus puede cultivarse en sangre, saliva o líquido cefalorraquídeo. La prueba cutánea para la parotiditis es positiva, hasta 3 o 4 semanas posteriores a la infección.

3.4.- DIAGNÓSTICO DIFERENCIAL

Las paperas deberán diferenciarse de las adenopatías cervicales, enfermedad por rascado de gato, hipertrofia del músculo masetero, sialoadenitis aguda y crónica, síndrome de Sjögren y neoplasias.

3.5.- TRATAMIENTO

El tratamiento ideal es el preventivo mediante la aplicación de la vacuna con virus atenuados. En los casos de parotiditis epidémica con manifestaciones clínicas, el tratamiento es sintomático y se administran analgésicos, hidratación, aplicación de compresas frías o calientes y reposo. No se justifica la administración de antibióticos. Cuando se presentan complicaciones, se administran corticoesteroides orales o parenterales.

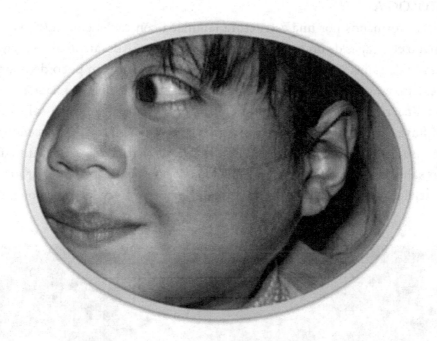

Fig. 1.-Crecimiento de la glándula parótida en una niña con paperas

3.6.- COMPLICACIONES

Las paperas se relacionan con diversas complicaciones sistémicas como la hipoacusia neurosensorial unilateral, meningitis, pancreatitis, miocarditis, poliartritis, anemia hemolítica, trombocitopenia y orquitis.

4.- SIALOLITIASIS

La sialolitiasis es la obstrucción parcial o total de los conductos excretores de la glándula salival, por un cálculo que obstruye en forma continua o intermitente, el flujo de la saliva.

4.1.- EPIDEMIOLOGÍA

La sialolitiasis causa más del 50% de las enfermedades de las glándulas salivales y es la causa más común de infecciones agudas y crónicas, de las glándulas salivales mayores. Los cálculos salivales predominan en los varones entre la tercera y sexta década de la vida y es muy rara en los niños. La sialolitiasis afecta con mayor frecuencia a la glándula submandibular en el 80% de los casos, seguida de la parótida en el 20% y a las glándulas sublinguales en el 1% de los casos. Los cálculos parotídeos tienden a ser múltiples y pequeños, localizándose en el hilio o en el parénquima en el 50% de los casos. La sialolitiasis de las glándulas salivales menores es muy rara y ocurre con mayor frecuencia en las glándulas salivales menores del labio y mucosa bucal. El 85% de los cálculos submandibulares se localizan en el conducto de Warthon. Generalmente se encuentra un cálculo único en el 75% de los casos y más del 90% de los cálculos submandibulares se localizan en la porción distal del conducto de

Wharton o en el hilio (Fig. 2). La sialolitiasis glandular múltiple y bilateral, ocurre en menos del 3% de los casos.

4.2.- FACTORES PREDISPONENTES

La formación de cálculos salivales se ha relacionado con la estasis salival, sialoadenitis crónica, gota, deshidratación y con un pH ácido de la saliva. Algunos autores lo relacionan con los trastornos del metabolismo del calcio y fósforo.

4.3.- FISIOPATOLOGÍA

Los cálculos están formados por una estructura laminada con capas concéntricas de un material calcáreo, alternado con capas de un material orgánico resinoso. Se desarrollan con mayor frecuencia cuando hay estasis de saliva rica en calcio. Los cálculos parotídeos son poco densos y con un bajo contenido de calcio, en contraste con la glándula submandibular que se relaciona con una saliva más espesa, alcalina y con un alto contenido de calcio y fosfato, además, la saliva de la glándula submandibular fluye a través del conducto salival más largo y con un trayecto ascendente y tortuoso, factores que predisponen a la glándula submandibular a desarrollar cálculos. En la inflamación crónica de las glándulas salivales se incrementa la precipitación de las sales de fosfato y carbonato de calcio y la obstrucción del flujo salival contínuo o intermitente, lo que favorece las infecciones retrógradas de la flora oral.

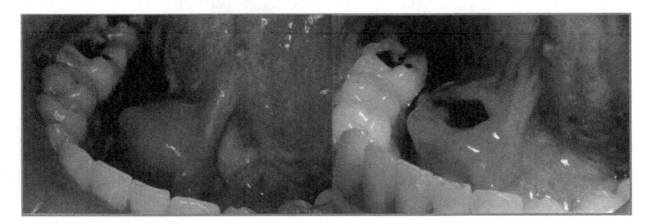

Fig. 2. Cálculo gigante en el conducto de Wharton.

4.4.- CUADRO CLÍNICO

Los pacientes con cálculos salivales generalmente son asintomáticos hasta que el cálculo aumenta de tamaño y bloquea la salida de la saliva. La retención de saliva provoca el aumento del tamaño de la glándula, el cual disminuye gradualmente.

Se presentan episodios recurrentes de dolor relacionados con la estimulación gustatoria al masticar. Se puede palpar el cálculo en el piso de la boca, y al comprimir la glándula, puede haber salida de saliva o de pus. Las infecciones recurrentes causan estenosis de los conductos y atrofia del parénquima glandular.

4.5.- DIAGNÓSTICO

El ultrasonido es un método útil y no invasivo que detecta el 90% de los cálculos mayores de 2 mm. El 80% de los cálculos submandibulares son radiopacos y generalmente se detectan en las placas radiográficas simples. Los cálculos parotídeos son menos radiopacos y no son fáciles de detectar en las radiografías simples.

La tomografía computarizada permite visualizar la mayoría de los cálculos salivales y define las características de la glándula con gran precisión. La sialografía con inyección retrógrada de material de contraste, permite visualizar la posición de los cálculos, las estenosis y las dilataciones del conducto excretor, pero está contraindicada durante una inflamación aguda. (Fig.3)

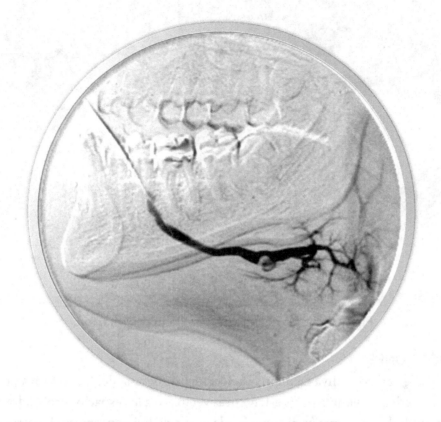

Fig. 3.- Sialografía de un cálculo localizado en el conducto de Wharton.

4.6.- DIAGNÓSTICO DIFERENCIAL

El diagnóstico diferencial incluye a la parotiditis epidémica, sialoadenitis aguda, enfermedades granulomatosas y neoplasias.

4.7.- TRATAMIENTO MÉDICO

El tratamiento médico consiste en la hidratación del paciente y la administración de sialogogos para promover la salivación y la posible salida del cálculo.

Se indican analgésicos, antiinflamatorios y si hay sospecha de infección, un antibiótico efectivo en contra del *Staphilococcus aureus*. Además se aplica calor local y se dan masajes en la glándula.

4.8.- TRATAMIENTO QUIRÚRGICO

Los cálculos submandibulares que no se extraen mediante la manipulación manual y con el tratamiento con sialogogos, se tratan quirúrgicamente mediante la sialolitotomía bucal, cuando los cálculos están en el piso de la boca, o se extirpa la glándula por vía externa cuando el cálculo es intraparenquimatoso Los cálculos parotídeos son más difíciles de extraer por la vía bucal. Cuando los síntomas persisten, posteriores al tratamiento conservador, se indica la parotidectomía. Recientemente se introdujo una técnica de mínima invasióncon la sialoendoscopia, mediante la introducción de un endoscopio en los conductos excretores de las glándulas salivales mayores, lo que permite dilatar las estenosis y remover los cálculos atrapados en los conductos o en el parénquima salival.

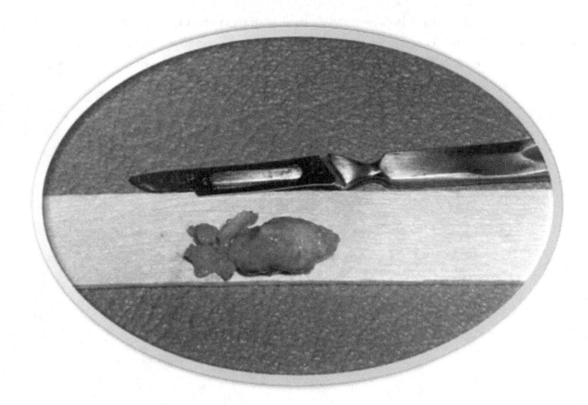

Fig. 4.- Cálculo gigante del conducto de Wharton.

4.9.- COMPLICACIONES

La sialolitiasis y la estasis de saliva facilitan la infección retrógrada del tejido salival, con formación de abscesos que pueden extenderse a las estructuras vecinas o a los espacios profundos del cuello. La glándula submandibular es la mayor productora de saliva de flujo en reposo. La atrofia o remoción de la glándula causan xerostomía y la caries dental. La cirugía de los conductos o de las glándulas obstruidas conlleva el riesgo de estenosis en los conductos, daño a las ramas del facial y a los nervios hipogloso y lingual.

5.- SÍNDROME DE SJÖGREN

El síndrome de Sjögren es una enfermedad autoinmune que destruye principalmente a las glándulas exócrinas, causando xerostomía y queratoconjuntivitis, con o sin crecimiento de las glándulas salivales. Se considera como un síndrome primario, cuando solo hay daño en las glándulas exócrinas, y como síndrome secundario, cuando afecta a las glándulas exócrinas y está asociada con una enfermedad autoinmune como la artritis reumatoide.

5.1.- EPIDEMIOLOGÍA

El 90% de los casos de síndrome de Sjögren ocurre en las mujeres y predomina durante la quinta y sexta décadas de la vida. Ocasionalmente se presenta en niños. La incidencia del linfoma no Hodgkin es más alta en los pacientes con síndrome primario y crecimiento glandular, hepatoesplenomegalia y linfadenopatías.

5.2.- FISIOPATOLOGÍA

Las glándulas exócrinas sufren una infiltración linfocitaria, atrofia del tejido glandular, metaplasia de los conductos salivales y proliferación de las células mioepiteliales, lo que causa el deterioro de la producción y excreción de la saliva y lágrimas, causando resequedad oral y ocular. El factor reumatoide y los anticuerpos antinucleares con frecuencia son positivos, tanto en el síndrome primario como en el secundario, al igual que la velocidad de sedimentación globular y la hipergamaglobulinemia.

5.3.- CUADRO CLÍNICO

Los pacientes presentan síntomas oculares, orales y sistémicos. La resequedad ocular, dolor, fotofobia, sensación de cuerpo extraño, eritema de la conjuntiva, y en los casos severos úlceras corneales, son las manifestaciones más comunes por la disminución de la lubricación ocular. Las manifestaciones más frecuentes de la xerostomía secundaria a la disminución de la producción de saliva son la resequedad, lengua fisurada, atrofia de papilas linguales, caries dental, alteraciones del sabor y la dificultad para deglutir y hablar. El crecimiento de las glándulas salivales se presenta con mayor frecuencia en el síndrome primario.

Las manifestaciones sistémicas se relacionan principalmente con las patologías asociadas. La artritis reumatoide es la más frecuente, aproximadamente en el 50% de los casos, seguida por el lupus eritematoso sistémico, escleroderma, las vasculitis y las dermatomiositis entre otras. Los pacientes manifiestan, además de los síntomas de la queratoconjuntivitis sicca y la xerostomía, malestar general, piel seca, disminución de la sudoración, resequedad nasal e hiposmia.

5.4.- DIAGNÓSTICO DIFERENCIAL

La xerostomía se puede presentarse en diversas patologías, como en la sialoadenosis, sarcoidosis, hipotiroidismo, diabetes y las deficiencias de vitamina A. El crecimiento de las glándulas salivales también ocurre en la desnutrición, diabetes, tuberculosis, cirrosis y la sarcoidosis.

5.5.- DIAGNÓSTICO

La prueba de Schirmer es muy útil para detectar la disminución de la producción de lágrimas. El diagnóstico se confirma con la biopsia de la mucosa bucal, mediante el estudio histopatológico de las glándulas salivales menores.Los estudios auxiliares de diagnóstico se solicitan ocasionalmente. La sialografía, sialoendoscopia y la tomografía computarizada, pueden mostrar dilataciones saculares, destrucción de los conductos excretores y neoplasias.

5.6.- TRATAMIENTO MÉDICO

El tratamiento del síndrome de Sjögren se orienta principalmente a disminuir las complicaciones de la resequedad, causada por la disminución de las lágrimas y de la saliva. El uso de lágrimas artificiales disminuye la resequedad del ojo y previene las úlceras corneales y la higiene bucal adecuada, el uso de sustitutos de saliva, sialogogos, humidificadores y la ingestión frecuente de líquidos, disminuyen la incidencia de la caries dental, facilitan la deglución, mejoran la transmisión del sabor y facilitan la articulación del lenguaje. Se recomiendan las gomas de mascar sin azúcar, las cuales estimulan el flujo salival residual. Los dulces ácidos y la goma de mascar con azúcar no son recomendables, porque favorecen la caries dental, además, los dulces ácidos dañan el esmalte dental.

Se recomienda evitar el uso de sustancias para la higiene bucal que contengan alcohol, así como el tabaquismo, antihistamínicos de primera generación, diuréticos y antidepresivos tricíclicos.Los sialogogos como la pilocarpina y la cevimelina, cuando hay tejido salival residual, pueden mejorar el flujo salival en algunos pacientes. En el síndrome secundario se tratan, además, las patologías asociadas.

6.- SIALOADENOSIS

La sialosis o sialoadenosis es una enfermedad parenquimatosa no inflamatoria y no neoplásica de las glándulas salivales, originada por trastornos metabólicos y secretores del parénquima salival que se manifiesta con una inflamación indolora, crónica y recurrente de las glándulas salivales. Afecta con mayor frecuencia a la glándula parótida.

6.1.- CLASIFICACIÓN

La sialoadenosis se relaciona con los trastornos endócrinos, neurológicos y nutricionales. Se clasifica como:

1.- Hormonal: Cuando el crecimiento de la glándula parótida se relaciona con diversos trastornos endócrinos, destacando la diabetes mellitus.

2.- Distócica-metabólica: Cuando el crecimiento glandular se relaciona con la malnutrición con deficiencia de proteínas, como sucede en los alcohólicos y en el beriberi. En la pelagra se relaciona con las deficiencias vitamínicas.

3.- Neurogénica: Cuando el crecimiento glandular se relaciona con algunos trastornos del sistema nervioso autónomo.

6.2.- ETIOLOGÍA

La sialoadenosis o sialosis se presenta en algunos pacientes con diabetes y con la administración de diferentes medicamentos. La sialoadenosis se ha relacionado con la degeneración del sistema nervioso autónomo. De acuerdo a estudios morfológicos e histoquímicos, la sialoadenosis parece ser causada por alteraciones de la secreción de las proteínas acinares, como resultado de una estimulación excesiva o por la inhibición de la secreción salival.

6.3.- CUADRO CLÍNICO

El crecimiento de la glándula parótida generalmente es bilateral y simétrico, pero puede ser unilateral y asimétrico. Ocasionalmente afecta a la glándula submandibular, sublingual y salivales menores. La sialoadenosis puede causar xerostomía. El crecimiento bilateral de las glándulas parótidas es frecuente en los pacientes obesos, secundaria a una hipertrofia de la grasa, sin embargo en la obesidad con frecuencia coexiste con la diabetes, hiperlipidemias, hipertensión y menopausia. La malnutrición puede manifestarse como pelagra, beriberi, anorexia, bulimia o cirrosis. En la cirrosis alcohólica es más frecuente el crecimiento parotídeo que en la cirrosis no alcohólica, por lo que se le relaciona con una deficiencia proteínica similar a la que se presenta en la desnutrición. Las patologías con malabsorción de nutrientes también pueden causar un crecimiento de las glándulas parótidas. La sialografía muestra un parénquima glandular aumentado de tamaño y con conductos salivales normales y permeables. La tomografía axial computarizada y la resonancia magnética muestran un crecimiento glandular denso.

6.4.- TRATAMIENTO

El tratamiento de la enfermedad subyacente generalmente disminuye el crecimiento de las glándulas salivales.

7.- SIALOMETAPLASIA NECROTIZANTE

La sialometaplasia necrotizante es una patología autolimitada no neoplásica, que afecta a las glándulas salivales menores del paladar y que puede ser confundida con una neoplasia maligna.

7.1.- EPIDEMIOLOGÍA

La sialometaplasia necrotizante se presenta con mayor frecuencia en pacientes adultos, aunque hay casos reportados en adolescentes. Se presenta en el paladar en el 77% de los casos, pero puede localizarse en los senos maxilares, cavidad nasal, glándulas parótida y submandibular, triángulo retromolar, labio inferior y en la lengua.

7.2.- FISIOPATOLOGÍA

La sialometaplasia necrotizante es una reacción inflamatoria que afecta a las glándulas salivales menores del paladar. Se ha postulado que las lesiones son precipitadas por un traumatismo local que ocasiona una isquemia vascular.La biopsia muestra necrosis lobular y cambios metaplásicos en el epitelio de los conductos excretores de las glándulas salivales menores, con una hiperplasia seudoepiteliomatosa superficial, además se encuentra tejido de granulación, mucina e inflamación crónica.

7.4.- CUADRO CLÍNICO

La sialometaplasia necrotizante se presenta con un edema submucoso, rodeado por un halo eritematoso y con unas lesiones nodulares, o con unas úlceras no dolorosas, que miden de 1 a 3 cm de diámetro, localizadas principalmente en la unión del paladar blando con el paladar óseo, que semejan a un carcinoma epidermoide o mucoepidermoide. Las lesiones cicatrizan espontáneamente, aproximadamente en 2 a 6 semanas.

7.5.- TRATAMIENTO

El tratamiento es sintomático con enjuagues bucales, analgésicos y anestésicos tópicos. La biopsia es mandatoria para confirmar el diagnóstico. Los pacientes deben ser vigilados estrechamente durante el periodo de cicatrización, debido a que puede haber una lesión maligna en conjunción con la sialometaplasia.

REFERENCIAS BIBLIOGRÁFICA

1. Anthes WS, Blaser MJ, Reiller B. Acute suppurative parotitis associated with anaerobic bacteria. Am J Pathol 1981;75:160.

2. Armstrong, JG, Harrison, LB, Thaler, HT, et al. The indications for elective treatment of the neck in cancer of the major salivary glands. Cancer. Feb 1992, 69 (3); 615-619.

3. Batsakis JG. Tumors of the Head and Neck, Clinical and Pathological Considerations.Baltimore, Williams and Wilkins 1979:100-120.

4. Califano, JC, Eisele, DW. Benign Salivary Gland Neoplasms. Otolaryngology Clinics of North America. Oct 1999, 35 (5); 861-873.

5. Cunning DM, Lipke N, Wax MK. Significance of unilateral submandibular gland excision on salivary flow in noncancer patients. Laryngoscope1998;108:812-815.

6. Curtin HD. Assessment of salivary gland pathology. Otolaryngol Clin North Am 1988;1:547-573.

7. Davis R. Suppurative parotitis in children. Am J Dis Child 1970;119:332.

8. Eisele, DW, Johns, ME. Salivary Gland Neoplasms. In, Head & Neck Surgery Otolaryngology, Ed, BJ Bailey. Philadelphia, Lippincott Williams & Wilkins; 2001:1279-1297.

9. Epker BN. Obstructive and inflammatory diseases of the major salivary glands. Oral Surg Oral Med Oral Med Oral Pathol 1972;33:2-27.

10. Feinstein B, Muser DM, Young EG. Acute bilateral suppurative parotitis due to Haemophilus influenzae. Report of two cases. Arch Intern Med 1979;139:712.

11. Kelly, DJ, Spiro, RH. Management of the neck in parotid carcinoma. American Journal of Surgery. Dec 1996, 172; 695-697.

12. Medina, JE. Neck dissection in the treatment of cancer of major salivary glands. Otolaryngologic Clinics of North America. Oct 1998, 31 (5); 815-822.

13. Rausch S, Gorlin RJ. Diseases of the major salivary glands. In: Gorlin RJ, Goldman HM, eds. Oral Pathology. St. Louis, Mo: CV Mosby;1970:962.

14. Rice, DH. Salivary Gland Disorders. Neoplastic and Nonneoplastic. Med Clin N Am 1999;83:197-218.

15. Rice, DH. Malignant Salivary Gland Neoplasms. Otolaryngology Clinics of North America.1999, 35 (5); 875-886.

16. Schwartz AW, Devine KN, Beahrs OH: Acute postoperative parotitis. Plast Reconstr Surg 1966;24:51-58.

17. Silvers AR, Som PM. Salivary Glands. Rad Clin N Am 1998;36:941-966.

18. Van Dongen CA. Management of oral complications of cancer therapy. Providence, RI: Miriam Hospital Dept. of Dentistry, 1995.

19. Wong, DS, Li, GK. The role of fine-needle aspiration cytology in the management of parotid tumors: a critical clinical appraisal. Head & Neck. 2000;22:469-473.

20. Zenk J, Benzel W, Iro H. New modalities in the management of human sialolithiasis. Min Invasive Therap 1994;3:275-284.

CAPÍTULO 38 | NEOPLASIAS DE LAS GLÁNDULAS SALIVALES

Dr. Javier Dibildox M.

Los tumores originados en las glándulas salivales son relativamente infrecuentes. Pueden ser benignos o malignos, aunque algunos tumores malignos se comportan como benignos y no metastatizan. Algunos tumores benignos eventualmente se tornan malignos. Las glándulas salivales están compuestas por la acumulación de células y conductos que constituyen la unidad salival, formada por un acino con células de tipo mucoso o seroso, el conducto intercalado, el conducto estriado, el conducto excretor y por las células mioepiteliales que rodean y comprimen al acino y al conducto intercalado, durante la secreción salival. En los conductos intercalado y excretor se localizan las células basales totipotenciales.

1.- EPIDEMIOLOGÍA

Los tumores de las glándulas salivales ocupan el 3% de todas las neoplasias y entre el 5 y 10% de los tumores de la cabeza y cuello. Son más frecuentes en los pacientes adultos en el 95% de los casos. Aproximadamente el 80% de las neoplasias salivales se presentan en la glándula parótida, un 15% en la glándula submandibular y un 5% en las glándulas sublinguales y en las glándulas salivales menores. A menor tamaño de la glándula, mayor incidencia de malignidad. Aproximadamente el 80% de los tumores parotídeos son benignos, ocupando el 60% de los casos el adenoma pleomorfo. En la glándula submandibular, entre el 50 y 60% de las neoplasias son tumores benignos; en las glándulas salivales menores menos del 40% de las neoplasias salivales son benignas y ocurren con mayor frecuencia en la cavidad oral, donde el 50% se presentan en el paladar.

El tumor maligno más frecuente es el carcinoma mucoepidermoide, que ocupa entre el 50 y 60% de los tumores parotídeos. En los niños el 65% de las neoplasias salivales son benignas, de las cuales el 85% se localizan en la glándula parótida y predominan los tumores de origen extraparotídeo, siendo el hemangioma la neoplasia más frecuente y el tumor parotídeo benigno más frecuente, es el adenoma pleomorfo y el tumor maligno más frecuente es el carcinoma mucoepidermoide. La incidencia de metástasis cervicales se relaciona como el tamaño de la glándula y el grado de malignidad de los tumores.

2.- FISIOPATOLOGÍA

Hay dos teorías sobre la histogénesis de las neoplasias salivales, la muticelular y la bicelular. En la teoría multicelular el origen de cada neoplasia se atribuye a ciertas células localizadas en sitios específicos de la unidad salival. En esta teoría los tumores acinares se originan en las células de los acinos, los tumores epidermoides y mucoepidermoides en las células del conducto excretor, los adenomas pleomorfos en las células mioepiteliales y del conducto intercalado y los oncocitomas en las células del conducto estriado.

En la teoría bicelular se atribuye el origen de las neoplasias a las células basales de los ductos excretor e intercalado de la unidad glandular, donde el adenoma pleomorfo, oncocitoma, carcinoma oncocítico, tumor de Warthin, carcinoma de células acinares y el carcinoma adenoideo quístico, se originan en las células basales del conducto estriado, mientras que el carcinoma epidermoide y el mucoepidermoide se originan en las células basales del conducto excretor.

La clasificación de las neoplasias salivales se basa en las características histológicas, biológicas y en la organización celular de cada tumor. La clasificación propuesta por la *Organización Mundial de la Salud* es una de las más aceptadas. (Tabla I).

Tabla 1.- Clasificación de las Neoplasias Salivales. (OMS)	
Tumores Epiteliales	Tumores No Epiteliales
Adenomas	Tumores No Clasificados
* Adenoma Pleomorfo (Tumor Mixto)	Condiciones Asociadas
*Adenoma Monomórfico	* Lesión Linfoepitelial Benigna
* Adenolinfoma: tumor de Warthin	* Sialosis
* Adenoma Oxifílico	* Oncocitosis
* Otros Tipos	
Tumor Mucoepidermoide	
Tumor de Células Acinares	
Carcinomas	
* Adenoideo quístico	
* Adenocarcinoma	
* Carcinoma Epidermoide	
* Carcinoma Indiferenciado	
* Carcinoma Ex Adenoma Pleomorfo	

3.- FACTORES PREDISPONENTES

La exposición previa a dosis bajas de radiaciones se ha asociado con una mayor incidencia del adenoma pleomorfo en la glándula parótida, con un periodo de latencia entre 15 y 20 años. En los trabajadores de la madera, se encontró una mayor incidencia del adenocarcinoma de las glándulas salivales menores de la nariz y senos paranasales. El tumor de Warthin es más frecuente en las mujeres fumadoras.

4.- CUADRO CLÍNICO

La historia clínica y el examen físico permiten distinguir entre un proceso inflamatorio agudo, crónico, neoplásico o tumoral. El crecimiento intermitente de una masa orienta hacia un problema obstructivo, inflamatorio o por linfadenopatía. La parálisis facial es muy rara en las neoplasias benignas. El crecimiento rápido de una masa preexistente que presenta parálisis facial, dolor o fijación a las estructuras vecinas, generalmente es una neoplasia maligna con invasiónásica perineural.

La mayoría de los pacientes con neoplasias de las glándulas salivales por lo general se presentan como una masa asintomática, que ha crecido lentamente durante meses o años. En la glándula parótida el 85% de los tumores se localizan en el lóbulo superficial de la parótida, el 11% en el lóbulo profundo y el 1% a lo largo del conducto de Stenon.

La mayoría de los tumores de las glándulas salivales menores se presentan como una masa submucosa asintomática de consistencia ahulada e indolora, predominando en el paladar óseo.

5.- DIAGNÓSTICO

La biopsia por aspiración con aguja fina permite llegar al diagnóstico en el 74% de los casos. Los errores diagnósticos más frecuentes ocurren en el adenoma pleomorfo y en el carcinoma mucoepidermoide. La biopsia por aspiración es simple, bien tolerada y con pocos efectos adversos, pero se requiere de un patólogo familiarizado con la técnica. Si la biopsia por punción no es conclusiva en un tumor parotídeo y submandibular en los tumores parotídeos y submandibulares, es preferible la parotidectomía con identificación y preservación del nervio facial, o la remoción de la glándula submandibular con identificación y preservación de los nervios lingual, hipogloso y marginal mandibular. La biopsia abierta sólo se justifica en los casos irresecables, en los que la biopsia por punción no fue conclusiva.

6.- DIAGNÓSTICO DIFERENCIAL

Los tumores salivales deberán diferenciarse de las infecciones, neoplasias no salivales, metástasis y de las estructuras normales de la cabeza y cuello como son la apófisis transversa del atlas, la mandíbula y de la hipertrofia del músculo masetero. Además se deberán diferenciar de los lipomas, adenopatías, sialectasias, síndrome de Sjögren, paperas, sialolitiasis, sialometaplasia necrotizante, *torus palatinus*, fibromas, quistes de retención y metástasis de los melanomas y del carcinoma epidermoide de la cabeza y cuello.

7.- ESTUDIOS DIAGNÓSTICOS

El objetivo de los estudios diagnósticos es la localización y delineación precisa del tumor y su relación con el nervio facial, vasos y estructuras vecinas, pero no se solicitan rutinariamente en la evaluación de las neoplasias salivales cuando las lesiones son pequeñas, sin daño neural, bien delimitadas y sin adhesión a planos profundos o a la piel. Si la lesión es recurrente o fija a estructuras vecinas, o está localizada en el lóbulo profundo de la parótida, o en el espacio parafaríngeo, los estudios diagnósticos delimitan con precisión la extensión de la lesión, lo que facilita la planeación del tratamiento quirúrgico. Las placas simples son de poca utilidad, sin embargo pudieran mostrar la destrucción ósea por invasión a la mandíbula de los tumores parotídeos, submandibulares o sublinguales. El ultrasonido permite diferenciar entre las lesiones quísticas y sólidas, pero la mandíbula limita su uso al no permitir evaluar a las neoplasias mediales a ella. En la gamagrafía con Tecnecio 99 el material radioactivo es captado con predilección por el tumor de Warthin. La tomografía computarizada y la resonancia magnética superan a los estudios radiológicos simples, ultrasonido, sialografía y gamagrafía. La tomografía permite analizar con precisión el tumor, vasos y las estructuras óseas y distingue a las masas quísticas de las sólidas. La resonancia magnética es muy superior en la valoración de los tejidos blandos.

8.- TRATAMIENTO

No hay un tratamiento médico para las neoplasias salivales. El tratamiento de las neoplasias benignas y malignas, es la resección quirúrgica de la lesión con un amplio margen de tejido sano y la preservación neural, cuando no hay invasión, paresia o parálisis de los nervios relacionados con la glándula afectada. La biopsia excisional y la enucleación del adenoma pleomorfo, están contraindicadas por la alta incidencia de siembra tumoral. En las neoplasias salivales, si no hay parálisis facial y el tumor puede ser resecado con facilidad, independientemente de la estirpe histológica y de la agresividad del tumor, se preserva el nervio facial en la parotidectomía y en la resección de los tumores submandibulares se preservan los nervios hipogloso, lingual y el marginal mandibular del nervio facial.

Los factores pronósticos de mayor importancia en el tratamiento de las neoplasias salivales malignas son el tamaño del tumor, tipo histológico, parálisis facial, invasión local y metástasis locales y distales. En los tumores malignos agresivos, la cirugía en combinación con la radioterapia postoperatoria mejora el control locoregional y la sobrevida de los pacientes. En los casos de alta malignidad como el carcinoma adenoideo quístico, mucoepidermoide de alta malignidad, adenocarcinoma, tumor mixto maligno y el carcinoma epidermoide, además de una resección quirúrgica extensa, se complementa con una disección ganglionar regional.

Si hay ganglios palpables se realiza una cirugía radical modificada o cirugía radical clásica, seguida de radioterapia postoperatoria. La quimioterapia se utiliza como tratamiento coadyuvante, principalmente paliativo.

9.- PRONÓSTICO

Los tumores de las glándulas salivales de acuerdo a su comportamiento biológico, se dividen en tumores de baja malignidad, como los carcinomas de células acinares y el carcinoma mucoepidermoide de baja malignidad, y los de alta malignidad como el carcinoma adenoideo quístico, adenocarcinomas, carcinoma ex-adenoma pleomorfo, carcinoma epidermoide y el carcinoma mucoepidermoide de alta malignidad. Diversos factores influyen en la cura, metástasis, recurrencia y sobrevida de los pacientes con neoplasias salivales, destacando el estadiaje y la histopatología de los tumores. El estadiaje se basa en el sistema TNM donde se evalúa el tamaño, fijación a los planos profundos, piel y ulceración del tumor, función del nervio facial, metástasis locales y distales.

La parálisis del nervio facial se asocia con una incidencia muy alta de metástasis locales y distales, sobretodo la relacionada con el carcinoma adenoideo quístico, el epidermoide y el indiferenciado. A mayor tamaño del tumor, mayor incidencia de recurrencia y metástasis locales y distales. La recurrencia y la invasión de la piel son más frecuentes en los tumores de alta malignidad. Las neoplasias con metástasis regionales o distales al tiempo del diagnóstico, indican un mal pronóstico. El dolor generalmente indica invasión perineural y los tumores de alta malignidad tienden a presentar recurrencias con mayor frecuencia.

10.- TUMORES BENIGNOS

10.1.- ADENOMA PLEOMORFO (TUMOR MIXTO)

El tumor mixto o adenoma pleomorfo es el tumor benigno epitelial más común de las glándulas salivales mayores y menores en los adultos y niños. De todos los adenomas pleomorfos, el 84% se localizan en la parótida, 8% en la glándula submandibular, el 6.5% en las glándulas salivales menores y el 0.5% en las glándulas sublinguales. En los niños es el tumor epitelial más común y predomina en la glándula parótida.

Se presenta en un amplio rango de edades, con una incidencia mayor entre la 4ª y 5ª década de la vida y predomina en las mujeres.

Se manifiesta como una masa indolora, de crecimiento lento y desplazable que no causa parálisis facial. Debido al crecimiento lento del tumor y a que no causan molestias, algunos pacientes permiten su crecimiento durante varios años.

Histológicamente el adenoma pleomorfo es un tumor sólido, multilobulado y rodeado por una cápsula bien definida con múltiples seudópodos. Está compuesto por células epiteliales que forman un estroma mixoide, condroide, fibroide u osteoide y por células mesenquimatosas.

El diagnóstico se basa en la historia clínica y en las características clínicas de la lesión. La biopsia abierta está contraindicada por el riesgo potencial de sembrar el tumor. La biopsia con aguja fina, facilita el diagnóstico histológico. El 90% de los tumores parotídeos se localizan en una posición lateral al nervio facial. El tratamiento quirúrgico mínimo, para el adenoma pleomorfo, es la parotidectomía parcial o total, con un adecuado margen de tejido normal y preservación del nervio facial. (Figs. 1, 2 y 3)

La recurrencia local del adenoma pleomorfo se relaciona directamente con la resección quirúrgica inicial. Cuando la parotidectomía superficial es adecuada, la incidencia de recurrencia local reportada es del 1 a 4%, mientras que con la enucleación la recurrencia reportada fluctía entre el 25 y 50% de los casos. La enucleación generalmente causa la ruptura de la cápsula, lo que se asocia con una mayor incidencia de recurrencia local, que se atribuye a la presencia de los seudópodos localizados en la periferia del tumor.

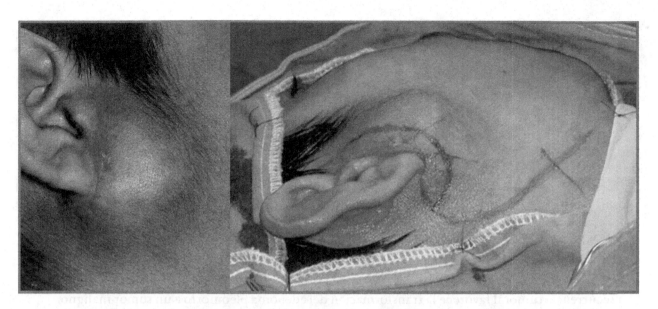

Fig. 1.- Implantación cutánea de la neoplasia, secundaria a una biopsia abierta.

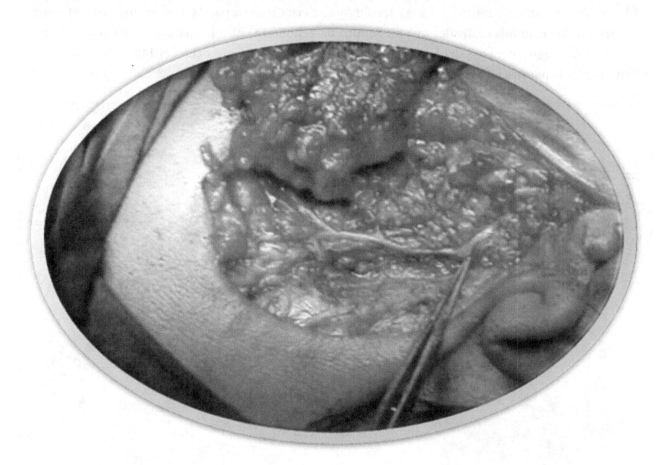

Fig. 2.- Disección del nervio facial en la reseccion de un adenoma pleomorfo.

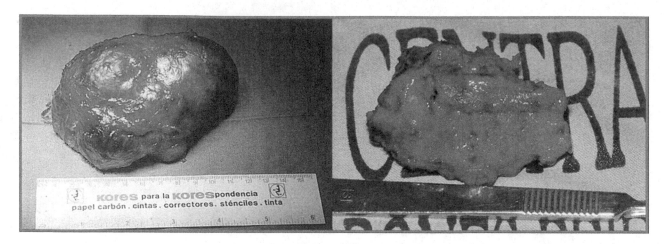

Fig.3.- Adenoma pleomorfico de la gándula parótida.

La recurrencia tumoral favorece la transformación del adenoma pleomorfo a un tumor maligno.

10.2.- TUMOR DE WARTHIN (CISTADENOMA PAPILAR LINFOMATOSO)

El tumor de Warthin, también llamado adenolinfoma o cistadenoma papilar linfomatoso, es un tumor benigno de las glándulas salivales que predomina en el hombre entre la cuarta y séptima década de la vida. Es la segunda neoplasia benigna de la glándula parótida, que ocupa el 14% de los tumores benignos de la parótida. (Fig. 4)

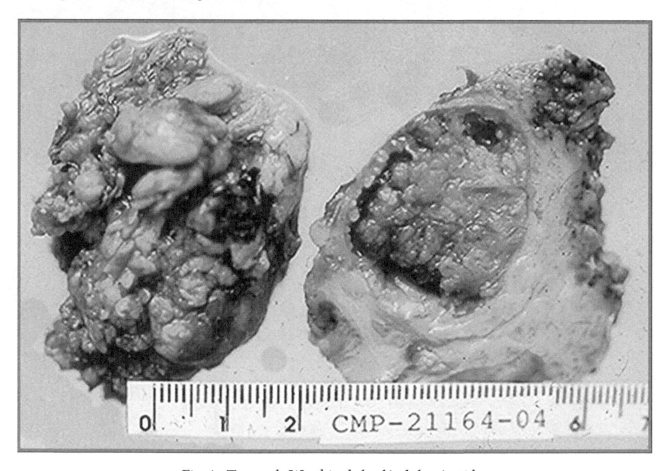

Fig. 4.- Tumor de Warthin de la glándula párotida.

Se presenta con mayor frecuencia en la glándula parótida y en la glándula submandibular ocasionalmente. Aproximadamente entre el 10 a 12% de los tumores son multifocales y el 10% son bilaterales. En el 85% de los casos el tumor se localiza por detrás del ángulo de la mandíbula. Se presenta como una masa blanda de crecimiento lento, no dolorosa, desplazable y sin parálisis facial. Es un tumor encapsulado que macroscópicamente parece un ganglio linfático. Microscópicamente está compuesto por un epitelio papilar, con un estroma linfoide y con múltiples dilataciones quísticas llenas de un material mucinoso. El diagnóstico se basa en la historia clínica, palpación, edad, sexo y localización de la lesión. La gamagrafía con tecnesio 99 muestra hipercaptación del material semejando a un nódulo tiroideo caliente. El único tratamiento aceptado es la resección quirúrgica de la neoplasia mediante la parotidectomía. La malignización de la neoplasia es muy rara, pero se ha reportado en pacientes que previamente recibieron radioterapia en la cabeza y cuello. El riesgo de transformación maligna es de aproximadamente 0.3%.

10.3.- ONCOCITOMA

Los oncocitomas son neoplasias salivales benignas poco frecuentes de la glándula parótida y de la submandibular. Se presentan en menos del 1% de los tumores salivales.

Son más comunes durante la sexta década de la vida, sin predominio de sexo. Se presentan como un tumor firme de consistencia ahulada y sin parálisis facial. Son tumores compuestos de células eosinofílicas granulares, con núcleos pequeños indentados y con un citoplasma rico en mitocondrias característico de los oncocitos. El diagnóstico se basa en la historia clínica y en la palpación de la masa. La gamagrafía con tecnecio 99 es positiva, hipercaptando el material radioactivo. El tratamiento es la resección quirúrgica del tumor.

10.4.- ADENOMA MONOMORFO

Hay diferentes tipos de adenomas monomorfos como los tumores de células basales, células claras y los ricos en glicógeno. Ocupan el 1% de los tumores salivales benignos y el más común es el adenoma de células basales, que ocurre principalmente en las glándulas salivales menores del labio superior. Son tumores bien circunscritos y con una membrana basal gruesa. Se confunden histológicamente con el carcinoma adenoideo quístico. El tratamiento recomendado es la resección quirúrgica de la neoplasia.

11.- TUMORES MALIGNOS

11.1.- CARCINOMA MUCOEPIDERMOIDE

El carcinoma mucoepidermoide ocupa el 10% de las neoplasias salivales y el 30% de las neoplasias malignas. Se ha relacionado con una exposición previa a la radioterapia en la cabeza y cuello. Alrededor del 50% de los tumores ocurren en la glándula parótida y el 45% en las glándulas salivales menores, principalmente en el paladar y en la mucosa bucal. En los adultos el carcinoma mucoepidermoide es la neoplasia maligna más común de la parótida y es la segunda neoplasia maligna de la glándula submandibular, después del carcinoma adenoideo quístico. En los niños el carcinoma mucoepidermoide es el más frecuente. En la glándula submandibular ocupa el 30% de todos los tumores de esa glándula. Se clasifican como tumores de alta, intermedia y baja malignidad. Los de baja malignidad son pequeños y parcialmente encapsulados, con predominio de las células mucosas y muestran un comportamiento relativamente benigno, similar al adenoma pleomorfo. El tratamiento recomendado es la parotidectomía.

En los tumores de de alta malignidad predominan las células epiteliales que remedan al carcinoma epidermoide. Son tumores más grandes, sólidos, localmente invasivos y muy agresivos. El 50% de los tumores presentan metástasis cervicales y un tercio metástasis distales al tiempo del diagnóstico. El tratamiento recomendado es la remoción radical del tumor, con radioterapia postoperatoria.

11.2.- CARCINOMA ADENOIDEO QUÍSTICO

El cilindroma o carcinoma adenoideo quístico ocurre entre el 4 y 8% de todos los tumores salivales. Se presenta en ambos sexos en la 5ª década de la vida y entre el 2 y 6% ocurren en la parótida, 12% en la submandibular, 30% en las salivales menores y 50% en la glándula lagrimal. Es el tumor más frecuente de la glándula submandibular y ocupa el 36% de los tumores malignos de esa glándula. Son tumores no encapsulados o parcialmente encapsulados, con tendencia a la infiltración local.

El patrón histológico de éstas lesiones se clasifica como cribiforme, sólido o tubular. El cribiforme, a pesar de ser localmente agresivo, tiene un mejor pronóstico y puede metastatizar distalmente hasta 20 años después del tratamiento inicial. El tipo sólido tiene el peor pronóstico con una alta incidencia de diseminación distal. El carcinoma adenoideo quístico generalmente crece lentamente y presenta invasión perineural entre el 46 y 86% de los casos, lo que dificulta la remoción quirúrgica completa. En la glándula submandibular un tercio de los tumores metastatizan localmente, lo que incrementa el riesgo de invasión perineural a los nervios lingual e hipogloso y un mayor riesgo de extensión hacia la base del cráneo. Metastatizan localmente en aproximadamente el 50% de los casos.

Las metástasis distales, generalmente se presentan en el pulmón. Debido a su lento crecimiento, algunos tumores son resecables quirúrgicamente. El tratamiento recomendado es la remoción radical del tumor, seguido de radioterapia con neutrones.

11.3.- CARCINOMA DE CÉLULAS ACINARES

El carcinoma de células acinares representa entre el 2 y 4% de los tumores salivales. Predomina en la glándula parótida, donde hay más células serosas. Se presentan usualmente en la 6ª década de la vida, predominan en las mujeres en proporción de 2:1 y son bilaterales en el 3% de los casos. Ocurren en la glándula parótida en el 80% de los casos, 4% en la glándula submandibular y cerca del 10% en la mucosa bucal y en los labios. Es la 2ª neoplasia maligna en los niños, después del carcinoma mucoepidermoide.

Son tumores encapsulados con dos tipos histológicos, uno de células serosas acinares y el otro con un citoplasma claro. Son tumores quísticos, papilares, vacuolados o foliculares. Metastatizan localmente en aproximadamente el 50% de los casos y ocasionalmente metastatizan al pulmón y al hueso. El tratamiento recomendado es la remoción completa de la lesión.

11.4.- ADENOCARCINOMA

El adenocarcinoma se presenta en ls glándulas salivales menores en el 68%, en la parótida 28% y 4% en la glándula submandibular. Afecta por igual a ambos sexos y son tumores de crecimiento rápido, sólidos, duros, adheridos a tejidos vecinos, dolorosos y agresivos con tendencia la recurrencia y a las metástasis. Histológicamente, son tumores productores de moco compuestos de células cilíndricas que forman papilas, acinos o masas sólidas. El 50% de los tumores grandes causan parálisis facial y algunos pacientes presentan dolor local. El 29% de los adenocarcinomas se presentan en la cavidad nasal, nasofaringe y senos paranasales. El tratamiento recomendado es la resección radical del tumor.

11.5.- CARCINOMA EX-ADENOMA PLEOMORFO

El carcinoma ex-adenoma pleomorfo representa entre el 2 y 5% de los tumores salivales y ocupa el 19% de todos los tumores submandibulares. Es un tumor que representa la malignización de un adenoma pleomorfo. Puede originarse en un tumor mixto preexistente que durante varios años no fue tratado y súbitamente crece, o es un tumor que se origina en el sitio de la resección previa de un tumor mixto. Son tumores duros, quísticos o nodulares, con una cápsula rudimentaria y con un componente maligno predominantemente epitelial, aunque histológicamente está compuesto de células epiteliales y mesenquimatosas. Las metástasis contienen ambos elementos. Presentan metástasis locales y distales y son de muy mal pronóstico. Se tratan con cirugía radical o radioterapia.

11.6.- CARCINOMA EPIDERMOIDE

Son tumores raros que ocupan entre el 0.3 y el 1.5% de los tumores salivales. Es más común en la glándula submandibular y ocupa el 7% de las neoplasias malignas de la parótida. Son tumores duros que predominan en los hombres en la séptima década de la vida. El tumor con frecuencia es asintomático y en el 20% se presenta como una masa dolorosa o con parálisis facial en el 10% y metastatizan al cuello en el 50% de los casos. Histológicamente muestran queratinización intracelular, puentes intercelulares, perlas de queratina y no producen moco. Tienen muy mal pronóstico y una alta incidencia de metástasis locales y distales. Los carcinomas epidermoides se tratan con cirugía radical o radioterapia.

11.7.- CARCINOMA INDIFERENCIADO

Son tumores raros que corresponden al 3% de las neoplasias salivales y ocupan entre el 1 y 3% de los tumores malignos de la parótida. Ocurren por igual en ambos sexos y predominan en la séptima década de la vida.

Histológicamente muestran un patrón sólido o trabecular, categorizado como esferoides, en huso, redondos o de células pequeñas. Son tumores muy agresivos que invaden localmente y el 50% de los tumores presentan metástasis al tiempo del diagnóstico. Los carcinomas indiferenciados tienen la peor sobrevida de todos los tumores parotídeos. El tratamiento recomendado es la cirugía radical con radioterapia post-operatoria.

REFERENCIAS BIBLIOGRÁFICAS

1. Batsakis JG. Tumors of the Head and Neck, Clinical and Pathological Considerations. Baltimore, Williams and Wilkins 1979:100-120.

2. Bullerdiek T, Talka G, Bartnitzke S, et al. Relationship of cytogenic subtypes of salivary glands pleomorphic adenomas with patient age and histologic type. Cancer 1989;64:876880.)

3. Illes RW, Brian MB. A review of tumors of the salivary glands. Surg Gynecol Obstet 1986; 399-404.

4. Fried LA.Salivary system In: Fried LA ed. Anatomy of the Head, Neck, Face and Jaws. Philadelphia, Lea and Febiger. 1980:187-200.

5. Lam KH, Wei W, Ho HC et al. Whole organ sectioning of mixed parotid tumors. Am J Surg 1990:160:377-381.

6. Lamelas J, Terry JH, Alfonso AE. Warthin's tumor: Multicentricity and increasing incidence in women. Am J Surg 1987;154:347-351.

7. LiVolsi VA, Perzin KH: Malignant mixed tumors arising in salivary glands. I. Carcinomas arising in benign mixed tumors: A clinicopathologic study. Cancer 1977;39: 2209.

8. Layfield LJ, Tan P, Glasgow BJ. Fine needle aspiration of salivary gland lesions. Arch Pathol Lab Med 1987;111:346-353.

9. McNeese S, Fletcher GH. Tumors of the major and minor salivary glands. In: Laramore E. ed. Radiation Therapy of the Head and Neck Cancer. Berlin, Springer 1989:181-196.

10. Matsuba HM, Spector GJ, Thawley SE, et al. Adenoid cystic salivary gland carcinoma. Cancer 1986;57:519-524.

11. Niparko JK, Beauchamp ML, Krause CJ, et al. Surgical treatment of recurrent pleomorphic adenoma of the parotid gland. Arch Otolaryngol Head Neck Surg 1986;112:1180-1184.

12. Saunders JR Jr, Hirata RM, Jaques DA: Salivary glands. Surg Clin North Am 1986;66:59-81.

13. Shah JP, Ihde JK. Salivary gland tumors. Curr Probl Surgery 1990; XXVII(12):778-843.

14. Shemen LJ, Huvos AG, Spiro RH. Squamous cell carcinoma of salivary origin. Head Neck Surg 1987;9:235-240.

15. Silvers, AR, Som PM. Head and Neck Imaging. Salivary Glands.Radiol Clin North Am 1998;36:941-966.

16. Sismanis A, Merriam JM, Kline TS, et al. Diagnosis of salivary gland tumor by fine needle biopsy. Head Neck Surg 1981;3:482-489.

17. Spiro RH: Tumors of the parotid gland. In: Chretien PB, Johns ME, Shedd DP, et al. Head and Neck Cancer, Vol 1 Philadelphia, BC DEcker 1985:2-225.

18. Spiro RH, Huvos AG, Strong EW. Adenoid cystic carcinoma - factors influencing survivval. Am J Surg 1979;139:579-583.

19. Taylor BG, Cohn I Jr. Tumors of the salivary glands.Cur Probl Cancer 1978:1-43.

20. Townsend CM, Beauchamp RD, Evers BM, Mattox KL, eds: Salivary gland tumors. In: Sabiston Textbook of Surgery: The Biological Basis of Modern Surgical Practice. 16th ed. Philadelphia, Pa: WB Saunders; 2001: 547-52

CAPÍTULO 39 | EMBRIOLOGÍA, ANATOMÍA Y FISIOLOGÍA DE LA LARINGE

Dr. Javier Dibildox M.

1.- EMBRIOLOGÍA

El aparato respiratorio inferior inicia su desarrollo a partir de la cuarta semana de la vida intrauterina al formarse el surco laringotraqueal, que se localiza medial al extremo caudal de la pared ventral de la faringe primitiva. Posteriormente el surco laringotraqueal se transforma en un divertículo, por abajo de la faringe primitiva, de la que posteriormente se separa al formarse los pliegues traqueoesofágicos longitudinales, que al fusionarse forman el surco traqueoesofágico. La laringe se desarrolla al diferenciarse del mesodermo que rodea a la porción superior del divertículo pulmonar, formando la glotis primitiva, localizada caudal al piso de la faringe entre el último arco branquial e inmediatamente caudal a la eminencia hipobranquial. La glotis primitiva inicialmente es una hendidura vertical anteroposterior. De la porción final del 6º arco branquial crecen y se forman los cartílagos aritenoides, que envuelven a la glotis y la convierten en una abertura en forma de T. La epiglotis se origina de la porción caudal de la eminencia hipobranquial, originada por la proliferación del tejido mesenquimatoso de los extremos ventrales del 3º y 4º arcos branquiales. Posteriormente, sobre los cartílagos aritenoides se forman los cartílagos cuneiformes y los corniculados. Alrededor de los 40 días de gestación, las cuerdas vocales se diferencian de la pared lateral de la laringe. El hueso hiodes se deriva del 2º y 3er arcos branquial y el cartílago tiroides se deriva del 4º arco branquial, en tanto que el cartílago cricoides y los cartílagos aritenoides se derivan del 6º arco branquial. Los músculos laríngeos se desarrollan a partir de los mioblastos del 4º y 6º arco branquial. La cuerda vocal verdadera, la cuerda vocal falsa y el ventrículo, se desarrollan de la membrana mucosa en la pared lateral de la laringe.

2.- ANATOMÍA

La laringe está situada en la porción central del cuello. Se conecta por arriba con la orofaringe por abajo con la tráquea y por delante se une al hueso hiodes. Su límite superior se localiza a la altura de la 3era vértebra cervical y el límite inferior a la altura de la 6ª vertebral cervical. La laringe se divide en 3 áreas anatómicas: la supraglotis, glotis y subglotis. La supraglotis se extiende desde la punta de la epiglotis, hasta el piso del ventrículo laríngeo; la glotis está formada por las cuerdas vocales verdaderas, que se originan por abajo del ventrículo laríngeo y se extiende 7 a 8 mm por debajo del ligamento vocal; la subglotis se extiende desde la porción inferior de la glotis hasta el borde inferior del cartílago cricoideo.

2.1.- HUESO HIOIDES

El hueso hiodes tiene forma de "U" y está formado por un cuerpo y 2 cuernos, uno mayor y otro menor. El hueso hiodes se une a la laringe por medio de los músculos extrínsecos de la laringe y por la membrana tirohioidea.

2.2.- CARTÍLAGOS LARÍNGEOS

La porción rígida de la laringe está formada por nueve cartílagos unidos por músculos, articulaciones, membranas y ligamentos. Tres cartílagos son impares: el cartílago tiroides, la epiglotis y el cartílago cricoides y 3 cartílagos pares: los aritenoides, los corniculados y los cuneiformes.

2.2.1.- EPIGLOTIS

El cartílago de la epiglotis está localizado por detrás de la base de la lengua y del hueso hiodes, anterior a la hendidura glótica, donde forma la porción superior de la pared anterior y el borde superior de la glotis. Tiene la forma de un pétalo y está formada principalmente por un cartílago fibroelástico, delgado y flexible cubierto en su porción anterior o lingual por un epitelio escamoso estratificado. La mucosa contiene abundantes glándulas mucosas. El ligamento hioepiglótico une al hueso hioides con la epiglotis y su porción anterior se une a la base de la lengua por medio de tres pliegues mucosos: el glosoepiglótico medio y por dos pliegues glosoepiglóticos laterales que forman la vallécula, espacio situado entre la base de la lengua y la cara anterior de la epiglotis. En su porción posterior o laríngea se localizan unas pequeñas perforaciones por debajo de la inserción del ligamento hioepiglótico, en el área que corresponde a la pared posterior del espacio preepiglótico, donde se encuentran glándulas mucosas. La porción superior de la epiglotis es la más ancha que se reduce gradualmente y en su porción inferior forma el petíolo unieéndose a la porción angulada posterior del cartílago tiroides, por arriba de la comisura anterior por medio del ligamento tiroepiglótico.

2.2.2.- CARTÍLAGO TIROIDES

El cartílago tiroides es un cartílago hialino recubierto de pericondrio que tiene la forma de un escudo, con un borde anterior que forma la prominencia laríngea o manzana de Adán, donde se unen las 2 paredes laterales formando un ángulo de 90⁰ en el hombre y de 120⁰ grados en la mujer. En la unión anterior de los bordes superiores de las alas tiroideas se localiza la escotadura y en su porción posterior, el cuerno superior del cartílago tiroides se une al hueso hioides por medio de la membrana tirohioidea. En la cara anterior del ala tiroidea se localiza la línea oblicua, que se dirige hacia abajo y adelante, donde se insertan los músculos esternotiroideo, tirohioideo y el constrictor inferior. El cuerno inferior del cartílago tiroides se localiza en la porción posteroinferior del ala tiroidea, y en su superficie interna se localiza una fosita oval donde se articula el cartílago cricoides, mediante una articulación sinovial. La altura anterior del cartílago desde la escotadura tiroidea hasta el borde inferior en la línea media, es de 47 mm en los hombres y de 38 mm en las mujeres; el diámetro anteroposterior es de 38 mm en los varones y de 32 mm en las mujeres. La porción interna del cartílago tiroides es lisa y a la mitad de la distancia entre la escotadura tiroidea y el borde inferior del cartílago tiroides, hay una prominencia desprovista de pericondrio donde se inserta el tendón de Broyles en la comisura anterior. La porción posterior forma los límites externos de los senos piriformes. La osificación del cartílago tiroides inicia a los 25 años de edad y puede osificarse totalmente alrededor de los 65 años de edad.

2.2.3.- CARTÍLAGO CRICOIDES

El cartílago cricoides está formado por un cartílago hialino. Es el único anillo esquelético de la vía aérea superior, que inicia su osificación alrededor de los 30 años y la termina alrededor de los 65 años de edad. El cartílago cricoides se localiza en los niños a la altura de las vértebras C3 y C4, y en el adulto entre las vértebras C6 y C7.

Es el cartílago laríngeo más fuerte y tiene la forma de un anillo, formado por un arco anterior estrecho que se ensancha en su porción posterior. El borde superior es oblicuo y el inferior es horizontal. El arco tiene una altura de 3 a 7 mm, la lámina tiene una altura de 20 a 30 mm en los varones y de 18 a 22 mm en las mujeres. En su cara posterior hay un reborde vertical en donde se unen las fibras superiores del esófago, y en el borde superointerno del arco se inserta la membrana cricotiroidea que forma el cono elástico. Hay una cara oval lisa a cada lado del borde superior de la lámina cricoides, donde se articula el cartílago aritenoides. El cartílago cricoides se une a la tráquea mediante el ligamento cricotraqueal.

2.2.4.- CARTÍLAGOS ARITENOIDES

Hay dos cartílagos hialinos de forma piramidal que se articulan en la parte superior del arco cricoideo posterior. Tienen una base articular cóncava, un ápex, un proceso muscular que se proyecta lateralmente y un proceso vocal que se proyecta anteriormente. Entre los dos cartílagos aritenoides se encuentra la hendidura que forma la comisura posterior. En el ápex se articulan los cartílagos corniculados de

Santorini, localizados en la porción inferomedial del ligamento ariepiglótico. En la porción lateral de los cartílagos corniculados se articulan los cartílagos cuneiformes de Wrisberg. En la base de la pirámide hay dos apófisis: la muscular donde se insertan los músculos cricoaritenoideos y la apófisis vocal, formada por un cartílago elástico donde se inserta el ligamento vocal.

2.3.- ARTICULACIONES, MEMBRANAS Y LIGAMENTOS

2.3.1.- ARTICULACIÓN CRICOTIROIDEA

Es una articulación sinovial provista de un ligamento capsular que permite los movimientos de rotación y deslizamiento. Se localiza entre el cuerno inferior y la fosita articular del cartílago cricoides, en el área de unión del arco con la lámina cricoidea.

2.3.2.- ARTICULACIÓN CRICOARITENOIDEA

La articulación cricoaritenoidea se localiza entre la base de los cartílagos aritenoides y la superficie anterolateral de la lámina cricoides. Es una articulación sinovial provista de un ligamento cricoaritenoideo posterior, que permite los movimientos de rotación y deslizamiento. El cartílago aritenoides se articula en la fosita articular, localizada en el borde superior de la lámina cricoides.

2.3.4.- MEMBRANA TIROHIOIDEA

La membrana tirohioidea se une por abajo al borde superior del cartílago tiroides, por arriba se une al hueso hioides en la pared anterior del espacio preepiglótico. La membrana se engruesa en diferentes areas para formar los ligamentos tirohioideos medial y lateral. Aproximadamente 1 cm por encima y por delante de la unión del cuerno superior y del ala del cartílago tiroides, penetran la arteria laríngea superior, la rama superior del nervio laríngeo superior y el pedículo linfático supraglótico.

2.3.5.- LIGAMENTO HIOEPIGLÓTICO

El ligamento hioepiglótico une a la superficie superior de la epiglotis con la superficie posterior del hueso hioides, formando el piso de la vallécula y el techo del espacio preepiglótico.

2.3.6.- MEMBRANA CUADRANGULAR

La membrana cuadrangular está formada por una capa submucosa delgada de tejido conectivo que se extiende desde el borde libre lateral de la epiglotis, entre la epiglotis y los cartílagos aritenoides. Su límite inferior se extiende al interior de las cuerdas vocales falsas, donde forma el ligamento ventricular. El borde libre superior de la membrana forma el ligamento ariepiglótico, cubierto por el pliegue del mismo nombre. La membrana cuadrangular separa a la parte superior del seno piriforme y el vestíbulo laríngeo.

2.3.7.- CONO ELÁSTICO

El cono elástico está formado por una membrana fibroelástica que se inserta en el borde superior del arco del cartílago cricoides, y se une anteriormente a la porción inferior del cartílago tiroides, donde se engruesa y forma la membrana cricotiroidea. Por detrás se extiende desde el cricoides hasta la apófisis vocal del aritenoides, donde su borde libre forma el ligamento vocal. Los músculos intrínsecos de la laringe separan al cono elástico de las alas del cartílago tiroides. El cono elástico está separado de la membrana elástica por el ventrículo.

2.4.- INTERIOR DE LA LARINGE

El límite superior de la laringe está formado por el borde superior de la epiglotis, pliegues aritenoepiglóticos, cartílagos corniculados y la porción superior de la región interaritenoidea. El límite inferior lo forma la porción inferior del cartílago cricoides.

2.4.1.- VESTÍBULO

El vestíbulo laríngeo se localiza por arriba de las cuerdas vocales verdaderas. En su pared lateral los repliegues aritenoepiglóticos separan al vestíbulo de los senos piriformes, posteriormente los cartílagos aritenoides y la región interaritenoidea separan al vestíbulo de la hipofaringe. En el vestíbulo se encuentran las cuerdas vocales falsas o bandas ventriculares, que se insertan anteriormente en la epiglotis y por detrás se continúan con la mucosa que cubre a los cartílagos aritenoides.

2.4.2.- VENTRÍCULO DE MORGAGNI

Las cuerdas vocales verdaderas y las bandas ventriculares, o cuerdas vocales falsas, están separadas por un surco llamado ventrículo, que se extiende lateralmente hasta el ala del cartílago tiroides, solo separada por fibras musculares y por la mucosa. El piso del ventrículo está formado por la superficie superior de las cuerdas vocales verdaderas. Cerca de la porción anterior del techo del ventrículo se localiza el sáculo, que es una hendidura de unos 8 mm de longitud y con una altura de 6 mm, recubierta por un epitelio ciliado rico en glándulas seromucosas.

2.4.3.- GLOTIS

Por debajo del vestíbulo laríngeo se localiza la glotis, que se extiende desde el piso del ventrículo laríngeo de Morgagni, hasta el cartílago cricoides. Está formada por los dos tercios membranosos de las cuerdas vocales verdaderas, compuestas por el ligamento vocal y por el músculo tiroaritenoideo, formando el tendón común de la comisura anterior, que se inserta anteriormente en el pericondrio interno del cartílago tiroides y directamente en el cartílago, mediante el ligamento de Broyles, formando el vértice de la comisura anterior. Por detrás las cuerdas vocales se insertan en el proceso vocal del cartílago aritenoides. La hendidura localizada entre las cuerdas vocales se denomina rima glotidis o hendidura glótica. El tercio posterior cartilaginoso de la glotis está formado por el proceso vocal y por el cuerpo del cartílago aritenoides. Los cuerpos de los cartílagos aritenoides están separados entre sí por la comisura posterior. El borde libre de las cuerdas vocales está recubierto por epitelio estratificado. Las cuerdas vocales verdaderas están formadas por 3 estructuras:

1.- El epitelio plano escamoso y estratificado que cubre a las cuerdas vocales.

2.- La lámina propia que se divide en una capa superficial, la cual está constituida por fibras muy laxas que forman el espacio de Reinke; la capa intermedia compuesta por fibras elásticas que corren paralelas al borde libre de la cuerda vocal y por una capa profunda formada por fibras de colágeno. La capa intermedia y la capa profunda forman el ligamento vocal.

3.- Las fibras del músculo estriado tiroaritenoideo.

La cavidad inferior de la laringe se extiende desde el borde inferior de las cuerdas vocales hasta el borde inferior del cartílago cricoides que se une a la tráquea.

2.4.4.- ESPACIO DE REINKE

El espacio de Reinke está localizado en la capa de tejido conectivo subepitelial de los ligamentos vocales, que se extiende a todo lo largo de la cuerda vocal verdadera, en su borde libre y parcialmente en su superficie superior. Se limita anteriormente por el ligamento de Broyle y posteriormente por el proceso vocal del cartílago aritenoides.

2.4.5.- ESPACIO PARAGLÓTICO

El espacio paraglótico se localiza entre el pericondrio interno del cartílago tiroides y los músculos tiroaritenoideos. Está limitado lateralmente por el pericondrio interno del cartílago tiroides, medialmente por el ventrículo y el cono elástico es su límite inferomedial. La membrana cuadrangular es su límite superomedial, inferiormente se limita con el cartílago cricoides y posteriormente por el seno piriforme. Por arriba se comunica con el espacio pre-epiglótico.

2.4.6.- ESPACIO PRE-EPIGLÓTICO

El espacio pre-epiglótico está limitado por delante por el pericondrio interno del cartílago tiroides y por la membrana tirohioidea, posteriormente por la epiglotis y por los ligamentos glosoepiglóticos, inferiormente por la inserción del petíolo de la epiglotis y por arriba por la mucosa de la vallécula y por el ligamento hioepiglótico.

2.5.- MÚSCULOS LARÍNGEOS

Los músculos laríngeos son extrínsecos e intrínsecos. Los extrínsecos están formados por los elevadores y depresores de la laringe. Los músculos intrínsecos están formados por 4 pares de músculos y un músculo impar. Todos los músculos intrínsecos están inervados por el nervio laríngeo inferior o recurrente, con la excepción del músculo cricotiroideo, que está inervado por la rama externa del nervio laríngeo superior. Los músculos depresores son el tirohioideo, esternohioideo y omohioideo. Además los músculos constrictores medio, inferior y cricofaríngeo forman parte de los músculos extrínsecos.

2.5.1.- MÚSCULOS EXTRÍNSECOS

Los músculos laríngeos extrínsecos actúan en los movimientos y en la fijación de la laringe. Se dividen en músculos suprahioideos (elevadores) e infrahioideos (depresores). Los músculos elevadores son el digástrico, estilohioideo, geniohioideo y milohioideo. Los músculos depresores son el tirohioideo, esternohioideo, omohioideo, esternotiroideo, tirohioideo.

2.5.2.- MÚSCULOS INTRÍNSECOS

Los músculos intrínsecos de la laringe son los responsables del movimiento de las cuerdas vocales verdaderas modificando su tamaño, forma y tensión. Los aductores desplazan las cuerdas hacia la línea media, los abductores separan lateralmente las cuerdas vocales y los tensores alargan y tensan a las cuerdas vocales anteriormente. Los aductores son los músculos cricoaritenoideo lateral, tiroaritenoideo, interaritenoideo y aritenoepiglótico.

El cricoaritenoideo lateral se inserta en el borde superolateral de la pared posterior del arco cricoideo, por fuera de la inserción del cono elástico, donde se dirige hacia atrás y arriba para insertarse en la porción anterior de la apófisis muscular del cartílago aritenoides. El interaritenoideo es un músculo impar formado por fibras transversales y oblicuas que unen a los 2 cartílagos aritenoides. Las fibras transversales se insertan en la superficie posterolateral del cuerpo del cartílago aritenoide y las fibras oblicuas se insertan en la apófisis muscular posterior del cartílago aritenoide. El músculo tiroaritenoideo se origina en la superficie del ala tiroidea y del cono elástico. Su porción interna forma el músculo vocal o tiroaritenoideo interno, que se inserta en el borde libre del cono elástico y en el borde lateral de la apófisis vocal.

El abductor de las cuerdas vocales es el cricoaritenoideo posterior que se origina en la foseta de la superficie posterior de la lámina cricoides. Sus fibras se dirigen en dirección laterosuperior y se insertan en la superficie posterior de la apófisis muscular del cartílago aritenoideo

El músculo cricotiroideo se localiza en la superficie externa de la laringe, entre las caras laterales de los cartílagos cricoides y tiroides y está inervado por la rama externa del nervio laríngeo superior. El músculo aritenoepiglótico es la continuación de las fibras oblicuas del músculo interaritenoideo en la cuerda vocal falsa y se inserta en la membrana cuadrangular y en el borde de la epiglotis. El músculo tiroaritenoideo externo se inserta en el cartílago aritenoides, entre la apófisis vocal y la inserción del músculo cricoaritenoideo lateral. (Tabla I)

2.6.- IRRIGACIÓN DE LA LARINGE

La laringe recibe su irrigación de las arterias laríngeas, ramas de las arterias laríngeas superior e inferior. La arteria laríngea superior, rama de la arteria tiroidea superior, se divide en una rama infrahioidea y una rama cricotiroidea, antes de penetrar la membrana tirohioidea junto con el nervio laríngeo interno.

La arteria laríngea inferior se origina de la arteria tiroidea inferior y penetra a la laringe junto con el nervio recurrente y pasa por detrás de la articulación cricotiroidea.

El drenaje venoso es a través de la vena laríngea superior y de las venas tiroideas superior y media, que drenan en la vena yugular interna.

Tabla I.- Músculos intrínsecos de la laringe.
Cricoaritenoideo Posterior: Es el único abductor de las cuerdas vocales, abre la glotis por medio de un movimiento de rotación del cartílago aritenoide y tensa las cuerdas vocales durante la fonación.
Cricoaritenoideo Lateral: Cierra la glotis rotando los aritenoides medialmente y adelgaza la cuerda vocal
Interaritenoideo: Es un músculo impar que aproxima los cuerpos del cartílago aritenoides, cerrando la porción posterior de la glotis
Cricotiroideo: Está formado por dos divisiones y rota el cartílago cricoides y elonga, adelgaza y baja las cuerdas vocales
Tiroaritenoideo: Formado por el tiroaritenoideo interno o músculo vocalis, que cierra y tensa el borde libre de la cuerda vocal, y por el tiroaritenoideo externo que es un músculo adbuctor mayor de la cuerda vocal y por el músculo tiroepiglótico que acorta el ligamento vocal.

2.7.- LINFÁTICOS DE LA LARINGE

El drenaje superficial de la laringe se localiza dentro de la mucosa, cruza la comisura anterior y comunica al lado izquierdo con el lado derecho de la laringe. El sistema linfático profundo se localiza en la submucosa y está dividido anatómicamente por las cuerdas vocales verdaderas y por la comisura anterior, formando así cuatro grupos: superior, inferior, izquierdo y derecho. Los ganglios de la supraglotis drenan las cuerdas vocales falsas, epiglotis, repliegues aritenoepiglóticos y el flujo linfático se dirige en dirección cefálica, saliendo por la membrana tirohioidea, junto con el paquete vasculonervioso superior y drenan en los ganglios yugulares superiores. La glotis tiene pocos linfáticos en los 2 tercios anteriores de las cuerdas vocales verdaderas, en tanto que en la porción posterior desde el proceso vocal hasta la comisura posterior hay un incremento de linfáticos. Los linfáticos de la glotis drenan en una dirección anterior, salen por la membrana cricotiroidea hacia los ganglios prelaríngeos o delfianos y a los ganglios pretraqueales. El flujo linfático de la subglotis drena anteriormente cruzando la membrana cricotiroidea hacia los ganglios prelaríngeos o delfianos, y de ahí se dirigen a los ganglios yugulares medios. Otro grupo se dirige hacia los ganglios paratraqueales, traqueosofágicos y subclavios. Los ganglios cricoideos drenan hacia ambos lados del cuello.

2.8.- INERVACIÓN DE LA LARINGE

Los nervios de la laringe son el laríngeo superior y el laríngeo inferior o recurrente, ramas del nervio vago. El nervio laríngeo superior se origina en el ganglio inferior del vago localizado en la porción superior del triángulo carotídeo. Se divide en 2 ramas terminales dentro de la vaina carotídea, el nervio laríngeo interno y el nervio laríngeo externo.

El interno es el más largo de las ramas terminales, lleva fibras sensoriales y autónomas y atraviesa la membrana cricotiroidea junto con la arteria laríngea superior, e inerva la mucosa laríngea superior por arriba de las cuerdas vocales. La rama externa es la más pequeña y desciende por detrás del músculo esternohioideo, acompañando a la arteria laríngea inferior y por arriba del músculo constrictor inferior se dirige medialmente para inervar al músculo cricotiroideo.

El nervio laríngeo inferior o recurrente, en el lado derecho del cuello, desciende y pasa por delante de la arteria subclavia, la rodea y asciende por el surco traqueoesofágico hacia la laringe. En el lado izquierdo el nervio recurrente desciende y rodea al cayado aórtico, para ascender hacia la laringe en el surco traqueoesofágico. Ambas ramas del nervio vago dan la inervación motora a los músculos intrínsecos de la laringe, con excepción del músculo cricotiroideo.

3.- FISIOLOGÍA DE LA LARINGE

Las principales funciones de la laringe son: la respiración, fonación, protección, deglución, fijación, tos y expectoración.

3.1.- FUNCIÓN PROTECTORA

La función primaria de la laringe, es la de un esfínter de la vía aérea superior de vital importancia para la vida, que protege la entrada de líquidos y comida durante la deglución, vómito o tos.

3.2.- FUNCIÓN RESPIRATORIA

La respiración es la función más primitiva de la laringe, donde su diámetro varía muy poco durante la inspiración y expiración. Estos cambios son más notorios en las respiraciones profundas, en donde llegan las cuerdas vocales a abrirse hasta juntarse con las paredes laterales y el diámetro de la glotis se aproxima al de la tráquea.

3.3.- FUNCIÓN DE DEGLUCIÓN

Existen 3 elementos mecánicos en la cooperación que la laringe presta a la deglución:

1.- La laringe se eleva mediante la acción de los músculos constrictores faríngeos inferiores, para su propia protección y para permitir el paso del bolo alimenticio hacia el esófago.

2.- Las cuerdas vocales falsas y verdaderas se aproximan cerrando el orificio laríngeo, impidiendo así el paso de sustancias sólidas o líquidas a las vías respiratorias inferiores

3.- La epiglotis actúa como un factor protector, al cerrarse la apertura central y dirigir el bolo alimenticio lateralmente.

3.4.- FUNCION DE FONACIÓN

Las teorías mioelástica y la neuromuscular explican los mecanismos de la producción de la voz. En la teoría mioelástica la producción de la voz es un proceso exclusivamente aerodinámico, controlado por la presión del aire en la tráquea y por la elasticidad de los músculos de las cuerdas vocales en tensión. Los pulmones actúan como un fuelle enviando el aire a presión contra la superficie inferior de las cuerdas vocales cerradas, y cuando la presión llega a cierto nivel, vence la resistencia de las cuerdas que se abren permitiendo el escape de aire, la presión disminuye y la elasticidad de las cuerdas cierra la apertura. Este ciclo se repite una y otra vez, tan pronto como la presión subglótica se eleva lo suficiente para vencer la resistencia de las cuerdas vocales. La teoría neuromusclar postula que las vibraciones están bajo el control directo del sistema nervioso, donde que cada ciclo vibratorio se inicia por un impulso nervioso en el que las cuerdas vocales son separadas por el músculo tiroaritenoideo, mientras que el proceso de reaproximación resulta de la relajación y elasticidad de dicho músculo. En condiciones normales, la periodicidad de la apertura hace que se incremente la presión aérea por encima de las cuerdas vocales, generando un sonido llamado "fundamental", cuya frecuencia varia alrededor de 125 ciclos por segundo en los hombres y 250 HZ en las mujeres. A la frecuencia fundamental se agregan vibraciones armónicas producidas por la resonancia del sonido fundamental en las demás estructuras bucales, faríngeas y nasales, dando a cada persona su voz característica.

Cuando cambian las características de masa, volumen y elasticidad de las cuerdas vocales, la voz puede sufrir diversas alteraciones.

Disminución del volumen: La debilidad de una o ambas cuerdas hace que el aire se escape con menor presión, disminuyendo el volumen máximo posible.

Cambio de registro: El tono de la voz baja se hace más grave, cuando baja la elasticidad por la flacidez de la cuerda o cuando aumenta su volumen por edema o tumoración.

Disminución de la calidad: Si el sonido fundamental no se logra emitir con fuerza, se generan numerosas contracciones armónicas que dan a la voz un tono apagado, sibilante y de susurro. Esto ocurre por los cambios físicos, como en el edema y los tumores, o por una denervación que hace que los músculos de las cuerdas no tengan fuerza o no generen el impulso de apertura glótica.

3.5.- FUNCION DE FIJACIÓN

El tórax necesita cierta fijación que es favorecida por el cierre de la glotis. El aumento de presión que acompaña al cierre de la glotis, sirve como sostén de la poderosa acción muscular voluntaria de las extremidades superiores y también de la acción voluntaria de los músculos de la pared abdominal durante la defecación, vómito, micción, parto, etc.

3.6.- FUNCION TUSÍGENA Y DE EXPECTORACIÓN

La tos y la expectoración son también funciones protectoras, que forman la segunda línea de defensa, en caso de que algún cuerpo extraño logre pasar la primera barrera con el cierre de la epiglotis. Además, estas funciones cooperan a expulsar las secreciones.

REFERENCIAS BIBLIOGRÁFICAS

1. Bailey BJ: Head and Neck Surgery-Otolaryngology. 2nd ed. Philadelphia, Pa: Lippincott- Raven; 1998: 13, 1510.
2. Bailey BJ, Biller HF. Surgery of the Larynx. 1985 W.B. Saunders Co. Philadelphia, PA.
3. Berkovitz BKB, Moxham BK, Brown, MW, et al: A Textbook of Head and Neck Anatomy. London, England: Wolfe Medical Publications; 1988: 154-157.
4. Paff GH. Anatomy of the Head and Neck. 1973 W.B. Saunders Co. Philadelphia.
5. Hollinsehead WH. Anatomy for surgeons. Vol. 1. The head and neck. 2nd. ed. Hoeber Medical Division 1968. New York.
6. Moore KL. Embriología Clínica, 4ª. ed. México: Interamericana. McGraw Hill.
7. Sanders I, Wu BL, Mu L, Li Y, Biller HF. The innervation of the human larynx. Arch Otolaryngol Head Neck Surg 1993;119:934-939.
8. Sasaki CT. Laryngeal Physiology, in: Bailey BJ, Biller HF. (eds) Surgery of the Larynx. 1985:27-44. W.B. Saunders Co. Philadelphia, PA.

CAPÍTULO 40 | PARÁLISIS DE LAS CUERDAS VOCALES

Dr. Javier Dibildox M.

La parálisis de las cuerdas vocales ocurre cuando hay un cierre inadecuado de las cuerdas, donde los bordes libres de ambas cuerdas no se juntan en su máxima aducción en la línea media. La parálisis puede ser unilateral, bilateral o mixta, con una incompetencia glótica completa o incompleta causando disfonía, y en algunos casos, dificultad respiratoria y broncoaspiración. Debido a que la disfonía en la parálisis de las cuerdas vocales es un síntoma, y no una enfermedad, la etiología deberá ser investigda. La parálisis de las cuerdas vocales congénita o adquirida, afecta a los niños y adultos y afecta a una o ambas cuerdas vocales.

1.- ANATOMÍA

El nervio vago se origina en el núcleo ambiguo de la médula oblongada, formado por las células que reciben la estimulación neural del área de Broca, vía la decusación de los tractos corticobulbares dando inervación a los núcleos izquierdo y derecho. La información propioceptiva neural proviene del cerebelo, tractos extrapiramidales y de las fibras viscerales aferentes.

Las fibras motoras o viscerales eferentes que inervan a la laringe ocupan dos sitios específicos dentro del núcleo ambiguo. En un sitio se origina el nervio laríngeo superior y en el otro el nervio vago o recurrente. El nervio vago sale de la médula y penetra al foramen rasgado posterior, junto con el nervio espinal y la vena yugular. Dentro del agujero rasgado posterior el nervio se ensancha para formar el ganglio superior, donde residen los cuerpos celulares sensoriales que forman el nervio de Arnold, que lleva la inervación sensorial a la piel del conducto auditivo externo. Al salir del foramen el nervio se ensancha nuevamente y forma el ganglio nodoso, donde residen las células sensoriales o viscerales aferentes de la laringe y faringe.

Distal al ganglio nodoso sale el nervio laríngeo superior, que cruza la arteria carótida y se divide en una rama interna y otra externa y luego se dirige a la membrana tirohioidea. La rama interna penetra la membrana tirohioidea y lleva la inervación sensorial aferente a la supraglotis, en tanto que la rama externa lleva la inervación visceral eferente motora al músculo cricotiroideo. El nervio vago desciende en el cuello a un lado de la arteria carótida. En el lado derecho baja hasta la arteria subclavia, la rodea y asciende hacia la laringe en el surco traqueoesofágico y se introduce por arriba de las fibras del músculo cricofaríngeo, pasando al interior de la laringe en el espacio cricotiroideo. En el lado izquierdo, el vago sigue un trayecto inferior más largo hasta la porción anterior y lateral del ligamento arterioso de la aorta, la rodea y avanza superiormente en el surco laringotraqueal hacia la laringe. El nervio recurrente antes de penetrar a la laringe, corre por dentro del cuerno inferior del cartílago tiroides en un tramo corto, localizado en un espacio entre el cartílago cricoides y el cartílago tiroides.

Los nervios recurrentes se dividen en una rama sensorial posterior y una rama motora anterior, que inerva a los músculos cricoaritenoideo posterior, cricoaritenoideo lateral y al tiroaritenoideo. El músculo interaritenoideo es el único músculo intrínseco laríngeo que recibe inervación bilateral.

2.- PARÁLISIS DE LAS CUERDAS VOCALES

La parálisis de una cuerda vocal se presenta como una disfunción del nervio recurrente o vago, sus ramas o sus neuronas motoras bajas, provocando una disfonía caracterizada por un volumen y tono bajos, acompañada de un escape del aire por la insuficiencia glótica secundaria al daño neural.

La parálisis bilateral provoca que las cuerdas vocales se fijen en una posición media o paramedia, impidiendo la adducción o apertura de las cuerdas vocales.

2.1.- EPIDEMIOLOGÍA

La parálisis unilateral es la más frecuente y se presenta en el 0.5 al 23% de las cirugías de la glándula tiroides, cirugías transcervicales de columna, y en menor frecuencia, en las cirugías de la arteria carótida, mediastino y tórax. La parálisis bilateral de las cuerdas vocales se presenta en niños y adultos, sin distinción de raza o sexo. Con frecuencia en los adultos es provocada por iatrogenias quirúrgicas en el 44%, neoplasias malignas 17%, intubación endotraqueal 15%, problemas neurológicos 12% e idiopáticas en el 12% de los casos. En los niños se relaciona con anormalidades neurológicas, idiopáticas y iatrogénicas. Las parálisis recurrenciales pueden estar asociadas a enfermedades sistémicas, como la poliomielitis, esclerosis múltiple, síndrome de Guillain-Barré, esclerosis lateral amiotrófica, diabetes y las colagenopatías.

2.2.- PATOFISIOLOGÍA

El nervio recurrente es el responsable de la abducción y aducción de las cuerdas vocales. La lesión del nervio en un solo lado provoca una incompetencia glótica, por la inmovilidad de la cuerda ipsilateral al daño, lo que impide el cierre glótico. En la lesión del nervio laríngeo superior la disfonía es más sutil, con fatigabilidad y dificultad para alcanzar tonos agudos, además de presentar crisis de tos por aspiración, causados por el trastorno de la sensibilidad glótica asociado.

La parálisis bilateral provoca que las cuerdas se fijen en la línea media o paramedia, impidiendo la abducción o apertura de las cuerdas vocales. En los estadios tempranos hay disfonía por la separación amplia de las cuerdas vocales, pero con el paso del tiempo las cuerdas tienden a acercarse a la línea media, por que la voz mejora, pero aparece el estridor inspiratorio. Si la patología causal está por debajo de la emergencia del nervio laríngeo superior, la cuerda vocal paralizada quedará muy cercana a la línea media, por lo que la disfonía no será muy marcada. Si la patología causante es más alta en el cuello y lesiona también al nervio laríngeo superior, la posición de la cuerda vocal paralizada será intermedia o a veces en abducción.

3.3.- ETIOLOGÍA

Las parálisis se clasifican como centrales o periféricas, teniendo distintas manifestaciones de acuerdo a la zona de la lesión. El daño al nervio laríngeo recurrente produce disfonía en la gran mayoría de los pacientes, y dependiendo de la posición de la cuerda vocal parética, puede producir disnea o trastornos de la deglución. Existen distintos niveles de lesión en la inervación de las cuerdas vocales, pudiendo ser uni o bilaterales o bien lesiones únicas o combinadas.

Dentro de las principales causas de parálisis se encuentran las idiopáticas, como las provocadas durante la cirugía de la glándula tiroides y de las glándulas paratiroides, masas cervicales, intubación traumática, traumatismos laríngeos, tumores torácicos y cirugías torácicas. Las cuerdas vocales pueden permanecer en la línea media por problemas inflamatorios, traumáticos, iatrogénicos, neurológicos, neoplásicos, inflamatorios, metabólicos o tóxicos.

3.3.1.- IATROGENIAS

La cirugía de las glándulas tiroides y paratiroides es la causa más frecuente de parálisis por sección, daño o estiramiento del nervio recurrente, seguida por la cirugía de tórax, arteria carótida, abordajes a la columna cervical y cirugía de la base del cráneo.

3.3.2.- TRAUMATISMOS

Los traumatismos cerrados o abiertos del cuello durante un accidente automovilístico, deportes, riñas, estrangulamiento o intentos de suicidio, puede causar fracturas, dislocación del cartílago aritenoides o trauma al nervio vago, lo que puede dañar temporal o permanentemente al nervio recurrente. Además, la dislocación y fijación del cartílago aritenoide puede presentarse después de una intubación difícil o de urgencia.

3.3.3.- NEOPLASIAS

Las neoplasias malignas de la glándula tiroides, laringe, hipofaringe, esófago cervical, pulmón, mediastino y las metástasis al cuello y base del cráneo, pueden lesionar al nervio recurrente.

3.3.4.- ENFERMEDADES NEUROLÓGICAS

Diversas patologías neurológicas se relacionan con la disfunción de las cuerdas vocales, entre las que destacan la parálisis bulbar, esclerosis lateral amiotrófica, esclerosis múltiple, siringobulbia, síndrome de Wallenberg, enfermedad de Parkinson y la miastenia gravis.

3.3.5.- NEUROPATÍAS PERIFÉRICAS

Durante la administración de diversas drogas citotóxicas, insuficiencia renal, diálisis y diabetes mellitus, se puede alterar la función del nervio recurrente, causando parálisis de las cuerdas vocales.

3.3.6.- CONGÉNITAS

En los niños la parálisis congénita de las cuerdas vocales ocupa el 10% de las causas de estridor congénito y se asocian al síndrome de Arnold-Chiari, hidrocefalia y síndrome de Möbius.

3.3.7.- INFECCIONES

Varias enfermedades de origen viral, como el síndrome de Guillain-Barré y el síndrome post-poliomielitis se relacionan con la parálisis de las cuerdas vocales. Otras causas de origen infeccioso son la sífilis, tiroiditis y la tuberculosis.

3.3.8.- ENFERMEDADES INFLAMATORIAS

Los pacientes con artritis reumatoide, con frecuencia presentan artritis de la articulación cricoaritenoidea con fijación de la cuerda vocal afectada. El reflujo gastroesofágico y el uso prolongado de una sonda nasogástrica se relacionan con la formación de bandas, estenosis de la laringe posterior y erosión de la lámina cricoides posterior, que pueden alterar la movilidad de las cuerdas vocales.

3.3.9.- IDIOPÁTICAS

Se considera como idiopática cuando después de una búsqueda minuciosa de la etiología de la parálisis cordal, ésta no se encuentra. Algunos autores la consideran como una neuropatía viral o secundaria a un imbalance metabólico, como sucede en los pacientes diabéticos, inmunosupridos y descompensados. La mayoría de los casos considerados como idiopáticos, se recuperan espontáneamente en un periodo de nueve a doce meses.

3.4.- CUADRO CLÍNICO

Los pacientes con parálisis unilateral presentan una disfonía súbita, caracterizada por una voz grave, débil y con escape de aire. En algunos casos los pacientes presentan disfagia y tos al deglutir, particularmente líquidos, provocada por la aspiración secundaria a la insuficiencia de la glotis. Lo anterior ocurre con mayor frecuencia cuando el daño afectó tanto al nervio recurrente como al nervio laríngeo superior. Los pacientes refieren que con frecuencia, se cansan o sienten falta de aire al hablar. La parálisis bilateral de cuerdas vocales inicialmente es asintomática o presenta disfonía cuando las cuerdas paralíticas están muy separadas, pero con el paso del tiempo las cuerdas tienden a acercarse a la línea media y la voz mejora. Si la apertura es menor de 4 mm en los adultos se presenta dificultad respiratoria y estridor inspiratorio con el ejercicio o durante una infección de las vías respiratorias superiores. Durante la laringoscopia las cuerdas vocales, en las parálisis uni o bilaterales, se encuentran en las siguientes posiciones:

1.- Parálisis en posición media.

2.- Parálisis en posición paramedia.

3.- Parálisis en posición intermedia.

4.- Parálisis unilateral en abducción.

Se debe investigar el antecedente de intubación previa, cardiopatías, diabetes mellitus, enfermedades neurológicas, accidentes, trauma cervical, insuficiencia renal, artritis reumatoide, tumores de cabeza y cuello, tumores de la base del cráneo, quimioterapia y radioterapia. La laringoscopia indirecta y la nasofaringolaringoscopia flexible, permiten valorar las características de las cuerdas vocales durante la inspiración y la fonación.

3.5.- LABORATORIO Y GABINETE

En los pacientes con parálisis de la cuerda vocal está indicada la radiografía del tórax, para descartar una neoplasia pulmonar, una masa mediastinal o un problema de cardiomegalia o dilatación de la aorta. Cuando la radiografía no muestra alguna patología, se recomienda la tomografía computarizada o la resonancia magnética de todo el trayecto del nervio recurrente, desde la base del cráneo hasta la arteria subclavia en el lado derecho y hasta el arco de la aorta en el lado izquierdo. La electromiografía laríngea permite valorar a los músculos laríngeos inervados por el nervio recurrente y al músculo cricotiroideo, inervado por el nervio laríngeo superior. Los hallazgos de la electromiografía pueden tener un valor diagnóstico o pronóstico de la lesión. En los casos de parálisis bilateral con esperanza de recuperación espontánea, la electromiografía secuencial cada mes permite monitorizar la recuperación de los nervios afectados.

3.6.- TRATAMIENTO

El tratamiento de la parálisis de las cuerdas vocales incluye la observación, terapia de lenguaje, tratamiento de las enfermedades subyacentes y la corrección quirúrgica. La mayoría de los pacientes con parálisis unilateral de las cuerdas vocales, muestran una mejoría en la calidad de su voz con el paso del tiempo, debido a la compensación de la cuerda contralateral. El tratamiento de la parálisis unilateral de las cuerdas vocales está indicado en los pacientes con disfonía persistente, aspiración y disfagia. El tratamiento en los pacientes con parálisis vocal bilateral sintomática, son las cirugías de lateralización, remoción parcial de una cuerda o la traqueotomía.

3.6.1.- TRATAMIENTO MÉDICO

El tratamiento médico de la parálisis unilateral de las cuerdas vocales, se limita al tratamiento de las patologías asociadas como el reflujo extraesofágico, artritis reumatoide, diabetes mellitus, rinitis alérgica o rinosinusitis. No existe un tratamiento médico para la parálisis bilateral de las cuerdas vocales. Con la terapia de voz en la parálisis unilateral se educa al paciente a utilizar mecanismos vocales que mejoran la calidad de la voz. La terapia puede utilizarse como un tratamiento sólo o combinado pre o postoperatorio en los pacientes que requieran medialización quirúrgica de la cuerda afectada.

3.6.2.- TRATAMIENTO QUIRÚRGICO

El tratamiento quirúrgico de la parálisis unilateral está indicado en los pacientes con disfonía, broncoaspiración y disfagia severa. La mayoría de los pacientes con el paso del tiempo compensan con la cuerda contralateral la insuficiencia glótica. En los pacientes con lesiones iatrogénicas en la que hay esperanza de recuperación espontánea del nervio dañado, el tratamiento quirúrgico debe posponerse al menos durante nueve meses. El tratamiento quirúrgico consta de procedimientos reversibles o permanentes, para medializar la cuerda vocal y aproximarla a la línea media, con el objetivo de disminuir la insuficiencia del cierre glótico y la broncoaspiración. Los tratamientos temporales están indicados en los pacientes con síntomas severos y en los que se espera una posible recuperación. En estos pacientes se recomienda la inyección de gelfoam, colágena, ácido hialurónico o grasa en la cuerda paralizada. Los tratamientos permanentes incluyen la inyección de materiales no absorbibles en la cuerda vocal como el teflón, sin embargo actualmente no se recomienda por la alta incidencia de formación de granulomas. Las técnicas quirúrgicas permanentes de medialización de la cuerda vocal incluyen a las tiroplastías y a la aplicación de suturas para reposicionar y/o medializar al cartílago aritenoide afectado.

Los resultados obtenidos con las diferentes técnicas de inyección o medialización son por lo general buenos, sin embargo, se han reportado complicaciones como la migración del implante de medialización, ruptura de las suturas, formación de granulomas, hematomas y edema persistente. En los casos severos de una parálisis bilateral, particularmente en los niños, la traqueotomía puede ser el tratamiento inicial, seguido de los tratamientos endoscópicos de cordectomía o aritenoidectomía limitada con láser. En los casos complicados o de falla quirúrgica, la laringofisura facilita la aritenoidectomía y/o la cordopexia. Se han utilizado varias técnicas de reinervación, con resultados variables, como la reanastomosis del nervio recurrente seccionado, reanastomosis selectiva de las ramas abductora y aductora del nervio recurrente y la implantación del pedículo neuromuscular del omohioideo inervado por el asa del hipogloso.

REFERENCIAS BIBLIOGRÁFICAS

1. Blumin JH, Merati A. Laryngeal reinnervation with nerve-nerve anastomosis versus laryngeal framework surgery alone: a comparison of safety. Otolaryngol Head Neck Surg 2008;138:217-20.

2. Chhetri DK, Gerratt BR, Kreiman J, Berke GS: Combined arytenoid adduction and laryngeal reinnervation in the treatment of vocal fold paralysis. Laryngoscope 1999; 109(12): 928-1936.

3. Cummings CW, Redd EE, Westra WH, Flint PW: Minimally invasive device to effect vocal fold lateralization. Ann Otol Rhinol Laryngol 1999;108(9):833-836.

4. Daya H, Hosni A, Bejar-Solar I, et al: Pediatric vocal fold paralysis: a long-term retrospective study. Arch Otolaryngol Head Neck Surg 2000;126(1):21-25.

5. Dray TG, Robinson LR, Hillel AD: Idiopathic bilateral vocal fold weakness. Laryngoscope 1999;109(6):995-1002.

6. Eckel HE, Thumfart M, Wassermann K, et al: Cordectomy versus arytenoidectomy in the management of bilateral vocal cord paralysis. Ann Otol Rhinol Laryngol 1994;103(11):852-857.

7. Hartl DM, Travagli JP. Clinical review: current concepts in the management of unilateral recurrent laryngeal nerve paralysis after thyroid surgery. J Clin Endocrinol Metab 2005;90:3084-3038.

8. Hillel AD, Benninger M, Blitzer A, et al: Evaluation and management of bilateral vocal cord immobility. Otolaryngol Head Neck Surg 1999;121(6):760-765.

9. Laccourreye O, Paz Escovar MI, Gerhardt J, et al: CO2 laser endoscopic posterior partial transverse cordotomy for bilateral paralysis of the vocal fold. Laryngoscope 1999;109(3):415-418.

10. Miller S. Voice therapy for vocal fold paralysis. Otolaryngol Clin North Am 2004;37:105-119.

11. Munin MC, Murry T, Rosen CA: Laryngeal electromyography: diagnostic and prognostic applications. Otolaryngol Clin North Am 2000;33(4):759-770.

12. Ossoff RH, Sisson GA, Duncavage JA, et al: Endoscopic laser arytenoidectomy for the treatment of bilateral vocal cord paralysis. Laryngoscope 1984;94(10):1293-1297.

13. Parikh SR : Pediatric unilateral vocal fold immobility. Otolaryngol Clin N Am 2004;34.

14. Remacle M, Lawson G, Mayne A, Jamart J: Subtotal carbon dioxide laser arytenoidectomy by endoscopic approach for treatment of bilateral cord immobility in adduction. Ann Otol Rhinol Laryngol 1996;105(6):438-445.

15. Rubin AD, Sataloff RT. Vocal Fold paresis and paralysis. Otolaryngol Clin North Am 2007;40:1109-31. nerve transfer after a 9-month delay. Arch Otolaryngol Head Neck Surg 1998; 124(4): 393-398.

16. Rosin DF, Handler SD, Potsic WP, et al: Vocal cord paralysis in children. Laryngoscope 1990;100(11):1174-1179.

17. Sulica L, Blitzer A. Vocal fold paresis: evidence and controversies. Curr Opin Otolaryngol Head Neck Surg 2007;15:159- 62.

18. van Lith-Bijl JT, Stolk RJ, Tonnaer JA, et al: Laryngeal abductor reinnervation with a phrenic

19. Wani MK, Yarber R, Hengesteg A, et al: Endoscopic laser medial arytenoidectomy versus total arytenoidectomy in the management of bilateral vocal fold paralysis. Ann Otol Rhinol Laryngol 1996;105(11):857-862.

CAPÍTULO 41 | ESTRIDOR
Dr. Javier Dibildox M.

El estridor es un sonido áspero, silbante e intenso, de tonalidad variable, producido por el paso de un flujo rápido y turbulento del aire a través de un segmento estrecho, causado por diversas patologías que alteran la permeabilidad, continuidad y el diámetro de la vía aérea. El estridor es un síntoma de obstrucción que angustia al paciente y a sus padres, que requiere una atención médica inmediata para detectar la causa subyacente, la cual puede ser una patología benigna o una enfermedad que pone en peligro la vida del paciente. En los niños, la causa más frecuente de estridor crónico es la laringomalacia, mientras que la laringotraqueitis es la causa más común de estridor agudo.

1.- EPIDEMIOLOGÍA

Alrededor del 10% de los recién nacidos, particularmente los prematuros, manifiestan algún tipo de obstrucción respiratoria durante las primeras horas de la vida, la cual tiende a recuperarse rápidamente. Aproximadamente el 5% de los recién nacidos con dificultad respiratoria presentan anomalías congénitas de la vía aérea superior. De todos los casos de obstrucción respiratoria, el 85% de los casos corresponde a las malformaciones congénitas laríngeas, seguido por los traumatismos y por las infecciones de la vía aérea.

La causa más común de estridor en los recién nacidos es la laringomalacia, seguida de la parálisis de cuerdas vocales, estenosis subglótica congénita y del hemangioma subglótico. En los niños mayores de 6 meses, el estridor agudo puede ser causado por cuerpos extraños o por infecciones virales o bacterianas de la laringe, tráquea y bronquios.

En el adulto el estridor es poco frecuente y generalmente es adquirido. Se presenta en la epiglotitis aguda, cuerpos extraños, abscesos profundos del cuello, angina de Ludwig, edema angioneurótico, trauma laríngeo, tuberculosis, tiroiditis aguda, parálisis bilateral de las cuerdas vocales, tumores malignos de la glándula tiroides, laringe, hipofaringe y esófago cervical.

2.- FISIOPATOLOGÍA

El estridor es el síntoma cardinal de la obstrucción de la vía aérea superior. Las características del estridor se relacionan con la localización anatómica de la patología y con el grado de obstrucción de la vía aérea. El diámetro interno de la laringe en un recién nacido, mide aproximadamente 1/3 del diámetro interno de la laringe del adulto. La disminución del diámetro de la vía aérea incrementa la frecuencia o tono del estridor, y el incremento de la velocidad del flujo aéreo aumenta la intensidad o volumen del estridor. Generalmente el estridor inspiratorio se relaciona con la obstrucción de la supraglotis, el estridor espiratorio con la obstrucción bronquial y el estridor bifásico con la obstrucción severa de la tráquea, glotis y subglotis.

3.- FACTORES PREDISPONENTES

Las malformaciones congénitas de la cabeza y cuello, el reflujo gastroesofágico, el síndrome de Down, la intubación prolongada, la inhalación de humos y vapores, las infecciones de las vías aéreas superiores, los traumatismos, la cirugía de la vía aérea, tórax, cuello y base de cráneo, los cuerpos extraños y las neoplasias, son factores predisponentes que ponen en riesgo la vía aérea superior.

4.- CUADRO CLÍNICO

El estridor puede ser congénito, adquirido, continuo, intermitente, agudo o crónico. En todo paciente con estridor se debe valorar cuidadosamente el grado de obstrucción de la vía aérea, analizando con rapidez los signos vitales, la intensidad, características y frecuencia del estridor y el estado de conciencia del paciente. El estridor puede ser inspiratorio, espiratorio, bifásico, intermitente o continuo. Con frecuencia el estridor se acompaña de tos, disnea, llanto débil, disfonía, disfagia, salivación, sibilancias, taquipnea, taquicardia, retracción supraesternal e intercostal, cianosis, irritabilidad e inconciencia. El estridor generalmente empeora durante la alimentación, llanto, episodios de tos y con el ejercicio. En algunos casos el estridor mejora al colocar al niño boca abajo y con la extensión del cuello. El reflujo extraesfoágico generalmente exacerba los signos y síntomas del paciente.

5.- DIAGNOSTICO

En la valoración de un paciente con estridor, el interrogatorio y la exploración física generalmente llevan al diagnóstico. En los casos dudosos y cuando la condición del paciente lo permite, se pide una placa de tórax anteroposterior y lateral cuando se sospecha la aspiración de un cuerpo extraño radiopaco. Si las radiografías son negativas, se repiten las placas en inspiración y espiración. Cuando hay un cuerpo extraño se observa una área hiperlúcida secundaria al atrapamiento de aire por debajo del cuerpo extraño y el mediastino se desplaza al lado opuesto de la obstrucción. En otros pacientes se solicita una placa lateral y anteroposterior del cuello para valorar la forma y tamaño de la epiglotis, adenoides, amígdalas y las características anatómicas del espacio retrofaríngeo, subglotis y tráquea.

Con la fluoroscopia se valora la vía aérea en forma dinámica y el esofagograma con trago de bario permite apreciar la permeabilidad y motilidad del esófago, compresión vascular y el reflujo gastroesofágico. La tomografía computarizada y la resonancia magnética, en casos selectos, permiten detectar con mejor definición las anomalías y características de la vía aérea. Sin embargo, la nasofaringolaringoscopia flexible es la piedra angular del diagnóstico en los pacientes con estridor. En algunos casos se requiere la laringoscopia directa y la broncoscopia bajo anestesia general, lo que permite la toma de biopsias y la extracción de los cuerpos extraños.

6.-DIAGNÓSTICO DIFERENCIAL

El estridor es causado por diversas malformaciones congénitas, parálisis de cuerdas vocales, infecciones, alergias, quemaduras, trauma, cuerpos extraños y neoplasias.

7.- TRATAMIENTO MÉDICO

El tratamiento médico dependerá en cada paciente del diagnóstico y características del estridor. La permeabilidad de la vía aérea y la estabilización del paciente son de vital importancia. Se debe disponer de un equipo de resucitación e intubación para los casos severos, ya que los pacientes pueden caer rápidamente en paro respiratorio. Si se sospecha una obstrucción aguda de la vía aérea por un cuerpo extraño, se recomienda realizar la maniobra de Heimlich. Si el paciente no está grave, se recomienda la administración de oxígeno, humidificación, corticoesteroides sistémicos, epinefrina racémica, broncodilatadores y cuando se sospecha una infección, antibióticos.

8.- TRATAMIENTO QUIRÚRGICO

En los pacientes graves y con obstrucción severa, se deberá restablecer la vía aérea mediante la inserción de una mascarilla laríngea, intubación, cricotirotomía o traqueotomía. En las patologías obstructivas por cuerpo extraño y en algunas deformaciones anatómicas, la extracción del cuerpo extraño y la cirugía específica para cada caso se realizan como una cirugía de urgencia.

9.- PATOLOGÍAS ASOCIADAS CON LA OBSTRUCCIÓN DE LA VÍA AÉREA SUPERIOR

9.1.- LARINGOMALACIA

La laringomalacia es una malformación congénita de la laringe que causa obstrucción respiratoria, manifestada por un estridor de tono alto e intermitente, que tiende a desaparecer espontáneamente alrededor de los dos años de edad.

9.1.1.- EPIDEMIOLOGÍA

La laringomalacia es la malformación congénita más común y la causa más frecuente de estridor en los recién nacidos, ocupando el 60% de los problemas laríngeos en los niños.

Es una enfermedad autolimitada que predomina en el sexo masculino en una proporción de 2:1. En la mayoría de los casos el estridor desaparece entre los 12 y 18 meses de edad. En el 80% de los casos se asocia con el reflujo gastroesofágico.

9.1.2.- FISIOPATOLOGÍA

La causa del estridor en la laringomalacia no se conoce con certeza. Se atribuye a una falta de maduración de las estructuras cartilaginosas y neuromusculares de la supraglotis, sin embargo, en varios estudios histológicos no se encontraron anormalidades cartilaginosas que justifiquen la flacidez y el colapso anormal de la epiglotis, la cual se enrosca en sí misma, adquiriendo la forma de una letra omega(Ω).

En la laringomalacia generalmente los pliegues ariepiglóticos son muy cortos y medializan a los cartílagos cuneiformes y corniculados. En algunos niños con laringomalacia se observa una epiglotis normal y el colapso de la glotis es provocado por la flacidez de la mucosa y de los pliegues de la comisura posterior.

9.1.3.- CUADRO CLÍNICO

El síntoma cardinal de la laringomalacia es el estridor inspiratorio que se presenta generalmente pocos días después del nacimiento. El estridor es variable en intensidad y frecuencia y tiende a incrementarse durante los primeros 3 meses de vida. Se incrementa durante el llanto, agitación o alimentación. Tiende a disminuir al poner al paciente boca abajo o al extender su cuello.

La laringomalacia generalmente sigue un curso benigno, pero en algunos pacientes provoca una obstrucción severa con cianosis, períodos de apnea, alteración del desarrollo, *pectus excavatum y cor pulmonale.*

9.1.4.- DIAGNÓSTICO

El diagnóstico de la laringomalacia es clínico y se confirma mediante la laringoscopia flexible o rígida.

9.1.5.- DIAGNOSTICO DIFERENCIAL

El diagnóstico diferencial incluye a los cuerpos extraños, parálisis bilateral de las cuerdas vocales, hemangioma subglótico, estenosis subglótica congénita, bandas laríngeas, quistes laríngeos y la compresión vascular.

9.1.6.- TRATAMIENTO MÉDICO

En la mayoría de los pacientes con laringomalacia no se requiere de un tratamiento médico. Si el paciente presenta reflujo gastroesofágico, se inicia un tratamiento antirreflujo con leches antireflujo, medicamentes bloqueadores de los receptores H_2O inhibidores de la bomba de protones y procinéticos. Cuando se presenta el estridor se coloca al paciente boca abajo o se le extiende el cuello, con lo que generalmente disminuye el estridor.

9.1.7.- TRATAMIENTO QUIRÚRGICO

En los casos severos con períodos de apnea o en los pacientes con alteraciones del crecimiento se recomienda el tratamiento quirúrgico. La traqueotomía ha sido remplazada por la supraglotoplastia, con técnicas de microcirugía y láser, resecando una porción de uno o ambos pliegues ariepiglóticos, bordes laterales de la epiglotis y de la mucosa redundante del área de los cartílagos cuneiforme y corniculado. Otros autores recomiendan la fijación de la epiglotis a la base de la lengua o la hiomandibulopexia.

9.1.8.- COMPLICACIONES

Las complicaciones de la laringomalacia son raras, pero puede presentarse broncoaspiración durante la alimentación, pérdida de peso, *pectum excavatum*, períodos de apnea y *cor pulmonale*. Con la supraglotoplastía, se han reportado casos de estenosis supraglótica.

9.2- PARÁLISIS DE CUERDAS VOCALES

La parálisis de cuerdas vocales puede ser congénita o adquirida y afecta a una o ambas cuerdas vocales. En los niños las causas más frecuentes de parálisis bilateral de las cuerdas vocales se relacionan con los trastornos neurológicos, iatrogenias y casos idiopáticos.

La parálisis unilateral se presenta en las lesiones del nervio recurrente, trauma neonatal, iatrogenias y algunas patologías del mediastino.

9.2.1.- EPIDEMIOLOGÍA

La parálisis de las cuerdas vocales unilateral o bilateral corresponde al 10% de las malformaciones congénitas de la laringe. La parálisis bilateral es la segunda causa de obstrucción respiratoria en el recién nacido y se puede presentar en forma temprana o tardía. La parálisis bilateral generalmente se asocia a trastornos del sistema nervioso central, causados por hidrocefalia, platisbasia, síndrome de Arnold Chiari y sangrado intracerebral.

La parálisis unilateral afecta con más frecuencia a la cuerda vocal izquierda. Se relaciona con las lesiones del nervio vago, como sucede en las anomalías vasculares, cirugía cardiovascular y de la glándula tiroides, trauma neonatal y problemas del mediastino. En un estudio en 100 niños, la incidencia de parálisis unilateral posterior a cirugía cardiotorácica, fue del 8%.

9.2.2- FISIOPATOLOGÍA

La parálisis unilateral ocurre por una disfunción de la inervación de la laringe que causa un cierre incompleto de la glotis. Se manifiesta con un llanto débil, disfonía, sensación de falta de aire y tendencia a la broncoaspiración durante la deglución, pero generalmente es bien tolerada, aunque ocasionalmente causa obstrucción respiratoria y estridor. En la parálisis bilateral, al no presentarse abducción, las cuerdas vocales permanecen fijas en posición media o paramedia, ocasionando una obstrucción respiratoria aguda o crónica, que provoca estridor inspiratorio, cuadros de cianosis y retracciones torácicas.

9.2.3.- FACTORES PREDISPONENTES

Los traumatismos durante el parto con el uso de fórceps, la cirugía de las fístulas traqueoesofágicas, corazón, mediastino, base de cráneo y cuello, se han relacionado con la parálisis cordal.

9.2.4.- CUADRO CLÍNICO

El estridor inspiratorio, la retracción torácica, la taquipnea y la taquicardia se presentan en los casos de parálisis bilateral de las cuerdas vocales. La parálisis unilateral, por lo genera no causa obstrucción aguda de la vía aérea, pero el paciente presenta un llanto débil y con escape de aire por la falta de un cierre glótico adecuado, lo que favorece la aspiración de secreciones que causan cuadros de tos severa y cianosis durante la alimentación. En la parálisis bilateral el paciente presenta estridor inspiratorio, cuadros de cianosis y retracciones torácicas. La parálisis disminuye la efectividad de la tos y favorece la retención de las secreciones en la laringe, pero la voz y el llanto generalmente son normales.

9.2.5.-DIAGNÓSTICO

El diagnóstico se confirma mediante la laringoscopia flexible o rígida, documentando el movimiento y aproximación de las cuerdas vocales.

9.2.6.- DIAGNÓSTICO DIFERENCIAL

Se deberán diferenciar de las bandas laríngeas, fijación de la articulación cricoaritenoidea, estenosis subglótica congénita y neoplasias.

9.2.7.- TRATAMIENTO MÉDICO

El tratamiento médico se aplica a las complicaciones secundarias a la broncoaspiración.

9.2.8.- TRATAMIENTO QUIRÚRGICO

En la parálisis unilateral los síntomas tienden a mejorar a las pocas semanas de vida, al recuperarse la cuerda o por la compensación de la cuerda opuesta.

Cuando el paciente presenta broncoaspiración persistente durante la alimentación, se recomienda la medialización de la cuerda mediante la inyección de gelfoam o grasa, o con la tiroplastía con la colocación de un implante de silicón.

El tratamiento de la parálisis bilateral en los lactantes es mediante la traqueotomía. En los mayores de dos años se recomienda la cordectomía, aritenoidectomía o la vaporización con láser del tercio posterior de una cuerda vocal. La vaporización parcial de una cuerda vocal, es un procedimiento que generalmente conserva la calidad de la voz, sin el deterioro de la ventilación.

9.2.9.- COMPLICACIONES

Las complicaciones más frecuentes son la broncoaspiración, disfonía, alteraciones del lenguaje, disminución del crecimiento y peso del paciente.

9.3.- ESTENOSIS SUBGLÓTICA

La subglotis está localizada dentro del cartílago cricoides, por debajo de las cuerdas vocales, y es el área más estrecha de la vía aérea. Es una estructura no expandible, que cuando reduce anormalmente su diámetro, presenta un cuadro de obstrucción respiratoria. La estenosis subglótica se presenta cuando el diámetro del interior de la región subglótica es menor de 4 mm en los recién nacidos o de 3 mm en los prematuros. Las estenosis subglóticas se clasifican como congénitas o adquiridas. Las estenosis congénitas se relacionan con una malformación del cartílago cricoides y las adquiridas se relacionan con la intubación prolongada, traquetomías altas, intubación traumática, uso de manguillos en las sondas de intubación, traumatismos e infecciones.

9.3.1.- EPIDEMIOLOGÍA

Es difícil determinar la incidencia de la estenosis subglótica congénita en los recién nacidos, porque en la mayoría de los casos se manifiesta posterior a una intubación. La estenosis subglótica congénita es la 3[era] malformación congénita de la laringe. Con frecuencia se asocia a otras malformaciones congénitas como la laringomalacia, fístulas traqueoesofágicas, ano imperforado y paladar hendido. En el 50% de los casos se manifiesta con cuadros recurrentes de croup. El reflujo gastroesofágico y las infecciones pulmonares agravan la sintomatología de la estenosis subglótica congénita.

9.3.2.- FISIOPATOLOGÍA

La estenosis subglótica congénita puede ser membranosa o cartilaginosa. La membranosa se atribuye a una inflamación circular blanda de la subglotis, relacionada con un tejido fibroso submucoso inflamado y con hiperplasia de las glándulas mucosas. La estenosis subglótica cartilaginosa congénita se atribuye a una recanalización incompleta del tejido mesenquimatoso del cartílago cricoides que muestra una forma elíptica u oval. El pronóstico es más favorable en la estenosis membranosa de origen congénito. La estenosis subglótica adquirida generalmente es una complicación de una intubación traumática y prolongada, que tiende a ser más severa que la estenosis subglótica congénita.

Los niños menores toleran mejor la intubación prolongada, pero las infecciones, el tamaño de las sondas, el uso de ventiladores, el tiempo de intubación y la traqueotomía tardía favorecen el desarrollo de la estenosis. En los niños pequeños no se recomienda el uso de cánulas de intubación provistas de manguillo por la presión que ejercen sobre los capilares submucosos, lo que puede provocar isquemia de la mucosa, necrosis y formación de tejido cicatricial, que disminuye el interior del espacio subglótico.

9.3.3.- CLASIFICACIÓN

La estenosis subglótica en los niños se clasifica como congénita o adquirida. La congénita se presenta cuando el diámetro del interior de la región subglótica es menor de 4 mm en los recién nacidos o de 3 mm en los prematuros. Se considera como congénita cuando hay una malformación del cartílago cricoides en los pacientes que no han sido intubados previamente, ni existen antecedentes de trauma o cirugía.

La etiología de la estenosis subglótica adquirida en los niños se relaciona con las lesiones de la mucosa subglótica durante la intubación, traumatismos e infecciones. En los adultos, la estenosis subglótica generalmente es la secuela de una intubación prolongada, cirugía laríngea, neoplasias o trauma laríngeo. El grado de estenosis subglótica se cuantifica de acuerdo con la clasificación de Myers-Cotton, en 4 grados:

Grado I: 0% a 50% de obstrucción.

Grado II: 51% a 70% de obstrucción.

Grado III: 71% a 99% de obstrucción.

Grado IV: 100% de obstrucción.

9.3.4.-FACTORES PREDISPONENTES

El espacio subglótico pequeño en los niños intubados con síndrome de Down, la intubación prolongada, trauma laríngeo, infecciones respiratorias, reflujo gastroesofágico y las traqueotomías por arriba del segundo anillo traqueal, son factores predisponentes de la estenosis subglótica adquirida.

9.3.5.- CUADRO CLÍNICO

Los niños con estenosis subglótica congénita moderada generalmente son asintomáticos, pero si el interior de la subglotis se reduce por una inflamación secundaria a una infección de la vía aérea superior, intubación prolongada o reflujo gastroesofágico, presentan estridor, por otro lado, estos pacientes son más susceptibles de padecer laringotraqueitis recurrentes. Cuando la estenosis es más severa el paciente presenta dificultad respiratoria que se manifiesta con estridor bifásico, retracciones intercostales y supraclaviculares, taquicardia, taquipnea y disnea. A diferencia de la laringomalacia, el estridor no mejora con los cambios posturales, pero si empeora al flexionar o hiperextender el cuello.

9.3.6.- DIAGNÓSTICO

Las placas radiográficas anteroposteriores del cuello muestran una estrechez en la región subglótica, pero la endoscopia rígida es indispensable para comprobar y medir el diámetro y longitud de la estenosis. Cuando un broncoscopio de 4 mm de diámetro no cabe en la subglotis de un recién nacido, o un broncoscopio de 3 mm de diámetro en un prematuro no cabe en la subglotis, se considera como una estenosis subglótica.

9.3.7.- DIAGNOSTICO DIFERENCIAL

Se deberá diferenciar de la laringomalacia, parálisis bilateral de las cuerdas vocales, bandas laríngeas y hemangioma subglótico.

9.3.8.- TRATAMIENTO MÉDICO

La mayoría de las estenosis subglóticas congénitas mejoran con el crecimiento. En algunos casos la inyección intralesional de esteroides en las estenosis blandas puede ser de utilidad. Es frecuente que estos niños padezcan reflujo extraesofágico, por lo que se recomiendan las leches antireflujo, los inhibidores de la bomba de protones y los procinéticos.

9.3.9.- TRATAMIENTO QUIRÚRGICO

La traqueotomía se utiliza como el tratamiento inicial de las estenosis congénitas, sin embargo, la morbilidad y mortalidad de la traqueotomía en recién nacidos y lactantes es elevada. En los casos moderados se recomienda la sección anterior del cartílago cricoides, para descomprimir la subglotis, seguida de una intubación durante 7 a 10 días. Las dilataciones pueden indicarse cuando hay tejido de granulación, pero no son de utilidad en las estenosis duras. El manejo con láser solo se recomienda para el tratamiento del tejido de granulación, quistes y en la resección parcial de las estenosis blandas. En los casos severos se recomienda la laringotraqueoplastia con injertos expansores de cartílago, o de preferencia la anastomosis término-terminal.

9.4.- HEMANGIOMA SUBGLÓTICO

Los hemangiomas congénitos localizados en la subglotis son tumores capilares de crecimiento lento, que se caracterizan por la hiperplasia de las células endoteliales y por la acumulación en la submucosa de mastocitos, macrófagos y fibroblastos.

9.4.1.- EPIDEMIOLOGÍA

Los hemangiomas subglóticos son neoplasias poco comunes. Se presentan con mayor frecuencia en las mujeres en una proporción de 2:1. Se manifiestan en forma temprana y crecen rápidamente hasta los doce a dieciocho meses, donde inician una fase lenta de resolución espontánea que termina alrededor de los cinco años. En el 50% de los casos se asocia con los hemangiomas cutáneos.

9.4.2.- FISIOPATOLOGÍA

El hemangioma subglótico generalmente se localiza en la región posterolateral del cono elástico. Es una masa blanda con tendencia al crecimiento rápido, seguido de un período de involución. En la fase de crecimiento rápido se presenta la reducción del lumen intralaríngeo, lo que provoca una mayor resistencia al paso del aire, manifestado por estridor.

9.4.3.- CUADRO CLÍNICO

Generalmente los pacientes con hemangioma subglótico congénito, no manifiestan síntomas al momento del nacimiento. La sintomatología generalmente se inicia después de las primeras 6 semanas de vida, cuando el hemangioma inicia la fase de crecimiento rápido y provoca obstrucción respiratoria, con estridor bifásico, disfonía, tos perruna y disnea.

9.4.4.- DIAGNÓSTICO

Las radiografías anteroposteriores del cuello muestran un crecimiento asimétrico en la subglotis, que se demuestra con mayor claridad en la tomografía computarizada o en la resonancia magnética con medio de contraste, lo que permite delimitar la extensión de la neoplasia. El diagnóstico se confirma mediante la laringoscopia directa que muestra una lesión sésil, blanda, mal delineada, de color rosado o azul.

Generalmente se evita la biopsia por el riesgo de sangrado, pero en casos de duda diagnóstica la biopsia está indicada y el sangrado es fácilmente controlado con compresión, electrocauterización o con el láser.

9.4.5.- DIAGNÓSTICO DIFERENCIAL

Se deberá diferenciar del croup, parálisis bilateral de las cuerdas vocales, papilomas laríngeos, quistes y estenosis subglótica congénita.

9.4.6.- TRATAMIENTO MÉDICO

Los esteroides sistémicos o inyectados en la lesión han sido utilizados con éxito en la reducción e involución de los hemangiomas. En los casos de hemangiomas de mayor tamaño que no respondieron al tratamiento con esteroides, el interferón 2α ha sido utilizado con éxito. Recientemente se ha utilizado el medicamento β-bloqueador propanolol, con una dosis de 1 a 3 mg por kilo de peso por día durante 9 a 12 meses, con lo que generalmente se logra la regresión del hemangioma.

9.4.7.- TRATAMIENTO QUIRÚRGICO

La traqueotomía ha sido el tratamiento tradicional en espera de la resolución espontánea, sin embargo la morbilidad y mortalidad de la traqueotomía es alta. En la actualidad, el tratamiento con láser se considera como primera elección, solo o combinado con esteroides, propanolol y la traqueotomía, en la resección parcial de los hemangiomas. Otros autores proponen la resección quirúrgica abierta de los hemangiomas.

9.4.8.- COMPLICACIONES

El sangrado profuso durante la toma de biopsia, puede controlarse incrementando la presión del manguillo de la sonda de intubación, seguido de la electrocauterización o láser. En las resecciones o tratamientos locales agresivos se han reportado casos de estenosis sublgótica iatrogénica.

9.5.- PAPILOMATOSIS LARÍNGEA

Los papilomas laríngeos son neoplasias benignas exofíticas recurrentes que se presentan como lesiones aisladas, múltiples y pedunculadas, localizadas en las cuerdas vocales, epiglotis y bandas ventriculares.

9.5.1.- EPIDEMIOLOGÍA

En los Estados Unidos la prevalencia de la papilomatosis laríngea en los niños es de 4.3 por cada 100,000 niños y de 1.8 por cada 100,000 adultos. Es la neoplasia laríngea benigna más frecuente y es la 2ª causa de disfonía en los niños. La papilomatosis se manifiesta con mayor frecuencia entre los 2 y 4 años de edad, presentándose en el 75% de los casos antes del 5° año de edad. Cuando se presenta antes de los 3 años de edad, su comportamiento es más agresivo que la forma adulta. En las niñas los papilomas tienden a ser múltiples y difusos y en los niños tienden a ser confluentes.

El comportamiento clínico de los papilomas en los niños es más agresivo durante los primeros años de la vida y tienden a desaparecer durante la pubertad. En los adultos la papilomatosis se presenta con más frecuencia entre los 20 y 40 años de edad y con un ligero predominio en el sexo masculino. Son menos agresivos, crecen lentamente y tienden a ser únicos.

9.5.2.- FISIOPATOLOGÍA

Los papilomas laríngeos en los niños crecen en forma rápida y recurrente en la superficie de las cuerdas vocales, bandas ventriculares y en la epiglotis. Con el crecimiento de los papilomas se puede bloquear en forma intermitente y progresiva la vía aérea causando disfonía, estridor y obstrucción de la vía área. Alrededor del 6 al 17% de los pacientes desarrollan papilomas en la tráquea, bronquios o parénquima pulmonar, sobre todo en los pacientes con el antecedente de múltiples procedimientos quirúrgicos endolaríngeos o con traqueotomía.

9.5.3.- ETIOLOGÍA

La etiología de los papilomas laríngeos se ha relacionado con los virus de la papilomatosis humana, particularmente con los serotipos HPV-6, HPV-11, HPV-16 y HPV-18 que también se presentan en los condilomas genitales Se ha mostrado una relación directa entre la papilomatosis genital de la madre durante el parto y su aparición en el niño posteriormente. Se ha reportado que el virus de la papilomatosis humana se encuentra en el canal vaginal en el 25% de las mujeres en edad de gestación. El riesgo de contagio reportado por el contacto con los papilomas genitales activos es de 1:400 partos vaginales, lo que parece no justificar la cesárea en todas las madres con papilomas. Al igual que en los papilomas genitales, los papilomas laríngeos presentan una degeneración maligna en el 2% de los casos, sobre todo en los relacionados con los virus de la papilomatosis humana HPV-16 y HPV-18. En los adultos el contagio se ha relacionado con la reactivación del virus adquirido durante el parto o por una infección posterior por contacto orogenital. También se han relacionado con el condiloma acuminado.

9.5.4.- FACTORES PREDISPONENTES

La papilomatosis laríngea está íntimamente relacionada con los condilomas genitales, debido a que en el 50% de los pacientes con papilomas laríngeos, hay evidencia de condilomas en los padres.

9.5.5.- CUADRO CLÍNICO

Los pacientes inician con disfonía intermitente y obstrucción respiratoria progresiva, que se incrementa con el ejercicio. Con frecuencia son catalogados como pacientes asmáticos con croup o con nódulos vocales. Los casos severos presentan estridor inspiratorio, retracción supraclavicular e intercostal, taquicardia, taquipnea, disnea, cianosis y asfixia. El curso clínico de la papilomatosis laríngea es imprevisible. Algunos pacientes se comportan en forma agresiva, con proliferación rápida y recurrente después del tratamiento quirúrgico, mientras que en otros pacientes los papilomas muestran una regresión espontánea aún sin tratamiento. Los papilomas laríngeos se ven como masas exofíticas o sésiles, únicos o múltiples, de un color rosado y localizados con mayor frecuencia en las cuerdas vocales.

9.5.6.- DIAGNÓSTICO

En los niños con obstrucción aguda o crónica de la vía aérea superior, se debe realizar una laringoscopia flexible o rígida. En las placas radiográficas anteroposteriores del cuello, se pueden apreciar irregularidades en la supraglotis y el diagnóstico se comprueba mediante la laringoscopia y remoción de los papilomas.

9.5.7.- DIAGNÓSTICO DIFERENCIAL

Se deberán diferenciar del hemangioma subglótico, parálisis bilateral de las cuerdas vocales, estenosis subglótica, quistes laríngeos, cuerpo extraño y neoplasias.

9.5.8.- TRATAMIENTO MÉDICO

Aunque el tratamiento quirúrgico es el más efectivo, se han utilizado otros tratamientos que no han mostrado resultados favorables a largo plazo o curación de la enfermedad.

Los tratamientos utilizados con más frecuencia son el interferón α2, podofilina tópica, vacunas, levamisol, ácido retinoico, indol-3-carbinol y la terapia fotodinámica con hematoporfirinas. El cidofovir es un medicamento análogo del nucleótido citosina efectivo *in vivo* e *in vitro* en contra de varios virus de la familia herpes virus, entre los cuales se encuentran los citomegalovirus, el virus herpes simple tipo 1 y 2, virus Epstein-Barr, adenovirus y el virus del papiloma humano.

En varios ensayos clínicos, la inyección intralesional de cidofovir en los papilomas laríngeos mostró una remisión clínica en el 40 a 50% de los casos y el 20% de los pacientes no mejoraron con el tratamiento. En una revisión sistemática sobre la eficacia y seguridad del uso intralesional de cidofovir se recomienda como tratamiento adyuvante a la cirugía en los pacientes con papilomatosis recurrente de moderada a severa y no se recomienda en los casos leves. Además, se recomienda que el consentimiento informado incluya los eventos adversos potenciales como la nefrotoxicidad y el potencial carcinogenético relacionados con el tratamiento con cidofovir. La evidencia actual no apoya el uso rutinario del cidofovir en el tratamiento de la papilomatosis laríngea recurrente. La vacuna del papiloma humano protege contra las infecciones por los serotipos 6, 11, 16 y 18 del herpes virus, relacionados con la papilomatosis laríngea, por lo que se espera una disminución de la patología.

9.5.9.- TRATAMIENTO QUIRÚRGICO

La remoción quirúrgica de los papilomas únicos o múltiples se realiza mediante técnicas de microcirugía, láser o microdebridador. Sin embargo, la incidencia de recidiva es muy alta en algunos pacientes, independienetemente de la técnica de resección utilizada. En algunos casos de comportamiento biológico muy agresivo, se opta por la traqueotomía.

9.5.10.- COMPLICACIONES

En los casos agresivos los papilomas se extienden a la región subglótica, tráquea y en el parénquima pulmonar. Se han reportado casos de degeneración maligna cuando se ha utilizado la radioterapia como tratamiento. Con la resección quirúrgica agresiva, sobretodo cuando se lesiona la comisura anterior, se presentan bandas laríngeas cicatriciales en la comisura anterior y con frecuencia se lesiona la submucosa de la cuerda vocal, lo que causa una cicatriz que interfiere con la vibración de la cuerda que afecta la calidad de la voz.

9.6.- LARINGOTRAQUEOBRONQUITIS (CROUP)

La laringotraqueobronquitis o croup fue ampliamente descrito en el capítulo 31, por lo que en este capítulo se presenta un resumen de la patología.

El croup es una inflamación de las vías aéreas superiores, de evolución lenta y progresiva, relacionada con una infección viral que ocasiona inflamación y edema de las vías respiratorias causando dificultad respiratoria. Se presenta con mayo r frecuencia durante los meses fríos del otoño e invierno y afecta con mayor frecuencia a los niños de 6 meses a 3 años de edad, con un pico alrededor de los 2 años, pero puede presentarse en niños de 3 meses y hasta los 15 años de edad.

La laringotraqueobronquitis puede ser causada por diversos virus, y en ocasiones por el *Mycoplsma pneumoniae.*

El croup se ralaciona en el 65% de los casos con los virus parainfluenza 1, 2 y 3. Se transmite por contacto durecto y tiene un periodo de incubación de 2 a 6 días. Los casos más severos de laringotraqueobronquitis se relacionan con las infecciones causadas por el virus de la parainfluenza A. La subglotis es el área más estrecha de la vía aérea en los niños, donde la mucosa laríngea se adhiere en forma laxa al cono elástico. Durante el croup la inflamación y el edema de la submucosa reducen significativamente el diámetro de la subglotis, causando una obstrucción respiratoria que puede variar de leve a severa. Cuando la inflamación persiste se forma un exudado fibrinoso y seudomembranas que reducen aún más la vía aérea, limitando el paso del flujo del aire a través del área afectada, lo que produce un estridor de tono alto, el cual es más intenso durante la fase inspiratoria, debido a que la presión negativa intraluminal colapsa aún más a la subglotis. Si el cuadro se agrava el volumen de vaivén disminuye aún más y se reduce la frecuencia respiratoria y se presenta hipercapnia e hipoxia.

La mayoría de los niños con croup generalmente presentan una infección de las vías aéreas superiores caracterizada por rinorrea, dolor faríngeo, febrícula y tos leve de pocos días de duración. El inicio del croup generalmente es precedido por la disfonía y el empeoramiento de la tos seca. Entre las 12 a 48 horas se incrementa la tos en frecuencia e intensidad, adquiriendo una tonalidad descrita como "tos perruna". La mayoría de los niños tienen fiebre, ya sea durante la infección respiratoria inicial o durante el inicio del croup. Cuando la causa del croup es una infección por los virus de la influenza o parainfluenza, la fiebre fluctúa entre los 38^0C y 40^0C. Los síntomas generalmente desaparecen entre los 3 a 7 días, pero en algunos casos se prolongan durante varios días.

Si la obstrucción respiratoria se incrementa el paciente presenta disfonía, fiebre, estridor inspiratorio, dificultad respiratoria con retracción supraclavicular y costal, taquipnea, taquicardia, disnea y cianosis. Cuando el paciente presenta estridor en reposo, es un indicador de una obstrucción respiratoria severa. Característicamente el niño puede mejorar o empeorar durante un periodo corto. En los casos leves los niños tienden a mejorar durante el día y empeorar durante la noche y la tos tiende a persistir durante un periodo prolongado.

En los estudios de imagen, la placa anteroposterior del cuello generalmente muestra una estrechez en el área subglótica, la cual adquiere una forma de "punta de lápiz" o de "reloj de arena". En la placa lateral del cuello se muestra la distención de las paredes faríngeas en el área de la hipofaringe, causada por la resistencia al paso del aire. La laringoscopia flexible o rígida permite visualizar el área subglótica edematizada, confirmando el diagnóstico.

El objetivo del tratamiento médico es la fluidificación de las secreciones, la disminución del edema y mantener la permeabilidad de la vía aérea. La mayoría de los pacientes mejoran con la humidificación y con la administración de antipiréticos, sin embargo en los pacientes que presentan obstrucción moderada o severa, requerirán otras modalidades de tratamiento. Los pacientes con croup moderado o severo, deberán ser monitorizados mediante la oximetría de pulso. La terapia con epinefrina racémica inhalada, por su efecto α-adrenérgico, causa una vasoconstricción y reducción del edema de la mucosa inflamada. La eficacia terapéutica de los corticoesteroides orales o parenterales, comparados con placebo, ha sido probada en diversos estudios clínicos en niños con croup leve o moderado, pero la mejoría clínica se mostró hasta 6 horas después de la administración del esteroide. Los antibióticos están indicados en los casos de una infección bacteriana agregada, utilizando antibióticos en forma empírica, efectivos en contra del *Staphylococcus aureus, Streptococcus pyogenes, Streptococcus pneumoniae y Moraxella catarrhalis*. La mayoría de los niños con croup responden favorablemente al tratamiento médico. Sin embargo, en los casos resistentes al tratamiento que manifiestan signos y síntomas de obstrucción respiratoria significativa, la intubación oro o nasotraqueal está indicada.

9.7.- EPIGLOTITIS AGUDA

La epiglotitis aguda es una laringitis aguda de rápida evolución, febril e inflamatoria de la región supraglótica, que compromete a la vía aérea superior.

9.7.1.- EPIDEMIOLOGÍA

La epiglotitis presenta durante todo el año, pero es más común durante la primavera e invierno y afecta con mayor frecuencia a los niños varones entre los 3 y 6 años de edad. La mortalidad reportada en los niños con epiglotitis aguda fluctúa entre el 1 y 5% de los casos. En los adultos la epiglotitis aguda ocasionalmente se presenta y se manifiesta con un cuadro clínico menos severo. La mortalidad de la epiglotitis aguda en los adultos reportada, fluctúa entre el 4 y 7% de los casos.

9.7.2.- BACTERIOLOGÍA

La epiglotitis aguda en los niños y adultos es causada principalmente por el *Haemophilus influenzae* tipo B, y en los adultos, además se ha cultivado *Moraxella catarrhalis, Klebsiella pneumoniae y Haemophilus parainfluenzae.*

9.7.3.- FISIOPATOLOGÍA

La invasión bacteriana provoca inflamación y edema en la superficie lingual de la epiglotis, pliegues aritenoepiglóticos, bandas ventriculares y del espacio paraglótico. El edema de las estructuras de la supraglotis, y en particular de la epiglotis, puede bloquear la glotis durante la inspiración, causando obstrucción respiratoria aguda.

9.7.4.- CUADRO CLÍNICO

Generalmente los niños inician con fiebre y dolor faríngeo que evoluciona rápidamente con diaforesis, salivación, disfagia, disfonía, disnea y estridor respiratorio. El paciente se ve tóxico, con retracción supraclavicular y costal, se mantiene erguido y con el cuello extendido. No es recomendable tratar de ver la epiglotis deprimiendo la lengua con un abatelenguas, porque si se provoca el reflejo nauseoso, la epiglotis puede descender y ocluir la glotis, provocando una obstrucción aguda de la vía aérea. La epiglotis se ve edematosa y de un color rojo con apariencia de cereza. En los adultos la epiglotitis aguda sigue un curso más lento, con dolor faríngeo, disfagia, fiebre y leucocitosis y pocas veces presentan obstrucción laríngea severa.

9.7.5.- DIAGNÓSTICO

Generalmente la epiglotitis evoluciona rápidamente incrementando la obstrucción respiratoria. Cuando no hay dudas sobre el diagnóstico clínico no se requieren estudios de imagen, pero en algunos casos selectos si el paciente no está muy obstruido, se pueden hacer estudios radiológicos, siempre y cuando se acompañe al paciente con un equipo de intubación y un broncoscopio rígido, por la posibilidad de que el niño se obstruya súbitamente durante los estudios de imagen. La placa lateral del cuello muestra una epiglotis edematosa, lo que se conoce como el signo del dedo gordo, y la laringoscopia flexible permite visualizar la epiglotis enrojecida y el edema de las estructuras de la supraglotis.

9.7.6.- DIAGNÓSTICO DIFERENCIAL

La obstrucción respiratoria deberá diferenciarse del edema angioneurótico, cuerpos extraños, croup, absceso retrofaríngeo, linfangiomas, quistes laríngeos, celulitis y la papilomatosis laríngea.

9.7.7.- TRATAMIENTO MÉDICO

El tratamiento preventivo con la aplicación de la vacuna contra el *Haemophilus influenzae* tipo b ha disminuido en un 98% la incidencia de la epiglotitis aguda y de la meningitis. En los casos de epiglotitis aguda se hidrata al paciente, se coloca en un ambiente húmedo con oxígeno y se administran antibióticos, como la combinación de ampicilina y cloranfenicol, o cefalosporinas de tercera generación como la cefotaxima o ceftriaxona inicialmente, hasta obtener los resultados del hemocultivo y de los cultivos de la epiglotis

9.7.8.- TRATAMIENTO QUIRÚRGICO

Una vez hecho el diagnóstico se procede a la intubación oro o nasotraqueal y la extubación generalmente se hace después de 48 horas. En las instituciones donde se carece de personal entrenado disponible las 24 horas, para el cuidado de un niño intubado, optan por la traqueotomía.

9.7.9.- COMPLICACIONES

Neumonía, absceso de la epiglotis, edema pulmonar y artritis séptica.

9.8.- CUERPOS EXTRAÑOS

9.8.1.- EPIDEMIOLOGÍA

Los cuerpos extraños en la laringe son menos frecuentes que los localizados en la tráquea y bronquios. Los niños pequeños entre uno y tres años de edad, con frecuencia son expuestos a juguetes pequeños que los introducen en la cavidad bucal y que al deglutirlos se atoran en la vía aérea. Los más frecuentes son las monedas, canicas, perlas, botones, alfileres, baterías pequeñas, caramelos, semillas, cacahuates (maní) y granos de maíz y frijol. En los adultos los cuerpos extraños en la vía aéreodigestiva se ven con mayor frecuencia en los pacientes de edad avanzada, principalmente los huesos de pollo, pedazos grandes de carne y las prótesis dentales dislocadas. Afortunadamente la mayoría al toser o regurgitar son expulsados, pero algunos se sientan en la laringe, tráquea, bronquios o esófago.

9.8.2.- FACTORES PREDISPONENTES

Se debe evitar que los niños menores de tres años jueguen con objetos pequeños de cualquier índole, que pueden ser introducidos en su boca y que con frecuencia los deglutan o inhalan, causando obstrucción en la vía aéreodigestiva. Los pacientes adultos con pérdida de piezas dentales o con dentaduras, tienden a masticar los alimentos en forma incompleta y deglutan trozos grandes de alimentos, los que pueden atorarse en la vía aérea.

9.8.3.- FISIOPATOLOGÍA

La mayoría de los cuerpos extraños rara vez se impactan en la laringe y tienden a ser inhalados en la tráquea y bronquios. El grado de obstrucción lo determina el tamaño, forma y la localización anatómica del cuerpo extraño. En la laringe se pueden enclavar los cuerpos extraños puntiagudos, con bordes cortantes o de gran tamaño, que tienden a ser aspirados cuando el paciente trata de extraerlos con los dedos. Al obstruirse, el paciente se asusta y se agita, causando taquipnea y esfuerzos inspiratorios mayores que pueden impactar al cuerpo extraño, causando la obliteración parcial o total de la vía aérea. La aspiración de globos y de otros cuerpos extraños de mayor tamaño, tienden a bloquear la totalidad de la supraglotis.

9.8.4.- CUADRO CLÍNICO

Cuando un niño sano está expuesto a objetos pequeños y súbitamente empieza a ahogarse, salivar, presenta estridor o cianosis, se deberá pensar en un cuerpo extraño. La inflamación y obstrucción causada por el cuerpo extraño provoca estridor inspiratorio, tos, odinofagia y disfonía. La tríada clásica de sibilancias unilaterales, tos y disminución a la auscultación de los ruidos respiratorios, se encuentra en el 50% de los casos de pacientes con un cuerpo extraño en los bronquios. En los pacientes adultos los trozos grandes de carne, huesos de pollo o prótesis dentales se pueden impactar en la supraglotis y provocan obstrucción de la vía aérea, que se manifiesta por salivación, desesperación, voz apagada o afonía y en algunos casos estridor. Si el paciente no expulsa el cuerpo extraño, presenta disnea, agitación, asfixia y muerte.

9.8.5.- DIAGNÓSTICO

En los casos de obstrucción parcial, los estudios de imagen pueden ser de utilidad para la detección de los cuerpos extraños radiopacos. Sí el cuerpo extraño se localiza por abajo de la subglotis, se deberán pedir placas de tórax en inspiración y espiración, donde se puede detectar áreas de atelectasia por falta de ventilación, o de hiperinflación por bloqueo en válvula del aire inspirado.

La fluoroscopía es un medio más confiable en la valoración dinámica de la vía aérea. Con la laringoscopia directa y la broncoscopia, se confirma el diagnóstico y permite la extracción del cuerpo extraño.

9.8.6.- DIAGNÓSTICO DIFERENCIAL

Se deberán diferenciar del edema angioneurótico y de la epiglotitis aguda.

9.8.7.- TRATAMIENTO MÉDICO

El tratamiento médico está enfocado a estabilizar al paciente, ventilarlo y oxigenarlo adecuadamente, como preparación para la extracción del cuerpo extraño. Cuando el edema es importante, los corticoesteroides sistémicos están indicados, al igual que los antibióticos en presencia de infecciones.

9.8.8.- TRATAMIENTO QUIRÚRGICO

La gran mayoría de los cuerpos extraños laríngeos, traqueales y bronquiales son extraídos con éxito endoscópicamente. Ocasionalmente un cuerpo extraño atrapado en la laringe requiere de una laringoscopia directa o de una traqueotomía. Cuando se localizan en los bronquios se requiere una broncoscopia y ocasionalmente de una toracotomía para su extracción.

9.8.9.- COMPLICACIONES

Irritación y daño a las cuerdas vocales, tráquea y bronquios. Las infecciones pulmonares repetitivas se presentan en los casos de extracción parcial de un cuerpo extraño.

REFERENCIAS BIBLIOGRÁFICAS

1. Armitage EN: Laryngotracheo-oesophageal cleft. A report of three cases. Anaesthesia 1984;39:706-713.

2. Bennett RS, Powell KR. Walker P, Crysdale WS. Croup, epiglottitis, retropharyngeal abscess, and bacterial tracheitis: evolving patterns of ocurrence and care. Int Anesthesiol Clin1992;30:57-70.

3. Benjamin B, Inglis A: Minor congenital laryngeal clefts: Diagnosis and classification. Ann Otol Rhinol Laryngol 98:417-420,1989.

4. Brodsky L, Yoshpe N, Ruben RJ: Clinical-pathological correlates of congenital subglottic hemangiomas [review]. Ann Otol Rhinol Laryngol Suppl 1983;105:4-18.

5. Carcassonne M, Dor V, Aubert J, et al: Tracheal resection with primary anastomosis in children. J Pediatr Surg 1973;8:1-8.

6. Chadha N K. Intralesional cidofovir for recurrent respiratory papillomatosis: Systematic review of efficacy and safety. J Laryngol Voice 2011;1:22-26.

7. Civantos FJ, Holinger LD: Laryngoceles and saccular cysts in infants and children. Arch Otolaryngol Head NeckSurg 1992;118:296-300.

8. Cohen SR, Geller K, Birns J, et al: Laryngeal paralysis in children [abstract]. Ann Otol Rhinol Laryngol 1982;91:417.

9. Cotton RT: Pediatric laryngotracheal stenosis. J Pediatr Surg 1984 19:699-704.

10. Cotton RT, Myer CM III, O'Connor DM, et al: Pediatric laryngotracheal reconstruction with cartilage grafts and endotracheal tube stenting:The single-stage approach.Laryngoscope 1995;105:818-821.

11. Dedo D: Pediatric vocal cord paralysis. Laryngoscope 1979;89:1378.

12. DeSanto L: Laryngocele, laryngeal mucocele, large saccules, and laryngeal saccular cysts: A developmental spectrum [abstract]. Laryngoscope 1974;84:1291-1296.

13. Derkay CS, Volsky PG, Rosen CA, Pransky SM, McMurray JS, Chadha NK, Froehlich P. Current use of intralesional cidofovir for recurrent respiratory papilloma-tosis. Laryngoscope 2013;123 (3):705–712.

14. Giannoni C, Sulek M, Friedman EM, et al: Gastroesophageal reflux association with laryngomalacia: A prospective study. Int J Pediatr Otorhinolaryngol 1998; 43:11-20.

15. Gregg CM, Wiatrak BJ, Koopmann CF Jr: Management options for infantile subglottic hemangioma. Am J Otolaryngol 1995;16:409-414.

16. Leung AKC, Cho H.Diagnosis of Stridor in Children.Am Fam Physician. 1999;60(8):2289-2296.

17. Waisman Y, Klein BL, Boenning DA, et al. Prospective randomized double-blind study comparing L -epinephrine and racemic epinephrine aerosols in the treatment of laryngotracheitis (croup). Pediatrics 1992;89:302-306.

18. Malhotra A, Frilov LR. Viral Croup. Ped Rev 2001;22(1) :1-11).

19. Uba A. Infraglottic and bronchial Infections. Prim Care Clin Office Prac. 1996;23(4):759-791.

CAPÍTULO 42 | TRAQUEOTOMÍA

Dr. Javier Dibildox M

La traqueotomía es la apertura temporal de la tráquea cervical, que se mantiene permeable mediante una cánula. La traqueostomía es la apertura permanente de la tráquea, con la formación de un estoma. Históricamente la traqueotomía se aplicó principalmente para aliviar la obstrucción respiratoria causada por infecciones o trauma. Durante los años cuarentas en el siglo XX, un otorrinolaringólogo de apellido Galloway, introdujo el uso de la traqueotomía en el manejo de la ventilación asistida en un paciente con poliomielitis bulbar. En la actualidad la indicación más frecuente de la traqueotomía, es el manejo de los pacientes que requieren de la ventilación asistida en la terapia intensiva y en el tratamiento de la enfermedad pulmonar obstructiva crónica y del síndrome de apnea obstructiva del sueño.

1.- CLASIFICACIÓN

La traqueotomía se clasifica como cirugía electiva, cirugía de urgencia, traqueotomía abierta o percutánea y traqueotomía pediátrica o del adulto.

2.- HISTORIA

Dos mil años A.C. se menciona en la Rigveda, libro sagrado de los hindúes, una operación semejante a la traqueotomía. Alejandro el Magno intentó salvar la vida de un soldado con heridas sangrantes en la cara, puncionando con su sable la tráquea. Galeno y Aretaus escriben sobre la traqueotomía y en Bagdad, Rhazes la practicó 200 años A.C. La primer traqueotomía con éxito documentada fue realizada por Antonio Musa Brasavolo en el año de 1546. Posteriormente Habicot en 1620 publicó un libro sobre la traqueotomía y relata dos casos de traqueotomía pediátrica y en una de ellas se extrajo un cuerpo extraño en el esófago. Caron en 1766 realizó una traqueotomía y removió un cuerpo extraño en la laringe en un niño. Chovel en 1792, realizó traqueotomías clandestinas en pacientes condenados a la horca. Bretonneau en 1825, realizó una traqueotomía con éxito en un niño que padecía difteria. En 1833 Trousseau reportó una serie de 200 traqueotomías en niños, de las cuales 50 fueron realizadas con éxito. Sin embargo, la morbilidad y la mortalidad de las traqueotomías era inaceptablemente alta. El Dr. Chevalier Jackson definió los principios, técnicas y las complicaciones de la traqueotomía en 1923, lo que se reflejó en una reducción dramática de las complicaciones y la mortalidad del procedimiento quirúrgico.

3.- VALORACIÓN

En todo paciente con dificultad respiratoria se debe valorar la severidad de la disnea, la intensidad y tono del estridor, las características de la voz, tos y del dolor. Se busca la presencia de sangrado, disfagia, salivación, inquietud, ansiedad y pérdida de la conciencia. Se analiza el movimiento del tórax y diafragma, las retracciones intercostales y supraesternales, el aleteo nasal y el movimiento del abdomen. Se examina la nariz, cavidad oral, hipofaringe y laringe y además se ausculta el tórax para determinar la entrada y salida del aire en ambos lóbulos pulmonares. La oximetría de pulso, con o sin aplicación de oxígeno, permite valorar en forma rápida el grado de saturación de oxígeno en un paciente con dificultad respiratoria en forma confiable, lo que facilita el manejo oportuno del paciente y se evitan las situaciones de urgencia.

4.- INDICACIONES

La traqueotomía se indica en la obstrucción de la vía aérea superior, en los casos que requieren ventilación asistida por tiempo prolongado, en los pacientes con dificultad en el manejo de sus secreciones, o profilácticamente en los casos de trauma o cirugía de cabeza y cuello.

La obstrucción de la vía aérea puede ser aguda o crónica, traumática, congénita, inflamatoria o neoplásica. La traqueotomía se realiza en pacientes con una obstrucción de la vía aérea superior, para facilitar la aspiración de secreciones y para ventilar a los pacientes con hipoventilación alveolar. La hipoventilación alveolar y la retención de secreciones se presentan en pacientes con trastornos neurológicos, metabólicos, respiratorios, traumáticos, quirúrgicos o infecciosos, que ocasionan trastornos de la deglución, broncoaspiraración crónica, retención de las secreciones pulmonares y neumonitis. El *Compendio de Indicadores Clínicos* fue publicado por la *Academia Americana de Otolaringología y Cirugía de Cabeza y Cuello,* en donde se especifican las indicaciones de la traqueotomía. (Cuadro I)

Cuadro I.- Indicaciones de la Traqueotomía
Obstrucción de la vía aérea superior, con alguno de los siguientes hallazgos:
*Estridor
*Falta de aire
*Retracciones
*Apnea obstructiva del sueño con desaturación arterial documentada
*Parálisis bilateral de las cuerdas vocales
*Cirugía previa del cuello o un traumatismo en la garganta
* Irradiación previa del cuello
Intubación prolongada o expectativa de intubación prolongada
Inhabilidad del paciente en el manejo de las secreciones, incluyendo los siguientes:
*Aspiración
*Secreciones broncopulmonares excesivas
Facilitar la ventilación asistida
Dificultad para decanular
Tratamiento adjunto en la cirugía de cuello
Tratamiento adjunto en el manejo del trauma de la cabeza y cuello

Archer SM, Baugh RF, Nemls CR, Alexandria RD et al. Tracheotomy. In: 2000 Clinical Indicators Compendium: American Academy of Otolaryngology-Head and Neck Surgery; 2000:45

5.- ALTERNATIVAS

Se debe evitar en lo posible la traqueotomía de urgencia, la cual acarrea una gran dificultad técnica y una alta morbilidad y mortalidad. En los pacientes con obstrucción respiratoria por bloqueo con la base de la lengua se deberá jalar la mandíbula hacia adelante, para que el hueso hioides y los ligamentos glosoepiglóticos desplacen anteriormente a la lengua. Una vez estabilizado el paciente, se introduce una cánula orofaríngea tipo Guedel o una sonda nasofaríngea.

En los casos de obstrucción de la laringe por un cuerpo extraño, se practica primero la maniobra de Heimlich, comprimiendo firme y rápidamente la región abdominal, por debajo de las costillas, para crear una presión positiva de aire en la tráquea que pudiera desprender el cuerpo extraño.

La intubación orotraqueal o nasotraqueal generalmente reemplaza o precede a la traqueotomía y es el medio más seguro y eficaz para ventilar al paciente con dificultad respiratoria. Cuando no es posible intubar al paciente, se pueden utilizar cánulas provistas con una mascarilla laríngea, la cual se coloca en la superficie laríngea de la epiglotis y se ventila al paciente. En los casos severos de obstrucción respiratoria y cuando el paciente presenta cianosis o paro respiratorio, se pueden introducir dos agujas del número 14 en la membrana cricotiroidea, ventilando al paciente en forma intermitente agregando O_2 durante unos minutos y permitiendo la salida del CO_2.

La cricotiroidectomía como alternativa a la traqueotomía, es un procedimiento más rápido y más fácil de realizar, debido a que la membrana cricotiroidea es más superficial que la tráquea, lo que requiere de una disección mínima. La cricotiroidectomía se realiza con el cuello extendido y se palpa el cartílago cricoides, que generalmente se localiza 2 cm por arriba de la horquilla del esternón. Se hace una incisión horizontal de 1 cm de largo aproximadamente y se inserta un instrumento romo a través de la membrana cricotiroidea y se rota perpendicularmente, para permitir el paso de una cánula o de un tubo endotraqueal. La cricotirodectomía es técnicamente más fácil en los pacientes adultos del sexo masculino, pero en los niños es muy difícil de realizar.

6.- PACIENTES INTUBADOS

En todos los pacientes intubados, durante la introducción del tubo endotraqueal, se daña en mayor o menor grado la mucosa laríngea y traqueal dependiendo de la técnica, dificultad de la intubación, diámetro del tubo y por la presión elevada del manguillo. Además, el tubo endotraqueal ejerce presión en la porción posterior de la glotis, situación que empeora con el movimiento del tubo durante la deglución, con los episodios de tos y con el uso de los ventiladores. Se ha reportado daño laríngeo hasta en el 94% de los casos durante la intubación translaríngea y las secuelas tardías se presentan en el 1 al 19% de los casos.

Cuando en un paciente previamente intubado se contempla la necesidad de una traqueotomía, se requiere una valoración de los riesgos y beneficios de la traqueotomía, en comparación con la intubación prolongada y la decisión debe hacerse en forma individualizada considerando las circunstancias clínicas de cada paciente. Actualmente se recomienda la traqueotomía en los pacientes con más de 10 días de intubación o cuando se estima que un paciente requerirá intubación prolongada mayor a 3 semanas.

La traqueotomía es una vía aérea más segura y cómoda que la intubación endotraqueal, reduce la resistencia de la vía aérea y el espacio muerto, facilita el manejo de las secreciones, es más cómoda para el paciente, facilita la alimentación por vía oral, la ambulación y la fonación del paciente. Los recién nacidos muestran una tolerancia mayor que los adultos, a la intubación endotraqueal, lo que permite mantener la intubación durante varias semanas

7.- TÉCNICA QUIRÚRGICA

La traqueotomía puede realizarse mediante la técnica abierta o con diferentes técnicas percutáneas. Idealmente la traqueotomía abierta deberá realizarse en un quirófano, donde el cirujano dispone de personal especializado, iluminación, instrumental quirúrgico y equipos de ventilación. El paciente se coloca en posición supina colocando un rollo debajo de los hombros para hiperextender el cuello. Sin embargo, el paciente consciente generalmente no tolera la hiperextensión, debido a que se incrementa la obstrucción respiratoria, por lo que la cirugía se realiza con el paciente semisentado. La cirugía se puede realizar bajo anestesia local o general. Primero se identifica el cartílago tiroides, el cartílago cricoides y la horquilla del esternón, seguido por la incisión cutánea, la cual puede ser vertical u horizontal. La incisión vertical se prefiere en situaciones de urgencia o en pacientes obesos con un cuello muy corto. La incisión se inicia a la altura del borde inferior del cartílago cricoides y se extiende hacia abajo con una longitud aproximada de 3 a 4 cm.

La incisión horizontal se realiza en la cirugía electiva, tiene ventajas cosméticas y se puede extender en las cirugías del cuello. Con ambos abordajes la disección se hace en la línea media. Al separar los músculos infrahioideos se localiza la tráquea mediante la palpación digital. La grasa subcutánea se quita con el electrocauterio, lo que facilita la exposición del área quirúrgica y previene la necrosis tardía de la grasa. Siempre se deberá identificar el cartílago cricoides, luego el istmo de la glándula tiroides se separa de la porción anterior de la tráquea mediante una disección roma, se colocan dos pinzas hemostáticas en el istmo, se divide y se suturan ambos extremos. Se infiltra la tráquea con lidocaína para suprimir el reflejo tusígeno, se identifica el cartílago cricoides, se cuentan los anillos traqueales, se fija la tráquea con un gancho y se abre la tráquea entre el segundo y cuarto anillo. En las traqueotomías de urgencia son más comunes las lesiones del nervio recurrente, de la pared traqueal posterior, del ápex de la pleura o de los grandes vasos, al hacer una incisión rápida fuera de la línea media.

En los niños se expone la pared anterior traqueal, sin disecar la aponeurosis pretraqueal, y se abre la tráquea en forma vertical, entre el segundo y tercer anillo traqueal. En los adultos se puede hacer una incisión en forma de "H", o se corta una porción circular, o se hace una incisión horizontal intercartilaginosa, o se hace un colgajo de Björk de base inferior suturado al tejido subcutáneo de la porción inferior de la herida quirúrgica cuando se requiere de una traqueotomía prolongada. En los niños se fija la tráquea con suturas permanentes colocadas a cada lado de la incisión traqueal, las cuales se utilizan para fijar y abrir la tráquea, en caso de una decanulación accidental. Se recomienda introducir una cánula que no ocupe más de 3/4 del diámetro de la tráquea.

Por lo general, en los adultos del sexo masculino se utilizan cánulas tipo Shiley o la cánula de Jackson del # 7 o # 8 y en las mujeres adultas se utilizan cánulas del # 6. Se utilizan cánulas provistas de manguillo en los pacientes que requieren ventilación asistida, que presentan sangrado o dificultad en el manejo de secreciones o broncoaspiración. Posteriormente se hace una hemostasia meticulosa y no se sutura ni empaqueta la herida quirúrgica para evitar un enfisema subcutáneo. Se fija la cánula a la piel mediante cuatro suturas y se flexiona el cuello para anudar las cintas umbilicales para prevenir una decanulación accidental durante las primeras horas. Se toma una placa de tórax en el postoperatorio inmediato, para descartar la presencia de un neumotórax y para corroborar la posición de la cánula de traqueotomía.

8.- TRAQUEOTOMÍA PERCUTÁNEA

Hay tres técnicas para la colocación percutánea de una cánula de traqueotomía:

1.- La técnica de dilatación con fórceps descrita por Griggs.

2.- La técnica translaríngea descrita por Fantoni.

3.- La dilatación percutánea con la técnica de Seldinger, descrita por Ciaglia.

En la técnica percutánea con dilatación con fórceps, primero se hace una punción transcervical y se inserta una aguja del número 18 dentro de la tráquea con una guía o alambre, seguida de la dilatación del orificio y la introducción de la cánula dirigida por la guía. En la técnica translaríngea de Fanconi se introduce una guía percutánea a la tráquea, la cual se dirige en forma retrógrada a la orofaringe, seguido de la colocación de la cánula sobre la guía y se avanza la cánula a la tráquea. En la técnica percutánea de dilatación descrita por Ciaglia, se coloca una aguja y una guía a través de la pared traqueal anterior, seguida de un catéter colocado sobre la guía, bajo visión con el broncoscopio, y se introduce un dilatador sobre la guía, posterior a la dilatación se introduce la cánula de traqueotomía. Estas técnicas permiten realizar la traqueotomía en la cama del paciente.

Se consideran como contraindicaciones de las técnicas percutáneas la obesidad mórbida, el crecimiento o tumores de la glándula tiroides, los cuellos cortos y gruesos, las coagulopatías, los pacientes con traqueotomías previas, la infección cervical, la calcificación de los anillos traqueales y el trauma o fracturas cervicales.

9.- CAMBIOS FISIOLÓGICOS EN LOS PACIENTES TRAQUEOTOMIZADOS

En los pacientes traqueotomizados, al no respirar por la nariz, se disminuye la resistencia inspiratoria y se pierde la función olfatoria, la humidificación y la filtración del aire inspirado. Ademas, la cánula limita la movilidad de la laringe, por lo que puede haber trastornos durante la deglución y broncoaspiración. El movimiento ciliar de la tráquea se altera y el mecanismo de la tos se torna ineficiente.

10.- CUIDADOS POSTOPERATORIOS

En el postoperatorio inmediato se pide una placa de tórax para verificar la ventilación, posición de la cánula y la presencia o ausencia de otras patologías como el neumotórax, neumomediastino, neumonía o cuerpos extraños. Se irriga con solución salina y se aspiran las secreciones traqueales con un material estéril desechable. La succión no debe mantenerse durante periodos mayores de 15 segundos, para no desaturar al paciente y la sonda de aspiración debe introducirse sólo a lo largo de la cánula endotraqueal, para evitar dañar el epitelio traqueal y provocar ulceraciones o traqueítis. El estoma se mantiene limpio y libre de secreciones. Además se deberán tratar las patologías que provocaron la traqueotomía. Tan pronto se desinfle el manguillo se pide al paciente que ocluya con su dedo la cánula, para que empiece a hablar.

11.- DECANULACIÓN

La decanulación se deberá intentar cuando el problema causal de la traqueotomía ha sido resuelto, el paciente esté consciente, maneje adecuadamente sus secreciones y cuando el reflejo y mecanismo de la tos sean eficientes. La decanulación se hace gradualmente introduciendo cánulas de menor tamaño, y si el paciente lo tolera, se oblitera la cánula. Si el paciente tolera la oclusión satisfactoriamente durante veinticuatro horas, se remueve la cánula. Otro método alternativo es el uso de cánulas fenestradas, que al bloquearlas, permiten el paso del aire a través de la laringe lo que permite al paciente hablar y respirar con facilidad. En los niños, cuando la traqueotomía se deja durante tiempo prolongado, la decanulación es más difícil, debido a que el paciente desarrolla una dependencia psicológica a la cánula. En estos casos se introducen gradualmente cánulas de diámetro más pequeño, hasta lograr que el niño respire por la nariz.

Después de quitar la cánula, los bordes cutáneos se aproximan y se indica al paciente que se ocluya el orificio al hablar o toser, para que la herida cicatrice sin problema en menos de una semana.

12.- COMPLICACIONES TRANSOPERATORIAS

12.1.- SANGRADO

El sangrado es la complicación más frecuente de la traqueotomía, principalmente en los pacientes con coagulopatías o que toman anticoagulantes o aspirina. Otra causa de sangrado es la lesión a las venas yugulares anteriores, al istmo del tiroides, a la arteria tiroidea ima o a un tronco braquiocefálico anómalo.

12.2.- APNEA Y EDEMA PULMONAR

En algunos pacientes al disminuir el estímulo respiratorio causado por la hipoxia, durante la apertura súbita de la tráquea, presentan apnea o edema pulmonar. En ambas circunstancias la ventilación con presión positiva debe aplicarse de inmediato para resolver el problema.

12.3.- NEUMOTORAX Y NEUMOMEDIASTINO

El neumotorax se presenta en algunos pacientes con bulas pulmonares que se rompen en forma espontánea por la ventilación asistida o por los accesos de tos. En los niños el neumotorax se presenta al lesionar la cúpula pleural, o por la presión negativa inspiratoria elevada en los pacientes con obstrucción respiratoria severa, lo que puede causar un neumotórax o un neumomediastino.

La incidencia de neumotórax post-traqueotomía en los niños se presenta entre el 10 a 17% y en los adultos, en el 4% de los casos. El neumomediastino se presenta con mayor frecuencia en los niños, sobretodo cuando se diseca la aponeurosis pretraqueal y el paciente presenta una tos intensa. El diagnóstico debe hacerse tempranamente mediante una placa de tórax posterior a la traqueotomía.

12.4.- LESIONES A ESTRUCTURAS ANATÓMICAS ADYACENTES

Cuando la disección no se mantiene en la línea media, por arriba de la tráquea, se pueden lesionar los nervios recurrentes, grandes vasos o el esófago.

12.5.- LESIONES PENETRANTES

En las traqueotomías de urgencia se incrementa la incidencia de lesiones al cartílago cricoides al hacer la incisión. Además, se han reportado casos de perforación traqueoesofágica al cortar la tráquea y el esófago con el bisturí.

12.6.- DECANULACIÓN ACCIDENTAL

La decanulación accidental temprana ocurre con frecuencia en la sala de recuperación, cuando los pacientes están confusos y se arrancan la cánula, o cuando el personal médico o de enfermería sacan la cánula para liberarla de alguna obstrucción por coágulos o flemas y no se puede reintroducir. La decanulación accidental puede ocurrir cuando la cánula es muy corta, o cuando se anudan las cintas que estabilizan la cánula con el paciente en hiperextensión, y al flexionar la cabeza, la cánula se sale y queda por delante de la tráquea creando una vía falsa.

13.- COMPLICACIONES POSTOPERATORIAS TEMPRANAS

13.1.- SANGRADO

En los pacientes operados bajo anestesia general, si al despertar presentan accesos de tos, hipertensión o se encuentran agitados, con frecuencia presentan sangrado en la herida quirúrgica. Si el sangrado no es profuso, generalmente se controla con presión o con un taponamiento temporal.

Ocasionalmente se requiere la exploración quirúrgica y el control de los vasos sangrantes en el quirófano. Si el sangrado sale a través de la cánula, pudiera ser causado por una lesión en la pared traqueal.

13.2.- OCLUSIÓN DE LA CÁNULA

Cuando se utilizan cánulas de una sola vía sin cánula interna, y las secreciones son viscosas o hay coágulos, la cánula puede ser ocluida parcial o totalmente causando obstrucción respiratoria. En el período postoperatorio temprano se requiere la humidificación del aire inspirado, la succión de las secreciones y una vigilancia estrecha.

13.3.- TRAQUEITIS

La traqueitis se presenta en la mayoría de los pacientes con traqueotomía. Es causada principalmente por la falta de humidificación del aire inspirado, administración de oxígeno, movimiento de la cánula al toser, deglutir o durante la succión frecuente con cánulas rígidas o con el uso de ventiladores. Su tratamiento requiere la corrección de los factores causales.

13.4.- CELULITIS

Todas las heridas de los pacientes con traqueotomía se colonizan rápidamente cuando se suturan, o cuando la herida se mantiene impregnada con secreciones. El tratamiento de la celulitis requiere de la administración de antibióticos, limpieza local y mantener la herida abierta.

13.5.- ENFISEMA SUBCUTÁNEO

El enfisema subcutáneo se ve con mayor frecuencia en los pacientes con tos severa, con la introducción de la cánula en el espacio pretraqueal o cuando se tapona o sutura la herida quirúrgica, no permitiendo la salida del aire por la herida, por lo que el aire se difunde en los tejidos subcutáneos.

13.6.- ATELECTASIAS

Las atelectasias pueden presentarse por retención de secreciones, hipoventilación o por un bloqueo de un bronquio principal con una cánula muy larga.

13.7.- BRONCOASPIRACIÓN

La cánula de traqueotomía, durante la deglución, puede limitar el movimiento vertical de la laringe y afectar el cierre glótico, lo que facilita la aspiración de saliva o alimentos que pueden causar una neumonía. Se recomienda iniciar la alimentación con el paciente sentado y con una dieta blanda o sólida.

14.- COMPLICACIONES TARDÍAS

14.1.- GRANULOMAS TRAQUEALES

Los granulomas traqueales se relacionan con el trauma traqueal causado por la cánula de traqueotomía, suturas y por la colonización de la herida. Casi siempre los granulomas están formados por un tejido blando vascularizado que se originan en la porción cefálica del estoma, que al madurar el granuloma se cubren con epitelio, se tornan fibrosos y pueden ocluir la tráquea. Los granulomas pueden ser removidos endoscópicamente mediante técnicas de microcirugía o se vaporizan con el láser, o son removidas a través del estoma manualmente. Los granulomas que se encuentran en la herida o en el estoma, se tratan mediante la limpieza meticulosa de la herida y la cauterización de los granulomas con nitrato de plata. Los granulomas traqueales son más frecuentes en los niños.

14.2.- TRAQUEOMALACIA

Con la resección quirúrgica de varios anillos traqueales y con el uso de cánulas de gran tamaño, se pueden adelgazar o destruir las estructuras cartilaginosas con el consecuente debilitamiento de la pared traqueal, que se manifiesta por un colapso inspiratorio traqueal. La traqueomalacia se ve con más frecuencia en los pacientes con varias traquetomías y cuando se reseca mucho cartílago traqueal.

14.3.- FIBROSIS LARINGOTRAQUEAL

La mayoría de los casos de estenosis laringotraqueal se atribuye a las lesiones del cartílago cricoides, trauma laríngeo y a la resección inadecuada del cartílago traqueal. La fibrosis laringotraqueal se presenta con mayor frecuencia con el uso de cánulas endotraqueales provistas de manguillo, sobretodo en los pacientes de la terapia intensiva que requieren de ventilación asistida prolongada. La fibrosis puede originarse por una infección, condritis, por el roce excesivo de la punta de la cánula en la tráquea, o con mayor frecuencia por la presión excesiva del manguillo hiperinflado, que provoca isquemia de la mucosa, úlceras, condritis, necrosis del cartílago, y en forma tardía, la formación de una cicatriz contráctil. La fibrosis se puede manifestar semanas o meses después de la extubación, como una estenosis en el sitio del estoma a nivel de la punta de la cánula o con mayor frecuencia a la altura del sitio del manguillo.

La presión de los capilares arteriales de la tráquea es aproximadamente de 30 mm Hg, la presión de los capilares venosos es de 18 mm Hg y la presión de los linfáticos es de 5 mm Hg, por lo que cualquier manguillo inflado por arriba de los 30 mm Hg, comprime los capilares arteriales causando isquemia. Si la presión es menor de 30 mm Hg, pero mayor de 18 mm Hg, se colapsan los capilares venosos, lo que provoca congestión venosa. La presión mayor a los 5 mm Hg comprime los canales linfáticos causando edema, por lo que la suma de estos factores se traduce en una reducción del diámetro interno de la tráquea, lo incrementa la compresión del manguillo provocando más isquemia. Además, el volumen del manguillo aumenta por la temperatura corporal de los pacientes y por la difusión de los gases, como el oxígeno y el óxido nitroso, dentro del manguillo. El método más seguro en la prevención de las lesiones por compresión de las cánulas con manguillo, es el permitir una pequeña fuga de aire, durante la presión positiva inspiratoria.

14.4.- FÍSTULA TRAQUEOARTERIAL

En el 50% de los pacientes que presentan un sangrado importante persistente, después de las primeras 48 horas de la traqueotomía, puede deberse a una fístula traqueoarterial que se presenta en el 0.6 a 0.7% de las traqueotomías. La ruptura del tronco braquiocefálico o arteria y vena inominada, ocurre con mayor frecuencia en los pacientes con infección de la pared traqueal, en las traqueotomías realizadas por debajo del tercer anillo traqueal, cuando se utilizan cánulas muy largas o con cánulas con una curvatura muy pronunciada que erosiona la pared traqueal y los vasos cercanos, cuando existe una arteria inominada anómala o cuando se infla demasiado el manguillo de las cánulas.

Generalmente los pacientes manifiestan un sangrado fresco intermitente en el sitio de la traqueotomía unas horas o días, antes de presentar un sangrado masivo. Cuando esto sucede se comprime el sitio sangrante con el manguillo de la cánula muy inflado o por medio de la compresión digital, hasta que el sangrado se controle definitivamente mediante una esternotomía y ligadura del vaso sangrante. La mortalidad de la fístula traqueoarterial se presenta en el alrededor del 80% de los casos.

14.5.- FÍSTULA TRAQUEOESOFÁGICA

La fístula traqueoesofágica se presenta en el 1% de los pacientes traqueotomizados, principalmente en los pacientes con sonda nasogástrica, con ventilación asistida, con el uso de cánulas rígidas de aspiración o en las traqueotomías de urgencia, cuando se perfora la pared posterior de la tráquea. Cuando se infla demasiado el manguillo se comprime la pared traqueal posterior en contra de la sonda nasogástrica o de los cuerpos vertebrales, provocando una isquemia y necrosis de la pared traqueal, la cual está desprovista de anillos cartilaginosos y posteriormente se fistuliza. La fístula traqueoesofágica se manifiesta clínicamente por ataques súbitos de tos al ingerir alimentos que se broncoaspiran a través de la fístula. Además, la broncoaspiración del contenido gástrico puede provocar una neumonitis química. El tratamiento de la fístula es quirúrgico.

14.6.- FÍSTULA TRAQUEOCUTÁNEA

Cuando la traqueotomía se mantiene durante períodos prolongados, con frecuencia la epitelización del espacio localizado entre la tráquea y la piel impide la cicatrización de la herida al extraer la cánula. El tratamiento de la fístula traqueocutánea es quirúrgico mediante la remoción del epitelio y el cierre de la herida. Con frecuencia la fístula no cierra en los pacientes con obstrucción respiratoria alta.

14.7.- DECANULACIÓN DIFÍCIL

En algunos pacientes la decanulación gradual en preparación para la decanulación definitiva, se ve impedida por la falta de cooperación del paciente por temor a la decanulación, por dependencia psicológica a la cánula, por la presencia de granulomas, estenosis glótica, granulomas post-intubación, parálisis de cuerdas vocales, dislocación y anquilosis de los cartílagos aritenoides, estenosis subglótica, traqueomalacia o enfisema pulmonar. En estos casos, los pacientes requieren de una valoración minuciosa mediante la laringoscopia y broncoscopia.

REFERENCIAS BIBLIOGRÁFICAS

1. Archer SM, Baugh RF, Nemls CR, Alexandria Rd et al. Tracheotomy In; Clinical Indicagtors Compendium, American Academy of Otolaryngology Head and Neck Surgery 2000:45.

2. Baily BJ; Otolaryngology Head and Neck Surgery 2nd ed. Philadelphia: Lea & Febiger; 1991. Bernard AC.

3. Byhahn C, Ballenger JJ: Diseases of the Nose, Throat, Ear, Head and Neck. 14th ed. Philadelphia: Lea & Febiger; 1991. Bernard AC.

4. Byhahn C, Wilke HJ, Halbig S: Percutaneous tracheostomy: ciaglia blue rhino versus the basic ciaglia technique of percutaneous dilational tracheostomy. Anesth Analg 2000;91(4): 882-886.

5. Eavery The history of tracheotomy. In Tracheotomy: Airway Management, Communication, and Swallowing. Eds Myers EN, Johnson J, Murry T. San Diego: Singular;1998:1-8.3.

6. Escarment J, Suppini A, Sallaberry M: Percutaneous tracheostomy by forceps dilation: report of 162 cases. Anaesthesia 2000;55(2):125-130.

7. Flint PW. Complications of tracheostomy. In: Eisele DW, ed. Complications in Head and Neck Surgery. St. Louis, Mosby Year Book; 344-358.

8. Kane TD, Rodriguez JL, Luchette FA: Early versus late tracheostomy in the trauma patient. Respir Care Clin N Am 1997;3(1):1-20.

9. Kearney PA, Griffen MM, Ochoa JB: A single-center 8-year experience with percutaneous dilational tracheostomy. Ann Surg 2000;231(5): 701-709.

10. Kenady DE: Conventional surgical tracheostomy as the preferred method of airway management. J Oral Maxillofac Surg 1999 Mar; 57(3): 310-315.

11. Friedman M, Tanyeri H, Lazar A, Caldarelli DD. Experience with percutaneous dilational tracheotomy. Ann Otol Rhinol Laryngol 2000;109:791-796.

12. Galloway TC: Tracheotomy in bulbar poliomyelitis. JAMA 1943,123:1096-1097.

13. Griffen MM, Kearney PA: Percutaneous dilational tracheostomy as the preferred method of airway management. J Oral Maxillofac Surg 1999 Mar; 57(3): 316-20.

14. Hill BB, Zweng TN, Maley RH, et al: Percutaneous dilational tracheostomy: report of 356 cases. J Trauma 1996 Aug; 41(2): 238-43; discussion 243-4.

15. Kane TD, Rodriguez JL, Luchette FA: Early versus late tracheostomy in the trauma patient. Respir Care Clin N Am 1997 Mar; 3(1): 1-20.

16. MacCallum PL, Parnes LS, Sharpe MD: Comparison of open, percutaneous, and translaryngeal tracheostomies. Otolaryngol Head Neck Surg 2000;122(5): 686-690.

17. Mickelson SA: Upper airway bypass surgery for obstructive sleep apnea syndrome. Otolaryngol Clin North Am 1998;31(6):1013-1023.

18. Moe KS, Stoeckli SJ, Schmid S, Weymuller EA Jr: Percutaneous tracheos-tomy: a comprehensive evaluation. Ann Otol Rhinol Laryngol 1999 Apr; 108(4): 384-91.

19. Powell DM, Price PD, Forrest LA: Review of percutaneous tracheostomy. Laryngoscope 1998;108(2): 170-7.

20. Westphal K, Byhahn C, Wilke HJ, Lischke V. Percutaneous tracheotomy: a clinical comparison of dilatational (Ciagla) ans translaryngeal (Fantoni) techniques. Anesth Analg 1999;89:938-943.

CAPÍTULO 43 | DISFONÍA
Dr. Javier Dibildox M.

La disfonía o ronquera se origina en la laringe. La voz se describe como ronca, con escape de aire, rasposa, débil, cansada, entrecortada y con cambios en el volumen o en el timbre de la voz. La disfonía es un síntoma poco molesto en algunos pacientes, pero en otros la disfonía es incapacitante, debido a que la voz es una parte muy importante de su trabajo como sucede en los cantantes, actores, políticos, profesores, vendedores, telefonistas y abogados. La disfonía es el síntoma cardinal de cualquier anomalía de la laringe cuando se alteran los mecanismos de la producción de la voz. Cuando la disfonía dura más de 2 a 3 semanas, en un paciente fumador o se asocia a dolor, hemoptisis, disfagia, estridor, disnea, pérdida de peso o una masa en el cuello, la laringoscopia indirecta o directa es necesaria.

1.- DEFINICIÓN
La disfonía es el cambio en la calidad de la voz que adquiere un tono áspero y apagado, causado por alteraciones en la tensión, aproximación o vibración de las cuerdas vocales.

2.- CLASIFICACIÓN
Las disfonías se clasifican como funcionales o como orgánicas. Las funcionales son causadas por el abuso de la voz, mala técnica vocal o por ambas. Las disfonías orgánicas son causadas por una lesión anatómica en los órganos de la fonación.

3.- ANATOMÍA
Las estructuras de la cuerda vocal se agrupan en 3 sectores: la capa de recubrimiento, la zona de transición y el cuerpo de la cuerda vocal. La capa de recubrimiento está formada por el epitelio de la cuerda vocal, membrana basal y la capa superficial de la lámina propia. La zona de transición está formada por la capa profunda y la capa intermedia de la lámina propia y el cuerpo está formado por el músculo tiroaritenoideo.

4.- EPIDEMIOLOGÍA
Las causas más frecuentes de disfonía se relacionan con las infecciones de la vía aérea superior y con el uso inadecuado o abuso de la voz. Se desconoce la incidencia de la laringitis aguda, debido a que en la mayoría de los casos el malestar es autolimitado y los pacientes no acuden al médico. Generalmente se acompaña de otras molestias, como rinorrea, dolor faríngeo, obstrucción nasal o tos. En todo paciente adulto, fumador y con disfonía de más de 3 semanas, se debe pensar en cáncer laríngeo, hasta demostrar lo contrario.

5.- FISIOPATOLOGÍA
Las 2 teorías más aceptadas que explican los mecanismos de la producción de la voz, son la teoría mioelástica y la teoría neuromuscular. En la teoría mioelástica la producción de la voz es un proceso exclusivamente aerodinámico, controlado por la presión del aire en la tráquea y por la elasticidad de los músculos de las cuerdas vocales en tensión. Los pulmones actúan como un fuelle enviando el aire a presión contra la superficie inferior de las cuerdas cerradas. Cuando la presión llega a cierto nivel vence la resistencia de las cuerdas, que se abren permitiendo el escape del aire, la presión disminuye y la elasticidad de las cuerdas cierra la apertura. Este ciclo se repite una y otra vez, tan pronto como la presión subglótica se eleva lo suficiente para vencer la resistencia de las cuerdas vocales.

La teoría neuromusclar postula que las vibraciones de la cuerda vocal están bajo el control directo del sistema nervioso, y que cada ciclo vibratorio se inicia por un impulso nervioso en el que las cuerdas vocales se separan activamente por el músculo tiroaritenoideo, mientras que el proceso de reaproximación resulta de la relajación y elasticidad de dicho músculo. Las cuerdas vocales vibran cientos de veces por segundo. El número de vibraciones se conoce como frecuencia y se miden en Hertz. A mayor cierre glótico, se incrementa la presión subglótica y es más alto el timbre de la voz. El timbre de la voz es controlado por los cambios en la longitud y en la tensión de la mucosa de las cuerdas vocales.

El sonido se modifica por los órganos articuladores y de resonancia, dándole las características individuales de la voz en cada persona. Para subir el volumen se incrementa la resistencia en la glotis, forzando el cierre de las cuerdas vocales. En ocasiones la persona se ayuda activando a los músculos constrictores de la faringe, infrahioideos y a la base de la lengua. El uso forzado de este mecanismo se conoce como hiperfunción laríngea, la que puede causar desgarros en las cuerdas vocales, hemorragias, edema y la formación de nódulos, pólipos o quistes. Cuando las cuerdas vocales no cierran la glotis adecuadamente, ya sea por una paresia o parálisis de una cuerda vocal, o por la presencia de una masa, cicatriz o edema, se fuga el aire y la voz es débil. En estas circunstancias se requiere de más flujo del aire proveniente de los pulmones, para aumentar el volumen de la voz. Algunos pacientes con incompetencia glótica la compensan utilizando los músculos accesorios de la fonación, lo que puede fatigar al paciente.

La cámara de resonancia está formada por la porción posterior de la faringe, lengua, paladar, cavidad oral, nasofaringe y senos paranasales. La amplificación de la voz ocurre principalmente en la cavidad oral, modificando su apertura y la posición de la lengua, paladar, mandíbula y labios. La elevación de la úvula y del paladar blando, cierran la nasofaringe evitando la hipernasalidad del tono de la voz.

Durante el interrogatorio se valoran las características de la voz y el inicio, duración y signos y síntomas que la acompañan. Se documenta la exposición a químicos, tabaquismo, alcoholismo, alergias, reflujo gastroesofágico, radioterapia, cirugía de la glándula tiroides o del tórax, profesión del paciente, abuso de la voz, infección reciente de la vía aérea superior, tos, hemoptisis, disfagia, otalgia referida, estridor, disfagia, odinofagia, disnea, parálisis de los pares craneales IX, X, XI y XII y pérdida de peso. Debido a que una disfonía persistente puede relacionarse con un cáncer laríngeo temprano, en todo paciente con disfonía de más de dos semanas de duración, se requiere de una valoración integral de la cabeza y cuello, con énfasis en la laringoscopia.

Para valorar las enfermedades de la laringe es indispensable conocer las técnicas de exploración, como la laringoscopia indirecta, fibroscopia rígida, fibroscopia flexible y la laringoscopia directa, lo que nos conduce al diagnóstico en casi todos los casos. Si no se examinan las cuerdas vocales y las demás estructuras de la laringe, el diagnóstico será infundado y el tratamiento empírico.

El primer paso para la exploración de la laringe en un adulto o en un niño de más de 7 años, es la laringoscopia indirecta, que consiste en ver la laringe a través de un espejo laríngeo. Con el enfermo sentado se le pide al paciente abrir la boca, sacar la lengua y el médico la sostiene con una mano. Se introduce el espejillo en la boca, se apoya en la úvula y se examina la hipofaringe y la laringe. Por lo general la imagen que se ve es muy buena, pero en ocasiones no se puede realizar la laringoscopia indirecta, ya sea por el reflejo nauseoso o por nerviosismo, y hay que anestesiar localmente la faringe en algunas personas o utilizar un nasofaringolaringoscopio flexible o un endoscopio rígido, que nos permita valorar adecuadamente todas las estructuras de la laringe. En algunos casos se deberá realizar la videoestroboscopia para valorar los problemas funcionales de las cuerdas vocales. La laringoscopia directa con o sin microscopio, se reserva en los pacientes con lesiones o neoplasias. Se introduce un laringoscopio con el enfermo bajo anestesia general o local, se examina la laringe y si se encuentran lesiones o tumores, se toma biopsias o se extirpa la lesión.

6.- ETIOLOGÍA

La disfonía se relaciona con diferentes patologías agudas y crónicas que afectan a la laringe destacando las inflamatorias, infecciosas, neurales, iatrogénicas, neurales, traumáticas o neoplásicas.

6.1.- LARINGITIS AGUDA

La laringitis aguda es la causa más frecuente de disfonía. Es una patología autolimitada, provocada principalmente por una infección respiratoria o por mal uso de la voz. También se presenta posterior a la exposición a humos y vapores o por un traumatismo durante la intubación endotraqueal. La laringitis aguda secundaria a una infección de la vía aérea superior, predomina durante los meses del invierno y han sido relacionadas con los virus respiratorios, principalmente los coronavirus y los virus de la parainfluenza. También se ha relacionado con las faringitis agudas por una infección por el *Streptococcus β-hemolitycus* del grupo A. La disfonía generalmente se acompaña de otros síntomas y signos como la rinorrea, obstrucción nasal, dolor faríngeo y tos. La disfonía relacionada con el mal uso de la voz afecta con mayor frecuencia a las mujeres y se presenta al gritar, hablar o cantar por tiempo prolongado o durante alguna actividad recreativa o profesional.

Los pacientes con una infección aguda de la laringe presentan edema, eritema y ocasionalmente una secreción mucosa en las cuerdas vocales, en tanto que los pacientes con un antecedente de abuso vocal presentan hemorragias submucosas unilaterales y edema de la cuerda vocal. En los pacientes expuestos a humos y vapores se presenta una inflamación con un edema generalizado que afecta a todas las estructuras de la laringe.

Posterior a una intubación endotraqueal, con frecuencia la disfonía es secundaria al edema e inflamación provocados por la cánula endotraqueal. La disfonía en la laringitis aguda tiende a desaparecer espontáneamente, salvo en los casos cuando el paciente adquiere una mala técnica. Sí la disfonía persiste durante más de 3 semanas se considera como una laringitis crónica, que se caracteriza por un proceso inflamatorio que provoca cambios irreversibles en la mucosa de la laringe.

La laringitis crónica se relaciona con la exposición prolongada a sustancias irritantes como el tabaco, alcohol, gases, vapores químicos, solventes y con las patologías infecciosas por *Staphylococcus aureus, Haemophilus influenzae* y especies de neumococo, así como las infecciones granulomatosas crónicas como la tuberculosis, sífilis, sarcoidosis, escleroma, laríngeo y micosis. El tabaquismo irrita a la laringe y causa edema, inflamación y engrosamiento de las cuerdas vocales, lo que provoca un cambio en el timbre de la voz que se oye grave y áspera. La disfonía crónica se relaciona con el reflujo gastroesofágico, rinosinusitis crónica, radioterapia y con el abuso vocal crónico. En la laringitis crónica, se encuentran patologías intrínsecas crónicas difusas, lesiones neurales, neoplasias benignas y malignas.

El abuso vocal se relaciona con una aducción forzada de las cuerdas vocales que incrementa el contacto y la fricción entre las cuerdas, lo que provoca inflamación en las cuerdas vocales. El diagnóstico se basa en la historia clínica, y sobre todo, en los hallazgos durante la laringoscopia.

Debido a que la laringitis aguda es una enfermedad autolimitada el tratamiento consiste en reposo vocal, hidratación, uso de humidificadores y analgésicos. En los casos secundarios a una infección faríngea no viral, los antibióticos con frecuencia se indican, sin embargo en una revisión sistemática Cochrane, no recomiendan el tratamiento con antibióticos en las laringitis agudas. En los casos relacionados con el reflujo gastroesofágico se indica un tratamiento antirreflujo que incluye modificaciones en la dieta. El tratamiento incluye el reposo de la voz, evitar el tabaquismo y la exposición a sustancias irritantes. La terapia de lenguaje se indica en los pacientes con laringitis crónica.

7.- LESIONES BENIGNAS

Las lesiones benignas más frecuentes son los nódulos vocales, pólipos, papilomas, laringoceles, edema de Reinke y algunos quistes de retención y los condromas.

7.1.- NÓDULOSVOCALES

Los nódulos vocales son unas tumoraciones pequeñas y bilaterales, como resultado de un microtrauma vocal crónico por el uso inapropiado o excesivo de la voz. También se les conoce como nódulos de cantante, gritón, profesor o mamá que se presentan en los niños, adolescentes y adultos. Son más frecuentes en los niños y en las mujeres adultas, sobretodo cuando se requiere del uso de la voz por tiempo prolongado. Los nódulos se presentan en el punto de máxima vibración de las cuerdas vocales durante la fonación, localizado en la unión del tercio anterior con los dos tercios posteriores de las cuerdas vocales, lo que resulta inicialmente en una congestión vascular localizada con edema. Los nódulos son generalmente acelulares, con engrosamiento del epitelio sobre una matriz rica en fibrina y colágeno. (Fig. 1)

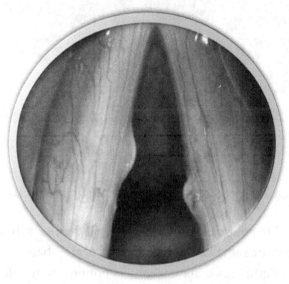

Fig.1.- Imagen característica de los nódulos vocales.

Macroscópicamente hay dos tipos de nódulos: el nódulo blando de aspecto edematoso y el nódulo duro que muestra una consistencia más firme, que generalmente corresponde a una lesión de larga evolución. Se manifiestan con disfonía, la cual es menos intensa al levantarse por la mañana y se agrava por las noches con el uso de la voz. El diagnóstico se basa en el interrogatorio y la laringoscopia que puede ser indirecta con fibroscopio rígido o flexible, y en algunos casos mediante la laringoscopia directa.

El tratamiento médico incluye principalmente al reposo de la voz y el tratamiento foniátrico. El tratamiento quirúrgico con técnicas de fonocirugía se reserva para las lesiones que han persistido por tiempo prolongado, cuando no hay mejoría con la foniatría o cuando se sospecha una lesión de diferente etiología.

7.2.- PÓLIPOS LARÍNGEOS

Los pólipos laríngeos son lesiones unilaterales, ocasionalmente pedunculadas, localizadas en el tercio anterior de una cuerda vocal. Hay pólipos hemorrágicos que usualmente tienen un vaso nutriente y se presentan con mayor frecuencia en los pacientes adultos con antecedente de abuso intermitente de la voz y en los pacientes tratados con anticoagulantes y aspirina, o con un trauma vocal por intubación endotraqueal. Otros factores relacionados con la etiología de los pólipos vocales son el tabaquismo, el reflujo gastroesofágico y la disfonía secundaria a tensión muscular. El pólipo puede formarse después de un sangrado en el espacio de Reinke, con la formación de edema y un estroma hialino. (fig. 2)

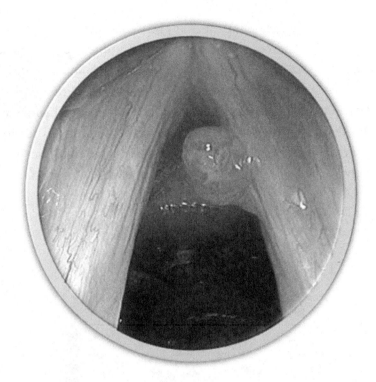

Fig. 2.- Características morfológicas de un pólipo laríngeo.

Debido al efecto de masa, los pólipos favorecen el escape de aire provocado por la insuficiencia del cierre glótico, lo que provoca una voz débil y fatiga vocal al hablar por tiempo prolongado. El tratamiento generalmente es quirúrgico, removiendo el pólipo con técnica de fonocirugía. Además, se deben tratar todos los factores que contribuyen a la patología laríngea.

7.3.- QUISTES LARÍNGEOS

Los quistes laríngeos intracordales mucosos o epidermoides son sacos subepidérmicos localizados en la lámina propia, que se forman durante una infección de la vía respiratoria superior o por el abuso vocal o por una lesión congénita. Los quistes mucosos se forman cuando el conducto excretor de una glándula se obstruye y se retiene la secreción glandular, casi siempre durante una infección de la vía respiratoria superior o por el abuso vocal.

Los quistes epidermoides se desarrollan en los remanentes celulares congénitos del epitelio de los arcos branquiales cuarto y sexto, o por un epitelio atrapado en la submucosa de una lesión mucosa que cicatrizó. Al romperse el quiste se forma una cicatriz en la lámina propia o en un surco vocal. El quiste puede causar irritación en la cuerda sana como una lesión reactiva. El tratamiento de los quistes laríngeos es mediante la fonocirugía, con preservación de la mucosa de la cuerda afectada.

7.4.- EDEMA DE REINKE

El edema de Reinke es el resultado de la proliferación o redundancia de la lámina propia superficial en el espacio de Reinke. También se le conoce como corditis polipoidea o poliposis vocal. Se ve con más frecuencia en los pacientes fumadores con abuso vocal, reflujo gastroesofágico o con factores ocupacionales. En los pacientes con hipotiroidismo se presenta una infiltración mixedematosa de las cuerdas vocales, de aspecto similar al edema de Reinke.

Afecta con mayor frecuencia a las mujeres fumadoras y con reflujo gastroesofágico, entre la cuarta y sexta década de la vida. El edema de Reinke se caracteriza por una disfonía de larga evolución con una voz grave que es más molesta al despertar. Es frecuente la carraspera, la sensación de cuerpo extraño y la tos. Los casos severos presentan disnea y ocasionalmente estridor.

En la laringoscopia se ve como una masa membranosa de aspecto gelatinoso, que afecta a toda o casi toda la extensión de la cuerda y es bilateral en el 60 a 85% de los casos. En otras ocasiones el edema puede localizarse en las capas más profundas de la cuerda vocal y no adopta una morfología pediculada como los pólipos.

Durante la estroboscopia laríngea se ve la disminución de la onda mucosa, con una fase asimétrica debido al efecto de masa provocado por el edema. El edema suele mejorar con la terapia de la voz y cuando se evitan los factores precipitantes. En los casos severos que no mejoran con un tratamiento conservador, se indica la fonocirugía con preservación de la mucosa y aspiración del contenido gelatinoso.

7.5.- SULCUS VOCALIS

El *sulcus vocalis* se presenta como una invaginación de la mucosa superficial en el espacio de Reinke, donde se crea un saco cuyo fondo se adhiere al ligamento vocal. Se relaciona con la apertura de un quiste epidermoide intracordal que se presenta en los primeros meses de vida. Con el crecimiento del pliegue vocal, la apertura del quiste se prolonga hasta crear un surco (*sulcus*) que se caracteriza por ser una cuerda vocal arqueada y más rígida que altera el cierre glótico durante la fonación. En estos pacientes el tono de la voz frecuentemente es alto con un timbre velado y pobre en los tonos armónicos. La adherencia de estas lesiones al ligamento vocal, causa la supresión de la progresión de la onda mucosa, como se observa en la estroboscopia. La técnica de elección en el tratamiento del *sulcus vocalis* es la separación de la mucosa que se adhiere con el ligamento vocal, seguido por la remoción de la mucosa invaginada. Otras técnicas de fonocirugía propuestas son la inyección intracordal de colágeno o grasa y la microcirugía con láser.

7.6.- GRANULOMAS LARÍNGEOS

Hay 2 tipos de granulomas: los de contacto y los relacionados con la intubación. El granuloma de contacto es más frecuente en los hombres con una personalidad agresiva, que hablan en un tono anormalmente grave y que generalmente presentan historia de abuso vocal. Los granulomas del proceso vocal del cartílago aritenoides se presentan como una respuesta a una lesión generalmente provocada por el reflujo gastroesofágico, exacerbación de la tos o por la carraspera crónica. Con frecuencia aparecen después de la intubación endotraqueal o por un cierre glótico forzado al compensar por una paresia cordal lo que causó una úlcera de contacto. Si hay una infección agregada en el pericondrio del aritenoide, se forman granulomas. Los pacientes se quejan de disfonía y sensación de cuerpo extraño y la laringoscopia revela una masa polipoide, localizada en el proceso vocal del aritenoide y una úlcera en el proceso vocal contralateral. El manejo de los granulomas inicia con el tratamiento de las patologías subyacentes, como el reflujo gastroesofágico, la tos y la carraspera. La terapia de voz y la aplicación de toxina botulínica en el músculo tiroaritenoideo se indica en los casos de cierre glótico forzado. La cirugía se recomienda cuando la lesión crece significativamente y causa obstrucción respiratoria y disfagia o cuando se sospecha un tumor maligno. La recurrencia postoperatoria es muy frecuente si no se controlan los factores predisponentes.

7.7.- CICATRIZ INTRACORDAL

El trauma vocal, la inflamación recurrente y los quistes intracordales, predisponen a la formación de una cicatriz en el espacio de Reinke. La cicatriz se presenta con mayor frecuencia cuando un quiste intracordal epidermoide se rompe, o posterior a una cirugía en las cuerdas vocales, donde se lesionó la lámina propia durante una cirugía con láser, biopsias laríngeas, leucoplasia o papilomas.

7.8.- DISFONÍA ESPASMÓDICA

La disfonía espasmódica o espástica, es un trastorno crónico de la voz de origen desconocido, que se caracteriza por una contracción abductora muscular excesiva o inapropiada de los músculos laríngeos, lo que provoca un cierre glótico exagerado, o por la aducción o lateralización prolongada de las cuerdas vocales. Los primeros síntomas se presentan con mayor frecuencia entre los 30-50 años de edad y afecta con mayor frecuencia a las mujeres. En la disfonía espasmódica el movimiento de las cuerdas vocales es forzado y la voz se oye entrecortada, ronca y tensa. Hay espasmos o interrupciones vocales, periodos durante los cuales no se produce sonido alguno y periodos con la voz casi normal.

Los síntomas suelen empeorar cuando la persona está cansada o tensa, y mejoran o desaparecen cuando la persona ríe o canta. La gravedad de los espasmos de la voz fluctúa y pueden disminuir durante horas o días. En la actualidad no existe cura para la disfonía espasmódica. Sin embargo, la inyección de pequeñas dosis de toxina botulínica en una o ambas cuerdas vocales debilita los músculos laríngeos, con lo que se logra una voz más suave y menos forzada, porque las cuerdas vocales se cierran con menos fuerza. En los casos de aducción exagerada se recomienda la tiroplastía tipo II. En todos los pacientes se recomienda la terapia de voz.

7.9.- PAPILOMAS

Los papilomas son tumoraciones benignas del tejido epitelial y conjuntivo. Son neoplasias benignas exofíticas o sésiles, de un color rosado que se ven como lesiones aisladas, múltiples y pedunculadas en las cuerdas vocales, epiglotis y bandas ventriculares. Es la neoplasia laríngea benigna más frecuente y es la segunda causa de disfonía en los niños. Se presenta en 2 formas bien definidas: la papilomatosis juvenil y la papilomatosis del adulto. La juvenil se presenta con mayor frecuencia en el 75% de los casos antes del 5^0 año de edad, y es más agresiva cuando se presenta antes de los 3 años de edad.

En los adultos se presenta con más frecuencia entre los 20 y 40 años de edad, con un ligero predominio en el sexo masculino, son menos agresivos, de crecimiento lento y tienden a ser únicos.

El curso clínico de la papilomatosis laríngea es imprevisible. Los papilomas juveniles inician con disfonía y obstrucción respiratoria progresiva, algunas veces intermitente, que se incrementa con el ejercicio. En algunos niños se comportan en forma agresiva con una proliferación rápida y recurrente de los papilomas después del tratamiento quirúrgico, mientras que en otros pacientes hay una regresión espontánea de los papilomas sin tratamiento.

En los niños con obstrucción aguda o crónica de la vía aérea se debe realizar la laringoscopia flexible o rígida. En las placas radiográficas anteroposteriores del cuello se pueden apreciar irregularidades en la supraglotis y el diagnóstico se confirma mediante la laringoscopia. Aunque el tratamiento quirúrgico es la forma más efectiva de tratamiento, se han utilizado diversos tratamientos médicos que generalmente no han mostrado resultados favorables a largo plazo o curación de la enfermedad.

El tratamiento más efectivo es la remoción quirúrgica de los papilomas mediante técnicas de fonocirugía, láser o microdebridador, aunque la incidencia de recidiva es muy alta. En los casos de comportamiento biológico agresivo, se opta por la traqueotomía.

7.10.- LARINGOCELE

El laringocele es una dilatación anormal del sáculo laríngeo, que puede estar lleno de aire o moco. Su etiología no es clara, pero se relaciona con el aumento de la presión intralaríngea favorecida por las actividades que requieren soplar con presión alta en forma prolongada, tos crónica, alteraciones anatómicas y con el carcinoma laríngeo. Se clasifican como laringoceles internos, externos o mixtos, según su relación con la membrana tirohioidea.

Los laringoceles internos se localizan en el interior de la laringe, sin comunicación con el exterior, y se extienden dentro de la región paraglótica y en el repliegue aritenoepiglótico.

Los laringoceles externos salen de la laringe a través de la membrana tirohioidea y se localizan en el triángulo anterior del cuello.

Los laringoceles mixtos adquieren una morfología en forma de reloj de arena y se localizan por dentro y fuera de la laringe. Los más frecuentes son los mixtos, seguidos por los internos y los externos. Los síntomas incluyen a la tos, disnea, disfagia, sensación de cuerpo extraño y la presencia de una masa cervical, aunque algunos son asintomáticos. El diagnóstico se basa en el cuadro clínico, en los hallazgos en la laringoscopia y en el estudio imagenológico con tomografía computarizada o resonancia magnética. El manejo de los laringoceles sintomáticos es eminentemente quirúrgico por vía externa, endoscópica o con láser. En general se sugiere la vía externa para laringoceles grandes o externos, mientras que la vía endoscópica se prefiere en los internos. El laringocele debe ser considerado dentro del diagnóstico diferencial de los quistes cervicales y puede presentarse simulando una masa tiroidea.

7.11.- PATOLOGIAS GRANULOMATOSAS

Los procesos infecciosos y granulomatosos crónicos que deforman la superficie de las cuerdas vocales, pueden causar disfonía como la sífilis, sarcoidosis, escleroma laríngeo y las micosis. El tratamiento se orienta en la mejoría y control de la patología subyacente.

8.- LESIONES PREMALIGNAS Y MALIGNAS

8.1.- LEUCOPLASIA Y DISPLASIA

La leucoplasia es una lesión en forma de placas blanquecinas en las cuerdas vocales, relacionadas con diversas patologías que afectan al epitelio de la cuerda vocal. Se asocia a la hiperqueratosis, displasia y cambios verrucosos. La leucoplasia se relaciona con el carcinoma *in situ* o microinvasor de la cuerda vocal en el 8 a 14% de los casos. El tratamiento de la leucoplasia, hiperqueratosis y displasia se hace con técnicas de fonocirugía, erradicando la patología y preservando la mucosa normal. Si la displasia es severa o hay un carcinoma *in situ*, la resección debe ser más agresiva.

8.2.- CÁNCER LARÍNGEO

En todo paciente adulto fumador con disfonía de más de 3 semanas de duración, se debe sospechar la presencia de un cáncer laríngeo, hasta demostrar lo contrario. El carcinoma epidermoide es la neoplasia maligna más frecuente de la laringe. En el 90% de los casos el cáncer se presenta en los pacientes con historia de tabaquismo y consumo exagerado de bebidas alcohólicas. Las manifestaciones clínicas del cáncer laríngeo dependen del sitio anatómico del tumor primario. Los tumores glóticos presentan síntomas tempranos y la disfonía es el síntoma cardinal del cáncer glótico, causado por las lesiones que alteran la forma, tensión y el movimiento de las cuerdas vocales. La voz se torna áspera y de un tono más bajo del normal. En los tumores originados en la supraglotis o en la subglotis, la disfonía se presenta en forma tardía o no se presenta. El tratamiento del cáncer laríngeo es multidiciplinario, mediante la cirugía, quimioterapia y la radioterapia solas o combinadas.

REFERENCIAS BIBLIOGRÁFICAS

1. Cornut G, et Bouchayer M. Indications phoniatriques el résultats ctionnels de la microchirurgie laryngée. Bulletin d'audio-phonologie 1977;7(3):3-51

2. Behlau M, Oliveira G. Vocal hygiene for the voice professional. Curr Opin Otolaryngol Head Neck Surg 2009;17:149-154.

3. Burns JA, Hillman RE, Stadelman-Cohen T, Zeitels SM. Phonomicrosurgical treatment of intracordal vocal-fold cysts in singers. Laryngoscope 2009;119:419-422.

4. Campos G. Tratamiento de la incompetencia glótica mediante lipoiyección bilateral de los pliegues vocales. Acta Otorrinolaringología & Cirugía de Cabeza y Cuello. 1997;25(2):99-105.

5. de Alvear RM, Martinez-Arquero G, Baron FJ, Hernandez-Mendo A. An inter-disciplinary approach to teachers' voice disorders and psychosocial working conditions. Folia Phoniatr Logop 2010;62:24-34.

6. Dworkin JP. Laryngitis: types, causes, and treatments. Otolaryngol Clin North Am. 2008;41(2):419-436.

7. Guerrier Y. et Perdigou JB. Tumeurs mésenchymateuses du larynx. Cah. d'O.R.L. 1980;15(7):569-628.

8. Leroux-Robert J et De Brux J. Histhopathologie O.R.L. et cervico-faciale. 1978 Masson, Paris.

9. Richter B, Echternach M. Diagnostics and therapy in professional voice-users. HNO 2010;58:-398.

10. Roch JB. Le sulcus glottidis. Etude Clinique et traitemenr. Memoire por l'obtention du certificat d'attestation d'etude d'audiophonologie. 1979, Lyon, France.

11. Mounier-Khun P, Gaillard J, Haguenauder JI. La chirurgie partielle horizintaledu larynx. Technique er résultats. Acta Otorhino-laryngo 1973;27:960-965.

12. Piquet JJ, Desaulty A, Pilliaert JM JM, Decroix G. Les résultats du traitment chirurgical des cáncer de l'endolarynx. Acta Otorrhino-Laryngol 1973 :916-922.

13. Portmann M, Guerrier Y. Traité de technique chirurgicale O.R.L. et cervicofaciale. 1977, Tome 3 Masson, Paris.

14. Reveiz L, Cardona AF, Ospina EG. Antibiotics for acute laryngitis in adults. Cochrane Database Syst Rev. Jan 25 2005;CD004783.

15. Thompson L. Herpes simplex virus laryngitis. Ear Nose Throat J. 2006;85(5):304.

16. Turley R, Cohen SM, Becker A, Ebert CS Jr. Role of rhinitis in laryngitis: another dimension of the unified airway. Ann Otol Rhinol Laryngol. 2011;120(8):505-10.

17. Schalen L, Christensen P, Eliasson I, et al. Inefficacy of penicillin V in acute laryngitis in adults. Evaluation from results of double-blind study. Ann Otol Rhinol Laryngol. 1985;94(Pt 1):14-7.

18. Spiegel JR, Hawkshaw M, Markiewicz A, et al. Acute laryngitis. Ear Nose Throat J. 2000;79(7):488.

19. Sulica L. Contemporary management of spasmodic dysphonia. Curr Opin Otolaryngol Head Neck Surg. Dec 2004;12(6):543-548

CAPÍTULO 44 | CANCER LARÍNGEO
Dr. Javier Dibildox M.

En todo paciente adulto fumador con disfonía de más de tres semanas de duración, se debe sospechar la presencia de un cáncer laríngeo, hasta demostrar lo contrario.

1.- EPIDEMOLOGÍA

El cáncer laríngeo ocupa entre el 2 y 5% de todas las neoplasias malignas. Predomina en el hombre en proporción de 3.8:1, excepto en el cáncer postcricoideo, que es más frecuente en las mujeres que presentan el síndrome de Plummer Vinson (Paterson Kelly).

Se presenta con mayor frecuencia entre la 5ª, 6ª, y 7ª décadas de la vida, con menos del 1% antes de los 30 años de edad. El 95% de las neoplasias laríngeas son del tipo epidermoide. Al tiempo del diagnóstico, alrededor del 60% de los tumores permanecen localizados, el 25% con diseminación regional y un 15% con metástasis distales. La incidencia de carcinomas múltiples síncronos es del 0.5 a 1% y de metácronos de 5 al 10%, siendo el más común el cáncer broncogénico. El carcinoma epidermoide en la cabeza y cuello se asocia a un segundo primario en el 15 a 20% de los casos. La laringe se divide como supraglotis, glotis y subglotis.

2.- CLASIFICACIÓN

La laringe se divide en tres compartimientos anatómicos, separados entre sí por diferentes barreras embrionarias fibroelásticas, que limitan el crecimiento de los tumores laríngeos.

El límite superior de la supraglotis es el borde libre de la epiglotis, el compartimiento inferior está delimitado por las cuerdas vocales falsas y el piso del ventrículo laríngeo y anteriormente por el espacio preepiglótico. La glotis está compuesta por las cuerdas vocales verdaderas, la comisura anterior, la comisura posterior, el piso del ventrículo, los aritenoides y el proceso vocal. La porción superior se origina a nivel de la línea arcuata, que separa el ventrículo laríngeo de la porción superior de las cuerdas vocales y se extiende inferiormente hasta 10 mm por debajo del borde libre de las cuerdas vocales. La subglotis se localiza 10 mm por debajo del borde libre de las cuerdas vocales y se extiende hasta el borde inferior del cartílago cricoides.

El cáncer laríngeo se clasifica de acuerdo a su localización anatómica como supraglótico, glótico o subglótico. Los tumores originados en cada área anatómica, tienden a extenderse dentro del mismo sitio, antes de invadir un área anatómica diferente. El 60 a 65% del cáncer laríngeo se presenta en la glotis, 30 a 35% en la supraglotis y 5% en la subglotis. Cuando los tumores cruzan el ventrículo, extendiéndose hacia arriba a la supraglotis o hacia abajo a la subglotis, se consideran como tumores transglóticos. (Fig. 1)

3.- ETIOLOGÍA

Se han relacionado diversos factores de riesgo en la etiología del cáncer laríngeo, destacando el tabaquismo y el consumo de alcohol. El riesgo de los fumadores que fuman más de 2 cajetillas de cigarros al día de desarrollar cáncer laríngeo, es 10.4 veces más alto que el de los no fumadores. Se estima que el tabaquismo es directamente responsable de hasta un 95% de los carcinomas glóticos y supraglóticos. El riesgo es dependiente de la dosis y del tiempo de exposición. Cuando se fuman más de 35 cigarrillos por día, el riesgo de padecer un cáncer laríngeo es 40 veces superior al de no fumadores. El alcohol es un cofactor sinérgico, cuando se combina con el tabaco. El riesgo de desarrollar un tumor maligno de laringe es 100 veces mayor en los fumadores que beben, en comparación con pacientes que no fuman ni beben. Auberbach demostró que la incidencia de la metaplasia y de la atipia del epitelio laríngeo, en pacientes fumadores, se relaciona con el grado del tabaquismo y que dichos cambios son reversibles al dejar de fumar. Las infecciones virales como el herpes simple son un factor de riesgo del cáncer laríngeo, cuando se eleva el antígeno corioembrionario, los anticuerpos antiherpes simple y cuando hay una reacción positiva al dinitroclorobenceno.

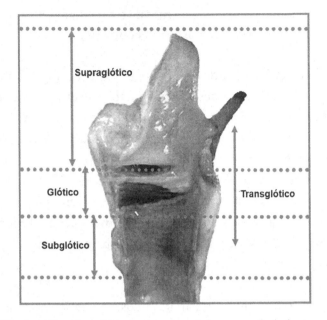

Fig. 1.- Clasificación anatómica del cancer de la laringe.

En los pacientes con una papilomatosis laríngea preexistente se incrementa la incidencia del cáncer laríngeo epidermoide, el cual se ha relacionado con el papilomavirus-16, que también ha sido identificado en los pacientes con el carcinoma verrugoso. El cáncer postcricoideo en las mujeres se relaciona con el síndrome de Plummer Vinson (Paterson Kelly).

Otros factores de riesgo relacionados con el cáncer laríngeo son el reflujo gastroesofágico, el tabaquismo pasivo, la exposición a pinturas, solventes, gasolinas, diesel, nitrógeno mostaza, radiaciones, níquel, asbestos y polvos de la madera. La ingestión de frutas y vegetales ricos en β-carotenos, se asocia a una disminución en la incidencia del cáncer laríngeo.

4.- HISTOPATOLOGÍA

Entre el 95 y 98% de los carcinomas laríngeos son del tipo epidermoide. Se origina en las áreas de la mucosa con epitelio escamoso y en las áreas de metaplasia escamosa dentro de las zonas cubiertas con epitelio respiratorio. Según su grado de diferenciación, se clasifica como moderado o pobremente diferenciado, siendo el primero el más frecuente.

Los tumores originados en la cuerda vocal verdadera tienden a ser bien diferenciados, en tanto que los tumores que afectan a las estructuras vecinas como la hipofaringe, seno piriforme y los pliegues ariepiglóticos son menos diferenciados. Las lesiones precancerosas muestran varios grados de displasia y de atipia celular que se acompaña de queratosis, paraqueratosis, acantosis o hiperplasia. Las hiperqueratosis laríngea se relaciona con el carcinoma laríngeo, pero la incidencia de malignidad es sólo del 3%. La transformación maligna se considera como un proceso progresivo que inicia con una displasia severa que progresa a carcinoma *in situ* o carcinoma microinvasor, hasta un carcinoma que invade las estructuras profundas de la laringe. El carcinoma verrugoso, basaloide epidermoide y el carcinoma adenoescamoso, son variedades raras del carcinoma epidermoide. El carcinoma verrugoso es una lesión exofítica considerada como una neoplasia de bajo grado de malignidad y que generalmente no metastatiza.

Otros tumores laríngeos menos frecuentes son el carcinoma de células pequeñas, sarcomas y el carcinoma adenoideo quístico. Los sarcomas más frecuentes son el fibrosarcoma, rabdomiosarcoma, condrosarcoma, leiomiosarcoma, hemangiosarcoma y el sarcoma neurogénico. Clínicamente estas lesiones no son diferenciables del carcinoma epidermoide y tienen una incidencia más baja de metástasis cervicales. Los adenocarcinomas ocurren con poca frecuencia en la laringe, pero se distinguen por su tendencia a metastatizar distalmente, a pesar de una resección completa del primario. El carcinoma neuroendócrino laríngeo se manifiesta como un tumor bien diferenciado, carcinoide, de células pequeñas o como un tumor pobremente diferenciado.

5.- PATOFISIOLOGÍA

Los tumores glóticos generalmente son histológicamente bien diferenciados de crecimiento lento, bien localizados y generalmente metastatizan en estados avanzados. La localización de los tumores laríngeos determina su comportamiento biológico y la extensión tumoral depende del sitio de origen y de las barreras anatómicas de la laringe. El crecimiento extralaríngeo ocurre con mayor frecuencia en los sitios con alguna debilidad anatómica. En los pacientes con una papilomatosis laríngea preexistente se incrementa la incidencia del cáncer laríngeo epidermoide, el cual se ha relacionado con el papilomavirus-16, que también ha sido identificado en los pacientes con el carcinoma verrugoso. El cáncer postcricoideo en las mujeres se relaciona con el síndrome de Plummer Vinson (Paterson Kelly).

Otros factores de riesgo relacionados con el cáncer laríngeo son el reflujo gastroesofágico, el tabaquismo pasivo, la exposición a pinturas, solventes, gasolinas, diesel, nitrógeno mostaza, radiaciones, níquel, asbestos y polvos de la madera. La ingestión de frutas y vegetales ricos en β-carotenos, se asocia a una disminución en la incidencia del cáncer laríngeo.

4.- HISTOPATOLOGÍA

Entre el 95 y 98% de los carcinomas laríngeos son del tipo epidermoide. Se origina en las áreas de la mucosa con epitelio escamoso y en las áreas de metaplasia escamosa dentro de las zonas cubiertas con epitelio respiratorio. Según su grado de diferenciación, se clasifica como moderado o pobremente diferenciado, siendo el primero el más frecuente.

Los tumores originados en la cuerda vocal verdadera tienden a ser bien diferenciados, en tanto que los tumores que afectan a las estructuras vecinas como la hipofaringe, seno piriforme y los pliegues ariepiglóticos son menos diferenciados. Las lesiones precancerosas muestran varios grados de displasia y de atipia celular que se acompaña de queratosis, paraqueratosis, acantosis o hiperplasia. Las hiperqueratosis laríngea se relaciona con el carcinoma laríngeo, pero la incidencia de malignidad es sólo del 3%. La transformación maligna se considera como un proceso progresivo que inicia con una displasia severa que progresa a carcinoma *in situ* o carcinoma microinvasor, hasta un carcinoma que invade las estructuras profundas de la laringe.

El carcinoma verrugoso, basaloide epidermoide y el carcinoma adenoescamoso, son variedades raras del carcinoma epidermoide. El carcinoma verrugoso es una lesión exofítica considerada como una neoplasia de bajo grado de malignidad y que generalmente no metastatiza.

Otros tumores laríngeos menos frecuentes son el carcinoma de células pequeñas, sarcomas y el carcinoma adenoideo quístico. Los sarcomas más frecuentes son el fibrosarcoma, rabdomiosarcoma, condrosarcoma, leiomiosarcoma, hemangiosarcoma y el sarcoma neurogénico. Clínicamente estas lesiones no son diferenciables del carcinoma epidermoide y tienen una incidencia más baja de metástasis cervicales.

Los adenocarcinomas ocurren con poca frecuencia en la laringe, pero se distinguen por su tendencia a metastatizar distalmente, a pesar de una resección completa del primario. El carcinoma neuroendócrino laríngeo se manifiesta como un tumor bien diferenciado, carcinoide, de células pequeñas o como un tumor pobremente diferenciado.

5.- PATOFISIOLOGÍA

Los tumores glóticos generalmente son histológicamente bien diferenciados de crecimiento lento, bien localizados y generalmente metastatizan en estados avanzados. La localización de los tumores laríngeos determina su comportamiento biológico y la extensión tumoral depende del sitio de origen y de las barreras anatómicas de la laringe. El crecimiento extralaríngeo ocurre con mayor frecuencia en los sitios con alguna debilidad anatómica. Los tumores glóticos son tumores bien diferenciados de crecimiento lento y predecible. Las barreras anatómicas que contienen a los tumores glóticos son el ligamento vocal, el ligamento tiroglótico, la comisura anterior y el cono elástico. Los tumores glóticos generalmente se originan en el borde libre de las cuerdas vocales que se extienden a lo largo de la cuerda y lateralmente crecen hacia las estructuras profundas, invadiendo al músculo tiroaritenoideo y al ligamento vocal, o cruzan la comisura anterior invadiendo a la cuerda contralateral. Pueden extenderse superiormente hacia el ventrículo y supraglotis, o hacia abajo hacia la subglotis.

La invasión cartilaginosa es más común en los tumores avanzados y cuando hay osificación del cartílago. Si invaden el petíolo de la epiglotis y la comisura anterior, en el 76% de los casos destruyen el pericondrio interno y el cartílago tiroides, extendiéndose por fuera de la laringe. La mayoría de los tumores supraglóticos tienden a ser exofíticos que invaden localmente, pero tienden a permanecer por algún tiempo por arriba del ventrículo laríngeo. Destruyen a la epiglotis y se extienden hacia las cuerdas vocales y pliegues ariepiglóticos, o hacia afuera invadiendo la vallécula, espacio preepiglótico, espacio paraglótico y base de lengua o a través del pliegue ariepiglótico hacia el seno piriforme.

Los tumores glóticos metastatizan en forma ipsilateral con poca frecuencia y tardíamente a los ganglios prelaríngeos, paratraqueales, yugulares medios y superiores. Los tumores supraglóticos tienen una alta incidencia de metástasis a los ganglios cervicales medios y superiores, con un rango de 50 a 60% y con frecuencia metastatizan bilateralmente.

Los tumores subglóticos primarios son muy raros y la mayoría son extensiones de un cáncer glótico. El crecimiento lateral de los tumores subglóticos está limitado por el cono elástico, por lo que tienden a crecer en forma circunferencial en la submucosa y se extienden hacia afuera de la laringe a través de las membranas cricotiroidea y cricotraqueal. Los tumores subglóticos metastatizan a los ganglios paratraqueales y mediastinales superiores. (Fig. 2) Las metástasis distales son poco frecuentes y ocurren con mayor frecuencia en el pulmón y hueso, con una incidencia de 10 al 20%, particularmente en los tumores con metástasis cervicales avanzadas.

El riesgo de desarrollar un segundo primario en el aparato aéreodigestivo en los pacientes con cáncer laríngeo fluctúa entre el 10 y 30% de los casos, siendo el pulmón el lugar más común.

6.- CUADRO CLÍNICO

Las manifestaciones clínicas del cáncer laríngeo dependen del sitio anatómico del tumor primario. Los tumores glóticos presentan síntomas tempranos y la disfonía es el síntoma cardinal del cáncer glótico laríngeo. La voz se torna áspera y de un tono más bajo del normal, cuando las lesiones alteran la forma, tensión y movimiento de las cuerdas vocales.Los carcinomas supraglóticos inicialmente producen pocos síntomas, razón por la cual los pacientes generalmente se presentan en estadios avanzados.

Los síntomas tardíos son la disfagia, voz apagada, estridor, otalgia y adenopatía cervical. En los tumores originados en la supraglotis o en la subglotis la disfonía se presenta en forma tardía o no se presenta. La disnea y el estridor son síntomas tardíos de la obstrucción laríngea causada por las dimensiones del tumor, parálisis de las cuerdas vocales, edema o acumulación de secreciones. En los tumores supraglóticos el estridor es inspiratorio, en tanto que en los tumores glóticos y subglóticos el estridor puede ser bifásico.

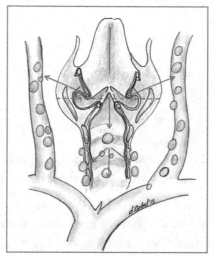

Fig. 2.- Drenaje linfático de las tres divisiones de la laringe.

La disfagia se presenta con mayor frecuencia en los tumores postcricoideos y supraglóticos y en los pacientes con invasión tumoral a la base de la lengua o a la hipofaringe. El dolor de garganta es más frecuente en los pacientes con tumores epiglóticos o con extensión a la hipofaringe. La otalgia refleja es un síntoma tardío que indica infiltración ipsilateral del nervio vago. La pérdida de peso generalmente se ve en los pacientes con tumores avanzados y metástasis locales y distales. La halitosis se presenta en la necrosis tumoral. La palpación del cuell o puede mostrar un ensanchamiento de la laringe, dolor a la palpación o masas cervicales.

7.- DIAGNÓSTICO

El diagnóstico clínico se confirma mediante la valoración de las estructuras laríngeas por medio de la laringoscopia indirecta con espejo laríngeo y/o endoscopios rígidos y flexibles. La laringoscopia directa bajo anestesia local o general, se utiliza para la toma de biopsias, búsqueda de tumores metácronos y para determinar la extensión tumoral Los estudios radiológicos empleados en los pacientes con cáncer laríngeo son la placa de tórax para descartar la presencia de metástasis pulmonares o de un tumor síncrono en el pulmón. Las placas simples del cuello con técnica de tejidos blandos, tienen una utilidad limitada.

La tomografía computarizada y la resonancia magnética permiten valorar con mayor precisión la extensión del tumor, la vía aérea, la invasión a los espacios preepiglótico, paraglótico y subglótico, la destrucción del cartílago, la extensión extralaríngea y la presencia de metástasis cervicales. La tomografía debe ser practicada en cortes delgados de <3 mm en cortes coronales y sagitales. Esto permite evaluar con más exactitud el espacio preepiglótico, el paraglótico y la extensión subglótica. Los ganglios mayores de 15 mm o con el centro hipodenso (necrosis central) son muy sugestivos de metástasis

8.- ESTADIAJE

El estadiaje tiene por objeto estandarizar los métodos utilizados en pacientes con características similares, tratados con diferentes modalidades y orientar al médico a escoger las modalides de tratamiento. (Tabla I)

Cuadro I.- Sistema TNM de estadiaje. American Joint Comittee on Cancer
Tumor Primario (T)
TX: Tumor primario no evaluable
T0: No hay evidencia de tumor primario
Tis: Carcinoma in situ
Supraglotis
T1: Tumor limitado a un área (bandas ventriculares, aritenoides, epiglotis suprahioidea, epiglotis infrahioidea, pliegues ariepiglóticos) de la supraglotis con cuerdas vocales móviles.
T2: El tumor invade la mucosa de más de un área de la supraglotis (bandas ventriculares, aritenoides, epiglotis suprahioidea, epiglotis infrahioidea, pliegues ariepiglóticos) o glotis o una región fuera de la su praglotis (mucosa de la base de lengua, vallécula o pared medial del seno piriforme).
T3: Tumor limitado a la laringe con fijación de las cuerdas vocales o invasión al área postcricoideo a los tejidos pre-epiglóticos.
T4: El tumor invade al cartílago tiroideo o se extiende a los tejidos blandos del cuello, tiroides o esófago.
Glotis
T1: Tumor limitado a la(s) cuerda(s) vocal(es) (pueden afectar las comisuras anterior o posterior) con movimiento normal de las cuerdas vocales.
T1a: Tumor limitado a una cuerda vocal
T1b: El tumor afecta ambas cuerdas vocales
T2: El tumor se extiende a la supraglotis o subglotis o limita el movimiento de las cuerdas vocales
T3: Tumor limitado a la laringe con fijación de la cuerda vocal o invasión al área postcricoidea o espacio pre-epiglótico.
T4: El tumor invade al cartílago tiroideo o se extiende a los tejidos blandos del cuello, tiroides o esófago esófago.
Subglotis
T1: Tumor limitado a la subglotis
T2: El tumor se extiende a la(s) cuerda(s) vocal(es) con limitación o movimiento normal de las cuerdas vocales.
T3: Tumor limitado a la laringe con fijación de la(s) cuerda(s) vocal(es).
T4: El tumor invade el cartílago cricoides o el tiroides y/o se extiende a otros tejidos fuera de la laringe (tráquea, tejidos blandos del cuello, tiroides o esófago).
Ganglios linfáticos regionales (N)
NX: Ganglios linfáticos no evaluables
N0: No hay metástasis regionales
N1: Metástasis en solo un ganglio ipsilateral menor de 3 centímetros

N2: Metástasis en solo un ganglio ipsilateral mayor de 3 centímetros pero menor de 6, o en múltiples ganglios ipsilaterales, pero ninguno mayor de 6 centímetros, o ganglios bilaterales o contralaterales, pero ninguno mayor de 6 centímetros
N2a: Metástasis en solo un ganglio ipsilateral mayor de 3 centímetros pero menores de 6.
N2b: Metástasis en múltiples ganglios ipsilaterales, pero ninguno mayor de 6 centímetros
N2c: Metástasis en ganglios bilaterales o contralaterales, ninguno mayor de 6 centímetros
N3: Metástasis en un ganglio linfático mayor de 6 centímetros
Metástasis distales (M)
Mx: Metástasis distales no evaluables.
M0: No hay metástasis distales.
M1: Metástasis distales

9.- TRATAMIENTO

El diagnóstico temprano del cáncer laríngeo es crucial para lograr altas tasas de curación. Los objetivos del tratamiento son la curación del tumor primario y lograr los mejores resultados funcionales, con un riesgo bajo de complicaciones.

El manejo del cáncer laríngeo se basa en el conocimiento del comportamiento biológico de los tumores, la diferenciación histológica, el tamaño y localización del tumor. Durante muchos años sólo se practicaban laringectomías totales en todos los tumores malignos laríngeos, independientemente de su estadio. En el tratamiento del cáncer laríngeo se utilizan diversas técnicas como la cirugía endoscópica con láser, cirugías de conservación, laringectomía subtotal y los protocolos de preservación de la laringe tratados con quimioradioterapia y cirugía de salvación, que conservan las funciones de la laringe, logrando tasas de curación iguales a las obtenidas con la cirugía radical. El transplante laríngeo se ha utilizado con éxito en algunos pacientes laringectomizados.

El carcinoma glótico *in situ* deberá diferenciarse de la displasia severa y del carcinoma microinvasivo. La mayoría de los carcinomas *in situ* se tratan con técnicas de microcirugía, mediante la remoción del epitelio dañado y el cese del tabaquismo. Si hay una recurrencia se deberá repetir la cirugía, y en los casos de recurrencias asociadas a un carcinoma microinvasor, se deberá considerar la cordectomía parcial o la radioterapia post-operatoria. (Fig. 3)

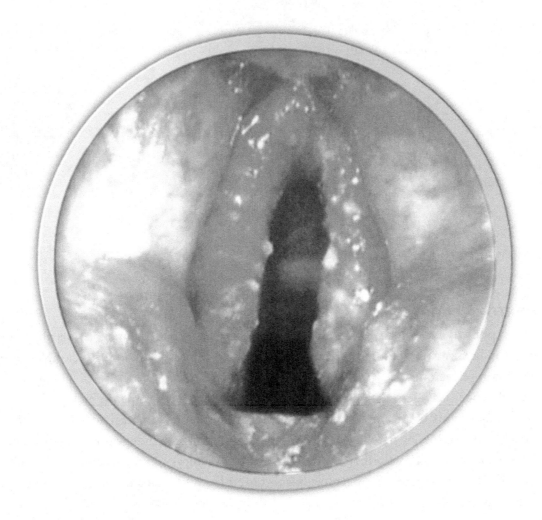

Fig. 3.- Carcinoma *in situ* de la cuerda vocal derecha.

Los tumores glóticos tempranos T1 y T2 son lesiones potencialmente curables con la cirugía o con la radioterapia, con excelentes resultados y una sobrevida a 5 años de 80 a 90%. La selección del tratamiento deberá individualizarse teniendo en consideración los deseos del paciente, experiencia del cirujano, duración del tratamiento, confiabilidad del seguimiento del paciente, disponibilidad de equipo de radioterapia y los costos. La radioterapia sola o en conjunción con la quimioterapia es muy efectiva y preserva la calidad de la voz, pero el tratamiento dura varias semanas y el costo es muy elevado.

Las técnicas quirúrgicas incluyen la cordectomía endoscópica con láser o con técnicas de microcirugía, cordectomía a través de una laringofisura y la hemilaringectomía vertical, frontolateral o frontal. Los resultados funcionales dependerán de la cantidad de tejido resecado. En algunos casos selectos se indica la laringectomía subtotal o la laringectomía supracricoidea. La preservación laríngea en los tumores avanzados se logra en el 60% de los casos, con un tratamiento combinado de quimio y radioterapia y con cirugía de salvación en los casos de fracaso o recurrencia, sin embargo, la sobrevida no mejora al compararla con la laringectomía total. Los pacientes con fijación de la cuerda vocal metastatizan al cuello en el 30 a 40% de los casos, con una supervivencia libre de enfermedad del 50% a cinco años y de 95% en el caso de pacientes con lesiones confinadas a la cuerda vocal verdadera.

Los tumores supraglóticos tempranos T1 y T2 pueden ser tratados con radioterapia o con cirugía endoscópica con láser. En los pacientes con una reserva pulmonar pobre o con trastornos de la deglución, la radioterapia con inclusión de ambos lados del cuello es una buena opción. En los pacientes con una buena reserva pulmonar y sin trastornos de la deglución, se indica la laringectomía supraglótica con disección bilateral del cuello. En los tumores más avanzados T3 y T4, cuando hay fijación de la cuerda vocal o en los transglóticos con fijación de la cuerda o extensión extralaríngea, se recomienda la laringectomía total o la laringectomía supracricoidea con disección bilateral del cuello.

Los tumores subglóticos primarios son muy raros y se estima que la mayoría son tumores glóticos con extensión inferior. El tratamiento de estas lesiones es la combinación de radioterapia y cirugía, con disección de los ganglios paratraqueales y mediastinales superiores. En los tumores extensos o con extensión extralaríngea, la laringectomía total está indicada. La radioterapia se utiliza con intención de cura en los tumores glóticos y supraglóticos T1 y T2, con o sin inclusión de los ganglios del cuello, y como terapia adyuvante en los tumores avanzados T3 y T4, cuando se elige el tratamiento combinado pre o postoperatorio o como terapia paliativa en los casos de tumores recurrentes, tumores no resecables, metástasis distales o para mejorar la calidad de vida del paciente reduciendo el sangrado, ulceración y el dolor en los pacientes terminales.

En los pacientes con tumores T1, T2 y algunos T3 bien seleccionados se pueden tratar endoscópicamente con láser como una cirugía de mínima invasión a través de la boca, lo que permite resecar el cáncer respetando al máximo los tejidos sanos, con lo que se preserva la función de la laringe. Se utilizan diferentes tipos de láser, siendo el KTP una de las mejores opciones. La mayoría de los pacientes son tratados satisfactoriamente con la técnica endoscópica con láser, sin embargo en algunos pacientes se recomienda un tratamiento con radioterapia complementaria.

En los tumores avanzados la quimioterapia puede emplearse como neoadyuvante, con la intención de preservar la laringe en los pacientes con tumores sin un tratamiento previo. Los pacientes con una buena respuesta a la quimioterapia generalmente responden en una forma más favorable a la radioterapia. Los pacientes con una respuesta favorable al tratamiento con quimioterapia son tratados con radioterapia y en los pacientes con una respuesta parcial, son tratados con cirugía y radioterapia postoperatoria. En otros casos se usa la quimioterapia como radiosensibilizador, lo que mejora la respuesta al tratamiento con radioterapia. La quimioterapia adyuvante se utiliza en tumores avanzados, o con metástasis cervicales con invasión extracapsular, con la intención de disminuir la recurrencia local y la posibilidad de metástasis distales.

La quimioterapia con fines paliativos se utiliza en los pacientes con tumores recurrentes y avanzados o con un segundo primario previamente tratados con cirugía y/o radioterapia. Sin embargo, por lo general, la respuesta es pobre y sin una mejoría en la sobrevida. La quimioprevención se ha utilizado con la intención de disminuir la incidencia de un segundo primario, utilizando productos derivados del ácido retinoico, pero se requieren más estudios para demostrar su beneficio.

REFERENCIAS BIBLIOGRÁFICAS

1. Auberbach O, Hammon EC, Garfunkel L. Histologic Changes in the Larynx in Relation to Smoking habits. Cancer 1970;25:92.

2. Bryant GP, Poulsen MG, Tripcony L, Dickie GJ. Treatment decisions in T3N0M0 glotic carcinoma. Int J Rad Oncol Biol Phys 1994;31:285-293.

3. Cohen S, Garrett G, Dupont W, Ossoff R, Courey M. Voice-Related Quality of Life in T1 Glottic Cancer: Irradiation Versus Endoscopic Excision. Ann Otol Laryngol 2006;115:581-586.

4. DeRienzo DP, Greenberg SD, Fraire AE. Carcinoma of the larynx: changing incidence in women. Arch Otolaryngol Head Neck Surg 1991;117:681-4.

5. Forastieri AA, Goepfert H, Maor M, Pajak TF, Weber R, Morrison W. Concurrent chemotherapy and radiotherapy for organ preservation in advanced laryngeal cancer. New Engl. J Med. 2003;349:2091-2098.

6. Goepfert H, Johns ME, Strong EW, Ward PH. eds. Head and Neck Cancer Vol 2 BC DeckerInc. Toronto 1990;39-43.)

7. Homburger F. "Smoker's Larynx" and carcinoma of the larynx in Syrian hamsters exposed to cigarette smoke. Laryngoscope 1975;1874.

8. Hollinshead AC, et al. Antibodies of Herpes-virus Nonviron Antigens in Squamous Cell Carcinoma. Science 1973; 182:713.

9. Johnson JT. Carcinoma of the larynx: selective approach to the management of cervical lymphatics. Ear Nose Throat J 1994;73:303-5

10. Kashima HS. Epidemiology and Carcinogens in Head and Neck Cancer in: Fee WE Goepfert H, Johns ME, Strong EW, Ward PH eds. Head and Neck Cancer Vol2 BC Decker Inc. Toronto 1990:39-43.

11. Koufman JA, Burke AJ: The etiology and pathogenesis of laryngeal carcinoma. Otolaryngol Clin North Am 1997;529:215-217.

12. Robbins KT, Medina JE, Wolfe GT, et al: Standardizing neck dissection terminology.Official report of the Academy's Committee for Head and Neck Surgery and Oncology. Arch Otolaryngol Head Neck Surg 1991;117(6): 601-605.

13. Mork J, Lie AK, Glattre E, et al. Human papillomavirus infection as a risk factor for squamous cell carcinoma of the head and neck. N Engl J Med 2001;344:1125-1131.

14. Myers EN, Wagner RL, Johnson JT: Microlaryngoscopic surgery for T1 glottic lesions: a cost-effective option. Ann Otol Rhinol Laryngol 1994;103(1): 28-30.

15. Parkin DM, Pisani P, Lopez AD, et al: At least one in seven cases of cancer is caused by smoking. Global estimates for 1985. Int J Cancer 1994;59(4): 494-504.

16. Steiner W, Ambrosch P. Endoscopic laser surgery of the upper aerodigestive tract. With special emphasis on cancer. Surgery. First Ed. 2000 Georg Thieme Verlag, Stuttgart, Germany.

17. Ton-Van J, Lefebvre JL, Stern JC, et al: Comparison of surgery and radiotherapy in T1and T2 glottic carcinomas. Am J Surg 1991; 62(4): 337-340.

18. Wolf GT, Hong WK : Induction chemotherapy for organ preservation in advanced laryngeal cancer: is there a role? Head Neck 1995;17(4):279-283.

19. Yang CY, Andersen PE, Everts EC, et al: Nodal disease in purely glottic carcinoma: is elective neck treatment worthwhile? Laryngoscope 1998;108(7): 1006-1008.

20. Zatonski W, Becher H, Lissowska J, et al: Tobacco, alcohol, and diet in the etiology of laryngeal cancer: a population-based case-control study. Cancer Causes Control 1991; 2(1): 3-

CAPÍTULO 45 | EMBRIOLOGÍA Y ANATOMÍA DEL CUELLO

Dr. Javier Dibildox M.

1.- EMBRIOLOGÍA

Alrededor de la 5ª semana de vida intrauterina se desarrollan 5 o 6 prolongaciones llamadas arcos branquiales, que se separan entre sí en su porción lateral por unas zanjas llamados surcos branquiales y en su porción medial se localizan las bolsas faríngeas. La superficie de los arcos y surcos están cubiertas por ectodermo, los arcos están formados por tejido mesodérmico y las bolsas están compuestas por endodermo. Los derivados de los arcos branquiales son las estructuras óseas, musculares y ligamentos de la cara y cuello, en tanto que de las bolsas faríngeas se formarán las estructuras glandulares del cuello. De los surcos branquiales solo persiste el primero, que dará origen al conducto auditivo externo. (Fig. 1 y 2)

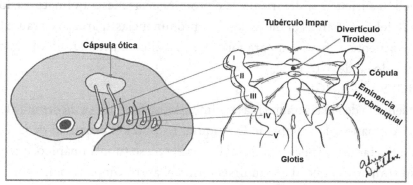

Fig. 1.- Arcos branquiales en un embrión de 4 semanas.

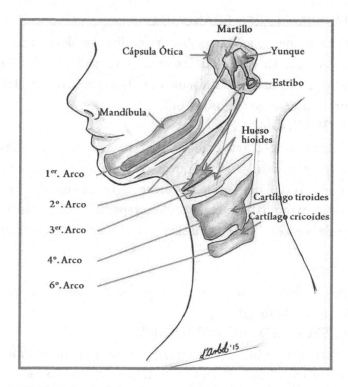

Fig. 2.- Embriología del oído, mandíbula, hueso hioides y laringe.

1.1.- PRIMER ARCO BRANQUIAL

De la porción proximal del 1er arco branquial o cartílago de Meckel se derivan las estructuras óseas como la mandíbula, el martillo y el yunque; el ligamento esfenomandibular y el ligamento maleolar anterior, además los músculos masticatorios formados por el masetero, temporal, pterigoideo medio y pterigoideo lateral y los músculos tensor del tímpano, tensor del paladar, vientre anterior del músculo digástrico y el milohioideo.

1.2.- PRIMER SURCO BRANQUIAL

El 1er surco branquial da origen al conducto auditivo externo y al pabellón auricular. El resto de los surcos branquiales se remodelan y no forman derivados identificables. El oído externo se deriva del 1er surco branquial, que crece hacia adentro como un túnel, hasta llegar a la membrana endodérmica de la primera bolsa faríngea. Durante el 3er mes de la gestación las células ectodérmicas proliferan y forman un tapón, llamado tapón del meato, que durante el 7º mes se degeneran las células de su porción central y forman una cavidad que da origen al conducto auditivo externo y a la capa externa de la membrana timpánica. El pabellón auricular se desarrolla de 6 prominencias mesenquimatosas, localizadas en la porción final dorsal del 1º y 2º arcos branquiales. Las prominencias aparecen durante la 6ª semana de gestación y posteriormente se fusionan para formar el pabellón auricular. El lóbulo de la oreja es la última porción del oído en desarrollarse.

1.3.- PRIMERA BOLSA FARÍNGEA

Alrededor de la 4ª semana de vida intrauterina la primera bolsa faríngea se incorpora al hueso temporal y forma la caja del tímpano y la trompa de Eustaquio. La porción proximal de la 1ª bolsa faríngea forma la trompa de Eustaquio y la porción distal forma el receso tubotimpánico, que posteriormente formará la cavidad timpánica, que al expandirse, forma el antro timpánico. La porción lateral de la bolsa faríngea forma la cara interna de la membrana timpánica. La neumatización de la mastoides se inicia después del nacimiento.

1.4.- INERVACIÓN DEL PRIMER ARCO BRANQUIAL

El 1er arco branquial recibe su inervación del nervio trigémino que lleva fibras sensoriales a la cara a través de la rama oftálmica, maxilar y mandibular. De la 3ª rama del trigémino o rama mandibular, salen las fibras motoras que inervan a los músculos masticatorios, tensor del tímpano, tensor del paladar, vientre anterior del digástrico y el milohioideo.

1.5.- SEGUNDO ARCO BRANQUIAL

La porción proximal del cartílago del 2º arco branquial o cartílago de Richter forma la apófisis estiloides, el manubrio del martillo, el proceso largo del yunque y la superestructura del estribo. La porción distal del cartílago de Richter forma el cuerpo y el cuerno menor del hueso hioides. Los músculos derivados del mesodermo del 2º arco branquial son el músculo estapedial, estilohioideo, vientre anterior del digástrico, los músculos de la expresión facial y de la porción inferior del cuero cabelludo y el músculo cutáneo del cuello.

1.6.- SEGUNDA BOLSA FARÍNGEA

La capa endodérmica de la 2ª bolsa faríngea forma el epitelio de la amígdala palatina, en tanto que el mesénquima subyacente forma la amígdala.

1.7.- INERVACIÓN DEL SEGUNDO ARCO BRANQUIAL

El nervio del segundo arco branquial es el facial que lleva la inervación motora a todos los músculos de la expresión. Una pequeña rama sensorial inerva a una porción del conducto auditivo externo y la cuerda del tímpano es el nervio mediador del sabor de los dos tercios anteriores de la lengua.

1.8.- TERCER ARCO BRANQUIAL

Del mesénquima del 3er arco branquial se origina una porción del cuerpo y el cuerno mayor del hueso hioides. El músculo estilofaríngeo es el único músculo derivado del tercer arco branquial.

1.9.- TERCERA BOLSA FARÍNGEA

La 3^{era} bolsa faríngea está formada por una parte superior y otra inferior. De la superior se originan las glándulas paratiroideas inferiores y de la porción inferior se origina el timo, que posteriormente migrará al mediastino.

1.10.- INERVACIÓN DEL TERCER ARCO BRANQUIAL

El glosofaríngeo es el nervio del 3er arco branquial y lleva fibras sensoriales a la faringe, además inerva al músculo estilofaríngeo, único músculo derivado del mesodermo del tercer arco branquial.

1.11.- CUARTO, QUINTO Y SEXTO ARCOS BRANQUIALES

Del mesodermo de los arcos branquiales 4°, 5° y 6° se originan los músculos constrictores superior, medio e inferior y el músculo estriado de la porción superior del esófago. Los músculos laríngeos extrínsecos e intrínsecos, se originan del mesodermo del 4°, 5° y 6° arco branquial.

1.12.- CUARTA, QUINTA Y SEXTA BOLSAS FARÍNGEAS

Del endodermo de la 4ª bolsa faríngea se originan las glándulas paratiroideas superiores. De las bolsas 5ª y 6ª, o cuerpo últimobranquial, se originan las células C parafoliculares de la glándula tiroides, productoras de calcitonina.

1.13.- INERVACIÓN DE LA CUARTA, QUINTA Y SEXTA BOLSAS FARÍNGEAS

Los músculos constrictores de la faringe son inervados por la rama faríngea del nervio vago. La región de transición entre la faringe y esófago está inervada por el nervio laríngeo inferior y la rama interna del nervio laríngeo superior lleva la inervación sensorial a la supraglotis y la rama externa lleva la inervación motora al músculo cricofaríngeo. (Fig. 3)

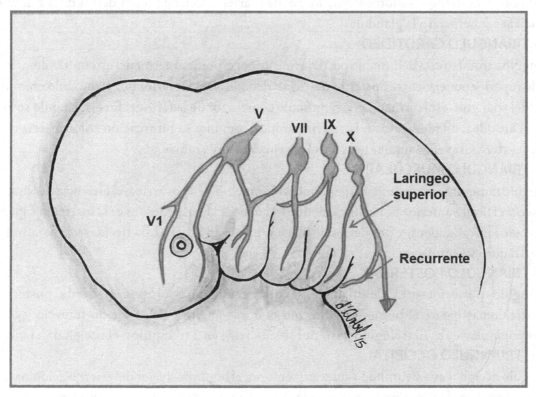

Fig. 3.- Los arcos branquiales con su respectivo par craneal.

2.- TRIÁNGULOS DEL CUELLO

El cuello se divide en 2 grandes espacios tridimensionales que forman 2 triángulos compuestos por 3 lados, con un techo y un piso, formados por estructuras óseas, musculares y aponeurosis que contienen vasos sanguíneos, nervios y ganglios linfáticos. Los triángulos anterior y posterior están separados por el músculo esternocleidomastoideo y se subdividen en diversos triángulos de menor tamaño.

2.1.- TRIANGULO ANTERIOR

El triángulo anterior está delimitado en su parte superior por el borde inferior de la mandíbula, el límite anterior es la línea media del cuello que se extiende desde la sínfisis de la mandíbula hasta la orquilla del esternón. El límite posterior es el borde anterior del esternocleidomastoideo, desde el esternón hasta la apófisis mastoidea El triángulo anterior esta subdividido en áreas y triángulos separados por estructuras anatómicas.

2.1.1.- TRIÁNGULO SUBMENTONIANO

El triángulo submentoniano está delimitado posteriormente por el hueso hioides, lateralmente por el vientre anterior del músculo digástrico y su límite anterior es la sínfisis de la mandíbula. El músculo milohioideo forma el piso del triángulo.

2.1.2.- TRIANGULO SUBMENTONIANO O DIGÁSTRICO

El triángulo submandibular o digástrico, está delimitado anteriormente por el borde posterior del vientre anterior del digástrico; el límite superior es el borde inferior de la mandíbula y el límite posterior es el vientre posterior del digástrico, donde también se localiza el músculo estilogloso. El piso del triángulo está formado por los músculos milohioideo y el hiogloso. La glándula salival submandibular se localiza dentro del triángulo. El nervio hipogloso corre a lo largo del músculo estilohioideo y del vientre posterior del digástrico, entre el músculo hiogloso y la glándula submandibular. Los vasos faciales cruzan el triángulo submentoniano, donde la arteria facial pasa por detrás de la glándula y la vena facial es superficial a la glándula.

2.1.3.- TRIÁNGULO CAROTÍDEO

El triángulo carotídeo está delimitado posteriormente por el borde anterior del esternocleidomastoideo, el borde superior por el vientre posterior del digástrico y el borde inferior por el músculo omohioideo. El piso del triángulo está formado por el músculo constrictor de la faringe. En el triángulo se localiza la vaina carotídea, donde se alojan la arteria carótida común y su bifurcación como arteria carótida interna y externa, la vena yugular interna, el nervio vago y sus ramas.

2.1.4.- TRIÁNGULO MUSCULAR

El triángulo muscular está delimitado por el músculo omohioideo por arriba, el esternocleidomastoideo por abajo y el límite anterior por la línea media del cuello. El hueso hioides es la inserción superior de los músculos infrahioideos, y por detrás de ellos, se localizan la glándula tiroides y la paratiroides, la laringe, tráquea y el esófago.

2.1.5.- TRIÁNGULO POSTERIOR

El triángulo posterior está delimitado en su porción anterior por el borde posterior del esternocleidomastoideo, el borde posterior por el borde anterior del músculo trapecio y el límite inferior por la clavícula. El triángulo posterior se subdivide en 2 triángulos: el occipital y el subclavio.

2.1.5.1- TRIÁNGULO OCCIPITAL

El triángulo occipital está delimitado anteriormente por el borde posterior del esternocleidomastoideo, el inferior por el borde superior del omohioideo y el posterior por el trapecio. El piso está formado por los músculos escalenos, esplenio de la cabeza y el angular del omóplato.

2.1.5.2- TRIÁNGULO SUBCLAVIO

El triángulo subclavio se localiza por arriba de la clavícula y delimitado en su porción superior por el borde inferior del omohioideo, el límite inferior por la clavícula y el anterior por el borde posterior del esternocleidomastoideo. En el triángulo se localizan las ramas terminales de la arteria subclavia, las raíces y troncos nerviosos del plexo tirocervical y las ramas cutáneas de la vena yugular externa.

3.- APONEUROSIS DEL CUELLO

La aponeurosis del cuello está formada por capas compuestas por un tejido conectivo fibroso denso, que rodean a los órganos, músculos, vasos y nervios del cuello. La aponeurosis del cuello se divide en superficial y profunda, ésta última formada por 3 capas.

3.1.- APONEUROSIS SUPERFICIAL

La aponeurosis superficial del cuello se encuentra en el espacio subcutáneo y envuelve en toda su extensión al músculo cutáneo del cuello. Hacia arriba cubre a los músculos miméticos faciales. Inferiormente se continúa con la aponeurosis del hombro, pecho y axila.

3.2.- APONEUROSIS PROFUNDA

La aponeurosis profunda del cuello está formada por 3 capas y la vaina carotídea está formada por la fusión de las 3 capas.

3.2.1.- CAPA SUPERFICIAL

La capa superficial se origina en los procesos vertebrales, se dirige hacia adelante y se divide en 2 capas, que rodean al músculo trapecio, se fusionan y se continúan como una sola capa hasta el borde posterior de esternocleidomastoideo, donde se dividen y rodean al músculo. Se vuelven a fusionar en su borde anterior y continúa hasta llegar a los músculos infrahioideos y se divide en 2 capas rodeándolos y se fusionan nuevamente y continúa en el lado contralateral del cuello. En su porción superior rodea a las glándulas parótida y submandibular. Se une inferiormente al esternón, clavícula y espina del acromion.

3.2.2.- CAPA MEDIA VISCERAL

La capa media visceral en su porción anterosuperior se adhiere al hueso hioides y se extiende inferiormente hasta el manubrio del esternón; lateralmente se fusiona con la capa superficial y con la vaina carotídea. Rodea a los músculos infrahioideos, tráquea, glándula tiroides y a las glándulas paratiroides.

3.2.3.- CAPA PROFUNDA O PREVERTEBRAL

La capa profunda o prevertebral cubre los cuerpos vertebrales, se adhiere a los procesos transversos de las vértebras y envuelve a los músculos profundos de la columna vertebral. La porción superior se origina en la base del cráneo y se extiende inferiormente hasta el cóccix. Está formada por dos capas, la prevertebral y la alar. La alar está por delante y se extiende cruzando la línea media hasta cada proceso transverso, por arriba llega a la base del cráneo y hacia abajo se extiende hasta la 1ª vértebra torácica. Existe un espacio potencial entre los cuerpos vertebrales y la capa prevertebral de la aponeurosis profunda, conocido como el "espacio peligroso", que se comunica directamente al mediastino. El espacio retrofaríngeo se localiza entre la capa alar y la media de la aponeurosis profunda.

3.2.4.- VAINA CAROTÍDEA

Las 3 capas de la aponeurosis profunda se fusionan y forman la vaina carotídea, rodeando a la carótida, vena yugular interna, nervio vago y algunos ganglios cervicales profundos.

4.- MÚSCULOS DEL CUELLO

4.1.- ESTERNOCLEIDOMASTOIDEO

El músculo esternocleodomastoideo es un músculo grueso, formado por varios haces musculares que se extienden oblicuamente en la porción anterolateral del cuello, desde la apófisis mastoides por arriba, hasta la clavícula y esternón por abajo. Se inserta superiormente en el borde anterior y cara externa de la apófisis mastoides y en la parte externa de la línea curva occipital superior. Su porción inferior se inserta en la clavícula y en el esternón. El músculo esternocleidomastoideo flexiona la cabeza, la inclina hacia un lado y gira la cabeza hacia el lado opuesto del músculo que se contrae. Por su inserción en el esternón, también actúa como músculo auxiliar de la respiración.

4.2.- TRAPECIO

El trapecio es un músculo ancho y plano de forma triangular formado por fibras musculares que se dirigen en varias direcciones. Por arriba se insertan en el tercio interno de la línea occipital superior y en la protuberancia occipital externa, por detrás en el borde posterior del ligamento cervical posterior y en el vértice de las apófisis espinosas del séptima vértebra cervical y de las 10 primeras vértebras dorsales y de sus ligamentos interespinosos. Las fibras superiores se dirigen en dirección oblicua hacia abajo y afuera, para insertarse en el tercio externo del borde posterior y cara superior de la clavícula. Las fibras medias corren transversalmente hacia afuera y se insertan en el acromion y borde posterior de la espina del omóplato. Las fibras inferiores corren en dirección oblicua hacia arriba y afuera, hacia la extremidad interna del omóplato.

Las fibras superiores llevan el hombro hacia arriba y adentro. Las fibras medias dirigen el omóplato hacia adentro y las fibras inferiores traccionan hacia adentro el borde espinal del omóplato y elevan el muñón del hombro.

4.3.- ESCALENOS

Los músculos escalenos son: el anterior, medio y el posterior situados por fuera de los músculos prevertebrales que descienden oblicuamente a los lados de la columna cervical, desde las apófisis transversas a las 2 primeras costillas. El escaleno anterior nace en los tendones de los tubérculos anteriores de las apófisis transversas de la 3ª, 4ª, 5ª y 6ª vértebra cervical, luego se dirige oblicuamente hacia abajo y se inserta en la cara superior de la 1ª costilla. El escaleno medio se inserta por arriba en los tendones de los tubérculos anteriores y en el borde externo del canal transversal de la 2ª, 3ª, 4ª, 5ª y 6ª vértebra cervical y en la apófisis transversa de la 7ª vértebra. Termina en la cara superior de la 1ª costilla por fuera del escaleno anterior. El escaleno posterior se inserta por arriba en los tubérculos posteriores de las apófisis transversas de las vértebras cervicales 4ª, 5ª y 6ª, y por abajo en el borde superior y cara externa de la 2ª costilla. Las ramas del plexo braquial y la arteria subclavia pasan entre el escaleno anterior y el escaleno medio. La vena subclavia y el nervio frénico se localizan por delante del músculo escaleno anterior. Los músculos escalenos elevan las 2 primeras costillas durante la inspiración y rotan la columna cervical.

4.4.- INFRAHIOIDEOS

Los músculos infrahioideos son planos, delgados y situados en un plano profundo formado por los músculos esternotiroideo y tirohioideo; y en un plano superficial formado por los músculos esternohioideo y omohioideo. El músculo esternotiroideo se inserta por arriba en la cara externa del cartílago tiroides y por abajo en la cara posterior del manubrio del esternón. El músculo tirohioideo se inserta por arriba en el tercio externo del borde inferior, cara posterior y mitad interna de la cara inferior del asta mayor del hueso hioides, y por abajo se insertan en los tubérculos del cartílago tiroides.

El músculo esternohioideo se inserta por arriba en la porción media del borde inferior del hueso hiodes, por abajo en la cara posterior de la extremidad interna de la clavícula, ligamento esternoclavicular posterior y en el manubrio del esternón. El omohioideo se inserta por abajo, en el borde superior del omóplato y por arriba en el borde inferior del hueso hioides. Los músculos infrahioideos jalan al hueso hioides hacia abajo.

4.5.- SUPRAHIOIDEOS

Existen 4 músculos suprahiodeos: el geniohioideo, milohioideo, digástrico y el estilohioideo. El músculo geniohioideo se inserta por arriba en la espina mentoniana inferior, o apófisis geni inferior de la mandíbula, por medio de unas fibras tendinosas cortas y se dirige oblicuamente abajo y atrás, ensanchándose gradualmente a medida que se separa de la mandíbula y se fija en la parte media de la cara anterior del hueso hioides.

El músculo milohioideo es ancho y delgado, que se inserta en toda la longitud de la línea oblicua interna de la mandíbula, y posteriormente, en la cara anterior del cuerpo del hueso hioides y en el rafe tendinoso medio. El músculo digástrico está formado por dos vientres separados por un tendón intermedio.

El vientre posterior se inserta en la ranura del digástrico de la mastoides, desciende hacia el hueso hioides y se continúa por arriba del hueso hioides, donde se localiza el tendón intermedio que atraviesa al músculo estilohioideo y se continúa hacia arriba y adelante, como el vientre anterior del digástrico, para insertarse en la fosita digástrica en el borde anteroinferior de la mandíbula. El músculo estilohioideo es un músculo delgado fusiforme, localizado por dentro del vientre posterior del digástrico. Posteriormente se inserta en la porción basal posteroexterna de la apófisis estiloides, se dirige hacia abajo en la dirección del vientre posterior del digástrico, y al llegar al hueso hioides, se desdobla y permite el paso del tendón intermedio del digástrico, para insertarse en la cara anterior del cuerpo del hueso hioides. Los músculos infrahioideos geniohioideo, milohioideo y el vientre anterior del digástrico, jalan la mandíbula hacia abajo. Los músculos estilohioideo y el vientre posterior del digástrico elevan al hueso hioides.

5.- GANGLIOS DEL CUELLO

En la cabeza y cuello existen alrededor de 300 ganglios linfáticos que miden entre 1 y 25 mm de diámetro. Los ganglios cervicales superficiales reciben el drenaje de los linfáticos de la piel de la cara, especialmente de la región parotídea y retroauricular y de los ganglios parotídeos y occipitales. Los ganglios cervicales superficiales drenan al sistema linfático yugular profundo.

Los ganglios profundos del cuello forman una cadena vertical y otra horizontal, entrelazados por una cadena de ganglios intermedios. La cadena yugular profunda o vertical se extiende desde la base del cráneo hasta la clavícula y está formada por 3 grupos de ganglios linfáticos profundos. La cadena cervical horizontal está formada por los ganglios submentonianos, submandibulares, preauriculares, retrofaríngeos, supraclaviculares, mastoideos y occipitales. (Fig. 4)

5.1.- GANGLIOS YUGULARES SUPERIORES O YUGULODIGÁSTRICOS

El primer grupo ganglionar es el yugular superior o yugulodigástrico que recibe el drenaje linfático del paladar blando, porción anterior de la lengua, pilares amigdalinos, base y porción posterior de la lengua, seno piriforme y laringe supraglótica. Además recibe en forma secundaria el drenaje linfático de los ganglios retrofaríngeos, del grupo ganglionar del nervio espinal, de la glándula parótida, de la glándula submandibular y de los ganglios cervicales superficiales.

5.2.- GANGLIOS YUGULARES MEDIOS O YUGULOCAROTÍDEOS

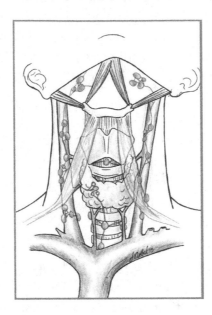

Fig. 4.- Ganglios linfáticos de la cadena yugular.

El segundo grupo es el yugular medio o yugulocarotídeo que recibe el drenaje primario de la laringe supraglótica, porción inferior del seno piriforme, del área cricoidea y en forma secundaria, el drenaje linfático de los ganglios yugulares superiores y de los ganglios retrofaríngeos inferiores.

5.3.- GANGLIOS YUGULARES INFERIORES O YUGULOOMOHIOIDEOS

El tercer grupo es el yugular inferior o yuguloomohioideo, que recibe el drenaje primario de la glándula tiroides, tráquea, esófago cervical, y en forma secundaria, el drenaje linfático de los ganglios yugulares superiores, medios y paratraqueales.

5.4.- GANGLIOS SUBMENTONIANOS

Los ganglios submentonianos reciben el drenaje linfático de la piel del mentón, labio inferior, punta de la lengua, cavidad oral anterior y del vestíbulo nasal.

5.5.- GANGLIOS SUBMANDIBULARES

Los ganglios submandibulares reciben el drenaje linfático de la glándula submandibular, de los ganglios submentonianos, de la cavidad nasal inferior, del labio superior y de la porción lateral del labio inferior, cavidad oral anterior y de la piel de la porción media de la cara. Los ganglios submandibulares drenan en los ganglios de la cadena yugular.

5.6.- GANGLIOS RETROFARÍNGEOS

Los ganglios retrofaríngeos reciben el drenaje de la nasofaringe, cavidad nasal posterior, senos paranasales, orofaringe e hipofaringe posterior y drenan hacia la cadena yugular profunda y a los ganglios superiores del nervio espinal.

5.7.- GANGLIOS DEL NERVIO ESPINAL

Los ganglios del nervio espinal reciben el drenaje de la porción parietal y occipital del cuero cabelludo, porción posterior del cuello y de los ganglios retrofaríngeos y parafaríngeos, que a su vez reciben el drenaje de la nasofaringe, orofaringe y senos paranasales. La porción superior de los ganglios del nervio espinal drenan en los cervicales superiores e inferiores del nervio espinal, los que drenan en los ganglios supraclaviculares.

5.8.- GANGLIOS SUPRACLAVICULARES.

Los ganglios supraclaviculares reciben el drenaje de la cadena ganglionar del nervio espinal y de las neoplasias localizadas por debajo de la clavícula.

6.- AREAS ANATÓMICAS DEL CUELLO

El cuello se divide en áreas según la localización de las cadenas ganglionares. (Fig. 5)

6.1.- AREA I

El área I está formada por el triángulo submentoniano y el submandibular, limitados por el vientre anterior y posterior del digástrico y hueso hioides inferiormente y el cuerpo de la mandíbula superiormente.

6.2.- AREA II

El área II contiene a los ganglios cervicales superiores, que se localizan a lo largo de la vena yugular interna y en la porción proximal del nervio espinal. El área se extiende desde la base del cráneo, hasta la altura de la bifurcación de la arteria carótida o del hueso hioides. Posteriormente está delimitado por el músculo esternocleidomastoideo y por delante por el borde lateral del músculo esternohioideo.

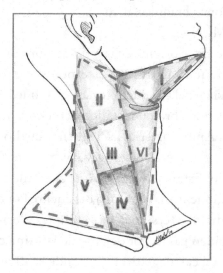

Fig. 5.- Areas anatómicas del cuello.

6.3.- AREA III

El área III incluye a los ganglios yugulares medios que se localizan a lo largo del tercio medio de la vena yugular interna, desde la altura de la bifurcación de la arteria carótida, hasta el músculo omohioideo y surco cricotiroideo. Por delante los limita el borde lateral del músculo esternohioideo y por detrás el músculo esternocleidomastoideo.

6.4.- AREA IV

El área IV incluye a los ganglios yugulares inferiores localizados a lo largo de la vena yugular interna, desde el músculo omohioideo hasta la clavícula. Esta delimitado por delante por el borde anterior del esternocleidomastoideo, por arriba por el cruce del músculo omohioideo con el esternocleidomastoideo, por abajo con la clavícula y atrás por el borde anterior del músculo trapecio.

6.5.- AREA V

El área V incluye a los ganglios del triángulo posterior. Está delimitada posteriormente por el borde anterior del músculo trapecio, anteriormente por el borde posterior del músculo esternocleidomastoideo, por arriba por el vértice formado por el borde anterior del trapecio y el borde posterior del esternocleidomastoideo e inferiormente por la clavícula.

6.6.- AREA VI

El área VI se extiende desde el hueso hioides hasta el horquilla del esternón. Está delimitado superiormente por el borde inferior de la clavícula, medialmente por la línea media del cuello y el borde lateral es la vaina de la carótida. Contiene a los ganglios de la porción anterior del cuello localizados alrededor de las estructuras de la línea media, como son los ganglios paratraqueales, tiroideos, pretraqueales y los ganglios del nervio recurrente.

7.- CONDUCTO TORÁCICO

El conducto torácico es una estructura linfática localizada en la porción inferior del cuello, que asciende del mediastino por detrás de la arteria carótida común y medial al músculo escaleno anterior. El conducto torácico drena a través de múltiples ramas la porción inferior de la vena yugular interna, vena subclavia o ambas.

8.- ARTERIAS DEL CUELLO

La irrigación de la cabeza y cuello proviene de la arteria carótida y de la subclavia, las cuales tienen un origen anatómico diferente. Las arterias del lado derecho nacen en el cayado aórtico y las arterias del lado derecho se originan en el tronco braquicefálico.

8.1.- ARTERIA CARÓTIDA COMÚN

La arteria carótida común izquierda se origina en la porción horizontal del cayado aórtico. Presenta un trayecto intratorácico paratraqueal detrás del esternón y del tronco venoso braquicefálico, y por delante de la arteria subclavia y del conducto torácico, lo que la hace más larga que la carótida derecha. De la bifurcación del tronco braquiocefálico derecho, a nivel del cuello, se desprende la arteria carótida derecha común. Ambas arterias ascienden al cuello con relaciones anatómicas casi idénticas, dentro de la vaina carotídea junto con el nervio vago, vena yugular interna y por debajo del músculo esternocleidomastoideo. Están cubiertas por la glándula tiroides, músculo omohioideo y por la capa media visceral de la aponeurosis profunda del cuello. Por detrás se localiza la aponeurosis y músculos prevertebrales, y medialmente, se localiza la tráquea y laringe. Las venas tiroideas inferior y superior y el músculo omohioideo pasan por delante de la vaina carotídea, antes de bifurcarse a la altura de la porción superior del cartílago tiroides, donde se divide en arteria carótida interna y externa. En la bifurcación de la carótida se localiza el seno carotídeo y las terminaciones nerviosas del glosofaríngeo, vago y plexo simpático. Las carótidas primitivas no dan ramas colaterales dentro del cuello

8.2.- ARTERIA CARÓTIDA INTERNA

La arteria carótida interna se origina en la bifurcación carotídea y se dirige superiormente hacia la base del cráneo y es cruzada por el nervio hipogloso, arteria occipital y el vientre posterior del digástrico. Cerca de la base del cráneo, es cruzada lateralmente por el nervio glosofaringeo y por los músculos estilohioideo, estilofaríngeo y estilogloso. La arteria carótida interna no da ramas colaterales en el cuello.

8.3.- ARTERIA CARÓTIDA EXTERNA

La arteria carótida externa se extiende desde la bifurcación de la carótida común, hasta 4 o 5 cm por arriba del ángulo de la mandíbula, donde salen sus ramas terminales. La carótida externa asciende al cuello por delante del esternocleidomastoideo donde es cruzada por el nervio hipogloso, tronco venoso tirolinguofacial, vientre posterior del digástrico y por los músculos estilofaríngeo y estilogloso.

Por detrás se localiza la carótida interna. De la arteria carótida externa nacen las siguientes arterias: tiroidea superior, faríngea ascendente, lingual, facial, occipital y auricular posterior.

8.3.1.- ARTERIA TIROIDEA SUPERIOR

La arteria tiroidea superior es la primera rama de la carótida externa. Se origina a la altura del cuerno mayor del hueso hioides y se dirige hacia abajo, por arriba del músculo constrictor inferior, para irrigar a la porción superior de la glándula tiroides, además da origen a la rama laríngea superior y a una rama del músculo esternocleidomastoideo.

8.3.2.- ARTERIA FARÍNGEA ACENDENTE

La arteria faríngea ascendente es la rama más pequeña de la carótida externa Se origina en la porción posterior de la arteria a la altura del origen de la arteria tiroidea superior. Se dirige verticalmente hacia los músculos de la faringe y paladar, a la amígdala, oído medio y a las meninges.

8.3.3.- ARTERIA LINGUAL

La arteria lingual se origina por arriba de la arteria tiroidea superior y se orienta en una dirección anterosuperior, paralela al asta mayor del hueso hioides, luego se dirige hacia abajo y adelante a nivel del asta menor del hueso hioides, y se dirige hasta el borde posterior del músculo hiogloso, luego continúa en una dirección anteroposterior por detrás del músculo y gira hacia arriba, hasta alcanzar el espacio entre el músculo geniogloso y el músculo longitudinal inferior de la lengua, donde gira en un plano horizontal y alcanza la punta de la lengua. De la arteria lingual se origina una rama hioidea, la arteria dorsal de la lengua y la arteria sublingual.

8.3.4.- ARTERIA FACIAL

La arteria facial se origina en la porción anterior de la arteria carótida externa, por arriba de la arteria lingual. Se orienta en una dirección anterosuperior y pasa por debajo del vientre posterior de los músculos digástrico y estilohioideo, rodea a la glándula submandibular de adentro a fuera y de atrás a adelante, pasa por arriba de la glándula y asciende hacia la mandíbula, enfrente del músculo masetero y continúua su ascenso oblicuamente hacia la comisura de los labios y continúa por el surco nasogeniano y se anastomosa con la arteria nasal, formando la arteria angular.

De la arteria facial se originan las ramas submandibulares, submental, palatina ascendente y amigdalina.

8.3.5.- ARTERIA OCCIPITAL

La arteria occipital se origina a la altura de la arteria facial en la porción posterior de la arteria carótida externa. Se dirige posteriormente cruzando a la vaina carotídea y al nervio hipogloso que la rodea. De la arteria occipital salen ramas al músculo esternocleidomastoideo, digástrico, estilohioideo y al cuero cabelludo.

8.3.6.- ARTERIA AURICULAR POSTERIOR

La arteria auricular posterior se origina en la porción posterior de la arteria carótida externa a la altura del borde superior del músculo digástrico y asciende entre el pabellón auricular y la mastoides, dando ramas a la parótida, pabellón auricular y cuero cabelludo.

8.3.7.- ARTERIAS TERMINALES

La arteria carótida externa asciende a través de la glándula parótida y se divide en dos ramas terminales: la arteria temporal superficial y la arteria maxilar interna.

8.3.7.1.- ARTERIA TERMPORAL SUPERFICIAL

La arteria temporal superficial es una rama terminal de la carótida externa que emerge junto con la arteria maxilar interna, a la altura del cóndilo mandibular, en el borde superior de la glándula parótida y se dirige hacia arriba y afuera y sale de la glándula por delante del trago y por detrás de la articulación temporomaxilar.

De la arteria temporal superficial emergen la rama parotídea, las ramas auriculares anteriores, la arteria cigomáticaorbitaria y la arteria temporal media. Se dirige hacia la región temporal y da dos ramas terminales, la rama frontal y la rama parietal, dos o tres cm por arriba del arco cigomático.

8.3.7.2.- ARTERIA MAXILAR INTERNA

La arteria maxilar interna es la otra rama terminal de la carótida externa. Nace a la altura del cóndilo mandibular junto con la arteria temporal superficial. Se extiende a través de la región pterigomaxilar hasta el agujero esfenopalatino. La arteria pasa a la fosa infratemporal y penetra a la fosa pterigopalatina a través de la fisura palatina, donde da las ramas septal y la esfenopalatina. De la arteria maxilar interna emergen catorce ramas colaterales: la timpánica, meníngea media, meníngea menor, dentaria, masetérica, temporal profunda posterior, pterigoidea, bucal, temporal profunda anterior, alveolar, infraorbitaria, palatina descendente, vidiana y pterigopalatina. La rama terminal es la esfenopalatina.

8.4.- ARTERIAS INFERIORES DEL CUELLO

De la arteria subclavia se origina la arteria vertebral, tronco tirocervical y el tronco costocervical.

8.4.1.- ARTERIA VERTEBRAL

La arteria vertebral se origina en la cara superior de la arteria subclavia y asciende entre los músculos escalenos y prevertebrales y de la apófisis transversa de la séptima vértebra cervical. Continúa su ascenso a través de los agujeros transversos de las primeras seis vértebras cervicales, pasa por el canal vertebral y penetra a la cavidad craneal a través del agujero occipital, luego se inclina hacia arriba y adelante y se une a la arteria vertebral contralateral, formando el tronco basilar. En la cavidad craneal se origina la arteria meníngea posterior, espinal posterior, espinal anterior, cerebelosa inferior y la cerebelosa posterior. Del tronco basilar nacen las ramas protuberanciales, arteria auditiva interna, cerebelosa inferior, cerebelosa anterior, cerebelosas superior y dos ramas terminales, las cerebrales posteriores.

8.4.2.- TRONCO TIROCERVICAL

El tronco tirocervical se origina en la cara superior de la arteria subclavia, por fuera de la arteria vertebral y se dirige hacia arriba y se divide en cuatro ramas terminales: la tiroidea inferior, la cervical ascendente, la cervical transversa superficial y la escapular superior.

8.4.2.1.- ARTERIA TIROIDEA INFERIOR

La arteria tiroidea inferior es la rama más interna del tronco tirocervical. Asciende al cuello verticalmente hasta el tubérculo anterior de la apófisis transversa de la sexta vértebra cervical y pasa por dentro de la inserción del escaleno anterior, gira y se dirige hacia adentro y abajo por detrás de la carótida interna y por delante de la arteria vertebral. Se dirige medialmente y da ramas al lóbulo inferior de la glándula tiroides, glándulas paratiroides superiores e inferiores, laringe y tráquea.

8.4.2.2.- ARTERIA CERVICAL ASCENDENTE

La arteria cervical ascendente pasa verticalmente por delante del músculo escaleno anterior y se extiende hasta la cuarta, tercera o segunda vértebra cervical donde termina. Da unas ramas pequeñas hacia los músculos del cuello que se anastomosan con ramas de la arteria vertebral, y envía una o dos ramas espinales hacia el canal vertebral a través de los agujeros intervertebrales y hacia los cuerpos vertebrales. Se anastomosa con la arteria faríngea ascendente y con la occipital.

8.4.2.3.- ARTERIA CERVICAL TRANSVERSA

La arteria cervical transversa se origina en el tronco tirocervical y se dirige posteriormente hacia el triángulo posterior del cuello, por delante de los músculos escalenos y del omohioideo y luego se introduce por debajo el trapecio donde termina. De la arteria emerge la rama profunda que se distribuye hacia los músculos profundos de la región cervical posterior. La rama superficial asciende en el borde anterior del músculo trapecio donde emergen las ramas al trapecio y a los músculos vecinos.

8.4.2.4.- ARTERIA ESCAPULAR SUPERIOR

La arteria escapular superior se dirige hacia adelante y afuera hasta la clavícula, por dentro del escaleno anterior, luego pasa por delante del plexo braquial y por detrás del músculo omohioideo, clavícula y músculo subclavio, llegando hasta el borde superior del omóplato.

9.- VENAS DEL CUELLO

La sangre venosa de la cabeza y cuello drena a través de los troncos venosos de la base del cuello, formados por seis venas principales: la yugular interna, externa, anterior, posterior, tiroidea inferior y la vertebral.

9.1. VENA YUGULAR INTERNA

La vena yugular interna es la continuación del seno lateral que sale del cráneo a través del agujero rasgado posterior, y desciende por el cuello en contacto con la arteria carótida interna, ubicándose por detrás del músculo esternocleidomastoideo, luego baja hacia el tórax dentro de la vaina carotídea, donde acompaña a los nervios vago, glosofaríngeo, espinal y la arteria carótida, para unirse a la vena subclavia y formar la vena braquiocefálica. En el cuello, a la altura del cuerno mayor del hueso hioides, recibe sus afluentes principales: la vena facial, lingual, tiroidea superior, faríngea inferior y la tiroidea media. En la mayoría de los casos, las tres primeras drenan en la yugular a través de un tronco común tirolinguofacial. Al entrar al tórax, lo hace por detrás de la articulación esternoclavicular, donde se une con la vena subclavia para formar el tronco venoso braquiocefálico.

9.1.1.- VENA FACIAL

La vena facial se origina a la altura del canto interno del ojo, donde se denomina vena angular, que se anastomosa con la vena oftálmica superior y desciende a lo largo y por fuera de la arteria angular hasta el surco nasogeniano, donde se denomina vena facial. Se dirige hacia el borde inferior de la mandíbula, por debajo de los músculos cigomáticos y por arriba del buccinador, luego cruza el borde inferior de la mandíbula por debajo de la aponeurosis y se dirige al área submandibular por fuera de la glándula; sigue hacia el vértice del asta mayor del hueso hioides y termina directamente en la vena yugular interna, sola o como tronco tirolinguofacial, junto con las venas lingual y tiroidea superior. Recibe afluentes de las venas frontal, del ala nasal, del tronco venoso alveolar, de las venas coronarias labiales, de las venas bucales, de las venas masetericas anteriores, de las venas submentales, de las venas submaxilares y de las venas palatinas.

9.1.2.- VENAS LINGUALES

La lengua drena a través de las venas linguales profundas dorsales y de la vena ranina. Las venas linguales profundas y las dorsales, acompañan a su arteria respectiva, en tanto que la vena ranina desciende desde la punta de la lengua, por debajo de la mucosa de la cara inferior lingual y acompaña al nervio hipogloso, luego se une a las venas dorsales y linguales profundas, formando la vena lingual profunda que drena en la yugular interna o como parte del tronco tirolinguofacial.

9.1.3.- VENA TIROIDEA SUPERIOR

La vena tiroidea superior acompaña a la arteria del mismo nombre. Se forma en la parte superior del lóbulo lateral de la glándula tiroides y se dirige hacia afuera y arriba, cruzando a la arteria carótida primitiva y drena en la yugular interna o en la glándula tiroides, como parte del tronco tirolinguofacial.

9.1.4.- VENA FARÍNGEA INFERIOR

La vena faríngea acompaña a la arteria del mismo nombre y drena directamente en la yugular interna, o como parte del tronco tirolinguofacial.

9.1.5.- VENA TIROIDEA MEDIA

La vena tiroidea media se origina en el lóbulo lateral de la glándula tiroides y se dirige hacia fuera cruzando a la arteria carótida primitiva y drena directamente en la vena yugular interna.

9.2.- VENA YUGULAR EXTERNA

La vena yugular externa se origina cerca de la cola de la glándula parótida. Está formada por la unión de la vena temporal superficial, maxilar interna y por el plexo pterigoideo, luego pasa inferiormente por debajo del músculo cutáneo del cuello y por arriba del músculo esternocleidomastoideo, terminando en la vena subclavia en el triángulo posterior del cuello. En su porción media se junta con la vena yugular posterior, que drena a la parte superior del cuello. Recibe diversas ramas afluentes provenientes de las venas auriculares posteriores, venas occipitales superficiales, ramas cervicales subcutáneas y de la venas escapulares superior y posterior.

9.3.- VENA YUGULAR ANTERIOR

La vena yugular anterior se origina de la confluencia de las venas submandibulares. Desciende por fuera de la línea media, adelante de los músculos infrahioideos, hasta el borde inferior del esternocleidomastoideo para unirse a la venas yugular externa o a la vena subclavia.

9.4.- VENAS TIROIDEAS INFERIORES

Las venas tiroideas inferiores se originan en la porción inferior de la glándula tiroides y descienden por delante de la tráquea, se anastomosan entre sí y desembocan en el tronco braquiocefálico izquierdo.

9.5.- VENA YUGULAR POSTERIOR

La vena yugular posterior se comunica por arriba con la circulación venosa intracraneal y con la vena yugular interna y la vena yugular externa, a través de las venas occipitales.

9.6.- VENA SUBCLAVIA

La vena subclavia es la continuación de la vena axilar y se une a la vena yugular interna, formando el tronco venoso braquiocefálico. En su cara superior drenan las venas yugulares externas y anteriores.

10.- NERVIOS DEL CUELLO

10.1.- NERVIO GLOSOFARÍNGEO

El nervio glosofaríngeo está formado por fibras sensoriales, motoras y parasimpáticas que descienden al cuello a través del foramen rasgado posterior, junto con el nervio vago y el nevio espinal, y al igual que el nervio vago, tiene un ganglio superior e inferior en la región del agujero rasgado posterior. Por abajo del foramen rasgado baja por delante de la arteria carótida interna y por detrás de la carótida externa, siguiendo al músculo estilofaríngeo y entre los músculos constrictores superior y medio, para inervar la amígdala, faringe y lengua. La rama timpánica del glosofaríngeo se origina en el ganglio inferior y pasa por el canalículo timpánico al oído medio, donde se conoce como el nervio de Jacobson formando al plexo timpánico y dando fibras sensoriales al oído medio, trompa de Eustaquio y mastoides. El nervio petroso menor contiene fibras preganglionares parasimpáticas, que pasan por el plexo timpánico a través de la pared anterior de la caja del tímpano y se dirigen al piso de la fosa media craneal. El nervio sale por el agujero oval para unirse al ganglio ótico en la fosa infratemporal, donde hace sinapsis con las fibras postganglionares parasimpáticas que inervan a la glándula parótida. La rama carotídea se origina en la base del cráneo y desciende para unirse a la rama carotídea del nervio vago, llevando fibras sensoriales al cuerpo y seno carotídeo. La rama estilofaríngea inerva al músculo estilofaríngeo y es la única rama motora del nervio glosofaríngeo.

Las ramas amigdalinas forman un plexo con el nervio palatino menor, que inerva a la amígdala y al paladar blando. Las ramas linguales regulan el sabor y la sensación del tercio posterior de la lengua.

10.2.- NERVIO VAGO

El nervio vago contiene fibras sensoriales, motoras y fibras parasimpáticas, y al igual que el nervio glosofaríngeo, tiene un ganglio superior e inferior en la región del agujero rasgado posterior. Sale por el agujero rasgado posterior, entre la carótida interna y la vena yugular interna, dentro de la vaina carotídea. Las ramas meníngeas del nervio vago salen del ganglio superior y proporcionan inervación a la duramadre de la fosa posterior. La rama auricular se origina en el ganglio superior y da la inervación sensorial al pabellón auricular, conducto auditivo externo y a la membrana timpánica. La rama faríngea sale del ganglio inferior y se dirige al plexo faríngeo por arriba del músculo constrictor medio, y a través del plexo faríngeo lleva la inervación motora a los músculos faríngeos y al paladar.

El nervio laríngeo superior se origina en el ganglio superior y pasa por detrás de la carótida y se divide en una rama interna y externa. La rama interna pasa entre los músculos constrictores medio e inferior y lleva la inervación sensorial a la laringe. La rama externa viaja con la arteria tiroidea superior para inervar al músculo cricotiroideo de la laringe.

El nervio recurrente en el lado derecho del cuello desciende y pasa por delante de la arteria subclavia, la rodea y asciende por el surco traqueoesofágico hacia la laringe. En el lado izquierdo del cuello el nervio recurrente desciende y rodea al cayado aórtico, para ascender hacia la laringe en el surco traqueoesofágico. Ambas ramas del nervio vago dan la inervación motora a los músculos intrínsecos de la laringe, con excepción del músculo cricotiroideo.

10.3.- NERVIO ESPINAL

El nervio espinal accesorio está formado por un componente craneal predominantemente sensorial, que se origina en la médula oblongada. Junto con el nervio vago sale por el foramen rasgado posterior, junto con la vena yugular interna y el nervio glosofaríngeo, y se dirige al plexo faríngeo. El componente espinal es predominantemente motor y se origina en los segmentos C2 a C4 de la médula espinal.

Al salir por el foramen rasgado posterior se dirige al triángulo posterior del cuello, cruzando lateralmente a la vena yugular interna y entra a la porción anterior del músculo esternocleidomastoideo y sale por su borde posterior, 1 cm por arriba del punto de Erb, cruzando el triángulo posterior y se dirige al músculo trapecio llevando fibras motoras.

10.4.- NERVIO HIPOGLOSO

El nervio hipogloso sale del cráneo por el canal del hipogloso del hueso occipital, pasando por debajo del músculo digástrico y sale al cuello entre la vena yugular interna y la arteria carótida interna, donde hace una curva alrededor de la arteria occipital y continúa anteriormente cruzando a la arteria carótida interna y a la carótida externa un cm por arriba de la bifurcación carotídea, para dirigirse hacia adelante y por detrás de la glándula submandibular y del vientre posterior del digástrico, sobre la superficie del músculo hiogloso. Inerva a los músculos intrínsecos de la lengua, estilogloso, hiogloso y geniogloso. Una rama del nervio forma el asa del hipogloso que inerva a los músculos infrahioideos.

10.5.- TRONCO SIMPÁTICO CERVICAL

La inervación simpática del cuello se origina en las fibras preganglionares simpáticas de la médula espinal torácica, que ascienden por el tronco simpático y hacen sinapsis con los ganglios cervicales. El ganglio cervical superior es el mayor y se localiza a nivel de la segunda y tercera vértebra, por detrás de la vaina carotídea. Del ganglio cervical superior sale la rama carotídea interna, que pasa al canal del mismo nombre, formando el plexo carotídeo que se localiza alrededor de la arteria carótida interna y envía ramas simpáticas a varios pares craneales. El ganglio cervical medio es el más pequeño y está situado a la altura de la sexta vértebra cervical, cerca de la arteria tiroidea inferior. El ganglio cervical inferior se sitúa en la parte inferior del cuello, por detrás de la arteria vertebral.

10.6.- PLEXO CERVICAL

El plexo cervical está formado por las fibras sensoriales y motoras originadas en los segmentos C1 a C4 de la médula espinal. El nervio frénico es la rama motora del plexo cervical y se localiza por delante del músculo escaleno anterior, cubierto por la capa prevertebral de la aponeurosis cervical profunda y penetra el tórax por detrás de la arteria subclavia y lleva la inervación motora al diafragma. Las ramas sensoriales del plexo salen a lo largo de un área conocida como el punto de Erb, en el borde posterior del músculo esternocleidomastoideo. Hay 4 ramas sensoriales mayores: el nervio occipital menor, el nervio auricular mayor, el nervio cutáneo anterior o cervical transverso y el nervio supraclavicular.

11.- ESPACIOS DEL CUELLO

Entre las capas aponeuróticas existen espacios potenciales por donde las infecciones se pueden extender y causar complicaciones que ponen en peligro la vida. Hay comunicación a lo largo del cuello posteriormente, entre el espacio prevertebral y el retrofaríngeo.

11.1.- ESPACIO PARAFARÍNGEO

El espacio parafaríngeo tiene la forma de un cono invertido y está situado por arriba del hueso hioides. Su base o límite superior es la base del cráneo, su ápex o límite inferior está a la altura del cuerno menor del hueso hioides, el límite medial está formado por la capa media o visceral de la aponeurosis profunda del cuello y lateralmente está limitado por la capa superficial de la aponeurosis profunda del cuello que cubre la mandíbula, músculo pterigoideo medio y la glándula parótida. Anteriormente está delimitado por la aponeurosis interpterigoidea y el rafe pterigomandibular y su límite posterior es la aponeurosis prevertebral, por donde se puede comunicar con el espacio prevertebral. La apófisis estiloides y sus músculos dividen al espacio en 2 compartimientos, en el anterior o preestiloideo se localiza la arteria maxilar interna, el nervio alveolar inferior, el nervio lingual y el nervio aurículotemporal. En el compartimiento posterior o postestiloideo se localiza la vaina carotídea, arteria carótida, vena yugular interna, nervio vago, nervio glosofaríngeo, nervio hipogloso, cadena simpática y ganglios linfáticos. El espacio parafaríngeo tiene varias comunicaciones con otros espacios: una posteromedial con el espacio retrofaríngeo, una inferior con el espacio submandibular y una lateral con el espacio masticatorio. La arteria carótida atraviesa el espacio parafaríngeo y entra al tórax. Las infecciones periamigdalinas se difunden lateralmente al espacio parafaríngeo.

11.2.- ESPACIO SUBMANDIBULAR

El espacio submandibular se localiza en el triángulo digástrico, limitado en su parte superior por la mucosa del piso de la boca, en su porción superolateral por la mandíbula, lateralmente por la capa superficial de la aponeurosis profunda, e inferiormente por la aponeurosis cervical profunda que se extiende desde la mandíbula hasta el hueso hioides. El músculo milohioideo se sitúa a la mitad anterior del espacio submandibular, creando dos compartimientos, el sublingual y el submaxilar. En el compartimiento sublingual se encuentra la glándula sublingual, el nervio hipogloso y el conducto de Wharton. El compartimiento submaxilar es dividido por el borde anterior del músculo digástrico, en una subdivisión central y otra lateral. La glándula submandibular ocupa ambos compartimientos.

11.3.- ESPACIO RETROFARÍNGEO

El espacio retrofaríngeo se localiza entre la aponeurosis prevertebral y la aponeurosis pretraqueal. Se extiende desde la base del cráneo hasta el mediastino a la altura de la vértebra T2 y de la bifurcación de la tráquea, donde se fusionan las dos aponeurosis a la altura de la 1^era^ vértebra torácica.

11.4.- ESPACIO PERIAMIGDALINO

El espacio periamigdalino está limitado medialmente por la amígdala palatina, lateralmente por el músculo constrictor superior, anteriormente por el músculo palatogloso del pilar anterior amigdalino y posteriormente por el músculo palatogloso del pilar amigdalino posterior.

11.5.- ESPACIO PREVERTEBRAL

El espacio prevertebral se localiza anterior a los cuerpos vertebrales y posterior a la aponeurosis prevertebral, lateralmente está limitado por la fusión de la aponeurosis prevertebral con los procesos transversales de las vértebras. El espacio se extiende desde la base del cráneo hasta el cóccix.

11.6.- ESPACIO MASTICATORIO

El espacio masticatorio está por abajo del espacio temporal y anterolateral al espacio parafaríngeo. Está formado por la capa superficial de la aponeurosis cervical, que cubre el músculo masetero lateralmente y al músculo pterigoideo medio medialmente. Este espacio se continúa subperiósticamente con el espacio mandibular, siendo el borde posterior de la rama ascendente de la mandíbula su límite posterior, el borde anterior del masetero y el músculo pterigoideo medio su límite anterior y la superficie inferior de la rama ascendente de la mandíbula su límite inferior. Dentro del espacio se localizan los músculos masetero y pterigoides, el ramo ascendente y el cuerpo de la mandíbula, el tendón temporal y los vasos y nervios alveolares inferiores.

11.7.- ESPACIO "PELIGROSO"

El espacio "peligroso" se localiza inmediatamente por detrás del espacio retrofaríngeo y anterior al espacio prevertebral, entre las divisiones alar y prevertebral de la capa profunda de la aponeurosis profunda del cuello. Se extiende desde la base del cráneo, hasta el mediastino posterior y diafragma. Lateralmente está limitado por la fusión de las aponeurosis alar y prevertebral con los procesos transversales de las vértebras.

11.8.- ESPACIO PRETRAQUEAL

El espacio pretraqueal se encuentra entre la capa media de la aponeurosis profunda por delante y la tráquea posteriormente. Se extiende desde el cartílago tiroides hasta el mediastino superior.

11.9.- ESPACIO PAROTÍDEO

El espacio parotídeo contiene a la glándula parótida, ganglios linfáticos y a las ramas extracraneales del nervio facial. Se extiende superiormente desde el conducto auditivo externo y la punta de la mastoides, hasta el ángulo de la mandíbula inferiormente. La cola de la parótida se inserta inferiormente entre el músculo cutáneo del cuello y el esternocleidomastoideo, en el área del espacio submandibular posterior. El espacio parotídeo está rodeado por fuera por la aponeurosis superficial del cuello. Se relaciona medialmente con el espacio parafaríngeo, anteriormente con el espacio masticatorio y superiormente con el espacio carotídeo.

11.10.- ESPACIO TEMPORAL

El espacio temporal se encuentra entre la aponeurosis temporal y el periostio del hueso temporal, el cual está dividido por el músculo temporal en un compartimiento profundo y otro superficial.

11.11.- ESPACIO CAROTÍDEO

El espacio carotídeo está formado por las tres capas de la aponeurosis profunda que forman la vaina carotídea. La pared anteromedial es la capa pretraqueal, la posterior es la capa prevertebral y la lateral está formada por la capa superficial de la aponeurosis profunda. Dentro de la vaina carotídea se encuentra la arteria carótida, la vena yugular interna y el nervio vago.

REFERENCIAS BIBLIOGRÁFICAS

1. Grodinsky M, Holyoke E: The fascia and fascial spaces of the head, neck, and adjacent regions. Am J Anat 1938;63:367.408.

2. Hollinsehead WH. Anatomy for Surgeons. Vol. 1. The Head and Neck. 2nd. ed. Hoeber Medical Division 1968. New York.

3. Levitt GW: Cervical fascia and deep neck infections. Otolaryngol Clin North Am 1976;9:703-716.

4. Lindner HH: The anatomy of the fasciae of the face and neck with particular reference to the spread and treatment of intraoral infections (Ludwig's) that have progressed into adjacent fascial spaces. Ann Surg 1986;204(6):705-14.

5. Paff GH. Anatomy of the Head and Neck. 1973 W.B. Saunders Co. Philadelphia.

6. Paonessa DF, Godstein JC: Anatomy and physiology of head and neck infections (with emphasis on the fascia of the face and neck. Levitt GW: Cervical fascia and deep neck infections. Otolaryngol Clin North Am 1976;9:561-580.

7. Pontell J, Har-El G, Lucente FE: Retropharyngeal abscess: clinical review. Ear Nose Throat J 1995;74(10):701-704.

8. Rouviere, H, Delmas A. Anatomía humana descriptiva, topográfica y funcional. Tomo 1. Cabeza y Cuello.1991 Masson, S.A. Barcelona, España.

9. Sprinkle PM, Veltri RW, Kantor LM: Abscesses of the head and neck. Laryn-goscope1974;84(7): 1142-8.

10. Ungkanont K, Yellon RF, Weissman JL, et al: Head and neck space infections in infants and children. Otolaryngol Head Neck Surg 1995;112(3): 375-382.

11. Weber AL, Baker AS, Montgomery WW: Inflammatory lesions of the neck, including fascial spaces-evaluation by computed tomography and magnetic resonance imaging. Isr J Med Sci 1992; 28(3-4): 241-249.

CAPÍTULO 46 | INFECCIONES PROFUNDAS DEL CUELLO

Dr. Javier Dibildox M.

Las infecciones profundas del cuello en la era preantibiótica se relacionaban con una morbilidad y mortalidad muy elevada. En la actualidad han disminuido significativamente, pero la aparición de cepas bacterianas multiresistentes y de cepas atípicas en los pacientes con SIDA y en los pacientes en quimioterapia o inmunodeprimidos durante el transplante de órganos se han incrementado. La complejidad de la anatomía del cuello, la profundidad, la intercomunicación de los espacios infectados, la diseminación a la vía aérea, tórax, mediastino y la proximidad con las estructuras vasculares, neurales, viscerales y óseas, dificultan el diagnóstico y manejo de éstas infecciones.

1.- ANATOMÍA

La aponeurosis cervical está formada por varias capas de tejido conectivo fibroso que rodean órganos, músculos, vasos y nervios del cuello y los separan en diferentes espacios profundos que potencialmente favorecen la diseminación de las infecciones. El hueso hioides es la estructura más importante que limita la diseminación de las infecciones. Los espacios formados por las aponeurosis que rodean a los músculos presentan mayor resistencia a la diseminación distal de las infecciones, que los espacios donde la aponeurosis cubre a las vísceras o a los vasos sanguíneos. Existen 11 espacios en el cuello donde unos se extienden a todo lo largo del cuello, otros están situados por arriba y otros por debajo del hueso hioides. Los espacios profundos del cuello más importantes son el parafaríngeo, periamigdalino, prevertebral, retrofaríngeo y el submandibular. Otros espacios de menor importancia clínica son el carotídeo, el "peligroso", el masticatorio, el parotídeo, el pretraqueal y el temporal, que si no se tratan adecuadamente, muestran una alta morbilidad y mortalidad.

2.- EPIDEMIOLOGÍA

Se estima que en los países con carencias económicas, educativas y tecnológicas, las infecciones profundas del cuello son más frecuentes y presentan una mayor morbilidad y mortalidad, debido a que los pacientes usualmente ingresan a los hospitales cuando la enfermedad es muy avanzada. Antes de la aparición de los antibióticos, el 70% de las infecciones de los espacios profundos del cuello eran causadas por infecciones amigdalinas y faríngeas.

3.- PATOFISIOLOGÍA

Las infecciones de los espacios profundos del cuello son causados por la diseminación por vía linfática, linfadenitis supurativa o por una herida penetrante de la cavidad oral, nariz, senos paranasales, faringe, cara o cuello. Si el proceso infeccioso progresa por un retraso en el diagnóstico y tratamiento, o cuando la infección es provocada por microorganismos agresivos o por una inmunosupresión del paciente, se puede formar un absceso profundo del cuello. La licuefacción de los tejidos por la infección se inicia entre los 7 y 14 días y puede progresar rápidamente con una inflamación con celulitis o con un absceso con secreción purulenta. Si el paciente no es diagnosticado y tratado adecuadamente, el absceso profundo puede diseminarse a otro espacio y complicarse con la extensión al tórax, tráquea o mediastino, o causar trombosis vascular por invasión al espacio carotídeo.

4.- ETIOLOGÍA

En la actualidad, las infecciones amigdalinas constituyen la causa más frecuente de infecciones profundas del cuello en los niños, seguidas por las infecciones dentales. Otras causas son la linfadenitis cervical, infecciones y abscesos dentales, cirugía maxilofacial, sialoadenitis aguda y crónica, sialectasias, lesiones penetrantes durante la realización de una endoscopia rígida, traumatismos orales y faríngeos por heridas penetrantes, cuerpos extraños, accidentes, malformaciones y quistes cervicales infectados, tromboflebitis de la vena yugular interna, osteomielitis de la columna cervical y el uso de drogas intravenosas. En un 20 a 50% de los casos, el origen de la infección no es identificable.

5.- BACTERIOLOGÍA

En los cultivos de los abscesos cervicales es frecuente encontrar una flora mixta productora de β-lactamasas. Entre los gérmenes aeróbicos gram (+) destacan el *Streptococcus β-hemolyticus* del Grupo A, *Streptococcus viridians*, *Streptococcus pneumoniae* y el *Staphylococcus aureus*. Los gérmenes anaerobios más frecuentes son los *Fusobacterium nucleatum*, *Bacteroides melaninogenicus*, *Bacteroides oralis*, *Spirocheta*, *Peptostreotococcus* y *Neiseria* sp. Ocasionalmente se cultiva *Pseudomonas* sp., *Escherichia coli* y *Haemophilus influenzae*.

Los gérmenes aerobios y anaerobios gram (-) son comunes con un franco predominio de los gérmenes anaerobios en las infecciones de origen dental. En un estudio de la microbiología de los abscesos retrofaríngeos se encontró una infección polimicrobiana en el 90% de los pacientes, con gérmenes aerobios en todos los cultivos y anaerobios en más del 50% de los pacientes.

6.- CUADRO CLÍNICO

Durante el interrogatorio se investigan los antecedentes de infecciones respiratorias superiores, trabajos dentales, endoscopias recientes, ingestión de cuerpos extraños, SIDA, inmunosupresión por transplante de órganos y traumatismos en la cara y cuello, asociados con dolor, disfagia y fiebre. En la fase temprana algunos pacientes manifiestan dolor en el sitio primario de la infección, fiebre elevada, disfagia y malestar general. Posteriormente el dolor se incrementa y se agrega trismo y dolor en el cuello o mandíbula.

El cuello puede ser asimétrico, con linfadenopatía o con una masa dolorosa fluctuante. Los pacientes con taquipnea, taquicardia, disnea y estridor, corren el riesgo de una obstrucción respiratoria súbita. Las infecciones de cada espacio profundo del cuello presentan signos y síntomas característicos.

7.- ABSCESOS PROFUNDOS DEL CUELLO

7.1.- ABSCESO DEL ESPACIO PARAFARÍNGEO

El espacio parafaríngeo tiene la forma de un cono invertido situado por arriba del hueso hioides. Su base o límite superior es la base del cráneo, su ápex o límite inferior es el cuerno menor del hueso hioides, el límite medial está formado por la capa media o visceral de la aponeurosis profunda del cuello, lateralmente está limitado por la capa superficial de la aponeurosis profunda del cuello que cubre a la mandíbula, músculo pterigoideo medio y a la glándula parótida. Anteriormente está limitado por la aponeurosis interpterigoidea y el rafe pterigomandibular y su límite posterior es la aponeurosis prevertebral por donde se puede comunicar con el espacio prevertebral. La apófisis estiloides y sus músculos dividen al espacio en 2 compartimientos. El comprartimiento anterior está por delate de la apófisis donde se localizan la arteria maxilar interna, el nervio alveolar inferior, el nervio lingual y el nervio aurículotemporal. El compartimiento posterior está por detrás de la apófisis, donde se localizan la vaina carotídea, arteria carótida, vena yugular interna, nervio vago, nervio glosofaríngeo, nervio hipogloso, cadena simpática y los ganglios linfáticos aferentes de la cavidad nasal, senos paranasales, nasofaringe, orofaringe y punta de la mastoides. El espacio parafaríngeo tiene comunicaciones con otros espacios profundos del cuello: una comunicación posteromedial se comunica con el espacio retrofaríngeo, otra comunicación inferior con el espacio submandibular y otra comunicación lateral con el espacio masticatorio. La arteria carótida atraviesa el espacio y entra al tórax. Las infecciones dentales, amigdalinas, faríngeas, parotídeas, nasosinusales y mastoideas, como el absceso de Bezold, pueden formar abscesos en el espacio parafaríngeo. Se manifiestan con fiebre, trismo, salivación, disfagia, odinofagia y la pared lateral faríngea se desplazada medialmente. Las infecciones periamigdalinas se difunden lateralmente al espacio parafaringeo.

7.2.- ABSCESO DEL ESPACIO PERIAMIGDALINO

El espacio periamigdalino está limitado medialmente por la cápsula de la amígdala palatina, lateralmente por el músculo constrictor superior, anteriormente por el músculo palatogloso del pilar amigdalino anterior y posteriormente por el músculo palatogloso del pilar amigdalino posterior. El absceso periamigdalino es la infección más común de los espacios profundos del cuello en los niños y adolescentes. Se manifiesta como una colección purulenta, casi siempre unilateral, localizada entre la cápsula amigdalina y el músculo constrictor superior de la faringe. Afecta con mayor frecuencia a los niños mayores y adolescentes que no padecen de amigdalitis frecuentes y en los pacientes con cuadros de amigdalitis recurrente o crónica, tratados en forma inadecuada. Es difícil diferenciar entre la celulitis y el absceso periamigdalino en la fase inicial de la enfermedad, por lo que el diagnóstico se confirma cuando se aspira o drena pus en el área periamigdalina.

El cuadro clínico se caracteriza por dolor faríngeo intenso, odinofagia, disfagia, voz apagada, fiebre elevada, escalofríos, trismo, cefalea, otalgia ipsilateral, halitosis, deshidratación y salivación. Los signos del absceso periamigdalino son el edema del paladar, desplazamiento medial de la úvula, crecimiento y desplazamiento hacia la línea media de la amígdala afectada y adenopatía cervical. Generalmente no hay membranas purulentas en la superficie de la amígdala afectada, a pesar de la severidad de la enfermedad.

7.3.- ABSCESO DEL ESPACIO PREVERTEBRAL

El espacio prevertebral se extiende desde la base del cráneo hasta el cóccix. Se localiza por delante de los cuerpos vertebrales por detrás de la aponeurosis prevertebral y lateralmente está limitado por la fusión de la aponeurosis prevertebral con los procesos transversales de las vértebras. La causa más común de abscesos prevertebrales es el trauma iatrogénico durante una cirugía de la columna cervical, que pueden causar osteomielitis e inestabilidad de la columna cervical. Las infecciones de este espacio se extienden de la base del cráneo hasta el cóccix.

7.4.- ABSCESO DEL ESPACIO RETROFARÍNGEO

El espacio retrofaríngeo se localiza entre la aponeurosis prevertebral y la aponeurosis pretraqueal. Se extiende desde la base del cráneo hasta el mediastino, a la altura de la vértebra T2 y de la bifurcación de la tráquea, donde se fusionan las 2 aponeurosis a la altura de la 1ª vértebra torácica. En su interior se localizan los ganglios linfáticos retrofaríngeos. En los adultos las infecciones del espacio retrofaríngeo pueden ser causadas por una perforación traumática de la pared faríngea posterior o del esófago, o por un cuerpo extraño impactado. En los niños más del 60% de los abscesos son causados por la infección de los ganglios retrofaríngeos, asociada a una infección de las vías aéreas superiores, adenoiditis, infecciones rinosinusales y de la nasofaringe. En el 96% de los casos ocurre en niños menores de 6 años, y en el 50% en los niños de 6 a 12 años de edad. Indirectamente la infección en el espacio parafaríngeo puede extenderse al espacio retrofaríngeo. El absceso crece hacia adelante desplazando a uno o ambos lados de la pared posterior de la faringe, obstruyendo la vía aérea. Los abscesos pueden drenar espontáneamente a la faringe, provocando en algunos casos broncoaspiración del material purulento, o se extienden lateralmente al espacio parafaríngeo, o inferiormente al espacio prevertebral por donde se dirigen al mediastino.

Los pacientes presentan fiebre, disfagia, odinofagia, salivación, dificultad respiratoria y adenopatía cervical.

7.5.- ABSCESO DEL ESPACIO SUBMANDIBULAR

El espacio submandibular se localiza en el triángulo digástrico limitado en su parte superior por la mucosa del piso de la boca, la mandíbula en su porción superolateral, lateralmente por la capa superficial de la aponeurosis profunda, e inferiormente por la aponeurosis cervical profunda que se extiende desde la mandíbula hasta el hueso hioides.

El músculo milohioideo se sitúa a la mitad anterior del espacio submandibular, creando 2 compartimientos: el sublingual y el submaxilar. En el compartimiento sublingual se encuentra la glándula sublingual, el nervio hipogloso y el conducto de Wharton. El compartimiento submaxilar es dividido por el borde anterior del músculo digástrico en una subdivisión central y otra lateral. La glándula submandibular ocupa ambos compartimientos.

La angina de Ludwig se presenta con mayor frecuencia entre los 20 y 50 años de edad y rara vez se ve en los niños. La angina de Ludwig es una celulitis rápidamente progresiva, localizada en el espacio submandibular que afecta las áreas sublingual y submentoniana y los tejidos blandos del piso de la boca, sin involucrar los ganglios linfáticos. Se presenta en los pacientes con enfermedad periodental, abscesos del 2º 3er molar, sialoadenitis de las glándulas submandibular y sublingual, lesiones penetrantes del piso de la boca y fracturas mandibulares. Es una celulitis aguda bilateral del espacio submandibular que se extiende al espacio sublingual a través de las separaciones aponeuróticas. Progresa en pocas horas causando induración de los tejidos y luego se desarrolla un flemón serosanguíneo con poca formación de pus, que afecta al piso de la boca y al espacio submandibular, lo que puede desplazar la lengua hacia arriba y atrás, provocando una obstrucción respiratoria. Son infecciones de una flora mixta oral que involucra a gérmenes aerobios y anaerobios. La combinación de organismos aerobios y anaerobios estimula la producción de endotoxinas como la colagenasa, hialuronidasa y las proteasas, las cuales promueven la progresión rápida de la infección que presenta con necrosis tisular, tromboflebitis local, olor fétido y formación de gas. Las bacterias anaerobias más frecuentes son la *Prevotella*, *Porphyromonas*, *Fusobacterium* y *Peptostreptococos* spp; y las bacterias aerobias son el *Streptococcus a hemolitycus* del grupo A, *Streptococcus* del grupo A, *Streptococcus viridans*, *Staphylococcus aureus* y *Haemophilus influenzae*.

La angina de Ludwig se manifiesta con dolor, disfagia, trismus, edema e induración del espacio submandibular por arriba del hueso hioides. Las infecciones del espacio submandibular se pueden extender a los espacios parafaríngeo, retrofaríngeo y parotídeo si no son tratadas pronta y adecuadamente. La radiografía lateral de cuello es útil para observar el desplazamiento de la pared posterior de la faringe, junto con la presencia de gas libre. La tomografía computarizada muestra áreas de celulitis y abscesos en los tejidos blandos de los espacios submandibular y sublingual.

7.6.- ABSCESO DEL ESPACIO CAROTÍDEO

El espacio carotídeo está formado por las 3 capas de la aponeurosis profunda que constituyen a la vaina carotídea. La pared anteromedial es la capa pretraqueal, la pared posterior es la capa prevertebral y la pared lateral está formada por la capa superficial de la aponeurosis profunda. Dentro de la vaina carotídea se encuentra la arteria carótida, la vena yugular interna, el nervio vago y las fibras simpáticas postganglionares. Las infecciones del espacio carotídeo pueden ser causadas indirectamente por la diseminación de una infección del espacio parafaríngeo o directamente por la inyección de drogas, causando una tromboflebitis que envía émbolos sépticos al corazón y al pulmón. La arteria carótida puede trombosarse, formar aneurismas o se erosiona la pared arterial. Cuando se lesiona la cadena simpática se manifiesta como síndrome de Horner.

7.7.- ABSCESO DEL ESPACIO PRETRAQUEAL

El espacio pretraqueal se encuentra entre la capa media de la aponeurosis profunda por delante y la tráquea por detrás. Se extiende desde el cartílago tiroides hasta el mediastino superior. Dentro del espacio se encuentran los músculos infrahioideos, tráquea, glándula tiroides y esófago cervical. La causa más frecuente de infecciones del espacio pretraqueal, es la perforación de la pared anterior del esófago durante la endoscopia, traumatismos o extracción de cuerpos extraños. Se manifiesta con disfagia, odinofagia, dolor, tos, disfonía, y en algunos casos, obstrucción respiratoria.

7.8.- ABSCESO DEL ESPACIO MASTICATORIO

El espacio masticatorio está por abajo del espacio temporal y anterolateral al espacio parafaríngeo. Está limitado por el hueso esfenoides, por el aspecto posterior de la mandíbula y el arco cigomático, y lateralmente por la aponeurosis media del músculo pterigoideo y medial al músculo masetero. En el espacio se localizan el músculo masetero, los músculos pterigoideos, el ramo y cuerpo de la mandíbula, el tendón temporal y los vasos y nervios alveolares inferiores. Las infecciones del espacio masticatorio resultan generalmente de las infecciones dentales, particularmente de los 2os y 3^{eros} molares inferiores o por las infecciones relacionadas con la fijación y remoción de los alambres utilizados en el tratamiento de las fracturas faciales. La infección asciende al músculo masetero o al pterigoideo medio. Las manifestaciones clínicas son el dolor en la región del ramo ascendente de la mandíbula, fiebre y trismo. Las infecciones del espacio masticatorio se pueden extender a los espacios parafaríngeo, submandibular, parotídeo o temporal.

7.9.- ABSCESO DEL ESPACIO "PELIGROSO"

El espacio "peligroso" se localiza inmediatamente por detrás del espacio retrofaríngeo y anterior al espacio prevertebral, entre las divisiones alar y prevertebral de la capa profunda de la aponeurosis profunda del cuello. Se extiende desde la base del cráneo hasta el mediastino posterior y el diafragma. Lateralmente está limitado por la fusión de las aponeurosis alar y prevertebral y con los procesos transversales de las vértebras. Este espacio provee la ruta anatómica más impostante para la diseminación de una infección entre el cuello y el tórax. Las infecciones del espacio "peligroso" pueden ser extensiones de un absceso retrofaríngeo, parafaríngeo o prevertebral. Las infecciones de éste espacio se difunden rápidamente por el tejido laxo areolar que lo forma causando empiema, mediastinitis y sepsis.

7.10.- ABSCESO DEL ESPACIO PAROTÍDEO

El espacio parotídeo está rodeado por fuera por la aponeurosis superficial del cuello, su aspecto superomedial está abierto comunicándose con el espacio parafaríngeo y está cruzado por la arteria carótida externa, vena facial posterior y por el nervio facial. Se manifiesta con fiebre, deshidratación, edema y eritema de la glándula parótida, dolor severo durante la masticación y trismo. Las infecciones parotídeas se pueden extender al espacio parafaríngeo. La sialoadenitis aguda supurativa es la causa más frecuente de las infecciones del espacio parotídeo.

7.11.- ABSCESO DEL ESPACIO TEMPORAL

El espacio temporal se encuentra entre la aponeurosis temporal y el periostio del hueso temporal, dividido por el músculo temporal en un compartimiento profundo y otro superficial. Dentro del espacio se encuentra la arteria maxilar interna y la arteria y nervio alveolar inferior.

Las infecciones del espacio temporal son poco frecuentes y se relacionan con la otitis media crónica fistulizada y senos preauriculares infectados. Se manifiestan con dolor, edema y trismo.

8.- ESTUDIOS AUXILIARES DE DIAGNÓSTICO

Los estudios de laboratorio solicitados son la biometría hemática completa con diferencial, pruebas de coagulación, cultivos sanguíneos en los pacientes febriles y sépticos y cultivos de la secreción cuando sea posible.

8.1.- IMAGENOLOGÍA

La valoración por estudios de imagen de los abscesos profundos del cuello facilita el diagnóstico, localización, detección de la diseminación del infiltrado inflamatorio, localización del absceso y su relación con las estructuras vasculares y neurales del cuello. La placa lateral de cuello permite valorar el espacio retrofaríngeo cuando se sospecha un flemón o un absceso, además se pueden detectar algunos cuerpos extraños radiopacos, aire subcutáneo, niveles hidroaéreos y erosión de los cuerpos vertebrales. Cuando hay un engrosamiento de los tejidos de la región prevertebral mayor de 7 mm, sobre la 2ª vértebra cervical, o mayor de 14 mm en los niños y de 22 mm en los adultos a la altura de la 6ª vértebra cervical, es sugestivo de una patología retrofaríngea. Cuando se sospecha una infección de origen dental, las radiografías panorámicas permiten valorar los ápices de los 2ᵒˢ y 3ʳᵒˢ molares, que se extienden por debajo del músculo milohiodeo. La placa de tórax permite valorar el mediastino, parénquima pulmonar, presencia de aire subcutáneo en el mediastino y desplazamiento de la vía aérea. La tomografía computarizada define la localización, límites y la relación con las estructuras neurovasculares del absceso cervical. Se pueden visualizar entre los tejidos inflamatorios, bolsas de aire en las infecciones anaeróbicas o cuando hay una comunicación con una fístula. Los abscesos se ven como lesiones de baja densidad, con refuerzo en sus bordes, niveles hidroaéreos y loculaciones. La resonancia magnética también es muy útil en la valoración de los tejidos blandos del cuello.

9.- TRATAMIENTO

El manejo de la vía aérea es prioritario en los pacientes con abscesos profundos del cuello. Los casos no severos se dejan en observación, pero en las emergencias la intubación orotraqueal, nasotraqueal, con mascarilla laríngea, traqueotomía o cricotirotomía, deberán realizarse lo más pronto posible. La intubación en los pacientes con abscesos profundos del cuello, con frecuencia es muy difícil, debido al edema que distorsiona las estructuras de la faringe, o por los abscesos retrofaríngeos o periamigdalinos que pueden romperse con la manipulación y provocar una broncoaspiración, obstrucción de la vía aérea o muerte. Otros factores que dificultan la intubación son el trismo, la compresión externa de la vía aérea y la rigidez o inestabilidad de la columna cervical. En estos pacientes la traqueotomía con anestesia local es más segura.

Se debe canalizar al paciente para hidratarlo, corregir las alteraciones metabólicas, e iniciar la administración empírica de antibióticos efectivos en contra de los gérmenes aerobios y anaerobios gram (+) y gram (-) productores de β-lactamasas. El antibiótico puede ser sustituido una vez obtenido el resultado de los cultivos. El antibiótico intravenoso debe continuarse hasta que el paciente mejore clínicamente y permanezca afebril al menos durante 48 horas. Posteriormente se continúa con la administración oral de antibióticos. Algunos pacientes con abscesos pequeños responden favorablemente al tratamiento médico, pero en los pacientes muy tóxicos con abscesos grandes, complicaciones o los que no mejoran después de 40 a 72 horas de tratamiento intravenoso, el drenaje de los abscesos es el tratamiento de elección. La aspiración con aguja fina puede intentarse en los abscesos pequeños y en los pacientes inestables, sin embargo, la mayoría de los abscesos son tratados con un abordaje amplio transcervical, lo que facilita la identificación de las estructuras neurovasculares. Los abscesos retrofaríngeos pequeños pueden ser drenados por un abordaje transoral, poniendo especial cuidado en evitar la obstrucción de la vía aérea y la broncoaspiración del material purulento.

Los abscesos periamigdalinos generalmente son drenados por vía transoral con anestesia local. Sin embargo, en los niños con frecuencia deben ser drenados bajo anestesia general, situación que permite la amigdalectomía en algunos casos selectos. En los abscesos del cuello la debridación es extensa y la cavidad del absceso debe ser irrigada copiosamente,

10.- COMPLICACIONES

Los abscesos cervicales no tratados o tratados inadecuadamente, tienden a extenderse a otros espacios o causar obstrucción de la vía aérea por compresión de la tráquea, broncoaspiración por perforación de un absceso retrofaríngeo o por la ruptura del mismo durante la intubación. La complicación más frecuente de los abscesos profundos del cuello es la trombosis de la vena yugular interna que se manifiesta con calosfríos, fiebre, edema y dolor a la palpación a lo largo del trayecto de la vena yugular, por debajo del músculo esternocleidomastoideo. Con frecuencia hay desprendimiento de trombos sépticos que pueden causar meningitis, trombosis del seno lateral, infartos pulmonares y focos sépticos en otras partes del cuerpo humano. La tomografía computarizada con contraste muestra una zona de baja intensidad, que corresponde al trombo intraluminal, rodeada por una pared resaltada por una reacción inflamatoria de diferentes intensidades. En la resonancia magnética se muestra el trombo en T1 y T2 como lesiones de alta intensidad.

El tratamiento de la trombosis yugular requiere la exploración inmediata del espacio faríngeo involucrado y la exploración de la vaina carotídea, ligando la vena yugular por arriba y por abajo del trombo, para disminuir la probabilidad de embolias sépticas o de aire, por la manipulación de la vena trombosada. La sospecha de una posible ruptura de la arteria carótida requiere un manejo quirúrgico inmediato, con control distal y proximal del sistema carotídeo y ligadura del vaso lesionado. La ruptura de la carótida interna ocurre en el 62% de los casos, la ruptura de la carótida común en el 13% y de la carótida externa en el 25% de los casos. Es una complicación muy seria, caracterizada por sangrados recurrentes, formación de hematomas en los tejidos blandos, choque hipovolémico, síndrome de Horner ipsilateral y parálisis del nervio glosofaríngeo y del nervio hipogloso.

La causa más frecuente de mediastinitis ocurre en las perforaciones esofágicas, seguido por la extensión al mediastino de un absceso del espacio retrofaríngeo, particularmente del espacio "peligroso". Se manifiesta con fiebre elevada, calosfríos, disnea y dolor torácico.

En la placa de tórax, tomografía computarizada y resonancia magnética se encuentra ensanchamiento del mediastino, edema y derrame. El tratamiento de la mediastinitis requiere de un drenaje desde el cuello a través de una apertura supraesternal o por medio de una toracotomía. La fascitis necrotizante se puede presentar en cualquier infección del cuello. En la fase temprana presenta edema cervical, eritema y fiebre. La necrosis se extiende rápidamente a través de los tejidos blandos del cuello, principalmente en los pacientes inmunodeprimidos. La infección por lo general es polimicrobiana, con predominio del *Streptoccocus*.

El tratamiento consiste en la administración intravenosa de antibióticos, debridación y drenaje quirúrgico. La falla terapéutica provoca mediastinitis y choque séptico.

La tomografía computarizada revela engrosamiento de la piel, tejido subcutáneo, aponeurosis y músculos. Además se ven adenopatías, atrapamiento de aire y abscesos en diversos espacios profundos del cuello.

REFERENCIAS BIBLIOGRÁFICAS

1. Barratt G, Koopman C, Coulthard S: Retropharyngeal abscess: A ten year experience. Laryngoscope 1984;94:455-463, 1984.

2. Becker MB, Zbaren P, Hermans R, et al: Necrotizing fasciitis of the head and neck: Role of CT in diagnosis and management. Radiology 1997;202:471-476.

3. Bluestone CD: Head and neck space infections in infants and children. Otolaryngol Head Neck Surg 995;112:375-382.

4. Boucher C, Dorion D, Fisch C: Retropharyngeal abscesses: A clinical and radiologic correlation. J Otolaryngol 1999;28:134-137.5. Braun L, Hoffman J,

5. Malko J, et al: Jugular venous thrombosis: MR imaging. Radiology 1985;157:357-360.

6. Brodsky L, Belles W, Brody A, et al: Needle aspiration of neck abscesses in children. Clin Pediatr 1992;31:71-76.

7. Dzyak WR, Zide MF: Diagnosis and treatment of lateral pharyngeal space infections. J Oral Maxillo Surg 1984;42:243-249.

8. El-Sayed Y, Dousary SA: Deep neck space abscesses. J Otolaryngol 1995;25:227-233.

9. Johnson JT: Abscesses and deep space infections of the head and neck. Infect Dis Clin North Am 1992;6:705-717.

10. Levitt GW: Cervical fascia and deep neck infections. Otolaryngol Clin North Am 1976;9:703-716.

11. Maisel RH, Karlen R : Cervical necrotizing fasciitis. Laryngoscope 1994;104:795-798.

12. Marra S, Hotaling AJ: Deep neck infections. Am J Otolaryngol 1996;17:287-298.

13. Nguyen VD, Potter JL, Hersh-Schick M: Ludwig angina: An uncommon and potentially lethal neck infection. AJNR Am J Neuoradiol 1992;13:215-219.

14. Nusbaum AO, Som PM, Rothschild MA, et al: Recurrence of a deep neck infection: A clinical indication of an underlying congenital lesion. Arch Otolaryngol Head Neck Surg 1999;125:1379-1382.

15. Patel S, Brenman J: Diagnosis of internal jugular vein thrombosis by computed tomography. J Comput Assist Tomogr 1981;5:197-200.

16. Sethi DS, Stanley RE: Parapharyngeal abscesses. J Laryngol Otol 1991;105:1025-1030.

17. Ungkanont K, Yellon RF, Weissman JL, et al: Head and neck space infections in infants and children. Otolaryngol Head Neck Surg 1995;112:375-382.

18. Welsh LW, Welsh JJ, Gregor FA: Radiographic analysis of deep cervical abscesses. Ann Otol Rhinol Laryngol 1992;101:854-860.

19. Wholey M, Bruwer A, Baker H: The lateral roentgenogram of the neck. Radiology 1958;71:350-356.

20. Wills PI, Vernon RP: Complications of neck space infections of the head and neck. Laryngoscope 1981;91:1129-1136.

CAPÍTULO 47 | SENOS, QUISTES, FÍSTULAS Y MASAS CERVICALES

Dr. Javier Dibildox M.

1.- INTRODUCCIÓN

Las malformaciones congénitas de la cabeza y cuello se forman durante la transformación del aparato branquial en las estructuras anatómicas de la cabeza y cuello. El desarrollo embriológico de la porción lateral del cuello está relacionado con el sistema branquial. La mayoría de las anomalías congénitas son formadas por los restos del aparato branquial, que normalmente son eliminados durante el desarrollo normal de las estructuras del cuello. Cuando la linfadenopatía en el cuello es el único hallazgo clínico, se deben investigar diferentes etiologías como las lesiones congénitas, linfomas, síndrome de inmunodeficiencia adquirido, un cáncer primario del cuello, o una metástasis de un primario de las mucosas y epitelios de la cabeza y cuello. Se entiende por linfadenopatía al incremento en el tamaño, consistencia y número de los ganglios cervicales, manifestados en forma aguda o crónica, generalizada o localizada, unilateral o bilateral. El crecimiento de un ganglio linfático puede ser causado por la proliferación o invasión de células inflamatorias o por la infiltración de células neoplásicas.

2.- EMBRIOLOGÍA

Las estructuras de la cara, cuello, orofaringe y laringe se desarrollan del aparato branquial. Hay 6 arcos branquiales compuestos por una barra de mesodermo. El sistema de los arcos branquiales inicia su desarrollo alrededor de la 2ª semana de vida embrionaria y se completa entre la 6ª y 7ª semana de la gestación. El sistema branquial consiste en 5 arcos de origen mesodérmico, que contienen unos surcos externos de origen ectodérmico y unas bolsas internas de origen endodérmico. Cada arco, surco y bolsa branquial forman diversas estructuras y cada arco está provisto de un esqueleto cartilaginoso, músculo, nervio y arteria. La arteria del 1er arco es la maxilar y la del 2° arco generalmente desaparece. La persistencia de la arteria estapedial es un ejemplo de la no degeneración de la arteria del 2° arco.

Del 1er arco branquial se origina la mandíbula, dientes, los 2/3 anteriores de la lengua, cabeza del martillo, cuerpo del yunque, la porción superior del pabellón auricular, la arteria facial, el nervio trigémino, los músculos masetero, temporal, pterigoideo externo, pterigoideo interno, vientre anterior del digástrico, milohioideo, músculo tensor del tímpano y el músculo tensor del velo del paladar. Del 2° arco branquial se origina el cuerno menor del hueso hioides, la porción anterior de la base de la lengua, el mango del martillo, el proceso largo del yunque, la superestructura del estribo, los músculos miméticos faciales, el músculo cutáneo del cuello, músculo del estribo, vientre posterior del digástrico, arteria estapedial y el nervio facial. Del 3er arco branquial se origina la base de la lengua, el cuerno mayor y el cuerpo del hueso hioides, el músculo estilohioideo, músculo constrictor superior y el nervio glosofaríngeo.

De los arcos branquiales 4° y 6° se originan los cartílagos de la laringe, los músculos faríngeos, el arco de la aorta, vasos subclavios y el nervio vago se deriva del 3er arco y el nervio espinal del 4° arco branquial.

De la 1ª bolsa branquial se origina la trompa de Eustaquio, la caja del tímpano y las celdillas mastoideas. De la 2ª bolsa faríngea se origina la fosa amigdalina y las amígdalas. De la 3ª bolsa branquial se origina el seno piriforme, las glándulas paratiroides inferiores y el timo. De la 4ª bolsa branquial se originan las glándulas paratiroides superiores y la porción cervical del esófago. (Fig. 1)

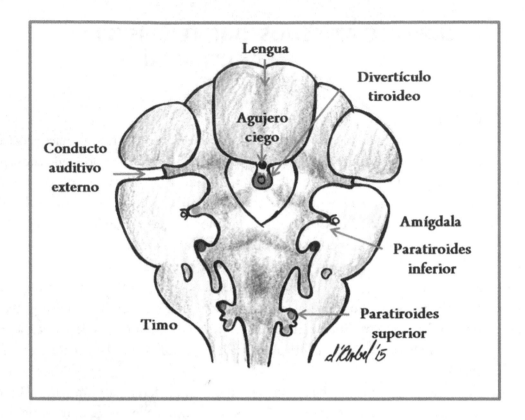

Fig. 1.- Embriología de las estructuras de la cabeza y cuello

La glándula tiroides inicia su desarrollo durante la 1^{era} y 2ª semana de la gestación y se completa alrededor de la 11ª semana. La glándula se forma a partir de un divertículo o tubérculo impar, localizado en el piso de la faringe en el lugar donde se formará el agujero ciego de la base de la lengua. La glándula forma 2 lóbulos y desciende a través de un canal, conocido como conducto tirogloso, situado en la línea media del cuello. Durante el descenso la glándula pasa por delante, atrás o a través del cuerpo del hueso hioides, y continúa su descenso para localizarse en la porción inferior del cuello. El tejido tiroideo ectópico ocurre con más frecuencia, en la base de la lengua y en el trayecto del conducto tirogloso.

El desarrollo del sistema linfático inicia alrededor de la 7ª semana de la gestación, con la formación de unos nódulos mesenquimatosos que se desprenden del sistema venoso que se unen y forman plexos linfáticos, sacos yugulares y sacos axilares, que al crecer se intercomunican con las venas yugulares internas ipsilaterales y contralaterales y con los sacos axilares. Continúan su crecimiento alargándose y ensanchándose, luego se unen a las estructuras linfáticas paratraqueales y del conducto torácico. En la fase final se fusionan formando un sistema continuo de canales linfáticos que se introducen en los tejidos vecinos. El conducto torácico y la cisterna terminan su desarrollo alrededor de la 10ª semana.

3.- INCIDENCIA

Los senos, quistes y fístulas derivados de los arcos branquiales corresponden a la tercera parte de las malformaciones congénitas del cuello. Las lesiones congénitas del 1er arco branquial ocupan aproximadamente el 8%, las del 2° arco son las más frecuentes ocupando el 90% de los casos y las del 3° y 4° arcos branquiales son muy raras. Los quistes tiroglosos son las masas más comunes localizadas en la línea media del cuello en los niños y ocurren con igual frecuencia en ambos sexos. Los hemangiomas son las malformaciones congénitas más frecuentes, con una incidencia del 0.3 al 2% al tiempo del nacimiento y de 10% al 1er año de edad. El 50 al 60% de los linfangiomas del cuello se presentan desde el nacimiento o durante el 1er año de vida y el 90% a los 2 años de edad.

4.- FISIOPATOLOGÍA

Las malformaciones branquiales se presentan como senos, fístulas o quistes. Diversas teorías existen sobre el desarrollo de las anomalías congénitas de los arcos branquiales, entre ellas la del cierre incompleto de los surcos y bolsas branquiales, o la teoría de la obliteración incompleta del seno de His. Los senos, fístulas y quistes cervicales congénitos están cubiertos por un epitelio estratificado escamoso que contiene glándulas sudoríparas, folículos pilosos y glándulas sebáceas, y en un 10% de los casos, el epitelio de recubrimiento es del tipo columnar ciliado. Las paredes pueden tener estructuras cartilaginosas.

5.- CLASIFICACIÓN

Las anomalías congénitas, originadas en el aparato branquial, se clasifican como senos, fístulas y quistes cervicales.

1.- Senos: Están formados por un conducto, con o sin formación de un quiste, que se comunica a la piel o a una víscera. (Fig. 2)

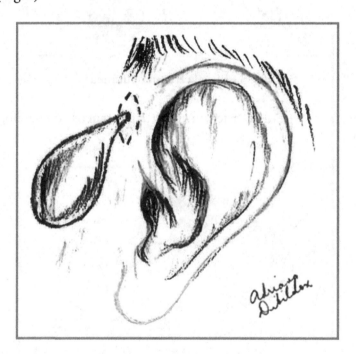

Fig. 2.- Seno preauricular.

2.- Fístulas: están formadas por un trayecto o conducto, provisto de una apertura visceral y de una apertura cutánea. (Fig. 3)

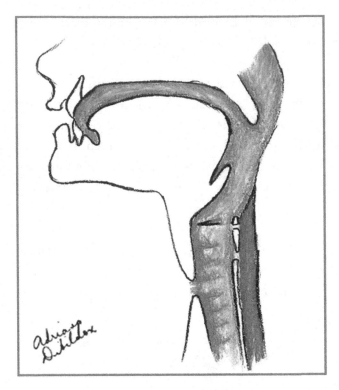

Fig. 3.- Fístula traqueocutánea.

3.- Quistes: Están formados por una estructura cubierta por mucosa o epitelio, sin apertura a la piel o las vísceras. (Fig. 4)

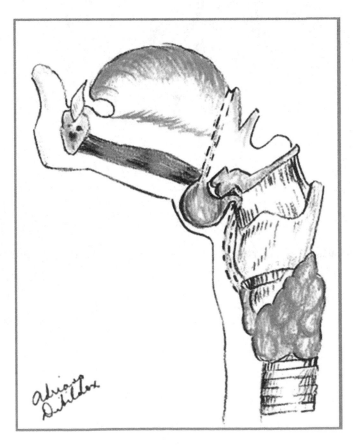

Fig. 4.- Quiste tirogloso.

5.1.- SENOS PREAURICULARES

Los senos preauriculares son inclusiones ectodérmicas aberrantes de los tubérculos auriculares, cubiertas por un epitelio escamoso estratificado, localizadas por delante y arriba del trago auricular. Los senos se presentan con un pequeño orificio que se dilata y se extiende por debajo de la piel, por detrás de la arteria temporal y termina en la porción cartilaginosa del conducto auditivo externo. Los senos pueden ser bilaterales, con tendencia familiar y están presentes desde el nacimiento

5.2.- FÍSTULAS BRANQUIALES

Las lesiones congénitas derivadas del 1er arco branquial, también llamadas auriculobranquiales, se clasifican como tipo I y tipo II. Las lesiones tipo I se originan en el surco branquial y se manifiestan como una duplicación del conducto auditivo externo, situado medial al pabellón auricular. Ocasionalmente se localizan en el surco postauricular. Están formadas por tejido epitelial y carecen de cartílago, glándulas y folículos pilosos. El trayecto fistuloso se extiende en una dirección anteromedial, que sigue un curso paralelo al conducto auditivo externo y termina en el mesotímpano. Las lesiones quísticas pueden atravesar la glándula parótida y ambas lesiones tienen una estrecha relación con el nervio facial.Las anomalías tipo II del 1er arco branquial son más frecuentes. Están formadas por ectodermo y mesodermo. Se localizan por arriba del hueso hioides y pasan por arriba del ángulo de la mandíbula, medial o lateral al nervio facial. En los casos en que se manifiestan como fístulas el tracto pasa sobre el borde del ángulo de la mandíbula, cruza la glándula parótida y termina con una apertura localizada en la unión ósteocartilaginosa del conducto auditivo externo.

Las anomalías del 2° arco branquial son las más frecuentes y pueden manifestarse como quistes, fístulas o senos. Los quistes son la anomalía más frecuente y predominan en el triángulo anterior del cuello, a la altura del hueso hioides. Su apertura se localiza en el borde anterior del músculo esternocleidomastoideo, en la unión de tercio inferior y el tercio medio, por debajo del hueso hioides. Cuando hay un tracto fistuloso, éste asciende por la vaina de la carótida, cruza a los nervios hipogloso y glosofaríngeo y pasa entre la carótida interna y la externa, para luego ascender a la fosa amigdalina donde se localiza la apertura de la fístula.

Las anomalías del 3er arco branquial son poco frecuentes. Se presentan también en el borde anterior del músculo esternocleidomastoideo, en la unión de tercio inferior y el tercio medio por abajo del hueso hioides, al igual que las anomalías del 2° arco branquial. Si hay una fístula, el tracto fistuloso asciende por la vaina de la arteria carótida, posterior a la carótida interna, cruza lateralmente al nervio hipogloso, da una vuelta medial a las carótidas por debajo del nervio hipogloso y lateral al nervio vago y luego penetra la membrana tirohioidea y se abre en el seno piriforme.

Las anomalías del 4° arco branquial son muy raras. El tracto desciende desde el vértice inferior del seno piriforme y continúa por dentro de la vaina de la carótida, medial a las arterias, baja al cuello y entra al tórax. En el lado derecho pasa por debajo de la arteria subclavia y sube entre los nervios laríngeo superior y laríngeo inferior. En el lado izquierdo el tracto baja anterior y por debajo del cayado aórtico y sube al cuello posterior a la arteria carótida común. Ambos lados terminan en la región peritiroidea, glándula tiroides o esófago cervical. La apertura cutánea se localiza en el borde anterior del músculo esternocleidomastoideo, en la porción inferior del cuello.

5.3.- QUISTE TIROGLOSO

Los quistes tiroglosos son las lesiones más frecuentes de la línea media de la porción superior del cuello. Durante el desarrollo el tracto une al agujero ciego con la glándula tiroides y gradualmente se reabsorbe, pero si persiste cualquier remanente de tejido tiroideo atrapado dentro del tracto, potencialmente puede convertirse en un quiste tirogloso. Se presentan desde el agujero ciego hasta la glándula tiroides. El tracto pasa por delante y luego por detrás o a través del hueso hioides en su camino a la porción inferior del cuello. Los quistes tiroglosos generalmente se presentan como una masa localizada en la línea media del cuello. En los niños ocurren con mayor frecuencia entre los dos y diez años de edad, pero el 50% se manifiesta en adultos jóvenes. (Fig. 5) Con frecuencia aparecen o crecen rápidamente después de una infección de las vías aéreas superiores.

Los quistes miden aproximadamente entre 2 a 4 cm de diámetro y se elevan durante la deglución y con la protrusión de la lengua. En el 1% de los casos se presenta un carcinoma en el trayecto del tracto del quiste tirogloso. En los pacientes con un quiste tirogloso, algunos autores recomiendan una gamagrafía tiroidea o un ultrasonido prequirúrgico, para verificar si hay una glándula tiroides funcional.

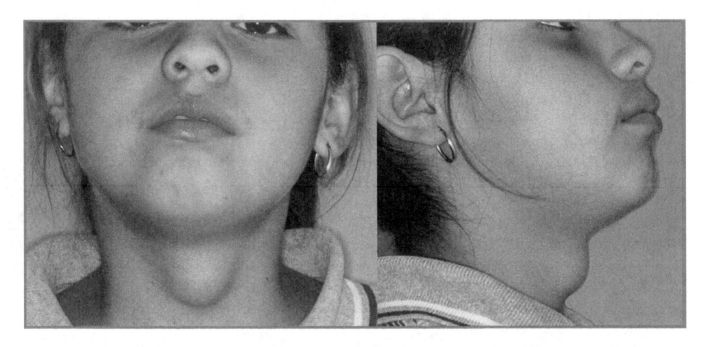

Fig. 5.- Quiste tirogloso.

5.4.- QUISTES BRANQUIALES

Las lesiones más comunes del triángulo anterior del cuello son los quistes branquiales originados en los remanentes del sistema branquial. Se presentan durante la edad escolar o en pacientes jóvenes como una masa lateral del cuello, asintomática y localizada por debajo del ángulo de la mandíbula y a lo largo del borde anterior del músculo esternocleidomastoideo, donde pueden abrirse en la piel o en las mucosas faríngeas. En la mayoría de los casos la masa se manifiesta después de una infección de las vías aéreas superiores.

Los quistes originados en el 1er arco branquial son raros, ocupando aproximadamente el 8% de los quistes branquiales. Se originan en la región en la región preauricular en cercana relación con el nervio facial. Cuando se fistulizan se abren el el conducto auditivo externo. La gran mayoría de los quistes branquiales se originan del 2° arco branquial. Se localizan en el borde anterior del esternocleidomastoideo, a la altura del hueso hioides. El tamaño del quiste puede fluctuar y cuando crecen provocan síntomas compresivos que se manifiestan con disfagia, estridor y disnea. Se han reportado casos de malignización, que casi siempre se ven en la edad adulta.

5.5.- QUISTES DERMOIDES

Los quistes dermoides se desarrollan a lo largo de las líneas embrionarias de fusión, donde los elementos ectodérmicos se sitúan por debajo de la piel. Los quistes dermoides contienen glándulas sebáceas, folículos pilosos y tejido conectivo. Se presentan en la región supraorbitaria, en el dorso de la nariz y en la línea media del cuello, por arriba del hueso hioides. Se confunden con un quiste tirogloso, pero los quistes dermoides son más superficiales y se localizan por debajo de la aponeurosis cervical, no se fijan a la piel, son móviles, contienen material sebáceo y no se mueven con la deglución o al protuir la lengua.

5.6.- TERATOMAS

Los teratomas cervicales son muy raros. Afectan principalmente a los recién nacidos, con una incidencia de 1 en 16,000. La mayoría se localizan en el cuello y están formados por estructuras originadas de los tejidos derivados del ectodermo, mesodermo, endodermo y por restos de tejidos embrionarios inmaduros. Generalmente se presentan como una masa semiquística encapsulada, de gran tamaño y localizada en la superficie anterolateral del cuello, en estrecha relación con la glándula tiroides.

5.7.- QUISTES TÍMICOS

Los quistes tímicos se forman por la persistencia de los restos de la 3ª y 4ª bolsa faríngea. Se manifiestan como una masa dura localizada con mayor frecuencia en la región supraclavicular izquierda, o como una masa que invade el mediastino superior.

5.8.- HEMANGIOMAS

Los hemangiomas son lesiones vasculares proliferativas que se presentan en cualquier sitio de la cabeza y cuello. Predominan en el sexo femenino en proporción de 3:1 con los varones. Alrededor del 30% se presentan en los recién nacidos, pero la mayoría se hacen evidentes después del 1er mes de edad y el resto durante el 1er año de vida. Son lesiones blandas de color rojo, con bordes irregulares, únicos o múltiples, localizadas en la cara y cuero cabelludo, particularmente en los labios, nariz, párpado y pabellón auricular. Durante el 1er año de vida presentan una fase proliferativa que incrementa el tamaño de las lesiones, seguida de una fase regresiva durante los 3 a 4 años siguientes. (Fig. 6)

Aproximadamente el 80% de los hemangiomas involucionan espontáneamente después de los 5 años de edad, sin embargo, un 3 al 5% continúan creciendo y afectan a los órganos vitales o causan complicaciones como sangrado, trombocitopenia, coagulopatías, infección, necrosis, obstrucción de la vía aérea o insuficiencia cardiaca congestiva.

5.9.- LINFANGIOMAS (HIGROMA QUÍSTICO)

Los linfangiomas se clasifican como linfangioma capilar, cavernoso y quístico o higroma quístico. Los linfangiomas cavernosos se localizan con mayor frecuencia en la lengua y en el piso de la boca, mientras que el linfangioma quístico se presenta en áreas donde se pueden expandir y formar dilataciones quísticas saculares.

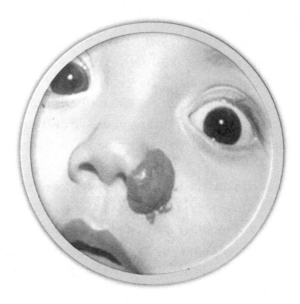

Fig. 6.- Hemangiomamen el ala nasal de un niño de 6 meses de edad.

El higroma quístico es una malformación multiloculada de los canales linfáticos sin conexión con el sistema venoso, que tienden a desarrollarse alrededor del sistema venoso y linfático del cuello. El 75% de los linfangiomas se presenta en el cuello con una incidencia reportada de 1 en 12,000 nacimientos y predominan en el lado izquierdo del triángulo posterior del cuello. Aproximadamente entre el 50 y 65% de los linfangiomas se presentan durante el nacimiento y entre el 80 y 90% se diagnostican al final del segundo año. (Fig. 7)

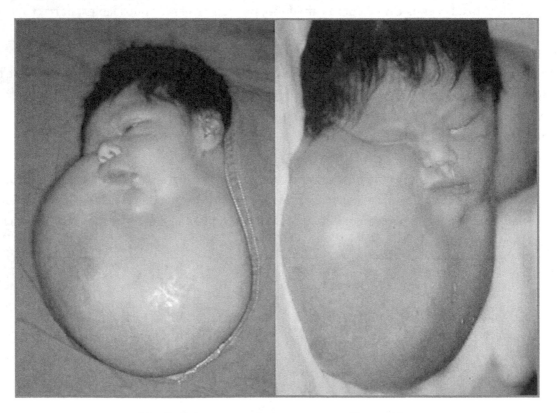

Fig. 7.- Higroma quístico en un recién nacido.

6.- CUADRO CLÍNICO

Los pacientes con anomalías del 1er arco branquial tipo I presentan otorrea en ausencia de una otitis media aguda. Las del tipo II se manifiestan como un absceso situado por debajo del ángulo de la mandíbula. Los senos preauriculares generalmente son asintomáticos, aunque pueden drenar espontáneamente un material sebáceo. Cuando se infectan son muy dolorosos y forman un absceso preauricular.

Las anomalías del 2° y 3er arco branquial se manifiestan como una masa indolora y fluctuante, localizada por debajo del ángulo de la mandíbula y por delante del músculo esternocleidomastoideo, que algunas veces aumenta su tamaño rápidamente después de una infección de las vías aéreas superiores. Las lesiones grandes se presentan durante los primeros años de vida, en tanto que las pequeñas se manifiestan en la segunda o tercera década de la vida. Se presentan durante la edad escolar, o en pacientes jóvenes como una masa lateral del cuello.

Las lesiones quísticas cuando alcanzan un gran tamaño comprimen a la laringe, tráquea o esófago, causando dificultad respiratoria, disnea, estridor o disfagia. Los quistes branquiales pueden abrirse en la piel y drenan un líquido blanquecino, o en las mucosas donde causan mal sabor de boca. El tamaño del quiste puede fluctuar, y cuando crece, causa síntomas compresivos que provocan disfagia, estridor o disnea. Se han reportado casos de malignización, que casi siempre se ven en pacientes adultos. Un quiste tirogloso con una infección agregada crece rápidamente y el paciente manifiesta dolor, fiebre y eritema en la piel del quiste afectado. Los quistes se abren en la piel al drenar espontáneamente o quirúrgicamente. La masa se eleva al deglutir o protruir la lengua.

Los quistes dermoides se presentan como una masa dura y móvil, generalmente localizada en la región submentoniana o en la línea media del cuello. Los quistes dermoides no se elevan al deglutir o al protruir la lengua.

Los teratomas cervicales generalmente ocurren en los recién nacidos, como una masa grande encapsulada y de gran tamaño que provoca síntomas de obstrucción respiratoria y disfagia causados por la compresión de la tráquea y esófago por el teratoma.

Los hemangiomas se presentan en cualquier sitio de la cabeza y cuello. Son lesiones blandas, indoloras con bordes irregulares de color rojo y la mayoría se hacen evidentes hasta después del primer mes de edad y el resto durante el 1er año de vida

La mayoría de los linfangiomas se presentan en el lado izquierdo del triángulo posterior del cuello. Cuando alcanzan gran tamaño cruzan la línea media e invaden el piso de la boca. Son masas blandas no dolorosas, quísticas y asintomáticas, al menos que se infecten, sangren o compriman la vía aérea. Los linfangiomas cavernosos se localizan con mayor frecuencia en la lengua y piso de la boca, mientras que el linfangioma quístico se presenta en áreas donde se pueden expandir y formar dilataciones quísticas saculares. Las lesiones muy grandes pueden provocar una compresión extrínseca de la vía aérea y del esófago, causando estridor, cianosis, apnea y disfagia.

7.- LABORATORIO Y GABINETE

Los estudios de laboratorio en los pacientes con senos, fístulas, quistes y tumores del cuello generalmente se solicitan en la valoración preoperatoria de los pacientes con lesiones atípicas o complicadas o en los estudios de la función de la glándula tiroides.

En los pacientes con un quiste tirogloso, algunos autores recomiendan una gamagrafía tiroidea o un ultrasonido prequirúrgico, para verificar si hay una glándula tiroides funcional. En la valoración de los quistes y masas cervicales, la tomografía computarizada de alta resolución, la fistulografía y el trago de bario esofágico pueden ser de utilidad. Sin embargo, la resonancia magnética es superior a la tomografía computarizada en la definición e imagen de los tejidos blandos.

8.- TRATAMIENTO

8.1.- TRATAMIENTO MÉDICO

El tratamiento médico de los senos, quistes y fístulas cervicales, se limita a la administración de analgésicos y antibióticos en los casos infectados. El tratamiento de los hemangiomas es conservador por la tendencia a la regresión espontánea, pero en las lesiones proliferativas se recomienda la compresión, el interferón alfa-2, corticoesteroides intralesionales y sistémicos, inyección de sustancias esclerosantes y la administración de propanolol.

Los esteroides sistémicos e intralesionales reducen la lesión y aceleran la regresión espontánea. El interferón alfa-2 se utiliza en el tratamiento de los hemangiomas que ponen en peligro la vida o que no son resecables. El propanolol con una dosis de 1 a 3 mg por kilo de peso durante 9 meses o más, ha sido utilizado con éxito en el tratamiento de los hemangiomas.

8.2.- TRATAMIENTO QUIRÚRGICO

Los senos preauriculares infectados deben ser tratados con antibióticos. Después de unas semanas se recomienda la remoción quirúrgica del seno, para evitar la recurrencia de la infección. El tratamiento de los quistes y fístulas preauriculares es la resección quirúrgica, previo tratamiento con antibióticos en los casos infectados.

Cuando las lesiones quísticas se infectan, la aspiración para descomprimir, cultivar y realizar estudios de sensibilidad están indicados. Se administran antibióticos, analgésicos y calor local. El tratamiento definitivo es la resección completa de la anomalía.

Las anomalías del primer arco branquial tipo I requieren de una disección meticulosa del nervio facial y en las tipo II con frecuencia se reseca el lóbulo superficial de la parótida. Los quistes o fístulas del 2° y 3er arco branquial, se resecan mediante una apertura en el borde anterior del músculo esternocleidomastoideo, extrayendo la fístula junto con una elipse de piel, luego se diseca el tracto por debajo del colgajo cutáneo, hasta donde se pueda disecar con facilidad.

Para evitar una incisión cutánea muy grande, generalmente se abordan mediante 2 incisiones escalonadas, una inferior a la altura de la apertura cervical para exponer el trayecto fistuloso y una superior que permite disecar la porción superior del tracto, continuando la disección inferior y cerrando la apertura visceral.

En el tratamiento de los quistes tiroglosos infectados se recomienda tratar la infección antes de la cirugía, debido a que la inflamación aguda dificulta la identificación del quiste y del tracto fistuloso, lo que incrementa el riesgo de recurrencia. Debido a que durante el descenso de la glándula tiroides ésta pasa por enfrente, detrás o a través del hueso hioides, se debe resecar el cuerpo del hueso hioides junto con el quiste, tracto y parte de la base de lengua, para evitar la recurrencia. En la resección completa del quiste, el riesgo de recurrencia es menor al 10%.

El tratamiento de los quistes dermoides y epidermoides es la resección quirúrgica completa. El tratamiento quirúrgico de los hemangiomas se reserva para los casos que provocan complicaciones obstructivas o cosméticas, mediante la remoción quirúrgica o la ablación con láser. El tratamiento primario de los higromas quísticos es la resección quirúrgica, aunque en los higromas grandes, la resección completa es difícil y la recurrencia frecuente. Otros métodos alternos de tratamiento descritos en la literatura son la aspiración del higroma, inyección de sustancias esclerosantes, diatermia, radioterapia y la observación y vigilancia. La aspiración percutánea es de poca utilidad y puede provocar sangrado, infección y las lesiones generalmente se reforman rápidamente. Se han utilizado diversos agentes esclerosantes inyectables como los esteroides, alcohol, sulfato de bleomicina, tetraciclina y picibanil (OK-432) en los pacientes con lesiones difíciles de extirpar. La radioterapia externa o la implantación de semillas de radón han sido utilizadas con éxito, pero los riesgos potenciales de la radioterapia en niños, limita su uso a los casos con recurrencia o persistencia o en los pacientes sintomáticos en los que no se puede utilizar otra forma de tratamiento. La regresión espontánea se presenta en algunos casos, por lo que la observación está indicada en los casos asintomáticos.

9.- MASAS EN LA CABEZA Y CUELLO

Cuando la linfadenopatía en el cuello es el único hallazgo clínico, se debe investigar la etiología como las lesiones congénitas, linfomas, síndrome de inmunodeficiencia adquirida, un cáncer primario del cuello o una metástasis de un primario de las mucosas y epitelio de la cabeza y cuello.

Se entiende por linfadenopatía el incremento en el tamaño, consistencia y número de los ganglios cervicales manifestados en forma aguda o crónica, generalizada o localizada y unilateral o bilateral. El crecimiento de un ganglio linfático puede ser causado por la proliferación o invasión de células inflamatorias o por la infiltración de células neoplásicas. El diagnóstico de las masas en el cuello de un niño o de un adulto, con frecuencia es un reto diagnóstico. En los niños es común palpar adenopatías y masas cervicales causadas por etiologías diversas, siendo las más frecuentes las de origen inflamatorio, congénito, neoplasias benignas y neoplasias malignas. En los adultos una metástasis cervical puede ser el 1er signo de un tumor oculto del tracto aéreodigestivo, glándula tiroides, glándulas salivales, piel o de una metástasis de un tumor primario infraclavicular. En algunos casos la localización y las características de la neoplasia facilitan el diagnóstico, sin embargo cuando se encuentra una masa asimétrica y asintomática en un paciente adulto, puede ser una metástasis originada en el epitelio y estructuras de la cabeza y cuello. Por lo general las lesiones congénitas son consistentes en su localización.

Las adenopatías yugulodigástricas son más frecuentes en los pacientes con problemas infecciosos faríngeos en tanto que las lesiones del tiroides y de las glándulas salivales se localizan comúnmente en el sitio anatómico de las glándulas.

De acuerdo con la edad del paciente se puede intuir el tipo de lesión. Las masas de crecimiento lento generalmente son neoplasias congénitas benignas, en tanto que las lesiones de crecimiento rápido pudieran ser malignas.

En los pacientes pediátricos hasta los 15 años de edad, la mayoría de las masas en el cuello son de origen congénito, después las de origen inflamatorio y algunos casos de origen neoplásico. De los 15 hasta los 40 años de edad, la mayoría de las masas son de origen inflamatorio, seguidas por las congénitas y existe una mayor posibilidad de una neoplasia benigna o maligna. De los 40 años en adelante se deberá considerar a toda masa en la cabeza y cuello, como una neoplasia maligna, hasta demostrar lo contrario.

La causas más frecuentes de adenopatías en los niños son las infecciones virales y bacterianas que afectan principalmente a los ganglios yugulares superiores. Las masas que se localizan en el triángulo anterior tienen una incidencia de malignidad menor a las localzadas en el triángulo posterior, sin embargo, cuando las masas ocupan ambos triángulos tienen una incidencia más alta de malignidad. Si la masa es dolorosa puede ser un proceso inflamatorio, aunque también el dolor puede ser causado por necrosis o hemorragia de una neoplasia.

Los traumatismos de la cabeza y cuello pueden causar hematomas, que también se pueden manifestar como una masa. Se deberán investigar los antecedentes familiares de neoplasias y de la exposición a radioterapia, la cual se asocia a un incremento de las neoplasias tiroideas y salivales. Las masas cervicales se han relacionado con las infecciones causadas por el virus de Epstein-Barr, con el linfoma de Burkitt y con el carcinoma de la nasofaringe.

La linfadenopatía supraclavicular tiene la incidencia más alta de malignidad, estimada del 90% en pacientes mayores de 40 años y del 25% en los menores de 40 años de edad. La linfadenopatía supraclavicular derecha se asocia al cáncer del mediastino, pulmón o esófago.

En el lado izquierdo se relaciona a las neoplasias del tórax, testículo, ovario, riñón, páncreas, próstata, estómago y vesícula biliar.

Por lo general las neoplasias malignas se asocian a la pérdida de peso, sudoración nocturna, síntomas obstructivos, adenopatías múltiples y malestar general. En los primarios ocultos del cuello el diagnóstico temprano, la identificación del primario y un tratamiento racional, son importantes para lograr un pronóstico más favorable.

Desafortunadamente en los casos de metástasis de un primario oculto, es común que se tome una biopsia de la masa cervical antes de buscar al tumor primario, lo que puede sembrar células malignas en los tejidos vecinos al tumor. Además con frecuencia se realizan incisiones no favorables para el tratamiento definitivo. Las biopsias abiertas se relacionan con un incremento de la incidencia de necrosis de la herida al tiempo del tratamiento definitivo y a una mayor incidencia de metástasis distales.

9.1.- DIAGNÓSTICO

En todo paciente niño o adulto, con una masa del cuello, se deberá obtener una historia clínica detallada investigando los antecedentes de infecciones de la vía aérea superior, contacto con pacientes con tuberculosis, infección o tratamiento dental, viajes a lugares con enfermedades endémicas contagiosas y contacto con animales transmisores de enfermedades.

Cuando se sospecha una neoplasia maligna, se investigan diversos factores de riesgo como el tabaquismo, reflujo gastroesofágico, alcoholismo, edad del paciente, lesiones por papilomavirus, tratamientos con radioterapia, exposición a solventes o polvos de madera y antecedentes de un primario en cabeza y cuello.

Se debe analizar la calidad de la voz y las características de la respiración y deglución del paciente. La disfagia, odinofagia, otalgia, pérdida de peso, hemoptisis y disnea son signos y síntomas de enfermedades debilitantes o de una lesión maligna avanzada. Se debe hacer una exploración completa y minuciosa de los oídos, nariz, garganta y cuello.

Cuando una linfadenopatía es encontada, se deberá examinar las regiones que drenan a los ganglios afectados buscando datos de infección, lesiones cutáneas o neoplasias. Los ganglios linfáticos se consideran como normales cuando miden hasta 15 mm de diámetro.

Cuando un ganglio crece rápidamente, la cápsula ganglionar se distiende y provoca dolor, lo cual es más frecuente en los casos de inflamación y supuración, pero también puede ocurrir en una hemorragia causada por la necrosis de una metástasis ganglionar.

La consistencia pétrea de un nódulo es característica de una metástasis. Si la consistencia es firme o ahulada, sugiere la posibilidad de un linfoma. Los ganglios blandos o fluctuantes pueden ser el resultado de una infección o inflamación. Cuando se palpan varios ganglios en una sola área y que parecen estar unidos, se debe pensar en una enfermedad granulomatosa, una metástasis o un linfoma.

En los niños el 6% de las lesiones malignas se manifiestan como un tumor primario del cuello o se relacionan con un tumor primario localizado en la orofaringe, hipofaringe o nasofaringe, por lo que la exploración endoscópica de estas cavidades está indicada. Además se deberá realizar un examen completo del resto del cuerpo, con énfasis en el área inguinal, axilar, hepática y esplénica. En los casos de linfadenopatía generalizada se deberá buscar una enfermedad sistémica, como la mononucleosis infecciosa, leucemias o sarcoidosis. En los adultos son más frecuentes las metástasis de un primario oculto.

La exploración física deberá incluir la palpación e inspección minuciosa del cuero cabelludo, piel de la cara, cuello y del pabellón auricular. Se observa el pabellón auricular, conducto auditivo externo y la membrana timpánica. La presencia de una otitis serosa unilateral en un paciente adulto, nos obliga a descartar una neoplasia de la nasofaringe. El examen físico de la nariz y nasofaringe se realiza utilizando rinoscopios y endoscopios flexibles o rígidos. Se valora la apariencia de la mucosa, cornetes, meatos, septum, fosa de Rosenmüller, trompa de Eustaquio y nasofaringe.

La valoración de la cavidad oral requiere de una buena iluminación. Se examina y luego se palpa bimanualmente el piso de la boca, labios y lengua. Se examinan las encías, arcada dental, paladar óseo, mucosa bucal, triángulo retromolar, piso de la boca, los dos tercios anteriores de la lengua, sus bordes laterales y el dorso de la lengua. En la orofaringe se examina el velo del paladar, pilares amigdalinos, amígdalas, pared posterior de la faringe; luego con un espejo laríngeo o con un endoscopio flexible o rígido, se examina la base de la lengua, la vallécula, la epiglotis, los senos piriformes, la región postcricoidea, los pliegues ariepiglóticos, las cuerdas vocales falsas, la comisura posterior, las cuerdas vocales, la comisura anterior y la subglotis.

El cuello se divide en 6 triángulos, lo que facilita la organización de la información y la toma de decisiones durante la planeación del tratamiento. La valoración del cuello debe hacerse minuciosamente palpando todas las estructuras de los triángulos cervicales, buscando signos de inflamación, eritema, edema, induración, dolor a la palpación, crepitación, enfisema subcutáneo, adenopatías, neoplasias y soplos.

En los casos de masas cervicofaciales se deberá registrar la localización, tamaño, consistencia, movilidad, número, relación con las estructuras vecinas y la fijación de la masa a los tejidos y se deberán distinguir las estructuras anatómicas normales del cuello, las lesiones causadas por una infección, las lesiones congénitas, los tumores primarios del cuello, las metástasis de un primario de cabeza y cuello o de un primario infraclavicular.

El drenaje de los ganglios linfáticos de la cabeza y cuello sigue un curso predecible, lo que facilita la búsqueda del tumor primario en los casos de metástasis cervicales, pero las biopsias, cirugía, la resección ganglionar o la radioterapia, pueden alterar y hacer impredecible la dirección del flujo linfático. (Cuadro I)

AREAS	GANGLIOS	AREAS DE DRENAJE
I	Submentonianos, submandibulares	Labios, piso de la boca, encia, nariz, glándula submandibular
II	Yugulodigástricos	Orofaringe, hipofaringe, laringe, cavidad oral, tiroides, parótida
III	Yugulocarotídeos	Hipofaringe, laringe, esófago, tiroides, cavidad oral
IV	Yuguloomohioideos	Hipofaringe, laringe, tiroides, esófago, primario inflaclavicular
V	Espinales	Oído, nasofaringe, orofaringe, parótida
VI	Viscerales	Tiroides, laringe, esófago

Cuadro I.- Drenaje linfático de la cabeza y cuello.

Cuando se palpa una masa en el triángulo submentoniano se deberá pensar en una infección del piso de la boca o en una metástasis de un primario localizado en el labio inferior, piso de la boca, mucosa bucal del labio inferior, encías y piel de la nariz. Si la masa se encuentra en el triángulo submandibular, la adenopatía puede deberse a una infección, enfermedad linfoepitelial benigna, sialolitiasis, neoplasia de la glándula submandibular o a una metástasis de un primario de los senos paranasales, cavidad oral, labio superior o piel de la cara ipsilateral. Si se palpa una masa en la región preauricular se deberá pensar en una patología infecciosa, congénita, obstructiva o neoplásica de la glándula parótida, o en una metástasis de un tumor primario localizado en el oído, cuero cabelludo o piel de la cara ipsilateral. Si la masa se palpa por debajo de la inserción superior del músculo esternocleidomastoideo o en los ganglios posterosuperiores, se deberá buscar un primario localizado en la nasofaringe, orofaringe o en el seno maxilar.

Si la masa se localiza en el área de los ganglios yugulares superiores se deberá pensar en una patología infecciosa de las amígdalas, faringe, encías o en una metástasis de un primario localizado en la base de la lengua, trígono retromolar, cavidad oral posterior, senos paranasales, amígdalas, paladar blando, orofaringe, hipofaringe y laringe supraglótica. Si la masa se localiza en los ganglios yugulares medios, se deberá pensar en una lesión de origen congénito, tumores vasculares, un primario de la glándula tiroides o en una metástasis de un primario localizado en la hipofaringe, laringe o glándula tiroides. Si la masa se palpa en los ganglios yugulares inferiores, se deberá pensar en una metástasis de un primario de la laringe subglótica, esófago cervical, glándula tiroides o en una metástasis de un primario infraclavicular.

Las adenopatías del triángulo posterior del cuello se relacionan con infecciones de la piel y cuero cabelludo, metástasis de un primario localizado en la nasofaringe, oído, orofaringe o glándula parótida. Si la masa se palpa en la porción anterior del cuello se deberá pensar en un quiste congénito, nódulo tiroideo, bocio, tiroiditis, un tumor primario de la glándula tiroides o en una metástasis de un primario localizado en la laringe subglótica o en la hipofaringe. Si la masa se palpa en la región occipital se deberá pensar en una metástasis de un primario localizado en el cuero cabelludo o en el pabellón auricular.

9.2.- LABORATORIO Y GABINETE

Se pide una biometría hemática completa, química sanguínea, pruebas de funcionamiento hepático y un examen general de orina. Generalmente se solicitan estudios de imagen como la placa lateral de cuello, lo que nos permite valorar la vía aérea y el espacio retrofaríngeo. El ultrasonido es útil en la identificación de las lesiones quísticas. La tomografía computarizada y la resonancia magnética se solicitan antes de la toma de biopsias. La tomografía y la resonancia magnética proporcionan una delineación precisa de las estructuras anatómicas normales, de las lesiones y de la extensión del primario y de los ganglios linfáticos del cuello. Se solicita una placa de tórax en busca de metástasis pulmonares o de un segundo primario y placas de senos paranasales, cuando el sitio de la masa se encuentra en el drenaje linfático de la nariz y senos paranasales.

9.3.- TRATAMIENTO

Las causas más frecuentes de adenopatías en los niños son las infecciones virales y las bacterianas que afectan principalmente a los ganglios yugulares superiores. Si durante el examen físico se encontró una infección o una lesión congénita que explique el crecimiento de la masa o adenopatía, se dará el tratamiento específico para cada patología.

Cuando no se encontró la etiología de la masa se procede a la biopsia por aspiración con aguja fina; si la biopsia resulta negativa, se repite la biopsia por aspiración. Es importante recalcar que los estudios de imagen deberán realizarse antes de la biopsia por aspiración con aguja fina, para no distorsionar o causar un hematoma en la masa. Si el resultado es otra vez negativo, se procede a tomar biopsias dirigidas de las áreas ricas en linfáticos como son la nasofaringe, amígdalas, base de lengua, senos piriformes y laringe supraglótica. Si los resultados son negativos, se hace una biopsia exicisional y se envía el material para biopsia por congelación, y si el resultado es positivo para un carcinoma epidermoide, se procede con el tratamiento del cuello en el mismo acto quirúrgico, mediante la disección ganglionar radical o selectiva, excepto cuando la masa está en el área supraclavicular.

Si se identificó un tumor primario en la piel o en las mucosas de la cabeza y cuello, con presencia de ganglios palpables en el cuello, se deberá tomar biopsias sólo del tumor primario. Si el reporte histológico es positivo, se deberá considerar a la masa cervical como una metástasis. El tratamiento definitivo deberá incluir el manejo del tumor primario y de las metástasis. Si no se localizó el tumor primario o si la biopsia de una lesión sospechosa es negativa, se procede a repetir el examen físico y la biopsia de la lesión en estudio. Si la masa está adherida a planos profundos, se procede a tomar una biopsia por aspiración con aguja fina o una biopsia abierta incisional. En los casos de linfomas el tratamiento quirúrgico se restringe al diagnóstico histológico, ya que el tratamiento es principalmente con quimioterapia y radioterapia. Los adenocarcinomas pueden ser metástasis de un carcinoma de glándulas salivales. Con este abordaje la mayoría de las neoplasias de origen desconocido, con metástasis cervicales pueden ser identificadas. (Cuadro II)

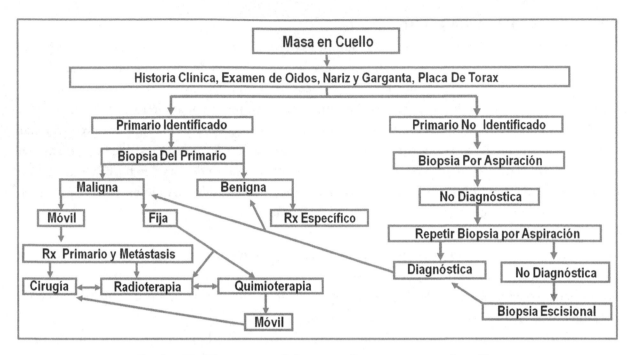

Cuadro II.- Flujograma del manejo de una masa en el cuello.

9.4.- LESIONES INFLAMATORIAS
9.4.1.- LINFADENITIS CERVICAL AGUDA

Se estima que alrededor del 55% de los niños en todos los grupos de edad, y entre el 80 a 90% de los niños entre los 4 y 8 años de edad, tienen ganglios linfáticos palpables no asociados a infecciones o enfermedades sistémicas, sin embargo, la adenopatía supraclavicular en cualquier edad, debe considerarse como patológica y se deben tomar biopsias por aspiración de las masas.

La mayoría de las infecciones virales de la boca y faringe causan crecimiento de los ganglios yugulares superiores, siguen un curso benigno autolimitado y desaparecen entre los 5 y 10 días. Algunas infecciones virales como la varicela, sarampión, paperas, herpes y particularmente el virus de Epstein-Barr y los citomegalovirus, causan una linfadenopatía generalizada y severa, que puede durar hasta 2 a 3 semanas. La linfadenitis aguda supurativa bacteriana unilateral es la causa más común del crecimiento agudo de los ganglios linfáticos del cuello en los niños. Se presenta con mayor frecuencia en niños de 3 a 7 años de edad posterior a una infección bacteriana dental, orofaringea, del cuero cabelludo o del oído medio. Generalmente se palpan uno o varios ganglios cervicales crecidos, móviles, dolorosos y la piel se encuentra eritematosa, caliente y edematosa y el paciente puede presentar fiebre, irritabilidad y malestar general. La linfadenitis aguda supurativa afecta con mayor frecuencia a los ganglios submandibulares en el 50 a 60% de los casos, a los cervicales superiores en el 25 a 30%, a los submentonianos en el 5 a 8%, a los occipitales en el 3 a 5% y a los ganglios cervicales inferiores en el 2 a 5% de los casos. La linfadenitis bacteriana puede drenar espontáneamente en el 25% de los casos y ocurre en el 85% de los casos dentro de las primeras dos semanas del inicio de la linfadenopatía.

En algunos casos la infección se extiende a los planos profundos del cuello, con lo que se pueden presentar complicaciones severas como los abscesos profundos, trombosis de la vena yugular o mediastinitis. La linfadenitis bacteriana se torna fluctuante cuando se presenta una necrosis central. En los niños de 1 a 4 años de edad con linfadenitis aguda, tos o dolor de garganta, la infección es causada principalmente por el *Staphylococcus aureus* resistente a penicilinas, o por el *Streptoccocus β-hemolitycus* del grupo A en el 40 a 80% de los casos. Las infecciones por *Streptoccocus β-hemolitycus* del grupo A y las causadas por gérmenes anaerobios, son más frecuentes en los niños mayores y adolescentes. Las infecciones por anaerobios se asocian a infecciones dentales o peridentales. En los recién nacidos la infección generalmente es causada por el *Staphylococcus aureus* y se manifiesta con fiebre súbita, irritabilidad y una masa eritematosa dolorosa facial o submandibular. Con frecuencia hay un antecedente de bacteremia o de otitis media aguda bacteriana.

Todos los pacientes con adenitis supurativa bacteriana deberán ser tratados con antibióticos al menos durante 10 días, indicando un antibiótico que cubra el espectro de los gérmenes causales más comunes. Si no hay una mejoría clínica durante las primeras 48 horas se recomienda la aspiración del ganglio afectado con aguja fina. En los casos en que el paciente no mejora con antibióticos orales o cuando se presentan en un estado avanzado con una masa grande, celulitis extensa, compromiso de la vía aérea o septicemia, se hospitaliza al paciente y se inicia la administración parenteral de antibióticos de amplio espectro. En la mayoría de los casos la infección mejora con el tratamiento médico, sin embargo, si hay fluctuación en el ganglio se indica el drenaje quirúrgico del absceso con curetaje del material necrótico. Si después del procedimiento queda una cavidad, se coloca un taponamiento y se deja abierta durante uno o días para evitar la recidiva.

9.4.2.- LINFADENITIS CERVICAL CRÓNICA

Diferentes gérmenes pueden causar una adenopatía cervical crónica. Las causas más frecuentes son las adenopatias causadas por micobacterias atípicas, virus de la inmunodeficiencia humana, virus de Epstein-Barr, citomegalovirus, tuberculosis, enfermedad por rasguño de gato, actinomicosis, histoplasmosis, talasemia y brucelosis. La linfadenopatía crónica es una manifestación frecuente en pacientes con el síndrome de inmunodeficiencia adquirida. La linfadenitis por micobacterias atípicas es muy frecuente en los países subdesarrollados y es la causa del 7 al 8% de las adenopatías crónicas en los niños.

Se presentan en la cabeza y cuello entre el 18 y 34% de los casos y afecta predominantemente a los niños de 1 a 5 años de edad, y son poco frecuentes después de los 12 años de edad. Los gérmenes causales más frecuentes en los niños son el *Mycobacterium avium y el Mycobacterium scrofulaceum*. Se estima que la vía de entrada de la infección es por la orofaringe o por las amígdalas. La adenopatía cervical es súbita, con un aumento gradual del tamaño de los ganglios en dos a tres semanas y con un tamaño aproximado a los 3 cm, indurados, unilaterales, no dolorosos y generalmente localizados en la región submandibular.

Si la enfermedad progresa la piel se adelgaza y la adenopatía se torna fluctuante en el 50% de los casos y un 10% presenta drenaje espontáneo. La prueba del PPD es negativa en el 50% de los casos y la placa de tórax generalmente es normal. La adenitis por micobacterias atípicas en más del 50% de los casos reponen al tratamiento con claritromicina. Si en un periodo de 2 meses el paciente no mejora, se recomienda el tratamiento quirúrgico mediante la excisión de los ganglios, tractos y de la piel inflamada. La incisión y drenaje puede resultar en una apertura que drena en forma crónica.

La linfadenitis causada por *Mycobacterium tuberculosis* generalmente se acompaña de las manifestaciones clínicas de la tuberculosis y se considera como una extensión de la infección pulmonar primaria a los ganglios supraclaviculares. Su incidencia se incrementa con el hacinamiento, tratamientos inadecuados, resistencia bacteriana, viajes a países con altas tasas de tuberculosis, tuberculosis previa o exacerbada por el SIDA e inmunodeficiencia primaria. Se estima que sólo el 5% de los pacientes con tuberculosis pulmonar presentan una adenopatía cervical y sólo el 5% de los pacientes con tuberculosis ganglionar padecen tuberculosis pulmonar activa.

Se considera que el crecimiento de los ganglios linfáticos es el resultado de la extensión de la infección a los ganglios paratraqueales, a los ganglios yugulares superiores y submandibulares, o por una extensión directa en la pleura apical o del pulmón a los ganglios supraclaviculares. Los ganglios afectados generalmente se presentan en el triángulo posterior del cuello. La prueba del PPD es positiva en la mayoría de los pacientes con tuberculosis pulmonar. Cuando la prueba es negativa, ésta deberá repetirse y si persiste negativa, se recomienda la biopsia por aspiración con aguja fina con lo que se puede identificar una inflamación granulomatosa. Se deberá tomar una placa de tórax para identificar o descartar una tuberculosis pulmonar asociada.

El tratamiento de la adenitis tuberculosa consiste en un curso completo de quimioterapia antituberculosa durante 2 años. La mayoría de los pacientes responden en forma satisfactoria, aunque han aparecido cepas multiresistentes en los pacientes con SIDA.

La linfadenitis por rasguño de gato es una infección de los ganglios linfáticos causada por el germen *Bartonella henselae*. Ocurre con más frecuencia durante los meses de septiembre a enero y se relaciona con la exposición a gatos, manifestándose entre las dos y cuatro semanas después del rasguño. Si el rasguño fue en la cabeza o cuello se manifiesta con una linfadenopatía importante y se acompaña de fiebre y malestar general. Generalmente un sólo ganglio es afectado y fluctuante en el 10% de los casos, y en el 50% de los pacientes se demuestra el sitio de la inoculación. La prueba serológica disponible tiene un 90% de especificidad. La biopsia por aspiración con aguja fina revela la presencia del bacilo, hiperplasia linfoide, proliferación de arteriolas e hipertrofia de las células reticulares. Es una enfermedad autolimitada, que se resuelve en varias semanas o meses. Los antibióticos carecen de un efecto terapéutico.

Otras causas poco frecuentes de linfadenopatía son la actinomicosis, histoplasmosis, citomegalovirus, toxoplasmosis, tularemia, brucelosis, sarcoidosis, enfermedad de Kawasaki y SIDA.

9.5.- NEOPLASIAS BENIGNAS Y MALIGNAS

En los niños las neoplasias de la cabeza y cuello corresponden al 5% de los tumores malignos y más del 50% son el linfoma de Hodgkin, linfoma no-Hodgkin o sarcomas. De los sarcomas, el rabdomiosarcoma es el tumor sólido más frecuente, que ocupa el 10% de todas las neoplasias malignas de la cabeza y cuello en los niños. Los niños menores de 6 años presentan con mayor frecuencia neuroblastomas, seguidos por el linfoma no-Hodgkin, rabdomiosarcoma y linfoma de Hodgkin, mientras que los niños de 7 a 13 años, tienen un riesgo igual de padecer linfoma de Hodgkin y no-Hodgkin, seguido por el carcinoma de tiroides y el rabdomiosarcoma. Los adolescentes padecen linfoma de Hodgkin con mayor frecuencia. El tumor benigno más común de las glándulas salivales en niños y adultos es el adenoma pleomorfo y el tumor maligno más frecuente en niños y adultos es el carcinoma mucoepidermoide.

Los tumores de la orofaringe son poco frecuentes y la mayoría son del tipo epidermoide, seguidos por el linfoma no-Hodgkin y por el linfoepitelioma de la amígdalas. Los nódulos tiroideos son muy frecuentes y la gran mayoría son benignos. De los carcinomas de la cavidad oral la mayoría son del tipo epidermoide, seguido por las neoplasias de las glándulas salivales menores, linfomas, sarcomas y melanomas. Los tumores de la orofaringe son poco frecuentes y la mayoría son del tipo epidermoide, seguidos por el linfoma no-Hodgkin y por el linfoepitelioma de la amígdalas.

Los tumores glóticos generalmente son tumores histológicamente bien diferenciados, de crecimiento lento, bien localizados y que generalmente metastatizan en estadios avanzados.

9.5.1.- LINFOMA DE HODGKIN

El linfoma de Hodgkin es una neoplasia maligna del sistema linfoendotelial. Se manifiesta en los ganglios del cuello en adolescentes y adultos jóvenes. La incidencia del linfoma de Hodgkin muestra un patrón bimodal, con un primer pico durante la 2ª década de la vida y un segundo pico, en los pacientes mayores de 55 años de edad. El riesgo de presentar linfoma de Hodgkin se incrementa durante la niñez, con un pico durante la adolescencia. En menos del 10% de los casos se presenta el linfoma de Hodgkin antes de los 15 años de edad y afecta a los varones en proporción de 2:1. En la cabeza y cuello generalmente se manifiesta con la aparición de una masa no dolorosa, localizada en la región supraclavicular y en el 30% de los casos presenta manifestaciones sistémicas, llamadas "síntomas B", como la fiebre, anorexia, fatiga, sudoración nocturna, malestar general y pérdida de peso. El tratamiento quirúrgico se limita a la biopsia del ganglio afectado. El tratamiento consiste en la quimioterapia, radioterapia o terapia combinada con lo que se logra la remisión y cura en el 90% de los pacientes en estadios tempranos I y II y en el 35 a 60% de las lesiones avanzadas II y IV. Más del 95% de las neoplasias malignas de la hipofaringe, son del tipo epidermoide y corresponden entre el 8 y 10% de todas las neoplasias malignas de la cabeza y cuello.

9.5.2.- LINFOMA NO-HODGKIN

El linfoma no-Hodgkin es un tumor sólido linforretirucal y la edad media de presentación de todos los subtipos ocurre en los pacientes mayores de 50 años, con excepción de los linfomas linfoblásticos de alto grado, que se presentan en niños y adultos jóvenes. La manifestación clínica inicial es la presencia de una masa cervical, pero también tiene manifestaciones extraganglionares que pueden iniciarse en los tejidos linfáticos del anillo de Waldeyer, con crecimiento unilateral amigdalino e hipertrofia adenoamigdalina. La biopsia excisional permite definir si el linfoma no-Hodgkin es de células B o células T. El tratamiento es mediante quimioterapia, y en algunos casos, con radioterapia. Se ha reportado una remisión en el 76% de los niños a 2 años del tratamiento.

9.5.3.- SARCOMAS

De los tumores de tejidos blandos el rabdomiosarcoma es la neoplasia más frecuente en los niños. Es 4 veces más frecuentes en la raza blanca, con la incidencia más alta entre los 2 a 5 años de edad y con un ligero predominio en el sexo masculino. Ocupa entre el 50 y 70% de todos los sarcomas pediátricos. La variedad histológica embrionaria es la más frecuente en el 75% de los casos, seguida de la alveolar con un 20% y la pleomórfica es la más rara. Los sitios primarios de origen más frecuentes son la órbita, nasofaringe, oído medio y senos paranasales. El rabdomiosarcoma se extiende por invasión local y metastatiza tempranamente a los ganglios cervicales por vía hematógena. El tratamiento incluye cirugía, radioterapia y quimioterapia.

9.5.4.- NEUROBLASTOMA

El neuroblastoma primario es la neoplasia más común en niños menores de un año. El 90% se presenta en pacientes menores de diez años, siendo más frecuente entre el nacimiento y los 5 años de edad. Los neuroblastomas cervicales generalmente se manifiestan como una masa lateral en el cuello que puede comprimir a la tráquea y al esófago, causando dificultad respiratoria, disfagia y daño a los nervios glosofaríngeo, vago, espinal o hipogloso. Si el neuroblastoma lesiona a la cadena simpática se presenta el síndrome de Horner. Se debe distinguir entre un neuroblastoma primario del cuello y un tumor metastásico de las glándulas suprarrenales, mediastino posterior o retroperitoneo. El tratamiento es la resección quirúrgica. Si el tumor no es resecable o hay enfermedad sistémica, se utiliza la quimioterapia.

9.5.5.- NEOPLASIAS DE LAS GLÁNDULAS SALIVALES

Los tumores de las glándulas salivales se presentan como una masa asintomática, localizada con mayor frecuencia en la glándula parótida. Rara vez afectan a la glándula submandibular, sublingual o salivales menores. El tumor benigno más común de las glándulas salivales en niños y adultos es el adenoma pleomorfo. A menor tamaño de la glándula salival, mayor incidencia de malignidad. La disección ganglionar del cuello se indica cuando hay metástasis cervicales palpables en los tumores de alta malignidad. Los tumores malignos más frecuentes en niños y adultos son el carcinoma mucoepidermoide, tumor de células acinares, adenocarcinomas, carcinoma adenoideoquístico, carcinoma no diferenciado y los sarcomas. El tratamiento mínimo para los tumores parotídeos es la parotidectomía superficial con preservación del nervio facial. En los casos avanzados de las neoplasias de alta malignidad, se sacrifica al nervio facial sólo cuando hay invasión neural. La incidencia de metástasis cervicales se relaciona con el tamaño de la glándula afectada y el grado de malignidad de los tumores.

9.5.6.- TUMOR DEL CUERPO CAROTÍDEO

El tumor del cuerpo carotídeo es formado por anastomosis arteriovenosas precapilares y células no cromafínicas paraganglionares quimioreceptoras y se presenta en la bifurcación de la arteria carótida. Son bilaterales en el 2 a 5% de los casos, crecen lentamente y son asintomáticos en el 70% de los casos, otros presentan sensación de cuerpo extraño, disfagia, síndrome de Horner o el síndrome del seno carotídeo, caracterizado por vértigo, acúfeno y diaforesis, relacionados con la rotación de la cabeza. Son masas blandas desplazables lateralmente que no suben durante la deglución y que pueden desplazar medialmente a la amígdala ipsilateral. El tumor puede crecer y rodear a la bifurcación de la carótida, que con frecuencia se descubren durante una cirugía de cuello. El diagnóstico se confirma mediante los estudios de imagen con angiografía de sustracción. Se deberá diferenciar de los aneurismas, quistes branquiales, metástasis cervicales y linfomas. El tratamiento es quirúrgico. No son tumores radiosensibles.

9.5.7.- NEOPLASIAS DE LA GLÁNDULA TIROIDES

Los nódulos tiroideos son muy frecuentes y la gran mayoría son benignos. Se encuentran en el 4 a 20% en pacientes asintomáticos y algunos se manifiestan por los signos y los síntomas relacionados con la compresión causada por la masa. Cuando el nódulo es funcional o caliente, generalmente se asocia a síntomas de hipertiroidismo, pero la mayoría de los nódulos son no funcionales o frios. El riesgo de malignidad es mayor en los nódulos fríos, sin embargo, el cáncer tiroideo también se presente como un nódulo caliente. Los nódulos malignos son firmes, grandes y solitarios, pero los nódulos quísticos y los múltiples muestran una incidencia elevada de malignidad. La pruebe diagnóstica más efectiva es la biopsia por aspiración con aguja fina. El carcinoma papilar y el medular tienden a metastizar al cuello. (Fig. 8)

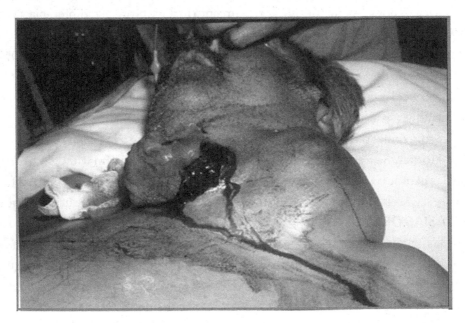

Fig. 8.- Paciente con un carcinoma indiferenciado de la glándula tiroides.

9.5.8.- NEOPLASIAS DE LA NASOFARÍNGE

El carcinoma de la nasofaringe tiene una prevalencia de 1:10,000, que presenta dos picos de mayor incidencia, de los 20 a 30 años de edad y en los mayores de 50 años. Son raros en los niños y afecta por igual a hombres y a mujeres. Se manifiesta con hipoacusia unilateral causada por una otitis media serosa, obstrucción nasal, rinorrea y metástasis cervicales localizadas más frecuentemente en los ganglios yugulodigástricos. Se han relacionado con el virus de Epstein-Barr y con la ingestión de alimentos ricos en nitrosaminas. Se diagnostica mediante la biopsia de la lesión nasofaríngea. Predomina el carcinoma de tipo indiferenciado o linfoepitelioma. Son tumores radiosensibles, por lo que el tratamiento es mediante radiaciones al tumor primario y a las metástasis cervicales, dejando la quimioterapia en los casos diseminados sistémicamente.

9.5.9.- NEOPLASIAS DE LA CAVIDAD ORAL

Los tumores de la cavidad oral predominan en los pacientes de edad media y avanzada y frecuentemente afecta a pacientes jóvenes. Se manifiestan como lesiones exofíticas o infiltrantes y ulceradas, que causan dolor o dificultad para usar las prótesis dentales y con frecuencia presentan metástasis cervicales. La mayoría son del tipo epidermoide, seguido por las neoplasias de las glándulas salivales menores, linfomas, sarcomas y melanomas. De los carcinomas de la cavidad oral el 50% se presenta en los dos tercios anteriores de la lengua, 15 a 20% en el piso de la boca y 10% en la mucosa bucal. El cáncer de encías y paladar duro son poco frecuentes. Los tumores malignos de la cavidad oral metastatizan primariamente a los ganglios submentonianos, submandibulares y secundariamente a los ganglios yugulares superiores y medios. Los tumores menores de 4 cm presentan metástasis cervicales al tiempo del diagnóstico en el 10 a 15% de los casos, en tanto que en las lesiones avanzadas, la incidencia de metástasis es del 40 a 60%. El cáncer de lengua tiende a mestastatizar bilateralmente.

9.5.10.- NEOPLASIAS DE LA OROFARINGE

Los tumores de la orofaringe son poco frecuentes. La mayoría son del tipo epidermoide, seguidos por el linfoma no-Hodgkin y por el linfoepitelioma de la amígdalas.

Ocasionalmente se presentan tumores de las glándulas salivales menores en el paladar blando, pared faríngea y base de lengua. Los tumores pueden ser exofíticos o infiltrantes y se localizan en áreas provistas de una rica red de linfáticos que metastatizan primariamente a los ganglios yugulares superiores, medios y retrofaríngeos. Las lesiones de la línea media tienden a metastatizar bilateralmente. El cáncer epidermoide más común de la orofaringe se presenta en las amígdalas, que con frecuencia se diagnostica en fases avanzadas con metástasis cervicales en el 70% de los casos. El cáncer de la base de la lengua generalmente se manifiesta en forma tardía y el 80% presenta metástasis cervicales al tiempo del diagnóstico, afectando a los ganglios de la cadena yugular.

9.5.11.- NEOPLASIAS LARÍNGEAS

Los tumores glóticos habitualmente son tumores histológicamente bien diferenciados, de crecimiento lento, bien localizados y generalmente metastatizan en estadios avanzados. Los tumores glóticos T1 y T2 metastatizan en menos del 8% en forma ipsilateral y los tumores avanzados metastatizan entre el 20 y 40% a los ganglios prelaríngeos, paratraqueales, yugulares medios y superiores.

Los tumores supraglóticos tienen una alta incidencia de metástasis relacionadas con el tamaño del tumor primario y drenan bilateralmente hacia los ganglios cervicales superiores y medios, con un rango de 20 a 40% en los tumores T1 y T2 y de 60 a 80% en los tumores T3 y T4 respectivamente. Los tumores subglóticos primarios son raros y metastatizan a los ganglios paratraqueales y mediastinales superiores.

9.5.12.- NEOPLASIAS DE LA HIPOFARINGE

La hipofaringe está provista de un drenaje linfático muy rico, por lo que los tumores malignos de esta región tienen una alta incidencia de metástasis ganglionares. Más del 95% de las neoplasias malignas de la hipofaringe son del tipo epidermoide que corresponden entre el 8 y 10% de todas las neoplasias malignas de la cabeza y cuello. Se presentan principalmente entre los 50 y 80 años de edad y son más fecuentes en el sexo masculino.

El carcinoma más frecuente se presenta en el seno piriforme, seguido del post-cricoideo y del carcinoma de la pared posterior. Los tumores del seno piriforme son muy agresivos, se diagnostican tardíamente, tienden a diseminarse a través de la submucosa y presentan metástasis en el 60% de los casos al tiempo del diagnóstico, con un 25% de ganglios bilaterales fijos a planos profundos. Afectan principalmente a los ganglios superiores y medios de la cadena yugular.

Los carcinomas postcricoideos metastatizan bilateralmente a los ganglios cervicales inferiores y paratraqueales. El carcinoma de la pared posterior metastatiza bilateralmente a los ganglios yugulares inferiores y a los ganglios anteriores del cuello.

REFERENCIAS BIBLIOGRÁFICAS

1. Barton LL, Feigin RD. Childhood cervical lymphadenitis: A reappraisal. J Pediatr 1974;84:846-852.

2. Bernstein A, Scardino PT, Tomaszewsky MM, et al. Carcinoma arising in a branchial clef cyst. Cancer 1976;37:2417.

3. Bill AHJ, Summer DS. A unified concept of lymphangioma and cystic hygroma. Surg Gynecol Obstetr 1965;120:79-86.

4. Chandler JR, Mitchell B: Branchial cleft cysts, sinuses, and fistulas. Otolaryngol Clin North Am 1981;14(1):175-186.

5. Del Beccaro MA, Mendelman PM, Nolan C. diagnostic usefulness of mycobacterial skin test antigens in childhodd lymphadenitis. Pediatr Infect Disease J 1989:8:206-210.

6. Ezekowitz RAB, Mulliken JB, Folkman J. Interferon alfa-2[a] therapy for life-threatening hemangiomas of infancy. N Engl J Med 1992;326:1456-1463.

7. Henle W, Henle G, Evidence for an etiologic relation of the Epstein-Barr virus to human malignancies. Laryngoscope 1977;87:467.

8. Jaffe BF, Jaffe N. Head and neck tumors in children. Pediatrics 1973;51:751.

9. Jaffe N, Cassady R, Petersen R. Hetrochromia and Horner's syndrome associates with cervical metastases with cervical and mediastinal neuroblastoma. J Pediatr1975;87:75-77.

10. Kennedy TL, W hitaker M, Pellitteri P, Wodd E. Cystic Hygroma/Lymphangioma: A Rational Approach to Management. Laryngoscope 2001;111:1929-1937.

11. Lusk RY. Neck Masses. in:Bluestone CD, Stool SE eds. Pediatric Otolaryngology. WB Saunders Co. Philadelphia PA 1990:1294-1301.

12. MacCollum DW, Martin LW. Hemangiomas in infancy and childhodd: A report based on 6479 cases. Surg Clin North Am 1956:36:1647-1663.

13. Martin JA. treatment of cystic hygroma. Texas Journal of Medicine 1954;50:217.222.

14. Modan B, Baidatz D, Mart H et al. R adiation-induced head and neck tumors. Lancet 1974 1:277.

15. Moussatos GM, Baffes TC. Cervical masses in infants and children. Pediatrics 1963;32:251.

16. Park YW. Evaluation of neck masses in children. Am Fam Physician 1995;51:1904-1812.

17. Rood SR, Johnson JT, Myers EN, et al: Congenital masses of the head and neck. Postgrad Med 1982;72(5):141-145, 148-149.

18. Saitz EW. Cervical lymphadenitis caused by atypical mycobacteria. Pediatr Clin North Am 1981;28:823-839.

19. Sistrunk WE: The surgical treatment of cyst of the thyroglossal tract. Ann Surg 1920; 71:121-122.

20. Telander RL, Filston HC, Review of head and neck lesions in infancy and childhood. Surg Clin North Am 1992;72:1429-1447.

CAPÍTULO 48 | PATOLOGÍA DE LAS GLÁNDULA TIROIDES Y PARATIROIDES

Dr. Javier Dibildox M.

1.- GLÁNDULA TIROIDES

1.1.- EMBRIOLOGÍA

La glándula tiroides se origina en los folículos del piso de la faringe, localizados entre la 1ª y 2ª bolsa faríngea, donde se desarrolla una invaginación que forma el divertículo tiroideo medial al final de la cuarta semana de la gestación. Las células parafoliculares "C" de la glándula tiroides se originan en el cuerpo ultimobranquial. El divertículo crece caudalmente formando una estructura tubular llamada conducto tirogloso, que se origina en el foramen ciego localizado en el dorso lingual, de donde desciende a través del primordio del hueso hioides y sigue un camino anteroinferior en el cuello y se bifurca formando un istmo y 2 lóbulos tiroideos. Las anomalías del conducto tirogloso dejan a la glándula o los remanentes del tejido tiroideo en la base de la lengua o a lo largo del conducto tirogloso en la porción anterior del cuello. El desarrollo del tiroides fetal inicia desde la décima semana de gestación y la función de la glándula y el metabolismo del iodo se incrementan a partir del 2° trimestre.

1.2.- ANATOMÍA

La glándula tiroides se localiza anterolateral a la laringe y a la tráquea. Pesa aproximadamente de 15 a 25 g y está formada por un lóbulo derecho y un lóbulo izquierdo unidos por un istmo situado por debajo del cartílago cricoides. En el 25% de los casos existe una extensión del istmo llamado lóbulo piramidal. La glándula está fija por el ligamento suspensor superior que se origina en el cartílago tiroides y en el cricoides. Las fibras del ligamento se adhieren al istmo y a la porción superomedial de cada lóbulo. En la porción inferior de la glándula se localiza el ligamento suspensor inferior de Berry, originado en el cartílago tiroides y en los primeros anillos traqueales y se fija en la porción inferior de la glándula tiroides. Por delante de la glándula se encuentran los músculos esternohioideos y esternotiroideos.

La porción medial de los polos superiores de la glándula están en contacto con el músculo faríngeo constrictor inferior y con la porción posterior del músculo cricotiroideo. La porción medial de la glándula está íntimamente relacionada con las glándulas paratiroides y con los nervios recurrentes. La glándula está cubierta por la capa visceral de la aponeurosis cervical profunda del cuello. La irrigación a la glándula tiroides es muy rica. En su porción inferior la irrigación depende de las arterias tiroideas inferiores que se originan en el tronco tirocervical y pasan por detrás de la arteria carótida común y se dividen en una rama superior y otra inferior. En su porción superior la irrigación depende de la primera rama de la arteria carótida externa, la arteria tiroidea superior, que desciende cerca del nervio laríngeo superior que al llegar a la porción superior del lóbulo tiroides, se divide en una rama anterior y otra posterior. Ocasionalmente en el 30% de los casos existe la arteria tiroidea IMA, que se origina en el tronco braquiocefálico y sigue un curso anterior a la tráquea hasta llegar al istmo del tiroides.

El drenaje venoso está formado por las venas tiroidea superior, media e inferior. La superior emerge en la porción superior de la glándula, cerca de la arteria tiroidea superior y drena en la vena yugular interna a la altura de la bifurcación de la carótida. La vena tiroidea media se presenta en el 50% de los casos y se origina en la porción lateral de la glándula tiroides, sigue un curso variable y cruza por delante a la arteria carótida común y drena en la vena yugular interna. La vena tiroidea inferior emerge de la porción inferior de la glándula tiroides y forma un plexo venoso tiroideo, localizado por delante de la tráquea que drena en la vena braquiocefálica.

El drenaje linfático sigue un trayecto paralelo a los vasos sanguíneos. Los ganglios superiores drenan en la porción superior de la cadena yugular, los inferiores a los ganglios yugulares inferiores, ganglios pretraqueales, paratraqueales, prelaríngeos y supraclaviculares. (Fig. 1)

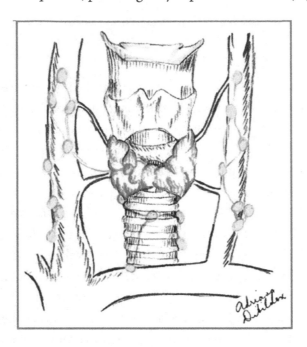

Fig. 1.- Drenaje linfático de la glándula tiroides.

La inervación de la glándula tiroides está mediada por el nervio laríngeo superior y por el inferior. El nervio laríngeo superior se origina en la porción caudal del ganglio nodoso del nervio vago, que desciende medial y por detrás de la arteria carótida interna y de la carótida externa, donde se divide en una rama interna pequeña o sensorial y una rama más grande externa o motora. La rama interna penetra la membrana tirohioidea junto con la arteria laríngea superior para inervar sensorialmente a la supraglotis y lleva las fibras parasimpáticas secretomotoras a las glándulas laríngeas. La rama externa o motora pasa por detrás de la arteria tiroidea superior y se dirige al músculo cricotiroideo, cuya función es tensar a las cuerdas vocales. El nervio laríngeo inferior o recurrente inerva a los músculos intrínsecos de la laringe y lleva la inervación sensorial a la glotis.

El recurrente se origina en el nervio vago al nivel de la arteria subclavia en el lado derecho y al nivel del arco aórtico en el lado izquierdo. Posteriormente los nervios rotan en una dirección superomedial y ascienden por el surco traqueoesofágico, donde salen las ramas esofageales y traqueales, en íntima relación con la arteria tiroidea inferior; luego se coloca por delante, posterior o entre las ramas de la arteria y continúa muy cerca del borde posterior de la glándula tiroides, por debajo del ligamento tiroideo suspensor posterior, donde se divide en una rama motora y otra sensorial que entra a la laringe por detrás de la articulación cricotiroidea.

1.3.- FISIOLOGÍA

La secreción de la glándula tiroides, está regulada por la hormona estimulante del tiroides, secretada por las células basófilas de la porción anterior de la hipófisis. El hipotálamo y la hipófisis a través del sistema de retroalimentación, regulan la cantidad de hormona estimulante del tiroides, controlando así la producción de las hormonas tiroideas. Las células foliculares, mediante la captación de yodo y su conversión en diversos compuestos orgánicos, regulan la biosíntesis de las hormonas tiroideas

L-tiroxina (T4) y 3, 5, 3 triyodotironina (T3), además se secreta la glicoproteina tiroglobulina que actúa como coloide.

La tiroglobulina se encuentra en la luz de los folículos donde se produce y almacena, unida a la T3 y T4 y a las células parafoliculares "C" que regulan la secreción de la calcitonina. La concentración de triyodotironina libre es 10 veces mayor que los niveles de la tiroxina libre, debido a las diferentes afinidades de la tiroglobulina y de otras proteínas del plasma, sin embargo, las proteínas plasmáticas revierten la unión de la triyodotironina y tiroxina séricas, dejando sólo el 0.3% de triyodotironina y el 0.03% de la tiroxina libres, que se unen en sus receptores específicos. Aproximadamente un tercio de la tiroxina es carente de yodo y se convierte en triyodotironina, que es 3 veces más potente que la tiroxina. Una vez liberadas en la corriente sanguínea, la mayor parte de la triyodotironina y la tiroxina se unen a unas proteínas transportadoras, manteniendo el equilibrio con la triyodotironina y tiroxina libres, que son los compuestos activos que controlan el metabolismo y la retroalimentación del hipotálamo a la hipófisis.

Cuando el hipotálamo detecta los niveles séricos elevados de la triyodotironina y tiroxina libres, inhibe la secreción de la hormona estimulante del tiroides y antagoniza el factor liberador de la tirotropina, disminuyendo el número de receptores de la tirotropina en las células. La calcitonina es un polipéptido independiente de la hormona paratiroidea y de la vitamina D. Su acción endócrina es la disminución del número y actividad de los osteoclastos, reduciendo así la reabsorción ósea.

1.4.- LABORATORIO Y GABINETE

La medición de los niveles séricos de la hormona estimulante del tiroides es un estudio muy sensible en la detección del hipo o hipertiroidismo, que se usa en la valoración de los nódulos tiroideos. Los niveles bajos de hormona tiroidea sugieren un nódulo autónomo funcional generalmente benigno. Los niveles séricos de la tiroglobulina se elevan en varias patologías de la glándula tiroides, sin embargo, un estudio basal puede utilizarse en el seguimiento de los tumores malignos tiroideos bien diferenciados. Los niveles séricos elevados de calcitonina sugieren un carcinoma medular. La calcitonina con estimulación con pentagrastina, se utiliza como marcador tumoral en el control de los pacientes operados y en la detección de la recurrencia tumoral o metástasis en los pacientes con carcinoma medular.

El ultrasonido no distingue a los tumores malignos de los benignos, pero es un estudio muy sensible utilizado en la detección de los nódulos tiroideos, en la biopsia guiada con aspiración con aguja fina. La biopsia por aspiración con aguja fina es un método muy efectivo en el diagnóstico de los nódulos tiroideos benignos y malignos, con resultados falsos negativos en el 1 al 11%, falsos positivos en el 1 al 8% y con una sensibilidad del 68 al 98% y con una especificidad del 72 al 100%. Alrededor del 69 a 74% de las biopsias por aspiración son benignas y en el 22 a 27% de los casos son negativas o sospechosas. En los casos sin diagnóstico se repite la biopsia por aspiración. Las complicaciones de la biopsia por aspiración son los hematomas, equimosis y dolor.

La gamagrafía con I^{123} determina el estado funcional de los nódulos y de la glándula tiroides, pero no distingue a los nódulos benignos de los malignos. Los nódulos que no captan al yodo radioactivo se consideran como nódulos fríos, los nódulos hiperfuncionales que captan niveles altos de yodo radioactivo se consideran como nódulos calientes. Los nódulos que captan menos yodo radioactivo, en forma similar al captado por la glándula tiroides, se consideran como nódulos tibios. Generalmente los nódulos calientes y los tibios se consideran como benignos, pero alrededor del 4% de los nódulos calientes y entre el 5 y 15% de los nódulos fríos pueden albergar un carcinoma. La tomografía computarizada y la resonancia magnética son útiles en la valoración del tamaño y extensión de las masas tiroideas en el cuello, tráquea o esófago y en la valoración de las metástasis cervicales.

2.- PATOLOGÍA DE LA GLÁNDULA TIROIDES

2.1.- HIPOTIROIDISMO

El hipotiroidismo es causado por la disminución de la producción de las hormonas tiroideas, lo que causa trastornos clínicos y fisiológicos que provocan mixedema y cretinismo en los niños. El mixedema se manifiesta con debilidad, letargo, edema y una piel gruesa y seca. El hipotiroidismo en los recién nacidos causado por un inadecuada ingesta de yodo, se manifiesta en 1:5,000 nacimientos, pero el cretinismo se hace evidente después de varios meses, manifestado por letargo, alteración del crecimiento, retraso mental e hipoacusia.

2.2.- HIPERTIROIDISMO

El hipertiroidismo es el resultado de la hipersecreción de las hormonas tiroideas manifestado por nerviosismo, temblores, intolerancia al calor, pérdida de peso, hiperactividad, hipertensión, fibrilación auricular y cardiomegalia. La tirotoxicosis es un hipertiroidismo causado por una sobreproducción de hormona tiroidea, provocada por un estímulo extrapituitario, secundario a una tiroiditis subaguda o crónica y cuando se presenta posterior a la ingesta de carne contaminada con hormona tiroidea.

2.3.- TIROIDITIS AGUDA

La tiroiditis aguda generalmente es precedida de una infección de la vía respiratoria superior y es la causa más frecuente de tiroiditis. El paciente presenta dolor súbito en la cara anteroinferior del cuello, fiebre, calosfríos, disfagia, dolor a la palpación y signos de toxicidad. Los organismos causales más comunes, en orden descendiente, son el *Staphylococcus aureus, Streptococcus pyogenes, Streptococcus epidermidis y Streptococcus pneumonia* que tienden a formar abscesos, que requieren la administración de antibióticos y drenaje del absceso.

2.4.- TIROIDITIS GRANULOMATOSA SUBAGUDA (TIROIDITIS DE QUERVAIN)

La tiroiditis granulomatosa subaguda no se considera como una enfermedad autoinmune. Se ha relacionado con infecciones virales, y algunas veces, es precedida por un resfriado común y se manifiesta con dolor en la glándula tiroides, inflamación, otalgia referida, cefalea, debilidad y malestar general. Inicialmente hay signos de tirotoxicidad. Posteriormente el paciente se torna eutiroideo o hipotiroideo. La gamagrafía con I^{123} muestra una captación baja. La tiroiditis responde satisfactoriamente a la administración de salicilatos y hormonas tiroideas. Los corticoesteroides mejoran dramáticamente la enfermedad, pero se presentan recaídas y rebotes severos, por lo que sólo se utilizan en los casos muy graves.

2.5.- TIROIDITIS CRÓNICA

La tiroiditis crónica se divide en dos patologías: la tiroiditis de Hashimoto y la tiroiditis de Riedel. La tiroiditis de Hashimoto es la más común y se considera de origen autoinmune, que predomina en las mujeres entre la cuarta y sexta década de la vida. Se presenta con una masa tiroidea dolorosa, dificultad respiratoria y disfagia causadas por la compresión traqueal o esofágica. La palpación revela una masa grande, difusa, irregular y dolorosa. Las pruebas de funcionamiento tiroideo revelan eutiroidismo, hipotiroidismo y rara vez hipertiroidismo. El diagnóstico se confirma con la detección de los anticuerpos antitiroideos elevados.

La biopsia por aspiración con aguja fina muestra un infiltrado linfocítico o células con un citoplasma granular acidófilo, que representan formas metaplásicas de las células foliculares del tiroides, conocidas como células de Askanazy. Los pacientes con tiroiditis de Hashimoto presentan un alto riesgo de tener en forma simultánea un carcinoma papilar o un linfoma tiroideo. Si la masa es nodular y causa compresión del esófago o de la tráquea se recomienda la tiroidectomía total o subtotal. La tiroiditis de Riedel es una inflamación crónica muy rara que afecta a uno o ambos lóbulos y se extiende hacia la tráquea, aponeurosis, músculos, nervios y vasos sanguíneos del cuello. El examen histológico muestra un tejido denso y fibroso que penetra la glándula y se adhiere firmemente a la tráquea. Los anticuerpos antitiroideos son negativos.

El tratamiento incluye la administración de hormonas tiroideas y la tiroidectomía en los casos que compriman a la tráquea.

2.6.- ENFERMEDAD DE GRAVES

La enfermedad de Graves es una enfermedad de origen desconocido, aunque parece ser de origen autoinmune por la presencia de anticuerpos antireceptores de la hormona estimulante del tiroides, producidos por los linfocitos del paciente. Es más frecuente en el sexo femenino, muestra una tendencia familiar y se manifiesta clínicamente con un hipertiroidismo con bocio difuso, oftalmopatía y dermatopatía. Otras manifestaciones son el nerviosismo, temblores, taquicardia, hipertensión, carácter voluble, diarrea, insomnio e intolerancia al calor. Los pacientes ancianos presentan debilidad, disnea e insuficiencia femenino, muestra una tendencia familiar y se manifiesta clínicamente con un hipertiroidismo con bocio difuso, oftalmopatía y dermatopatía. Otras manifestaciones son el nerviosismo, temblores, taquicardia, hipertensión, carácter voluble, diarrea, insomnio e intolerancia al calor. Los pacientes ancianos presentan debilidad, disnea e insuficiencia cardiaca. La oftalmopatía de Graves es causada por un infiltrado inflamatorio de la órbita, con edema e inflamación de los músculos oculares y con un infiltrado de linfocitos y células plasmáticas que provocan la proptosis. La dermatopatía de Graves se caracteriza por el engrosamiento de la dermis secundaria a un infiltrado linfocitario. La enfermedad de Graves muestra un incremento en la captación de yodo radioactivo, tiroxina y triyodotirinina.

El tratamiento de la enfermedad de Graves se basa en la disminución de la producción de la hormona tiroidea con drogas antitiroideas que bloquean la síntesis de la hormona, como el propiltiouracilo y el metimaxol. La dexametasona disminuye la tiroxina sérica y es útil en el manejo de la tirotoxicosis y en la oculopatía. Los pacientes con enfermedad de Graves pueden presentar una crisis tiroidea caracterizada por hipertermia, taquicardia, hipertensión, sudoración, irritabilidad, ansiedad, postración e hipotensión irreversible. El tratamiento de la crisis tiroidea incluye la administración de medicamentos como la reserpina, guanetidina, propanolol y corticoesteroides. La tiroidectomía está indicada en los pacientes con recurrencia posterior al tratamiento y en los pacientes con bocio sintomático.

2.7.- NÓDULO TIROIDEO

Los nódulos tiroideos son muy frecuentes y se relacionan con diversas enfermedades de la glándula tiroides. Son más frecuentes en el sexo femenino en una proporción de 4:1, con una prevalencia del 4 a 7% en la población general, 1.5% en niños y adolescentes y del 5% en los pacientes mayores de 60 años. Ocurren con mayor frecuencia en las áreas geográficas con deficiencia de yodo y la prevalencia se incrementa con la edad.

Los nódulos tiroideos se asocian a la exposición previa a radiaciones y a diversas patologías de la glándula tiroides. La incidencia de nódulos tiroideos se incrementa con los partos. En un estudio en pacientes nulíparas, la incidencia fue de 9.4%, mientras que en las multíparas la incidencia fue de 25%.

El examen físico es el método menos sensible en la detección de los nódulos tiroideos. La mayoría son nódulos benignos hiperplásicos y se clasifican como adenomas, nódulos coloidales, nódulos congénitos, quistes, nódulos infecciosos, nódulos linfocíticos o granulomatosos y nódulos hiperplásicos. Los adenomas tiroideos son neoplasias benignas foliculares o papilares. Los foliculares son los más frecuentes y se originan en el epitelio folicular de la glándula tiroides.

Se presentan como una lesión solitaria encapsuada y distinta al epitelio glandular. Se clasifican de acuerdo a su arquitectura celular como nódulos fetales, coloides, embrionarios o de células de Hürtle.

Los adenomas papilares son poco frecuentes. Los nódulos hiperplásicos se diferencian de los bocios coloidales por la presencia de una celularidad excesiva, formación de acinos, vacuolas marginales, papilas y por la cantidad de coloide presente.

Los nódulos tiroideos congénitos incluyen a los hemangiomas, anomalías del conducto tirogloso y los síndromes de neoplasias endócrinas múltiples y al bocio congénito. Los quistes tiroideos representan el 15 a 25% de los nódulos tiroideos. Son causados por una degeneración del tejido tiroideo normal, hemorragias o traumatismos, adenomas foliculares ocultos, carcinomas y bocio nodular. La biopsia por aspiración (BAF) los distingue de las neoplasias.

3.- NEOPLASIAS MALIGNAS

3.1.- EPIDEMIOLOGÍA

El cáncer de la glándula tiroides representa el 1% de los tumores diagnosticados cada año y predomina en las mujeres en proporción de 3:1. Son más frecuentes entre la tercera y cuarta década de la vida y se estima que entre el 5 y 10% de los nódulos tiroideos palpables son malignos. El carcinoma de la glándula tiroides se presenta con una incidencia de 12,000 casos por año y alrededor de 1,000 muertes por año en los Estados Unidos. En estudios post mortem se encontró que la incidencia del cáncer tiroideo se eleva hasta en un 35%. Se ha reportado una mayor incidencia y agresividad del cáncer de tiroides en las mujeres embarazadas.

3.2.- CLASIFICACIÓN

Histológicamente los tumores malignos de la glándula tiroides se clasifican como carcinoma papilar, folicular, de células de Hürtle, medular y anaplásico. Adicionalmente el linfoma puede originarse en la glándula tiroides, particularmente en los pacientes con tiroiditis de Hashimoto. Los sarcomas son muy raros y se pueden encontrar metástasis a la glándula tiroides provenientes de la mama, pulmón, riñón, sistema gastrointestinal y melanomas. El carcinoma papilar y el carcinoma folicular son los más frecuentes y se consideran como tumores bien diferenciados, que cuando se tratan adecuadamente generalmente muestran una sobrevida prolongada. El carcinoma papilar es el más frecuente y ocupa el 80% de las neoplasias malignas de la glándula tiroides, seguido por el carcinoma folicular con un 10 a 15%, carcinoma medular 5 a 10%, anaplásico 1 a 2% y los linfomas y sarcomas son muy raros.

3.3.- ETIOLOGIA

Las neoplasias tiroideas malignas se originan en 2 tipos de células: las células foliculares y las células "C". Las células foliculares son derivadas del endodermo y se relacionan con el carcinoma papilar, folicular y anaplásico, en tanto que las células "C" neuroendócrinas y productoras de calcitonina, dan origen al carcinoma medular. Los linfomas se originan en las células linfoides intratiroideas, en tanto que los sarcomas se originan del tejido conectivo de la glándula tiroides. La exposición a radiaciones incrementa significativamente el riesgo de desarrollar una neoplasia tiroidea maligna, particularmente de la variedad papilar, como se observó en los pacientes expuestos a radiaciones durante la explosión nuclear de Hiroshima y Nagasaki, en el accidente nuclear de Chernobyl y en los pacientes tratados con dosis bajas de radioterapia en el manejo del acné, hiperplasia linfoide y crecimiento del timo. Los pacientes con mayor riesgo son las mujeres menores de 3 años que recibieron dosis bajas de radioterapia entre 50 y 3000 Gy en el tratamiento de patologías benignas. El periodo de latencia entre la radioterapia y la aparición de la neoplasia, fluctúa entre cinco y treinta años, con una media de veinte años. La dieta baja en yodo no incrementa la incidencia de cáncer tiroideo.

3.4.- CUADRO CLÍNICO

La mayoría de los tumores malignos tiroideos se manifiestan como un nódulo palpable, indoloro y solitario. Muchas veces son detectados por el paciente o durante un examen médico de rutina. Los nódulos malignos son más frecuentes en los pacientes mayores de 60 y en los menores de 30 años de edad. Los nódulos de los pacientes masculinos se asocian con una incidencia de malignidad más elevada.

El crecimiento lento de un nódulo tiroideo es más común en los nódulos benignos, en tanto que el crecimiento rápido generalmente es un signo de mal pronóstico. El dolor se relaciona con el crecimiento súbito del nódulo tiroideo, que puede ser causado por un sangrado o por una tiroiditis viral en un quiste tiroideo preexistente.Se debe realizar un examen cuidadoso de la cabeza y cuello, con el examinador colocado detrás del paciente, palpando ambos lóbulos y el istmo.

Se le pide al paciente que degluta durante la palpación, para confirmar si la masa pertenece la glándula tiroides. Además se debe valorar la función de las cuerdas vocales y examinar el cuello en búsqueda de ganglios cervicales palpables. Los nódulos tiroideos pueden ser blandos o duros. Los nódulos con un diámetro menor de 1 cm generalmente no son palpables, salvo los localizados en la porción anterior de la glándula. Los nódulos duros que tienden a fijarse en las estructuras vecinas sugieren malignidad.

La disfonía sugiere una parálisis de las cuerdas vocales por invasión de los nervios recurrentes, la disfagia se relaciona con la invasión o compresión del esófago cervical y los ganglios cervicales palpables generalmente indican metástasis cervicales.

En todo nódulo cervical se debe descartar una lesión maligna mediante la historia clínica, exámenes de laboratorio y punción con aguja fina. Los estudios de gabinete se indican para confirmar las características funcionales y anatómicas de la lesión. La biopsia con aguja fina es el medio diagnóstico más importante en la valoración de los nódulos tiroideos.

3.5.- FACTORES PRONÓSTICOS

Hay diversos factores relacionados con el pronóstico de estos tumores:

1.- Edad: Es el factor pronóstico de mayor importancia en los tumores bien diferenciados y la mortalidad es más elevada en los pacientes diagnosticados después de los 40 años de edad. Las recurrencias son más frecuentes en los pacientes diagnosticados antes de los 20 años de edad y en los pacientes mayores de 60 años.

2.- Sexo: La mortalidad es mayor en los hombres, en una proporción de 2:1.

3.- Tamaño: En los tumores mayores de 4 cm la incidencia de recurrencia y de la mortalidad es más alta.

4.- Histología: Los tumores papilares muestran una mortalidad del 6% a los treinta años posteriores al diagnóstico, en tanto que en los tumores foliculares la mortalidad a los 30 años es del 15%.

5.- Invasión local: La invasión de las estructuras y tejidos vecinos, se asocia a un comportamiento biológico agresivo y a una alta mortalidad.

6.- Metástasis cervicales: Las metástasis cervicales, en los tumores bien diferenciados, no afectan significativamente la sobrevida.

7.- Metástasis distales: Las metástasis distales, al tiempo de diagnóstico, se asocian a una alta mortalidad.

4.- CARCINOMA PAPILAR

El carcinoma papilar es el tumor maligno tiroideo más frecuente, representando aproximadamente el 80% de los casos. El carcinoma papilar es más frecuente en el sexo femenino en proporción de 3:1, predomina entre los 34 y 40 años de edad y ha sido relacionado con la tiroiditis de Hashimoto y con la exposición a radiaciones.

El carcinoma papilar se origina en las células foliculares y es un tumor de crecimiento lento que tiende a ser multicéntrico, con focos ipsilaterales y contralaterales en un alto porcentaje de los casos. Son lesiones blanquecinas con bordes mal definidos no encapsuladas que crecen formando papilas con células neoplásicas sensibles a la hormona estimulante del tiroides, captan el yodo y producen la tiroglobulina. En el 50% de los casos se ven cuerpos de psamoma formados por concreciones calcáreas de apariencia laminar, localizadas dentro del estroma tumoral.

Con frecuencia los tumores papilares muestran un crecimiento folicular. Cuando el tumor es menor de 1.5 cm se considera de buen pronóstico, en tanto que los tumores mayores de 2.5 cm son más agresivos. El carcinoma papilar tiende a invadir a la cápsula que rodea a la glándula tiroides y a las estructuras periglandulares. Cuando invade a la tráquea puede causar hemoptisis y obstrucción respiratoria. La invasión del surco traqueoesofágico se asocia con la disfonía cuando el tumor invade a los nervios recurrentes.

El carcinoma papilar se manifiesta con metástasis cervicales en un tercio de los pacientes, y en el 50% de los casos hay metástasis microscópicas. El área cervical más afectada por las metástasis cervicales es la porción central del cuello medial a las vainas carotídeas, seguido por los ganglios de la cadena yugular. Aproximadamente en el 5 a 10% de los casos, se presentan metástasis distales en pulmón y hueso.Cuando hay persistencia o recurrencia tumoral el carcinoma papilar puede modificar su comportamiento biológico y tornarse indiferenciado, con una latencia de 20 a 30 años.

5.- CARCINOMA FOLICULAR

El carcinoma folicular representa el 10% de los tumores malignos de la glándula tiroides, que afecta con mayor frecuencia a los pacientes con dietas bajas en yodo y al sexo femenino, en una proporción de 3:1. A diferencia del carcinoma papilar, el folicular afecta a pacientes de mayor edad entre la 3ª y la 5ª década de la vida. Son neoplasias originadas en el epitelio folicular que captan yodo, producen tiroglobulina y son sensibles a la hormona estimulante del tiroides. El carcinoma folicular es una neoplasia no encapsulada de color café claro, con áreas de fibrosis, sangrado o quistes dentro de la lesión. Están compuestas por células foliculares sólidas, trabeculares o microfoliculares. Se diferencian de los adenomas foliculares por su tendencia a la invasión capsular y vascular, circunstancia que dificulta el diagnóstico histológico con la biopsia por aspiración con aguja fina. Dependiendo del grado de invasión capsular o vascular, se clasifican como tumores mínimamente invasivos o invasivos. Generalmente no presentan metástasis cervicales, pero en un 20% de los casos presentan metástasis distales al pulmón y a los huesos.

6.- TRATAMIENTO

El tratamiento de los carcinomas bien diferenciados de la glándula tiroides consiste en la resección total o parcial de la glándula. La tiroidectomía total está indicada en los carcinomas secundarios a radiaciones, tumores mayores de 2.5 cm con invasión capsular, angioinvasión, recurrencia, extensión extratiroidea o metástasis distales. Sin embargo, la sobrevida no varía significativamente con las cirugías subtotales o con la lobectomía con resección del istmo tiroideo, cirugías que minimizan el riego de lesión a las paratiroides y nervios recurrentes. Cuando hay ganglios cervicales palpables detectados antes o después el procedimiento quirúrgico, se deben resecar mediante una disección selectiva del cuello.

Debido a que los carcinomas bien diferenciados son sensibles a la hormona estimulante del tiroides y captan yodo, los pacientes operados en estado hipotiroideo se valoran con un estudio gamagráfico y si hay tejido residual normal o maligno, se recomienda la ablación del tejido tiroideo remanente con I^{131}. Posterior al tratamiento quirúrgico y a la ablación con I^{131}, los pacientes continúan con un régimen de supresión tiroidea con tiroxina o triyodotironina en dosis suficientes para suprimir la producción en la hipófisis de la hormona estimulante del tiroides.de supresión tiroidea con tiroxina o triyodotironina en dosis suficientes para suprimir la producción en la hipófisis de la hormona estimulante del tiroides. Posteriormente los pacientes son estudiados cada 6 o 12 meses mediante una gamagrafía con I^{131} y con la medición de la tiroglobulina sérica.

La tiroglobulina sérica es un buen marcador tumoral, útil en los casos ablación tumoral total que, cuando los niveles séricos de tiroglobulina se elevan, se debe pensar en una recurrencia. Las recurrencias se tratan mediante la remoción quirúrgica del remanente tumoral, ablación con I^{131} y radiación externa en los casos que no captan el yodo radiactivo. La quimioterapia con doxorubicina se indica como paliación.

7.- CARCINOMA DE CÉLULAS DE HÜRTLE

El carcinoma células de Hürtle se considera como una variante del carcinoma folicular y está compuesto por células oxifílicas de Hürtle, células oncocíticas, células de Askany y células grandes en un citoplasma granular acidófilo. Las células de Hürtle también se presentan en la tiroiditis de Hashimoto, enfermedad de Graves y en el bocio multinodular. El carcinoma de células de Hürtle representa entre el 2 a 3% de los tumores malignos sólidos y encapsulados de la glándula tiroides. Son más frecuentes en las mujeres y predominan en la 5ª década de la vida. Al igual que el carcinoma folicular, se distingue de los adenomas benignos por la presencia de invasión capsular y angioinvasión. El carcinoma de Hürtle es muy agresivo y con un alto riesgo de metástasis. No captan el I^{131}, por lo que son tratados agresivamente mediante la tiroidectomía total, y en los tumores mayores de 5cm o con ganglios palpables, se recomienda la disección ganglionar. La sobrevida a cinco años fluctúa entre el 50 a 60% de los casos. Las metástasis son tratadas con radioterapia.

8.- CARCINOMA MEDULAR

El carcinoma medular representa el 5% de los tumores malignos de la glándula tiroides. Se origina en las células parafoliculares C, derivadas de la cresta neural y producen calcitonina. Se relaciona con las mutaciones en el ADN, relacionadas con el protooncógeno, localizado en el cromosoma 10 que lo convierte en un gen con actividad cancerígena. Las mutaciones se han identificado en el 90 a 95% de los carcinomas medulares familiares, en el 5 a 10% de los carcinomas esporádicos. El 75% de los carcinomas medulares son del tipo esporádico y un 25% son del tipo familiar. El carcinoma medular es ligeramente más frecuente en el sexo femenino, y en los casos familiares es multifocal y afecta ambos lóbulos tiroideos, en tanto que la variedad esporádica tiende a ser unifocal. Son tumores bien circunscritos, no encapsulados y de color café-rosado, que con frecuencia tienen granulaciones de color amarillo causadas por unas zonas de calcificación.

Los nódulos se localizan con mayor frecuencia en el centro y porción superior de los lóbulos. En la variedad familiar con frecuencia existe una hiperplasia de las células "C", que las distingue de la variedad esporádica y se consideran como un factor precursor del carcinoma medular. El carcinoma se manifiesta como una masa tiroidea redonda y no dolorosa. En el 15% de los pacientes hay ganglios cervicales palpables y en la variedad familiar los pacientes con frecuencia presentan diarrea. Las neoplasias familiares son tumores hereditarios autosómicos dominantes. Se presentan en el síndrome de neoplasias endócrinas múltiples tipo 2A, tipo 2B y en el carcinoma tiroideo medular familiar.

El síndrome de neoplasia endócrina múltiple 2A (MEN2A) o síndrome de Sipple, es un carcinoma medular que presenta un feocromocitoma en el 50% e hiperparatiroidismo en el 10 a 20% de los casos. Esta variedad aparece en la primera década de la vida y se desarrolla durante la 2ª década. El síndrome (MEN2B) de neoplasia endócrina múltiple 2B es un carcinoma medular con un feocromocitoma en el 50% de los casos, apariencia marfanoide y ganglioneuromatosis. El MEN 2B presenta un comportamiento biológico muy agresivo, se manifiesta en edad temprana alrededor de los 10 años de edad, crece rápidamente y metastatiza tempranamente.

El carcinoma tiroideo medular familiar no se asocia con otras patologías y generalmente se manifiesta en la edad adulta. Los carcinomas medulares familiares requieren estudios genéticos. La variedad esporádica se manifiesta como un nódulo tiroideo no doloroso, que cuando invade a las estructuras vecinas presenta disfonía, disfagia y dolor. La calcitonina generalmente se encuentra elevada, antes de la evidencia clínica de un carcinoma medular del tiroides. Los niveles séricos de calcitonina se utilizan en el diagnóstico, seguimiento, valoración del tumor residual y de las metástasis del cáncer medular. La estimulación con pentagastrina incrementa la sensibilidad de la prueba. Los niveles séricos del antígeno carcinoembrionario deben vigilarse en estos pacientes, debido a que la elevación sérica del antígeno se asocia a tumores más agresivos con metástasis.

Tanto el carcinoma esporádico, como la variedad familiar, se tratan mediante la tiroidectomía total con disección profiláctica del compartimiento anterior del cuello. Las metástasis cervicales son más frecuentes en la variedad familiar con multicentricidad y afectan ambos lóbulos en el 50% de los pacientes, en los cuales se recomienda una disección modificada de los ganglios cervicales. En los casos familiares MEN 2A y MEN 2B, se recomienda la tiroidectomía total con disección profiláctica central de los ganglios del cuello. Después del tratamiento los pacientes son vigilados anualmente con la prueba de la calcitonina con estimulación con pentagastrina. El antígeno carcinoembrionario es un marcador tumoral que se eleva en las recurrencias tumorales. La tomografía computarizada y la resonancia magnética del cuello, abdomen y pelvis se utilizan en la detección del tumor, recurrencia y metástasis del carcinoma medular. La radioterapia externa se utiliza en el tratamiento de las lesiones irresecables y en las metástasis. El carcinoma medular es sensible a la quimioterapia con dacarbazina, vincristina y ciclofosfamida.

El carcinoma medular es más agresivo que los tumores bien diferenciados, con una sobrevida a 10 años del 65% aproximadamente. Los pacientes con MEN2B tienen un comportamiento biológico más agresivo que los MEN2A, pero ambos muestran un pronóstico más favorable cuando se diagnostican y tratan tempranamente.

9.- CARCINOMA ANAPLÁSICO

El carcinoma anaplásico es poco frecuente y se presenta en el 1.6% del total de los tumores malignos de la glándula tiroides. Afecta con mayor frecuencia a la mujer con una relación de 2:1 a 3:1 y es más frecuente en la sexta y séptima década de la vida. El carcinoma anaplásico tiene un comportamiento biológico muy agresivo y el pronóstico más malo de todos los tumores malignos de la glándula tiroides. Los tumores anaplásicos son grandes e invasivos que se extienden por fuera de la cápsula y pueden tener áreas de necrosis focal y hemorragia. Son tumores grandes, firmes y fijos a planos profundos. El 30% se presenta con parálisis de cuerdas vocales y un 40% manifiestan metástasis cervicales.

Al tiempo del diagnóstico más del 50% de los pacientes muestran metástasis distales a pulmón, huesos y cerebro. Histológicamente pueden encontrarse áreas mezcladas de carcinoma anaplásico con tumores bien diferenciados. Progresan rápidamente y la mayoría de los pacientes mueren por obstrucción respiratoria o por complicaciones de las metástasis pulmonares durante los primeros meses posteriores al diagnóstico.

El tratamiento es mediante la tiroidectomía total o subtotal, si el tumor lo permite, junto con una disección ganglionar del cuello. Cuándo hay invasión a las estructuras vecinas, generalmente no es posible remover completamente el tumor, por lo que se prefiere la traqueotomía preservando la laringe y tráquea, debido al mal pronóstico que acarrean estos tumores. La radioterapia externa y la quimioterapia son utilizadas solas o combinadas en el tratamiento paliativo de las lesiones. La mayoría de los pacientes mueren antes del año. En algunos casos en pacientes jóvenes con tumores menores de 5 cm sin invasión local y sin metástasis cervicales, el pronóstico es mejor.

10.- LINFOMA PRIMARIO DEL TIROIDES

El linfoma primario representa aproximadamente al 2 a 5% de las neoplasias malignas de la glándula tiroides. La mayoría son linfomas no-Hodgkin de células B. Otros tipos histológicos más raros son los linfomas de bajo grado, asociados con los linfomas de las mucosas, linfoma de Hodgkin, linfoma de Burkitt y linfomas de células T. Los linfomas de la glándula tiroides se presentan con mayor frecuencia en la sexta década de la vida, con un predominio en el sexo femenino de 4:1, que con frecuencia se relacionan con la tiroiditis de Hashimoto. Se presentan como una masa tiroidea en crecimiento, que puede causar síntomas compresivos como la disfagia, disnea y disfonía. Con frecuencia muestran metástasis locales y distales.

El diagnóstico por medio de la biopsia excisional permite estudios de histoquímica que confirman la variedad histológica del linfoma. Posteriormente se hace un estadiaje con fines de pronóstico, mediante la toma de biopsias de la médula ósea y estudios con tomografía computarizada del cráneo, cuello, tórax, abdomen y pelvis. La mayoría de los linfomas tiroideos están localizados en la glándula y se clasifican como IE, y cuando hay metástasis cervicales se consideran estadio IIE.

Los linfomas en estadio IE se tratan mediante la tiroidectomía total, seguida de radioterapia post-operatoria. Cuando hay infiltración local se descarta el tratamiento quirúrgico. Los linfomas en estadio IIE se tratan con un tratamiento combinado de quimioterapia con doxorubicina o ciclofosfamida, hidroxidaunomicina, vincristina, prednisona y radioterapia. Los linfomas en estadio IE muestran una sobrevida a cinco años superior al 85%, en tanto que la invasión extraglandular reduce la sobrevida a cinco años, a un 35% aproximadamente.

11.- SARCOMA TIROIDEO

Los sarcomas primarios originados dentro de la glándula tiroides son muy raros. Son tumores muy agresivos que se originan en el estroma de los tejidos y vasos glandulares.

El tratamiento es mediante la tiroidectomía total con radioterapia postoperatoria. Los sarcomas no responden a la quimioterapia. El pronóstico es malo a corto plazo, debido a la alta tendencia a la recurrencia que muestran los sarcomas.

12.- GLÁNDULAS PARATIROIDES

12.1.- EMBRIOLOGÍA

Durante la quinta semana de la gestación las glándulas paratiroides se originan del endodermo derivado de la porción dorsal de la tercera y cuarta bolsas faríngeas. Las glándulas paratiroides inferiores se originan en la tercera bolsa faríngea y descienden con el timo, situándose cerca de la porción inferior de la glándula tiroides. Las glándulas paratiroides superiores se originan de la cuarta bolsa faríngea, no migran y se colocan en la porción posterosuperior de los lóbulos tiroideos. En alrededor del 15 al 20% de los casos existen glándulas paratiroides aberrantes.

12.2.- ANATOMÍA

Las glándulas paratiroides son cuatro masas pequeñas de forma oval y de color amarillo-café, con un peso aproximado por glándula de 30 a 40 mg. Miden aproximadamente 6 mm de largo, 4 mm de altura, 2 mm de ancho y están localizadas en el borde posterior de la cápsula de la glándula tiroides. Las superiores mantienen una localización más constante en la porción media del borde posterior del lóbulo tiroides, aproximadamente 1 cm por arriba de la intersección del nervio laríngeo inferior o recurrente y la arteria tiroidea inferior, muy cerca de la articulación cricotiroidea. Las glándulas paratiroides inferiores se pueden encontrar por dentro de la cápsula y por abajo de la arteria tiroidea inferior, cerca del polo inferior del lóbulo tiroides o por detrás de la cápsula tiroidea y por arriba de la arteria tiroidea inferior. Ocasionalmente se localizan por detrás del esófago en el mediastino superior. La irrigación de las glándulas paratiroides en la mayoría de los pacientes depende de la arteria tiroidea inferior, a través de sus ramas superior e inferior. En algunos pacientes la irrigación de la glándula paratiroides superior se origina en la arteria tiroidea superior.

12.3.- FISIOLOGÍA

El calcio es esencial para la formación del hueso y para el funcionamiento neuromuscular. El metabolismo del calcio es regulado por la paratohormona y por los metabolitos de la vitamina D. La paratohormona incrementa los niveles séricos del calcio al estimular la absorción ósea, incrementa la reabsorción renal del calcio y promueve la conversión de la vitamina D a su metabolito activo, el calcitriol. También incrementa la excreción renal del fosfato. Los niveles séricos del calcio regulan la secreción de la paratohormona mediante un mecanismo de retroalimentación negativo, donde la hipocalcemia estimula y la hipercalcemia suprime la secreción de la hormona.

12.4.- HIPERCALCEMIA

El hiperparatiroidismo primario puede ser causado por un adenoma paratiroideo solitario, hiperplasia de las glándulas paratiroides, síndromes endócrinos múltiples o por un carcinoma paratiroideo. En los pacientes con hiperparatiroidismo sintomático con niveles de calcio 1 mg por arriba del límite superior normal del calcio sérico, se recomienda la paratiroidectomía.

Si el hiperparatiroidismo no es controlado, se acentúa la desmineralización ósea, se presenta la nefrocalcinosis y se agregan otros síntomas. El hiperparatiroidismo en la infancia se manifiesta por hipercalcemia, dificultad respiratoria, hipotonía muscular y desmineralización ósea.

El tratamiento incluye la exploración quirúrgica de las cuatro glándulas paratirodes, y si no se localizan en el cuello, se deberá explorar el mediastino superior y el timo. Cuando las cuatro glándulas son hiperplásicas, o el paciente presenta un síndrome endócrino múltiple con adenomatosis, se deberán remover tres glándulas y de la mitad de la glándula remanente, se implantan alrededor de 20 mg de tejido paratiroide en el antebrazo.

12.5.- CARCINOMA DE LAS GLÁNDULAS PARATIROIDES

El carcinoma de las glándulas paratiroides es muy raro, con una incidencia del 0.5 a 4% de todos los casos de hiperparatiroidismo primario. Se manifiesta con síntomas de hiperparatiroidismo asociados a una masa cervical palpable. Durante la exploración quirúrgica se encuentran adherencias fibrosas en las estructuras del cuello que rodean a la masa cervical. Se deberá realizar una resección quirúrgica amplia, debido a la alta incidencia de recurrencias que fluctúan alrededor del 30%. Se reseca la glándula paratiroide junto con el lóbulo tiroideo ipsilateral y los ganglios cervicales paratraqueales.

Cuando existen metátasis cervicales palpables, se realiza una cirugía radical de cuello. El carcinoma de las glándulas paratiroides presenta metástasis regionales y distales a pulmón, hígado y huesos en el 25 a 30% de los casos. Las complicaciones de la cirugía son la hipocalcemia temporal o permanente, parálisis de cuerdas vocales y hematomas. El signo de Chvostek se considera positivo, cuando al golpear suavemente sobre la piel en el área del foramen estilomastoideo, se desencadena una contractura muscular. Se considera como signo de Trousseau positivo cuando el manguillo del esfingomanómetro se mantiene inflado por arriba de la presión sistólica, durante tres a cuatro minutos y se presenta una contractura carpopedal. En los pacientes con síntomas de irritabilidad muscular, con signos de Chvostek y de Trousseau positivos, se requieren suplementos de calcio y vitamina D. Se administran de

2 a 4 g de gluconato de calcio diluidos en una solución salina cada 6 horas y se inicia la administración oral de 8 a 16 g de calcio y 50,000 unidades de vitamina D.

REFERENCIAS BIBLIOGRÁFICAS

1. Ahuja AT, Metreweli C: Ultrasound of thyroid nodules.Ultrasound Q2000;16(3):111-122.
2. Ansell SM, Grant CS, Habermann TM: Primary thyroid lymphoma. Semin Oncol 1999;26(3): 316-23.
3. Austin JR, el-Naggar AK, Goepfert H: Thyroid cancers. II. Medullary, anaplastic, lymphoma, sarcoma, squamous cell.Otolaryngol Clin North Am 1996;29(4):611-27.
4. Dworkin HJ, Meier DA, Kaplan M: Advances in the management of patients with thyroid disease. Semin Nucl Med 1995;25(3): 205-220.
5. Freitas JE, Freitas AE: Thyroid and parathyroid imaging. Semin Nucl Med 1994;24(3): 234-245.
6. Gharib H:Current evaluation of thyroid nodules.Trends Endocrinol Metab 1994;5:365-369.
7. Giuffrida D, Gharib H: Current diagnosis and management of medullary thyroid carcinoma. Ann Oncol 1998; 9(7): 695-701.
8. Goldman ND, Coniglio JU, Falk SA: Thyroid cancers. I. Papillary, follicular, and Hurthle cell. Otolaryngol Clin North Am 1996;29(4):593-609.
9. Holm LE, Blomgren H, Lowhagen T: Cancer risks in patients with chronic lymphocytic thyroiditis. N Engl J Med 1985;312(10):601-604.
10. Lumachi F, Borsato S, Tregnaghi A, et al: Accuracy of fine-needle aspiration cytology and frozen-section examination in patients with thyroid cancer. BiomedPharmacother 2004; 58(1): 56-60
11. Mazzaferri EL, Jhiang SM: Long-term impact of initial surgical and medical therapy on papillary and follicular thyroid cancer. Am J Med 1994;97(5):418-428.
12. Mazzaferri EL:Management of a solitary thyroid nodule. NEngl JMed 1993;328(8):553-559.
13. Mazzaferri EL: An overview of the management of papillary and follicular thyroid carcinoma. Thyroid 1999;9(5):421-427.
14. Moosa M, Mazzaferri EL: Management of Thyroid Neoplasms. Otolaryngology-Head and Neck Surgery 1998;3: 2480-2518.
15. Shaha AR, Shah JP, Loree TR : Patterns of failure in differentiated carcinoma of the thyroid based on risk groups. Head Neck 1998;20(1):26-30.
16. Singer PA, Cooper DS, Daniels GH: Treatment guidelines for patients with thyroid nodules and well-differentiated thyroid cancer. American Thyroid Association. Arch Intern Med 1996; 156(19):2165-2172.
17. Turken SA, Cafferty M, Silverberg SJ, De la Cruz L, Cimino C, Lange DJ, et-al. Neuromuscular involvement in mild, asymptomatic primary hyperparathyroidism. Am J Med. 1989;87:553-7.
18. Walker MD, Silverberg SJ. Cardiovascular aspectsof primary hyperparathyroidism. J Endocrinol Invest 2008;31: 925-931.
19. Wells SA Jr, Skinner MA: Prophylactic thyroidectomy, based on direct genetic testing, in patients at risk for the multiple endocrine neoplasia type 2 syndromes. Exp Clin Endocrinol Diabetes 1998;106(1):29-34.

CAPÍTULO 49 | CARCINOMA DE LA HIPOFARINGE

Dr. Javier Dibildox M.

El carcinoma de la hipofaringe es un tumor muy agresivo y de difícil manejo. El pronóstico de los pacientes con cáncer de la hipofaringe es muy pobre, debido a que en la mayoría de los pacientes los tumores son descubiertos en estadios avanzados, más que en ninguna otra región de la cabeza y cuello. Por lo general el retraso en el diagnóstico es de alrededor de diez meses desde el inicio de los síntomas. Además, el comportamiento biológico de los tumores hipofaríngeos es muy agresivo y debido a que la hipofaringe está provista de un rico sistema de drenaje linfático, las metástasis cervicales se presentan tempranamente.

1.- ANATOMÍA

La hipofaringe es la porción más baja de la faringe. Es la región anatómica que comunica la garganta con el esófago, que se extiende desde la orofaringe a nivel del hueso hioides y de la punta de la epiglotis hasta el borde inferior del cartílago cricoides (Fig.1). La hipofaringe se divide en tres áreas anatómicas: el seno piriforme, el área postcricoidea y la pared faríngea posterior. La hipofaringe funciona como un conducto dinámico que previene la broncoaspiración durante el paso de los alimentos. Cuando el bolo alimenticio es deglutido y pasa la epiglotis, se contraen los músculos constrictores faríngeos moviendo la comida hacia el músculo cricofaríngeo, el cual se relaja y permite el paso del alimento al esófago.

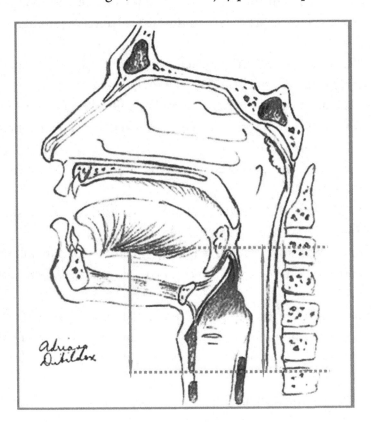

Fig. 1.- Límites anatómicos de la hipofaringe.

El seno piriforme tiene una forma de embudo, que se inicia superiormente a nivel del pliegue glosoepiglótico y se extiende hacia abajo hasta su ápex, a nivel del músculo cricofaríngeo. Está limitado lateralmente por la lámina del cartílago tiroides, posteriormente por la pared lateral de la hipofaringe y su límite medial es la cara lateral del cartílago aritenoide. La porción superior está rodeada por la membrana tirohioidea, por donde pasa la rama interna del nervio laríngeo superior. El seno piriforme está dividido en una porción membranosa superior y una porción cartilaginosa inferior. El área postcricoidea está situada por detrás de la porción posterior del cartílago aritenoide, anillo cricoides, pliegue ariepiglótico y termina por abajo en la unión faringoesofágica, continuando lateralmente con la pared lateral de cada seno piriforme. La pared faríngea posterior se localiza desde la punta de la epiglotis hasta hasta el borde inferior del cartílago tiroides a nivel de la unión faringoesofágica, manteniendo una íntima relación con el ápex de cada seno piriforme. El límite superior se continúa con la orofaringe y el inferior con el esófago. La pared de la hipofaringe está compuesta por una capa mucosa, una capa fibrosa de la aponeurosis faríngea y la capa muscular es formada por el músculo constrictor inferior, y en su porción superior, por la porción distal del músculo faríngeo constrictor medio y por una capa externa aponeurótica derivada El epitelio de la hipofaringe está formado por un tejido escamoso estratificado no queratinizante provisto de glándulas mucosas, placas linfáticas difusas y una rica red de linfáticos submucosos que drenan superiormente a través de la membrana tirohioidea, hacia los ganglios cervicales superiores y medios.

El drenaje mayor de la hipofaringe es hacia la cadena yugular en las áreas II, III y IV, y en menor grado, a los ganglios del nervio espinal en el área V y ocasionalmente en el área submandibular o área I. La mayor parte del drenaje de la pared posterior es hacia los ganglios retrofaríngeos. Los linfáticos de la porción inferior de los senos piriformes y de la región poscricoidea drenan en los ganglios adyacentes al nervio recurrente y en los ganglios paratraqueales del área VI. El nervio vago y el glosofaríngeo proveen de inervación motora a los músculos constrictores faríngeos superior y medio. El músculo faríngeo constrictor inferior es inervado por la rama externa del nervio laríngeo inferior y el recurrente del nervio vago. La rama interna del nervio laríngeo superior provee la inervación sensorial del seno piriforme.

2.- CLASIFICACIÓN

El carcinoma de la hipofaringe se divide de acuerdo a sus tres áreas anatómicas: como carcinoma del seno piriforme, carcinoma post-cricoideo y el carcinoma de la pared faríngea posterior.

3.- EPIDEMIOLOGÍA

El carcinoma de la hipofaringe afecta con mayor frecuencia al sexo masculino, aunque en las mujeres ha aumentado en relación con el incremento del tabaquismo. El cáncer de la hipofaringe afecta al sexo masculino 8 veces más que en las mujeres, pero en algunos pacientes no fumadores, que padecen el síndrome de Plummer-Vinson, desarrollan cáncer de la región postcricoidea en el 4 a 16% de los casos, con un predominio de las mujeres en proporción de 3:1. El síndrome de Plummer-Vinson es más frecuente en los pacientes de origen irlandés y escandinavo. Se estima que cada año se presenta un caso por cada 100,000 habitantes, lo que corresponde al 8 al 10% de las neoplasias malignas de la cabeza y cuello. Generalmente se presentan entre la quinta y sexta década de la vida, con un pico en los 55 años en los hombres y en los 65 años en las mujeres. El carcinoma más frecuente de la hipofaringe es el cáncer del seno piriforme con una incidencia de 66 a 75%, el carcinoma de la pared faríngea posterior en el 15% y el carcinoma postcricoideo en el 25%.

4.- ETIOLOGÍA

Más del 90% de los pacientes con carcinoma de la hipofaringe son fumadores y el 60 a 70% de los pacientes consumen en exceso bebidas alcohólicas. La exposición prolongada a diversos carcinógenos, como la acción sinérgica del alcohol y el tabaco, resultan en alteraciones genéticas, siendo la más frecuente la mutación del gen TP53, que hace inefectivo el control del crecimiento celular, particularmente cuando las células del huésped pierden su control inmunológico y empiezan a crecer desordenadamente formando tumores. Las mutaciones ocurren con mayor frecuencia en los cromosomas 11 y 18. El carcinoma hipofaríngeo, también ha sido relacionado con las deficiencias alimentarias, reflujo gastroesofágico crónico y con la radioterapia. Cuando un tumor primario de la cabeza y cuello se trató con radioterapia, la incidencia de un 2° primario en la hipofaringe es más frecuente y tienden a presentarse entre 10 a 20 años post-radioterapia. El carcinoma hipofaríngeo post-cricoideo se relaciona con el síndrome de Plummer-Vinson (Paterson-Brown-Kelly), caracterizado por anemia hipocrómica, disfagia, bandas hipofaríngeas, estomatitis angular y microglosia. Las lesiones malignas se originan proximales a las bandas cercanas a la región postcricoidea.

5.- HISTOPATOLOGÍA

Más del 90% de las neoplasias malignas de la hipofaringe son carcinomas epidermoides, seguido por los adenocarcinomas originados en las glándulas submucosas salivales menores, tumores mesenquimatosos, neuroendócrinos y linfomas. Los tumores epidermoides presentan diferentes grados de diferenciación. Los subtipos de células fusiformes y basaloides, predominan en los carcinomas indiferenciados del seno piriforme.

6.- FISIOPATOLOGÍA

Los tumores de la hipofaringe rara vez se presentan en la pared posterior o en la región postcricoidea, sin afectar al seno piriforme. Debido a la falta de barreras anatómicas entre las subdivisiones de la hipofaringe, se facilita la diseminación submucosa característica de las neoplasias malignas de la hipofaringe, por lo que es común la presencia de tumores satélites. Aproximadamente el 90% de los tumores del seno piriforme afectan principalmente a su ápex. El cáncer de la pared medial tiende a diseminarse hacia la porción lateral de la laringe superior, afectando al pliegue ariepiglótico, aritenoides y tiende a infiltrar profundamente a la pared faringolaríngea, incluyendo a la articulación cricoaritenoidea.

Cuando el tumor invade a los espacios paraglótico y preepiglótico, tienden a fijar a las cuerdas vocales. Asimismo, la invasión del nervio recurrente por abajo de la mucosa del seno piriforme, causa parálisis de la cuerda vocal ipsilateral. Los tumores de la pared lateral de la farínge se extienden rápidamente al cartílago tiroides y directamente al lóbulo tiroides ipsilateral. El carcinoma postcricoideo tiende a invadir a los músculos cricoaritenoideos posteriores, cartílago cricoides y al cartílago aritenoide. Debido a que el ápex del seno piriforme termina en la región postcricoidea, con frecuencia ésta estructura es invadida tempranamente. Los tumores postcricoideos tienden a crecer en forma circunferencial. El carcinoma de la pared posterior generalmente es una lesión ulcerada e infiltrante que se extiende superficialmente, y por la submucosa, a toda la pared posterior, nasofaringe y esófago cervical; además pueden extenderse posteriormente a los músculos prevertebrales y al espacio retrofaríngeo y lateralmente al seno piriforme.

La incidencia de metástasis cervicales es la más alta en el área de la cabeza y cuello, pero el patrón y la frecuencia de las metástasis varía de acuerdo con las 3 áreas anatómicas de la hipofaringe. En general la incidencia de metástasis cervicales detectadas durante la palpación o en los estudios de imagen, es cercano al 80%. Los tumores del seno piriforme afectan principalmente a los niveles II, III y IV, pero el 11% metastatizan a los ganglios supraclaviculares y al triángulo posterior. La incidencia de metástasis ocultas es muy alta, aún en los tumores TI. Los tumores de la pared posterior afectan a los ganglios retrofaríngeos en el 40% de los casos. Los carcinomas postcricoideos tienen la incidencia menor de metástasis cervicales, en alrededor del 30%, pero en el 18% de los casos son bilaterales y afectan principalmente a los ganglios de las áreas III, IV y paratraqueales. Las metástasis distales al pulmón, mediastino, hueso, hígado o piel son frecuentes, con una incidencia entre el 20 a 40% y ocurren con mayor frecuencia en los pacientes con tumores avanzados y con metástasis cervicales.

7.- CUADRO CLÍNICO

Los pacientes con un carcinoma de la hipofaringe presentan dolor faríngeo, disfagia, otalgia referida, disfonía y/o una masa en el cuello. Inicialmente se quejan de una molestia o dolor de garganta inespecífico, vago y generalmente unilateral que se presenta al tragar, lo que el paciente refiere como una sensación de cuerpo extraño en la hipofaringe. La disfagia inicialmente se presenta durante la deglución de alimentos sólidos. Al crecer el tumor el paciente presenta odinofagia y disfagia severa, aún durante la deglución de líquidos. La disnea y la otalgia referida generalmente se presentan en los estadios avanzados, cuando el tumor invade a los planos profundos y a las ramas del nervio vago. La disfonía se asocia al cáncer de la hipofaringe cuando se invade a la laringe o al nervio recurrente. La halitosis y la pérdida de peso indican necrosis tumoral con obstrucción de la hipofaringe y del esófago superior. La linfadenopatía cervical es un hallazgo frecuente durante la valoración inicial, encontrando nódulos palpables en el área subdigástrica y en los ganglios yugulares medios.

Durante el examen físico se debe hacer una inspección detallada de la cavidad oral, en busca de un posible segundo primario seguido de la faringolaringoscopia indirecta con el espejo laríngeo, durante la respiración y la fonación. El examen se puede complementar con el nasofaringoscopio flexible o con un endoscopio rígido de 70°. Se observa el tamaño y localización de la tumoración, el aspecto y la movilidad de las cuerdas vocales, el edema y el eritema de la mucosa y la presencia de secreciones por arriba del esfínter esofágico superior.

Los tumores de la pared posterior faríngea y de la porción superior del seno piriforme pueden observarse con más facilidad, en tanto que los tumores del ápex del seno piriforme y de la región postcricoidea, con frecuencia pasan desapercibidos. La palpación del cuello valora todas las áreas linfáticas en ambos lados del cuello y del área supraclavicular. Se debe documentar el tamaño, sitio y movilidad de los ganglios linfáticos palpables y la calidad de la piel y del cartílago tiroides. (Fig. 2)

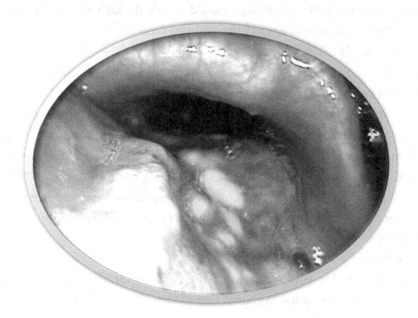

Fig. 2.- Carcinoma del seno piriforme con invasión de la pared lateral de la laringe.

8.- DIAGNÓSTICO

Los estudios de imagen se solicitan antes de la toma de biopsias. Las placas de tejidos blandos y el laringograma de contraste han sido suplantadas por la tomografía computarizada, resonancia magnética y el esofagograma con contraste, estudios que facilitan la valoración de la extensión, tamaño y localización de los tumores de la hipofaringe y de las metástasis cervicales. La tomografía computarizada, con y sin contraste, se considera el estudio de imagen más efectivo en la valoración inicial del paciente. Debe incluir cortes desde la nasofaringe hasta el mediastino superior para valorar con precisión la localización, tamaño y extensión del tumor y de las metástasis cervicales. La probabibilidad de invasión metastásica en un ganglio cervical valorado en la tomografía es más frecuente cuando el ganglio es mayor de 15 mm, tiene un área central de necrosis con reforzamiento periférico y una forma circular. La inspección directa de la orofaringe, laringe, hipofaringe y esófago cervical se hace bajo anestesia general, utilizando un endoscopio rígido, microscopio y el laringoscopio de suspensión, lo que permite detectar y tomar biopsias múltiples de la mucosa faríngea con áreas sospechosas y de los tumores.

9.- ESTADIAJE

El estadiaje de los tumores de la hipofarínge, es indispensable en la planeación del tratamiento y en la estimación de la sobrevida. (Tabla I)

10.- TRATAMIENTO

El cáncer de la hipofaringe se puede tratar con radioterapia, quimioterapia y cirugía, o con un tratamiento combinado con una o todas las opciones disponibles.

10.1.- CIRUGÍA

Existen diversas técnicas quirúrgicas de las faringectomías parciales con conservación de la faringe y sus funciones. La mayoría de requieren traqueotomía y sonda nasogástrica parcial posterior.

En los casos avanzados se indica la faringectomía parcial con laringectomía total, laringectomía subtotal o la laringofaringectomía total. La disección ipsilateral radical o modificada del cuello está indicada en las cirugías parciales y radicales, aún en los cuellos clínicamente negativos, debido a la elevada incidencia de metástasis ocultas en más del 40% de los casos. La disección ganglionar contralateral está indicada, cuando la lesión cruza la línea media.

10.2.- TRATAMIENTO CON LÁSER

El tratamiento endoscópico con un microscópico provisto de un láser ha sido utilizado con éxito en el tratamiento de estos tumores.

La técnica requiere de una buena exposición de la laringe e hipofaringe, con una observación adecuada de los márgenes de la neoplasia. Las lesiones pequeñas se resecan con al menos un margen libre de 5 mm y de más de 10 mm en los tumores grandes. Con ésta técnica la mayoría de los pacientes no requieren traqueotomía y son alimentados por sonda nasogástrica durante 5 a 7 días. La disección ganglionar se realiza diez días después del tratamiento primario. La mayoría de los pacientes requieren radioterapia postoperatoria. La sobrevida reportada sin recurrencia a cinco años, es del 95% en los estadios I/II y del 69% en estadios II/IV.

10.3.- RADIOTERAPIA

El tratamiento primario de los tumores tempranos de la hipofaringe con radioterapia muestra resultados oncológicos similares a los logrados con la cirugía parcial, a diferencia de los tumores avanzados donde el control local es menos efectivo que el logrado con el tratamiento combinado con cirugía y radioterapia. El tratamiento combinado puede ser pre o post operatorio, abarcando el área del tumor primario en su totalidad, así como las áreas linfáticas más comúnmente afectadas. Se recomienda una dosis postoperatoria de 55 a 55 Gy con un refuerzo de 15Gy en el tumor primario. La quimioradioterapia pre o post-operatoria, es una nueva forma de tratamiento, donde la quimioterapia sensibiliza al tumor y distingue a los tumores con respuesta favorable, lo que sensibiliza al tumor y distingue a los tumores con respuestas favorables susceptibles a un mejor efecto de la radioterapia, lo que permite un mejor control locoregional, aunque conlleva una mayor morbilidad.

Tabla I.- Estadiaje de los tumores de la hipofaringe.
N2: Metástasis en sólo un ganglio ipsilateral mayor de 3 cm pero menores de 6 cm, o en múltiples ganglios ipsilaterales ninguno mayor de 6 cm, o ganglios bilaterales o contralaterales, ninguno mayor de 6 cm
N2a: Metástasis en sólo un ganglio ipsilateral mayor de 3 cm pero menores de 6 cm
N2b: Metástasis en múltiples ganglios ipsilaterales ninguno mayor de 6 cm
N2c: Metástasis en ganglios bilaterales o contralaterales, ninguno mayor de 6 cm
N3: Metástasis en un ganglio linfático mayor de 6 cm
Tumor Primario (T)
TX: Tumor primario no evaluable
T0: No hay evidencia de tumor primario
Tis: Carcinoma in situ
Hipofaringe
T1: Tumor limitado a un área anatómica de la hipofaringe
T2: El tumor invade a más de un área anatómica de la hipofaringe o a un sitio adyacente, sin fijación de la hemilaringe.
T3: El tumor invade más de un área anatómica de la hipofaringe, o un sitio adyacente, con fijación de la hemilaringe.
T4: El tumor invade a las estructuras adyacentes (cartílago o tejidos blandos del cuello).
Ganglios linfáticos regionales (N)
NX: Ganglios linfáticos no evaluables
N0: No hay metástasis regionales
N1: Metástasis en solo un ganglio ipsilateral menor de 3 cm
Metástasis distales (M)
Mx: Metástasis distales no evaluables.
M0: No hay metástasis distales.
M1: Metástasis distales

10.4.- QUIMIOTERAPIA

La quimioterapia tradicionalmente ha sido utilizada principalmente con fines paliativos en los tumores de la cabeza y cuello. Sin embargo en estudios clínicos recientes, utilizando cisplatino sólo o combinado con otras drogas, mostró una respuesta parcial en el 40 a 50% de los casos, una respuesta completa en el 26 a 50%, con una buena respuesta total del 78 al 94%. En los casos de tumores recurrentes o metastásicos no tratables con cirugía o radioterapia, la quimioterapia se utiliza con fines paliativos.

11.- PRONÓSTICO

El pronóstico de un paciente con cáncer de la hipofaringe depende de varios factores como la extensión del tumor, salud y estado nutricional del paciente, invasión laríngea, presencia de metástasis cervicales, cumplimiento del tratamiento, afección de varios sitios en la hipofaringe, crecimiento agresivo del tumor y la dificultad técnica y anatómica para la resección completa del tumor. El pronóstico de los tumores de la hipofaringe es el más malo de todos los tumores de la cabeza y cuello, aunque varía de acuerdo al sitio anatómico afectado. La selección del tratamiento debe hacerse en forma individual por un equipo multidisciplinario, que incluye al cirujano de cabeza y cuello, radiólogo, radioterapeuta y al oncólogo médico. La sobrevida a cinco años en los tumores tempranos es menor al 50%. La mayoría de éstos pacientes mueren de un segundo primario, y en menor grado por una metástasis distal. En los tumores avanzados la sobrevida a cinco años es menor del 35%, siendo las metástasis distales la causa más frecuente de defunción.

REFERENCIAS BIBLIOGRÁFICAS

1. Bachaud JM, Cohen-Jonathan E, Alzieu C: Combined postoperative radiotherapy and weekly cisplatin infusion for locally advanced head and neck carcinoma: final report of a randomized trial. Int J Radiat Oncol Biol Phys 1996;36(5):999-1004.

2. Chung EJ, Lee JJ, Kim HS, Lee DJ, et al. Alternative treatment option for hypopharyngeal cancer: clinical outcomes after conservative laryngeal surgery with partial pharyngectomy. Acta Otolaryngol. 2013;6

3. DeVita VT, Hellman S, Rosenberg SA: Cancer: Principles and Practice of Oncology. Lippincott Williams & Wilkins; 1997.

4. Holsinger FC, Motamed M, Garcia D, et al. Resection of selected invasive squamous cell carcinoma of the pyriform sinus by means of the lateral pharyngotomy approach: the partial lateral pharyngectomy. Head Neck. 2006;28(8):705-711.

5. Kraus DH, Pfister DG, Harrison LB: Larynx preservation with combined hemotherapy and radiation therapy in advanced hypopharynx cancer.Otolaryngol Head Neck Surg 1994;111(1):31-37.

6. Lefebvre JL, Chevalier D, Luboinski B, et al: Larynx preservation in pyriform sinus cancer: preliminary results of European Organization for Research and Treatment of Cancer phase III trial. EORTC Head and Neck Cancer Cooperative Group. J Natl Cancer Inst 1996;88(13):890-899.

7. Leipzig B, Zellmer JE, Klug D: The role of endoscopy in evaluating patients with head and neck cancer. A multi-institutional prospective study. Arch Otolaryngol 1985;111(9): 589-59

8. Marchand JL, Luce D, Leclerc A, et al. Laryngeal and hypopharyngeal cancer and Occupational exposure to asbestos and man-made vitreous fibers: results of a case-control study. Am J Ind Med. 2000;37(6):581-9.

9. Pfister DG, Laurie SA, Weinstein GS, et al. American Society of Clinical Oncology. Clinical Practice Guideline for the Use of Larynx Preservation Strategies in the Treatment of Laryngeal Cancer. 2008.

10. Pfreundner L, Willner J, Marx A, et al. The influence of the radicality of resection and dose of postoperative radiation therapy on local control and survival in carcinomas of the upper aerodigestive tract. Int J Radiat Oncol Biol Phys.2000; 47(5):1287-1297.

11. Pignon JP, Bourhis J, Domenge C, et al. Chemotherapy added to locoregional treatment for head and neck squamous-cell carcinoma: three meta-analyses of updated individual data. MACH-NC Collaborative Group. Meta-Analysis of Chemotherapy on Head and Neck Cancer. Lancet. 2000;355(9208):949-55.

12. Pingree TF, Davis RK, Reichman O, et al. Treatment of hypopharyngeal carcinoma: a 10-year review of 1,362 cases. Laryngoscope. 1987;97(8 Pt 1):901-904.

13. Schantz SP, Spitz MR, Hsu TC: Mutagen sensitivity in patients with head and neck cancers: a biologic marker for risk of multiple primary malignancies. J Natl Cancer Inst 1990;82(22):1773-1775.

14. Shirinian MH, Weber RS, Lippman SM, et al: Laryngeal preservation by induction chemotherapy experience. Head Neck 1994;16(1):39-44.

15. Steiner W, Ambrosch P, Hess CF, et al. Organ preservation by transoral laser microsurgery in piriform sinus carcinoma. Otolaryngol Head Neck Surg. 2001;124(1):58-67.

16. Takes RP, Strojan P, Silver CE, Bradley PJ, Haigentz M Jr, Wolf GT, et al. Current trends in initial management of hypopharyngeal cancer: the declining use of open surgery. Head Neck. 2012;34(2):270-281.

17. Wang CC. Chapter 8. In: Carcinoma of the Hypopharynx. Radiation Therapy for Head and Neck Neoplasms. third edition. New York, NY: Wiley-Liss, Inc; 1997:20

CAPÍTULO 50 | LINFOMAS DE LA CABEZA Y CUELLO

Dr. Javier Dibildox M.

Los linfomas son una transformación neoplásica de las células del tejido linfoide. Son la neoplasia no-epitelial más frecuente en la cabeza y cuello, que corresponde al 10% de los tumores malignos y el 5% se presentan en la cabeza y cuello.El diagnóstico diferencial de los tumores de la cabeza y cuello incluye a los linfomas. Se manifiestan como linfoma de Hodgkin, linfoma no-Hodgkin indolente y linfoma no-Hodgkin agresivo. El diagnóstico se basa en la historia clínica, examen físico completo y se confirma con una biopsia adecuada. El pronóstico y la terapia de los linfomas, varían dependiendo del estadio y características del subtipo de cada linfoma.

1.- LINFOMA DE HODGKIN

El linfoma de Hodgkin es una patología maligna del sistema retículoendotelial y de los ganglios linfáticos. Con frecuencia se manifiesta como una adenopatía cervical o supraclavicular asintomática. El linfoma de Hodgkin es potencialmente curable y muestra una citología y comportamiento clínico-biológico característico.

1.1.- EPIDEMIOLOGÍA

La incidencia del linfoma de Hodgkin es más baja que el linfoma no-Hodgkin, con 2.9 casos por cada 100,00 habitantes En los niños menores de quince años la incidencia es de 5.5 casos por millón, en tanto que en el grupo de 15 a 20 años de edad la incidencia es de 12.1 casos por millón. Internacionalmente el linfoma de Hodgkin ocupa el 0.7% de todas las neoplasias malignas, con una mayor incidencia en los niños en los países subdesarrollados. Afecta al sexo masculino en el 85% de los casos, particularmente en los niños. Predomina en la raza blanca y es poco frecuente en los asiáticos. La incidencia del linfoma de Hodgkin muestra un patrón bimodal, con un primer pico durante la segunda década de la vida y un segundo pico en los pacientes mayores de 55 años de edad.

1.2.- PATOFISIOLOGÍA

El linfoma de Hodgkin es una neoplasia de los sistemas reticuloendotelial y linfático. Histológicamente, en el 1 a 2% de los casos, se encuentran las células de Reed-Sternberg CD30 (ki-1) positivas, rodeadas por células inflamatorias mixtas y compuestas de linfocitos, células plasmáticas, neutrófilos, eosinófilos e histiocitos. Las células de Reed-Sternberg pierden la capacidad de expresión de sus anticuerpos por múltiples mutaciones somáticas, que representan una proliferación clonal de los linfocitos B, derivados de los centros germinales de los ganglios linfáticos. La extensión del linfoma de Hodgkin es por vía linfática, hematógena y por extensión directa.

1.3.- ETIOLOGÍA

Se desconoce la etiología del linfoma de Hodgkin, aunque en diferentes estudios epidemiológicos ha sido relacionada con algunas infecciones virales, particularmente con el virus de Epstein- Barr que se encuentra en el 50% de los casos; o con el virus de la inmunodeficiencia humana en casi el 100% de los pacientes con linfoma de Hodgkin y con infecciones congénitas o adquiridas. Aproximadamente el 1% de los pacientes con linfoma de Hodgkin muestran una historia familiar positiva, con un riesgo de tres a siete veces más alto en los hermanos y un riesgo mayor en los gemelos monocigóticos. También ha sido relacionado con el herpesvirus humano-6.

1.4.- CLASIFICACIÓN

Existen diferentes clasificaciones del linfoma de Hodgkin, siendo la propuesta por la Organización Mundial de la Salud la más aceptada, que clasifica al linfoma de Hodgkin en varios subtipos:

1.- Linfoma con esclerosis nodular: Ocurre en el 60 a 80% de los casos. Se caracteriza por mostrar un crecimiento con un patrón nodular, con bandas escleróticas/fibrosas que dividen al nódulo. Se observa con mayor frecuencia en los adolescentes y adultos jóvenes en los que afecta al mediastino y otros sitios supra diafragmáticos. Es el subtipo más frecuente en las mujeres.

2.- Linfoma de celularidad mixta: Ocurre en el 15 a 30% de los casos. Se caracteriza por un infiltrado difuso con células de Reed-Sternberg, que son unas células muy grandes, que por lo general son multinucleadas o tienen un núcleo celular bilobulado, con nucleolos prominentes en forma de inclusiones. Las células de Reed-Sternberg tienden a ser CD30 y CD15 positivas y usualmente CD20 y CD45 negativas. Afecta más comúnmente a los ganglios linfáticos de la cavidad abdominal y al bazo.

3.- Linfoma con depleción de linfocitos: Ocurre en menos del 1% de los casos. Se caracteriza por un infiltrado difuso hipocelular con depleción de linfocitos. Se observan numerosas células de Reed-Sternberg con variedades sarcomatosas. Se presenta en ancianos y en pacientes con infecciones por el virus de la inmunodeficiencia humana y en muchos pacientes se detecta el virus de Epstein-Barr.

4.- Linfoma con predominio de linfocitos: Ocurre en el 5% de los casos. Es más frecuente en los pacientes de edad avanzada y se caracteriza por presentar células clásicas o de Reed-Sternberg, en un infiltrado rico en linfocitos con un patrón nodular.

5.- Linfoma mixto nodular con predominio de linfocitos: Ocurre en el 5% de los casos. Se caracteriza por la presencia de una variante de las células de Reed-Sternberger con linfocitos e histiocitos en un infiltrado de células inflamatorias, con un predominio de linfocitos. Esta variante sigue un curso indolente, recaídas y luego el desarrollo de un linfoma no-Hodgkin muy agresivo. Afecta a los pacientes jóvenes con lesiones localizadas en los ganglios linfáticos periféricos.

1.5.- CUADRO CLÍNICO

En el 80% de los casos el linfoma de Hodgkin se manifiesta con una adenopatía asintomática, y en un 40% los pacientes manifiestan diversos signos y síntomas. La tos, dolor torácico y la disnea, se presentan cuando existe una masa en el mediastino o afección pulmonar. Se clasifican como síntomas sistémicos "B" la pérdida de peso no explicable durante los últimos seis meses, fiebre de origen desconocido mayor a 38°C durante tres días consecutivos y los sudores nocturnos. Otros síntomas son el prurito, fatiga y la urticaria. Un 10% de los pacientes presentan prurito generalizado y un malestar o dolor en las adenopatías, posterior a la ingestión de bebidas alcohólicas.

La exploración física muestra adenopatías cervicales y supraclaviculares palpables de consistencia ahulada en el 60 a 80%, axilares en el 6 a 20% e inguinales en el 6 a 20% de los casos. Las lesiones en el anillo de Waldeyer son muy raras y en el 30% de los casos hay esplenomegalia. Ocasionalmente las lesiones mediastinales masivas se manifiestan con un síndrome de la vena cava superior.

1.6.- LABORATORIO Y GABINETE

Frecuentemente se encuentra la elevación de la velocidad de sedimentación del eritrocito, anemia en ausencia de una lesión de la médula ósea, linfopenia, eosinofilia y trombocitopenia. La elevación de la fosfatasa alcalina se relaciona con la invasión ósea o hepática. Las placas de tórax en proyecciones anteroposterior y lateral con frecuencia muestran una masa mediastinal. La tomografía computarizada se utiliza en la valoración de las estructuras del anillo de Waldeyer, cuello, abdomen y pelvis. Los posibles hallazgos anormales son el crecimiento ganglionar, masa mediastinal, hepato y/o esplenomegalia, lesiones e infiltrados pulmonares y el derrame pleural. El diagnóstico se confirma mediante la biopsia.

Primero se realiza una biopsia por aspiración con aguja fina, seguida de una biopsia excisional para estudios histopatológicos e histoquímicos. Posterior a la confirmación del diagnóstico, se recomienda realizar una biopsia bilateral de la médula ósea. La laparotomía diagnóstica con esplenectomía y biopsias del hígado, ganglios paraaórticos, mesentéricos, portales y del hilio esplénico, en la actualidad rara vez se indica.

1.7.- ESTADIAJE

El pronóstico del linfoma de Hodgkin se correlaciona con el estadiaje. La clasificación de Ann Arbor es la más utilizada. (Tabla 1)

Cuadro I.- Linfoma-No-Hodgkin. Clasificación Ann Arbor.
Estadio I.- El linfoma no-Hodgkin afecta un sólo grupo ganglionar (I), o un sólo órgano, o un sitio extralinfático.
Estadio II.- El linfoma no-Hodgkin afecta dos o más regiones ganglionares en el mismo lado del diafragma (II), o afecta un sólo órgano o sitio extralinfático, en adición al criterio para el estadio II. (IIE).
Estadio III.- El linfoma no Hodgkin afecta a regiones ganglionares en ambos lados del diafragma (III), que también puede acompañarse por una afección localizada de un órgano o sitio extralinfático (IIIE), bazo (IIIS) o ambas (IIISE).
Estadio IV.- Representa la diseminación o afección multifocal de uno o más sitios extralinfáticos, con o sin asociación de afección ganglionar, o de una afección aislada de un órgano extra linfático con afección ganglionar distal.

Diferentes letras se utilizan para indicar la afección de los órganos extra linfáticos: L=pulmón, H= hígado, P= pleura, O= hueso, M= médula ósea y D: piel. La designación E= lesiones malignas extranodales en tejidos separados, pero cercanos a los ganglios linfáticos mayores. En este sistema, a los estadios I-IV se les agregan las letras A o B. A= pacientes que no tienen síntomas sistémicos, B= pacientes que presentan cualquiera de los siguientes síntomas: pérdida de peso inexplicable mayor al 10% del peso corporal en los seis meses anteriores al diagnóstico, fiebre de origen desconocido.

1.8.- TRATAMIENTO

El linfoma de Hodgkin es tratado con quimioterapia y radioterapia. Los factores pronósticos más importantes en el tratamiento del linfoma de Hodgkin son el subtipo y estadio de la lesión. Los linfomas con predominio de linfocitos tienen un pronóstico excelente, el nodular escleroso tiene un buen pronóstico, en tanto que linfoma con depleción de linfocitos tiene el peor pronóstico. El objetivo del tratamiento es la remisión total, y si no hay una respuesta adecuada, se considera como una falla terapéutica. La enfermedad de Hodgkin es potencialmente curable, aún en estadios muy avanzados. En los estadios I-III la sobrevida a 5 años es del 85% y en los pacientes en estadio IV es del 65%.

1.8.1.- RADIOTERAPIA

En el pasado la radioterapia fue la primera elección en el tratamiento del linfoma de Hodgkin en estadios IA, IB, IIA y IIB, sin embargo, por la alta incidencia de complicaciones y de neoplasias secundarias, ha sido sustituida por el tratamiento combinado de quimioterapia con radioterapia locoregional. Los campos a tratar se determinan de acuerdo con la extensión de las lesiones y de los ganglios contiguos. Se utilizan dosis de radioterapia de 3,600 a 4,000 Gy.

1.8.2.- QUIMIOTERAPIA

La quimioterapia es el tratamiento de 1a elección en los pacientes en estadios avanzados, en el tratamiento combinado con radioterapia en los estadios tempranos de la enfermedad, en el tratamiento de las recurrencias y en los pacientes previamente radiados.

La quimioterapia consiste en la combinación de diferentes drogas. En general los linfomas avanzados requieren de más ciclos de quimioterapia que los linfomas bien localizados. Las combinaciones más frecuentemente utilizadas son la ABVD (adriamicina, bleomicina, vinblastina y dacarbazina), la MOPP (mustargen, oncovin, procarbazina y prednisona), la Stanford V (doxorubicina, vinblastina, mustargen, bleomicina, vincristina, etopósido y prednisona) y la BEACOPP (bleomicina, etopósido, doxorubicina, ciclofosfamida, vincristina, procarbazina y prednisona). En algunos pacientes se utilizan dosis muy altas de quimioterapia, seguida de un transplante de médula ósea autólogo o con células de un donador.

1.8.3.- INMUNOTERAPIA

En estudios recientes el tratamiento del linfoma de Hodgkin con anticuerpos monoclonales, ha mostrado resultados satisfactorios.

2.- LINFOMA NO-HODGKIN

El linfoma no-Hodgkin es una neoplasia de origen linfático, que incluye a diversas subtipos clínico-patológicos con distintas etiologías, epidemiología, características clínicas, morfológicas, genéticas e inmunofenotípicas. Asimismo, el comportamiento biológico y la respuesta al tratamiento, son característicos de cada subdivisión clínica.

2.1.- EPIDEMIOLOGÍA

La incidencia de los linfomas no-Hodgkin se ha incrementado significativamente, lo cual se ha relacionado con la detección temprana, mejorías importantes en los estudios diagnósticos, genéticos e histoquímicos, o posiblemente por el incremento de los linfomas relacionados con el virus de la inmunodeficiencia humana.

Es la neoplasia hematopoyética de mayor prevalencia, con 16 casos por 100,000 habitantes por año, lo que representa al 5% de los tumores de cabeza y cuello y el 2% de todas las neoplasias malignas. El linfoma no-Hodgkin es 5 veces más común que el linfoma de Hodgkin. Se presenta una mayor incidencia en los pacientes expuestos a radiaciones, inmunosuprimidos, inmunodeficiencias congénitas, SIDA, artritis reumatoide, enfermedad celiaca, tiroiditis de Hashimoto, síndrome de Sjögren, linfoma de las mucosas inducido por el *Helicobacter pylori* y con la exposición a pesticidas.

Afecta con mayor frecuencia a la raza caucásica, con excepción de los linfomas nasosinusales. En general, la incidencia es ligeramente mayor en el hombre en una proporción de 1.4:1. La edad media de presentación de todos los subtipos ocurre en los pacientes mayores de 50 años, con excepción de los linfomas linfoblásticos de alto grado que se presentan en niños y adultos jóvenes. El linfoma no-Hodgkin es la segunda neoplasia maligna más frecuente en los pacientes VIH-positivos. El 15% de los pacientes con SIDA, padecen un linfoma no-Hodgkin. Al tiempo del diagnóstico, el 37% de los linfomas no-Hodgkin corresponden a los de bajo grado en los pacientes entre los 35 y 64 años de edad, el 16% en los pacientes menores de 35 años y son muy raros en los niños.

Los linfomas nasosinusales son las lesiones malignas no epiteliales más frecuentes y corresponden al 5.8 a 8% de los linfomas extranodales de la cabeza y cuello. Predominan en la cuarta y quinta década de la vida, pero con frecuencia afecta a los niños. Los linfomas de células T predominan en la población de origen asiático y en los pacientes con infecciones por el virus de Epstein-Barr, en tanto que el 55 al 85% de los linfomas nasosinusales son de células B en la población occidental, relacionados con el tejido linfoide de las mucosas (MALT).

2.2.- PATOFISIOLOGÍA

Los linfomas no-Hodgkin se originan en el tejido linfoide, principalmente en los ganglios linfáticos. Representan una expansión clonal progresiva de las células B o T y/o de las células asesinas naturales (NK), formadas por la acumulación de lesiones genéticas que afectan a los protooncógenos, que son los genes cuyos productos promueven el crecimiento y la división de la célula, o a los genes supresores de los tumores.

Los oncogenes pueden ser activados por translocaciones cromosómicas o por focos supresores tumorales, que pueden inactivarse por una mutación o desaparición cromosomal. Alrededor del 85% de los linfomas no Hodgkin se originan en las células B, el 15% en las células T/NK y el resto en los macrófagos. El patrón de crecimiento y el tamaño de las células, son importantes en el comportamiento biológico de la neoplasia. Los tumores que crecen con un patrón nodular tienden a ser menos agresivos que los que crecen en un patrón difuso. Los linfomas de linfocitos pequeños generalmente muestran un comportamiento indolente, a diferencia de los linfomas con linfocitos grandes, que pueden comportarse como de un grado intermedio o de un alto grado de agresividad. El linfoma no-Hodgkin tiende a diseminarse por vía hematógena,

2.3.- ETIOLOGÍA

Algunos virus se han relacionado con la patogénesis del linfoma no-Hodgkin, por su habilidad para inducir un estímulo antigénico crónico y una desregulación de las citocinas, lo que provoca una estimulación anómala de los linfocitos B o T. El virus de Epstein-Barr se asocia con el linfoma de Burkitt, con el linfoma en pacientes inmunodeprimidos y con el linfoma nasosinusal. El virus herpes simple-1 se relaciona con la leucemia y con los linfomas de células T. El virus de la hepatitis C se asocia con los linfomas de células B y el sarcoma de Kaposi se relaciona con los virus del herpes y con el virus del SIDA.

Las inmunodeficiencias congénitas como el síndrome de Wiskott-Aldrich y el SIDA, se asocian a una mayor incidencia de linfoma no-Hodgkin extranodular, particularmente en el tracto digestivo. Los linfomas primarios del sistema nervioso central se presentan en el 6% de los pacientes con SIDA, en tanto que las enfermedades inflamatorias crónicas en los pacientes con enfermedades autoinmunes como la tiroiditis de Hashimoto y el síndrome de Sjögren, se asocian con un incremento en la incidencia de los linfomas.

Diversas translocaciones de los cromosomas y los reacomodos moleculares juegan un papel importante en la patogénesis de los linfomas. La translocación t(14;18) (q32;q21) es la más frecuente y ocurre en el 85% de los linfomas foliculares y en el 28% de los linfomas no-Hodgkin de alto grado. Las translocaciones t(11;14)(q13;q32) se asocian con linfomas extensos de las células en capa, la translocación 8q24 se observa en el linfoma de Burkitt y en los linfomas asociados al SIDA. Entre los factores ambientales relacionados con el desarrollo del linfoma no-Hodgkin, destacan la exposición a pesticidas, herbicidas, solventes orgánicos, preservadores, polvo de la madera, quimioterapia y la exposición a radiaciones.

2.4.- CLASIFICACIÓN

La clasificación "Working Formulation" agrupa a los subtipos del linfoma no-Hodgkin de acuerdo a su comportamiento biológico, como linfomas de bajo grado, linfomas de grado intermedio y linfomas de alto grado. Además el linfoma no-Hodgkin de la nariz y senos paranasales, que previamente se clasificaba como granuloma letal de la línea media o reticulosis pleomórfica, actualmente gracias a las técnicas de histoquímica, se clasifica como linfoma de células T/NK.

2.5.- CUADRO CLÍNICO

Las manifestaciones clínicas de los linfomas extranodales no-Hodgkin dependen del grado histológico y de su localización. La manifestación clínica más frecuente es una adenopatía cervical persistente acompañada de fatiga, pérdida de peso, sudores nocturnos y fiebre. El 13% de todos los linfomas no-Hodgkin se presentan como una lesión extranodal en el cuello. En el 25% de los casos de linfoma no-Hodgkin sistémico hay lesiones extranodales secundarias en la cabeza y cuello.

2.5.1.- LINFOMAS DE BAJO GRADO

La presentación clínica más común de los linfomas de bajo grado se caracteriza por una adenopatía periférica indolora y lentamente progresiva, donde la regresión espontánea puede ocurrir en el ganglio afectado. Se presenta esplenomegalia en el 40% de los casos.

La afección extranodal y los síntomas B no son comunes en la etapa temprana de la enfermedad y son muy frecuentes en los estadios avanzados. La fatiga y la debilidad se presentan en los estados avanzados. La médula ósea con frecuencia está afectada y puede mostrar citopenia.

2.5.2.- LINFOMAS DE GRADO INTERMEDIO Y GRADO ALTO

La mayoría de los pacientes con un linfoma de grado intermedio o de grado alto presentan adenopatías. Más de un tercio presentan una afección extranodal en el tracto gastrointestinal, anillo de Waldeyer, piel, médula ósea, senos paranasales, glándula tiroides, tracto genitourinario y sistema nervioso central. Son tumores grandes de crecimiento rápido con espleno y hepatomegalia, y presentan síntomas B en el 30 a 40% de los pacientes.

Los linfomas linfoblásticos de alto grado frecuentemente se presentan como una masa mediastinal anterosuperior, síndrome de la vena cava superior, enfermedad leptomeníngea y parálisis de algunos pares craneales.

Los pacientes con linfoma de Burkitt con frecuencia presentan una masa intraabdominal grande, que causa síntomas obstructivos intestinales e hidronefrosis obstructiva por compresión.

Los linfomas de alto grado son originados en las células B y se presentan con mayor frecuencia en los senos paranasales de pacientes con historia de rinosinusitis crónica. Los linfomas de células B rodean, pero no invaden a los vasos sanguíneos, y generalmente no causan necrosis o ulceración.

El 75% de los linfomas primarios no-Hodgkin se originan en el anillo de Waldeyer. Más de la mitad se presentan con un crecimiento unilateral de la amígdala palatina, voz opaca o de "papa caliente", disfagia, odinofagia y adenopatía cervical. La amígdala se ve como una masa submucosa exofítica que tiende a obliterar la fosa amigdalina, y cuando el linfoma afecta a la base de la lengua se presenta un cuadro clínico similar.

Los pacientes con linfomas de la nasofaringe manifiestan obstrucción nasal, disfunción tubárica, deformación del paladar blando y linfadenopatía cervical. Con frecuencia una masa no dolorosa es el único hallazgo en los linfomas parotídeos y submandibulares. El linfoma tiroideo es más común que el carcinoma anaplásico del tiroides y se manifiesta como una masa cervical, disfonía, disfagia y dolor o sensación de presión en el cuello.

El linfoma del sistema nervioso central se manifiesta con parálisis de los pares craneales, dolor facial, hipoacusia, vértigo y proptosis. Los linfomas orbitarios causan diplopia, proptosis, limitación del movimiento del globo ocular y pérdida o disminución de la agudeza visual. Los linfomas laríngeos causan disfonía, obstrucción respiratoria y ocasionalmente hemoptisis, en tanto que los linfomas esofágicos causan disfagia progresiva y pérdida de peso importante.

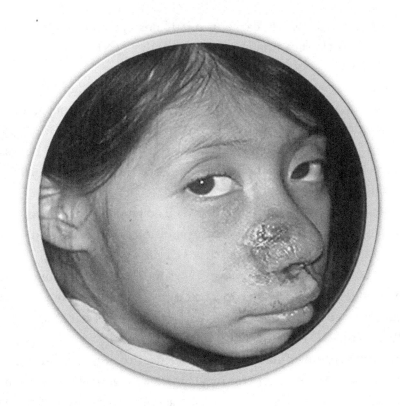

Fig.1.- LinfomaT/NK en el tercio medio facial

Los linfomas de células T/NK de la nariz, senos paranasales y de la cara, ocupan el 15% de los linfomas no-Hodgkin primarios de la cabeza y cuello. Son muy agresivos y causan necrosis, ulceración y destrucción del septum nasal y de las estructuras faciales de la línea media. Por su tendencia a la angiocentricidad y angiotropismo, los linfomas de células T/NK infiltran y destruyen a los vasos sanguíneos, provocando una necrosis por isquemia. (Fig. 1)

2.6.- LABORATORIO Y GABINETE

Se solicitan estudios de laboratorio de rutina, con énfasis en las pruebas de función hepática. En todos los pacientes con linfoma no-Hodgkin se deberá realizar una biopsia de la médula ósea. En los linfomas nasosinusales la nasofaringoscopía flexible permite la valoración del tracto aéreodigestivo y la toma de biopsias. Los pacientes con linfomas extranodales en la cabeza y cuello requieren estudios de tomografía computarizada y resonancia magnética de la cabeza y cuello, tórax, abdomen y pelvis, y en la mayoría de los casos, no se indica laparotomías exploradora. En los pacientes con linfomas amigdalinos y de la orofaringe, se recomienda una serie gastroduodenal superior, para descartar una lesión asociada del sistema MALT.

En los pacientes con linfadenopatía cervical atribuida a un proceso maligno, la biopsia por aspiración con aguja fina es el primer estudio diagnóstico invasivo. Si en la citología se excluye un tumor epidermoide, se recomienda la biopsia de un ganglio representativo. La amigdalectomía diagnóstica está indicada en los pacientes con asimetría amigdalina, historia previa de cáncer, adenopatía cervical, pérdida de peso y síntomas sistémicos.

En ausencia de lesiones ganglionares se deberá tomar biopsias profundas de la lesión, debido a que los linfomas son lesiones subepiteliales con áreas de ulceración y necrosis. Las biopsias se envían para estudios de histoquímica, citometría de flujo e inmunofenotipo. Dichas pruebas requieren de tejidos frescos, y si el espécimen es lo suficiente grande, se facilita la clasificación histoquímica y citogenética.

Además se pueden realizar otros estudios moleculares. El tratamiento quirúrgico de los linfomas sólo está indicado en la remoción de las áreas necrosadas y en la toma de biopsias, debido a que los pacientes generalmente responden satisfactoriamente al tratamiento con quimioterapia.

2.7.- ESTADIAJE

En los pacientes con linfomas de la cabeza y cuello se deberá realizar un examen cuidadoso de todas las estructuras, cavidades y ganglios cervicales, supraclaviculares, infraclaviculares, axilares, inguinales y femorales. Durante la exploración abdominal se debe valorar cuidadosamente el bazo. El estadiaje clínico se define por la extensión de la enfermedad, basada en el examen físico y en estudios no invasivos. El sistema de estadiaje Ann Arbor, es el más usado en los pacientes con linfoma no-Hodgkin (Cuadro II):

2.8.- TRATAMIENTO

El tratamiento de los linfomas no-Hodgkin se basa en el estadiaje clínico e histológico. Los linfomas tempranos de bajo grado en la cabeza y cuello, son tratados primariamente con radioterapia. Sin embargo, menos del 20% de los pacientes se presentan en estadios tempranos. Entre el 25 y 50% de los casos presentan infiltración hepática, cifra que se eleva hasta el 75% en los pacientes con linfoma indolente. Los linfomas agresivos deben tratarse con una combinación de quimio y radioterapia.

En los linfomas de células T/NK se recomienda la radioterapia. Las recaídas posteriores al tratamiento inicial tienen un pronóstico muy malo. Los pacientes con linfoma no-Hodgkin indolente pueden ser manejados conservadoramente sin tratamiento durante 3 o 4 años, debido a que el tratamiento temprano no muestra una mejor sobrevida, la cual es de 8 a 10 años. En los linfomas avanzados y agresivos se utiliza la combinación CHOP: ciclofosfamida, doxorubicina, vincristina y prednisolona.

2.8.1.- INMUNOTERAPIA

El tratamiento del linfoma no-Hodgkin con anticuerpos monoclonales es muy prometedor. El anticuerpo monoclonal rituximab ataca a las células CD-20 y ha mostrado efectividad en los linfomas de células B, con respuestas favorables en el 70% de los pacientes con linfomas primarios y en el 30% de los pacientes con recurrencia. Otro medicamento prometedor es el anticuerpo monoclonal epratuzumab que ataca a las células CD-22.

REFERENCIAS BIBLIOGRÁFICAS

1. Alizadeh AA, Eisen MB, Davis RE, et al: Distinct types of diffuse large B-cell lymphoma identified by gene expression profiling. Nature 2000;403(6769):503-511.

2. Argiris A, Seropian S, Cooper DL: High-dose BEAM chemotherapy with autologous peripheral blood progenitor- cell transplantation for unselected patients with primary refractory or relapsed Hodgkin's disease. Ann Oncol 2000;11(6): 665-72

3. Beaty MM, Funk GF, Karnell LH: Risk factors for malignancy in adult tonsils. Head Neck1998;20(5): 399-403.

4. Bishop PC, Rao VK, Wilson WH: Burkitt's lymphoma: molecular pathogenesis and treatment. CancerInvest 2000; 18(6): 574-583.

5. Brauninger A, Hansmann ML, Strickler JG: Identification of common germinal-center B-cell precursors in two patients with both Hodgkin's disease and non-Hodgkin's lymphoma. N Engl J Med 1999;340(16):1239-1247.

6. Canellos GP, Anderson JR, Propert KJ: Chemotherapy of advanced Hodgkin's disease with MOPP, ABVD, or MOPP alternating with ABVD. N Engl J Med 1992; 327(21):1478-1484.

7. Cheung MM, Chan JK, Lau WH, et al: Primary non-Hodgkin's lymphoma of the nose and nasopharynx: clinical features, tumor immunophenotype, and treatment outcome in 113 patients. J Clin Oncol 1998;16(1):70-77

8. Coltrera MD: Primary T-cell lymphoma of the thyroid. Head Neck 1999;21(2):160-163.

9. Czuczman M. Immunochemotherapy in indolent non-Hodgkin's lymphoma. Semin Oncol 2002;29(2 Suppl 6):11-7.

10. Diehl V, Josting A: Hodgkin's disease. Cancer J Sci Am 2000; 6 (S2): S150-S158

11. Harris NL: Hodgkin's disease: classification and differential diagnosis. Mod Pathol 1999;12(2): 159-175.

12. Harris NL, Jaffe ES, Stein H: A revised European-American classification of lymphoid neoplasms: a proposal from the International Lymphoma Study Group. Blood 994;84(5):1361-1392.

13. Hermans R, Horvath M, De Schrijver T, et al. Extranodal non-Hodgkin lymphoma of the head and neck. J Belge Radiol 1994;77(2):72-7.

14. Josting A, Wolf J, Diehl V. Hodgkin disease: prognostic factors and treatment strategies. Curr Opin Oncol 2000;12(5):403-11.

15. Munker R, Hasenclever D, Brosteanu O: Bone marrow involvement in Hodgkin's disease: an analysisof 135 consecutive cases. German Hodgkin's Lymphoma Study Group. J Clin Oncol 1995;13(2):403-409.

16. Nathu RM, Mendenhall NP, Almasri NM, et al: Non-Hodgkin's lymphoma of the head and neck: a 30-year experience at the University of Florida. Head Neck 1999;21(3):247-254.

17. Rosenberg SA, Kaplan HS: The evolution and summary results of the Stanford randomized clinical trials of the management of Hodgkin's disease: 1962-1984. Int J Radiat Oncol Biol Phys 1985;11(1):5-22.

18. Urquhart A, Berg R. Hodgkin's and non-Hodgkin's lymphoma of the head and neck. Laryngoscope 2001;111(9):1565-9.

19. Zapater E, Bagan J, Campos A, et al. Non-Hodgkin's lymphoma of the head and neck in association with HIV infection. Ann Otolaryngol Chir Cervicofa 1996;113(2):69-72.

20. Yu KH, Yu SC, Teo PM, et al: Nasal lymphoma: results of local radiotherapy with or without chemotherapy. Head Neck 1997;19(4):251-259.

CAPÍTULO 51 | NEOPLASIAS CUTÁNEAS
Dr. Javier Dibildox M.

Las neoplasias cutáneas son el cáncer más frecuente en el ser humano y ocurren con mayor frecuencia en la cabeza y cuello. En los Estados Unidos se presentan alrededor de un millón de nuevos casos cada año, de los cuales el carcinoma basocelular ocupa el 80 a 85%, seguido del carcinoma epidermoide con el 10 a 16% y el melanoma con un 4%. El tratamiento temprano de las lesiones malignas se asocia con un mejor pronóstico y con una deformidad cosmética menor. La clasificación de Fitzpatrick describe las características de la piel y se utiliza en la evaluación de los pacientes con neoplasias cutáneas. (Tabla I)

Tabla I.- Clasificación de Fitzpatrick		
Tipo	Piel	Reacción a las radiaciones solares
I	Muy blanca o pecosa	Siempre se quema, no se broncea
II	Blanca	Generalmente se quema, bronceado mínimo
III	Blanca a morena clara	Algunas veces se quema, bronceado uniforme
IV	Morena	Rara vez se quema, bronceado intenso
V	Muy morena	Pocas veces se quema, se broncea fácilmente
V	Negra	Nunca se quema

1.- CARCINOMA BASOCELULAR

El carcinoma basocelular es un tumor originado en las células pluripotenciales basales de la epidermis, y con menor frecuencia de la capa externa de la raíz de los folículos pilosos y de las glándulas sebáceas. Es un tumor de crecimiento lento, con tendencia a la invasión local y con baja incidencia de metástasis.

1.1.- EPIDEMIOLOGÍA

El carcinoma basocelular es el tumor maligno más frecuente en el ser humano. Afecta principalmente a los pacientes de piel blanca en el 99% de los casos; es menos frecuente en los hispanos y es muy raro en los pacientes de origen asiático y de raza negra. En los Estados Unidos la incidencia anual es de 146 casos por cada 100,000 habitantes. El riesgo de padecer un carcinoma basocelular es aproximadamente del 40% en los hombres y del 30% en las mujeres. Predomina en el sexo masculino y en el 95% de los casos se presenta entre los 40 y 80 años de edad, con un pico en los 62 años aproximadamente. El 85% de las lesiones se presentan en la cabeza y cuello, siendo la nariz el área más afectada en un 25 a 30%, seguido por la región periocular, oídos, labios y otros sitios. Aunque el carcinoma basocelular es la neoplasia cutánea más común, menos del 0.1% de los pacientes afectados mueren por el cáncer.

1.2.- ETIOLOGÍA

La exposición intermitente al sol desde la infancia y la adolescencia se considera como la causa más frecuente de daño a la piel en el 50 a 80% de los casos. Alrededor del 50% de los pacientes entre los 65 y 75 años de edad, tienen al menos una lesión cutánea.

Los factores predisponentes relacionados con la etiología del carcinoma basocelular son la exposición crónica a las radiaciones solares, el uso de lámparas bronceadoras, factores genéticos como el albinismo, *xeroderma pigmentosum*, piel blanca, cabello rubio, ojos azules o verdes, exposición a radiaciones y a algunos agentes químicos como el arsénico, además, la edad avanzada, sexo masculino, eritema prolongado después de exponerse al sol, exposición a pesticidas e hidrocarburos.

El factor etiológico más importante en la inducción del carcinoma basocelular son las radiaciones ultravioletas tipo B, responsables de las quemaduras solares en la piel, que causan un daño fotoquímico que daña al ADN, a sus mecanismo de reparación y al gen supresor de tumores p53, además muestra un efecto inmunosupresor. Las radiaciones ultravioleta A se consideraban como no carcinogénicas, pero en estudios recientes se ha mostrado que actúan como un co-carcinogénico que potencia el daño causado por las radiaciones tipo B. Las radiaciones ultravioleta C son un agente carcinógeno muy potente, sin embargo ésta radiación es filtrada por la capa de ozono. Se estima que la depleción de la capa de ozono, potencialmente causará un incremento drástico en las neoplasias cutáneas malignas.

1.3.- CLASIFICACIÓN

Hay 5 variedades clínicas del carcinoma basocelular:

1.- Carcinoma basocelular nodular ulceroso: Es la variedad más frecuente y se presenta como una lesión papular elevada de color rosado o aperlado, con bordes bien definidos y con telangiectasias superficiales. Con el paso del tiempo el centro de la lesión se ulcera, sangra y forma costras.

2.- Carcinoma basocelular superficial: Es el menos agresivo y se presenta como una lesión redonda u ovalada seca, descamativa, con placas eritematosas y bordes elevados. Las lesiones crecen de 10 a 15 cm de diámetro.

3.- Carcinoma basocelular pigmentado: Es más frecuente en los pacientes de piel morena, característica de los hispanos y de los asiáticos. La lesión es muy similar a la variedad nodular-ulceroso y se acompaña de lesiones pigmentadas de color café o negro, relacionadas con la melanina.

4.- Carcinoma morfeiforme: Es una lesión macular plana de color blanco o amarillo, indurada, con bordes mal definidos y con una superficie atrófica que semeja una cicatriz. Es una lesión muy agresiva que tiende a invadir al músculo, nervios y hueso.

5.- Carcinoma basocelular basoescamoso: También llamado metatípico, es un tumor agresivo que manifiesta las características clínicas de los tumores basocelulares y epidermoides.

Los tumores sólidos muestran poca diferenciación celular, y la masa tumoral tiende a invadir la dermis. Los tumores queratínicos muestran diferenciación hacia las estructuras pilosas. Los tumores quísticos muestran espacios dentro del tumor y se diferencian hacia las glándulas sebáceas. Los tumores adenoideos muestran formaciones glandulares o tubulares.

1.4.- CUADRO CLÍNICO

Los pacientes presentan una lesión cutánea úlcerada que no cicatriza, y que sangra al rascarse o con un traumatismo leve. La mayoría de los pacientes relatan haber trabajado en el campo, o de exponerse al sol sin protección durante un tiempo prolongado. El prurito es uno de los síntomas iniciales. Los pacientes describen a la lesión como un grano que no desaparece. Los carcinomas basocelulares se encuentran con mayor frecuencia en la cabeza y cuello, donde la nariz es el sitio más afectado. La lesión típicamente es una nodulación pequeña, aperlada, con una depresión central con bordes elevados que contienen vasos dilatados. Las lesiones tienden a ulcerarse, sangrar y formar costras.

1.5.- DIAGNÓSTICO

El diagnóstico clínico se confirma mediante una biopsia excisional o incisional de la lesión sospechosa.

1.6.- TRATAMIENTO

Hay múltiples opciones terapéuticas en el manejo de los carcinomas basocelulares. En las lesiones primarias superficiales y nodulares menores de 2 cm la electrodesecación y el curetaje son útiles, pero son menos efectivos en los tumores recurrentes o en los tumores localizados en el tejido cicatricial. En manos experimentadas la incidencia de cura con ésta técnica varía del 92 al 98%. Se utilizan diferentes cucharillas para remover la masa tumoral, y al llegar a tejido sano, el lecho se electrodiseca. El procedimiento puede repetirse varias veces y la herida se deja abierta, para que cicatrice por segunda intención. La crioterapia con nitrógeno líquido es útil en el tratamiento de las lesiones superficiales y nodulares pequeñas, primarias y recurrentes. El nitrógeno líquido con una temperatura de -30° C, al reducir la temperatura de la piel destruye a las células tumorales.

La remoción quirúrgica con bisturí, radiofrecuencia o láser, está indicada en los tumores primarios y recurrentes, lo que facilita la remoción total de la masa tumoral en la mayoría de los casos. Al final del procedimiento se valoran los bordes y la profundidad de la lesión por medio de biopsias congeladas en los tumores grandes y profundos. La herida se cierra o se deja abierta para cicatrizar de segunda intención, o se cierra mediante colgajos e injertos cutáneos. En los tumores pequeños con bordes bien definidos un margen de 3 a 5 mm se considera adecuado, mientras que los tumores grandes, con bordes mal definidos, requieren un margen más grande.

La cirugía micrográfica de Mohs es particularmente eficaz en el tratamiento de los tumores con bordes mal definidos, de crecimiento rápido, recurrentes y en los sitios de riesgo como la nariz, surco nasolabial, periórbita, alrededor de la boca, región periauricular, tumores residuales, post radioterapia, subtipos agresivos, tumores muy grandes e invasión perineural o perivascular. La técnica micrográfica consiste en la remoción del tumor en capas horizontales secuenciales, donde cada tejido es mapeado, congelado y teñido y luego se examinan microscópicamente los perímetros y la profundidad de la lesión de superficial a profunda, hasta asegurarse histológicamente que no hay tumor residual. La herida puede cerrarse de primera intención, dejarla abierta para que cicatrice de segunda intención o cerrarla mediante colgajos e injertos cutáneos. Con la técnica de Mohs se alcanza la curación en el 96 a 99% de los casos.

La radioterapia se utiliza en el tratamiento del carcinoma basocelular en los pacientes ancianos de alto riesgo y en los pacientes que rehúsan la cirugía. El tratamiento es largo y se asocia con la radiodermatitis, riesgo de carcinogénesis en el área tratada y de condritis y osteoradionecrosis. Debido al efecto carcinogénico potencial de la radioterapia, no se recomienda en pacientes jóvenes. Por otro lado, la recurrencia del carcinoma basocelular tratadas con radioterapia tiende a ser muy agresiva y difícil de manejar. Dependiendo del tamaño del tumor, la incidencia de recurrencia post-radioterapia, fluctúa entre el 4.4 y 9.5% de los casos. La quimioterapia sola o combinada con radioterapia se utiliza en los tumores localmente agresivos, metastásicos o en la paliación de los casos metastáticos avanzados. Las drogas más frecuentemente utilizadas son el cisplatino, bleomicina, ciclofosfamida, 5-fluoracilo y la vinblastina. En los casos de metástasis cervicales, la disección de los ganglios dependerá de la localización y extensión del tumor primario. En los casos de lesiones periauriculares o mandibulares, la disección ganglionar deberá incluir a la glándula parótida.

1.7.- PRONÓSTICO

La historia natural de la mayoría de los carcinomas basocelulares no tratados, es de un tumor de crecimiento lento y progresivo, con invasión y destrucción de los tejidos adyacentes, siguiendo el camino de menor resistencia. Las variedades morfeiforme y basoescamoso muestran un comportamiento más agresivo. La localización del carcinoma basocelular es muy importante en el comportamiento biológico de la lesión. Las lesiones que afectan la porción central de la cara tienden a ser más invasivas, destructivas y con un riesgo mayor de recurrencia y dificultad en el tratamiento que las neoplasias localizadas en otras áreas. La recurrencia es más común en los párpados, nariz y cuero cabelludo. La incidencia de metástasis es rara, entre el 0.0028 a 0.1% en un intervalo de 9 años.

La mayoría de los tumores metastáticos se localizan en la cabeza y cuello y se dirigen a los ganglios cervicales, pulmón, hueso, piel, hígado y pleura. El carcinoma basocelular metastático tiene mal pronóstico con una sobrevida promedio de 8 meses.

La recurrencia a 5 años con la cirugía micrográfica de Mohs es del 1%, con la crioterapia 7.5%, con la radioterapia 8.7%, con el el tratamiento paliativo de los casos avanzados con curetaje 7.7% y con la excisión quirúrgica 10.1%. El seguimiento a largo plazo en los pacientes con un carcinoma basocelular es muy importante, debido a la posibilidad de una recurrencia y a la elevada tendencia a desarrollar un segundo primario cutáneo, aproximadamente en el 36 a 50% de los casos. El diagnóstico temprano y el tratamiento de la recurrencia o del segundo primario, incrementan la posibilidad de cura.

2.- CARCINOMA ESPINOCELULAR

El carcinoma de células escamosas, espinocelular o carcinoma epidermoide, es una neoplasia maligna originada en los queratinocitos de la epidermis y en los apéndices cutáneos.

2.1.- EPIDEMIOLOGÍA

El carcinoma de células escamosas es la segundo neoplasia cutánea maligna, después del carcinoma basocelular, que ocupa aproximadamente el 20% de las neoplasias cutáneas. Afecta principalmente a los hombres de piel blanca en la séptima década de la vida. Alrededor del 95% de los casos se presentan en la cabeza y cuello, siendo los oídos y la parte superior de la cara las áreas más afectadas.

2.2.- ETIOLOGÍA

Diversos factores externos e internos se relacionan con la etiología del carcinoma epidermoide. Entre los factores internos destacan el color, textura y pigmentación de la piel, la edad avanzada, el estado inmunológico y algunos defectos genéticos. Entre los factores externos destaca la exposición a las radiaciones solares sin protección, actividades o trabajos en el campo, latitud y altura geográfica. La incidencia del carcinoma epidermoide se incrementa con la edad, y la mayoría de las lesiones se originan en una lesión actínica en pacientes de edad avanzada. El daño solar se relaciona con la intensidad y duración de la exposición al sol. Las radiaciones ultravioleta B son las responsables del eritema y quemadura cutánea y del daño al ADN del gen p53 supresor de los tumores que muestra un efecto inmunosupresor. La mutación del gen p53 lleva a un crecimiento y proliferación desenfrenada de las células malignas.

Los pacientes con inmunodeficiencia, como los transplantados, muestran un incremento en la incidencia del cáncer de la piel. Algunos otros factores relacionados con el carcinoma de células escamosas incluyen a la fotoquimoterapia para la psoriasis, la exposición a carcinógenos químicos como el arsénico, hidrocarburos aromáticos policíclicos, cromo, tabaco, alquitrán, asfalto y a los virus de la papilomatosis humana tipos 16, 18, 30 y 33 y a la presencia de úlceras crónicas, quemaduras y cicatrices.

2.3.- CLASIFICACIÓN

Las lesiones cutáneas más frecuentes en la cabeza y cuello se clasifican como lesiones premalignas y malignas.

2.3.1.- QUERATOSIS ACTÍNICA SOLAR

Es una lesión premaligna de la piel localizada principalmente en la cara y pabellón auricular causada por la exposición prolongada a la luz del sol. Son lesiones múltiples, planas o elevadas, verrugosas o queratínicas, pigmentadas, eritematosas o del color de la piel y su superficie se palpa escamosa. Entre el 5 y 20% se malignizan en un período de diez a veinticinco años y muestran induración, erosión, inflamación y crecimiento.

2.3.2.- ENFERMEDAD DE BOWEN O CARCINOMA DE CÉLULAS ESCAMOSAS IN SITU

El carcinoma *in situ* afecta principalmente a los pacientes de edad avanzada con piel blanca. Se manifiesta como una lesión eritematosa, bien definida y con placas que crecen lentamente. Cuando se ulceran o induran, se transforman en un carcinoma invasor en el 5% de los casos.

2.3.3.- QUERATOACANTOMA

Es un tumor histológicamente similar al carcinoma espinocelular de crecimiento rápido. Se origina en un folículo piloso e inicia como una mácula o pápula pequeña del color de la piel y con un cráter central lleno de queratina, que crece rápidamente como un nódulo de hasta 2.5 cm. La mayoría de los casos involucionan espontáneamente en un periodo de dos a seis meses, dejando una cicatriz. Se presentan principalmente en las regiones de la cabeza y cuello expuestas a las radiaciones solares.

2.3.4.- CARCINOMA DE CÉLULAS ESCAMOSAS

Se presenta en los pacientes de edad media y en ancianos, predomina en los hombres y afecta principalmente al cuero cabelludo, oídos, labio inferior y cuello. Se manifiesta como una pápula, nódulo o como una placa indurada, eritematosa y con descamación. En la fase tardía se ulceran y forman costras, lo que se asocia a la invasión de los tejidos vecinos y con linfadenopatía regional.

2.3.5.- CARCINOMA VERRUGOSO

Es una variedad del carcinoma de células escamosas bien diferenciado, relacionado con los papilomavirus 16 y 18. Se presenta con nódulos exofíticos en forma de coliflor y muy similar en apariencia a las verrugas cutáneas. Son localmente agresivos y con tendencia baja a metastatizar. En la cabeza y cuello se presentan en la cara, encías y laringe.

2.4.- CUADRO CLÍNICO

El carcinoma epidermoide se presenta como una lesión eritematosa, ulcerada y cubierta con costras. La base de la lesión es friable, granular, sangra con facilidad y los tejidos que la rodean muestran inflamación e induración. Algunas lesiones se originan en un área con cambios actínicos y otras en áreas de piel aparentemente sana; los primeros son menos agresivos, a diferencia de las lesiones *de novo* que tienden a ser muy agresivas. Todos los carcinomas espidermoides tienen el potencial para invadir y metastatizar.

2.5.- ESTADIAJE

El estadiaje permite la planeación del tratamiento del cáncer de la piel, la estandarización de los reportes y en la estimación de la sobrevida. (Tabla 1)

Tabla.- Estadiaje del carcinoma cutáneo.
Tumor Primario (T)
TX: Tumor primario no evaluable
T0: No hay evidencia de tumor primario
Tis: Carcinoma in situ
T1: Tumor mayor de 2 cm, o igual a 2 cm en su diámetro mayor
T2: El tumor mayor de 2 cm, en su diámetro mayor pero menor de 5 cm
T3: El tumor mayor de 5 cm en su diámetro mayor.
T4: El tumor invade a las estructuras adyacentes (cartílago, músculo, hueso).

Ganglios linfáticos regionales (N)
NX: Ganglios linfáticos no evaluables
N0: No hay metástasis regionales
N1: Metástasis linfáticas regionales
Metástasis distales (M)
Mx: Metástasis distales no evaluables.
M0: No hay metástasis distales.
M1: Metástasis distales

La crioterapia con nitrógeno líquido es útil en el tratamiento de las lesiones premalignas y malignas pequeñas, en los pacientes con discrasias sanguíneas y en los pacientes en los que la cirugía está contraindicada o que el paciente la rehúsa. Es importante incluir un margen de tejido sano de 3 a 4 mm por fuera de los márgenes tumorales. La resección quirúrgica con bisturí, radiocirugía o láser está indicada en el tratamiento de los tumores primarios y recurrentes, lo que permite la remoción de la masa tumoral y la valoración histológica de los bordes y la profundidad de la lesión.

La herida puede cerrarse o dejarse abierta a cicatrizar de segunda intención, o se cierra mediante colgajos e injertos cutáneos. En los tumores pequeños con bordes bien definidos, un margen de 3 a 5 mm se considera adecuado, mientras que en los tumores mayores de 2 cm de diámetro y con un gran riesgo de recurrencia, se recomienda un margen de 6 mm.

La cirugía micrográfica de Mohs es particularmente eficaz en el tratamiento de los tumores espinocelulares primarios y recurrentes mayores de 1 cm, tumores de crecimiento rápido, ulcerados, con invasión a la grasa subcutánea, perineural, aponeurosis, músculo, cartílago y hueso. Además se recomienda en los pacientes inmunosuprimidosen, en los tumores originados en el tejido inflamado, degenerativo o en una cicatriz, y en algunos sitios anatómicos como el oído, cuero cabelludo, párpados y labio.

La herida puede cerrarse de primera intención, dejarla abierta a cicatrizar de segunda intención o cerrarla mediante colgajos e injertos cutáneos. Con la técnica de Mohs se alcanza una curación a cinco años en el 96.9% en los casos primarios. En los tumores recurrentes la sobrevida a cinco años es de 90 a 93.3%. La cirugía del carcinoma espinocelular con láser permite la vaporización de la neoplasia, sella los vasos sanguíneos pequeños y permite la valoración histopatológica de los bordes del tumor.

La radioterapia ha sido utilizada en el tratamiento definitivo del carcinoma espinocelular en pacientes seleccionados con tumores recurrentes y también se utiliza en la paliación de los tumores inoperables.

No se recomienda la radioterapia en el carcinoma verrugoso por el riesgo de tornarse más agresivo y anaplásico. La quimioterapia sola o combinada con radioterapia se utiliza en los tumores localmente agresivos, metastáticos o en la paliación de los casos metastáticos avanzados.

Las drogas citotóxicas más frecuentemente utilizadas son el cisplatino, bleomicina, ciclofosmadida, 5-fluoracilo y la vinblastina.

En los casos de metástasis cervicales, la disección de los ganglios dependerá de la localización y extensión del tumor primario. En los casos de lesiones periauriculares o mandibulares, la disección ganglionar deberá incluir a los glándula parótida.

3.- MELANOMA MALIGNO

El melanoma maligno es una neoplasia cutánea originada en los melanocitos, células derivadas de la cresta neural localizadas en la capa basal de la epidermis. El melanoma es la neoplasia cutánea maligna con mayor incremento en su incidencia, relacionada con la intensidad y exposición prolongada o intermitente a las radiaciones solares desde la niñez.

3.1.- EPIDEMIOLOGÍA

El melanoma maligno corresponde el 5% de todas las neoplasias cutáneas y el 75% de la mortalidad provocada por una lesión cutánea maligna. Su incidencia se ha incrementado significativamente de 1.7 a 4.1 casos por cada 100,000 habitantes.

Entre el 15 y 30% de los melanomas se presentan en la cabeza y cuello, donde el 51% se localizan en la cara, 26% en el cuero cabelludo, 16% en el cuello y 9% en el oído. Es más frecuente en los países cercanos al ecuador y menos frecuente en los pacientes de piel morena o negra.

3.2.- ETIOLOGÍA

El melanoma se origina en un melanocito sano, o con mayor frecuencia, en áreas de hiperplasia y displasia de los melanocitos. Aproximadamente el 70% de los melanomas de la cabeza y cuello se originan en un lunar preexistente. El factor de riesgo más importante en el desarrollo del melanoma es la exposición prolongada a las radiaciones solares intensas que provocan quemaduras durante la niñez y la adolescencia.

Otros factores de riesgo son el uso de lámparas bronceadoras, personas de piel blanca con pecas, pelo rubio, pelirrojo, ojos azules o verdes, que sufren quemaduras solares con facilidad (Fitzpatrick I y II), y en los pacientes con nevos atípicos o congénitos, cambios actínicos severos y la historia familiar de melanoma.

3.3.- DIAGNÓSTICO

Los síntomas y signos que orientan al diagnóstico temprano del melanoma, son un nevo que crece y cambia de color, duele, causa prurito, secreta líquido, se ulcera, se torna friable o sangra. Una lesión con bordes y superficie irregulares y con lesiones satélites, son signos sugestivos de un melanoma. La fórmula nemotécnica ABCDs es útil en el diagnóstico temprano del melanoma.

Tabla II.- Presentación clínica del melanoma: ABCDs
Asimetría de la lesión con nodulaciones, nódulos o aspecto verrugoso.
Bordes irregulares.
Cambio de color, pigmentación y falta de uniformidad en el color.
Diámetro mayor de seis milímetros.
Satélites en los tejidos que rodean a la lesión.

Se requiere el examen de todo el cuerpo en busca de lesiones sospechosas. En la cabeza y cuello se examinan las áreas expuestas a las radiaciones solares, particularmente el cuero cabelludo, cara y cuello. Además se buscan lesiones pigmentadas en la mucosa de la cavidad oral y nariz y se palpa el cuello en busca de metástasis cervicales.

El melanoma tiene un comportamiento biológico bifásico que inicialmente tiende a crecer radialmente dentro de la epidermis durante meses o años, seguido de un período de crecimiento rápido donde el melanoma tiende a crecer verticalmente hacia la dermis formando nidos de células malignas expansivas y coalescentes, lo que favorece el potencial metastásico del melanoma hacia los linfáticos dérmicos y a los canales vasculares.

La biopsia está indicada en todas las lesiones pigmentadas sospechosas, mediante la remoción de la lesión.

En las lesiones grandes se recomienda la biopsia con bisturí o sacabocados y se toma de la región más elevada o sospechosa de la lesión, que debe incluir grasa subdérmica, para su valoración histológica.

3.4.- LABORATORIO Y GABINETE

En los pacientes con un melanoma se solicita una placa de tórax, pruebas de funcionamiento hepático y fosfatasa alcalina, en la búsqueda de metástasis distales.

3.5.- CLASIFICACIÓN

Hay 4 tipos de melanoma, aunque sólo tres de ellos afectan a la cabeza y cuello:

3.5.1.- MELANOMA DE DISEMINACIÓN SUPERFICIAL

El melanoma de diseminación superficial ocupa aproximadamente el 50% de los melanomas de la cabeza y cuello. Se presentan entre la cuarta y quinta década de la vida, pero la incidencia se ha incrementado en pacientes jóvenes.

Se caracterizan por tener varios tonos de color en su pigmentación y crecen en forma bifásica, con una fase radial muy larga, donde los melanocitos invaden a la dermis papilar y reticular. La ulceración y el sangrado, son signos de crecimiento vertical.

3.5.2.- LENTIGO MALIGNO

El lentigo maligno presenta lesiones planas irregulares y pigmentadas que crecen lentamente durante varios años. Ocupan aproximadamente el 20% de los melanomas de la cabeza y cuello y es el menos agresivo de los melanomas. Generalmente se presentan en las áreas expuestas al sol en pacientes de edad avanzada. Antes de tornarse invasor, se le conoce como peca melanótica de Hutchinson.

3.5.3.- MELANOMA NODULAR

El melanoma nodular tiene un aspecto nodular con varios tonos de color azul y ocupa aproximadamente el 30% de los melanomas de la cabeza y cuello. Crecen verticalmente en áreas expuestas y no expuestas al sol. Es la variedad más agresiva del melanoma.

3.5.4.- MELANOMA ACRAL LENTIGINOSO

Predomina en los pacientes de piel obscura. Las lesiones se presentan en áreas no expuestas al sol y rara vez afectan a la cabeza y cuello. El melanoma de las mucosas es poco frecuente y ocupa aproximadamente el 4% de las lesionas en la cabeza y cuello. Tienen muy mal pronóstico, independientemente del grosor de la lesión primaria.

3.6.- ESTADIAJE

Existen varios sistemas de estadiaje del melanoma, el más comúnmente usado clasifica a los melanomas de acuerdo a las características locales, regionales y metástasis distales (Tabla III).

Tabla III.- Estadiaje del melanoma.
Estadio I: Melanoma primario localizado
Estadio II: Metástasis en un solo sitio regional.
Estadio III: Metástasis a más de un grupo ganglionar o enfermedad diseminada.

El método de Clark clasifica al melanoma de acuerdo con la penetración de la neoplasia a los planos de la piel. (Tabla IV) En los niveles I y II del sistema de Clark el crecimiento tumoral corresponde a la fase de crecimiento radial y el nivel III corresponde a la fase vertical.

Cuadro IV.- Niveles de Clark
Nivel I. Limitado a la epidermis.
Nivel II: Invasión a la dermis papilar.
Nivel III: Invasión a la dermis reticular.

El método de Breslow clasifica al melanoma de acuerdo al grosor de la lesión, medida desde la capa granular de la epidermis hasta la porción vertical más profunda (Tabla V):

Cuadro V.- Método de Breslow
T1.- Lesión delgada menor de 0.76 milímetros de profundidad.
T2.- Lesión intermedia de 0.76 a 1.50 milímetros de profundidad.
T3.- Lesión intermedia de 1.51 a 4.00 milímetros de profundidad.
T4.- Lesión gruesa mayor de 4.0 milímetros de profundidad.

El sistema TNM de la AJCC (American Joint Committee on Cancer) fue recientemente actualizado. (Cuadro VI)

Tabla VI: Melanoma cutáneo. Sistema TNM de la AJCC.	
	Tumor Primario (T)
TX:	Tumor primario no evaluable
T0:	No hay evidencia de tumor primario
Tis:	Melanoma in situ
T1:	Melanoma < 1.0 mm de grosor con o sin ulceración
T1a:	Melanoma < 1.0 mm de grosor y niveles II o III sin ulceración
T1b:	Melanoma < 1.0 mm de grosor y niveles IV o V, o con ulceración
T2:	Melanoma 1.01-2.0 mm de grosor con o sin ulceración
T2a:	Melanoma 1.01-2.0 mm de grosor sin ulceración
T2b:	Melanoma 1.01-2.0 mm de grosor con ulceración
T3:	Melanoma 2.01-4.0 mm de grosor con o sin ulceración
T3a:	Melanoma 1.01-2.0 mm de grosor con ulceración
T3b:	Melanoma 1.01-2.0 mm de grosor con ulceración
T4:	Melanoma < 4 mm de grosor con o sin ulceración
T4a:	Melanoma < 4 mm de grosor sin ulceración
T4b:	Melanoma < 4 mm de grosor con ulceración
	Ganglios linfáticos regionales (N)
NX:	Ganglios linfáticos no evaluables
N0:	No hay metástasis regionales
N1:	Metástasis en un ganglio linfático
N1a:	Metástasis clínicamente ocultas (microscópicas)
N1b:	Metástasis clínicamente aparentes (macroscópicas)
N2:	Metástasis en 2 o 3 ganglios regionales o metástasis intralinfáticas regionales no palpables
N2a:	Metástasis clínicamente ocultas (microscópicas)
N2b:	Metástasis clínicamente aparentes (macroscópicas)

N2c:	Metástasis satélites o en tránsito sin nódulos palpables
N3:	Metástasis en 4 o más ganglios regionales, ganglios en grupo, o metástasis en tránsito o satélites con metástasis regionales
Metástasis distales (M)	
Mx:	Metástasis distales no evaluables
M0:	No hay metástasis distales
M1:	Metástasis distales
M1a:	Metástasis a piel, tejidos subcutáneos o a ganglios linfáticos distales
M1b:	Metástasis a pulmón
M1c:	Metástasis a espacios viscerales o distales a otros sitios relacionadas con la elevación de la deshidrogenasa láctica

El tratamiento primario del melanoma de la cabeza y cuello es la resección quirúrgica. En las lesiones menores de 1 mm, se recomienda remover un margen de tejido sano de 1 cm y en las lesiones de 1 a 4 mm se reseca un margen de 2 cm. La técnica de Mohs es una técnica que inicialmente fue rechazada en el tratamiento del melanoma, pero que actualmente es utilizada con éxito.

Cuando hay metástasis linfáticas regionales, la disección ganglionar dependerá de la localización del tumor primario, siguiendo el trayecto del drenaje ganglionar. En las lesiones localizadas en el cuero cabelludo de las áreas parietal o frontal, sienes, porción lateral de la frente, porción lateral de las mejillas o del pabellón auricular, se deberá realizar una parotidectomía en conjunción con una disección ganglionar del cuello.

En los cuellos clínicamente negativos la disección ganglionar es controversial. En las lesiones T1 de Breslow menores de 0.75 mm la incidencia de metástasis cervicales es muy baja, por lo que no se recomienda la disección ganglionar electiva. En las lesiones intermedias T2 y T3 de Breslow de 0.75 a 4.00 mm se recomienda la disección electiva de los ganglios del cuello.

En los melanomas T4 de Breslow mayores de 4 mm el pronóstico es muy malo y la disección electiva del cuello no mejora el pronóstico.

La biopsia de un ganglio centinela que corresponde al primer ganglio de drenaje del tumor, permite detectar la presencia de metástasis regionales en un cuello clínicamente negativo. La técnica implica la administración de un material radioactivo o de un colorante azul inyectado en la periferia del tumor. Posteriormente se utiliza la linfangiogamagrafía o un detector gamma durante la operación, para encontrar al primer nódulo de drenaje. La técnica es positiva en el 90% de los casos, con una incidencia de falsos negativos del 2%, lo que permite la disección ganglionar selectiva a los ganglios de drenaje del tumor.

La quimioterapia en el tratamiento del melanoma con un agente único muestra una respuesta favorable en el 25% de los casos, en tanto que en el tratamiento con varias drogas se eleva al 40%. Las droga más utilizada en el tratamiento con un sólo medicamento es la dacarbazina (DTIC). El tratamiento combinado incluye la administración de carmustina, cisplatino, DTIC y tamoxifén. La inmunoterapia ha mostrado resultados alentadores en algunos casos de melanoma utilizando vacunas de BCG, interleucina-2 recombinante y vacunas tumorales. El interferón α2b es efectivo en el tratamiento del melanoma metastático y de las mucosas. La radioterapia se utiliza en el tratamiento postoperatorio de las metástasis cervicales múltiples o con invasión extracapsular, así como el tratamiento paliativo de los casos avanzados.

3.8.- PRONÓSTICO

Los 2 factores más importantes en el pronóstico del melanoma de la cabeza y cuello son el grosor del tumor y la presencia de metástasis regionales. Otros factores son el tipo histológico, el nivel de Clarck, el nivel de Breslow, lesiones satélites, localización de la lesión, ulceración de la lesión, sexo, fase de crecimiento y la presencia de mitosis. Las lesiones del cuero cabelludo tienen el pronóstico más malo en las lesiones de la cabeza y cuello.

El melanoma es un cáncer curable cuando se diagnostica y trata apropiadamente en etapas tempranas, antes de la invasión profunda de la dermis y de la presencia de metástasis. Los pacientes con melanomas de espesor menor a 0.76 mm, alcanzan una cura del 95% aproximadamente.

REFERENCIAS BIBLIOGRÁFICAS

1. Balch CM: Cutaneous melanoma: prognosis and treatment results worldwide. Semin Surg Oncol 1992;8(6):400-414.

2. Balch CM: Randomized surgical trials involving elective node dissection for melanoma. Adv Surg 1999; 32: 255-270.

3. Brodland DG, Zitelli JA: Surgical margins for excision of primary cutaneous squamous cell carcinoma. J Am Acad Dermatol 1992;27: 241-248.

4. Brown TJ, Nelson BR: Malignant melanoma: a clinical review. Cutis 1999; 63(5): 275-8, 281-284.

5. Epstein E: Malignant sun-induced squamous-cell carcinoma of the skin. J Dermatol Surg Oncol 1983;9:505.

6. Guthrie TH Jr, Porubsky ES, Luxenberg MN, et al: Cisplatin-based chemotherapy in advanced basal and squamous cell carcinomas of the skin: results in 28 patients including 13 patients receiving multimodality therapy. J Clin Oncol 1990;8(2):342-346.

7. Heaton KM, Sussman JJ, Gershenwald JE, et al: Surgical margins and prognostic factors in patients with thick (>4mm) primary melanoma. Ann Surg Oncol 1998;5(4):322-328.

8. Jemal A, Thomas A, Murray T: Cancer statistics, 2002. CA Cancer J Clin 2002;52(1):23-47.

9. Kripke ML, Fisher MS: Immunologic parameters of ultraviolet carcinogenesis. J Natl Cancer Inst 1976;57(1): 211-215.

10. Lo JS, Snow SN, Reizner GT, et al: Metastatic basal cell carcinoma: Report of twelve cases with a review of the literature. J Am Acad Dermatol 1991;24:715-719.

11. Martinez JC, Otley CC: The management of melanoma and nonmelanoma skin cancer: a review for the primary care physician. Mayo Clin Proc 200;76(12):1253-1265.

12. McGregor JC: Mohs surgery for basal cell carcinoma. Br J Plast Surg1994;47(3):206.

13. Morrison WH, Garden AS, Ang KK : Radiation therapy for nonmelanoma skin carcinomas. Clin Plast Surg 1997;24(4):719-729.

14. Rhodes AR, Weinstock MA, Fitzpatrick TB, et al: Risk factors for cutaneous melanoma. A practical method of recognizing predisposed individuals. JAMA 1987; 258(21):3146-3154.

15. Richard MA, Grob JJ, Avril MF, et al: Melanoma and tumor thickness: challenges of early diagnosis. Arch Dermatol 1999;135(3):269-274.

16. Sober AJ, Fitzpatrick TB, Mihm MC, et al: Early recognition of cutaneous melanoma. JAMA 1979;242(25): 2795-2799[Medline].

17. Swetter SM: Malignant melanoma from the dermatologic perspective. Surg Clin North Am 1996;76(6):1287-1298.

18. Wade AT, Ackerman AB: The many faces of basal-cell carcinoma. J Dermatol Surg Oncol 1978;4:23-28.

19. Williams ML, Sagebiel RW: Melanoma risk factors and atypical moles. West J Med 1994;160(4):343-350.

20. Whiteman DC, Whiteman CA, Green AC. Childhood sunexposure as a risk factor for melanoma:a systematic review ofepidemiologic studies. Cancer Cause Control 2001;12: 69-82.

21. Whiteman D, Green A. Melanoma and sunburn. Cancer Cause Control 1994; 5:564-572.

CAPÍTULO 52 | CUERPOS EXTRAÑOS EN OTORRINOLARINGOLOGÍA
Dr. Javier Dibildox M.

El oído, nariz y garganta son cavidades en las cuales se introducen, intencional o accidentalmente cuerpos extraños, particularmente en los niños y ancianos.

1.- CLASIFICACIÓN

Los cuerpos extraños pueden ser objetos animados, inanimados, orgánicos e inorgánicos.

2.- EPIDEMIOLOGÍA

Los cuerpos extraños se ven con mayor frecuencia en los niños, en los pacientes con problemas psiquiátricos y en los adultos accidentalmente al comer o tener algo en la boca, sobretodo en la faringe y laringe. En un estudio se encontraron cuerpos extraños en el conducto auditivo externo en el 68.9% de los casos, en la nariz en el 24.9%, en la faringe en el 2.5%, esófago 2.0% y en la laringe, tráquea y bronquios en el 2.0% de los casos. El 75% de los pacientes con cuerpos extraños en el conducto auditivo externo son menores de 8 años de edad. Los insectos se presentan con mayor frecuencia en pacientes mayores de 10 años y en los adultos.

3.- CUERPOS EXTRAÑOS EN OIDOS

La extracción de los cuerpos extraños, generalmente es considerada por los padres y por el personal médico como un procedimiento fácil, sin embargo en la gran mayoría de los casos los intentos de extracción por el personal no calificado terminan lastimando al paciente. En la unión de la porción cartilaginosa con la porción ósea se localiza la parte más estrecha del conducto auditivo externo, sitio donde con frecuencia se impactan los cuerpos extraños introducidos en el oído. La extracción de los cuerpos extraños puede ser muy dolorosa, debido a que la porción ósea del conducto es muy sensible. Cuando se trata de sacar un cuerpo extraño del oído y no se conoce la anatomía del conducto auditivo externo, o no se dispone de una buena iluminación, otoscopios e instrumentos adecuados, con frecuencia se lesiona el epitelio, se provoca un sangrado o se impacta el cuerpo extraño en la porción más estrecha del conducto, y en ocasiones se lesiona la membrana timpánica y la cadena de huesecillos.

Los niños que llegan en estas condiciones no se dejan explorar por miedo a seguir sufriendo, siendo necesario en muchas ocasiones la anestesia general para su extracción. Por lo tanto, si no es una urgencia o se vive en áreas remotas, el paciente deberá ser referido al especialista para reducir las iatrogenias.

3.1.- SINTOMATOLOGÍA

En muchas ocasiones los pacientes con cuerpos extraños en el oído externo no presentan molestia alguna y la detección del cuerpo extraño con frecuencia es incidental. Otros pacientes se quejan de dolor, sobre todo cuando el cuerpo extraño es un objeto animado (insectos) o cuando el conducto fue lesionado previamente al tratar de remover el cuerpo extraño. La hipoacusia es variable, según el grado de obstrucción del conducto auditivo externo y puede acompañarse de acúfeno, y ocasionalmente trastornos del equilibrio.

Los cuerpos extraños en el conducto auditivo externo son muy variables. Los más frecuentes en nuestro medio son los cuerpos extraños orgánicos como las semillas de frijol, maíz, lentejas y yerbas Los cuerpos extraños inorgánicos más frecuentes son el papel, hule espuma, cuentas de collares, piedras, puntas de lápices y baterías de reloj. Los cuerpos extraños animados más frecuentes son las hormigas, mosquitos, arañas, garrapatas y cucarachas y ocasionalmente, larvas de algunas especies de dípteros que se introducen al oído.

3.2.- DIAGNÓSTICO

El diagnóstico se logra mediante el interrogatorio y la exploración física. Se debe practicar una otoscopía con una buena iluminación, utilizando el otoscopio, espejo o una lámpara frontal, lupas o el microscopio quirúrgico. En el caso de un tapón de cerumen, se ve una masa amarillenta o negruzca blanda o dura, y en la mayoría hay antecedentes de haber tenido tapones de cerumen.

3.3.- TRATAMIENTO

Un cuerpo extraño inerte en el conducto auditivo externo no es peligroso por sí mismo. Lo que resulta peligroso es el intento de extraerlos por personas no capacitadas. Hay muchas formas de sacar un cuerpo extraño del oído externo y la elección depende del estado del paciente, tipo y tamaño del cuerpo extraño y de la experiencia del médico tratante. Las opciones son el lavado con agua a presión con una jeringa, utilización de pinzas tipo caimán, cucharillas de cerumen, cánulas de succión o un gancho pequeño de punta roma.

Cuando el cuerpo extraño es una batería, ésta debe ser extraída con prontitud debido a que con la humedad la corriente eléctrica generada por la batería puede causar necrosis en el epitelio del conducto, dejando como secuela una estenosis del conducto auditivo externo. Los casos de cuerpos extraños animados son menos frecuentes, pero mucho más molestos para el enfermo. El diagnóstico se hace por otoscopía observando el insecto. El tratamiento consiste primero en inmovilizar o matar al intruso, instilando gotas en el conducto auditivo externo de glicerina, lidocaína o alcohol, siempre y cuando no haya perforación de la membrana timpánica, y luego la extracción se hace por medio de un lavado o con pinzas.

Los tapones de cerumen se forman *in situ* por la acumulación del producto de las secreciones de las glándulas ceruminosas que se encuentran en el tercio externo del conducto auditivo externo. Son más frecuentes en las personas que se limpian el conducto con objetos romos. El tratamiento en general consiste en lavar el oído con agua tibia, previa interrogación al enfermo sobre antecedentes de otorrea o de perforación timpánica, pues podría introducirse agua a la caja del tímpano y provocar una otitis media. Cuando hay una perforación el tapón de cerumen se extrae utilizando un gancho romo o una cucharilla para cerumen. En muchos casos los enfermos tratan de extraer el cerumen o dejan que alguien no entrenado se los trate de quitar, lo que generalmente fracasa, y en la mayoría de los intentos lastiman el conducto, impactan el tapón y ocasionalmente lesionan la membrana timpánica.

Cuando el cuerpo extraño es una semilla se deberá evitar la instilación de agua o gotas óticas en el conducto, ya que si la semilla permanece impactada se hidratará e iniciará su germinación y crecerá rápidamente provocando más dolor, hipoacusia y mayor dificultad para su extracción. Las semillas preferentemente se deberán extraer con un gancho romo.

Los tapones epidérmicos provocados por la queratosis obturante se pueden extraer con ganchos romos, cucharillas o lavados con agua tibia. Cuando se hace un lavado del conducto auditivo externo con agua tibia, se utiliza una jeringa grande con una punta roma y el chorro se dirige hacia la pared posterosuperior del conducto auditivo externo, no hacia la membrana timpánica para evitar lesionarla. En los casos de un tapón de cerumen, si el tapón es duro hay que reblandecerlo con una solución de glicerina, bicarbonato y agua destilada durante algunos días. Si se tiene experiencia e instrumental adecuado, se puede aspirar el tapón o extraerlo con cucharillas o con un gancho romo.

Ocasionalmente el cuerpo extraño se impacta y no es posible sacarlo por el conducto, en estos casos deben extraerse por vía retroauricular.

4.- CUERPOS EXTRAÑOS EN NARIZ

Los cuerpos extraños en la nariz pueden ser objetos inertes, animados, orgánicos e inorgánicos. En los niños o en las personas con trastornos mentales los cuerpos extraños inertes son los más frecuentes como el papel, hule espuma, pedazos de plástico, botones, baterías, cuentas de collares, piedras, objetos metálicos, y entre los objetos orgánicos las semillas de maíz y frijol. Ocasionalmente se ven larvas de algunos tipos de mosca que se introdusen en la nariz.

Otro hallazgo poco común son los rinolitos, los cuales se originan en un cuerpo extraño que permaneció durante mucho tiempo en la fosa nasal y se cubrió con sales. Después de algunos años semejan una piedra. Una buena exploración y la radiología facilitan el diagnóstico.

4.1.- SINTOMATOLOGÍA

Lo más frecuente es que el niño no diga que se introdujo el cuerpo extraño por miedo a ser castigado, y es la rinorrea unilateral fétida, la obstrucción nasal persistente, el enrojecimiento de la narina y la epistaxis lo que hace que los padres lo lleven al médico. En todo paciente con rinorrea unilateral fétida, particularmente en los niños, se deberá pensar en un cuerpo extraño, hasta demostrar lo contrario.

4.2.- DIAGNÓSTICO

Si se sorprende al niño introduciéndose el cuerpo extraño o lo confiesa, se hace rápidamente el diagnóstico. Generalmente el paciente es llevado al médico días después cuando aparece la sintomatología. La rinorrea unilateral fétida en un niño nos hace pensar que es un cuerpo extraño, pero es la rinoscopía anterior lo que confirma el diagnóstico. En la mayoría de los casos se ve una secreción purulenta en la fosa nasal, la cual se debe aspirar para poder examinar la cavidad.

Con la aplicación de gotas vasoconstrictoras se descongestiona la mucosa, lo que facilita ver el objeto. En los adultos la exploración debe ser cuidadosa, pues la rinorrea unilateral fétida puede ser una sinusitis o una neoplasia maligna.

Las miasis son un grupo de enfermedades producidas por especies de dípteros que parasitan en la cavida nasal, cuando se introducen moscas en la nariz y luego depositan sus huevecillos que se convertirán en larvas y luego en gusanos que se acomodan en las cavidades de las fosas nasales, sobretodo en los enfermos con rinitis atrófica.

4.3.- TRATAMIENTO

Si se sospecha un cuerpo extraño en la nariz, se aspiran las secreciones y si se identifica el cuerpo extraño, se procede a su extracción. Si no se localiza debido al edema de la mucosa nasal, se recomienda instilar un vasoconstrictor y anestesia tópica en la fosa nasal, esperar unos minutos y se repite la rinoscopia. Si el cuerpo extraño se identifica y es blando, se retira el objeto con un gancho romo, succión o con una pinza tipo bayoneta. Si el objeto es sólido y redondo no deben utilizarse pinzas, porque generalmente se resbalan y el cuerpo extraño se introduce más en la cavidad nasal. En estos casos se utiliza un gancho romo que se introduce por arriba, abajo o por un lado del objeto, luego se rota para extraerlo de atrás hacia delante.

No se recomienda empujar a los cuerpos extraños hacia la nasofaringe, por el riesgo de una broncoaspiración. En los niños que no se dejan explorar, se deberá realizar la extracción bajo anestesia general. Las larvas de la miasis nasal se extraen con pinzas, irrigación y aspiración nasal. La aplicación de sustancias tópicas como el cloroformo, éter, etanol y la dextrosa facilitan la salida de las larvas de las cavidades.

5.- CUERPOS EXTRAÑOS EN LOS SENOS PARANASALES

Los cuerpos extraños en los senos paranasales son muy raros. En general son objetos cortantes o proyectiles de arma de fuego que penetraron por vía transcutánea. Con frecuencia durante la extracción de un molar superior se pueden introducir fragmentos dentales o amalgama, con o sin una fístula oroantral.

5.1.- SINTOMATOLOGÍA

El cuadro característico de la fístula oroantral es el de una rinosinusitis con rinorrea fétida, salida de alimentos por la nariz y la presencia de una comunicación oroantral. Los proyectiles de arma de fuego, salvo en los casos de una infección agregada, por lo general no provocan sintomatología. El diagnóstico clínico es confirmado con la ayuda de la imagenología.

5.2.- DIAGNÓSTICO

El diagnóstico se basa fundamentalmente en la historia clínica, auxiliada con la imagenología en los casos complicados. En los casos de herida por arma de fuego se observa el orificio de entrada del proyectil y la salida de material serohemático por nariz o por la herida. En los casos de fístula oroantral, el examen de la cavidad nasal revela la presencia de una secreción purulenta fétida unilateral y en la encía se observa el defecto de la comunicación oroantral.

5.3.- TRATAMIENTO

La extracción del cuerpo extraño y la remoción de la mucosa infectada, restos óseos, detritus y alimentos, generalmente se hace vía del abordaje de Caldwell-Luc. La fístula oroantral se cierra mediante colgajos de mucosa oral o palatina, con o sin injertos libres de hueso.

6.- CUERPOS EXTRAÑOS EN LA FARINGE

El cuadro clínico es diferente si el cuerpo extraño está localizado en la orofaringe o en la hipofaringe. En la orofaringe los cuerpos extraños más comunes son las espinas de pescado que tienden a clavarse en las amígdalas palatinas, amígdalas linguales y en el surco glosoepiglótico.

6.1.- SINTOMATOLOGÍA

La sintomatología es muy molesta, sobretodo el dolor al deglutir, que hace que el enfermo acuda inmediatamente al médico. En la hipofaringe los cuerpos extraños como los trozos grandes de carne, botones, monedas, pedazos de hueso y prótesis removibles se atoran y se manifiestan dramáticamente con sensación de asfixia, salivación, tos, náuseas y vómito.

Los cuerpos extraños en la faringe pueden causar, de pequeñas molestias hasta la muerte. En general los cuerpos extraños en la faringe ocurren durante la ingestión apresurada de alimentos, en personas que usan dentaduras, o por la ingestión de alimentos con huesos cortos o espinas. También se presentan en algunos enfermos mentales que se introducen diversos objetos en la boca y en los enfermos neurológicos con trastornos de la deglución. También ocurren en los pacientes con prótesis dentales removibles y en algunos oficios como los costureros, sastres, tapiceros, carpinteros y zapateros que se metenen la boca alfileres, clavos, tornillos, etc. y que con un susto o ira pueden deglutirlos. Los trozos grandes de carne se pueden atorar en la hipofaringe.

6.2.- DIAGNÓSTICO

Siempre hay que creerle al enfermo que afirma que se tragó un cuerpo extraño y hay que examinarlo con cuidado. Si es un paciente adulto, se le administra anestesia tópica y se examina cuidadosamente la orofaringe e hipofaringe, ésta última mediante la laringoscopia indirecta, nasofaringoscopio flexible o endoscopio rígido. Si el paciente es un menor de edad podremos examinar la orofaringe, pero el examen de la hipofaringe se hará mediante la laringoscopia directa, aunque en algunos niños cooperadores se puede utilizar un endoscopio flexible pequeño. El examen radiológico es conveniente si no vemos al cuerpo extraño y la sintomatología persiste. A veces el cuerpo extraño fue expulsado o deglutido y queda la sensación de que el objeto persiste en la hipofaringe.

6.3.- TRATAMIENTO

La remoción del cuerpo extraño, cuando se encuentra en la orofaringe, es fácil de extraer con anestesia tópica, buena iluminación, abatelenguas sólido y el uso de unas pinzas. Si el cuerpo extraño se localiza en la hipofaringe de un paciente adulto, puede extraerse utilizando unas pinzas acodadas, localizándolo mediante la laringoscopia indirecta o mediante la laringoscopia directa con pinzas rectas.

7.- CUERPOS EXTRAÑOS EN LA LARINGE

Generalmente los cuerpos extraños en la laringe son los mismos objetos que se atoran en la faringe. Cuando se impactan en la laringe, pueden bloquear la vía aérea parcial o totalmente, causando tos, disfonía o asfixia.

7.1.- SINTOMATOLOGÍA

La sintomatología generalmente es aparatosa y súbita, con tos y sofocación. La cara se congestiona y a veces hay cianosis. El cuerpo extraño rara vez causa la muesrte del paciente, debido a que se expulsa al toser o con una maniobra de Heimlich, o se deglute o pasa a los bronquios, complicación que debe ser tratada por el neumólogo endoscopista. Cuando el cuerpo extraño está por arriba de las cuerdas vocales, el paciente está disfónico y con dolor al deglutir. Si el cuerpo extraño es muy grande, como un pedazo de carne que tapa la luz de la laringe, hay asfixia y puede sobrevenir la muerte en poco tiempo.

7.2.- DIAGNÓSTICO

La historia clínica es muy importante y debe practicarse una laringoscopia indirecta tradicional o con el nasofaringoscopio flexible en adultos y niños dóciles. En los niños pequeños y en los pacientes nerviosos, se prefiere la laringoscopia directa. En un niño pequeño sano que estuvo jugando con objetos pequeños, o comiendo dulces sólidos redondos y que súbitamente presenta estridor, disnea y cianosis, se debe pensar en un cuerpo extraño. La palpación del cuello con frecuencia es dolorosa.

7.3.- TRATAMIENTO

La extracción del cuerpo extraño se realiza usando una pinza acodada durante la laringoscopia indirecta, o mediante la laringoscopia directa con uns pinzas rectas. En los casos de extrema urgencia en un lugar sin instrumental médico cuando se sospecha la ingestión de un dulce, semilla o un trozo de carne en la laringe, se puede practicar la maniobra de Heimlich, que consiste en colocarse por detrás del enfermo y se hace presión sobre la región epigástrica, para que la fuerza diafragmática pueda expulsar el cuerpo extraño. La mayoría de los cuerpos extraños se localizan en la epiglotis, aritenoides, bandas ventriculares, senos piriformes, ventrículos y cuerdas vocales. Con excepción de la asfixia, el cuerpo extraño debe ser extraído por las vías naturales. En caso de asfixia hay que practicar una cricotiroidectomía o traqueotomía de urgencia, para logran una buena ventilación y después extraer el cuerpo extraño.

Para terminar, no olvidar lo que decía el Dr. Lorenzo Heister (1683-1758): "El cirujano debe actuar antes con la vista y con la mente, que con la mano armada". Es conveniente saber qué hacer y qué no hacer tratándose de cuerpos extraños en los oídos, nariz o garganta y probablemente en otras partes del cuerpo. El médico necesita saber lo que está haciendo y tener los instrumentos para hacerlo. Si no se sabe o no se tiene con qué, es mejor derivarlo al servicio de otorrinolaringología más cercano.

REFERENCIAS BIBLIOGRÁFICAS

1. Abello P. Traserra J. J Otorrinolaringología. pp 117-118. Ed. Doyma 1992. Barcelona.
2. Bernal M, Hildmann H. Ingestion and aspiration of foreign bodies. Anest Pain Contrl Dentistry 1992;1:42-45.

3. Chee LW, Sethi DS. Diagnostic and therapeutic approach to migrating foreign bodies. Ann Otol Rhinol Laryngol 1999;108:177-180.

4. Fernandez Vega y Diego M. Ponencia oficial Urgencias en Otorrinolarin-gología. Reunión Anual de la Sociedad Española de Otorrinolaringología y Patología Cervicofacial. Madrid 1991. Cap. IV, pp 73.

5. Fobarelli P, Feigelman S, Pearson E, Calimano-Diaz A. An unusual intranasal foreign body. Pediatric Emergency Care 1998;4:117-118.

6. Jones NS, Lannigan FJ, Salama NY. Foreign bodies in the troath; A prospective study of 388 cases. J Laryngol Otol 1991;105:104-108.

7. Lima J. Laryngeal foreing bodies in children: A persistent, life.threatening problem. Laryngoscope 1989;99:415-419.

8. Legent F, Andrieu-Guitancourt J, Narcy PH, Beauvillain CL, et al. Le conduit auditifexterne. Societe Francaise d'Oto-Rhino-Laryngologie et Pathologie Cervico-Faciale 1995. Ed. Arnett, Paris.

9. Mc-Rae D, Premachandrad J, Gatland J. Button batteries in the ear, nose and cervical oesophagus: A descriptive foreign body. J Otolaryngol 1989;18:317-319.

10. Mu L, He P, Sun D. Inhalation of foreign bodies in Chinese children: a review of 400 cases. Laryngoscope 1991;101:657-660.

11. Muntz HR, Pac DJ, Asher BF. Embedded earrings: A complication of the ear-piercing gun. Int J Pediatric Otorhinolaryngology 1990;19:73.76.

12. Palme CE, Lowinger D, Peterssen AJ. Fish bones at the cricopharyngeus: a comparision of plain-film radiology and computed tomography. Laryngoscope 1999;109(12):1955-1958.

13. Peltota TJ, Saarento R. Water used to visualize and remove hidden foreign bodies from the external ear canal. J Laryngol Otol 1992;106:157-158.

14. Sánchez J. Pérez J, Mintegui S, Benito J, López P. Aspiración de cuerpo extraño en la infancia. An Exp Peditr 1996;45(4):365-368

15. Schimanski G. Silicone foreign body in the middle ear caused by auditory canal impression in hearing aid fitting. HNO 1992;40:67-68.

16. Singh B, Kan Tu M, Har-El G, Lucente F. Complication associated with 327 foreign bodies of the pharynx, and esophagus. Ann Otol Rhinol Laryngol 1997;106:301

17. Steen KH, Zimmermann TH. Tracheobronchial aspiration of foreign bodies in children: A study of 94 cases.Laryngoscope 1990;52:509.

18. Vivar G. Cuerpos extraños en las vías respiratorias y digestivas- Otorrinolaringología pediátrica. 3ª. Ed. pp 273-281. ed. Interamericana, México, D.F.

19. Walby AP. Foreign bodies in the ear or nose. In: Scott-Brown's Otolaryngology. 1997. Ed. Butterworth-Heinemann.London.

20. Labay Matias M, Muñoz Albillos MS, De Miguel Pardo C. Cuerpos extraños en las vías aéreas de niños pequeños: Accidente evitable, consecuente e inconsciencia o negligencia de familiares. Necesidad de una campaña educativa institucional en España. Ann Esp Peiatr 1999;51(2):205-206.

CAPÍTULO 53 | IMAGENOLOGÍA DE LA CABEZA Y CUELLO

Dr. Javier Dibildox M.
Dr. Guillermo Reyes Vaca

Los estudios de imagenología, al igual que todos los estudios auxiliares de diagnóstico, deben solicitarse de acuerdo con la historia clínica de cada paciente. No deben ser solicitados de rutina. Se requieren para complementar o confirmar el diagnóstico, aclarar dudas y evaluar con mayor precisión la patología del paciente.

1.- RADIOGRAFÍAS CONVENCIONALES

Las radiografías convencionales son sencillas, rápidas, económicas y disponibles hasta en los lugares más apartados. Las placas simples con tecnología digital, producen imágenes claras de las estructuras con densidad de aire, líquidos y hueso, sin embargo, cuando hay superposición de otras estructuras anatómicas, se disminuye la calidad de las imágen. Por estas razones, las placas simples han sido desplazadas por las nuevas técnicas de imagen.

2.- TOMOGRAFÍA COMPUTARIZADA

En la tomografía computarizada las imágenes son el resultado de la radiación "X" en los diversos tejidos del cuerpo humano. Las estructuras que absorben o bloquean el paso de la radiación se denominan opacos a los rayos "X" o hiperdensos, que se observan de un color gris claro o francamente blancos como el hueso, metales y los tejidos blandos; en tanto que las estructuras y los tejidos de baja absorción, o los tejidos que permiten el paso fácil de la radiaciones, se les denominan radiolúcidos o hipodensos, como la grasa y el aire, los cuales se observan con un color gris oscuro o negro. En la tomografía computarizada la densidad de los tejidos o coeficiente de atenuación de los mismos, se miden en unidades Hounsfield (UH). El aire tiene un densidad de -1000 UH, la grasa -50 a -140 UH, el agua 0 a +10 UH, la sangre +80 UH y el hueso +1000 UH. La utilización de un medio intravenoso de contraste yodado se recomienda en las estructuras provistas de una gran vascularidad, para valorar su permeabilidad y la captación del material de contraste. Cuando la imagen de la estructura en estudio no capta el contraste, se considera como una estructura que no se "refuerza", que se observa con una densidad similar a las imágenes previas a la inyección del medio de contraste, en tanto que las estructuras que captan adecuadamente el material de contraste, se "refuerzan" y se observan más blancas o densas.

3.- RESONANCIA MAGNÉTICA

El estudio por imagen de la resonancia magnética, también llamado resonancia magnética nuclear (RMN), se define como la producción de imágenes morfológicas, bioquímicas, metabólicas, fisiológicas y funcionales de los tejidos que se encuentran en un campo magnético, que son sometidos a pulsos de radiofrecuencia (RF) que estimulan a los núcleos de los átomos, predominantemente a los protones de hidrógeno. La resonancia magnética requiere para su funcionamiento de un campo magnético, un sistema de radiofrecuencia, un sistema de gradientes, una jaula de Faraday, así como un sistema de cómputo. La función principal del magneto es el alinear a los núcleos o protones de hidrógeno que se encuentran en los diferentes tejidos, con el fin de que sea más fácil y clara la obtención de la información que emiten dichos protones, al ser estimulados con un pulso de radiofrecuencia.

El hidrógeno es el único elemento que contiene un solo protón en su núcleo y es el quemás abunda en el organismo y el que mayor intensidad de señal emite, es por eso que hoy en día todos los estudios de imagen por resonancia magnética se hacen con el núcleo o protón de hidrógeno, sin embargo, también se puede utilizar al carbono, sodio, fósforo y el flúor. La intensidad de la señal emitida por los protones de hidrógeno depende del tejido en que se encuentren, ya sea agua, músculo o grasa, debido a que estos resuenan de diferente manera. Por ejemplo, la grasa resuena poco tiempo porque se relaja muy rápido, debido a que tiene un tiempo de relajación corto, mientras que el agua resuena demasiado, porque tiene un tiempo de relajación largo, de tal forma que los demás tejidos resuenan según su contenido de agua y grasa. Algunas estructuras no emiten señal, conocida como señal de vacío en ciertas secuencias de pulso, giro o eco, por ejemplo el calcio, el hueso compacto, el aire y en ocasiones el movimiento de la sangre.

Las imágenes de la resonancia magnética pueden tener un contraste tipo T1, T2 o densidad de protones, en donde la intensidad de señal de los tejidos es diferente y depende del tiempo de relajación de los tejidos, los tiempos de repetición (TR) de los pulsos de radiofrecuencia que estimulan a los tejidos y el tiempo en el cual se obtiene la información durante la relajación de esos tejidos (tiempo de eco=TE). En T1 la grasa es hiperintensa, el líquido hipointenso y los demás tejidos dependen de la concentración de agua y grasa. En T2 la intensidad de la señal es a la inversa, es decir la grasa es hipointensa, el agua hiperintensa y los demás tejidos según la cantidad de esos dos elementos. En cuanto a la densidad de protones la intensidad de señal dependerá, como su nombre lo dice, según la cantidad de protones existentes, es decir entre más protones de hidrógeno más señal y viceversa menos protones, menor señal. Las estructuras hiperintensas se ven blancas y las hipointensas se observan oscuras o en tonos de grises. En T1 se utiliza un tiempo de repetición (TR) corto y un tiempo de eco (TE) corto; en T2 se utiliza tiempo de repetición largo y un tiempo de eco largo; mientras que la densidad de protones utiliza un tiempo de repetición largo y tiempo de eco corto.

En la resonancia magnética también se utiliza un medio de contraste endovenoso que acorta el tiempo de relajación de los tejidos. Este contraste ferromagnético se llama gadolinio, el cual está compuesto por una tierra rara y tóxica en su estado natural, por lo que se une a una proteína para perder la toxicidad. El gadolinio es hiperintenso en T1 e hipointenso en T2. La resonancia magnética permite una mejor definición de los tejidos blandos. Valora también las estructuras vasculares mediante la angioresonancia y permite evaluar también al hueso. Se pueden realizar cortes axiales, coronales y sagitales, sin necesidad de mover al paciente, ya que se cuenta con un sistema de gradientes que permite realizar esto. La jaula de Faraday recubierta de cobre evita la interferencia de otras ondas de radiofrecuencia, como las ondas de radio, televisión y telefonía celular, ajenas a las que se utilizan en la resonancia magnética. Finalmente, el sistema de cómputo permite analizar y transformar en una imagen toda la información recabada durante la estimulación de los protones de hidrógeno.

4.- OIDO Y HUESO TEMPORAL

El hueso temporal contiene diversas estructuras membranosas y óseas, las cuales están rodeadas por un sistema de células neumáticas, lo que facilita su estudio imagenológico, debido a las diferencias de densidad entre el hueso, aire y líquidos. El estudio de imagen incluye a las radiografías convencionales, tomografía computarizada, resonancia magnética y a la angiografía.rodeadas por un sistema de células neumáticas, lo que facilita su estudio imagenológico, debido a las diferencias de densidad entre el hueso, aire y líquidos. El estudio de imagen incluye a las radiografías convencionales, tomografía computarizada, resonancia magnética y a la angiografía. Las indicaciones más frecuentes de un estudio de imagen son las malformaciones congénitas, las infecciones agudas y crónicas del oído externo y medio, las neoplasias y los traumatismos craneoencefálicos, que incluyen a las fracturas del hueso temporal, lesiones de la cadena de huesecillos y el daño al nervio facial. En los estudios de imagen se evalúa la neumatización de las celdillas mastoideas, las estructuras y características del oído medio, particularmente la integridad ósea, la caja del tímpano, la cadena de huesecillos y el nervio facial.

Se utilizan también para evaluar al conducto auditivo externo, especialmente en las malformaciones congénitas y en las neoplasias, analizando su tamaño, calibre, permeabilidad y la integridad de sus estructuras osteocartilaginosas. En la imagenología del oído interno y del conducto auditivo interno se valora la forma del laberinto, la osificación de la cápsula ótica y la forma e integridad de las paredes del conducto auditivo interno. También se valora la dirección, normalidad y la destrucción de los conductos óseos, que albergan a la vena yugular interna y a la arteria carótida interna.

4.1.- RADIOLOGÍA CONVENCIONAL

Las radiografías convencionales han sido desplazadas por las nuevas técnicas de imagen, debido a que su utilidad se limita a la valoración de la neumatización e integridad de las estructuras del oído. Las proyecciones de mayor utilidad son la de Schüller, Stenver, basal, transorbitaria y Chauseé III.

4.1.1.- PROYECCIÓN DE SCHÜLLER

Esta proyección es una vista lateral de la mastoides tomada en un plano sagital del cráneo, paralelo a la placa, con una angulación de 300 en dirección cefalocaudal, lo que permite valorar el patrón trabecular, tamaño de las celdillas, neumatización de la mastoides, raíz del hueso cigomático, articulación temporomandibular, cóndilo, huesecillos y la porción vertical del seno lateral.

4.1.2.- PROYECCIÓN DE STENVER

Esta proyección se obtiene con el paciente viendo la placa, con la cabeza ligeramente flexionada y rotada 45^0 al lado opuesto, lo que permite valorar a la pirámide petrosa completa, la punta y antro de la mastoides, el conducto auditivo interno, cóndilo de la mandíbula, eminencia arcuata, canal semicircular superior, canal semicircular horizontal, vestíbulo y la vuelta basal de la cóclea.

4.1.3.- PROYECCIÓN BASAL O SUBMENTO VERTICAL

Esta proyección se toma por debajo del mentón, lo que permite ver ambos huesos temporales, conducto auditivo externo, trompa de Eustaquio, oído medio, huesecillos, células mastoideas, apófisis estiloides, conducto auditivo interno y el ápex petroso. Además permite la visualización el agujero oval, agujero espinoso y el agujero rasgado posterior.

4.1.4.-PROYECCIÓN TRANSORBITARIA

La imagen se obtiene con el occipucio del paciente colocado sobre la placa. Lo que permite valorar al conducto auditivo externo, a la pirámide petrosa en su totalidad, a la cóclea, reborde orbitario, conducto auditivo interno, vestíbulo, vuelta basal de la cóclea y la base del cráneo.

4.1.5.- PROYECCIÓN DE CHAUSEÉ III

La imagen de Chauseé III se logra mediante la colocación del occipucio del paciente sobre la placa, con una rotación de 10^0 a 15^0 en dirección opuesta al lado a estudiar. Lo que permite valorar el ático, *aditus ad antrum*, mastoides y los 2/3 anteriores de la pared lateral del ático.

4.2.- TOMOGRAFÍA COMPUTARIZADA

La tomografía computarizada es el estudio diagnóstico más útil en la valoración de la patología de las estructuras del oído. Se utilizan cortes axiales, coronales, oblicuos, laterales y la reconstrucción tridimensional.

4.2.1.- CORTES AXIALES

Los cortes axiales permiten una valoración detallada del oído externo, medio e interno. Se ven con claridad los conductos auditivos externo e interno, el antro y la neumatización de la mastoides, el ápex petroso, los huesecillos, el nervio facial, el vestíbulo, la cóclea, los conductos semicirculares, la ventana oval, la ventana redonda, el conducto coclear, el seno lateral, el *aditus ad antrum*, el seno timpánico, la eminencia piramidal, el receso del nervio facial, el músculo tensor del tímpano y el acueducto vestibular.

4.2.2.- CORTES CORONALES

En ésta proyección se complementa la información obtenida en los cortes axiales. Se ven con claridad los conductos auditivos externo e interno, el oído medio, los huesecillos, la ventana oval, la ventana redonda, el hipotímpano, mesotímpano y el epitímpano, el vestíbulo, la cóclea, los conductos semicirculares, el canal del facial y el nervio facial, el *tegmen timpani*, la pared lateral del ático o *scutum*, el anillo timpánico, el espacio de Prussak, la eminencia arcuata y el promontorio.

4.2.3.- CORTES OBLICUOS

Esta proyección es útil en la valoración de las estructuras del oído medio, la ventana oval, promontorio, huesecillos, eminencia arcuata y la porción timpánica del nervio facial.

4.2.4.- CORTES LATERALES

Los cortes laterales son muy útiles en la valoración de la ventana oval, promontorio y la porción timpánica del nervio facial.

4.3.- RESONANCIA MAGNÉTICA

La resonancia magnética permite una mejor definición de los tejidos blandos, pero es poco útil en la valoración de las estructuras óseas. Se utilizan cortes axiales, coronales y sagitales. Se valora el conducto auditivo interno, los nervios craneales VII y VIII, la cóclea el vestíbulo, los conductos semicirculares, las estructuras vasculares, las cisternas y los espacios subaracnoideos, como el ángulo pontocerebeloso; el encéfalo y los tejidos blandos intra y extracraneales adyacentes al oído.

5.- IMAGENOLOGÍA DE LA NARIZ Y SENOS PARANASALES

5.1.- ULTRASONIDO

El ultrasonido en la modalidad A o B ha sido utilizado en la valoración de los senos paranasales, particularmente del seno maxilar y del seno frontal. Sin embargo, su utilidad comparada con la radiología es muy limitada, debido a su baja sensibilidad, aunque es un estudio seguro, pero de bajo poder diagnóstico. El ultrasonido es utilizado en la valoración de los senos paranasales en pacientes embarazadas, donde no es deseable la exposición a las radiaciones ionizantes.

5.2.- RADIOLOGÍA CONVENCIONAL

Las placas simples de los senos paranasales son más útiles en la valoración de la rinosinusitis aguda, pero han sido desplazadas por las nuevas técnicas de imagen, debido a la situación del macizo facial, la vecindad de las estructuras de la base del cráneo y por la superposición de imágenes, lo que se refleja en una alta incidencia de falsos positivos y negativos. Debido a la compleja anatomía del macizo facial y del cráneo, cada seno paranasal se observa mejor en una proyección que en otra, sin embargo, se requieren diferentes proyecciones para obtener una información más completa y adicional de cada seno. Las proyecciones de mayor utilidad son las placas de Caldwell, Waters, lateral y el perfilograma.

5.2.1.- PROYECCIÓN DE CALDWELL

La proyección de Caldwell se obtiene colocando la nariz y la frente en contacto con la placa de rayos X. Con esta radiografía se observa con mayor definición los senos frontales, seguidos por los senos etmoidales y los rebordes orbitarios. Además se observan los senos maxilares, el cigoma, el maxilar, la mandíbula, la cavidad nasal, el septum nasal, el agujero infraorbitario, la fisura orbitaria superior, el agujero redondo, los huesos nasales, los cornetes, la *crista galli*, la lámina papirácea y el piso de la órbita.

5.2.2.- PROYECCIÓN DE WATERS

La proyección occipitomentoniana o placa de Waters se toma con la cabeza del paciente colocado hacia arriba en dirección posteroanterior. En esta proyección se observan con mayor claridad los senos maxilares, seguido por los senos frontales; además se visualiza el arco cigomático, la mandíbula, la apófisis coronoides y el piso y los rebordes orbitarios.

También se puede identificar la fisura orbitaria superior, el agujero redondo, el agujero infraorbitario y las arcadas dentales.

5.2.3.- PLACA LATERAL

En la placa lateral se superimponen diversas estructuras faciales y los senos paranasales. Es una proyección útil en la valoración de los senos frontales, maxilares y etmoidales, la silla turca, el hueso maxilar y la mandíbula. Además se observa el piso de la fosa anterior y media del cráneo, los huesos nasales, las paredes óseas de los senos frontales y maxilares, los cornetes inferiores, la apófisis coronoides de la mandíbula, la apófisis pterigoides, las amígdalas, las adenoides, el paladar blando, la base de lengua y las arcadas dentales.

5.2.4.- PERFILOGRAMA

El perfilograma es una toma radiográfica específica para la valoración de los huesos propios de la nariz, las adenoides, la rinofaringe y los senos frontales y esfenoidales. La vista lateral con técnica de tejidos blandos permite valorar a las fracturas nuevas o viejas de los huesos nasales, sin embargo, no da información del desplazamiento lateral de los fragmentos óseos. Las líneas de sutura y los surcos nasociliares con frecuencia se confunden con fracturas longitudinales. Solo el 15% de las fracturas antiguas cicatrizan por osificación, por lo que dichas fracturas son fácilmente confundidas con fracturas recientes, lo que incrementa la incidencia de falsos positivos.

5.3.- TOMOGRAFÍA COMPUTARIZADA

La tomografía computarizada es el estudio diagnóstico más útil en la valoración de la patología de las estructuras de la nariz y senos paranasales, debido a que el contraste del aire facilita la definición y la delimitación de las lesiones de las estructuras óseas, mostrando la extensión y la severidad de las enfermedades inflamatorias, taumáticas y neoplásicas. Además se detectan con precisión las anomalías anatómicas del sistema nasosinusal y del área ostiomeatal. Se observan con claridad las desviaciones septales, la hipertrofia de cornetes, la obstrucción de las coanas y las alteraciones anatómicas por neumatización como la concha bulosa, celdillas de Häller, bula etmoidal y la bula uncinada.

5.3.1.- CORTES AXIALES

Los cortes axiales permiten una valoración detallada de las diferentes cavidades paranasales. Se realizan en un plano paralelo al piso de la nariz, con cortes de 1 a 2 mm de espesor y con técnica o ventana para hueso. Los cortes axiales incluyen a los senos maxilares, etmoidales, frontales y esfenoidales, septum nasal, cornetes, vómer, apófisis pterigoides, nasofaringe y los cartílagos lobulares de la nariz. (Fig. 1)

5.3.2.- CORTES CORONALES

En ésta proyección se complementa la información obtenida en los cortes axiales. Los cortes son en un plano perpendicular a la línea orbitomeatal. Incluye a todas las cavidades paranasales y se ven con claridad el septum nasal, los huesos nasales, los senos frontales, maxilares, etmoidales y esfenoidales, los cornetes, las órbitas, la *crista galli*, la fóvea etmoidal y el complejo ostiomeatal formado por el infundíbulo, la apófisis unciforme, el hiato semilunar y los meatos. (Fig. 2)

5.4.- RESONANCIA MAGNÉTICA

La resonancia magnética permite una mejor definición de los tejidos blandos, por lo que se recomienda en la valoración de las complicaciones y en las neoplasias con extensión por fuera de la nariz y senos paranasales. Se utiliza en conjunto con la tomografía como un estudio complementario.

6.- IMAGENOLOGÍA DE LAS ESTRUCTURAS DEL CUELLO

Los estudios de imagen de las estructuras del cuello incluyen la valoración de las estructuras supra e infrahioideas, los diferentes espacios y su contenido como los ganglios linfáticos, laringe, hipofaringe, tiroides, esófago cervical, vasos sanguíneos, base de cráneo, glándulas salivales, tejidos blandos y columna cervical. (Fig. 3)

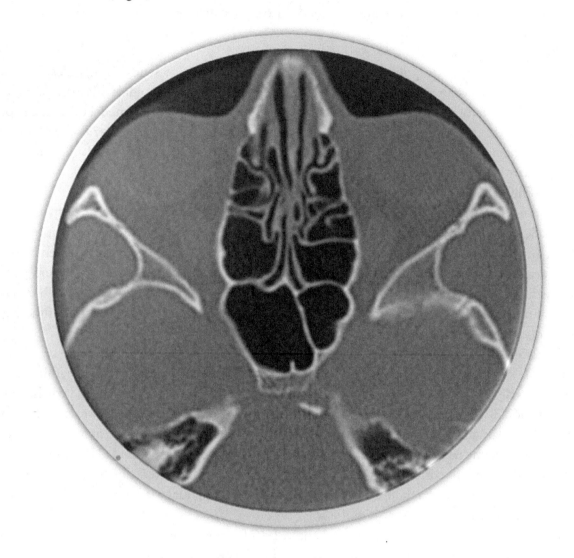

Fig. 1.- Tomografía computarizada de los senos etmoidales en cortes axiales.

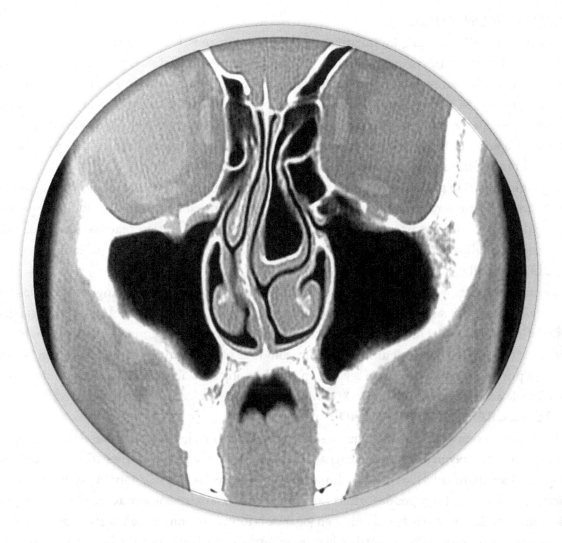

Fig. 2.- Tomografía en corte coronal de una desviación septal y concha bulosa.

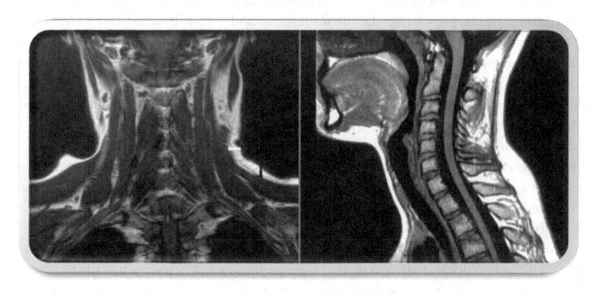

Fig. 3.- Resonancia magnética en corte coronal y sagital del cuello.

6.1.- GANGLIOS LINFÁTICOS

En cada lado del cuello hay ganglios linfáticos de diferentes tamaños, localizados entre la aponeurosis superficial y la aponeurosis prevertebral. La presencia de metástasis cervicales disminuye significativamente la sobrevida de los pacientes con tumores de cabeza y cuello y se ha correlacionado con el incremento de las metástasis distales. La palpación del cuello permite la detección de las metástasis cervicales, aunque la incidencia de falsos negativos en el examen físico reportado en la literatura varía entre el 16 al 60%. Por tal motivo, los estudios de imagen complementan el examen físico y facilitan la detección de las metástasis pequeñas no palpables.

Un ganglio linfático palpable en un paciente con un cáncer primario de la cabeza y cuello, sugiere una metástasis y debe ser tratado como tal, sin embargo lo anterior no significa que cada ganglio cervical palpable es una metástasis, ya que puede ser un ganglio linfático reactivo. Por otro lado, pueden existir ganglios linfáticos patológicos positivos en ausencia de un ganglio palpable.

6.1.1.- ULTRASONIDO

El ultrasonido es superior a la palpación clínica del cuello, en la detección de los ganglios linfáticos y de las metástasis. Las metástasis cervicales muestran una forma esférica, aumento del tamaño del ganglio, pérdida de la definición del hilio y son hipoecogénicos. Cuando hay diseminación extraganglionar, los bordes se ven sin una buena definición. El ultrasonido se utiliza también como auxiliar en la toma de biopsias por aspiración, además de ser útil en la valoración de la integridad o invasión de la vena yugular y de la arteria carótida.

6.1.2.- TOMOGRAFÍA COMPUTARIZADA

En la tomografía computarizada con equipos de alta definición se logra identificar algunos ganglios linfáticos patológicos pequeños, que pueden pasar desapercibidos durante el examen físico. Los criterios radiológicos de malignidad de los ganglios linfáticos son la necrosis central, el tamaño superior a los 15 milímetros, la presencia de grupos de 3 o más ganglios crecidos y la extensión extracapsular. Los ganglios linfáticos metastásicos se ven más redondos, en lugar de la forma arriñonada de los ganglios normales.

La tomografía es especialmente útil en la valoración de los pacientes con cuellos cortos y gruesos, donde los ganglios linfáticos son difíciles de palpar, o cuando se encuentran en el espacio retrofaríngeo.

La tomografía también es excelente en la demostración de masas cervicales situadas a lo largo de la arteria carótida, pero los detalles de los tejidos blandos en la base del cráneo son limitados con la tomografía convencional, no así con la tomografía helicoidal multicorte, ya que este método obtiene un volumen de información en forma transaxial y con una mejor resolución, lo que permite reconstruir, con esa misma información, imágenes multiplanares en proyección coronal, sagital, oblicuas, angiográficas y tridimensionales. Finalmente, es importante señalar que en la tomografía, la destrucción ósea se observa con mucho mejor detalle anatómico.

6.1.3.- RESONANCIA MAGNÉTICA

La resonancia magnética es superior a la tomografía computarizada en la valoración de los tejidos blandos, es multiplanar e identifica adecuadamente a los ganglios linfáticos. Los criterios diagnósticos de malignidad son el tamaño, necrosis y número de ganglios.

6.2.- LARINGE E HIPOFARINGE

Las estructuras de la laringe e hipofaringe deben ser analizadas inicialmente mediante la laringoscopía indirecta o con endoscopía flexible o rígida, lo que permite una valoración adecuada de la vía aérea y de la hipofaringe. En los casos de neoplasias, malformaciones congénitas, cuerpos extraños y traumatismos, donde se requiere de mayor información, los estudios de imagen complementan los hallazgos delineando el sitio y la extensión de la patología.

6.2.1.- RADIOLOGÍA CONVENCIONAL

Las placas simples AP y lateral permiten valorar la columna de aire de la vía aérea, columna cervical y a los tejidos blandos.

6.2.2.- TOMOGRAFÍA COMPUTARIZADA

La tomografía computarizada es muy útil en la valoración de las estructuras anatómicas de la laringe e hipofaringe. Es particularmente útil en la valoración de las neoplasias, traumatismos, cuerpos extraños, alteraciones vasculares y otras anormalidades. Las neoplasias se visualizan como masas de tejidos blandos, o asimetría de las estructuras de la laringe o hipofaringe. Cuando las neoplasias afectan al cartílago laríngeo, las lesiones se muestran como áreas de lisis o esclerosis. Los tumores se distinguen de los abscesos por la necrosis e infiltración del tumor.

La tomografía en la valoración de los traumatismos laríngeos, muestra con detalle las lesiones estructurales del cartílago tiroides y de las articulaciones cricoaritenoidea y cricotiroidea. Las fracturas del cartílago tiroides se ven como una falta de continuidad del cartílago, con o sin desplazamiento. El enfisema subcutáneo es un signo que sugiere una fractura laríngea. Los cuerpos extraños se ven como unas estructuras densas, o como masas de tejidos blandos. La tomografía permite diferenciar las celulitis de los abscesos

6.2.3.- RESONANCIA MAGNÉTICA

El estudio de la laringe e hipofaringe mediante la resonancia magnética permite obtener cortes axiales, coronales y sagitales. Los cortes axiales son paralelos a las cuerdas vocales, en tanto que los cortes coronales son perpendiculares a los axiales. En las imágenes la vía aérea se ve negra, en tanto que los músculos y el cartílago dan una señal de intensidad de intermedia a baja. Los cartílagos y la grasa dan una señal alta y el hueso cortical una señal muy baja en T1.

Cuando la invasión tumoral afecta a los cartílagos laríngeos, la señal en T2 muestra una señal más intensa que el cartílago normal. En T1 el cartílago afectado y la médula ósea dan una señal de intensidad baja o intermedia, similar al tejido tumoral. El medio de contraste permite visualizar mejor al tumor, ya que acorta el tiempo de relajación de los tejidos.

6.3.2.- GAMAGRAFÍA

La gamagrafía es útil en la valoración funcional de los nódulos tiroideos. Cuando la captación del I^{123} de un nódulo hipofuncionante está disminuida, se manifiesta en la gamagrafía como un nódulo frío, cuando es un nódulo hiperfuncionante se captan altos niveles del material radioactivo y aparecen en la gamagrafía como nódulos calientes. Históricamente los nódulos calientes han sido considerados como benignos, sin embargo, hasta un 4% de los nódulos calientes pueden albergar un carcinoma, por lo tanto, la gamagrafía no permite distinguir a los nódulos malignos.

6.3.3.- TOMOGRAFÍA COMPUTARIZADA

La tomografía computarizada puede utilizarse en la valoración de la extensión hacia los tejidos blandos del cuello, tráquea, esófago y ganglios linfáticos de un tumor tiroideo, sin embargo, no está indicada rutinariamente en la valoración de un nódulo tiroideo solitario.

6.3.4.- RESONANCIA MAGNÉTICA

La utilidad e indicaciones de la resonancia magnética, son similares a las de la tomografía computarizada, pero con una mejor definición de los tejidos blandos.

6.4.- INFECCIONES

La valoración por estudios de imagen de los abscesos profundos del cuello, facilita el diagnóstico, localización, detección de la diseminación del infiltrado inflamatorio, localización del absceso y su relación con las estructuras vasculares y neurales del cuello.

6.4.1.- RADIOLOGÍA CONVENCIONAL

La placa lateral de cuello tomada con la cabeza en extensión es muy útil en la valoración de las infecciones del espacio prevertebral. Cuando el espacio prevertebral muestra engrosamiento de los tejidos blandos mayor a los 7 mm a nivel de la segunda vértebra cervical, o un engrosamiento mayor de 14 mm en los niños y de 22 mm en los adultos, a nivel de la sexta vértebra cervical, es altamente sugestiva de un absceso retrofaríngeo. Además, la placa lateral es útil en la identificación de cuerpos extraños, aire subcutáneo y erosión de los cuerpos vertebrales. Cuando la placa se toma en espiración o con la cabeza sin extensión, puede provocar un falso positivo.

Cuando se sospecha una infección de origen dental, las radiografías panorámicas permiten valorar a los ápices de los segundos y terceros molares, así como la extensión de la infección por debajo del músculo milohioideo. La placa de tórax permite valorar el mediastino, el parénquima pulmonar, la presencia de aire subcutáneo o en el mediastino y el desplazamiento de la vía aérea.

6.4.2.- ULTRASONIDO

El ultrasonido no revela los detalles anatómicos, pero ayuda a diferenciar a las celulitis de un absceso y sus relaciones con los grandes vasos. Además, la punción guiada con ultrasonido facilita la aspiración del absceso.

6.4.3.- TOMOGRAFÍA COMPUTARIZADA

La tomografía computarizada con medio de contraste es el estándar de oro en la evaluación de las infecciones profundas del cuello, ya que permite identificar su localización, límites y sus relaciones con las estructuras neurovasculares. Además, distingue a la celulitis de un absceso. Los abscesos profundos del cuello se identifican como lesiones redondas de baja densidad, con niveles hidroaéreos, loculaciones (derrames encapsulados o loculados), con bordes bien definidos y reforzados por el medio de contraste. Los tejidos blandos que lo rodean se ven edematosos y los planos grasos así como los aponeuróticos se ven obliterados. Las estructuras vecinas, como la vía aérea, pueden verse desplazadas o comprimidas. Se pueden visualizar bolsas de aire entre los tejidos inflamados, en las infecciones anaeróbicas o cuando hay una comunicación con una fístula.

6.4.4.- RESONANCIA MAGNÉTICA

La resonancia magnética proporciona una excelente resolución de los tejidos blandos, superior a la tomografía computarizada, lo que permite localizar la región afectada y se recomienda cuando el absceso se extiende al sistema nervioso central. La angioresonancia permite detectar las lesiones de las arterias carótidas, vertebrales, tronco braquiocefálico y de la vena yugular.

6.4.- GLÁNDULAS SALIVALES

El objetivo de los estudios diagnósticos es la localización y delineación precisa de las litiasis, abcesos y tumores, su relación con el nervio facial, vasos y estructuras vecinas. Los estudios no se solicitan rutinariamente en la evaluación de las neoplasias salivales, cuando las lesiones son pequeñas, sin daño neural, son bien delimitadas y sin adhesión a planos profundos o a la piel. Si la lesión es recurrente, está fija a estructuras vecinas, se localiza en el lóbulo profundo de la parótida o en el espacio parafaríngeo, los estudios diagnósticos delimitan con precisión la extensión de la lesión, lo que facilita la planeación del tratamiento quirúrgico. La tomografía computarizada y la resonancia magnética superan a los estudios radiológicos simples, ultrasonido, sialografía y gamagrafía.

6.4.1.- PLACAS SIMPLES

Las placas simples son de poca utilidad, sin embrago pudieran mostrar destrucción ósea por invasión a la mandíbula por tumores parotídeos, submandibulares o sublinguales. También detecta calcificaciones en las glándulas o cálculos en los conductos salivales.

6.4.2.- ULTRASONIDO

El ultrasonido permite diferenciar a las lesiones quísticas de las sólidas, pero la mandíbula limita su uso al no permitir evaluar a las neoplasias mediales a ella. El ultrasonido es un método útil y no invasivo que detecta el 90% de los cálculos mayores de 2 milímetros. Además se muestran las lesiones benignas con una imagen de baja densidad. Las lesiones quísticas pueden ser benignas o ser el resultado de una necrosis avascular en el centro de una neoplasia maligna.

6.4.3.- SIALOGRAFÍA

La sialografía convencional rara vez se solicita en la actualidad. Tiene un valor limitado en la evaluación de las masas localizadas en las glándulas salivales, pero es más útil en los procesos inflamatorios y obstructivos. La sialografía con inyección retrógrada de material con lo que se tetectade contraste permite visualizar la anatomía del sistema de conductos de las glándulas salivales y permite definir la posición de los cálculos, estenosis y dilataciones del conducto excretor, pero está contraindicada en los pacientes con una inflamación aguda.

6.4.4.- GAMAGRAFÍA

La gamagrafía con Tecnecio 99 se utiliza ocasionalmente. Cuando el material radioactivo es captado, como ocurre con el tumor de Warthin, la imagen semeja un nódulo caliente tiroideo y cuando la neoplasia no lo capta el, la imagen se manifiesta como un nódulo frío.

6.4.5.- TOMOGRAFÍA COMPUTARIZADA

La tomografía permite analizar con precisión el tumor, vasos, estructuras óseas y distingue a las masas quísticas de las sólidas. La tomografía computarizada permite visualizar la mayoría de los cálculos salivales y define las características de la glándula con gran precisión, facilitando la identificación de la extensión tumoral hacia el lóbulo profundo de la parótida o al espacio parafaríngeo y además se identifican las metástasis cervicales.

6.4.6.- RESONANCIA MAGNÉTICA

Tanto la tomografía como la resonancia magnética se utilizan para definir el tamaño, forma, características de las neoplasias y la presencia de edema glandular. La resonancia es superior en la valoración de los tejidos blandos y delimita las lesiones con mayor contraste que la tomografía. Ambas técnicas permiten diferenciar las masas sólidas, quísticas y la afección difusa de la glándula. La resonancia también permite valorar los conductos salivales mediante la sialoresonancia, sin la necesidad de administrar medio de contraste.

6.5.- PATOLOGÍA VASCULAR

Las lesiones de los grandes vasos y las neoplasias como los tumores glómicos y los nasoangiofibromas, son demostradas por una combinación de estudios tomográficos, resonancia magnética y angiografía.

6.5.1.- TOMOGRAFÍA COMPUTARIZADA

La tomografía computarizada con un medio de contraste permite delimitar el tamaño de las lesiones vasculares, particularmente en el diagnóstico de los tumores glómicos, cuando se administra medio de contraste. Se puede realizar la angiotomografía mediante un TAC helicoidal multicorte no invasivo.

6.5.2.- RESONANCIA MAGNÉTICA

La resonancia magnética es el estudio diagnóstico más útil en la valoración de los tumores glómicos. La resonancia delimita con claridad la extensión intracraneal y sus relaciones con las estructuras neurales y vasculares. En la fase T1 el tumor se observa heterogéneo en su intensidad de señal, con un aspecto moteado, altamente vascularizado y capta importantemente al gadolinio. Con este método también puede realizar la angioresonancia, que es un estudio angiográfico no invasivo.

6.5.3.- ANGIOGRAFÍA

La angiografía por cateterismo ha sido substituida por los estudios menos invasivos como la angioresonancia y la angiotomografía computarizada, sin embargo, sigue siendo un estudio útil, aunque se reserva su uso particularmente cuando se desea embolizar un tumor.

7.-TOMOGRAFÍA POR EMISIÓN DE POSITRONES (PET SCAN)

La tomografía por emisión de positrones es una técnica de imagen no invasiva, que detecta y analiza tridimensonalmente la actividad metabólica de un radiofármaco en el cuerpo humano, mediante la distribución del rafiofármaco flúor-18 inyetado por vía intravenosa que se une a la 2-O-trifluorometilsulfonil manosa y se convierte en fluoro-desoxiglucosa, con lo que se puede detectar el consumo de glucosa por las células tumorales con un metablosismo elevado de la glucosa característica de los tejidos neoplásicos.

En cardiología se utiliza para detectar las patologías isquémicas de las coronarias, en neurocirugía, como alternativa a la caterización. En neurología se indica en la detección de las lesiones provocadas por la enfermedad de Alzheimer, Parkinson o por tumores cerebrales.

En oncología permite valoras la presencia de tumores malignos y sus metástasis, así como la respuesta al tratamiento con quimio y radioterapia en los linfomas y tumores malingos.

REFERENCIAS BIBLIOGRÁFICAS

1. Casselman JW: Temporal bone imaging. Neuroimaging Clin N Am 1996;6(2):265-289.

2. Casselman JW, Kuhweide R, Ampe W, et al: Pathology of the membranous labyrinth: comparison of T1- and T2-weighted and gadolinium-enhanced spin-echo and 3DFT-CISS imaging. AJNR Am J Neuroradiol 1993;14(1): 59-69.

3. Curtin HD, Ishwaran H, Mancuso AA, et al. Comparison of CT and MR imaging in staging of neck metastases. Radiology 1998;207:123–130.

4. Delfaut EM, Beltran J, Johnson G, et al: Fat suppression in MR imaging: techniques and pitfalls. Radiographics 1999;19(2): 373-382.

5. Edelman R, Hesselink JR, Zlatkin MB: Clinical Magnetic Resonance Imaging. 2nd ed. Philadelphia, Pa: WB Saunders Co; 1996.

6. Friedman DP, Rao VM, Flanders AE: Lesions causing a mass in the medial canthus of the orbit: CT and MR features. AJR Am J Roentgenol 1993 May; 160(5): 1095-1099.

7. Guinto FC: Imaging studies of the temporal bone. In: Bailey's Otolaryngology, Head & Neck Surgery. Vol 2. 1998: 1947-1951.

8. Liu D, Lo WW: The temporal bone. In: Head and Neck Imaging. St. Louis, Mo: Mosby Year Book; 1991: 944-959.

9. Liu DP, Bergeron RT: Contemporary radiologic imaging in the evaluation of middle ear-attic-antral complex cholesteatomas. Otolaryngol Clin North Am 1989 Oct; 22(5): 897-909.

10. 10. Mafee MF: MR imaging of intralabyrinthine schwannoma, labyrinthitis, and other labyrinthine pathology. Otolaryngol Clin North Am 1995;28(3): 407-430.

11. Swartz JD, Harnsberger HR : The middle ear and mastoid. in Imaging of the temporal bone. Third edition. Thieme 1998; 47-169.

12. Som PM. Lymph nodes of the neck. Radiology 1987;165:593–600.

13. Valvassori GE, Buckingham RA, Carter BL, et al: Imaging of the Head and Neck. New York, NY: Thieme Medical Publishers; 1995.

14. Valvassori GE, Palacios E: Magnetic resonance imaging of the internal auditory canal. Top Magn Reson Imaging 2000;11(1):52-65.

15. Valvassori GE: The internal auditory canal revisited. The high-definition approach. Otolaryngol Clin North Am 1995;28(3):431-451.

16. Sopane R, Martí-Bonmati L, Técnicas de imagen multimodalidad. Todo Hospital 2009;255:190-196.

CAPÍTULO 54 | PATOLOGÍA DE LA ARTICULACIÓN TEMPOROMANDIBULAR.

Dr. Javier Dibildox M.

La articulación temporomandibular es afectada por algunos procesos degenerativos, oclusales, dentales, infecciosos, musculares, psicológicos y traumáticos. El síndrome de la articulación temporomandibular es una enfermedad caracterizada por dolor y dificultad al masticar o durante los movimientos pasivos de la mandíbula.

1.- ANATOMÍA

La articulación temporomandibular es una articulación sinovial formada por el cóndilo de la mandíbula, menisco articular, músculos de la masticación, ligamentos y por la porción escamosa del hueso temporal donde se localiza la fosa glenoidea. La superficie articular de la mandíbula es el cóndilo mandibular, en tanto que la superficie articular del hueso temporal está formada anteriormente por una eminencia convexa y posteriormente por la fosa articular. La porción superior del cóndilo forma la superficie articular de la articulación temporomandibular, separada de la base del cráneo por el menisco articular formando dos espacios. El menisco articular es una estructura fibrocartilaginosa y bicóncava formada por 3 partes: una banda gruesa anterior, una zona delgada intermedia y una banda gruesa posterior. Cuando se abre la boca, la porción intermedia separa al cóndilo de la eminencia articular, en tanto que con la boca cerrada, la separación se hace a través de la banda posterior. Los músculos de la masticación se dividen en aductores y abductores. Los aductores abren la mandíbula mediante la contracción de los músculos temporal, masetero y pterigoideo medial y los abductores cierran la mandíbula al contraerse el músculo pterigoideo lateral. La articulación une a la mandíbula a la base del cráneo por medio de los ligamentos capsulares lateral y medial, el frenillo menisco temporomandibular y por los ligamentos estilomandibulares y esfenomandibulares. La fosa glenoidea está delimitada lateralmente, por el proceso cigomático del hueso temporal, anteriormente, por la eminencia articular del temporal y medialmente, por la fisura escamotimpánica y por el proceso espinoso del temporal. La irrigación de la articulación proviene principalmente de la arteria temporal superficial, y en menor grado de las arterias auricular profunda y masetérica, ramas de la arteria maxilar interna. El drenaje venoso es a través de las venas temporomandibulares, que se dirigen hacia la vena retromandibular del plexo venoso pterigoideo. La inervación motora a los músculos de la masticación proviene del nervio aurículotemporal, rama del nervio mandibular. La inervación sensorial proviene del nervio aurículotemporal, nervio masetérico y del nervio temporal posterior. El drenaje linfático se dirige hacia los ganglios cervicales profundos subdigástricos, parotídeos y preauriculares.

2.- EPIDEMIOLOGÍA

El síndrome de la articulación temporomandibular es muy frecuente. Es causa común de interconsultas al otorrinolaringólogo para descartar una patología ótica, en los pacientes con otalgia referida. Afecta con mayor frecuencia al sexo femenino, en proporción de 1:4, principalmente a las mujeres de 20 a 40 años de edad.

3.- PATOFISIOLOGÍA

La articulación temporomandibular presenta las mismas patologías que afectan al sistema musculoesquelético incluyendo a la artritis, traumatismos, infecciones, dislocaciones, anquilosis, malformaciones y neoplasias. Los síntomas del síndrome de la articulación temporomandibular se originan por el desplazamiento del cóndilo mandibular, lo que causa compresión del nervio aurículotemporal, o hiperactividad o disfunción de los músculos de la masticación, debido a la malaoclusión de diversos grados y duración.

4. ETIOLOGÍA

Los trastornos de la articulación temporomandibular pueden ser divididos en 3 categorías:

1.- Dolor crónico miofacial.

2.- Anormalidades intrínseas de la articulación.

3.- Enfermedades degenerativas de la articulación.

El dolor crónico miofacial es la causa más frecuente de dolor en la articulación, atribuido a la hiperactividad o disfunción de los músculos de la masticación, con frecuencia provocada por una malaoclusión, bruxismo, fibromialgia o una enfermedad psicofisiológica. En la mayoría de los pacientes con dolor miofacial, la articulación temporomandibular es normal. Otras causas de dolor crónico miofacial se presentan en los pacientes que aprietan con fuerza la mordida o que rechinan los dientes, situaciones que suceden en pacientes nerviosos que padecen insomnio y en los que usan dentaduras en mal estado, mastican chicle o tienen lesiones y pérdida de piezas dentales. Las anormalidades intrínsecas de la articulación son causadas por lesiones o por un desplazamiento de la interrelación del menisco articular con el cóndilo mandibular, fosa glenoidea o con la eminencia articular, provocadas por inflamación, infecciones, neoplasias, dislocación crónica de la mandíbula, deformidades congénitas, anquilosis, fracturas o neoplasias. Las enfermedades degenerativas de la articulación temporomandibular se asocian a la osteoartrosis y a la artritis reumatoide, que causan pérdida del fibrocartílago articular del cóndilo y fosa articular o por una metaplasia con cambios destructivos del menisco articular.

5.- CUADRO CLÍNICO

Se obtiene una historia clínica detallada que incluye la información sobre las características de la mordida, piezas dentales, higiene bucal, uso de prótesis parciales o totales, traumatismos, infecciones, estrés, nerviosismo, insomnio, enfermedades degenerativas y neoplasias. El síntoma más frecuente del síndrome de la articulación temporomandibular es el dolor, que puede ser unilateral o bilateral y generalmente se localiza en el área periauricular. El dolor generalmente es poco molesto, pero ocasionalmente es muy intenso y empeora al abrir la boca, particularmente al masticar. Con frecuencia el paciente refiere bruxismo, dolor dental, desgaste o pérdida de las piezas dentales o que mastica de un solo lado. Cuando se rechinan los dientes o hay un bruxismo nocturno, el dolor es peor al despertar. Algunos pacientes producen sonidos o dislocación de la mandíbula al abrir la boca, mientras que en otros hay una restricción en la dimensión de la apertura bucal. Otros síntomas son la otalgia referida, acúfeno, mareo, dolor cervical y cefalea.

El examen físico incluye la palpación del cóndilo y de la articulación, colocando la mano frente al trago auricular. La palpación debe ser firme, pidiendo al paciente que abra y cierre la boca y que realice movimientos laterales y posteriores de la mandíbula, buscando dolor, espasmo muscular o dolor en la cabeza del cóndilo. Además, se escuchan algunos sonidos que se producen con los movimientos de la mandíbula, se palpan los músculos temporales por arriba del pabellón auricular y el masetero en la región parotídea. Los músculos pterigoideos se palpan intraoralmente.

6.- LABORATORIO Y GABINETE

Los estudios de laboratorio solo están indicados cuando se sospecha una enfermedad sistémica como la artritis reumatoide, arteritis temporal o algún síndrome metabólico. Se solicita una biometría hemática, química sanguínea, factor reumatoide, velocidad de sedimentación globular y anticuerpos antinucleares. El estudio radiológico de la articulación incluye a las placas simples, particularmente la placa de Schuller modificada con la boca abierta y cerrada, ultrasonido, radiografías panorámicas, tomografía computarizada y la resonancia magnética.

7.- TRATAMIENTO

La mayoría de los trastornos de la articulación temporomandibular son autolimitados y se tratan conservadoramente. En los casos crónicos se recomienda un tratamiento multidiciplinario, que incluye la valoración por un dentista, cirujano maxilofacial, otorrinolaringólogo, psicólogo o psiquiatra.

7.1.- TRATAMIENTO MÉDICO

Se recomienda una dieta blanda, evitando masticar alimentos duros y chicle. Se aplican compresas calientes o frías durante varios minutos varias veces al día. Se le indica al paciente no apretar la mandíbula ni rechinar los dientes y se indican analgésicos antinflamatorios no esteroides durante 2 a 4 semanas. En los pacientes con síntomas más molestos, se agregan relajantes musculares y algunos medicamentos antidepresivos. El objetivo de la terapia física es la estabilización de la articulación, la restauración de la fuerza y la mejoría de la movilidad de la articulación. Se recomiendan las técnicas de relajación mediante la retroalimentación y electromiografía, masajes, ultrasonido y la estimulación nerviosa electrónica transcutánea.

7.2.- TRATAMIENTO DENTAL

En los pacientes con problemas dentales, oclusales o de bruxismo, la valoración del cirujano maxilofacial es invaluable. Se deben extraer las muelas del juicio impactadas, corregir la malaoclusión y utilizar guardas oclusales en los pacientes con bruxismo severo. Las guardas se clasifican como guardas reposicionadoras y guardas autoreposicionales.

7.3.- TRATAMIENTO QUIRÚRGICO

La artrocentesis con lavado de la articulación, la inyección de corticoesteroides y los analgésicos son efectivos en los pacientes con incoordinación meniscocondilar. La cirugía artroscópica está indicada en las lesiones internas con desprendimientos, adhesiones, fibrosis y en los trastornos degenerativos de la articulación.

REFERENCIAS BIBLIOGRÁFICAS

1. Dierks EJ: Temporomandibular disorders and facial pain syndromes. Otolaryngology 1991;1:849-864.
2. Dionne RA: Pharmacologic treatments for temporomandibular disorders. Oral Surg Oral Med Oral Pathol Oral Radiol Endod 1997 Jan; 83(1): 134-142.
3. Greenberg SA, Jacobs JS, Bessette RW: Temporomandibular joint dysfunction: evaluation and treatment. Clin Plast Surg 1989 Oct; 16(4): 707-724.
4. Hayt MW, Abrahams JJ, Blair J: Magnetic resonance imaging of the temporomandibular joint. Top Magn Reson Imaging 2000;11(2):138-146.
5. Hermans R, Termote JL, Marchal G, Baert AL: Temporomandibular joint imaging. Curr Opin Radiol 1992 ;4(1):141-147.
6. Laskin DM: Temporomandibular joint disorders. Arch Otolaryngol Head Neck Surg 1993;2: 1443-1450.
7. Laskin DM: Diagnosis of pathology of the temporomandibular joint. Clinical and imaging perspectives. Radiol Clin North Am 1993;31(1):135-147.
8. Mew JR : The aetiology of temporomandibular disorders: a philosophical overview. Eur J Orthod 1997;19(3): 249-258.

9. Morgan DH: The great impostor. Diseases of the temporomandibular joint. JAMA 1976:31: 235(22): 2395.

10. Okeson JP, de Kanter RJ: Temporomandibular disorders in the medical practice. J Fam Pract 1996;43(4):347-356.

11. Pollei SR, Schellhas KP: Magnetic resonance imaging of the temporomandibular joint. Semin Ultrasound CT MR 1990;11(4):346-361.

12. Schellhas KP, Wilkes CH, Omlie MR, et al: Temporomandibular joint imaging. Practical application of available technology. Arch Otolaryngol Head Neck Surg 1987;113(7):744-748.

13. Solberg WK, Woo MW, Houston JB: Prevalence of mandibular dysfunction in young adults. J Am Dent Assoc 1979;98(1):25-34.

14. Toni MG, Calderazzi A, Battolla L, et al: SPECT in the study of pathology of the temporomandibular joint. The authors' personal experience]. Radiol Med (Torino) 1992;84(5): 549-552.

15. Solberg WK, Woo MW, Houston JB: Prevalence of mandibular dysfunction in young adults. J Am Dent Assoc 1979; 98(1):25-34.

16. Wahlund K, List T, Dworkin SF: Temporomandibular disorders in children and adolescents: reliability of a questionnaire, clinical examination, and diagnosis. J Orofac Pain 1998; 12: 42-51.

17. Westesson PL: Reliability and validity of imaging diagnosis of temporomandibular joint disorder. Adv Dent Res 1993;7(2):137-151.

CAPÍTULO 55 | TRAUMATISMOS DE LOS TEJIDOS BLANDOS DE LA CARA

Dr. Javier Dibildox M.

Las heridas faciales ocurren con frecuencia en la práctica de algunos deportes, accidentes automovilísticos, caídas, riñas, factores ocupacionales, quemaduras, heridas por armas de fuego y mordeduras humanas o por animales. Debido a la importancia cosmética de las heridas faciales, su manejo es de gran relevancia para disminuir las secuelas estéticas y funcionales de las lesiones.

1.- FRECUENCIA

En las salas de urgencias de los hospitales se presenta un gran número de pacientes con lesiones traumáticas en la cara, sobretodo durante los días festivos y fines de semana. Aunque se desconoce la cantidad aproximada por año de los pacientes con lesiones faciales, la mayoría son lesiones menores y de fácil manejo, sin embargo entre el 0.04 y el 0.09% de las heridas requieren de cirugía correctiva mayor.

2.- ETIOLOGÍA

Alrededor del 50 a 70% de los pacientes que sufren accidentes automovilísticos presentan traumatismos faciales, a pesar del uso de los cinturones de seguridad. El resto se atribuyen a la práctica de algunos deportes como el fútbol, lucha, boxeo, artes marciales, basquetbol, patinaje y rugby entre otros, además de las riñas, quemaduras, lesiones ocupacionales y mordeduras por humanos o animales.

3.- FISIOPATOLOGÍA

Las lesiones faciales generalmente son causadas por algún tipo de trauma o fuerza externa que provoca una fricción, laceración, compresión, desgarro, penetración o tracción de los tejidos blandos, o por golpes repetitivos como ocurre durante la práctica de los deportes de contacto. La fuerza transmitida al paciente durante un accidente automovilístico, o por un golpe durante la práctica de un deporte de contacto, puede lesionar la vía aérea por compresión, sangrado, hematomas, dislocación y aspiración de piezas dentales o dentaduras.

4.- VALORACIÓN

Las lesiones de los tejidos blandos de la cabeza y cuello pueden ser leves, desde una abrasión simple, hasta las avulsiones profundas relacionadas con las explosiones. En todo paciente politraumatizado primero se valora la vía aérea, la hemodinamia y el estado neurológico del paciente. Un golpe aislado generalmente causa una lesión bien delimitada, en tanto que las lesiones causadas en los accidentes automovilísticos de alta velocidad provocan lesiones múltiples en diversas partes del cuerpo, en los tejidos blandos y fracturas conminutas de los huesos faciales. Se deben analizar las características de las heridas y laceraciones faciales, la integridad de la órbita, la valoración de la agudeza visual, la oclusión dental y el soporte neurovascular de las estructuras faciales.

5.- CLASIFICACIÓN

Las lesiones de los tejidos blandos en la cara y cuello se describen de acuerdo a las características y gravedad de la lesión. Se clasifican como abrasiones, contusiones, laceraciones y avulsiones.

1.- Abrasiones: Son heridas superficiales que ocurren con el contacto de la piel contra una superficie dura y rasposa, lo que provoca una lesión por fricción en la piel.

2.- Contusiones: Son lesiones por traumatismos cerrados, que dañan los capilares y pequeños vasos, causando equimosis o un hematoma.

3.- Laceraciones: Son lesiones más severas manifestadas por heridas lineales, tangenciales, en forma de estrella o combinadas con avulsiones.

4.- Avulsiones: Son lesiones severas caracterizadas por la pérdida parcial o total de los tejidos blandos, que generalmente causan un gran defecto funcional y cosmético.

6.- CUADRO CLÍNICO

Se debe obtener una historia clínica adecuada interrogando al paciente, familiares o testigos del accidente, investigando la cronología y el mecanismo de la lesión. Se examina la cara sistemáticamente por inspección y palpación de todas las estructuras faciales, iniciando de arriba hacia abajo. El sangrado de las heridas faciales generalmente es profuso, pero ocasionalmente se asocia a choque hipovolémico. El sangrado arterial proviene de la arteria facial, temporal superficial, angular o por una combinación de las anteriores que puede controlarse mediante presión sobre el área sangrante o con la aplicación de una pinza hemostática. Se palpan e inspeccionan las heridas, depresiones y las áreas con edema o equimosis. Las fracturas faciales se acompañan de crepitación, escalones y dolor intenso. Además se debe explorar la función de los nervios óptico, facial y la sensibilidad de las tres ramas del nervio trigémino.

7.- LABORATORIO Y GABINETE

La mayoría de las lesiones de los tejidos blandos de la cara son contusiones, abrasiones, laceraciones o lesiones combinadas, sin embargo, en los casos con lesiones severas, penetrantes, deformantes, fracturas expuestas y en pacientes inmunocomprometidos, se complementa la valoración con estudios de laboratorio y gabinete.

7.1.- LABORATORIO

La biometría hemática completa y las pruebas de coagulación se solicitan en los casos de sangrado profuso, con problemas de coagulación o en los que toman diversos medicamentos como los antiinflamatorios no esteroides, anticoagulantes, gingko biloba, ginseng y vitamina E.

7.2.- RADIOGRAFÍAS SIMPLES

Aunque se prefiere la tomografía computarizada, las placas simples son útiles en el diagnóstico de los cuerpos extraños opacos y en la investigación de las lesiones de la columna cervical, cráneo, huesos faciales y mandíbula. Las placas panorámicas son muy útiles, en la valoración de las lesiones dentales y mandibulares.

7.3.- TOMOGRAFÍA COMPUTARIZADA

La tomografía computarizada es el estudio de elección en la valoración de los pacientes politraumatizados que presentan lesiones y fracturas severas en la cara, órbita, nariz, cráneo y columna cervical. Se solicitan cortes axiales, coronales y reconstrucción tridimensional, lo que permite delinear y definir con precisión las fracturas del macizo facial, mandíbula, arco cigomático y de la órbita.

7.4.- RESONANCIA MAGNÉTICA

La resonancia magnética proporciona una valoración tridimensional, similar a la tomografía de las estructuras de la cara, sin embargo es poco útil en la valoración de las estructuras óseas, pero es superior a la tomografía computarizada en la valoración de los tejidos blandos.

8.- TRATAMIENTO

El tratamiento de las lesiones de los tejidos blandos faciales es médico-quirúrgico.

8.1.- TRATAMIENTO MÉDICO

El tratamiento médico incluye la administración de la toxina antitetánica y de antibióticos para prevenir o erradicar la infección, disminuir la morbilidad y prevenir las complicaciones en algunas heridas. Siempre están indicados en las heridas por mordedura humana o por animal y en los pacientes inmunosuprimidos. Los analgésicos/antiinflamatorios no esteroides se recomiendan para disminuir el dolor.

Las abrasiones se cubren con una pomada con un antibiótivo y con una gasa estéril para para mantener húmeda la lesión, lo que facilita la reepitelización. Con frecuencia estas lesiones presentan hipopigmentación, por lo que se deberá evitar la exposición de la herida a la luz solar. Las contusiones generalmente se acompañan de hematomas que gradualmente desaparecen.

Las laceraciones superficiales, sin tensión, pueden aproximarse utilizando pegamentos tisulares como el butil-2-cianoacrilato o con cintas adhesivas como los steri-strips o el micropore, aproximando los bordes de la herida.

8.2.- TRATAMIENTO QUIRÚRGICO

El tratamiento quirúrgico está indicado en las lesiones que requieren limpieza, suturas, reducción de fracturas, extracción de cuerpos extraños, debridación, control del sangrado o aproximación de los bordes de la herida.

8.2.1.- ANESTESIA

En las heridas no complicadas que pueden suturarse de primera intención, se prefiere la anestesia local tópica o por infiltración tisular. Cuando no se desea una distorsión de los tejidos, relacionado con el volumen de solución inyectada, o cuando se desea reducir el riesgo de toxicidad del anestésico local, se prefiere un bloqueo nervioso locoregional.

Los agentes anestésicos que pertenecen a la familia de las amidas son la lidocaína, mepivacaína, prilocaína, bupivacaína y ropivacaína. Los anestésicos que pertenecen a la familia de los éster son la cocaína, benzocaína, procaína, tetracaína y clorprocaína. Cuando se les agrega un agente vasoconstrictor como la epinefrina, se logra un efecto hemostático que disminuye el sangrado y prolonga la duración de la anestesia.

El anestésico más utilizado es la lidocaína al 1% con o sin epinefrina. La dosis tóxica de la lidocaína sin epinefrina es de 5 mg por kilo de peso, y con epinefrina es de 7 mg por kilo de peso. Cuando se requiere una anestesia más prolongada se puede utilizar la bupivacaína al 0.25 a 0.5%, que tiene una duración de 6 horas aproximadamente. La dosis tóxica de la bupivacaína sin epinefrina es de 2 mg por kilo de peso y con epinefrina de 3 mg por kilo de peso. Los bloqueos nerviosos regionales más utilizados son los bloqueos de los nervios supratroclear, supraorbitario, infraorbitario y mentoniano.

8.2.2.- CIRUGÍA

Si es posible, el tratamiento quirúrgico de las lesiones faciales severas debe realizarse en las primeras ocho horas posteriores al traumatismo. Cuando la condición del paciente no lo permite la cirugía, se pospone hasta por 72 horas, siempre y cuando la herida haya sido limpiada cuidadosamente, esté cubierta con apósitos estériles y se haya iniciado la administración de antibióticos. Posterior a las 72 horas es preferible la cicatrización por segunda intención. Las heridas superficiales no complicadas pueden suturarse en la sala de urgencias. En los niños y pacientes no cooperadores o cuando hay fracturas, exposición de cartílago, sangrado profuso o heridas muy grandes, se prefiere hacer la cirugía en la sala de operaciones.

8.2.3.- LAVADO QUIRÚRGICO

Las lesiones de los tejidos blandos de la cara, como las abrasiones, laceraciones y avulsiones deben ser lavadas meticulosamente con irrigaciones de solución salina y jabones antibacterianos, utilizando gasas o un cepillo blando, antes del cierre quirúrgico. El lavado quirúrgico permite remover las bacterias piógenas y los cuerpos extraños que pudieran haberse incrustado en los tejidos, además de facilitar la inspección de los tejidos dañados. El lavado quirúrgico es más eficiente cuando se utiliza una jeringa de 60 ml con una aguja del número 18, lo que permite lavar con presión. Los lavados de baja presión hechos con una perilla o con instilación directa, son menos eficaces. Se recomienda evitar sustancias irritantes que causan toxicidad tisular, como el cloruro de benzalconio, clorhexidina, agua oxigenada o detergentes.

8.2.4.- EXPLORACIÓN DE LA HERIDA

Posterior a la anestesia y al lavado quirúrgico, se explora la herida utilizando instrumental fino atraumático y una buena iluminación. Se pueden rasurar las regiones provistas de pelo como el cuero cabelludo, barba o bigote, pero las cejas no deberán rasurarse por el riesgo de la alteración de la dirección del crecimiento o por la falta de crecimiento de las cejas. Para la retracción de la herida se recomienda utilizar ganchos para piel, en lugar de los fórceps con dientes, además de utilizar una buena iluminación y un cauterio bipolar para la hemostasia. Se retiran los cuerpos extraños como la arena, vidrios, plásticos, metales y otras sustancias como el asfalto y pinturas, que pueden causar un tatuaje de la piel dañada, además se remueve cuidadosamente el tejido desvitalizado, preservando el tejido sano. Se hace una hemostasia meticulosa y se identifican las estructuras normales y las dañadas por el trauma.

8.3.5.- CIERRE DE LA HERIDA

Se aproximan los planos profundos y las mucosas con suturas absorbibles como el ácido poliglicólico (dexon), poliglicano (vicryl) o con suturas monofilamento de larga duración como el polidioxano (PDS) y el ácido glicólico (maxon). Se debe liberar cautelosamente el tejido subcutáneo situado por debajo de la herida, sin comprometer su vascularidad, y colocar suturas subcutáneas absorbibles para evitar el cierre de la herida con tensión. Las fracturas expuestas se deben reducir a través de la herida antes del cierre quirúrgico, reparando los músculos, nervios y tendones dañados.

Las avulsiones pediculadas se reparan primariamente o se remueve el tejido dañado convirtiendo la avulsión en una herida tipo laceración, la que puede cerrarse primariamente logrando un resultado estético más favorable. La piel se sutura sin tensión con suturas monofilamento no absorbibles del número 6-0 o 7-0 evertiendo los bores de la herida, los que posteriormente se aplanan y forman una cicatriz plana, evitando así la contracción de la herida, lo que puede originar una depresión o una cicatriz hipertrófica. La sutura del cuero cabelludo se puede hacer utilizando grapas metálicas o suturas no absorbibles del número 4-0 o 5-0.

8.3.6.- REMOCIÓN DE LAS SUTURAS

Debido a que la cara tiene una gran vascularidad, la cicatrización ocurre en pocas horas. Las suturas de las heridas en una piel muy delgada se deberán quitar al tercer o cuarto día. Las suturas del resto de la cara se quitan entre el cuarto y quinto día y las del cuero cabelludo a los ocho a diez días. En las lesiones del pabellón auricular, con o sin daño al cartílago, las suturas se remueven entre los diez y catorce días. La herida deberá ser examinada dos o tres días después del cierre quirúrgico, para detectar signos de infección o hematomas y luego se cubre con una pomada con antibiótico. El paciente se puede bañar a las doce a veinticuatro horas después del cierre quirúrgico. Posteriormente se recomienda mantener la herida cubierta con steri-strips o con micropore, para mantener presión sobre la herida, lo que ayuda a la formación de una cicatriz más favorable.

9.- LESIONES POR AREAS ANATÓMICAS
9.1.- LESIONES DEL CUERO CABELLUDO

El cuero cabelludo es un tejido poco elástico formado por 5 capas y una vasta irrigación. En toda lesión de gravedad se debe descartar un daño intracraneal. Las lesiones deben ser lavadas copiosamente, se buscan cuerpos extraños, se hace una hemostasia cuidadosa y se cierra la herida con grapas o con suturas subdérmicas en la piel.

9.2.- LESIONES DEL PABELLÓN AURICULAR

Los traumatismos del pabellón auricular son lesiones con pérdida y sin pérdida de tejidos, que se presentan frecuentemente durante la práctica de los deportes de contacto, riñas, accidentes de trabajo, explosiones y mordeduras humanas o de animales. La lesión puede ser una contusión leve, lesión penetrante, herida contusa, aplastamiento o la amputación del pabellón auricular. Existen múltiples técnicas de reconstrucción, pudiendo ser necesaria la aplicación de colgajos e injertos en algunos casos.

Las contusiones son lesiones cerradas donde la piel permanece intacta, pero el pericondrio se separa del cartílago de la oreja, lo que favorece la formación de colecciones serosas, serosanguíneas o hematomas, que se manifiestan como una tumefacción de consistencia blanda, de color rojo y piel brillante, generalmente localizadas en los dos tercios superiores de la cara externa del pabellón auricular. En algunos casos la lesión puede ser muy extensa, con pérdida del contorno normal del pabellón auricular. Las heridas lineales del pabellón auricular, previa limpieza y debridación, se suturan con suturas no absorbibles 5-0, en tres planos: la piel posterior, pericondrio y piel anterior.

Debe evitarse que las suturas atraviesen al cartílago para disminuir el riesgo de condritis. Cuando se lesiona el cartílago del hélix se deberá suturar el reborde auricular con precisión para prevenir asimetrías y depresiones. Las avulsiones deberán suturarse evitando la remoción de la piel, debido a que tienden a cicatrizar favorablemente por la rica vascularidad del pabellón. El cartílago expuesto debe cubrirse con un injerto de piel o se siembra por debajo de la piel en la región postauricular, para utilizarse posteriormente al reconstruir el pabellón. Se debe tener cuidado con las lesiones que afectan al meato del conducto auditivo externo, ya que tienden a presentar una estenosis cicatricial. Las lesiones severas con pérdida del tejido de la concha, tercio superior o del tercio inferior del pabellón, requieren una reconstrucción con colgajos y técnicas de reconstrucción similares a las utilizadas en las microtias.

Los hematomas auriculares se presentan con frecuencia después de un golpe contuso, al desprenderse el pericondrio y la piel del cartílago, provocando la acumulación de sangre, la que debe ser drenada para evitar un daño por hipoxia en el cartílago. Una vez evacuado el hematoma se recomienda aplicar un vendaje compresivo con gasas sobre el área lesionada para evitar la reformación del hematoma. Si el hematoma se forma lentamente puede ser indoloro, pero si es consecuencia de un golpe importante, generalmente se desarrolla rápidamente y suele ser doloroso. Los hematomas medianos se tratan con punción y aspiración sin penetrar al cartílago y se coloca un vendaje compresivo. Los hematomas grandes deben de ser evacuados, previa anestesia local, a través de una incisión que sigue el contorno del hélix a 5 mm por dentro de su cara externa, o bien en la zona con más declive del hematoma. Se aspira la sangre, se extraen los coágulos y los trozos de cartílago fragmentados. La incisión ha de ser tan grande como sea necesario, para evacuar el hematoma totalmente. Tras un lavado con una solución isotónica, se sutura la herida y se deja un drenaje de penrose y se coloca un vendaje compresivo, para disminuir las recurrencias.

9.2.1.- COMPLICACIONES

Las complicaciones más frecuentes son la pericondritis y la condritis. La primera es la inflamación o infección del pericondrio y la segunda es la inflamación o infección del cartílago. Durante el tratamiento se debe preservar al máximo el pericondrio para evitar la necrosis del cartílago. Si el cartílago se contamina o infecta cuando queda expuesto o dañado, se forman abscesos. Son lesiones muy dolorosas que al cicatrizar, generalmente achican y deforman la oreja. Si hay un hematoma y no se drena, el cartílago se engruesa, endurece y deja como secuela una deformidad irregular del pabellón, conocida como oreja de coliflor. Este tipo de lesiones se observan en los boxeadores y luchadores como secuela de los traumatismos recurrentes. En algunos pacientes, particularmente de piel morena, se pueden formar lesiones queloides en el lóbulo de la oreja, borde superior y en el área posterior del pabellón auricular.

9.2.2.-QUEMADURAS DEL PABELLÓN AURICULAR

Las quemaduras del pabellón auricular se presentan aisladas o con otras lesiones más extensas. Suelen ser causadas por quemaduras con líquidos calientes, corriente eléctrica, durante un incendio o con la exposición a la luz solar. Se clasifican como de 1er grado cuando solo hay eritema y una oreja enrojecida, caliente y pruriginosa. Las de 2° grado presentan ampollas grandes y un enrojecimiento difuso, y las de 3er grado presentan necrosis por carbonización que lesiona a la piel y al cartílago.

9.2.3.- CONGELACIONES DEL PABELLÓN AURICULAR

Los sabañones son unas lesiones del pabellón auricular, particularmente del 3° superior, provocadas por una vasoconstricción secundaria a la exposición a temperaturas muy bajas que lesionan a los capilares. Presentan exudación, escozor, ardor y dolor a la palpación. Las lesiones por congelación se clasifican como de 1er grado cuando presentan palidez, insensibilidad, dolor y prurito; como lesiones de 2° grado cuando presentan edema y ampollas; y como lesiones de 3er grado cuando presentan una necrosis aséptica. Los sabañones se tratan con la aplicación de pomadas y compresas calientes. Las lesiones por congelación se tratan con la aplicación de compresas con agua caliente, y al descongelarse la oreja, se enrojece y se puede apreciar con claridad el límite entre el tejido sano y el congelado. El debridamiento quirúrgico se debe realizar después de la delimitación del área de necrosis.

9.4.- LESIONES DE LA FRENTE Y CEJAS

Las lesiones de la frente sangran profusamente y deben suturarse por planos utilizando suturas absorbibles para aproximar el músculo frontal y suturas no absorbibles para la piel. Las lesiones de las cejas con frecuencia se asocian a fracturas del reborde orbitario o de los senos frontales, las cuales deben ser corregidas antes del cierre quirúrgico de la herida. No se deben rasurar las cejas y la herida se sutura meticulosamente con suturas subdérmicas absorbibles, manteniendo la forma y orientación de la ceja y la piel se cierra con suturas no absorbibles.

9.5.- LESIONES DEL GLOBO OCULAR Y PÁRPADOS

Las lesiones de los párpados con frecuencia se asocian al daño del globo ocular, piso de la órbita o al conducto nasolagrimal. Cuando hay pérdida de la visión, daño al globo ocular, enoftalmos o exoftalmos, se requiere de la valoración del oftalmólogo. Las lesiones se cierran por planos manteniendo la orientación del borde ciliar y del tarso. La conjuntiva se cierra con suturas absorbibles de catgut simple 6-0 o 7-0 y la piel con suturas no absorbibles 6-0. Las lesiones del canto medio con frecuencia se acompañan de la sección de los canalículos lagrimales, los cuales deben fijarse mediante la colocación de un catéter y luego se suturan los canalículos.

9.- LESIONES DE LA NARIZ

La nariz debe ser evaluada cuidadosamente mediante la inspección visual, palpación y manipulación digital. Las heridas de la nariz se acompañan de laceraciones en la piel, obstrucción nasal, asimetría, edema, equimosis, desviación de la nariz, depresiones, heridas, epistaxis, crepitación, bordes óseos, fragmentos palpables y lesiones de la mucosa nasal. La nariz debe ser valorada mediante la rinoscopia o con un endoscopio rígido o flexible, antes y después de la aplicación de descongestionantes tópicos y anestésicos locales. La equimosis periorbitaria, sin lesión ocular, sugiere una fractura nasal. El septum nasal puede estar dislocado, fracturado o presenta un hematoma septal, el cual que debe ser drenado inmediatamente, para prevenir las complicaciones asociadas a la pérdida del cartílago de soporte. Las laceraciones superficiales pueden cerrarse con suturas monofilamento no absorbibles 6-0. Las lesiones profundas que afectan al cartílago o al reborde del ala nasal, requieren de un cierre por planos, cerrando primero la mucosa con suturas absorbibles y la piel con suturas no absorbibles 5-0 o 6-0, teniendo cuidado de mantener alineado el reborde nasal.

9.7.- LESIONES DE LOS LABIOS

Las laceraciones de los labios se suturan por planos, tomando como referencia el borde del bermellón, el cual se fija con una sutura no absorbible, seguido por una sutura de la mucosa bucal y la aproximación del músculo orbicular con suturas absorbibles. La piel se une con suturas no absorbibles 6-0.

9.8.- LESIONES DE LAS MEJILLAS

Las lesiones de las mejillas generalmente son las más visibles y se pueden acompañar de daño a las ramas del nervio facial y al conducto de Stenon, lesiones que deberán corregirse antes del cierre de la herida. Las heridas en la mejilla se cierran sin tensión, previa liberación subdérmica, se suturan por planos cerrando primero la mucosa y se aproximan y suturan los músculos con suturas absorbibles. La piel se cierra con suturas no absorbibles 5-0 o 6-0.

10.- OTRAS LESIONES

10.1.- LESIONES POR ARMAS DE FUEGO

Las lesiones por armas de fuego pueden ser ocasionadas por proyectiles de grueso, mediano o pequeño calibre. Generalmente se acompañan de lesiones óseas, vasculares, nerviosas o daño en la vía aérea, por lo que primero se establece una vía aérea permeable y se controla la hemorragia y el estado hemodinámico del paciente. Cuando el proyectil se impacta en los tejidos blandos sin un déficit neuromuscular, daño cosmético o infección, el tratamiento es conservador, dejando el proyectil en su lugar, cuando ocurre lo contrario, se extrae el proyectil y se corrigen los daños causados por el mismo.

10.2.- LESIONES POR MORDEDURAS

Las lesiones ocasionadas por mordeduras de animal o humanas, generalmente causan laceraciones y desgarros del cuero cabelludo, cara o cuello. La saliva contiene numerosas bacterias que pueden infectar las heridas, particularmente la saliva humana que inocula una flora más virulenta que la que se encuentra en la saliva de los animales. Cuando el paciente se presenta con una lesión que ocurrió hasta seis horas antes de la atención médica, las heridas se irrigan profusamente, se debridan y los bordes se aproximan con puntos separados. Si el paciente se presenta después de las ocho horas posteriores a la lesión, se deja abierta la herida, para evitar una infección. Todos los pacientes con mordeduras por humanos o animales se tratan con antibióticos sistémicos. En los casos de heridas por morderdura de animales, se deberá investigar si el animal fué vacunado contra la rabia y mantener al animal en observación. Si se desconoce si el animal fué vacunado o se pierde, se procederá con la vacunación antirrábica.

REFERENCIAS BIBLIOGRÁFICAS

1. Barrs DM, Kern EB: Acute nasal trauma: emergency room care of 250 patients. J Fam Pract 1980:10(2):225-228.

2. Curtin JW: Basic plastic surgical techniques in repair of facial lacerations. Surg Clin North Am 1973;53(1):33-36.

3. Capan LM, Miller SM, Olickman R : Management of facial injuries. In: Capan LM, Miller SM, Turndorf H, eds. Trauma: Anesthesia and Intensive Care. New York, NY: JB Lippincott;1991: 385-408

4. Las Chole RA, Yee J: Antibiotic prophylaxis for facial fractures. A prospective, randomized clinical trial. Arch Otolaryngol Head Neck Surg 1987;113(10):1055-1057.

5. Edgerton MT, Kenney JG: Emergency care of maxillofacial and otological injuries. In: Zuidema GD, Rutherford RB, Ballinger WF, eds. The Management of Trauma. 4th ed. Philadelphia, Pa: WB Saunders Co; 1985: 275.

6. Goodstein WA, Stryker A, Weiner LJ: Primary treatment of shotgun injuries to the face. J Trauma 1979;19(12):961-964.

7. Gussack GS, Jurkovich GJ: Penetrating facial trauma: a management plan. South Med J 1988;81(3):297-302.

8. Hoehn RJ: Facial injuries. Surg Clin North Am 1973;53(6):1479-1508.

9. Howell JM, Chisholm CD: Wound care. Emerg Med Clin North Am 1997;15(2):417-425.

10. Karlson TA: The incidence of hospital-treated facial injuries from vehicles. J Trauma1982;22(4):303-310.

11. Kersten TE, McQuarrie DG: Surgical management of shotgun injuries of the face. Surg Gynecol Obstet 1975;140(4):517-522.

12. Kaufman BR, Heckler FR: Sports-related facial injuries. Clin Sports Med 1997;16(3):543-562.

13. Lindqvist C, Sorsa S, Hyrkas T: Maxillofacial fractures sustained in bicycle accidents. Int J Oral Maxillofac Surg 1986;15(1):12-18.

14. Linn EW, Vrijhoef MM, de Wijn JR, et al: Facial injuries sustained during sports and games. J Maxillofac Surg 1986;14(2):83-88.

15. Manson PN: Maxillofacial injuries. In: Siegel JH, ed. Trauma: Emergency and Critical Care. New York, NY: Churchill Livingstone; 1987: 983.

16. Marks MW, Smith DJ: Complications of traumatic wounds of the face. In: Greenfield LJ, ed. Complications in Surgery and Trauma. Philadelphia, Pa: JB Lippincott; 1989.

17. McDade AM, McNicol RD, Ward-Booth P, et al: The aetiology of maxillo-facial injuries, with special reference to the abuse of alcohol. Int J Oral Surg 1982;11(3):152-155.

18. Rosen P, Barkin R, eds: Principals of wound management. Emergency Medicine: Concepts and Clinical Practice. 4th ed. St. Louis, Mo: Mosby; 1998: 382-396.

19. Seyfer AE: Maxillofacial and mandibular injuries. In: Feliciano DV, Moore EE, Mattox KL, eds. Trauma. 3nd ed. Norwalk, Conn: Appleton & Lange; 1996: 291-306.

20. Schultz RC, Oldham RJ: An overview of facial injuries. Surg Clin North Am 1977;57(5):987-1010.

CAPÍTULO 56 | FARMACOLOGÍA BÁSICA PARA OTORRINOLARINGÓLOGOS

Dr. Javier Dibildox M.

1.- ANTIBIOTICOS Y ANTIVIRALES

En el área de la otorrinolaringología, los antibióticos se prescriben con frecuencia y en muchas ocasiones infundadamente, en el tratamiento y profilaxis de las infecciones de la cabeza y cuello. Los antibióticos más utilizados son las penicilinas, cefalosporinas, macrólidos, aminoglucósidos, sulfas, quinolonas, vancomicina y la clindamicina. La selección del antibiótico se basa en el conocimiento de la etiología de la infección, comportamiento biológico, patologías asociadas, severidad de la patología, uso reciente de antibióticos y del estado inmunológico y edad del paciente. El uso indiscriminado de los antibióticos se ha relacionado con la creciente emergencia de cepas bacterianas resistentes a diversos antimicrobianos, destacando la resistencia del *Streptococcus pneumoniae* a las penicilinas. También los macrólidos, trimetroprin-sulfametoxazol, doxicilina y las cefalosporinas de 2ª y 3ª generación han perdido su eficacia ante el incremento sustancial de la resistencia bacteriana.

El éxito de la terapia antimicrobiana depende de la susceptibilidad in vitro, de la tolerancia al antimicrobiano y de la absorción, volumen de distribución, metabolismo, eliminación, unión a proteínas y la penetración a los tejidos.

La farmacocinética se relaciona con la concentración del medicamento y con el tiempo de permanencia en el huésped, en tanto que la farmacodinamia describe las interacciones de la dependencia de la concentración y el tiempo de acción de los antibióticos en contra de los agentes patógenos del huésped.

Existen antibióticos bactericidas y antibióticos bacteriostáticos. En los pacientes inmunocompetentes con una infección bacteriana aguda, los antibióticos bacteriostáticos son aceptables porque la disminución de la reproducción bacteriana permite al sistema inmunológico atacar la infección, sin embargo en los pacientes inmunodeficientes, se recomienda utilizar antibióticos bactericidas, debido a que los antibióticos bacteriostáticos son insuficientes para combatir la infección.

1.1- FARMACOCINÉTICA

Es la parte de la farmacología clínica que define la relación entre el antimicrobiano y el paciente. Incluye a los procesos de absorción, distribución, unión a proteínas séricas y tisulares, metabolismo y eliminación del antibiótico. El grado de unión a las proteínas séricas se relaciona con la concentración del antibacteriano libre, lo que se refleja en la penetración a los tejidos y en la actividad antibiótica. La absorción, distribución y eliminación del antimicrobiano en cada paciente determina la curva de concentración-tiempo en el plasma, la que a su vez es responsable de la concentración que alcanza el fármaco en el tejido infectado.

Los parámetros farmacocinéticos más relevantes son la concentración sérica máxima (Cmax), la vida media del antimicrobiano en el plasma *(t1/2)* y el área bajo la curva *(AUC)* (por sus siglas en inglés) reflejan la exposición acumulativa del agente al antimicrobiano.

El área bajo la curva es la concentración sérica del fármaco libre, en función del tiempo y depende de la dosis, vía de administración y biodisponibilidad. Con éste parámetro se combina la concentración mínima inhibitoria (CIM) y la exposición prolongada del antibiótico sobre la concentración mínima inhibitoria.

1.2.- FARMACODINAMIA

La farmacodinamia se define como el estudio de los efectos bioquímicos y fisiológicos de los fármacos, mecanismos de acción y la interrelación entre el perfil farmacocinético del antimicrobiano y la susceptibilidad in vitro de la bacteria. La curva de concentración-tiempo del antibacteriano se determina en función de la concentración mínima inhibitoria de la bacteria, la cual es la concentración del antimicrobiano que logra inhibir el crecimiento bacteriano y de la concentración mínima bactericida (CMB), que es la concentración a la cual se obtiene la lisis de la bacteria. Para que un antibacteriano sea efectivo, se deben lograr concentraciones superiores a la concentración inhibitoria mínima.

El efecto postantibiótico es la supresión persistente del crecimiento bacteriano, después de la exposición temporal de la bacteria con un agente antimicrobiano. Este fenómeno se presenta con los aminoglucósidos, fluoroquinolonas, tetraciclinas, clindamicina y rifampicina. Los antibióticos β-lactámicos muestran un efecto post-antibiótico (EPA) en contra de los cocos grampositivos, en tanto que es muy corto o nulo en contra de los bacilos gram-negativos. La fármacodinamia de los antibióticos se relaciona con la concentración del antimicrobiano en relación al tiempo, así como de sus efectos en contra de los gérmenes bacterianos (bactericida o bacteriostático) en el sitio de la infección y sus efectos tóxicos.

Hay 3 categorías farmacodinámicas de los antibióticos:

1.- Antibióticos dependientes del tiempo de la concentración: Estos antibióticos presentan un efecto bactericida máximo, cuando las concentraciones del medicamento se mantienen por encima de la concentración inhibitoria mínima. Normalmente las concentraciones se mantienen de dos a cuatro veces por encima de la concentración inhibitoria mínima, a lo largo del intervalo de dosis. Sin embargo, las concentraciones más altas no provocan una mayor destrucción de las bacterias. Además, tienden a presentar un efecto post antibiótico mínimo o inexistente. Los antibióticos dependientes del tiempo de la concentración son los β-lactámicos y la vancomicina.

2.- Antibióticos que dependen de la concentración: Estos antibióticos logran la destucción bacteriana con la elevación de los niveles del medicamento y muestran un efecto post-antibiótico dependiente de su concentración, asociado a la acción bactericida que continúa por un período de tiempo, posterior al descenso del nivel del antibiótico por debajo de la concentración inhibitoria mínima. La concentración pico y el área bajo la curva de la concentración determina la eficacia de estos antibióticos. Este grupo de antibióticos requiere de una concentración hasta 10 veces superior a la concentración inhibitoria mínima, para lograr un efecto bactericida máximo. Los antibióticos concentración-dependientes son los aminoglucósidos, fluoroquinolonas, metronidazol y la azitromicina.

3.- Antibióticos dependientes del tiempo y de la concentración de la droga: Son el grupo de antibióticos bacteriostáticos que presentan un efecto postantibiótico prolongado. Algunos de estos agentes originalmente se clasificaron como dependientes del tiempo, sin embargo debido a la presencia del efecto postantibiótico, también dependen de su concentración. La eficacia de este grupo de antibióticos se determina por el área bajo la curva de concentración de veinticuatro horas, en relación con la concentración inhibitoria mínima (AUC/MIC). Los antibióticos dependientes del tiempo y de la concentración son la claritromicina, clindamicina, eritromicina y las tetraciclinas.

1.3.- MECANISMOS DE ACCIÓN

El mecanismo de acción de los antimicrobianos está relacionado con la farmacocinética y farmacodinamia específica para cada familia. Para que un antibacteriano sea efectivo, se debe alcanzar una concentración superior a la concentración inhibitoria mínima. Se comportan como antibióticos bactericidas cuando causan la muerte de los microorganismos responsables del proceso infeccioso.

Pertenecen a este grupo los antibióticos β-lactámicos, aminoglucósidos, rifampicina, vancomicina, polimixinas, fosfomicina y las quinolonas. Se comportan como antibióticos bacteriostáticos cuando inhiben el crecimiento bacteriano, pero el microorganismo permanece viable. Al suspenderse la administración del antibiótico, el crecimiento bacteriano puede recuperarse. Sin embargo un antibiótico bacteriostático puede comportarse como bactericida en determinadas condiciones, como sucede con los macrólidos. Pertenecen a este grupo las tetraciclinas, cloranfenicol, macrólidos, lincosaminas, sulfamidas y trimetoprima. Algunos antimicrobianos como los aminoglucósidos y las quinolonas muestran una acción bactericida concentración-dependiente, con una acción bactericida más rápida con una Cmax más alta. El pico de la concentración del antibiótico, y secundariamente el área bajo la curva, tienen una relación directa con la eficacia clínica, independientemente de que las concentraciones caigan posteriormente por debajo de la concentración mínima inhibitoria, ya que no hay un crecimiento bacteriano significativo, debido al efecto post-antibiótico.

2.- ANTIBIOTICOS β-LACTÁMICOS

Los antibióticos β-lactámicos son las penicilinas, cefalosporinas, monobáctamicos y carbapenems. Se clasifican como penicilinas naturales, aminopenicilinas, penicilinas resistentes a las penicilinasas, penicilinas antipseudomonas, monobactámicos y carbapenems.

2.1.- PENICILINAS

Las penicilinas son un grupo de compuestos químicos con una estructura química característica que les confiere una actividad bactericida, en contra de un grupo determinado de bacterias. La mayoría de las penicilinas poseen como núcleo químico el anillo 6-aminopenicilánico con un anillo tiazolidínico enlazado. Difieren entre sí, según la cadena lateral anclada a su grupo amino. Las penicilinas se clasifican como naturales o sintéticas. Las penicilinas naturales son aquellas generadas sin intervención biotecnológica. La mayoría de las penicilinas se derivan del ácido 6-aminopenicilánico, siendo la penicilina G o bencilpenicilina el primer antibiótico desarrollado. Debido a la aparición de la resistencia bacteriana a las penicilinas, se desarrollaron otras familias de penicilinas sintéticas, mediante la adición de determinados compuestos al anillo β-lactámico.

2.1.1.- MECANISMO DE ACCIÓN

Las penicilinas son antibióticos bactericidas que actúan debilitando la pared bacteriana y favoren la lisis osmótica de la bacteria durante el proceso de multiplicación, mediante la inhibición de un proceso de transpeptidación, que inhibe la síntesis de los péptidoglicanos. Los peptidoglicanos son indispensables en la formación de la pared bacteriana. Después de unirse a la proteína fijadora en la pared externa de la célula, afecta la rigidez de la pared celular y facilita la lisis osmótica. La resistencia a las penicilinas se presenta por la reducción de la concentración intracelular del antibiótico, por la producción de β-lactamasas que destruyen por hidrólisis al anillo β-lactámico e inactivan a las penicilinas y por algunas bacterias que alteran a la proteína fijadora de las penicilinas. Al modificarse la molécula de las penicilinas, o al combinarlas con agentes que bloquean a las β-lactamasas como el ácido clavulánico y el sulbactam, se desarrollaron nuevas penicilinas más resistentes a la hidrólisis por las β-lactamasas y también se mejoró su espectro de acción.

2.1.2.- FARMACOCINÉTICA

Después de la absorción el medicamente se distribuye en todo el cuerpo. Las concentraciones terapéuticas se logran en los tejidos y secreciones del líquido articular, pleural, pericárdico y biliar. En la próstata, tejido cerebral, líquidos intraoculares y en los fagocitos, las concentraciones son bajas. Algunas penicilinas no se absorben bien en un pH ácido, pero Parenteralmente se absorben adecuadamente. Mediante la esterificación se ha mejorado la absorción en el tracto digestivo de las aminopenicilinas.

Las penicilinas se distribuyen en el espacio extracelular y la penetración en los tejidos es baja, pero con dosis altas y en las áreas inflamadas, la concentración del antibiótico se eleva. Se obtienen niveles adecuados en el líquido cefalorraquídeo y oído medio. La droga se excreta principalmente por el riñón, mediante la filtración glomerular.

2.1.3.- FARMACODINAMIA

Las penicilinas muestran un efecto bactericida en la etapa de multiplicación activa en contra de diversos microorganismos aeróbicos gram-positivos, bacterias gram-negativas y gérmenes anaerobios. Su mecanismo de acción se establece por la inhibición de la biosíntesis de los mucopéptidos de la pared celular. El efecto terapéutico de los antibióticos β-lactámicos depende del tiempo en que los niveles séricos se mantienen por arriba de la concentración inhibitoria mínima. El efecto post-antibiótico de los β-lactámicos es nulo o muy corto, con excepción del carbapenem.

2.1.4.- PENICILINAS NATURALES

Las penicilinas naturales son los antibióticos derivados del hongo Penicillium chrysogenum. Están formadas por un anillo β-lactámico y un anillo de tiazolidina, que forman el ácido 6-amino penicilánico.

2.1.4.1.- BENCILPENICILINA O PENICILINA G

La bencilpenicilina o penicilina G, fué la primera penicilina para uso clínico utilizada ampliamente desde su introducción. Esta penicilina puede ser administrada por vía intravenosa, intratecal o como depósito intramuscular. La penicilina G o bencilpenicilina se administra por vía parenteral, con lo que se logran concentraciones altas y una excelente penetración en los tejidos. La penicilina G tiene una vida media de aproximadamente 30 minutos, aunque puede aumentarse a 10 horas en los pacientes con falla renal severa. Aproximadamente el 50% de la penicilina G se une a las proteínas plasmáticas. La farmacocinética de la penicilina G sódica y de la penicilina G potásica por vía parenteral son iguales. Las concentraciones máximas se producen a los quince a treinta minutos después de una dosis intramuscular. La administración de una dosis única IM de 600,000 o de 1,000 000 de unidades produce un pico de concentración en suero de 6 a 8 mg/ml o 20 mg/ml respectivamente. En dosis IV intermitentes de 2,000 000 de unidades cada dos horas, o 3,000 000 de unidades cada 3 horas, las concentraciones séricas de penicilina G alcanzan un valor 20 mg/ml. La penicilina G sódica es administrada en los casos de difteria, infecciones del aparato respiratorio, aparato genital y en ciertas infecciones producidas por gérmenes gram-negativos, como la meningitis y la endocarditis. Puede causar urticaria, prurito y choque anafiláctico. Las indicaciones específicas de la penicilina G incluyen a la celulitis, endocarditis bacteriana, gonorrea, meningitis, neumonía por aspiración, absceso pulmonar, neumonía adquirida en la comunidad, sífilis y las sepsis en niños.

2.1.4.2.- PENICILINA G PROCAÍNICA

La penicilina G procaínica es una combinación de la penicilina G con la procaína, con lo que se reduce el dolor y la incomodidad asociada con la inyección intramuscular. El fármaco se absorbe lentamente en la circulación y se hidroliza como bencilpenicilina.

La penicilina G procaínica es administrada por vía intramuscular una a tres veces al día y está disponible en presentaciones de 400,000 y 800 000 unidades. Se absorbe lentamente después de su administración intramuscular y la concentración plasmática máxima se alcanza entre las 2 a 4 horas. La penicilina procaínica se indica en las infecciones locales graves por estreptococos, bacterias anaerobias, neumococos y gonococos. Se utiliza en el tratamiento de la sífilis, ántrax, otitis media aguda, mastoiditis aguda, amigdalitis aguda por *Streptococcus β-hemolitycus* del grupo A, neumonía neumocócica, absceso peritonsilar y submandibular y en la gonorrea.

2.1.4.3.- PENICILINA G BENZATÍNICA

La penicilina G benzatínica es una combinación de la penicilina G con benzatina. Después de la inyección intramuscular se absorbe lentamente en la circulación y se hidroliza como bencilpenicilina. Es la primera opción cuando se requiere una acción prolongada del antibiótico durante 3 a 4 semanas por cada inyección, con una concentración baja de bencilpenicilina. Está disponible en presentaciones de 1,200.000 y 2,400.000 unidades. Las indicaciones específicas de la penicilina benzatínica, incluyen a la profilaxis de la fiebre reumática y de la sífilis en la fase temprana o latente.

2.1.4.4.- FENOXIMETILPENICILINA O PENICILINA V

La fenoximetilpenicilina o penicilina V es una forma de penicilina oral que resiste la degradación por el ácido gástrico. Se absorbe en la porción superior del intestino delgado y se logra el pico sérico en 60 minutos que se mantiene aproximadamente durante cuatro horas. Con una dosis de 500 mg se logra un pico sérico de 3 a 5 mg/ml, con lo que se alcanza en poco tiempo una concentración adecuada en los tejidos y plasma sanguíneo. La absorción no se afecta con las comidas y está disponible en tabletas de 125, 250 y 500 mg.

Las penicilinas naturales se indican en las infecciones por organismos gram-positivos como el *Streptococcus β-hemolitycus* del grupo A y Streptococcus del grupo B, *Staphylococcus*, Peptococcus, *Corynebacterium* diphteriae. También son efectivas contra algunas especies de *Bacteroides* y de *Fusobacterium*. Son efectivas en contra de alg unas bacterias gram-negativas como la *Eschericha coli*, *Haemophilis influenzae*, *Neisseria gonorrhoeae*, *Treponema pallidum* y algunas especies de Pseudomonas. La indicación específica de la penicilina V incluye a las infecciones causadas por *Streptococcus pyogenes*, como la faringoamigdalitis, infecciones de la piel, profilaxis de la fiebre reumática y en el tratamiento de la gingivitis moderada o severa. Se recomienda una dosis de 250 mg a 1 g cada 6 horas.

2.1.5.- PENICILINAS RESISTENTES A LAS PENICILINASAS

Con la aparición temprana de la resistencia bacteriana a las penicilinas, debida a las penicilinasas producidas durante las infecciones causadas por algunas especies de *Staphylococcus*, se desarrollaron las penicilinas resistentes a las penicilinasas. Este grupo de penicilinas poseen una cadena lateral acílica que inhibe la acción de las penicilinasas.

Las penicilinas resistentes a las penicilinasas son la nafcilina, oxacilina, meticilina y la dicloxacilina. Son menos efectivas que las penicilinas naturales en contra de las infecciones no estafilocócicas y por bacterias gram-negativas. Muestran un espectro reducido y son resistentes a la hidrólisis por las β-lactamasas producidas por el *Staphylococcus*, pero no a las β-lactamasas producidas por algunos gérmenes gram-negativos.

La meticilina fue la primera penicilina semisintética resistente a las penicilinasas, que se introdujo para uso clínico por vía parenteral. Este fármaco es muy eficaz contra las infecciones estafilocócicas, pero se relacionó con daño renal y nefritis intersticial, por lo que su uso fue descontinuado. La nafcilina y la oxacilina reemplazaron a la meticilina. Ambas drogas se unen a las proteínas en un 90 a 94% y son excretadas por el hígado.

Las dosis recomendada para el tratamiento de las infecciones estafilocócicas severas es de 2 g cada cuatro a 6 horas.

La cloxacilina y dicloxacilina se absorben bien por vía oral. Se indican en el tratamiento de las infecciones moderadas que involucran a la piel y a los tejidos blandos. Desafortunadamente con el tiempo surgieron *Staphylococcus* resistentes a estas penicilinas, mediante la producción de nuevas proteínas fijadoras de penicilinas. Estas bacterias son llamadas estafilococo-meticilino-resistentes. La dosis recomendada es de 250 mg a 1 g cada 6 horas, dependiendo del tipo de infección.

2.1.6.- AMINOPENICILINAS

Las aminopenicilinas son la ampicilina, amoxicilina y la bacampicilina. Este fue el primer grupo de penicilinas con actividad contra los gérmenes gram-negativos y posteriormente se desarrollaron las carboxipenicilinas y ureidopenicilinas. La ampicilina es un antibiótico semisintético que se formó mediante la adición de un grupo amino a la molécula básica de benzilpenicilina. Se absorbe bien por vía oral y es efectiva contra los enterococos, *Haemophilus influenza* y con menor actividad contra el *Streptococcus β-hemolyticus* del grupo A, *Streptococcus pneumoniae*, Neisseria spp. y Clostridium spp. Inicialmente fue útil en el tratamiento de algunas infecciones causadas por gérmenes gram-negativos.

Con el incremento de la resistencia bacteriana perdieron eficacia contra la *Escherichia coli*, *Salmonella*, *Shigella* y *Neisseria Gonorroeae*, además la ampicilina tiene poca o nula actividad contra la *Klebsiella*, *Serratia*, *Enterobacter* y *Pseudomonas aeruginosa*.

La dosis de ampicilina por vía oral o parenteral en adultos es de 2 a 4 g cada 6 horas. En los niños, la dosis recomendada es de 50 a 100 mg por kilo de peso por día, cada 6 horas.

La amoxicilina es un antibiótico semisintético con una estructura química y una actividad antibacteriana similar a la de la ampicilina, pero es más estable en el estómago, con una mejor absorción gástrica y con una mejor biodisponibilidad que la ampicilina. Además muestra una actividad ampliada contra los gérmenes gram-negativos como la *Escherichia coli*, *Salmonella enterica*, *Shigella* sp., *Proteus mirabilis* y *Helicobacter pylori*, gracias a su penetración a través de su membrana externa. Se utiliza principalmente para el tratamiento de las infecciones urinarias, otitis media aguda, faringoamigdalitis y rinosinusitis causadas por cepas sensibles. Se recomienda su uso en la prevénción de la endocarditis bacteriana antes de los procedimientos dentales. La dosis de amoxicilina en los adultos por vía oral o parenteral, es de 250 a 500 mg cada 8 horas. En los niños es de 40 a 90 mg por kilo de peso por día, cada 8 horas.

Debido a la resistencia bacteriana por las β-lactamasas a la ampicilina y amoxicilina, se les agregó el ácido clavulánico o el sulbactam. Con esta combinación se incrementa su espectro en contra de las cepas productoras de β-lactamasas, como el *Staphylococcus aureus*, *Haemophilus influenza*, *Moraxella catarrhalis*, *Bacillus fragilis*, *Neisseria gonorrhoeae*, *Escherichia coli*, *Proteus*, *Klebsiella* y algunas especies de *Bacteroides* y ciertas cepas de enterobacterias. La amoxicilina/ácido clavulánico y la ampicilina/sulbactam tienen muy poca o nula actividad contra la *Pseudomonas aeruginosa*, *Serratia*, *Enterobacter* y *Staphylococcus aureus* meticilino resistente.

La amoxicilina/ácido clavulánico y la ampicilina/sulbactam se absorben bien por vía oral. La unión a las proteínas es baja y la vida media sérica es de alrededor de una hora. Penetran bien a los tejidos y fluidos extravasculares y se excretan por vía renal. La ampicilina-sulbactam es una combinación de ampicilina con el inhibidor de las β-lactamasas sulbactam. El espectro bacteriano es muy similar al de la combinación amoxicilina/ácido clavulánico.

Son muy efectivas en el tratamiento de la otitis media aguda, rinosinusitis aguda, bronquitis, infecciones urinarias, biliares, ginecológicas, de la piel y de los tejidos blandos. No son activas en contra de las especies de *Treponemas o Actinomices*, pero la combinación de amoxicilina/ácido clavulánico o de ampicilina/sulbactam muestra una cobertura superior a las penicilinas naturales en contra del *Haemophilus influenzae* y de algunas especies de *Klebsiella*.

La dosis oral recomendada es 250 a 500 mg de amoxicilina y 125 mg de ácido clavulánico cada 12 horas y de ampicilina/sulbactam (sultamicilina) es de 375 a 750 mg cada 12 horas. La bacampicilina muestra una eficacia similar a la ampicilina y a la amoxicilina, pero no ha mostrado tener ventajas adicionales. Cuando se utiliza, los niveles séricos del fármaco son similares a las de la amoxicilina y menores a los de la ampicilina.

2.1.7.- PENICILINAS ANTI-PSEUDOMONAS

Las carboxipenicilinas son la carbenicilina y la ticarcilina, que se crearon para ampliar aún más el espectro de las penicilinas contra los bacilos gram-negativos y en las infecciones nosocomiales relacionadas con la *Pseudomonas aeruginosa*. Inicialmente se produjo la carbenicilina mediante la sustitución del grupo amino por un grupo carboxilo en la molécula de la ampicilina. Posteriormente, algunas sustituciones en la carbenicilina permitieron desarrollar la ticarcilina. Ambos fármacos tienen el mismo espectro que la ampicilina, pero además tienen actividad contra *Proteus* indol-positivo, *Enterobacter, Providencia, Morganella y Pseudomonas aeruginosa*. Sin embargo estos fármacos se han dejado de producir, porque se asocian con algunos eventos adversos como la hipernatremia, hipocalemia y las coagulopatías.

La mezlocilina, azlocilina y la piperacilina son ureidopenicilinas semisintéticas derivadas de la molécula de la ampicilina, mediante la adaptación de una cadena lateral acílica. En comparación con la penicilina G o con la ampicilina, son menos activas contra los estreptococos y enterococos, pero son más activas contra el *Haemophilus Influenzae* y *Nisseriae Gonorroeae* no productoras de β-lactamasas. Además muestran un amplio espectro de actividad contra varias bacterias gram positivas y un espectro mayor al de la ampicilina, contra las bacterias gram-negativas y la *Pseudomonas aeruginosa*.

Las ureidopenicilinas tienen mayor actividad y un espectro más amplio en comparación con la carbenicilina y la ticarcilina, contra el grupo de enterobacterias que incluye a la mayoría de cepas de *Klebsiella*, enterobacterias y Serratia.

Se administran solo por vía parenteral, penetran bien en los tejidos y se logran excelentes concentraciones tisulares, incluyendo en el líquido cefalorraquídeo en los pacientes con inflamación de las meninges y niveles adecuados en el hueso para el tratamiento de la osteomielitis. Tienen un menor índice de unión a las proteínas plasmáticas que las carboxipenicilinas, una vida media más corta y un mayor volumen de distribución. Además se excretan en la bilis entre el 20 y 30%. La dosis recomendada es de 8 a 16 g por día, para el tratamiento de las infecciones leves a moderadas y de 18 a 24 g por día, en las infecciones severas.

2.1.8.- INTERACCIONES MEDICAMENTOSAS

Las penicilinas no se deben administrar conjuntamente con las tetraciclinas u otros antibióticos bacteriostáticos, debido a que el efecto bactericida de las penicilinas puede disminuir. Las penicilinas antipseudomonas afectan el metabolismo de la warfarina, por lo que se deberá monitorizar el tiempo de protombina.

2.1.9.- EVENTOS ADVERSOS

Todas las penicilinas potencialmente pueden provocar reacciones alérgicas, que pueden ser severas y mediadas por la IgE como la anafilaxis y el broncoespasmo, o por reacciones no severas y no mediadas por la IgG como el eritema maculopapular. La anafilaxia se presenta en uno de cada 10,000 pacientes tratados con penicilinas, con una mortalidad del 0.001%. Otras reacciones severas son el angioedema, edema laríngeo y el broncoespasmo, que pueden presentarse entre una y 72 horas después de la administración de la droga.

Las reacciones tardías son poco frecuentes y se presentan como una enfermedad del suero entre siete y diez días después con fiebre, urticaria, poliartralgias, linfadenopatías y eosinofilia. La reactividad cruzada con las cefalosporinas puede ocurrir en el 3 a 5% de pacientes, sobre todo en aquellos que tuvieron una reacción inmediata. Las reacciones de hipersensibilidad son los efectos adversos más frecuentes, que se incrementan cuando se usan penicilinas por vía intravenosa en grandes dosis o por tiempo prolongado. Los pacientes alérgicos a una penicilina, pueden presentar una reacción alérgica a otros miembros de la misma familia.

Otras reacciones alérgicas son la fiebre, vasculitis cutánea, nefritis intersticial, exantema cutáneo y la dermatitis exfoliativa. Es frecuente observar que los pacientes con mononucleosis infecciosa desarrollen una erupción cutánea eritematosa o eritematopapular después de la administración de la ampicilina. Cuando las penicilinas de amplio espectro se utilizan por períodos prolongados se altera la flora intestinal normal y se favorece la colonización por gérmenes patógenos. En los tratamientos con penicilinas orales y con la amoxicilina-clavulanato, la diarrea y el malestar estomacal son frecuentes. Las dosis muy elevadas de penicilinas pueden provocar convulsiones, confusión, irritabilidad, mioclonias, alucinaciones y coma.

3.- CEFALOSPORINAS

Las cefalosporinas son antibióticos β-lactámicos bactericidas de amplio espectro, relacionadas estructuralmente con las penicilinas. Se derivan del hongo *Cephalosporium acremonium* y están formados por un anillo β-lactámico y un anillo de dihidrotiazolina, que forman el ácido 7-aminocefalosporánico, al cual se le pueden agregar una cadena lateral que aumenta la actividad antibacteriana y una mayor estabilidad contra las β-lactamasas de estos fármacos, especialmente contra las enterobacterias. En comparación con otros agentes, han demostrado tasas bajas de toxicidad y perfiles farmacocinéticos favorables.

3.1.- MECANISMO DE ACCIÓN

El mecanismo de acción de las cefalosporinas es similar al de las penicilinas. Las cefalosporinas ejercen su principal efecto antimicrobiano bactericida interfiriendo en la síntesis del peptidoglicano y activando las enzimas autolíticas. Al igual que las penicilinas, la resistencia bacteriana a las cefalosporinas se relaciona con las mutaciones de la proteína fijadora de las penicilinas y con la producción de β-lactamasas que inactivan la droga.

3.2.- FARMACICONÉTICA

La absorción por vía oral, la vida media y el paso por la barrera meníngea es muy diferente entre las distintas cefalosporinas. Las cefalosporinas de administración oral se absorben rápidamente en el tracto gastrointestinal. La presencia de alimentos y antiácidos, dependiendo de la droga, puede aumentar o disminuir la absorción de las cefalosporinas.

La absorción de cefuroxima axetil y cefpodoxima prexetil se incrementa cuando se toman con los alimentos. La absorción del cefaclor, cefadroxil y cefalexina se enlentece cuando hay alimentos en el estómago. La absorción de la cefixima, cefprozil y ceftibuten no se altera en presencia de alimentos, en tanto que la cefpodoxima reduce su absorción en presencia de antiácidos y antagonistas H2.

Las cefalosporinas se difunden y penetran bien en los tejidos y fluidos corporales, aunque ninguna de las cefalosporinas de primera generación o de uso oral, alcanzan niveles terapéuticos en el líquido cefalorraquídeo. La ceftriaxona, cefotaxime, ceftazidima y ceftizoxima penetran bien en las meninges inflamadas, alcanzando niveles terapéuticos. La mayoría de las cefalosporinas parenterales tienen una vida media relativamente corta, por lo que se administran cada seis a ocho horas en los pacientes con función renal y hepática normal, con excepción de la ceftriaxona que muestra una vida media prolongada, por lo que puede ser administrada cada 24 horas. La mayoría de las cefalosporinas se excretan por la orina. La ceftriaxona se elimina en un 60% por la orina y el 40% por el hígado.

3.3.- FARMACODINAMIA

Las cefalosporinas son antibióticos bactericidas y su efecto terapéutico depende del tiempo en que los niveles séricos del antibiótico se mantienen por arriba de la concentración inhibitoria mínima. El efecto post-antibiótico de las cefalosporinas es nulo o muy corto. Las cefalosporinas se clasifican en cuatro subgrupos, llamados de 1ª, 2ª, 3ª y 4ª generación, según su espectro de actividad.

3.4.- CEFALOSPORINAS DE PRIMERA GENERACIÓN

Las cefalosporinas de primera generación incluyen a la cefazolina, cefalexina y cefalotina. Se indican en las infecciones por cocos gram-positivos, como los estreptococos y estafilococos. Son efectivas en contra de la *Escherichia coli* y muestran alguna actividad en contra del *Haempophilus influenzae* y en algunas especies de *Klebsiella*, pero debido a que su cobertura es muy débil, no se recomiendan como drogas de primera elección en las infecciones por bacterias gram-negativas.

Las cefalosporinas de primera generación muestran una actividad similar en contra de algunos gérmenes anaerobios, pero son inactivas en contra de los enterococos y el estafilococo meticilino resistente. Se indican en las infecciones del tracto respiratorio, cutáneas y en la profilaxia preoperatoria.

La dosis oral de la cefalexina en los pacientes adultos es de 1 a 4 g cada 6 horas; en los niños la dosis es de 25 a 100 mg por kilo de peso por día, cada 6 horas.

La dosis parenteral de la cefalotina en los pacientes adultos, es de 2 a 8 g cada 6 horas y en los niños es de 80 a 160 mg por kilo de peso por día, cada 8 horas.

La dosis parenteral de la cefazolina en adultos, es de 1 a 4 g por día cada 6 horas y en los niños es de 25 a 100 mg por kilo de peso por día, cada 8 horas.

3.5.- CEFALOSPORINAS DE SEGUNDA GENERACIÓN

Las cefalosporinas de segunda generación son el cefaclor, cefuroxima, cefprozil y la acetilcefuroxima. Estos antibióticos tienen el mismo espectro que los de primera generación, pero son más efectivos en contra de las bacterias gram-negativas como el *Haemophilus influenza* y la *Moraxella catarrhalis* y son menos efectivos contra la *Escherichia coli*. Se indican en la otitis media aguda, rinosinusitis aguda, neumonía, infecciones urinarias y del tracto hepatobiliar. Además, son una buena opción en las infecciones abdominales, puesto que estas infecciones se producen principalmente por gérmenes gram-negativos y gram-positivos anaerobios como los *Bacteroides*.

La dosis oral del cefaclor en los pacientes adultos, es de 250 a 500 mg cada 8 horas y en los niños es de 20 a 40 mg por kilo de peso por día, cada 8 horas.

La dosis oral del cefaclor en los pacientes adultos, es de 250 a 500 mg cada 8 horas y en los niños es de 20 a 40 mg por kilo de peso por día, cada 8 horas.

La dosis parenteral de la cefuroxima en los pacientes adultos, es de 2 a 4.5 g cada 6 horas; en los niños es de 100 a 200 mg por kilo por día cada 6 horas.

La dosis oral en los pacientes adultos del cefprozil, es de 250 mg cada 12 horas, y en los niños es de 15 mg por kilo de peso por día, cada 12 horas.

La dosis oral de acetil-cefuroxima en los pacientes adultos, es de 500 mg a 1 g por día cada 12 horas. En los niños la dosis recomendada es de 20 a 40 mg por kilo de peso por día, cada 12 horas.

3.6.- CEFALOSPORINAS DE TERCERA GENERACIÓN

Las cefalosporinas de 3ª generación son la ceftriaxona, cefixima, ceftibuten, cefdinir, cefpodoxima, ceftazadina y cefotaxima. Son más activas en contra de los organismos gram-negativos, incluyendo a las especies de Neisseria, *Moraxella catarrhalis* y Klebsiela, además la ceftazadina es efectiva contra la *Pseudomonas aeruginosa*. Son muy eficaces en la erradicación del *Streptococcus pyogenes* en las amigdalitis recurrentes.

Se indican en las infecciones severas del tracto respiratorio adquiridas en la comunidad, infecciones por bacterias resistentes e infecciones nosocomiales. Además son el tratamiento de elección para las enfermedades por gérmenes gram-negativos que comprometen la vida del paciente.

La dosis parenteral de ceftriaxona en los pacientes adultos es de 1 a 2 g por día, cada 12 a 24 horas. La dosis recomendada en los niños es de 75 a 100 mg por kilo de peso por día, cada 12 a 24 horas.

La dosis oral de cefixima en los pacientes adultos es de 400 mg en una dosis y en los niños la dosis recomendada es de 8 mg por kilo de peso, cada 24 horas.

La dosis oral de ceftibutén en los pacientes adultos es de 400 mg por día en una sola dosis y en los niños la dosis es de 9 mg por kilo de peso por día, cada 12 a 24 horas.

La dosis oral de cefdinir en los pacientes adultos es de 300 a 600 mg cada 12 o 24 horas; en los niños la dosis recomendada de cefdinir es de 7 a 14 mg por kilo por día.

La dosis oral de cefixima en los pacientes adultos es de 400 mg en una dosis y en los niños la dosis recomendada es de 8 mg por kilo de peso, cada 24 horas.

La dosis oral de cepodoxima en los pacientes adultos es de 200 a 400 mg cada 12 horas y en los niños la dosis recomendada es de 10 mg por kilo de peso, cada 12 horas.

La dosis parenteral de ceftazadina en los pacientes adultos es de 1.5 a 6 g por día, cada 8 a 12 horas. En los niños la dosis recomendada es de 75 a 150 mg por día, cada 6 a 8 horas.

La dosis parenteral de cefotaxima en los pacientes adultos es de 4 a 12 g por día, cada 6 horas. En los niños la dosis recomendada es de 100 a 200 mg por kilo de peso por día, cada 6 horas.

3.7.- CEFALOSPORINAS DE CUARTA GENERACIÓN

Las cefalosporinas de 4ª generación son la cefepima y cefpiroma. Muestran un espectro de acción amplio y tienen la cobertura de las cefalosporinas de 1ª, 2ª y 3ª generación y son resistentes a las β-lactamasas más potentes. Se utilizan en las infecciones nosocomiales resistentes y en la sepsis nosocomial.

La dosis parenteral de cefepima en los los pacientes adultos es de 500 mg a 2 g cada 12 horas. La dosis parenteral de cefpiroma es de 2 g por día.

3.8.- INTERACCIONES MEDICAMENTOSAS

Los niveles séricos de las cefalosporinas se incrementan con la administración conjunta del probenecid. La cefazolina, cefoxitina y la ceftriaxona afectan el metabolismo de la warfarina, por lo que se deberá monitorizar el tiempo de protombina.

3.9.- EVENTOS ADVERSOS

Como grupo las cefalosporinas son relativamente bien toleradas. Las administradas por vía oral pueden causar complicaciones gastrointestinales como náusea, vómito o diarrea.

Las administradas por vía intravenosa pueden causar flebitis en 1 a 2% de los pacientes. La hipersensibilidad o reacciones alérgicas pueden observarse en el 1 a 3 % de los casos. Entre las más comunes se encuentra el desarrollo de un exantema maculopapular y urticaria, algunas veces con fiebre y/o eosinofilia. La anafilaxia es extremadamente rara, pero ocasionalmente ocurre en el 4 a 10% de los casos y hay una reacción alérgica cruzada en los pacientes alérgicos a penicilinas, que generalmente ocurre con las cefalosporinas de 1ª generación. Las cefalosporinas al igual que muchos antibióticos, pueden causar hipotrombinemia y alteración en la formación de la vitamina K. La ceftriaxona se ha relacionado con la colelitiasis secundaria a la precipitación de la bilis.

4.- CARBAPENEMS

Son unos antibióticos potentes bicíclicos β-lactámicos sintéticos derivados del tienamicin, un antibiótico producido por el hongo *Streptomyces catleya*. Pertenecen a este grupo el meropenem, imipenem/cilastina, doripenem y el ertapenem. Son unos antibióticos de espectro amplio que incluye a la mayoría de los patógenos gram-positivos y gram-negativos. La cilastina es un inhibidor enzimático que asegura las concentraciones del imipemen y previene la nefrotoxicidad de la droga.

4.1.- MECANISMO DE ACCIÓN

Al igual que otros antibióticos β-lactámicos, los carbapenems inhiben la síntesis de la pared celular al unirse a las proteínas fijadoras de la penicilina, lo que provoca lisis de la pared y la muerte celular. La resistencia bacteriana puede ser a una β-lactamasa específica para los carbapenems o por la mutación que resulta en la ausencia de porinas en la membrana externa de la bacteria, lo que impide el transporte de la droga al interior de la célula.

4.2.- FARMACOCINETICA

El imipenem/cilastin y el meropenem son inestables en presencia del ácido gástrico, por lo que se administran parenteralmente. El meropenem se distribuye adecuadamente en los líquidos y tejidos del cuerpo, incluyendo al líquido cefalorraquídeo, en tanto que el imipenem/cilastin y el ertapenem muestran concentraciones bajas en el líquido cefalorraquídeo y altas en el resto de los líquidos y tejidos. La mayoría de los carbapenems se excretan en la orina y el ertapenem es metabolizado por hydrólisis del anillo β-lactámico.

4.3- FARMACODINAMIA

El imipenem y el ertapenem muestran un espectro antibacteriano amplio, con una excelente acción en contra de las bacterias anaerobias, incluyendo a varias especies de *Bacteroides*. También son efectivas en contra de los cocos gram-positivos, como los *Enterococcus* y *Streptococcus* y a diversas bacterias gram-negativas. Estos antibióticos se reservan para el tratamiento de las infecciones muy severas del tracto urinario, neumonías nosocomiales, osteomilelitis, endocarditis, septicemia, meningitis e infecciones intraabdominales e intrapélvicas.

La dosis parenteral de imipenem/cilastina en los pacientes adultos es de 1.5 a 4 g por día, cada seis horas. En los recién nacidos la dosis es de 40 mg por kilo de peso, por día cada doce horas. En los niños mayores la dosis es de 50 mg por kilo de peso por día, cada seis horas.

La dosis parenteral de meropenem en adultos es de 500 mg a 2 gramos por día, cada ocho horas. En los niños la dosis recomendada es de 10 a 20 mg por kilo de peso por día, cada ocho horas.

4.4. INTERACCIONES MEDICAMENTOSAS

El probenecid puede incrementar los niveles séricos del meropenem, ertapenem y del imipemen/cilastina. Se recomienda descontinuar el probenecid. El meropenem puede reducir los niveles del ácido valproico.

4.5.- EVENTOS ADVERSOS

Los carbapenems son bien tolerados, pero ocasionalmente provocan náusea, vómito, diarrea, prurito, elevación de las enzimas hepáticas, leucopenia, convulsiones y flebitis en el sitio de la aplicación del medicamento.

5.- MONOBÁCTAMICOS

El aztreonam es un antibiótico monobactámico bactericida formado por un anillo β-lactámico monocíclico resistente a la mayoría de las β-lactamasas. Originalmente se extrajo del *Chomobacterium violaceum*, pero actualmente es un antibiótico sintético parenteral.

5.1.- MECANISMO DE ACCIÓN

Al igual que otros antibióticos β-lactámicos, el aztreonam inhibe la síntesis de la pared celular de las bacterias gram-negativas y es un antibiótico resistente contra la mayoría de las β-lactamasas.

5.2.- FARMACOCINÉTICA

Se absorben rápidamente después de una inyección intramuscular y se distribuyen ampliamente en los tejidos y líquidos del cuerpo, incluyendo a las meninges. Se excretan en la orina sin modificación de la droga y una porción pequeña se metaboliza en el hígado.

5.3.- FARMACODINAMIA

El aztreonam no es efectivo contra de las bacterias gram-positivas y gérmenes anaerobios. Es efectivo en contra de las bacterias gram-negativas como la *Escherichia coli*, *Klebsiella pneumoniae*, *Proteus mirabilis*, *Salmonella*, *Shigella*, *Haemophilus influenzae*, *Neisseria gonorrhoeae*, *Enterobacter y Pseudomonas aeruginosa*.

Se recomienda en el tratamiento de las neumonías, pielonefritis, cistitis, peritonitis, gonorrea, infecciones de tejidos blandos, infecciones intraabdominales y pélvicas provocadas por bacterias aeróbicas gram-negativas.

La dosis parenteral en adultos del aztreonam es de 1 a 8 g por día, administrada cada 12 horas. En los recién nacidos la dosis es de 20 mg por kilo de peso por día, cada 12 a 24 horas; en los lactantes y niños mayores, la dosis es de 30 mg por kilo de peso por día, cada 6 horas.

5.4.- INTERACCIONES MEDICAMENTOSAS

No se han reportado interacciones medicamentosas con el aztreonam. Las penicilinas no se deben administrar conjuntamente con las tetraciclinas y antibióticos bacteriostáticos, debido a que las penicilinas actúan en las bacterias que sintetizan activamente la pared celular. Las penicilinas antipesudomonas afectan el metabolismo de la warfarina, por lo que se deberá monitorizar el tiempo de protombina.

5.5.- EVENTOS ADVERSOS

Los eventos adversos más frecuentes son la flebitis en el sitio de la inyección, exantema, diarrea, náusea, vómito y colitis pseudomembranosa. También se presenta elevación de las enzimas hepáticas y eosinofilia transitoria.

6.- AMINOGLUCÓSIDOS

Los aminoglucósidos son unos antibióticos semisintéticos obtenidos de cultivos del *Streptomyces* y *Micromonospora*. La estreptomicina fue el primer antibiótico aminoglucósido desarrollado a partir del *Streptomyces giseus*. La estructura básica de los aminoglucósidos es un anillo aminociclitol, que contiene uno o dos aminoazúcares glucosilados unidos a un núcleo central de hexosa.

Los aminoglucósidos comercialmente disponibles son las sales de sulfato moderadamente solubles en agua como la estreptomicina, neomicina, kanamicina, amikasina, gentamicina, tobramicina y netilmicina.

6.1.- MECANISMO DE ACCIÓN

Los aminoglucósidos son unos antibióticos bactericidas que se unen irreversiblemente al ribosoma 30s, con lo que se altera la síntesis proteica bacteriana. Tienen moléculas catiónicas que se unen a la membrana externa de la bacteria y provocan fisuras, con lo que se mejora la captación de la droga y se favorece la salida del contenido intracelular, provocando la muerte de la célula. Debido a su mecanismo de acción e inhibición de la síntesis proteica, los aminoglicósidos tienen un efecto inmunomodulador que impide la producción de toxinas bacterianas y la formación del biofilm por la Pseudomonas.

La resistencia bacteriana a los aminoglucósidos no es muy frecuente. Cuando ocurre se debe a la producción de enzimas inactivantes en los plásmidos como la fosfotransferasas, acetilasas y adenilasas; además disminuyen la entrada del antibiótico y disminuyen la capacidad de unión a los ribosomas. Los genes que codifican las enzimas son transportadas por los plásmidos.

6.2.- FARMACOCINÉTICA

Los antibióticos aminoglucósidos son hidrofílicos y no se absorben por vía oral en presencia de un pH ácido. Se utilizan por vía oral durante la preparación del tracto gastrointestinal en los casos de cirugía y en la encefalopatía hepática, para disminuir las bacterias productoras de urea. Cuando se administran por vía intravenosa o intramuscular se logra una concentración plasmática máxima en pocos minutos y se distribuyen en el espacio extracelular vascular e intersticial, logrando niveles elevados en el hueso, líquido sinovial, líquido peritoneal y orina. Los niveles del fármaco en el líquido cefalorraquídeo son muy bajos y corresponden al 10% del nivel plasmático, 20% en las secreciones bronquiales y de 30% en la bilis, cerebro, humor vitrio y próstata.

Los aminoglucósidos no se metabolizan y presentan una vida media de aproximadamente dos horas. La unión a las proteínas plasmáticas es muy baja. La concentración de la droga es alta en el riñón, donde se acumula durante dos a tres semanas. La excreción de la droga es a través de la filtración glomerular renal.

6.3.- FARMACODINAMIA

Los aminoglucósidos son unos antibióticos bactericidas concentración/dependiente, que muestran un efecto post-antibiótico que dura varias horas, dependiente de la concentración pico la cual es mayor a medida que se utilizan dosis más altas de aminoglucósidos. Al administrarse en combinación con un antibiótico inhibidor de la síntesis de la pared bacteriana, se logra un efecto sinérgico que favorece la entrada del aminoglucósido a la célula.

Los aminoglucósidos son efectivos en contra de las bacterias aeróbicas gram-negativas como la *Escherichia coli, Enterobacter, Salmonella, Shigella y Serratia*, pero son inactivas contra las bacterias aerobias gram-positivas, con excepción del *Staphylococcus aureus*. Se indican en las sepsis causadas por bacterias gram-negativas, *Staphylococcus aureus* o *Mycobacterium tuberculosis*.

La gentamicina sola o combinada con un antibiótico β-lactámico o vancomicina, se recomienda en las infecciones nosocomiales graves causadas por gérmenes gram-negativos como las infecciones urinarias, infecciones severas por *Pseudomonas aeruginosa*, infecciones severas por *Staphylococcus aureus*, en la endocarditis causada por *Streptococcus Viridans* o *Enterococcus* sensible a la gentamicina, en la endocarditis tricuspídea causada por *Staphylococcus aureus*, en consumidores de drogas intravenosas en combinación con penicilinas antiestafilocócicas, en la otitis externa necrotizante en combinación con penicilinas antipseudomonas. La dosis de gentamicina es de 5 a 7 mg por kilo de peso por día, cada ocho horas y la dosis máxima por día es de 300 mg.

La tobramicina presenta un espectro de actividad in vivo similar al de la gentamicina y posee las mismas indicaciones que la gentamicina. Es particularmente útil en aerosol en los pacientes con fibrosis quística y en las enfermedades pulmonares crónicas con colonización o infección por *Pseudomonas aeruginosa*. La dosis de tobramicina es de 6 mg por kilo de peso por día, cada 12 horas. La dosis máxima por día es de 300 mg.

La amikacina tiene las mismas indicaciones que la gentamicina y la tobramicina. Es particularmente útil en el tratamiento de las infecciones por *Nocardia y Mycobacterium* avium intracelular. Es relativamente resistente a las enzimas que inactivan a la gentamicina y a la tobramicina.

Se indica en el tratamiento contra bacterias resistentes a otros aminoglucósidos. La dosis de amikacina es de 7.5 mg por kilo por día, cada 8 horas. La dosis máxima por día es de 2 g.

La netilmicina es el antibiótico menos tóxico del grupo de los aminoglucósidos y tiene las mismas indicaciones que la gentamicina y la tobramicina. La dosis de netilmicina es de 7.5 mg por kilo de peso por día, cada 8 horas, con una dosis máxima de 300 mg por día. La estreptomicina se utiliza principalmente en el tratamiento de la tuberculosis y de la brucelosis.

También se utiliza para esterilizar el tracto digestivo antes de una intervención quirúrgica gastrointestinal. La dosis de estreptomicina es de 20 a 40 mg por kilo de peso por día, cada 12 a 24 horas. La dosis máxima por día es de 1 gramo. La neomicina oral se utiliza en la preparación del intestino antes de una intervención quirúrgica gastrointestinal y en los pacientes con problemas hepáticos, en los que se desea disminuir la flora intestinal productora de urea. La dosis de neomicina es de 50 a 100 mg por kilo de peso por día, cada 6 horas. La dosis máxima es de 1 g por día. La neomicina combinada con bacitracina y polimixina se utiliza en pomadas y cremas para uso tópico en las infecciones cutáneas causadas por staphylococci, streptococci y por bacterias gram-negativas. La presentación en gotas óticas se indica en el tratamiento de la otitis externa y en la otitis media crónica.

6.4.- INTERACCIONES MEDICAMENTOSAS

La amikacina, estreptomicina, tobramicina y la kanamicina son antibióticos categoría D en las pacientes embarazadas, debido a que provocan toxicidad del VIII par y la gentamicina es categoría C debido a que provoca nefrotoxicidad. No se debe administrar furosemida junto con los aminoglucósidos, debido a que se incrementa la incidencia de ototoxicidad. La neomicina y la gentamicina, pueden elevar los niveles séricos de la digoxina.

6.5.- EVENTOS ADVERSOS

Todos los aminoglucósidos pueden provocar nefrotoxicidad y ototoxicidad. La nefrotoxicidad es una complicación frecuente y reversible, que afecta al 10 a 20 % de los pacientes tratados con aminoglucósidos. Se manifiesta como una insuficiencia renal no oligúrica con elevación de la creatinina sérica. La ototoxicidad es irreversible, bilateral y acumulable, que afecta entre el 0.5 al 5% de los pacientes tratados con aminoglucósidos.

La acumulación de la droga en la endolinfa y perilinfa del oído interno daña a las células del órgano de Corti, causando hipoacusia neurosensorial. La ototoxicidad parece depender de la concentración y frecuencia de la administración de la droga, duración del tratamiento y de la presencia de toxinas durante una infección bacteriana en el oído. El daño vestibular se manifiesta con vértigo y ataxia.

Se ha reportado una predisposición genética a la ototoxicidad por aminoglucósidos, por lo que no se recomiendan cuando hay antecedentes familiares de ototoxicidad relacionada con los aminoglucósidos. La neomicina, kanamicina y amikacina se relacionan con el daño coclear, la estreptomicina, gentamicina y tobramicina se relacionan con el daño vestibular y la netilmicina es el menos tóxico de los antibióticos aminoglucósidos.

La administración de dosis elevadas de aminoglucósidos pueden provocar un bloqueo neuroneuromuscular en los pacientes con miastenia gravis, enfermedad de Parkinson o con trastornos neuromusculares. También se han reportado reacciones de de hipersensibilidad con los aminoglucósidos como la urticaria, dermatitis exfoliativa, fiebre, eosinofila y edema angioneurótico. Ocasionalmente se presenta la disfunción del del nervio óptico, neuritis periférica, aracnoiditis, encefalopatía, broncoespasmo y disfonía.

7.- MACRÓLIDOS

La eritromicina fue el 1er macrólido que se desarrolló de una cepa del *Streptomyces erytherus*. En otras especies de *Streptomyces* se desarrollaron otros macrólidos. La estructura química de todos los macrólidos se compone de un anillo lactónico macrocíclico, unido por un enlace glucosídico a diversos desoxiazúcares aminados. Se caracterizan por tener un anillo macrocíclico de lactona de 14 a 16 átomos de carbono, presentes en el anillo lactónico. El macrólido más utilizado es la eritromicina.

La roxitromicina, claritromicina y azitromicina son derivados semisintéticos de la eritromicina, con modificaciones estructurales que los hacen resistentes a la degradación en presencia del ácido gástrico. La eritromicina y la claritromicina poseen 14 carbonos, mientras que la azitromicina, también considerada como azálido, es una mólecula con 15 carbonos en el anillo lactónico.

7.1.- MECANISMO DE ACCION

Los macrólidos son antibióticos bacteriostáticos que inhiben la síntesis de las proteínas al unirse al ribosoma 50s. Esta unión inhibe la translocación del aminoacil ARN de transferencia y la síntesis de polipéptidos bacterianos. En concentraciones muy elevadas el efecto de los macrólidos puede ser bactericida. Muchas bacterias resistentes a las penicilinas, también son resistentes a la eritromicina. La resistencia bacteriana resulta por la disminución de la permeabilidad de la membrana celular, además se han mostrado mutaciones del receptor ribosomal 50s, lo que previene la unión con el macrólido.

7.2- FARMACOCINÉTICA

La eritromicina se absorbe bien y se difunde fácilmente hacia la mayoría de los tejidos orgánicos logrando concentraciones altas en el bazo, hígado, bilis, secreciones bronquiales y concentraciones menores en el oído medio, amígdalas, ojo, pleura y próstata, sin embargo las concentraciones en el líquido cefalorraquídeo y en el líquido sinovial son bajas en ausencia de un proceso inflamatorio. La vida media es de una a cuatro horas y los niveles en plasma se mantienen hasta 6 horas. Aunque sufre reabsorción intestinal, se elimina mayoritariamente por las heces y en su forma activa por la orina.

La claritromicina es más estable en un medio ácido y es el macrólido de mejor absorción oral. Se distribuye bien en los tejidos y fluidos corporales y se concentra en los macrófagos alveolares y en los polimorfonucleares y se metaboliza en el hígado por el sistema del citocromo P450. Se excreta por la orina y el resto se elimina por la bilis. Su vida media es de cuatro a cinco horas. La roxitromicina es estable en un medio ácido y se absorbe bien por vía oral, con una biodisponibilidad de 70% y una vida media de doce horas, lo que permite administrarla una o dos veces diarias. La azitromicina es estable en un medio ácido gástrico, pero cuando se administra con alimentos disminuye su biodisponibilidad.

Su penetración tisular es lenta, con una vida media de hasta 60 horas y no interactúa con el sistema del citocromo P450. Alcanza concentraciones tisulares altas y se concentra en los macrófagos y en los polimorfonucleares. Se elimina principalmente por el intestino.

En general, el espectro de actividad de todos los macrólidos es el mismo y son efectivos en el tratamiento de las infecciones causadas por *Legionella, Mycoplasma, Ureaplasma, Corynebacterium, Toxoplasma, Treponema, Rickettsia y Chlamydia.*

7.3.- FARMACODINAMIA

Son antibióticos bacteriostáticos, que pueden ser bactericidas dependiendo del microorganismo, de la concentración del antibiótico y del tiempo de exposición a la droga. Se concentran dentro de los macrófagos y polimorfonucleares, lo que facilita el tratamiento de las infecciones producidas por patógenos intracelulares. Todos los fármacos de esta familia presentan un efecto post-antibiótico prolongado. Los macrólidos ejercen su efecto antibacteriano en los microorganismos en proceso de replicación, donde solo la fracción no ionizada del medicamento penetra en la bacteria. Los macrólidos penetran más fácilmente en las bacterias gram-positivas, que en las gram-negativas y afectan la función de los neutrófilos y la producción de citoquinas asociadas con los procesos inflamatorios. Además muestran un efecto antiinflamatorio en algunos pacientes con una inflamación crónica rinosinusal no alérgica, en los pacientes con niveles normales de IgG.

Son primera elección en el tratamiento de las infecciones causadas por el *Streptococcus β-hemolyticus* del grupo A, *Haemophilus influenzae* y *Moraxella catarrhalis* en los pacientes alérgicos a las penicilinas.

Se indican en el tratamiento de la neumonía adquirida en la comunidad, exacerbación de la bronquitis, faringoamigdalitis aguda bacteriana, otitis media aguda, rinosinusitis aguda bacteriana, difteria, tos ferina, toxoplasmosis, infecciones intestinales por *Campylobacter*, uretritis por *Chlamydia trachomatis*, infecciones odontológicas y en la enfermedad inflamatoria pélvica

La eritromicina se puede administrar por vía oral o parenteral. Para la administración oral hay presentaciones de eritromicina base, estearato, etolato y de etilsuccinato. Es la droga de elección en el tratamiento de las infecciones causadas por las bacterias intracelulares como el *Mycoplasma pneumoniae, Legionella pneumophila* y la *Chlamydia trachomatis*. Es muy es útil al inicio de la tos ferina por *Bordetella pertussis*, en la faringoamigdalitis aguda, infecciones de la piel y tejidos blandos relacionadas con el *Streptococcus pyogenes*, en los pacientes alérgicos a las penicilinas y en las infecciones causadas por el *Streptococcus pneumoniae*.

La dosis oral de la eritromicina en los pacientes adultos es de 200 a 500 mg cada 6 horas. La dosis recomendada en los niños es de 30 a 50 mg por kilo de peso por día, cada 6 horas. La dosis parenteral en los pacientes adultos es de 1 a 4 g por día, cada 6 horas. En los niños la dosis recomendada es de 30 a 50 mg por kilo de peso por día, cada 6 horas. La claritromicina es dos a cuatro veces más activa que la eritromicina frente a las especies de *Staphylococcus* meticilino sensibles, *Streptococcus, Haemophilus influenza* y *Moraxella catarrhalis* y algunos patógenos entéricos como la *Escherichia coli, Salmonella* spp., *Yersinia enterocolitica* y *Shigella* spp. Su mayor actividad es contra *Legionella pneumophila, Mycoplama pneumoniae, Chlamydia pneumoniae* y *Helicobacter pylori*.

Puede emplearse en los pacientes con neumonía aguda comunitaria leve, o cuando sepiensa que el agente causal es un germen atípico, en las infecciones cutáneas leves o moderadas por *Streptococcus pyogenes* o *Staphylococcus aureus* en pacientes alérgicos a penicilinas. En la úlcera péptica relacionada con el *Helicobacter pylori* se recomienda la claritromicina asociada al omeprazol o al bismuto durante catorce días. La dosis oral de claritromicina en adultos es de 250 a 500 mg cada 12 horas y en los niños es de 15 mg por kilo de peso, cada 12 horas.

La azitromicina se indica en la rinosinusitis aguda bacteriana, otitis media aguda, en la exacerbación de la bronquitis crónica, bronquitis aguda, neumonías agudas adquiridas en la comunidad de leves a moderadas y en las infecciones de piel y partes blandas. Es especialmente eficaz en la neumonía por *Mycoplama pneumoniae, Chlamydia pneumoniae, Chlamydophila psittaci* y *Legionella pneumophila* y en las infecciones de transmisión sexual causadas por *Chlamydia trachomatis, Haemophilus ducreyi* y *Ureaplasma urealitycum* y en el tratamiento de las infecciones gonocócicas no complicadas.

La dosis en los pacientes adultos de azitromicina es de 500 mg por dia, durante 3 a 5 días. La dosis recomendada en los niños es de 10 mg por kilo de peso por día, durante 3 a 5 días.

7.4.- INTERACCIONES MEDICAMENTOSAS

La eritromicina y la claritromicina se metabolizan en el sistema del citocromo P450, por lo que no se deben tomar con otras drogas que se metabolizan en el mismo sitio como la terfenadina, aztemisol y la cisaprida, para que los niveles séricos del macrólido no se eleven o disminuyan. Los niveles séricos de la teofilina, ciclosporina, digoxina, ergotamina, carbamacepina, benzodiacepinas, warfarina, amiodarone y tacrolimus se pueden afectar con la administración conjunta de eritromicina y claritromicina.

La azitromicina interactúa con pimozidine, lo que se refleja en la prolongación del intervalo QT y arritmias. Los niveles de ciclosporina pueden elevarse con la administración conjunta con azitromicina.

7.5.- EVENTOS ADVERSOS

La eritromicina y la claritromicina inhiben el metabolismo de varias drogas, debido a su interferencia con el sistema hepático de la enzima del citocromo P450. De esta manera la eritromicina puede aumentar los niveles sanguíneos de teofilina, warfarina, triazolam, alfentanil, bromocriptina, carbamazepina y ciclosporina. Los macrólidos pueden causar dolor abdominal y epigástrico, síndrome colestático, diarrea, náusea, irritación gástrica, vómito, sabor metálico, dispepsia, cefalea y flebitis en el sitio de la inyección.

8.- TETRACICLINAS

Las tetraciclinas son un grupo de antibióticos naturales y semisintéticos, derivados de los cultivos de *Streptomyces*. Las drogas naturales son la tetraciclina, la oxitetraciclina y la clortetraciclina. Las drogas semisintéticas son la doxiciclina y la minociclina.

Las tetraciclinas naturales se extraen de las bacterias del género *Actinomyces*, la clortetraciclina se extrae del *Streptomyces aurofaciens* y la oxitetraciclina del *Streptomyces rimosus*. La tetraciclina se puede extraer del *Streptomyces viridifaciens*, o como una droga forma semisintética.

8.1.- MECANISMO DE ACCIÓN

Las tetraciclinas actúan como bacteriostáticos, a las dosis recomendadas y como bactericidas con las dosis altas, que generalmente son tóxicas. Actúan mediante la desarticulación de la fosforilación oxidativa de las bacterias, la inhibición de la síntesis protéica en el ribosoma de la bacteria y de la síntesis proteica al unirse a la subunidad 30s del ribosoma, además bloquea la unión del ácido ribonucleíco de transferencia (tRNA) al ribosoma y el transporte de los aminoácidos hasta la subunidad 50s. Para llegar a su sitio blanco las tetraciclinas tienen que penetrar la pared celular a través de poros o por un proceso de transporte. La resistencia bacteriana a las tetraciclinas es de aparición lenta, provocada por una mutación que previene la entrada de la droga a la célula, o que incrementa el eflujo de la droga intracelular. El mecanismo bacteriano implicado puede ser mediado por plásmidos.

8.2.- FARMACOCINÉTICA

Las tetraciclinas se absorben de forma rápida y completa en el intestino delgado y alcanzan su máxima concentración en sangre en un plazo de entre 3 y 6 horas. La leche, antiácidos, suplementos de hierro y otras sustancias con calcio, magnesio, aluminio y hierro disminuyen considerablemente la absorción gastrointestinal de las tetraciclinas, por lo que estos productos deben ser consumidos varias horas antes o después de la administración de tetraciclinas. La unión a proteínas plasmáticas es del 20% para la oxitetraciclina y del 90% para la doxiciclina. Las tetraciclinas se distribuyen ampliamente en los tejidos y fluidos corporales como el líquido pleural, secreciones bronquiales, tejido óseo, saliva, líquido ascítico, humor vítreo y acuoso y en las secreciones prostáticas y seminales. Cruzan la barrera hematoencefálica y la placenta, pero sin lograr concentraciones terapéuticas en el líquido cefalorraquídeo. Se metabolizan en todo el organismo de forma parcial y se acumulan en el sistema retículoendotelial y se excretan por vía renal. Debido a su alta concentración en la bilis, se presenta un fenómeno de recirculación enterohepática y se pueden encontrar tetraciclinas parcialmente excretadas en heces.

8.3.- FARMACODINAMIA

Las tetraciclinas son consideradas como drogas antimicrobianas efectivas en contra de diversas bacterias gram-positivas, gram-negativas, aeróbicas y anaeróbicas. En la mayoría de las infecciones se puede seleccionar cualquier tetraciclina, sin tener en cuenta las ventajas antimicrobianas específicas de un agente sobre el otro. Se clasifican como tetraciclinas de acción corta, intermedia y prolongada. Las de acción corta son la oxitetraciclina y la tetraciclina, que son efectivas contra los bacilos aerobios gram-negativos atípicos como la *Chlamydia trachomatosis*, *Chlamydia psittaci* y el *Mycoplasma pneumoniae*, además de la espiroqueta *Borreli burgdorferi*. La tetraciclina se considera como la droga de segunda elección en el tratamiento de las infecciones por *Treponema pallidum*.

Las tetraciclinas de acción prolongada son la doxiciclina y la minociclina, que muestran el mismo espectro bacteriano que las tetraciclinas de acción corta, pero con una indicación específica para el tratamiento de la inhalación del ántrax. La minociclina es la tetraciclina preferida contra el *Staphylococcus* meticilino-resistente, cuando no se considera apropiado el uso de la vancomicina.

La doxiciclina es más activa que la tetraciclina contra el *Streptococcus pneumoniae*. Todas las tetraciclinas se distribuyen en la bilis y presentan un fenómeno de recirculación enterohepática en varios grados. En ausencia de obstrucción biliar, las concentraciones de la droga en la bilis pueden ser de dos a treinta y dos veces más altas que las plasmáticas. En contraste, la doxiciclina y la minociclina son eliminadas a través de los tractos hepatobiliar y gastrointestinal.

Las tetraciclinas se indican en el tratamiento de la brucelosis, cólera, leptospirosis, infecciones por *Ricketsias*, enfermedad de Lyme, granuloma inguinal, neumonía atípica por *mycoplasma, chlamydia* o *legionella*, acné, bronquitis crónica, diarrea del viajero y nocardiosis.La dosis oral en los pacientes adultos de clortetraciclina es de 200 a 500 mg cada 6 horas. La dosis oral recomendada en los niños de oxitetraciclina es de 25 a 50 mg por kilo de peso por día, cada 6 horas. La dosis oral inicial en los pacientes adultos de doxicilina, es de 200 mg por día y la dosis de sostén es de 100 mg por día. La dosis inicial oral recomendada en los niños es de 4 mg por kilo por día, cada 12 o 24 horas y la dosis de sostén es de 2 mg por kilo de peso por día. En los pacientes adultos la dosis oral inicial de minociclina es de 200 mg por día y la dosis de sostén es de 100 mg por día. En los niños, la dosis oral inicial recomendada es de 4 mg por kilo de peso por día y la dosis de sostén es de 1 mg por kilo de peso por día y se administra cada 24 horas.

8.4.-INTERACCIONES MEDICAMENTOSAS

Los agentes que alcalinizan la orina como el calcio, zinc, aluminio, magnesio y el bismuto aumentan la excreción de las tetraciclinas. El efecto bactericida de las penicilinas se puede disminuir con la administración conjunta con tetraciclinas. Las tetraciclinas incrementan la acción de la warfarina y de la digoxina.

8.5.- EVENTOS ADVERSOS

Aunque todas las tetraciclinas son generalmente bien toleradas, se presentan algunos eventos adversos importantes como la fotosensibilidad y la alteración en la coloración de los dientes en formación. En el hueso las tetraciclinas inhiben temporalmente el crecimiento óseo. La fotosensibilidad es menos frecuente con la doxiciclina y la minociclina. Otros efectos adversos inducidos por las tetraciclinas son la intolerancia gastrointestinal, diarrea y la sobreinfección por hongos. Las tetraciclinas están contraindicadas en el embarazo, lactancia y en los niños menores de ocho años. La hepatotoxicidad por necrosis grasa puede ocurrir en las mujeres embarazadas y en los pacientes con alteraciones renales, así como en los pacientes que reciben dosis altas de tetraciclinas. El vértigo y la ataxia ocurren en asociación con el uso de la minociclina. Los eventos adversos hematológicos relacionados con las tetraciclinas, son la anemia hemolítica, la disminución de la actividad de la protrombina, la trombocitopenia y la eosinofilia.

9.- LINCOSAMIDAS

La lincomicina y la clindamicina pertenecen al grupo antibiótico de las lincosamidas. La lincomicina se obtiene en los cultivos del *Streptomyces lincolnensis*, en tanto que la clindamicina es un derivado semisintético de la lincomicina, que difiere estructuralmente de este compuesto por la sustitución de un átomo de cloro, por un grupo hidroxilo y por la inversión del carbono en la posición 7.

9.1.- MECANISMO DE ACCIÓN

Las lincomicinas actúan como antibióticos bacteriostáticos o bactericidas, dependiendo de la concentración del antibiótico, sitio de la infección y de la susceptibilidad del microorganismo infectante. Se unen a la porción 23s de la subunidad 50s del ribosoma bacteriano, inhibiendo la replicación temprana de la cadena peptídica, mediante la supresión de la reacción de la transpeptidasa, lo que resulta en la inhibición de la síntesis de proteínas bacterianas. Existe una resistencia natural y adquirida en algunas cepas de staphylococci, streptococci y *Bacteroides* fragillis. Se presenta una resistencia cruzada completa entre la lincomicina y la clindamicina, y una resistencia cruzada parcial entre la clindamicina y la eritromicina. El mecanismo de resistencia de las lincosamidas es similar al de los macrólidos.

9.2.- FARMACOCINÉTICA

La clindamicina se absorbe bien en el tracto gastrointestinal. La biodisponibilidad oral de la lincomicina es del 25% y alcanza niveles plasmáticos máximos a las 3 horas. Los alimentos disminuyen la absorción intestinal de la lincomicina en un 60% y se distribuye con rapidez en la mayoría de los líquidos y tejidos, excepto en el líquido cefalorraquídeo. Se logran concentraciones elevadas en la bilis, secreciones bronquiales y hueso. El 70% se une a las proteínas plasmáticas y se elimina en la orina y bilis. Atraviesa la barrera placentaria, pero no pasa la barrera hematoencefálica, aún con las meninges inflamadas. Se transporta activamente en el interior de los polimorfonucleares y macrófagos, donde alcanza concentraciones elevadas. Se metaboliza en el hígado y algunos de sus metabolitos muestran actividad antibacteriana.

Se elimina por vía renal, biliar e intestinal y se excreta en la leche materna. En los niños la clindamicina incrementa el metabolismo.

9.3.- FARMACODINAMIA

La lincomicina y la clindamicina muestran un espectro antibacteriano semejante, efectivo contra las bacterias gram-negativas y gram-positivas. Las bacterias aeróbicas gram-negativas no son sensibles a las lincosamidas. La lincomicina es generalmente activa frente a los gérmenes aerobios gram-positivos, como el *Streptococcus pyogenes*, *Streptococcus viridians*, *Corynebacterium diphtheriae* y contra los gérmenes anaerobios gram-positivos, como el *Propionibacterium acné, Clostridium tetani y Clostridium perfringens*.

La lincomicina se indica en el tratamiento de la actinomicosis, erisipela, infecciones intraabdominales y genitourinarias, osteomielitis, bacteremia, infecciones de la piel, tejidos blandos, quemaduras, neumonía, otitis media crónica y rinosinusitis.

La lincomicina puede ser administrada por vía oral y parenteral. La dosis oral en los pacientes adultos es de 500 mg cada 6 a 8 horas, la dosis intramuscular es 600 mg cada 12 a 24 y la dosis intravenosa es de 600 a 1,000 mg cada 8 a 12 horas. En los niños la dosis oral recomendada de lincomicina es de 10 a 20 mg por kilo de peso por día cada 8 horas; la dosis intramuscular es de 10 mg por kilo de peso por día, cada 12 o 24 horas y la dosis intravenosa es de 3.3 a 6.7 mg por kilo de peso por día, cada 8 horas.

La clindamicina es activa en contra de la mayoría de las bacterias gram-positivas como el *Staphylococcus aureus, Staphylococcus epidermidis, Streptococcus pyogenes, Streptococcus pneumoniae, Streptococcus viridans, Streptococcus durans, Streptococcus bovis, Clostridium tetani, Clostridium perfringens y Corynebacterium diphtheriae*.

También son sensibles los gérmenes anaerobios gram-positivos como los *Peptococcus, Peptotreptococcus, Eubacterium, Propionibacterium, Bifidobacterium y Lactobacillus.*

La clindamicina está indicada en el tratamiento del acné vulgar, diverticulosis, endometritis, infecciones abdominales como la apendicitis y la enfermedad pélvica inflamatoria, infecciones intraoculares, neumonías, toxoplasmosis y en la profilaxis en la cirugía de cabeza, cuello y abdomen con riesgo de contaminación; y en la prevénción de la endocarditis bacteriana, en las intervenciones dentales y periodontitis, en los pacientes alérgicos a la penicilina. La clindamicina puede ser administrada por vía oral y parenteral. La dosis oral de clindamicina en los pacientes adultos es de 600 a 1,200 mg por día, divididos en dos a cuatro tomas. Las dosis de 1,200 a 2,700 mg cada seis horas, se recomienda en las infecciones más severas. No se recomienda aplicar más de 600 mg por vía I.M. En los niños con un peso mayor de 10 kg la dosis ponderal promedio de clindamicina es de 20 a 40 mg por kilo de peso por día, divida en tres o cuatro tomas diarias en los niños. En los recién nacidos la dosis recomendada es de 15 a 20 mg por kilo de peso por día, dividida en tres ó cuatro dosis.

9.4.- INTERACCIONES MEDICAMENTOSAS

El efecto bloqueador neuromuscular de las lincosamidas puede incrementarse por otros fármacos bloqueadores neuromusculares. Se ha mostrado un antagonismo in vitro entre la lincomicina y la eritromicina, por lo que no se recomienda administrar ambos antibióticos simultáneamente. La lincomicina presenta incompatibilidad de tipo químico con la ampicilina, penicilina G sódica, carbenicilina, colistina, difenilhidantoína, estreptomicina, hidrocortisona, kanamicina y sulfadiazina.

La clindamicina *in vitro* antagoniza la actividad bactericida de los aminoglucósidos y de la eritromicina, por lo que no se recomienda usarlas simultáneamente.

9.5.- EVENTOS ADVERSOS

El uso oral y parenteral de las lincosamidas se asocia con eventos adversos gastrointestinales como la náusea, vómito, diarrea, dolor abdominal, tenesmo y con el síndrome de Stevens-Johnson. Una complicación grave es la colitis pseudomembranosa y la diarrea asociada con el *Clostridium difficile.* Adicionalmente puede causar bloqueos neuromusculares. La clindamicina oral o parenteral se asocia con trastornos gastrointestinales como la náusea, diarrea, vómito, dolor abdominal, esofagitis, eventos aislados de bloqueo neuromuscular, síndrome de Stevens-Johnson y la colitis seudomembranosa por una superinfección por *Clostridium difficile.*

Otros eventos adversos reportados son la leucopenia, leucocitosis, anemia, trombocitopenia grave y arritmias severas como la fibrilación ventricular, alargamiento del intervalo QT y *torsades de pointes.*

10.- GLUCOPÉPTIDOS

La vancomicina es un antibiótico de la familia de los glucopéptidos aislado del *Streptomyces orientalis.* Es un compuesto de peso molecular muy elevado y su estructura central es un heptapéptido. Es la única alternativa para el tratamiento de las infecciones causadas por *Staphylococcus aureus* meticilino-resistente, *Corynebacterium jeikeium* y de las cepas de *Streptococcus peumoniae* resistentes a los antibióticos β-lactámicos.

10.1.- MECANISMO DE ACCIÓN

La vancomicina actúa durante la biosíntesis de la pared celular de las bacterias en división inhibiendo la síntesis del peptidoglicano, en un sitio de acción diferente al de los antibióticos β-lactámicos por lo que no hay resistencia cruzada, ni competencia por los sitios de unión con estos fármacos. La vancomicina afecta también la permeabilidad de la membrana citoplasmática y la síntesis del ARN que se ejerce posterior a la unión del fármaco al peptidoglicano.

10.2.- FARMACOCINÉTICA

La vancomicina se absorbe muy poco en el tracto gastrointestinal, pero se incrementa en presencia de una enfermedad inflamatoria intestinal. Se distribuye bien en los líquidos orgánicos, pleura, pericardio, líquido sinovial y en el peritoneo. La concentración en el líquido cefalorraquídeo es baja, pero se pueden lograr niveles terapéuticos en los pacientes con inflamación de las meninges. El 55% se une a las proteínas plasmáticas y la vida media en los pacientes con función renal normal es de 6 a 8 horas. Después de la administración intravenosa, el 70 a 90% de la dosis es excretada por filtración glomerular en un periodo de veinticuatro horas.

10.3.- FARMACODINAMIA

La vancomicina es un antibiótico bactericida de espectro reducido, que debe reservarse para el tratamiento de las infecciones muy severas, causadas por bacterias gram-positivas. La vancomicina inhibe el crecimiento de la mayoría de las cepas de *Staphylococcus aureus* y *Staphylococcus* coagulasa negativo meticilino-sensibles y meticilino-resistentes. Su acción es tiempo-dependiente y muestra un efecto postantibiótico de 1.5 a 3 horas. Todas las cepas de *Streptococcus β-hemolyticus, Streptococcus viridans* y *Streptococcus pneumoniae* son sensibles a la vancomicina, pero es sólo bacteriostático frente a cepas de *enterococcus*. Es la droga más eficaz en el tratamiento de la colitis seudomembranosa por *Clostridium difficile*. La vancomicina se recomienda en el tratamiento de las infecciones severas como la neumonía, empiema, endocarditis, osteomielitis y abscesos de partes blandas y en las infecciones severas por cepas de *Stapylococcus* meticilino-sensibles en los pacientes alérgicos a los β-lactámicos. También es activa frente a cepas de *Corynebacteruim, Listeria monocytogenes, Peptococcus* spp., *Peptoestreptococcus, Clostridium* y Bacillus spp. Prácticamente todos los bacilos gram-negativos y las micobacterias son resistentes a la vancomicina. La combinación con gentamicina es sinérgica contra cepas de *Staphylococcus aureus* y *Enterococcus*.

Varios fármacos como el cloranfenicol, meticilina y ticarcilina, son incompatibles con la vancomicina en infusión intravenosa. Las concentraciones altas de heparina pueden inactivar a la vancomicina, cuando ambos son administrados en la misma vía. La dosis parenteral en los pacientes adultos es de 2 a 3 g por día, cada 6 horas. En el recién nacido la dosis parenteral es de 30 a 45 mg por kilo por día, cada 12 horas, en los lactantes y niños es de 60 mg por kilo de peso por día cada 6 horas. En el tratamiento de la colitis seudomembranosa por *Clostridium difficile*, la dosis recomendada es de 60 mg por kilo de peso por día, cada seis horas durante siete a 10 días.

10.4.- INTERACCIONES MEDICAMENTOSAS

La vancomicina por vía oral no se debe administrar simultáneamente con la colestiramina o con el colestipol, debido a que estas resinas pueden absorber cantidades significativas del antibiótico, reduciendo su efectividad. El uso concomitante de la vancomicina parenteral con otros fármacos nefrotóxicos como los aminoglucósidos, la anfotericina B, la capreomicina, el cidofovir, el cisplatino, la ciclosporina, el foscarnet, el ganciclovir, la polimixina, la estreptozocina y el tacrolimus, puede ocasionar una nefrotoxicidad aditiva.

10.5.- EVENTOS ADVERSOS

La administración intravenosa de vancomicina, puede causar flebitis, por lo que se debe diluir el fármaco. Si la droga se inyecta muy rápido se presenta un enrojecimiento en la cara, cuello y parte superior del tronco, que se acompaña de prurito, hormigueo y algunas veces hipotensión, efecto conocido como síndrome de la cara roja. Aunque parece ser una reacción alérgica, es un efecto histamínico que puede evitarse con una infusión lenta durante 60 minutos, asociada a un antihistamínico. Ocasionalmente causa toxicidad vestibular, trombocitopenia, eosinofilia y neutropenia.

11.- RIFAMPICINA

La rifampicina es un antibiótico semisintético derivado de *Amycolatopsis rifamycinica*, del grupo de las rifamicinas. Es bactericida o bacteriostático dependiente de la concentración alcanzada por la droga, el sitio de infección y la susceptibilidad del microorganismo.

11.1.- MECANISMO DE ACCIÓN

La rifampicina inhibe la síntesis del ARN bacteriano al unirse en la subunidad β de la ARN-polimerasa dependiente del ADN, evitando así la unión de la enzima al ADN, lo que bloquea el inicio de la transcripción del ARN. Los tratamientos de las infecciones con rifampicina como monoterapia se asocian con la rápida emergencia de cepas resistentes, debido al surgimiento de mutaciones que afecta a los genes que codifican la ARN-polimerasa ADN dependiente.

11.2.- FARMACOCINÉTICA

La rifampicina es liposoluble y se absorbe rápidamente en el tracto gastrointestinal, sin embargo los alimentos grasos pueden reducir o retrasar su absorción. Aproximadamente el 75 al 80% de la droga que llega al torrente circulatorio se une a las proteínas plasmáticas y su vida media es de dos a cinco horas. Se metaboliza a nivel hepático y durante la desacetilación se producen metabolitos muy activos. Se distribuye ampliamente por los tejidos y líquidos orgánicos, cruza la placenta y se difunde en la leche y en el líquido cefalorraquídeo cuando las meninges están inflamadas. Se logran concentraciones adecuadas en hueso, pleura, macrófagos, humor acuoso, secreciones respiratorias y próstata.

La eliminación de la rifampicina se produce principalmente por la bilis y en menor proporción por la orina.

11.3.- FARMACODINAMIA

La rifampicina es activa frente a diversas bacterias gram-positivas, con excepción del *Enterococcus faecalis* y en algunos casos de *Staphylococcus aureus* meticilino-resistentes. Son susceptibles los gérmenes gram-negativos como la *Moraxella catarrhalis*, *Haemophilus influenzae*, *Neisseria* spp., *Brucella* spp y *Legionella* spp. Es muy activa frente a *Mycobacterium tuberculosis*, *Mycobacterium bovis*, *Mycobacterium kansasii*, *Mycobacterium marinum* y *Mycobacterium leprae* y con actividad intermedia frente a *Mycobacterium avium intracellulare*. Es un antibiótico lipofílico muy efectivo en el tratamiento de las meningitis, producidas por *Mycobacterium tuberculosis*, donde se requiere su distribución en el sistema nervioso central y una buena penetración a través de la barrera hematoencefálica. La rifampicina está indicada en el tratamiento de las infecciones por *Staphylococcus aureus* meticilino-resistente, en combinación con el ácido fusídico. Se usa también en el tratamiento de la infección por *Listeria*, *Neisseria gonorrhoeae*, *Haemophilus influenzae* y *Legionella pneumophila*. Debido al rápido desarrollo de la resistencia bacteriana, la rifampicina no debe ser usada como monoterapia. Según la Organización Mundial de la Salud, la rifampicina junto con la doxiciclina es el tratamiento de elección de la brucelosis. Se usa en el tratamiento de la lepra y en la profilaxis de la menigitis por *Neisseria meningitidis*. Además es un buen antibiótico alternativo en las infecciones respiratorias y urinarias, cuando no pueden emplearse otros antimicrobianos debido a hipersensibilidad y/o resistencia. La dosis recomendada de rifampicina en el tratamiento de la tuberculosis es de 600 mg por día o 10 mg por kilo de peso por día, o 3 veces por semana. En las endocarditis y en la osteomielitis se recomienda una dosis de 600 a 900 mg por día. Para el tratamiento de la tuberculosis y de la lepra, se deberá asociar con otro fármaco indicado en estas patologías.

11.4.- INTERACCIONES MEDICAMENTOSAS

La rifampicina puede acelerar el metabolismo y reducir la actividad de los anticonvulsionantes, antiarrítmicos, bloqueadores β-adrenérgicos, antipsicóticos, antifúngicos, anticoagulantes orales, barbitúricos, fármacos antirretrovirales, dapsona, bloqueadores de los canales de calcio, cloranfenicol, claritromicina, doxiciclina, corticosteroides, ciclosporina, glucósidos cardiacos, clofibrato, anticonceptivos hormonales sistémicos, benzodiacepínicos, fluoroquinolonas, hipoglucemiantes orales, levotiroxina, losartán, analgésicos narcóticos, metadona, progestinas, quinina, tacrolimus, teofilina, antidepresivos tricíclicos.

11.5.- EVENTOS ADVERSOS

Los eventos adversos más frecuentes con el tratamiento con rifampicina son el edema, rubor, ataxia, aturdimiento, cefalea, cambios de comportamiento, confusión, mareo, prurito, exantema, reacción penfigoide, urticaria, eosinofilia, leucopenia, hemólisis, anemia, trombocitopenia, hepatitis, debilidad, mialgias, osteomalacia, cambios visuales, conjuntivitis exudativa, anorexia, cólico, colitis pseudomembranosa, diarrea, molestia epigástrica, náuseas, pancreatitis, vómito.

12.- CLORAMFENICOL

El cloramfenicol es un antibiótico de amplio espectro, derivado del *Streptomyces Venezuelae*. Actualmente el cloramfenicol se produce sintéticamente.

12.1.- MECANISMO DE ACCIÓN

El cloranfenicol es un antibiótico de amplio espectro, de acción principalmente bacteriostática, que interfiere en la síntesis de las proteínas bacterianas, al fijarse a la subunidad 50s del ribosoma, lo que impide la unión del aminoacil ARN de transferencia, al receptor del ribosoma, y por ende, afecta la síntesis de los polipéptidos bacterianos.

12.2.- FARMACOCINÉTICA

El cloranfenicol es activo cuando se administra por vía oral o intravenosa, pero no por vía intramuscular. En solución se administra como palmitato que debe ser hidrolizado por las lipasas pancreáticas. Por vía parenteral se administra como succinato sódico que debe ser hidrolizado por las esterasas. Se difunde ampliamente en todo el organismo, especialmente en el líquido cefalorraquídeo, pleural y ascítico. Se une en un 55% a las proteínas plasmáticas y la biodisponibilidad oral del cloranfenicol es del 80%, alcanzando el máximo plasmático a las 2 a 3 horas. Atraviesa en cantidades importantes la barrera hematoencefálica y la placenta. Más del 80% de la dosis es metabolizada en el hígado, dando lugar a derivados glucurónidos biológicamente inactivos. Más del 90% de la dosis se elimina con la orina. Su vida media es de 3 a 4 horas y de 7 horas en los pacientes con insuficiencia renal grave y de 11 horas en los pacientes con insuficiencia hepática. Los mecanismos de resistencia incluyen a la disminución de la permeabilidad del antibiótico y la modificación del blanco de acción, pero el mecanismo más comúnmente utilizado es el de la acetilación del antibiótico. Se conocen diferentes acetiltransferasas codificadas en plásmidos transmisibles.

12.3.- FARMACODINAMIA

Al igual que la mayoría de los inhibidores de la síntesis proteica, el cloranfenicol es un antibiótico bacteriostático que puede actuar como un bactericida frente a algunas especies de *Haemophilus influenzae*, *Neisseriae meningitidis* y *Streptococcus pneumoniae*. La mayoría de las bacterias aerobias gram-positivas son susceptibles al cloranfenicol. Las bacterias gram-negativas como la *Escherichia coli*, *Salmonella typhi*, *Klebsiella pneumoniae*, *Enterobacter* spp., *Neisseriae meningitidis*, *Neisseriae gonhorreae*, *Brucella* spp., *Bordetella pertussis* y muchas especies de Shigella son cepas susceptibles al cloranfenicol. La mayoría de las cepas de *Pseudomonas aeruginosa* son resistentes al cloranfenicol. Son sensibles al cloranfenicol la mayoría de las bacterias anaerobias, incluyendo a los cocos gram positivos, especies de clostridium y bacilos gram-negativos incluyendo *Bacteroides fragilis*.

El cloramfenicol es un bactericida eficaz en el tratamiento de la fiebre tifoidea y en otras infecciones graves por Salmonella, en la meningitis por *Haemophilus influenzae* resistente a la ampicilina, en la meningitis meningocócica o neumocócica en los pacientes alérgicos a la penicilina, en las infecciones graves causadas por *Bacteroides fragilis*, inclyendo a las infecciones del sistema nervioso central e infecciones por Rickettsia, que no responden a las tetraciclinas. Se recomiendan en las meningitis meningocócicas y neumocócicas. En las infecciones por Enterobacteria es un bacteriostático relativamente ineficaz.

El uso del cloranfenicol disminuyó por el riesgo de efectos secundarios graves y por la emergencia de cepas resistentes.

Hoy no se considera como primera elección, pero se indica en la meningitis por *Haemophilus influenza* en los pacientes alérgicos a los β-lactámicos y como alternativa en los abscesos encefálicos, infecciones por anaerobios, fiebre tifoidea y en la salmonelosis sistémica. La dosis oral o parenteral del cloranfenicol en los pacientes adultos es de 750 mg cada 6 horas. En los recién nacidos la dosis parenteral es de 50 a 100 mg por kilo de peso por día, cada 6 horas. En los niños la dosis es de 50 a 100 mg por kilo de peso por día, cada 6 horas. En la insuficiencia renal se aconseja reducir las dosis a la mitad cuando se administra por vía parenteral.

12.4.- INTERACCIONES MEDICAMENTOSAS

El cloranfenicol inhibe el metabolismo de la fenitoína, el dicumarol, la ciclofosfamida y el fenobarbital, lo que produce que estos fármacos prolonguen su vida media y se incremente su potencial toxicidad.

12.5.- EVENTOS ADVERSOS

El principal efecto adverso del cloranfenicol ocurre en la médula ósea por una acción tóxica que se manifiesta con anemia, trombocitopenia, reticulopenia y leucopenia reversibles, o por una respuesta idiosincrásica que se manifiesta como anemia aplásica, que en muchos casos culmina en una pancitopenia irreversible y letal.

El síndrome del niño gris se produce con una dosificación excesiva o con niveles plasmáticos mayores de 40 mg por ml, que inhiben el transporte mitocrondrial de electrones en el hígado, miocardio y músculo esquelético. Se manifiesta entre 2 y 9 días posteriores al tratamiento y se manifiesta con vómito, inapetencia, respiración irregular, taquipnea, distensión abdominal, períodos de cianosis y expulsión de heces verdosas. En las siguientes 24 horas el paciente se torna flácido y con hipotermia y adquiere un color gris ceniza.

La mortalidad es del 40% y en los que se recuperan no quedan secuelas. Otros efectos adversos relacionados con el cloranfenicol son la neuritis óptica y periférica, náusea, vómito, sabor desagradable e irritación perineal.

13.- QUINOLONAS

Las quinolonas son un grupo heterogéneo de agentes antimicrobianos sintéticos. El ácido nalidíxico fue la primera quinolona utilizada clínicamente. Los cambios en la estructura del ácido nalidíxico modificaron su actividad biológica y sus propiedades fármacocinéticas, lo que permitió el desarrollo de la segunda generación de quinolonas. Todas las quinolonas presentan un anillo estructural básico, con un radical de ácido carboxílico en la posición 3. Las fluoroquinolonas presentan un átomo de fluoruro en la posición 6 y algunos de éstos presentan un radical adicional piperacínico en la posición 7.

13.1.- MECANISMO DE ACCIÓN

Las quinolonas son antibióticos bactericidas cuyo blanco primario es la ADN-girasa en los organismos gram-negativos y la topoisomerasa IV en los organismos gram-positivos. Las fluoroquinolonas actúan como antibióticos de concentración-dependiente inhibiendo la ADN-girasa, enzima que interviene en el plegamiento de la doble hélice de ADN que es fundamental para la estructura tridimensional del material genético, ejerciendo su acción a nivel intracelular que depende de la capacidad de atravesar la barrera citoplásmica y de su afinidad por las ADN-girasas de la bacteria.

13.2.- FARMACOCINÉTICA

Las fluoroquinolonas como el ciprofloxacino, ofloxacino, levofloxacino, moxifloxacino y gemifloxacino se pueden administrar tanto por vía oral como parenteral. Las fluoroquinolonas se absorben bien por vía oral y presentan una biodisponibilidad entre el 50 y 95%. La absorción se retarda con la ingestión de alimentos, que puede ser bloqueada por la presencia de sustancias como el aluminio, calcio, hierro, magnesio y zinc. Las fluoroquinolonas tienen una buena biodisponibilidad y volumen de distribución, lo que les permite lograr concentraciones tisulares iguales o superiores a las del suero. Se alcanzan concentraciones altas en la orina, riñón, próstata y tejido pulmonar. La concentración en hueso puede exceder la concentración inhibitoria mínima de ciertas bacterias, pero la penetración al líquido cefalorraquídeo es baja, excepto el ofloxacino. La unión a las proteínas plasmáticas es baja y su vida media plasmática de 1.5 a 17 horas.

Las fluoroquinolonas norfloxacino y ciprofloxacino se eliminan por vía renal y hepática y ofloxacino y levofloxacino se excretan por vía renal y moxifloxacino se excreta por otras vías no renales.

13.3.- FARMACODINAMIA

Las fluoroquinolonas son unos antibióticos con un efecto bactericida dependiente de la concentración de la droga, con un efecto post-antibiótico que continúa aproximadamente de dos a 3 horas después de la exposición de las bacterias al antibiótico, a pesar de que la concentración esté por debajo de la concentración inhibitoria mínima. Las fluoroquinolonas norfloxacino, ofloxacino y ciprofloxacino son efectivas en contra de las bacterias gram-negativas como la *Escherichia coli, Salmonella, Shigella, Neisseria y Haemophilus* productor y no productor de β-lactamasas, *Legionella pneumophila, Vibrio cholerae y Pseudomonas aeruginosa*. Son menos efectivas en contra del *pneumococcus y enterococcus* y no son efectivas frente a los gérmenes anaerobios, *Treponema pallidum y Candida albicans*. Ciprofloxacino y ofloxacino son quinolonas activas frente a Chlamydia, Mycoplasma y algunas micobacterias. Ciprofloxacino es la quinolona más efectiva en contra de la *Pseudomonas aeruginosa*. Las fluoroquinolonas levofloxacino, gemifloxacino y moxifloxacino muestran una mayor eficacia en contra de los gérmenes gram-positivos, como el *Staphylococcus*, Streptococcus y el *Streptococcus pneumoniae* resistente a penicilina o a los macrólidos. Son efectivas en contra del *Staphylococcus aureus* sensible a meticilina, pero son menos activas frente a los gérmenes gram-negativos como el *Haemophilus influenzae* y la *Moraxella catarrhalis*, independientemente de que las cepas sean o no productoras de β-lactamasas. La actividad frente a otras bacterias gram-negativas como el Acinetobacter spp, *Klebsiella pneumoniae* y otras enterobacterias es comparable a la de ciprofloxacino, sin embargo, la actividad frente a la *Pseudomonas* es menor. La fluoroquinolona levofloxacino muestra una actividad intermedia frente a los anaerobios, que con moxifloxacino es más elevada.

El gemifloxacino y el moxifloxacino son mucho más activos que el ciprofloxacino frente a las bacterias atípicas, como la *Chlamydia, Mycoplasma y Legionella*.

Las fluoroquinolonas, a pesar de tener múltiples indicaciones en la práctica clínica, pocas veces se consideran como drogas de primera elección y se reservan para las infecciones severas de la vía urinaria, prostatitis, gonorrea, infecciones gastrointestinales, osteomielitis, rinosinusitis aguda y neumonía. La fluoroquinolona ciprofloxacino es un agente antimicrobiano de amplio espectro efectivo contra los gérmenes gram-negativos aerobios, incluyendo patógenos entéricos *Pseudomonas y Serratia marcescens*.

Igualmente, es activo frente a gérmenes gram-positivos, como algunas cepas de *Staphyloccocus aureus* y pneumococos. No es activo frente a gérmenes anaerobios.

Se utiliza ocasionalmente en combinación con otros antibacterianos en el tratamiento de las infecciones por micobacterias. Se indica en el tratamiento de las infecciones urinarias moderadas no complicadas, cistitis aguda, infecciones urinarias graves, bronquitis, neumonía, absceso pulmonar, celulitis, osteomielitis, artritis infecciosa, fiebre tifoidea moderada producida por *Salmonella typhi*, diarrea del viajero, brucelosis sistémica, rinosinusitis aguda, otitis media, enfermedad del legionario, infecciones intraabdominales agudas, exposición al *Bacillus anthracis* y en la diarrea infecciosa secundaria a infecciones por salmonellas en pacientes con SIDA. La dosis oral de ciprofloxacino en los pacientes adultos es de 250 a 750 mg cada 12 horas. La dosis oral recomendada en los niños es 10 a 20 mg por kilo de peso por día, cada 12 horas.

Las fluoroquinolonas levofloxacino, gemifloxacino y moxifloxacino son antibióticos bactericidas de amplio espectro, efectivos en contra de las bacterias gram-positivas como *Staphylococcus aureus*, incluidas las cepas sensibles a meticilina, *Streptococcus pneumoniae* y las cepas resistentes a penicilina y macrólidos y el *Streptococcus pyogenes*. Las bacterias gram-negativas sensibles son el *Haemophilus influenza*, incluidas las cepas β-lactamasa-negativas y positivas, *Haemophilus parainfluenzae*, *Klebsiella pneumoniae* y *Moraxella catarrhalis*, incluidas las cepas β-lactamasa negativas y positivas, *Escherichia coli*, Enterobacter cloacae y en contra de los organismos atípicos como la *Chlamydia pneumonia*, *Mycoplasma pneumoniae* y la *Legionella pneumophila*.

Las quinolonas pueden administrarse por vía oral o intravenosa. Moxifloxacino tiene una presentación oftálmica en gotas y levofloxacino una presentación oftálmica y una ótica en gotas para uso tópico. Levofloxacino, gemifloxacino y moxifloxacino están indicados en el tratamiento de la neumonía adquirida en la comunidad, exacerbación de la bronquitis, rinosinusitis aguda, otitis media crónica, bronquitis aguda, bronquitis crónica, neumonía, infecciones de la piel y tejidos blandos, infecciones intraabdominales complicadas, enfermedad inflamatoria pélvica no complicada, abscesos, celulitis, impétigo forúnculos, pioderma y heridas infectadas.

Las dosis recomendadas de levoxacino son de 500 a 750 mg por vía oral cada 24 durante un total de 7 a 14 días, según la gravedad y características de la infección. En los casos en los que no es posible la vía oral, se utiliza la vía intravenosa administrando 500 mg en una infusión durante 60 minutos una vez al día, durante 7 a 14 días. La dosis oral recomendada de gemifloxacino es de 320 mg cada 24 horas durante 5 días; en las infecciones urinarias no complicadas, la dosis es de 320 mg cada 24 horas, durante 3 días. La dosis recomendada de moxifloxacino es de 400 mg cada 24 horas durante siete a diez días, dependiendo de la severidad de la infección.

13.4.- INTERACCIONES MEDICAMENTOSAS

Los antiácidos, lácteos, aluminio, calcio, hierro, magnesio y zinc disminuyen la absorción de las quinolonas. Los antiinflamatorios no esteroides pueden incrementar el riesgo de convulsiones cuando se administran en conjunción con las quinolonas. Los niveles de teofilina, warfarina, fenitoina y mexilene, se elevan con el tratamiento con ciprofloxacino.

13.5.- EVENTOS ADVERSOS

Las reacciones adversas de las fluoroquinolonas son poco frecuentes y normalmente reversibles; las más comunes son los efectos gastrointestinales como la náusea, dolor epigástrico y vómito que generalmente son leves y pueden presentarse con todas las fluroquinolonas, aunque son menos frecuentes con norfloxacino y ofloxacino. Si se sospecha una colitis seudomembranosa por *Clostridium difficile*, se suspenderá la droga y debe instaurarse un tratamiento antibiótico específico. Todas las fluoroquinolonas pueden causar erupciones cutáneas y fototoxicidad. También se han relacionado con la tendinitis y la ruptura del tendón de Aquiles, particularmente en los pacientes mayores de 60 años de edad y en los pacientes sometidos a un trasplante de riñón, corazón o pulmón y con el uso concomitante de corticoesteroides. En los niños con fibrosis quística tratados con ciprofloxacino, la toxicidad articular ha sido baja y clínicamente poco relevante. Todas las fluroquinolonas pueden causar una elevación transitoria de los enzimas hepáticas, principalmente ciprofloxacino, ofloxacino y norfloxacino.

14.- SULFONAMIDAS

Estos fármacos contienen un grupo sulfuro unido a un anillo de benceno y grupos NH_2, que le confieren a la molécula su actividad antibacteriana. Se clasifican como sulfonamidas de acción corta a mediana como el sulfisoxazol, sulfametoxasol y la sulfadiacina, sulfonamidas de larga acción como la sulfadoxina, sulfamidas con actividad limitadas al tracto gastrointestinal como la sulfasalazina y en sulfonamidas tópicas como la sulfadiazina.

14.1.- MECANISMO DE ACCIÓN

Las sulfonamidas son unos medicamentos bacteriostáticos inhibidores de la síntesis del ácido fólico. Como un antagonista competitivo o un antimetabolito del ácido paraminobenzoico (PABA), la sulfonamida inhibe competitivamente la síntesis de la dihidropteroato sintetasa, enzima que en condiciones normales produce la formación del ácido dihidrofólico, que subsecuentemente se convierte en ácido tetrahidrofólico (tetrahidrofolato), purinas y por último en ADN. Los microorganismos sensitivos a las sulfonamidas deben sintetizar su propio ácido fólico. Las bacterias que usan folato preformado, no son sensitivas a las sulfonamidas. El trimetoprim es un inhibidor competitivo de la dihidrofolato reductasa, que es la enzima necesaria para el paso de dihidrofolato a tetrahidrofolato, cofactor necesario para la síntesis de purinas, timidina y ADN. Al actuar sobre la misma vía del metabolismo del ácido fólico, el trimetoprim presenta una acción sinérgica con las sulfonamidas.

La resistencia bacteriana a las sulfonamidas se presenta por una mutación espontánea o por la transferencia de la misma a través de plásmidos, mediante la mutación de la dihidroteroato sintetasa, por la creación de una vía metabólica alterna para la síntesis del ácido fólico, por el aumento en la capacidad de inactivar o destruir la droga, o por la producción de un antagonista de la droga. La resistencia al trimetropin-sulfametoxazol es más baja que la que se presenta con cada uno de sus componentes aislados, debido a que tienen que producirse modificaciones en diferentes pasos de la vía metabólica. Esta resistencia puede estar mediada por plásmidos o mutaciones genéticas. La resistencia al trimetropin-sulfametoxazol ha aumentado progresivamente, lo que podría limitar su uso en un futuro.

14.2.- FARMACOCINÉTICA

Las sulfonamidas se absorben bien por vía oral, logrando concentraciones pico en el plasma entre las 2 y 6 horas. Se unen en diferente grado a las proteínas plasmáticas, especialmente a la albúmina, y se distribuyen en los líquidos y tejidos del cuerpo como los espacios pleural, peritoneal, sinovial y ocular, presentando concentraciones de la droga cercanas a las séricas. Las sulfonamidas atraviesan la placenta y pasan a la circulación fetal. Se metabolizan principalmente en el hígado produciendo metabolitos no activos, pero que sí poseen toxicidad. Son eliminadas principalmente por el riñón, ya sea sin cambios o como metabolitos inactivos y pequeñas cantidades son eliminadas por las heces y la bilis. El trimetropin-sulfametoxazol se absorbe de forma rápida y completa en un 95% por vía oral. El trimetropin se absorbe en 2 horas y el sulfametoxazol en 4 horas.

El 45% del trimetropin y el 70% del sulfametoxazol se unen a proteínas. La vida media plasmática para el trimetropin es de 6 a 17 horas y de 9 horas para el sulfametoxazol. El trimetropin, al ser más lipofílico que el sulfametoxazol, alcanza concentraciones más altas en varios tejidos y fluídos corporales. Ambos compuestos se difunden ampliamente, cruzan la placenta y se excretan por la leche materna. Estos compuestos se eliminan como metabolitos inactivos o sin modificación en un 80% por vía renal y 20% por vía hepática.

14.3.- FARMACODINAMIA

Las sulfonamidas son activas contra el *Streptococcus pyogenes, Pneumococci, Haemophilus Influenzae, Haemophilus ducrei, Chlamidi trachomatis, Nocardia, Actinomyces, Calymmatobacteriu granulomatis, Toxoplasma y Plasmodium*. Muchas cepas de *Escherichia Coli* son resistentes a las sulfonamidas. Los enterococos, *Pseudomonas aeruginosa* y los anaerobios son resitentes. Las sulfonamidas se indican en el tratamiento de las infecciones urinarias, oplasmosis, nocardiosis, y en la profilaxis contra el estreptococo.

El trimetoprim-sulfametoxazol se indica en las infecciones urinarias, prostatitis, orquitis, epididimitis, exacerbación de la bronquitis crónica, neumonía por *Legionella y Pneumocystis carinii*, rinosinusitis aguda, otitis media aguda, diarrea del viajero por *Escherichia coli, shigelosis*, fiebre tifoidea y diarrea por *Vibrio colerae*. El trimetropin-sulfametoxazol inhibe 2 pasos diferentes en el metabolismo del ácido fólico actuando en forma sinérgica. Es activo en contra de algunas cepas de cocos grampositivos, bacilos gram-positivos, bacilos gram-negativos, cocobacilos gram-negativos y algunos otros como *Chlamydia Trachomatis, Nocardia y Pneumocystis Carinii*. Este antibiótico no cubre a los anaerobios, las micobacterias y el *Treponema Pallidum*.

El trimetoprim-sulfametoxazol se encuentra disponible para su administración por vía oral en tabletas y en suspensión en una proporción de 1:5. Las tabletas contienen 80/400 mg y 160/800 mg; en suspensión contiene 40/200 mg por cada 5 ml. Para la mayoría de las indicaciones en la práctica clínica, se utiliza la dosis de 160/800 mg cada 12 horas durante 7 a 14 días, dependiendo del tipo y la severidad de la infección. En los niños de 6 a 12 años, la dosis en suspensión es de 10 ml cada 12 horas, de 6 meses a 5 años la dosis es de 5 mililitros cada 12 horas y de 6 meses a cinco meses es de 2.5 cada 12 horas.

14.4.- INTERACCIONES MEDICAMENTOSAS

La acción de la warfarina, fenitoina y sulfonilureas se potencia al ser desplazadas de su unión con la albúmina por las sulfonamidas. La administración del ácido paraminobenzoico antagoniza a las sulfonamidas. Presentan interacción farmacológica con los anticoagulantes orales, los hipoglicemiantes orales y los anticonvulsivantes como la fenitoína. Potencian el efecto de estas drogas al inhibir su metabolismo y desplazarlas de 12 casos.

14.5.- EVENTOS ADVERSOS

Las sulfonamidas pueden producir cristaluria por ser poco solubles en la orina, anemia hemolítica, agranulocitosis, anemia, exantema, fotosensibilidad, síndrome de Stevens-Johnson, anorexia, náuseas y vómito.

15.- METRONIDAZOL

El metronidazol es un bactericida, amebicida y tricomonicida del grupo de los nitroimidazoles, que inhibe la síntesis del ácido nucléico. Es utilizado para el tratamiento de las infecciones provocadas por protozoarios y bacterias anaeróbicas. También está indicada en forma de gel, para el tratamiento de enfermedades dermatológicas como la rosácea.

15.3.- FARMACODINAMIA

El metronidazol sistémico está indicado en el tratamiento de la enfermedad inflamatoria pélvica, en conjunto con otros antibióticos como el levofloxacino o ceftriaxona. Es efectivo en las infecciones parasitarias por *Entamoeba histolytica y Giardia lamblia*, en las infecciones bacterianas por anaerobios como el *Bacteroides fragilis*, *Fusobacterium* spp, *Clostridium* spp, *Peptostreptococcus* spp, *Prevotella* spp, o cualquier otro anaerobio en los abscesos intraabdominales, abscesos profundos del cuello, absceso periamigdalino, peritonitis, empiema, neumonía, abscesos en el pulmón, pie diabético, meningitis, septicemia, endometritis o endocarditis. También se utiliza en el tratamiento de la colitis seudomembranosa causada por *Clostridium difficile*.

El metronidazol tópico se indica en el tratamiento de la rosácea y en el tratamiento de heridas neoplásicas. En el tratamiento de las infecciones anaerobias intraabdominales, del tracto respiratorio, piel, sistema nervioso central, articulaciones, ginecológicas y de la cabeza y cuello se recomienda el metronidazol intravenoso con una dosis inicial, en los adultos y adolescentes, de 15 mg por kilo de peso, por día en una hora, seguida de las dosis indicadas en otras infecciones, de 7.5 mg por kilo de peso cada 6 horas. La dosis recomendada en los niños es de 30 mg por kilo de peso, por día cada 6 horas, con una dosis máxima recomendada de 4 g por día. La duración del tratamiento es usualmente de siete a 10 días, aunque algunas infecciones de huesos y articulaciones y del tracto respiratorio inferior pueden requerir un tratamiento más largo.

15.4.- INTERACCIONES MEDICAMENTOSAS

Se debe evitar el uso de bebidas alcohólicas durante el tratamiento con metronidazol, por lo menos durante 3 días antes y después del tratamiento, debido a que se inhibe la enzima alcohol deshidrogenasa y otras enzimas que metabolizan el alcohol, ocasionando la acumulación de acetaldehído lo que provoca una reacción adversa, tipo disulfiram, que se manifiesta con náusea, vómito, cefaleas, disnea y calambres abdominales. El metronidazol puede inhibir el metabolismo hepático de la warfarina, potenciando el efecto anticoagulante de la droga. La cimetidina aumenta las concentraciones plasmáticas del metronidazol. El metronidazol aumenta la toxicidad del 5-fluoruracilo, que se manifiesta con granulocitopenia, úlceras orales, anemia, náusea y vómitos.

15.5.- REACCIONES ADVERSAS

Algunos de los efectos secundarios asociados a la administración sistémica del metronidazol, son la náusea, diarrea y sabor metálico en la boca. La administración intravenosa de metronidazol se ha visto acompañada de tromboflebitis. Otros eventos adversos menos frecuentes son las reacciones de hipersensibilidad, cefalea, mareo, vómito, glositis, estomatitis, parestesias y la coloración oscura de la orina. Las dosis elevadas o de larga duración, se asocian con la aparición de una lengua negra, leucopenia, neutropenia y un riesgo aumentado de neuropatía periférica o toxicidad del sistema nervioso central.

16.- ANTIVIRALES

Los virus son los parásitos intracelulares infecciosos más pequeños que contienen como genoma sólo una clase de ácido nucléico, ARN o ADN. El ácido nucléico se encuentra encerrado en una cubierta de proteínas, la cual está rodeada por una membrana que contiene lípidos. Los virus son inertes en el medio extracelular y sólo se multiplican en las células vivientes, donde la célula huésped debe proporcionar la energía y los precursores de bajo peso molecular, para la síntesis de las proteínas virales y de los ácidos nucléicos. Durante la replicación viral, se sintetizan todas las moléculas específicas del virus, en una secuencia organizada.

El sistema inmune es la primera defensa para esta invasión, sin embargo en muchos casos, esta protección es insuficiente, por lo que se requiere del uso de agentes que retrasen la replicación viral y fortalezcan al sistema inmune para combatir la infección. El ácido nucléico viral contiene la información necesaria para programar a la célula huésped infectada, para que produzca moléculas específicas del virus, requeridas en la producción de la progenie viral. Durante el ciclo de reproducción se producen numerosas copias del ácido nucleico viral y de las proteínas que los rodean.

Los antivirales ejercen su acción inhibiendo la entrada del virus, bloqueando a las enzimas importantes en la replicación o ensamblaje viral, así como la salida del virus de la célula. La eficacia clínica del antiviral depende del tiempo que pase antes de empezar el tratamiento. Cuando el tratamiento se inicia lo antes posible, generalmente el resultado es mejor.

En el tratamiento de las enfermedades virales hay 2 opciones, los medicamentos antivirales o las vacunas. Las vacunas es la mejor forma de prevención, pero no están disponibles para todos los virus. Los fármacos antivirales tienen un papel secundario como preventivo de corto plazo o terapéutico, una vez que la infección se ha establecido. Los virus se clasifican de acuerdo a sus características morfológicas, propiedades físicoquímicas, genoma, macromoléculas, propiedades antigénicas y propiedades viológicas. De acuerdo a su genoma los virus se clasifican como:

A.- VIRUS QUE CONTIENEN ADN

1. Parvovirus
2. Papovavirus: Papiloma humano.
3. Adenovirus: Enfermedades respiratorias en niños.
4. Herpes virus: Herpes labial, genital y zoster, citomegalovirus y virus de Epstein-Barr.
5. Poxvirus: Viruela y molusco contagioso.
6. Hepadnavirus: Hepatitis aguda y crónica.

B.- VIRUS QUE CONTIENEN ARN

1. Picornavirus: Rinovirus y enterovirus.
2. Calicivirus.
3. Reovirus: Rotavirus que causan gastroenteritis infantil.
4. Arbovirus: Dengue, fiebre amarilla, encefalitis y otros.
5. Togavirus: Rubeola.
6. Flavivirus.
7. Arenavirus.
8. Coronavirus: Enfermedades agudas de las vías respiratorias altas
9. Retrovirus: VIH
10. Bunyavirus: Fiebre hemorrágica y nefropatía.
11. Ortomixovirus: Influenza.
12. Paramixovirus: Paperas, sarampión, parainfluenza y el virus sincicial respiratorio.
13. Rabdovirus: Rabia.

16.1.- CLASIFICACIÓN DE LOS FÁRMACOS ANTIVIRALES

Los medicamentos antivirales pueder ser clasificados de acuerdo a su mecanismo de acción. Este mecanismo es básicamente la replicación viral que es inhibida por el fármaco.

16.1.1.- FÁRMACOS QUE INHIBEN LA ADN POLIMERASA VIRAL

Los medicamentos antivirales pueden ser clasificados de acuerdo a su mecanismo de acción en la etapa de replicación viral, que es inhibida por el fármaco. Los fármacos que inhiben la ADN polimerasa viral son:

16.1.1.1.- ACICLOVIR

El aciclovir es un análogo sintético de un nucleósido purínico, que inhibe en forma selectiva, la replicación del virus herpes simple tipo 1 y 2 y del virus herpes zoster.

16.1.1.2.- MECANISMO DE ACCIÓN

El aciclovir inhibe la replicación viral mediante la inhibición de la síntesis del ADN. Después de la absorción intracelular es convertido en monofosfato de aciclovir, por la timidina quinasa viralmente codificada; este paso no se produce en un grado significativo en las células no infectadas. El derivado de monofosfato se convierte posteriormente en aciclovir trifosfato, por la acción de unas enzimas celulares. El aciclovir trifosfato tiene una afinidad mayor para el ADN polimerasa viral, que para el homólogo celular. La resistencia al aciclovir se produce por alteraciones en la timidina quinasa, o en la ADN polimerasa. Estas cepas resistentes requieren concentraciones mayores y se presentan principalmente en los pacientes con SIDA. Estas cepas también son resistentes al ganciclovir pero son sensibles a la vidarabina y al foscarnet.

16.1.1.3.- FARMACOCINÉTICA

Su distribución es extensa y penetra en el líquido cefalorraquídeo, cerebro, pulmones, hígado, bazo, útero, vagina y músculo. Se administra por vía oral, intravenosa, tópica y oftálmica. La biodisponibilidad oral del aciclovir es modesta, entre el 15 al 30%, la cual disminuye con dosis más altas. Después de la administración tópica de aciclovir se presenta una absorción percutánea mínima y no se detecta el medicamento en la sangre o en la orina. Después de la administración oral el aciclovir se absorbe pobremente en el tracto gastrointestinal, con una biodisponibilidad del 15 al 30%.

Se distribuye ampliamente con las concentraciones altas en el riñón, hígado e intestinos. Las concentraciones en el líquido céfalorraquídeo son solo un tercio de las plasmáticas. La unión a las proteínas es del 9 a 33 % y su excreción es predominante renal, por filtración glomerular y secreción tubular. La vida media plasmática es de 2 a 3 horas en los pacientes con función renal normal.

El aciclovir sufre un metabolismo mínimo y aproximadamente el 70% del medicamento, se elimina en la orina sin cambios. Debido a su pobre biodisponibilidad, después de su administración por vía oral solo el 14% de la dosis se recupera en la orina, en comparación con el 92% cuando se administra por vía sistémica.

En los pacientes con función renal normal la vida media del fármaco es de 2.5 horas, y en los pacientes con alteraciones de la función renal puede llegar a ser de hasta 19 horas.

16.1.1.4.- FARMACODINAMIA

La actividad antiviral del aciclovir está confinada esencialmente a los herpes virus, especialmente el herpes simple tipo-I y el tipo-II. El virus varicela-zoster es menos sensible, al igual que los virus de Epstein-Bar y citomegalovirus que se inhiben solo con concentraciones muy altas de aciclovir. El uso clínico del aciclovir está limitado al tratamiento de las infecciones por el herpes simple, herpes genital y herpes zoster. La administración por vía parenteral es la 1a elección en los pacientes inmunocomprometidos con lesiones cutáneas y mucosas. El aciclovir por vía oral está indicado en el tratamiento del primer episodio y en las recurrencias del herpes labial y cutáneo, en el tratamiento del herpes zoster y en la varicela. Cuando el herpes es recurrente se requieren tratamientos prolongados durante 1 a 2 meses. También son usados en la encefalitis por herpes simple, en la profilaxis del herpes en pacientes inmunocomprometidos y en la cirugía de los labios, queratoconjuntivitis herpética, herpes zoster oftálmico y en la profilaxis de una infección por citomegalovirus en los pacientes trasplantados.

La dosis oral del aciclovir en el tratamiento del herpes simple y en el herpes zoster en los niños es de 40 a 80 mg por kilo de peso, cada 6 a 8 horas durante 5 a 10 días. La dosis intravenosa es de 20 mg por kilo de peso, cada 8 horas durante 14 a 21 días. En los adultos la dosis oral de aciclovir es de 400 mg cada 5 horas durante 7 a 14 días. La dosis intravenosa es de 5 mg por kilo de peso, cada 5 horas durante 7 a 14 días.

16.1.1.5.- EVENTOS ADVERSOS

En general el medicamento es muy bien tolerado. Los eventos adversos más frecuentes con la dosis oral del aciclovir son el malestar general, náusea, vómito, diarrea y cefalea. Los eventos adversos relacionados con la administración parenteral de aciclovir son la inflamación o flebitis en el sitio de la inyección, náusea, vómito, erupciones cutáneas o urticaria, elevación de las transaminasas, prurito, cristaluria, insuficiencia renal aguda, dolor abdominal agresión o confusión.

16.2.2.- GANCICLOVIR

Es un análogo del nucleósido acíclico de 2-desoxiguanosina que se convierte intracelularmente en ganciclovir 5-monofosfato por una quinasa vírica, que inhibe la replicación del virus del herpes. El ganciclovir difiere estructuralmente del aciclovir, solo por la adición de un grupo hidroximetilo.

16.2.2.1.- MECANISMO DE ACCIÓN

El ganciclovir inhibe la síntesis del ADN viral. Este fármaco sufre una fosforilación inicial por las quinasas virales y celulares a monofosfato, luego a difosfato y trifosfato. El trifosfato es un inhibidor competitivo de la incorporación de la desoxiguanina trifosfato en el ADN que inhibe la ADN polimerasa viral en forma selectiva. Las cepas de herpes simple que son resistentes al aciclovir, debido a la deficiencia de timidina quinasa, también son resistentes al ganciclovir. Las mutaciones en la ADN polimerasa también puede causar resistencia.

16.2.2.2.-FARMACOCINÉTICA

Se administra por vía oral, intravenosa y oftálmica. La biodisponibilidad oral en ayuno es del 5%, antes de los alimentos 6.9% y acompañado con alimentos grasos es de 28 a 31%.

Tiene una vida media de 3 a 4 horas, se excreta por el riñón mediante filtración glomerular y secreción tubular, sin cambios en el fármaco. Después de la administración parenteral, el fármaco se distribuye ampliamente en los tejidos y fluidos corporales, incluyendo el ojo. El ganciclovir cruza la barrera hematoencefálica y la placenta. Alcanza concentraciones en el líquido cefalorraquídeo, que corresponden al 40% de las concentraciones plasmáticas. La mayor parte del ganciclovir se elimina sin cambios por la orina y su vida media se prolonga cerca de treinta horas en la insuficiencia renal grave.

16.2.2.3.- FARMACODINAMIA

El ganciclovir es activo in vitro, contra todos los herpes virus, incluyendo el citomegalovirus. Este fármaco es 100 veces más activo que el aciclovir contra las infecciones por citomegalovirus en los cultivos celulares. Por vía oral se utiliza para la profilaxis y tratamiento de la retinits por citomegalovirus en los pacientes inmunocomprometidos. Debido a su toxicidad, el uso del ganciclovir se ha limitado a infecciones por citomegalovirus que amenazan la vida o la visión del paciente. La enfermedad por citomegalovirus resistente al ganciclovir, es un problema importante en los pacientes inmunocomprometidos.

16.2.2.4.- EVENTOS ADVERSOS

Se presentan eventos adversos en el 10% de los pacientes. Los más frecuentes son la neutropenia, trombocitopenia, anormalidades de las pruebas de función hepática, anemia, confusión, cefalea, náusea, vómito, neuropatías, parestesias, desprendimiento de retina, septicemias y debilidad. El efecto adverso más común es la supresión de la médula ósea con neutropenia en el 40% y trombocitopenia en el 20% de los pacientes tratados. Se han descrito efectos en el sistema nervioso central como la cefalea, cambios en la conducta, psicosis, convulsiones y coma. Sus principales efectos secundarios son el dolor de cabeza, fatiga, nausea y vómito.

16.2.3.- VALACICLOVIR

El valaciclovir es un éster L -valinil del aciclovir, análogo del nucleósido purínico guanina. Es un inhibidor específico de los virus herpes, con actividad in vitro contra otros virus.

16.2.3.1.- MECANISMO DE ACCIÓN

El valaciclovir es una prodroga que muestra una biodisponibilidad significativamente más alta que el aciclovir. El clorhidrato de valaciclovir se convierte rápidamente en aciclovir, mediante la acción de las esterasas en aciclovir, el cual inhibe la síntesis del ADN del virus, una vez que ha sido fosforilado a su forma activa trifosfato.

16.2.3.2.- FARMACOCINÉTICA

Este fármaco no exhibe ninguna actividad antiviral, hasta que se hidroliza en la pared instestinal o en el hígado como aciclovir. El valaciclovir cuando se administra por vía intravenosa, muestra una biodisponibilidad del 55%, una vez que se convierte en aciclovir.

La ventaja de la estructura química de este medicamento, frente al aciclovir, es que se absorbe mejor en el tracto gastrointestinal, por lo que su biodisponibilidad por esta vía es mejor. Se une a las proteínas entre el 13.5 y 17.9% y tiene una vida media de aproximadamente 30 minutos.

El valaciclovir no es metabolizado en el hígado por las enzimas del citocromo P450. Su eliminación es por la orina en el 89% y hay una mínima porción se excreta en las heces.

16.2.3.3.- FARMACODINAMIA

El valaciclovir es efectivo contra los virus herpes simple tipo-I, virus herpes simple tipo-II, virus varicela zoster, virus de Epstein Barr y el citomegalovirus. Por vía oral, con una dosis de 1 g cada 8 horas durante 7 a 10 días, es efectivo en el tratamiento del herpes zoster en los pacientes adultos inmunocompetentes, cuando se administra durante las primeras 72 horas. También se usa en los episodios iniciales y recurrentes del herpes genital y en la profilaxis del citomegalovirus en los trasplantes. Se ha demostrado que el valaciclovir reduce significativamente la severidad de la sintomatología y disminuye o elimina al virus Epstein Barr en los pacientes con mononucleosis infecciosa.

El valaciclovir se indica en las infecciones por herpes simple oral y genital, herpes zoster, prevención de la infección por citomegalovirus en los pacientes trasplantados y mononucleosis infecciosa. La resistencia al valaciclovir, no es clínicamente significativa, y se atribuye a una deficiencia de la timidina quinasa y a mutaciones de la polimerasa ADN.

16.2.3.4.- EVENTOS ADVERSOS

Los eventos adversos reportados son similares a los del aciclovir. Los más frecuentes son la náusea, vómito, diarrea, cefalea, vértigo, artralgias, dolor de garganta y exantema. Ocasionalmente se presenta la cristaluria, síndrome de Stevens-Johnson, necrólisis tóxica epidérmica y anafilaxia.

16.2.4.- CIDOFOVIR

El cidofovir es un derivado nucleósido acíclico de la citosina que no requiere de la timidina cinasa para la fosforilación. Es un medicamento efectivo contra el herpes virus y el citomegalovirus.

16.2.4.1.- MECANISMO DE ACCIÓN

El cidofovir es un antiviral que inhibe la ADN-polimerasa de diferentes virus. Es un análogo del monofosfato de nucleótidos de desoxicitidina (dCTP). Después de someterse a la fosforilación celular, inhibe competitivamente la incorporación de nucleótidos de desoxicitidina en el ADN vírico, por la polimerasa de ADN viral. A diferencia de los análogos de nucleósidos, como el aciclovir, el cidofovir no es fosforilado por una quinasa vírica. Tras su incorporación a la célula anfitrión, el cidofovir se fosforiliza como monofosfato quinasa y como piruvato quinasa. El metabolito activo es el difosfato de cidofovir. El cidofovir se incorpora en la formación de la cadena de ADN del citomegalovirus y bloquea las síntesis posterior de ADN viral, dando lugar así a una infección viral improductiva.

16.2.4.2.- FARMACOCINÉTICA

Tras la infusión de 5 mg por kilo de peso en una hora, la concentración sérica es de 19.6 mg/ml. El grado de unión a proteínas plasmáticas es menor del 10%. El cidofovir es metabolizado intracelularmente a difosfato de cidofovir, del cual depende la acción farmacológica. El cidofovir se excreta de forma inalterada en la orina, mediante filtración glomerular y secreción tubular activa. La vida media de eliminación es de 2 horas. La duración de la acción está relacionada con la concentración intracelular del metabolito fosforilado, y no con la concentración plasmática de cidofovir. Una de las grandes ventajas de este fármaco, es que se administra una vez por semana por vía intravenosa y tópica, tiene una vida media entre 2.4 a 3.2 horas, no cruza la barrera hematoencefálica y no llega de manera significativa al líquido cefalorraquídeo.

16.2.4.3.- FARMACODINAMIA

El cidofovir es efectivo contra las cepas de citomegalovirus resistentes al aciclovir y al ganciclovir y en contra de los virus herpes simple, virus varicela zoster y el virus de Epstein Barr. En varios ensayos clínicos la inyección intralesional de cidofovir en los papilomas laríngeos, mostró una remisión clínica en el 40 a 50% de los pacientes y un 20% no mejoraron con el tratamiento. Sin embargo, la evidencia actual no apoya el uso del cidofovir en el tratamiento de la papilomatosis laríngea recurrente. El cidofovir se indica en el tratamiento de la retinitis por citomegalovirus en pacientes con síndrome de imunodeficiencia adquirida. La dosis de cidofovir en los pacientes adultos es de 5 mg por kilo de peso por día en infusión intravenosa una vez por semana durante 2 semanas consecutivas. En la papilomatosis laríngea, la dosis recomendada es de 2.5 a 7.5 mg intralesional, sin exceder los 3 mg por kilo.

16.2.4.4.- EVENTOS ADVERSOS

Los eventos adversos severos relacionados con el tratamiento con cidofovir son la nefrotoxicidad, neutropenia, hipotonía ocular y la acidosis metabólica. Los eventos no severos son la fiebre, cefalea, tos, disnea, alopecia, erupción cutánea, náusea, vómito, diarrea, anorexia, anemia, neutropenia y uveítis.

16.2.5.- FARMACOS QUE ACTÚAN EN OTROS PUNTOS DE LA REPLICACIÓN

Los medicamentos antivirales, que actúan en otros puntos de la replicación viral son:

16.2.5.1.- AMANTADINA

La amantadina es un agente antiviral y antiparkisionano sintético, con una estructura química 1-aminoadamantano.

16.2.5.2.- MECANISMO DE ACCIÓN

La amantadina actúa inhibiendo el encapsulamiento del virus de la influenza tipo A, lo que previniene la penetración del virus en el huésped, bloquea la réplica o duplicación del virus de la influenza A e impide la destrucción celular causada por el virus.

Además, muestra un efecto antiparkinsoniano relacionado con el bloqueo de la recaptación de la dopamina, en las neuronas presinápticas, o al aumentar la liberación de dopamina a partir de fibras presinápticas.

16.2.5.3.- FARMACOCINÉTICA

La amantadina se absorbe bien por la vía oral y el 67% de la droga se une a las proteínas y muestra una biodisponibilidad del 86 al 90%. Las concentraciones pico en plasma son de 0.3 a 0.6 mg por mililitro, después de la administración de una dosis de 200 mg. La amantadina alcanza concentraciones en la saliva, similares a los niveles plasmáticos y penetra fácilmente en el líquido cefalorraquídeo.

Tiene una vida media de 15 horas y se excreta inalterada en la orina por filtración glomerular y secreción tubular. Se han identificado ocho metabolitos de la amantadina en la orina humana, donde el más importante es la acetil-amantadina, que representa hasta el 80% de la concentración plasmática de amantadina.

16.2.5.4.- FARMACODINAMIA

La amantadina es útil en la profilaxis y tratamiento de la influenza A, pero no es eficaz en las infecciones por el virus de la influenza B. Para prevenir la infección viral debe ser administrada antes de la exposición al virus. Si se administra dentro de las primeras 24 a 48 horas después de la exposición, la amantadina disminuye los síntomas y signos de la gripe, acortando la duración de la sintomatología. La eficacia en la prevención de la gripe por el virus A se estima en >50%, desapareciendo su efecto protector a las 48 horas de suspender el tratamiento. La amantadina induce una mejoría sintomática en los pacientes con enfermedad de Parkinson. También se ha utilizado en el tratamiento de las reacciones extrapiramidales inducidas por drogas, síndrome de fatiga crónica, esclerosis múltiple y en el déficit de atención con hiperactividad. Actualmente se utiliza en la profilaxis y tratamiento sintomático de las infecciones respiratorias producidas por el virus de la influenza A, especialmente en los pacientes con un alto riesgo de sufrir esta enfermedad, o en aquellos que ya presentan una infección por el virus de la influenza A muy severa. Se recomienda una dosis de 200 mg por vía oral cada 12 horas y en los niños una dosis oral de 4.4 a 8.8 mg por kilo, que no exceda los 150 mg por día.

16.2.5.5.- EVENTOS ADVERSOS

Dentro de sus efectos adversos destacan el insomnio, vértigo y trastornos psicológicos. Este fármaco está contraindicado en presencia de daño hepático, insuficiencia renal y epilepsia. Entre el 1 y 10% presentan agitación, anorexia, ansiedad, ataxia, confusión, estreñimiento, depresión, diarrea, mareo, alteraciones del sueño, fatiga, alucinaciones, cefalea, insomnio, irritabilidad, hipotensión ortostática, edema periférico y somnolencia. Menos del 1% presentan amnesia, disminución de la líbido, disnea, hiperquinesia, hipertensión, convulsiones, leucopenia, neutropenia, psicosis, dificultad en el habla, retención urinaria, trastornos visuales, vómitos y debilidad.

16.2.6.- ZANAMIVIR

El zanamivir es una droga inhalada que se indica en el tratamiewnto y prevención de la influenza A y B.

16.2.6.1.- MECANISMO DE ACCIÓN

El zanamivir es un antiviral inhibidor potente y eficaz de la neuraminidasa, que detiene la liberación y agregación de las partículas virales de las células, aislando el sitio activo de la proteína del virus, lo que impide su salida de la célula huésped y previniene su dispersión. Es también un inhibidor de la replicación del virus, en pruebas in vitro e in vivo.

16.2.6.2.- FARMACOCINÉTICA

Cerca de un 10 a un 20% de la dosis inhalada se absorbe y menos del 10% se une a las proteínas. Tiene una vida media en suero de 2.6 a 5 horas, logrando una concentración plasmática máxima entre una y dos horas. El resto se deposita en la orofaringe y es eliminado por el tubo digestivo. Se excreta sin cambios por la orina y en las heces.

16.2.6.3.- FARMACODINAMIA

El zanamivir es específico para los virus de la influenza A y B. En pruebas clínicas se encontró reducción de la sintomatología cuando la terapia se inicia dentro de de las primeras 48 horas. Está indicado en la profilaxis y tratamiento de la influenza A y B incluyendo a las relacionadas con el virus H1N1. No hay evidencia de resistencia viral de la droga. Se administra por inhalación en los pacientes adultos y niños mayores de siete años, con una dosis de 10 mg cada 12 horas durante 10 días, iniciando el tratamiento durante las primeras 48 horas después del inicio de los síntomas.

18.2.6.4.- EVENTOS ADVERSOS

El zanamivir es generalmente bien tolerado, sin embargo se han reportado casos de broncoespasmo y deterioro de la función pulmonar en algunos pacientes. Los eventos adversos relacionados con el tratamiento con zanamivir son las convulsiones, taquicardia, fotosensibilidad, lagrimeo, artralgias, problemas de respiración y debilidad general. Los menos comunes son la hipoacusia temporal, goteo nasal, diarrea, infecciones de garganta, cefalea, náusea, dolor y vómito. Ocasionalmente se presentan reacciones de hipersensibilidad, como edema orofaríngeo y dermatitis.

16.2.6.5.- INTERACCIONES MEDICAMENTOSAS

El zanamivir no se une a las proteínas, ni se modifica o altera en el hígado, por lo que es poco probable que ocurran interacciones medicamentosas clínicamente significativas.

16.2.7.- OSETALMIVIR

El oseltamivir es un antiviral inhibidor de la neuraminidasa de administración oral. Es un profármaco éster etílico, que requiere la hidrólisis del éster para la conversión a su forma activa, el carboxilato de oseltamivir.

16.2.7.1.- MECANISMO DE ACCIÓN

El oseltamivir es un antiviral que inhibe a las neuraminidasas, que son las encargadas de liberar y diseminar el virus de las células infectadas.

16.2.7.2.- FARMACOCINÉTICA

El oseltamivir se absorbe casi totalmente por vía oral, transformándose como oseltamivir boxilato mediante la acción de las esterasas intestinales y hepáticas. Se distribuye en los pulmones, hipófisis, nariz, oído medio y tráquea. La concentración plasmática máxima se logra entre las 2 y 3 horas después de la ingesta y es 20 veces más alta que la prodroga. El metabolito activo no se sigue transformando y se expulsa en la orina y en las heces.

16.2.7.3.- FARMACODINÁMICA

El oseltamivir es un antiviral inhibidor de la neuraminidasa de uso oral. Se emplea para el tratamiento y la prevención de la influenza, y a diferencia de la amantadina y rimantadina que solo son efectivas en contra del influenza A, el oseltamivir tiene actividad contra influenza A y B. Se indica en la profilaxis y tratamiento de la influenza no complicada, incluyendo a las relacionadas con el virus H1N1 en los pacientes adultos y en los niños mayores de 1 año de edad, iniciando el tratamiento durante las primeras 48 horas después del inicio de los síntomas. La dosis recomendada en los pacientes adultos es de 75 mg diarios por vía oral durante 10 días. En la profilaxis de la influenza, se recomienda una dosis de 75 mg diarios por vía oral durante 5 días.

16.2.7.4.- EVENTOS ADVERSOS

Los eventos adversos relacionados con el tratamiento con oseltamivir son la náusea, cefalea, bronquitis, infecciones del tracto respiratorio, insomnio, rinorrea, tos, vértigo, vómito, dolor abdominal, diarrea, dispepsia, mareo, cansancio, dolor, eccema, urticaria, edema angioneurótico, reacciones de hipersensibilidad como el síndrome de Stevens-Johnson, necrólisis epidérmica tóxica, eritema multiforme, hepatitis y aumento de las enzimas hepáticas.

16.2.7.5.- INTERACCIONES MEDICAMENTOSAS

La administración concomitante de probenecid, duplica la exposición al metabolito activo de oseltamivir.

16.2.8.- INTERFERONES

Los interferones son unas glicoproteínas que pertenecen al grupo de las citocinas que se producen naturalmente en el sistema inmune, como respuesta a los virus y células cancerosas. Reciben su nombre por su capacidad para interferir en la replicación de los virus en la célula huésped. En la mayoría de casos la producción de interferón es inducida por las citocinas IL -1, IL -2, TNF y GM-CSF, que son sintetizadas en respuesta a la aparición del virus en el cuerpo. En el ser humano hay tres tipos principales de interferones:

Primer tipo: Está compuesto por 14 diferentes isoformas del interferón alfa, e isoformas individuales beta, omega, epsilon y kappa.

Segundo tipo: Consiste en el interferón gamma.

Tercer tipo: Recientemente se descubrió el interferón lambda, con 3 isoformas diferentes.

En la naturaleza hay hongos como el *Ganoderma lucidum*, que favorecen en forma natural la producción del interferón gamma en el cuerpo humano. También se producen de manera natural y artificial en el laboratorio, mediante la clonación con tecnología de ADN recombinante.

16.2.8.1.- MECANISMO DE ACCIÓN

Los interferones se unen a los receptores de superficie en las células infectadas, donde se activan e impiden la replicación de una amplia variedad de virus ARN y ADN. Además activan a las células del sistema inmune, como los macrófagos y las células T/NK, induciendo el reconocimiento de las células cancerosas y de las infecciones, al acelerar la presentación de los antígenos a los linfocitos T, además incrementan la capacidad de las células sanas para resistir a una nueva infección viral.

16.2.8.2.- FARMACOCINÉTICA

El metabolismo y excreción de los interferones se lleva a cabo principalmente en el hígado y en los riñones. Difícilmente atraviesan la placenta y la barrera hematoencefálica. Tras la administración subcutánea del interferón alfa, se logra una biodisponibilidad del 84%. Entre las 72 y 96 horas se alcanza la concentración máxima. La eliminación es casi exclusivamente por el riñón. No se han observado variaciones, ni en la eliminación ni en la distribución, en el curso de una administración prolongada de interferón.

16.2.8.3.- FARMACODINAMIA

El interferón alfa y el interferón beta son producidos por las células T, células B, macrófagos, fibroblastos, células endoteliales y por los osteoblastos. Los interferones estimulan a los macrófagos y a las células T/NK y son activos en contra de los tumores. En los humanos sólo el interferón gamma se produce en las células T activadas y participa en la regulación de la respuesta inmune e inflamatoria.

El interferón gamma es segregado por las células Th1 y envía a los leucocitos al sitio de la infección, dando como resultado una reacción inflamatoria. También estimula a los macrófagos durante la eliminación de las bacterias que han sido fagocitadas. Este interferón es importante en la regulación de la respuesta de las células Th2. Al estar íntimamente relacionado con la respuesta inmune, su producción puede causar trastornos inmunológicos. El interferón gamma tiene efectos, generalmente débiles, antivirales y antitumorales, sin embargo potencia los efectos del interferón alfa y beta. Desafortunadamente el interferón gamma necesita ser liberado en el tumor en dosis muy pequeñas y no es muy efectivo en el tratamiento del cáncer.

El interferón omega es segregado por los leucocitos durante las infecciones virales y en los tumores. En las células infectadas el interferón omega impide la replicación viral y activa a los linfocitos T/NK, para que identifiquen a las células infectadas por los virus y después eliminarlas. El interferón actúa evitando la replicación viral en las células sanas, y por otro lado, favorece la destrucción de las células ya infectadas.

Actualmente existen varios tipos de interferón que han sido aprobados para su uso en humanos. La terapia con interferones es usada junto con la quimioterapia y radioterapia, en el tratamiento del cáncer. Cuando se utiliza de esta manera el interferón alfa y el interferón gamma se administran generalmente mediante inyecciones intramusculares.

El interferón alfa ha sido usado en el tratamiento de la hepatitis C y de la leucemia mielógena crónica. El interferón beta es utilizado en el tratamiento y control de la esclerosis múltiple. Por un mecanismo aún desconocido, el interferón beta inhibe la producción de las citocinas Th1 y la activación de los monocitos. También tiene una acción importante en el choque séptico.

16.2.8.4.- EVENTOS ADVERSOS

Algunos síntomas como el dolor muscular y la fiebre están relacionados con la producción de interferones durante una infección. La inyección de interferón en los músculos, venas o bajo la piel, comúnmente es bien tolerada, pero se puede presentar dolor, eritema e inflamación en el sitio de la inyección.

Otros eventos adversos relacionados con el tratamiento con interferones son fatiga, malestar cefalea, caída del cabello, vértigo, depresión y convulsiones. Generalmente los eventos adversos son reversibles y desaparecen a los pocos días.

REFERENCIAS BIBLIOGRÁFICAS

1. Antibiotic essentials. Cunha BA. Physicians Press 2007. Breese BB, Disney FA, Talpey WB. Penicillin in streptococcal infections; total dose and frequency of administration. Am J Dis Child.1965;110:125-30.

2. Chadha N K. Intralesional cidofovir for recurrent respiratory papillomatosis: Systematic review of efficacy and safety. J Laryngol Voice 2011;1:22-226.

3. Derkay CS, Volsky PG, Rosen CA, Pransky SM, McMurray JS, Chadha NK, Froehlich P. Current use of intralesional cidofovir for recurrent respiratory papillomatosis. Laryngoscope 2013; 123(3): 705–712.

4. Foltzer MA, Reese RE. Trimethoprim-sulfamethoxazole and other sulfonamides. Med Clin North Am. 1987;71(6):1177-1194.

5. Gilbert DN, Moellering RC, Eliopoulis GM. Sanford Guide to Antimicrobial Therapy. 35th ed. 2005. Goodman & Gilman. Las bases farmacológicas de la Terapéutica. Brunton L, Parker K. 2006. Hooper 1998;129(11):908-10.

6. Kotra LP, Haddad J, Mobashery S. Aminoglycosides: perspectives on mechanisms of action and resistance and strategies to counter resistance. Antimicrob Agents Chemother.2000; 44(12):3249-3256.

7. Leekha S, Terrell CL, Edson RS. General principles of antimicrobial therapy. Mayo Clin Proc. 2011;86(2):156-67.

8. Ludden TM. Pharmacokinetic interactions of the macrolide antibiotics. Clin Pharmacokinet. 1985;10:63-79.

9. Neu HC. Pathophysiologic basis for the use of third-generation cephalosporins. Am J Med. 1990;88 (suppl 4A):3S-11S.

10. Pegler S, Healy B. In patients allergic to penicillin, consider second and third generation cephalosporins for life threatening infections. BMJ 2007;335: 991–991.

11. Reese RE, Betts RF. A Practical Approach to Infectious Diseases. 4th ed. Boston: Little, Brown and Company; 1996:251.

12. Simon HB. Bacterial infections of the upper respiratory tract. Scientific American Medicine. 1998;7(XIX):1-5.

13. Schacht P. Safety of oral ciprofloxacin. An update based on clinical trial results. Amer J Med. 1989;87(5A):98S-102S.

14. Schnappinger D, Hillen W. Tetracyclines: antibiotic action, uptake, and resistance mechanisms. Arch Microbiol. 1996;165(6): 359-369.

15. Stork CM. Antibiotics, antifungals, and antivirals. In Nelson LH, Flomenbaum N, Goldfrank LR, Hoffman RL, Howland MD, Lewin NA. Goldfrank's toxicologic emergencies. 2006 New York: McGraw-Hill.

16. Wise R. The pharmacokinetics of the oral cephalosporins—a review. J Antimicro Chemother.1990; 26(suppl E):13-20.

17. Zuckerman J.M. The newer macrolides. Azitromycin and Clarithromycin. Infect Dis 2000;14(2):449-462.

17.- ANTIHISTAMÍNICOS

Los antihistamínicos son unos fármacos antagonistas, competitivos y reversibles de la histamina en los receptores H1 de la pared celular, que no previenen la liberación de la histamina, ni se unen a la histamina previamente liberada. El bloqueo de los receptores H1, resulta en la disminución de la permeabilidad vascular, reducción del prurito y en la relajación del músculo liso del tracto respiratorio y gastrointestinal. La histamina es una amina primaria endógena derivada de la histidina, que participa en la respuesta alérgica inmediata y regula la secreción ácida del estómago. La histamina se almacena en forma inactiva, dentro de los gránulos basófilos de los mastocitos tisulares y de los leucocitos circulantes. En la nariz la histamina estimula las terminaciones nerviosas causando prurito y estornudos, aumenta la permeabilidad vascular, causando edema, obstrucción y la estimulación de las glándulas mucosas causa rinorrea. En la piel la histamina estimula la vasodilatación e incrementa la permeabilidad vascular, ocasionando eritema y edema, además estimula las terminaciones nerviosas causando prurito.

En la inflamación alérgica crónica la histamina afecta a las células inflamatorias y activa a los mastocitos, basófilos, eosinófilos y favorece la liberación de los mediadores pro-inflamatorios, como los leucotrienos y las citoquinas.

17.1.- CLASIFICACIÓN DE LOS ANTIHISTAMÍNICOS

La clasificación tradicional de los antihistamínicos, según su estructura química, se divide en 6 grupos:

1. *Alquilaminas*: Bromfeniramina y la clorfeniramina. Causan somnolencia en algunos pacientes y en otros sedación. En los niños puede causar un efecto paradójico exitatorio, por la estimulación del sistema nervioso central.

2. *Etanolaminas*: Clemastina, dimenhidrinato, difenhidramina y doxilamina. Muestran una gran actividad antimuscarínica y tienden a causar sedación.

3. *Etilendiaminas*: Pirilamina y tripelenamina. Causan sedación moderada y se asocian a efectos gastrointestinales y sensibilización de la piel.

4. *Fenotiazinas*: Prometazina y trimeprazina. Presentan un efecto anticolinérgico y sedante importante y efectos antimuscarínicos y antieméticos moderados.

5. *Piperidinas*: Ciprohepatadina, terfenadina, astemizol, fexofenadina, loratadina y desloratadina. No muestran efectos anticolinérgicos importantes, no penetran en el sistema nervioso central en forma importante, y con las dosis recomendadas, la sedación es leve o inexistente.

6. *Piperazinas*: Cetirizina, ciclicina, hidroxicina, levocetiricina y meclizina. Las piperazinas causan sedación y muestran un efecto antiemético moderado.

Actualmente se prefiere clasificarlos como:

1. *Antihistamínicos de primera generación o antihistamínicos sedantes.*
2. *Antihistamínicos de segunda generación o antihistamínicos no sedantes.*

La clasificación se basa en las propiedades farmacológicas, no relacionadas con el bloqueo de los receptores H1, como son la presencia o ausencia de efectos sedantes, anticolinérgicos o antimuscarínicos y por su capacidad para atravesar la barrera hematoencefálica, o para inhibir la degranulación de los mastocitos.

Los antihistamínicos de primera generación son estructuralmente similares a la histamina. Se caracterizan por ser lipofílicos y cruzan fácilmente la barrera hematoencefálica, causando sedación y alteración de la función cognocitiva. Además existe una relación entre el efecto depresor del sistema nervioso central y el componente del bloqueo colinérgico, que la mayoría de estos fármacos presentan. Las acciones antieméticas y anticinetósicas de muchos de ellos, como la fenotiazina, difenhidramina, dimenhidrinato y meclizina, se deben en gran parte a sus propiedades sedantes y anticolinérgicas.

Los antihistamínicos de 1ª generación son la bromfeniramina, clorfeniramina, clemastina, ciclizina, ciproheptadina, difenhidramina, dimenhdrinato, cinarizina, flunarizina, doxylamina, hidroxcina, meclizina, feniltoloxamina, prometazina y triprolidina.

Los anthistamínicos de 2ª generación son moléculas lipofóbicas que bloquean a los receptores H1. Son moléculas de alto peso molecular que no cruzan con facilidad la barrera hematoencefálica y modifican los efectos de los leucotrienos. En este grupo están la cetiricina, ebastina, azelastina, levocabastina, terfenadina, aztemizol y loratadina y se incluyen los nuevos antihistamínicos que son los metabolitos activos y enantiómeros de los antihistamínicos de segunda generación, como la levocetirizina, fexofenadina, desloratadina y el norastemizol, que son los metabolitos de la cetirizina, terfenadina, loratadina y astemizol.

17.2.- MECANISMO DE ACCIÓN

Todos los antihistamínicos actúan bloqueando, competitiva y reversiblemente, a los receptores H1 presentes en las células efectoras, pero no inhiben o disminuyen la liberación de la histamina. Hay cuatro tipos distintos de receptores de la histamina: los receptores H1 se localizan en el músculo liso de los bronquios, tracto gastrointestinal, útero, grandes vasos y en el sistema nervioso central. Los receptores H2 se localizan en la mucosa gástrica, útero y en el cerebro, y los receptores H3 se localizan en el cerebro y en el músculo liso de los bronquios. El receptor H1 se asocia con algunas acciones de la inflamación alérgica, como la rinorrea, contracción del músculo liso y el prurito. Los antihistaminicos inhiben de forma competitiva las acciones derivadas de la interacción de la histamina con el receptor H1 y disminuyen la vasodilatación, los estornudos y el prurito, sin afectar a los efectos mediados por los receptores H2 o H3. Los antihistamínicos de segunda generación, además inhiben la liberación de los mediadores químicos de las células plasmáticas y de los basófilos.

17.3.- FARMACOCINÉTICA

Casi todos los antihistamínicos antagonistas de los receptores H1 se absorben bien por la vía oral y se distribuyen ampliamente en todo el cuerpo, con lo que se logran concentraciones plasmáticas máximas durante las primeras dos horas. Los antihistamínicos de primera generación y varios de segunda generación, son metabolizados en mayor o menor grado, en el sistema del citocromo P-450 en el hígado, lo que se relaciona con el desarrollo de interacciones medicamentosas y de toxicidad. No se metabolizan en el hígado la acrivastina, cetirizina, levocabastina, levocetirizina, desloratadina y fexofenadina. La cetirizina y la levocetirizina se eliminan por la orina, la fexofenadina se elimina en las heces.

17.4.- FARMACODINAMIA

Los antihistamínicos de 1ª generación actúan en los receptores H1 periféricos y centrales. Ejercen un efecto competitivo e inhibidor en los receptores muscarínicos y muestran efectos anticolinérgicos, como la disminución de la secreción nasal, pero causan resequedad de la cavidad oral, retención urinaria, visión borrosa y taquicardia sinusal. Por estas razones no se recomienda el uso de los atihistamínicos de 1ª generación en el tratamiento de la rinitis alérgica. Los antihistamínicos de 2ª generación muestran una afinidad selectiva muy alta para los receptores H1 periféricos, y una afinidad muy baja para los receptores colinérgicos muscarínicos y α-adrenérgicos. No se han reportado efectos antimuscarínicos con los antihistamínicos de segunda generación. Debido a su alta especificidad hacia los receptores H1 periféricos, se evitan los efectos adversos potenciales en el sistema nervioso central.

Los antihistamínicos orales son considerados como medicamentos de primera línea en el tratamiento inicial de la rinitis alérgica, sin embargo no son buenos descongestionantes. Los antihistamínicos mejoran el prurito, estornudos y la rinorrea, pero la congestión nasal no mejora, particularmente en la fase tardía de la enfermedad. En los pacientes con rinoconjuntivitis alérgica, los antihistamínicos mejoran la conjuntivitis y los síntomas nasales. Los antihistamínicos de 1a generación se utilizan en el tratamiento de los síntomas del catarro común, rinitis alérgica, cinetosis, náusea, vértigo, tos, urticaria, prurito y anafilaxia. Los antihistamínicos de 2ª generación se utilizan en el tratamiento de la rinitis alérgica, dermatitis atópica y urticaria crónica. En los pacientes con dermatitis atópica y urticaria crónica, los antihistamínicos mejoran la comezón y reducen el tamaño y duración de las lesiones cutáneas. En la cinetosis y en el vértigo periférico, algunos antihistamínicos de 1ª generación, como la difenhidramina, prometazina y la meclizina, mejoran el vértigo, náusea y vómito, asociados con estas patologías. En el tratamiento del catarro común, el efecto anticolinérgico de los antihistamínicos de 1ª generación, reduce la rinorrea y los estornudos, pero tienden a inspisar las secreciones mucosas.

17.4.1.- CLORFENIRAMINA

La clorfeniramina es un antihistamínico de 1ª generación del grupo de las alquilaminas, que además de bloquear los receptores H1, muestra efectos antimuscarínicos y cruza la barrera hematoencefálica. Se indica en el tratamiento de las manifestaciones alérgicas como la urticaria aguda y crónica, edema angioneurótico, rinitis alérgica estacional, alergia alimentaria, dermatitis o eccema atópico, dermatitis por contacto, reacciones alérgicas producidas por drogas como la penicilina y en la prevención de reacciones transfusionales de origen alérgico y además, se utiliza en varios compuestos anticatarrales, generalmente en conjunción con descongestionantes, expectorantes y analgésicos.

A dosis terapéuticas causa somnolencia, disminución de reflejos y cambios electroencefalográficos. La dosis oral recomendada en adultos y adolescentes, es de 4 mg cada 4 a 6 horas, con un máximo de 24 mg por día. En los niños de 6 a 12 años, la dosis oral recomendada es de 2 mg cada 4 a 6 horas, con un máximo de 12 mg por día.

17.4.2.- DIFENHIDRAMINA

La difenhidramina es un antihistamínico sedante con efectos anticolinérgicos y antimuscarínicos. Se utiliza en el tratamiento de la rinitis alérgica, conjuntivitis, urticaria, dermatitis atópica y como antitusivo de acción central. La dosis oral en adultos y niños mayores de 12 años es de 25 a 50 mg cada 6 horas en los niños menores de doce años de edad, la dosis oral es de 12.5 a 25 mg cada seis horas, con un máximo de150 mg por día.

17.4.3.- DIMENHIDRINATO

El dimenhidrinato es un fármaco antihistamínico de primera generación, anticolinérgico, antivertiginoso y antiemético. Se utiliza en el tratamiento de la hiperemesis gravídica, náusea, vómito, vértigo y en la cinetosis. Es activo por vía oral y parenteral. La dosis por vía oral en los pacientes adultos es de 50 a 100 mg cada 4 a 6 horas, sin exceder los 400 mg por día. En los niños de 6 a 12 años es de 25 a 50 mg cada 6 a 8 horas, sin exceder los 150 mg por día. En los niños menores de 2 a 5 años, la dosis es de 10 a 25 mg cada 6 a 8 horas, sin exceder los 75 mg por día. La dosis parenteral en adultos es de 50 mg por vía intramuscular o intravenosa cada 4 horas, sin exceder los 300 mg por día, y en los niños de 2 a 12 años de edad, es de 1.25 mg por kilo de peso o 37.5 miligramos por metro^2 cada 6 horas, sin exceder los 300 mg por día.

17.4.4.- HIDROXICINA

La hidroxicina es un fármaco del grupo de las difenilpiperazinas, empleado como antihistamínico, antiemético y ansiolítico. Se indica en la profilaxis y tratamiento de la rinitis alérgica, conjuntivitis alérgica, urticaria, angioedema, alérgicas cutáneas y en el alivio sintomático de la ansiedad. Se concentra en la piel rápidamente y es considerado como un antihistamínico eficaz en el manejo del prurito. La dosis por vía oral en adultos es de 50 a 100 mg por día. En los niños de 30 meses a 15 años, la dosis oral es de 1 mg por kilo de peso, por día. En el tratamiento de la ansiedad, la dosis es de 100 a 300 mg por día.

17.4.5.- CINARIZINA Y FLUNARIZINA

La cinarizina y la flunarizina son unos antihistamínicos de 1ª generación del grupo de las piperazinas. Muestran un efecto antihistamínico y también actúan como bloqueadores de los canales del calcio. La cinarizina es un vasodilatador periférico que se emplea en el tratamiento de los síntomas de las alteraciones laberínticas como el vértigo, mareo, náusea, vómito y en la profilaxis de la cinetosis y en los trastornos de origen cerebrovascular como la jaqueca vascular, pérdida de memoria y en la disminución de la capacidad cognocitiva. La flunarazina se emplea principalmente para el tratamiento del vértigo periférico, en la prevención de las crisis de migraña y en los trastornos vasculares cerebrales y periféricos. La dosis de cinarizina es de 75 mg cada 12 horas. La dosis de flunarizina es de 5 mg cada 24 horas.

17.4.6.- AZELASTINA

La azelastina es un antihistamínico de 2ª generación para uso tópico intranasal, sin olor y con un sabor amargo. Está disponible como un atomizador nasal en soluciones de 0.1% y 0.15%. La dosis en adultos y niños es 1 o 2 aplicaciones en cada fosa nasal cada 12 horas. La azelastina está indicada en el tratamiento de la rinitis alérgica y en la rinitis vasomotora. En algunos pacientes causa disgeusia o alteraciones en la percepción del sabor.

17.4.7.- LEVOCABASTINA

La levocabastina es un antihistamínico de segunda generación de uso tópico intranasal y oftálmico. Se recomienda en el tratamiento de la rinoconjuntivitis alérgica, mediante la aplicación de gotas oftálmicas y nasales. La dosis oftálmica es la aplicación de una gota de una suspensión al 0,05% en el ojo afectado, hasta 4 veces por día. La presentación nasal es una microsuspensión con 50 mg de levocabastina y la dosis recomendada es de 2 aplicaciones en cada fosa nasal cada 12 horas.

17.4.8.- CETIRIZINA

La cetirizina es un antihistamínico selectivo de 2ª generación antagonista H1, con efectos anticolinérgicos y antiserotonínicos. Al igual que la hidroxicina, se concentra en la piel y se considera como un antihistamínico eficaz en el tratamiento de la urticaria aguda, urticaria crónica, dermatitis de contacto, dermatitis atópica y en la rinitis alérgica estacional y perene. La dosis recomendada en adultos y niños mayores de 6 años es de 10 mg cada 24 horas; y en los niños de 2 a 6 años, la dosis recomendada de es 5 mg cada 24 horas.

17.4.9.- EBASTINA

La ebastina es un antagonista H1 de 2ª generación, que actúa a través de su metabolito carboxilado carebastina como un profármaco. Se indica en la rinitis alérgica y en la urticaria idiopática crónica. Está disponible en tabletas de 10 y 20 mg y en jarabe pediátrico. La dosis diaria recomendada, en adultos y niños mayores de 12 años, es de 10 a 20 mg, dependiendo de la gravedad de la afección.

17.4.10.- LORATADINA

La loratadina es un antihistamínico tricíclico de 2ª generación. Es un profármaco que se metaboliza en el hígado y su metabolito activo es la desloratadina que muestra un efecto de larga duración y con una acción selectiva y periférica antagonista H1. La vida media de la loratadina es aproximadamente de 8 horas y la de su metabolito alcanza las 28 horas. Se recomienda en el tratamiento de la rinitis alérgica, rinoconjuntivitis y en la urticaria idiopática crónica. La dosis oral recomendada en los adultos y adolescentes es de 10 mg cada 24 horas y en los niños de 2s a 5 años de edad, es de 5 mg cada 24 horas y en los niños de 1 a 2 años de edad es de 2.5 mg una vez al día.

17.4.11.- FEXOFENADINA

El clorhidrato de fexofenadina es un antihistamínico no sedante de 2ª generación con actividad antagonista selectiva sobre los receptores H1 periféricos. Es el metabolito ácido de la terfenadina con las propiedades antihistamínicas, anticolinérgicas y no sedantes de la terfenadina. Se indica en el tratamiento de la rinitis alérgica estacional y perene, rinoconjuntivitis y en la urticaria idiopática crónica. La dosis oral en los adultos y niños mayores de 12 años de edad es de 120 a180 mg cada 24 horas. En los niños de 2 a 11 años de edad, la dosis recomendada en el tratamiento de la rinitis alérgica es de 30 mg cada 12 horas. En el tratamiento de la urticaria idiopática crónica en los niños de 6 meses a 11 años de edad, la dosis recomendada es de 30 mg cada 12 horas y de 15 mg cada 12 horas en los pacientes de 6 meses a menos de 2 años de edad. La dosis por vía oral en los adultos y adolescentes mayores de 12 años es de 5 mg cada 24 horas. En el tratamiento de la urticaria idiopática, la dosis es de 5 a 30 mg cada 24 horas.

En el tratamiento de la rinitis alérgica en los niños de 6 a 11 años, la dosis es de 2.5 mg cada 24 horas, y en los niños de 6 meses a 11 meses, la dosis es de 1.0 mg cada 24 horas.

17.4.13.- RUPATADINA

La rupatadina es un fármaco de 2ª generación de acción prolongada, que tiene una intensa actividad antagonista frente a los receptores de histamina H1 y de los receptores del factor activador plaquetario. Posee propiedades antialérgicas como la inhibición de la degranulación de los mastocitos, inducida por estímulos inmunológicos y no inmunológicos, la inhibición de la liberación de citocinas, en particular de TNF en los mastocitos y monocitos humanos. Los efectos adversos más comunes son la somnolencia, cefalea y la fatiga. La rupatadina está indicada para el tratamiento de la rinitis alérgica y de la urticaria crónica en adultos y niños mayores de 12 años. La dosis oral recomendada diaria 10 mg administrados cada 24 horas.

17.4.14.- BILASTINA

La bilastina es un antihistamínico de 2ª generación antagonista de la histamina, no sedante y de acción prolongada. Es un antagonista selectivo de los receptores H1 periféricos, sin efectos muscarínicos. Está indicada en el tratamiento de la rinoconjuntivitis alérgica y de la urticaria. La bilastina es bien tolerada, no se metaboliza en el sistema del citocromo 450 y muestra un perfil de seguridad similar al de otros antihistamínicos de segunda generación. Los efectos adversos más frecuentes son la cefalea, somnolencia y la fatiga. La bilastina se debe administrar una hora antes, o 2 horas después de la ingesta de alimentos o jugos de frutas, ya que éstos reducen significativamente su biodisponibilidad. La dosis recomendada en los pacientes adultos y adolescentes, mayores de 12 años de edad, es de 20 mg diarios.

17.5.- REACCIONES MEDICAMENTOSAS

Los antihistamínicos de 1ª generación tienen una actividad anticolinérgica que puede ser potenciada por otros fármacos con efectos antimuscarínicos. El uso de los inhibidores de la monoaminooxidasa está contraindicado conjuntamente con los antagonistas H1. Otros fármacos con actividad anticolinérgica significativa son los antidepresivos tricíclicos, las fenotiazinas y la benzotropina.

Todos ellos pueden potenciar la actividad anticolinérgica de los antihistamínicos de 1ª generación, además se puede ocasionar una depresión severa del sistema nervioso central si se combina con otros fármacos como los barbitúricos, ansiolíticos, sedantes, hipnóticos, opiáceos, nalbufina, pentazocina y otros antihistamínicos H1. La ingestión de bebidas alcohólicas durante el tratamiento con antihistamínicos de 1a generación está contraindicada, ya que el alcohol puede potenciar sus efectos sedan-tes ocasionando una somnolencia importante. En los pacientes tratados con terfenadina o astemizol, y con la administración simultánea de macrólidos, antidepresivos, jugo de toronja y otras sustancias que también se metabolizan en el sistema del citocromo P450, se relaciona con la prolongación del intervalo QT del electrocardiograma, arritmias ventriculares, *torsades de pointes*, paro cardíaco y muerte.

17.6.- EVENTOS ADVERSOS

Los eventos adversos relacionados con los antihistamínicos de 1ª generación, generalmente son leves y disminuyen con la suspensión del tratamiento. Los más frecuentes son la sedación, alteración de la función motora, mareo, boca seca, visión borrosa, retención urinaria, empeoramiento del glaucoma de ángulo cerrado y constipación.

Los antihistamínicos de 2ª generación cetirizina y terfenadina, cuando se utilizan por periodos prolongados, se han relacionado con daño hepático, que generalmente es leve y autolimitado. La aplicación intranasal de azelastina se relaciona con alteraciones del sabor.

REFERENCIAS BIBLIOGRÁFICAS

1. Berger WE, Fineman SM, Lieberman P, Miles RM, and the Rhinitis Study Groups. Double-blind trials of azelastine nasal spray monotherapy versus combination therapy with loratadine tablets and beclomethasone nasal spray in patients with seasonal allergic rhinitis. Ann Allergy Asthma Immunol 1999;82(6):535-541.

2. Bronsky E.A., Falliers C.J., Kaiser H.B., Ahlbrandt R., Mason J.M.: Effectiveness and safety of fexofenadine, a new nonsedating H1-receptor antagonist, in the treatment of fall allergies. Allergy Asthma Proc 1998;19:135-141.

3. Ciprandi G., Buscaglia S., Pesce G.P., Marchesi E., Canonica G.W.: Protective effect of loratadine on specific conjunctival provocation test. Int Arch Allergy Appl Immunol 1991;96:344-347.

4. Day JH, Briscoe M, Widlitz MD. Cetirizine, loratadine, or placebo in subjects with seasonal allergicrhinitis: effects after controlled ragweed pollen challenge in an environmental exposure unit. J Allergy Clin Immunol 1998;101(5):638-645.

5. Druce HM, Thoden WR, Mure P, Furey SA, Lockhart EA, Xie T, et al. Brom-pheniramine, loratadine, and placebo in allergic rhinitis: a placebo-controlled comparative clinical trial. JClin Pharmacol 1998;38(4):382-389.

6. Eccles R, Jawad MS, Jawad SS, Angello JT, Druce HM. Efficacy and safety of single and multiple doses of pseudoephedrine in the treatment of nasal congestion associated with common cold. Am J Rhinol. 2005;19:25-31.

7. Geha RS, Meltzer EO. Desloratadine: a new, nonsedating, oral antihistamine. J Allergy Clin Immunol 2001:107:751-762.

8. Horak F, Stubner P, Zieglmayer R, Kavina A, De Vos C, Burtin B, et al. Controlled comparison of the efficacy and safety of cetirizine 10 mg o.d. and fexofenadine 120 mg o.d. in reducing symptoms of seasonal allergic rhinitis. Int Arch Allergy Immunol 2001;125(1):73-79.

9. Howarth PH, Stern MA, Roi L, Reynolds R, Bousquet J. Double-blind, placebo-controlled study comparing the efficacy and safety of fexofenadine hydrochloride (120 and 180 mg once daily) and cetirizine in seasonal allergic rhinitis. J Allergy Clin Immunol 1999;104(5):927-933.

10. Kallen BA, Olausson PO. Use of oral decongestants during pregnancy and delivery outcome. Am J Obstet Gynecol. 2006;194:480-5.

11. Lee J, Cummins G, Okamoto L. A descriptive analysis of the use and cost of new-generation antihistamines in the treatment of allergic rhinitis: a retrospective database analysis. Am J Manag Care 2001;7(4 Suppl):S103-112.

12. McClellan K, Jarvis B. Desloratadine. Drugs 2001;61(6):789-796.

13. Meltzer EO, Weiler JM, Widlitz MD. Comparative outdoor study of the efficacy, onset and duration of action, and safety of cetirizine, loratadine, and placebo for seasonal allergic rhinitis. J Allergy Clin Immunol 1996;97(2):617-626.

14. Slater JW, Zechnich AD, Haxby DG. Second generation antihistamines. Acomparative review. Drugs 1999;57(1):31-47.

15. Prenner BM, Capano D, Harris AG. Efficacy and tolerability of loratadine versus fexofenadine in the treatment of seasonal allergic rhinitis: a double-blind compa-rison with crossover treatment of nonresponders. Clin Ther 2000;22(6):760-769.

16. Reinecke S, Tschaikin M. Investigation of the effect of oxymetazoline on the duration rhinitis.

17. Sinclair A, Jessen LM. Sedation and Impairment: Antihistamines. U.S. Pharmacist 2002:93-102.

18. Van Cauwenberge P, Juniper Ef. Comparison of the efficacy, safety and quality of life provided by fexofenadine hydrochloride 120 mg, loratadine 10 mg and placebo administered once daily for the treatment of seasonal allergic rhinitis. Clin Exp Allergy 2000;30(6):891-899.

19. Weiler JM, Bloomfield JR, Woodworth GG, et al. Effects of fexofenadine, diphenhydramine, and alcohol performance: a randomized, placebo-conrolled trial in the Iowa Driving Simulator. Ann Intern Med 2000;132(5):354-363.

18.- ANTICOLINÉRGICOS

El bromuro de ipratropium es un medicamento antimuscarínico que ejerce efectos similares a los de la atropina. Se emplea en el tratamiento de las enfermedades respiratorias obstructivas y en el tratamiento de las rinitis. Es la única droga anticolinérgica de uso intranasal disponible.

18.1.- MECANISMO DE ACCIÓN

El bromuro de ipratropio antagoniza los efectos de la acetilcolina, al bloquear los receptores muscarínicos colinérgicos, lo que reduce la síntesis de la guanosina monofosfato cíclica (cGMP), sustancia que reduce la contractilidad de los músculos lisos bronquiales. La administración intranasal del bromuro de ipratropio, produce efectos parasimpáticos locales, que disminuyen la hipersecreción de las glándulas seromucosas de la nariz.

18.2.- FARMACOCINÉTICA

El bromuro de ipratropio se administra por inhalación o aplicación intranasal. Después de la inhalación la mayor parte de la dosis es ingerida y una cantidad muy pequeña se absorbe en los pulmones y en el tracto digestivo. Penetra muy poco en el sistema nervioso central y se metaboliza por hidrólisis del grupo ésteres, originando metabolitos inactivos.

Aproximadamente el 50% del fármaco que se absorbe se elimina en la orina sin alteración y el resto se elimina en las heces. La vida media de eliminación es de dos horas. En la aplicación intranasal se absorbe alrededor del 20%. El metabolismo y eliminación son idénticos a los que se observan tras la inhalación oral.

18.3.- FARMACODINAMIA

Los efectos broncodilatadores del bromuro de ipratropio aparecen a los quince a treinta minutos después de su inhalación y permanecen entre 4 y 5 horas. Es ideal en los pacientes cuyo único síntoma es la rinorrea. Alivia la rinorrea asociada al resfriado común, rinitis alérgica y en las rinitis no alérgicas. El bromuro de ipratropio no posee efectos antiinflamatorios. En los pacientes con rinorrea severa se utiliza en combinación con un antihistamínico, descongestionante o con un corticoesteroide intranasal, debido a que el bromuro de ipratropio no mejora la obstrucción nasal, el prurito y los estornudos. En varios estudios clínicos el bromuro de ipratropio redujo la duración y la severidad de la rinorrea en el 3 y 29% respectivamente, comparado con placebo.

El bromuro de ipratropio se comercializa en una concentración del 0.03 para el tratamiento de la rinitis alérgica, rinitis vasomotora y de la rinitis gustatoria. La concentración del 0.06% se utiliza en el tratamiento del catarro común.

En el tratamiento adyuvante del asma en combinación con otros broncodilatadores, la dosis en aerosol en adultos y niños es de 36 mg cada 6 horas. La dosis en los niños de 3 a 14 años de edad es de 18.36 mg cada 6 o cada 8 horas. La dosis en nebulizaciones en adultos y niños mayores de 14 años, es de 500 mg cada 6 a 8 horas. En los niños menores de 14 años, la dosis es de 125 a 250 mg cada 6 a 8 horas, y en los recién nacidos, la dosis es de 25 mg por kilo de peso, por día cada 8 horas.

En el tratamiento sintomático de la rinorrea asociada al catarro común, la dosis intranasal del bromuro de ipratropio al 0.06, en adultos y adolescentes mayores de 12 años, es de 42 mg en cada fosa nasal, cada 6 a 8 horas, con una dosis total de 504 a 672 mg.

En los niños de 5 a 11 años de edad, la dosis intranasal es de 42 mg en cada fosa nasal cada 8 horas, con una dosis máxima de 504 mg por día.

En la rinorrea asociada a las rinitis alérgicas y a las rinitis no alérgicas, la dosis intranasal del bromuro de ipratropio al 0.03%, en adultos y niños mayores de 6 años de edad, es de 21 mg en cada fosa nasal, cada 8 a 12 horas con una dosis máxima de 168 a 252 mg.

18.4.- REACCIONES MEDICAMENTOSAS

La solución de bromuro de ipratropio forma un precipitado con el cromoglicato disódico, si ambos fármacos se mezclan en el nebulizador. Aunque la absorción del bromuro de ipratropio después de su inhalación es mínima, pueden darse efectos anticolinérgicos aditivos en los pacientes tratados con otros antimuscarínicos. Los medicamentos β-adrenérgicos y los preparados a base de xantina, pueden potenciar el efecto broncodilatador del bromuro de ipratropio.

18.5.- EVENTOS ADVERSOS

Menos del 10% de los pacientes tratados con bromuro de ipratropio, presentan irritación nasal, epistaxis, resequedad nasal, faringitis y nausea.

REFERENCIAS BIBLIOGRÁFICAS

1. Baigelman W, Chodosh S (March). "Bronchodilator action of the anticholinergic drug, ipratropium bromide (Sch 1000), as an aerosol in chronic bronchitis and asthma". Chest 1977;71(3):324.328.
2. Ipratropium Oral InhalationPubMed Health Retrieved, 2012.
3. Atrovent Nasal SprayDrugs.com Retrieved, 2012.
4. IpratropiumDrugs.com
5. Knott L. "Antimuscarinic Bronchodilators". PatientUK. EMIS. Retrieved 2008.

19.- DESCONGESTIVOS

La congestión nasal es el resultado de la vasodilatación de la red vascular de los cornetes y de la mucosa nasal, que se manifiesta con obstrucción nasal. En la mucosa nasal los vasos sanguíneos están en contacto con las fibras nerviosas simpáticas que regulan la descongestión y la vasoconstricción venosa. Esta función está regulada por un mecanismo de tipo adrenérgico, mediado por los receptores alfa. Hay tres tipos de receptores alfa localizados en las membranas de las células musculares lisas, que rodean a los vasos sinusoides:

1. *Receptores postsinápticos α1:* Son sensibles a la liberación de noradrenalina por las fibras nerviosas simpáticas.
2. *Receptores presinápticos α2:* Son los responsables de la retroalimentación inhibitoria de la liberación de *noradrenalina.*
3. *Receptores postsinápticos α2:* Son sensibles a la adrenalina producida por la médula adrenal de las cápsulas suprarrenales.

La activación de los receptores α1 y α2 provoca vasoconstricción y reduce el volumen de sangre en los cornetes y en la mucosa nasal, lo que disminuye la congestión nasal y mejora el flujo de aire. De los dos tipos de receptores, los α2 son los principales desencadenantes desencadenantes del proceso vasoconstrictor.

Los medicamentos descongestionantes se administran por via oral o intranasal.

19.1.- DESCONGESTIVOS INTRANASALES

Los descongestivos nasales son unos medicamentos agonistas α-adrenérgicos y simpáticomiméticos que pertenecen a la familia de la fenetilamina y anfetaminas.

Actúan estimulando a los receptores α-adrenérgicos del músculo liso de la pared vascular. Hay dos tipos de descongestionantes tópicos: las aminas y los imidazoles.

1. *Las aminas simpaticomiméticas:* Como la fenilefrina, que es selectivamente un agonista α1-adrenérgico.

2. *Los imidazoles*: Como la oximetazolina, que es un agonista α2-adrenérgico.

El tejido venoso es sensible a ambos fármacos, pero los vasos de resistencia son predominantemente α2-adrenérgicos sensibles. La activación tanto de los receptores α1 como de los α2, produce vasoconstricción y reduce el volumen de sangre en los cornetes y en la mucosa nasal, lo que disminuye la congestión nasal y mejora flujo del aire. De los 2 tipos de receptores, los α2 son los principales agonistas descongestivos.

Los descongestivos tópicos están contraindicados en los niños menores de dos años y en los adultos en tratamiento con un inhibidor de la monoamino oxidasa, ya que se puede desencadenar una crisis hipertensiva.

19.1.2.- FARMACOCINÉTICA

Los medicamentos descongestivos tópicos se absorben en la mucosa nasal y pueden causar efectos adversos en caso de ingesta, utilización prolongada o con dosis elevadas. Aunque existe poca información disponible concerniente a la distribución, metabolismo y excreción de la oximetazolina, la droga penetra en la mucosa rápidamente cuando es administrada por vía intranasal. La xilometazolina y nafazolina se comportan en forma similar a la oximetazolina. El 30% del medicamento absorbido es excretado sin cambios en la orina y el 10% en las heces. La vida media de eliminación es de 5 a 8 horas.

19.1.3.- FARMACODINAMIA

Tras la administración intranasal de los descongestivos, los efectos vasoconstrictores aparecen en pocos minutos y pueden prolongarse durante varias horas. Los descongestionantes simpaticomiméticos tópicos nasales causan vasoconstricción de la mucosa nasal al bloquear los receptores que causan la vasodilatación de los esfínteres precapilares subepiteliales, arteriolas y senos venosos posterior a una vasoconstricción prolongada, se presenta una vasodilatación e hiperemia secundarias, atribuidas a la fatiga por hipoxia de los mecanismos vasoconstrictores. Su aplicación es eficaz para reducir a corto plazo la congestión, pero no disminuyen los estornudos, rinorrea y el prurito nasal y ocular. Las 2 familias de fármacos, cuando se aplican durante más de 5 a 10 días, causan la hiposensibilización a los vasoconstrictores exógenos y de la noradrenalina de las terminaciones simpáticas intranasales, lo que disminuye el efecto vasoconstrictor en los cornetes e inducen una vasodilatación secundaria, como fenómeno de rebote, con la subsecuente pérdida de efectividad del fármaco, fenómeno conocido como taquifilaxia.

19.1.3.1.- OXIMETAZOLINA

La oximetazolina es un fármaco simpaticomimético agonista selectivo de los receptores α1- y parcialmente de los receptores α2-adrenérgicos. Debido a que en los vasos de la mucosa nasal abundan los receptores α1, la oximetazolina causa vasoconstricción y también actúa en los receptores α2 postsinápticos endoteliales, lo que provoca vasoconstricción. Los efectos descongestionantes de la oximetazolina se presentan entre 5 a 10 minutos después de la aplicación intranasal y su actividad vasoconstrictora puede prolongarse hasta 12 horas. La dosis recomendada de oximetazolina al 0,05% en adultos y niños mayores de 6 años, es de 2 a 3 gotas o 2 a 3 nebulizaciones en cada fosa nasal, cada 12 horas. La dosis de oximetazolina al 0,025%, en niños de 2 a 6 años, es de 2 a 3 gotas o 2 a 3 nebulizaciones en cada fosa nasal, cada 12 horas.

19.1.3.2.- XILOMETAZOLINA

La xilometazolina es un agente simpaticomimético derivado imidazólico de la clonidina que actúa en los receptores α-2 postsinápticos, aunque no se pueden descartar ciertos efectos α-1. Aplicado en la mucosa nasal, la xilometazolina no altera la función mucociliar, induce vasoconstricción y descongestiona la mucosa de la nariz y de las regiones circundantes de la faringe. La oximetazolina es bien tolerada, incluso en los pacientes con una mucosa sensible. La dosis recomendada en adultos y niños mayores de seis años de edad, es una nebulización o 2 a 3 gotas en las fosas nasales cada ocho horas. La dosis en los niños de 6 años o mayores, es una nebulización o una gota en cada fosa nasal, cada 8 horas.

19.1.3.3.- NAFAZOLINA

La nafazolina es un fármaco simpaticomimético α-adrenérgico del grupo de los imidazoles. Después de su aplicación ejerce un efecto vasoconstrictor prolongado y se utiliza como vasoconstrictor oftálmico y nasal. El inicio de acción es de 5 a 10 minutos y su duración es de 2 a 6 horas. Esta droga puede absorberse sistémicamente, sin embargo, su mecanismo de absorción y excreción no se ha definido. La dosis de nafazolina intranasal en adultos y niños mayores de 12 años, es una atomización en cada fosa nasal cada 6 horas.

19.1.4.- REACCIONES MEDICAMENTOSAS

No se han reportado

19.1.5.-EVENTOS ADVERSOS

Los eventos adversos más frecuentes después de la aplicación intranasal, son el ardor, resequedad de la mucosa nasal, sensación de quemadura, ulceración de la mucosa, estornudos, hiposmia, cefalea y mareos. Con el uso prolongado se producen cambios en el epitelio nasal, por alteraciones circulatorias y metabólicas, con disfunción ciliar y glandular.

19.2- DESCONGESTIVOS SISTÉMICOS

Los descongestivos sistémicos, a diferencia de los intranasales, muestran una acción descongestiva más duradera y no causan congestión de rebote al suspender el tratamiento. Sin embargo el efecto descongestivo es más lento y ocasiona una vasoconstricción periférica generalizada, que puede provocar hipertensión arterial. Se deben usar bajo control médico en los pacientes con hipertensión, cardiopatía isquémica, hipertiroidismo, diabéticos, hipertrofia prostática, glaucoma de ángulo cerrado, embarazadas y durante la lactancia materna. La seudoefedrina, fenilpropanolamina y la fenilefrina son los medicamentos utilizados, solos o combinados con antihistamínicos, en el tratamiento de la rinitis alérgica, catarro común y en las rinitis no alérgicas. Desafortunadamente el uso de la seudoefedrina está restringido, controlado o se retiró del mercado en algunos países. La fenilpropanolamina se retiró del mercado y la fenilefrina es el único medicamento disponible en algunos países.

19.2.1.- MECANISMO DE ACCIÓN

El efecto vasoconstrictor de los medicamentos descongestivos se presenta con la activación de los receptores α-adrenérgicos de la red arteriolar de la submucosa nasal. La seudoefedrina tiene una actividad simpaticomimética directa, mediante su agonismo en los receptores α1 adrenérgicos, e indirecta mediante la liberación de la norepinefrina endógena almacenada en las vesículas de las neuronas presinápticas, que se deposita en la sinapsis neuronal, donde puede activar a los receptores adrenérgicos postsinápticos. Los receptores adrenérgicos se localizan en los músculos que cubren la pared de los vasos sanguíneos. Cuando los receptores se activan por la norepinefrina y los músculos se contraen, se disminuye la congestión de los sinusoides venosos nasales, la inflamación de los cornetes y la obstrucción nasal.

9.2.2.- FARMACOCINÉTICA

La fenilefrina se absorbe en el tracto gastrointestinal y se metaboliza mediante la enzima monoamino oxidasa que está presente en la pared intestinal y en el hígado. Sus metabolitos son inactivos y su vida media es de 2 a 3 horas, razón por la cual requiere una dosificación cada 4 horas. El 80 a 86% de la droga se excreta en la orina. La seudoefedrina se absorbe casi totalmente en el tracto gastrointestinal, alcanzando concentraciones pico en el plasma en 1 a 3 horas después de la ingesta. La vida media plasmática es de 5.5 horas. Se metaboliza de modo incompleto en el hígado y su metabolito activo es la norseudoefedrina. Los alimentos retrasan la absorción de la seudoefedrina, sin embargo este fenómeno no se presenta cuando se administra en fórmulas de liberación prolongada. La seudoefedrina y su metabolito se excretan en la orina sin cambios. La velocidad de excreción urinaria de la seudoefedrina se acelera cuando la orina es acidificada y disminuye cuando el pH se eleva. Una porción muy pequeña se excreta en las heces.

19.2.3.- FARMACODINAMIA

Los fármacos agonistas α-adrenérgicos actúan en los receptores localizados en los músculos de las paredes de los vasos sanguíneos. Cuando los receptores se activan, los músculos causan vasoconstricción y reducción del volumen de sangre, con lo que se disminuye el tamaño de los cornetes, la inflamación de la mucosa y la producción de las secreciones nasales. El inicio de acción de la seudoefedrina se presenta en 30 minutos y persiste por lo menos durante 4 a 6 horas.

19.2.3.1.- FENILEFRINA

La fenilefrina es una amina simpaticomimética que actúa como un agonista selectivo α1-adrenérgico que no induce la liberación de *noradrenalina*, como lo hace la seudoefedrina. La fenilefrina es un fármaco descongestivo que causa vasoconstricción de las arteriolas de la mucosa nasal y disminuye la congestión nasal. La vida media es de 2 a 3 horas, razón por la cual se requiere de una dosificación cada 4 horas. La dosis oral en adultos es de 10 a 20 mg cada 4 horas, con un máximo de 60 mg cada 24 horas. La dosis en la combinación de liberación prolongada, contiene 5 mg de loratadina y 20-30 mg de clorhidrato de fenilefrina, en una tableta administrada cada 12 horas.

19.2.3.2.- SEUDOEFEDRINA

La seudoefedrina es un esteroisómero de la efedrina que se comporta como agonista de los receptores α1-adrenérgicos y en menor medida de los receptores β-adrenérgicos. Induce la liberación de la norepinefrina endógena almacenada en las vesículas de las neuronas presinápticas que se depositan en la sinapsis neuronal, donde se activan los receptores adrenérgicos postsinápticos. El agonismo sobre los receptores α1 da lugar a la vasoconstricción, incluidos los vasos de la mucosa nasal, disminuyendo el contenido de sangre y el edema de la mucosa, lo que produce un efecto descongestionante de la nariz. Por otra parte, el efecto agonista sobre los receptores β, podría dar lugar a una broncodilatación, disminuyendo la resistencia al flujo del aire. La seudoefedrina tiene efectos similares a los de la efedrina. Se absorbe bien por vía oral y mantiene su acción durante 4 a 6 horas. Hay combinaciones de seudoefedrina con un antihistamínico H1 para el tratamiento de la congestión nasal, relacionada con la rinitis alérgica. La dosis por vía oral en los adultos y niños de 12 años o mayores, es de 60 mg cada 8 horas o 120 mg cada 12 horas. En los niños de 4 a 6 años la dosis recomendada es de 15 mg cada 8 horas y en los niños de 7 a 11 años la dosis de seudoefedrina es de 30 mg cada 8 horas.

19.2.4.- REACCIONES MEDICAMENTOSAS

Los antidepresivos del tipo de los inhibidores de la monoaminooxidasa y los medicamentos anorexigénicos y sicoestimulantes pueden prolongar e intensificar los efectos vasopresores y cardiotónicos de la seudoefedrina. La administración de un medicamento agonista α-adrenérgico, antes o poco después de la anestesia con ciclopropano o halotano, puede aumentar el riesgo de arritmias ventriculares severa sobre todo en los pacientes con una cardiopatía preexistente. Las hormonas tiroideas pueden incrementar los efectos de la seudoefedrina.

La administración simultánea con otros medicamentos estimulantes, puede resultar en una estimulación aditiva sobre el sistema nervioso central. El uso de glucósidos digitálicos o levodopa, puede aumentar el riesgo de arritmias cardíacas. Los efectos de los medicamentos antihipertensivos, pueden ser menores, con la administración concomitante de seudoefedrina. Puede producirse también una reducción en los efectos antianginosos de los nitratos.

19.2.5.- EVENTOS ADVERSOS

Los efectos sistémicos indeseables de la fenilefrina y seudoefedrina generalmente ocurren cuando se excede la dosis terapéutica o con la absorción rápida del medicamento. La administración de seudoefedrina puede asociarse con algunos eventos adversos como la hipertensión arterial, taquicardia, arritmia, micción difícil o dolorosa, mareos, cefalea, palidez, temblor, nerviosismo, inquietud, sudoración, insomnio y ansiedad.

REFERENCIAS BIBLIOGRÁFICAS

1. Boland DM, Rein J, Lew EO, Hearn WL. Fatal cold medication intoxication in an infant. J. Ann Toxicol 2003;27:523-526.

2. Drew, et al. Comparison of the effects of D-(-)-ephedrine and L -(+)-pseudoephedrine on the cardiovascular and respiratory systems in man.Br J Clin Pharmacol.1978;6:225

3. Eccles R., Substitution of phenylephrine for pseudoephedrine as a nasal decongeststant. An illogical way to control methamphetamine abuse, Br J Clin Pharmacol. 2007;63(1):10-14.

4. Hatton RC, Winterstein AG, McKelvey RP, Shuster J, Hendeles L. Efficacy and safety of oral phenylephrine: systematic review and meta-analysis. Ann Pharma-cother 2007;41(3):381-390.

5. Horak, F.; Zieglmayer, P.; Zieglmayer, R. ; Lemell, P.; Yao, R.; Staudinger, H.; Danzig, M. A placebo-controlled study of the nasal decongestant effect of phenylephrine and pseudoephedrine in the Vienna Challenge Chamber". Annals of Allergy, Asthma & Immunology 2009;102(2):116.

6. Jackson, R. T.: Pharmacologic responsiveness of the nasal mucosa. Ann. Otorhinolaryngology, 1962;79:461-467.

7. Kollar, C.; Schneider, H.; Waksman, J.; Krusinska, E.O. "Meta-analysis of the efficacy of a single dose of phenylephrine 10 mg compared with placebo in adults with acute nasal congestion due to the common cold". Clinical Therapeutics 2007;29(6):1057-1070.

8. Laurence L Brunton, ed. Goodman & Gilman's The Pharmacological Basis of Therapeutics (11thed.). 2006 New York: McGraw-Hill Medical Publishing Division.

9. Meurman, O. H. and Rantanen, T. A.: Controlled clinical comparison of nasal decogestants in acute rhinitis. J. Int. Med. Res. 1975;3:356-362.

10. Patil PN, Tye A, LaPidus JB. A pharmacological study of the ephedrine isomer isomers JPET 1965;148(2):158–168.

11. Tai, Shayan H, Ferguson, Kylie A.M, Singh, Harsheel K, Sharma, Atul N, Kumar Shilpa, van Driel, Mieke L. and De Sutter, An I. M. (2012) Nasal decongestants for the common cold. Cochrane Database of Systematic Reviews,1: CD009612.1-CD009612.

12. Turner, JS, Jackson, RT. An objective evaluation of the effects of xylometazoline in chronic sinusitis, E.N.T. Monthly, 1967;46:1129-1133.

20.- GLUCOCORTICOIDES

Los glucocorticoides se utilizan en el tratamiento de múltiples procesos inflamatorios locales o sistémicos. Poseen un potente efecto antiinflamatorio y son las mejores drogas disponibles para el control de la inflamación. Los corticoesteroides orales son medicamentos muy eficaces cuando se adminisnistran por un corto tiempo, pero pueden provocar efectos sistémicos adversos. Si se requiere un tratamiento prolongado, los corticoesteroides intranasales e inhalados tienen un perfil de seguridad muy superior a los corticoesteroides sistémicos. En los niños, cuando está indicado el uso de corticoesteroides, se prefieren las presentaciones tópicas sobre las sistémicas y se recomienda evitar la administración parenteral de los corticoesteroides de depósito.

Los corticoesteroides naturales se definen biológicamente, como las hormonas secretadas por la corteza suprarrenal. En el ser humano se vierten a la circulación 7 corticoesteroides, pero solo 3 son secretados en cantidades fisiológicamente importantes: la corticosterona, el cortisol y la aldosterona. Entre los corticoesteroides sintéticos destacan la prednisona, prednisolona, metilprednisona, dexametasona, triamcinolona, deflazacort y la betametasona. Los glucocorticoides y sus derivados sintéticos, biológicamente activos, difieren de acuerdo a su acción metabólica (glucocorticoides) o por su acción regulatoria electrolítica (mineralocorticoide).

Los glucocorticoides se producen en las glándulas suprarrenales. Se indican en dosis fisiológicas en las terapias de reemplazo, cuando la producción endógena está alterada; además los corticoesteroides regulan la inflamación, el sistema inmunológico, el metabolismo de hidratos de carbono, el catabolismo de las proteínas, los niveles electrolíticos en plasma y la respuesta frente al estrés.

Las neuronas neuroendócrinas del núcleo paraventricular del hipotálamo secretan la vasopresina y la hormona liberadora de la corticotropina, que a través del sistema porta hipofisiario llegan a las células productoras de la hormona adrenocorticotrópica (ACTH) de la hipófisis anterior. En respuesta, las células corticotrópicas de la hipófisis sintetizan y secretan la hormona adrenocorticotrópica (ACTH), la cual circula y se une en forma específica a los receptores de alta afinidad en la superficie de las células adrenocorticales, para estimular la síntesis y la secreción del cortisol, corticosterona, aldosterona y diversas sustancias androgénicas en la corteza suprarrenal humana.

La producción de los precursores de cortisol y de los andrógenos está controlada por la hormona adrenocorticotrópica (ACTH), mientras que la producción de aldosterona está regulada por la angiotensina y el potasio. La secreción de cortisol está regulada por tres mecanismos: La secreción dec cortisol está regulada por 3 mecanismos:

1. *El mecanismo de retroalimentación negativo*: El estímulo más importante en la secreción del cortisol es la liberación de la hormona adrenocorticotrópica (ACTH) por la adenohipófisis, mediante la estimulación diurna de las neurohormonas vasopresina y la hormona liberadora de corticotropina (CRF). El cortisol circulante ejerce una retroalimentación negativa directa en el hipotálamo e hipófisis anterior, lo que disminuye la liberación de la hormona liberadora de corticotropina (CRF) y de la hormona adrenocorticotrópica (ACTH).

2. *La variación diurna de la secreción de cortisol*: Las glándulas suprarrenales secretan el cortisol en una modalidad pulsátil y con un ritmo circadiano que depende de los ciclos de sueño-vigilia y de la ingesta de alimentos. El pico de la secreción del cortisol ocurreentre las 6:00 y 9:00 de la mañana. Los niveles de cortisol se reducen durante el día, llegando a los niveles más bajos por la noche entre las 8:00 pm y 2:00 am. La producción diaria de cortisol es de 10 a 20 mg y 20 mg de cortisol equivalen a 5 mg de prednisona.

3. *El estrés*: El cortisol se eleva inmediatamente frente a un estrés físico por un traumatismo, cirugía, ejercicio, o durante un estrés psicológico por ansiedad, dolor o nerviosismo, o por un estrés fisiológico por fiebre, náusea o hipoglicemia.

La corteza suprarrenal sintetiza dos clases de esteroides: los corticoesteroides (glucocorticoides y mineralocorticoides) y los andrógenos. El cortisol y la corticosterona son secretados por las células de la capa fascicular de la corteza suprarrenal. Se sitetizan a partir del colesterol por medio de las enzimas de la familia del citocromo P450 localizadas en el retículo endoplásmico liso y en las mitocondrias del hígado. Los glucocorticoides, como el cortisol, cortisona y la corticosterona, se relacionan con el metabolismo de los carbohidratos, lípidos y proteínas y con los efectos antiinflamatorios. Los mineralocorticoides como la aldosterona, controlan los electrolitos y el balance del agua mediante la regulación renal del sodio. La acción de los corticoesteroides sintéticos es similar a la del cortisol y se unen a los receptores específicos intracelulares y producen el mismo efecto, sin embargo, con una actividad mineralocorticoide y glucocorticoide variable. Los corticoesteroides se clasifican de acuerdo a la duración de acción del fármaco:

1. *Corticoesteroides de corta acción*: Incluyen al cortisol y a la hidrocortisona que muestran una duración de acción menor de 12 horas.
2. *Corticoesteroides de acción intermedia*: Incluyen a la metilprednisolona, prednisolona, prednisona y la triamcinolona, que muestran una duración de 12 a 36 horas.
3. *Corticoesteroides de acción prolongada*: Incluyen a la dexametasona, deflazacort, parametasona y betametasona, que muestran una duración mayor de treinta y seis horas.

20.1.- CORTICOESTEROIDES SISTÉMICOS

Los corticoesteroides sistémicos más utilizados en la práctica médica son la prednisolona, prednisona, metilprednisolona, deflazacort, dexametasona y la betametasona.

20.1.1.- MECANISMO DE ACCIÓN

Los glucocorticoides son agonistas liposolubles que circulan en la sangre, libres o unidos a unas proteínas transportadoras y pasan a través de la membrana celular por difusión pasiva. En el citoplasma celular viajan unidas a la proteína de choque de calor 90 (HSP90). Al unirse con el receptor de glucocorticoides, se forma un complejo que se dimeriza y se translada hacia el núcleo y la proteína de choque de calor 90 se separa. El complejo en el núcleo se une al ADN en el sitio del elemento de respuesta de los glucocorticoides, con lo que desencadena la transcripción de la información genética. La transcripción resulta en el incremento en la producción del ARNm que da origen a diversas proteínas como la lipocortina, receptores β2 adrenérgicos y numerosas enzimas. La lipocortina inhibe la fosfolipasa A2 con lo que se impide la liberación del ácido araquidónico y se bloquea la producción de la ciclooxigenasa y lipooxigenasa, disminuyendo así la síntesis de las prostaglandinas, leucotrienos y tromboxanos.

Los glucocorticoides muestran 2 mecanismos de acción: un efecto genómico lento y con una duración de horas a días, y otro no genómico de inicio rápido, pero de corta duración. El efecto genómico se atribuye a las proteínas modificadoras de la transcripción genética. Como este mecanismo implica la participación del genoma celular, el tiempo requerido entre la entrada de la molécula del corticoesteroide en la célula y la producción de cantidades significativas de nuevas proteínas es de horas o días, lo que explica la demora de 6 a 12 horas, para detectar los efectos benéficos de los corticoesteroides sistémicos. Los receptores no genómicos de los glucocorticoides pueden ser del mismo tipo o diferentes a los receptores intracelulares involucrados en las acciones genómicas, pero ubicados en otros sitios donde la unión del corticoesteroide con el receptor inicia la transducción de las señales a través de las proteínas G, clavelinas y de la tirosina quinasa receptora.

La acción puede ser independiente o en conjunción con la vía genómica. No todos los efectos no genómicos son mediados por los receptores de glucocorticoides.

20.1.2.- FARMACOCINETICA

Los glucocorticoides son moléculas liposolubles, tanto los naturales como los sintéticos, que se absorben fácilmente en cualquier superficie cutánea o mucosa. Circulan en la sangre en su mayor parte unidos a proteínas. La fracción libre es la que penetra al citoplasma de las células, para unirse a los receptores de glucocorticoides. La prednisolona y la dexametasona por vía intravenosa alcanzan una concentración alta en los líquidos corporales. Las suspensiones de sales o ésteres poco solubles, inyectados por vía intramuscular, muestran un efecto más lento. La inyección intraarticular actúa localmente, aunque una porción de la droga pasa a la circulación general. La absorción de los corticoesteroides en la piel y en la mucosa respiratoria es muy baja.

Aproximadamente el 90% del cortisol se une de modo reversible a las proteínas plasmáticas, donde un 10% se une a la albúmina, un 80% se une a la transcortina y el 10% restante circula libre. Con niveles de cortisol superiores a 25 µg/dl, las zonas de unión de la transcortina se saturan y el cortisol se une mayoritariamente a la albúmina. En cambio, los derivados sintéticos del cortisol, se unen en menor proporción a la transcortina y se difunden de forma más completa a los tejidos. La vida media plasmática del cortisol es de 90 minutos aproximadamente. Sin embargo, su vida media biológica es de ocho a doce horas. Todos los glucocorticoides se metabolizan en el hígado en compuestos hidrosolubles y se excretan con la orina.

20.1.3.- FARMACODINAMIA

Los glucocorticoides suprimen la inflamación, incrementando la síntesis de proteínas antiinflamatorias como la anexina-1, IL-10, MAPK fosfatasa-1 (MKP-1) y el inhibidor de NF-κB. El factor nuclear NF-κB es el potenciador de las cadenas ligeras kappa de las células B activadas, que controlan la transcripción del ADN. Los corticoesteroides regulan la inflamación, el sistema inmunitario, el metabolismo de hidratos de carbono, el catabolismo de las proteínas, los niveles electrolíticos en plasma y la respuesta frente al estrés. Al parecer, el nivel biológico efectivo de los corticosteroides, se relaciona más con la porción libre del glucocorticoides que con la concentración plasmática total. Los efectos fisiológicos y farmacológicos de los glucocorticoides son:

1. *Efecto antiinflamatorio*: Los glucocorticoides son unos agentes antiinflamatorios potentes, independientemente de la causa de la inflamación. El mecanismo antiinflamatorio primario es vía la síntesis de la lipocortina-1, la cual suprime a la fosfolipasa-A2, bloqueando de este modo la producción de los eicosanoides. Además inhibe a varios efectos inflamatorios de los leucocitos, como la adherencia epitelial, la quimiotaxis y la fagocicitosis, de tal forma que los glucocorticoides suprimen la respuesta inmune, pero también inhiben a los dos productos principales de la inflamación: las prostaglandinas y los leucotrienos. Los glucocorticoides inhiben la síntesis de las prostaglandinas a nivel de la fosfolipasa-2, así como a nivel de la ciclooxigenasa/ prostaglandina E isomerasa (COX-1 y COX-2), potenciando el efecto anti-inflamatorio.

2. *Efecto sobre el metabolismo de los carbohidratos y de las proteínas*: Estimulan la gluconeogénesis hepática a partir de los aminoácidos y el glicerol, reducen la captación de la glucosa en los tejidos, aumentan indirectamente la secreción de insulina, estimulan el catabolismo proteico para la provisión de aminoácidos para la gluconeogénesis y causan hiperglucemia.

3. *Efecto sobre el metabolismo de los lípidos*: Muestran un efecto permisivo sobre la acción lipolítica de otras hormonas, como las catecolaminas, pero no tienen actividad lipolítica en sí mismos. La lipólisis aporta ácidos grasos libres y glicerol para la gluconeogénesis hepática y redistribuyen el tejido adiposo.

4. *Efecto sobre el musculo esquelético y huesos*: El exceso de glucocorticoides provoca debilidad y pérdida de la masa muscular. En el hueso aumenta el catabolismo de la matriz ósea, inhiben la actividad osteoblástica y estimulan a los osteoclastos mediante un hiperparatiroidismo secundario

5. *Efecto sobre el sistema inmune*: Los efectos sobre el sistema inmune son muy complejos y afectan más a la inmunidad celular que a la humoral. Cuando las dosis de esteroides son bajas, no afectan la producción de anticuerpos, títulos de anticuerpos circulantes ni la reacción antígeno anticuerpo, pero muestran efectos antiinflamatorios e inmunosupresores a dosis altas. La dosis de inmunosupresión de la prednisona es de 1 mg por kilo de peso por día. Los corticoesteroides evitan la diferenciación de los macrofafagos e inhiben la producción de los monocitos en la médula ósea y la expresión de los antígenos de histocompatibilidad clase II, además, bloquean la síntesis de numerosas citocinas inflamatorias, eicosanoides y óxido nítrico; asimismo, reducen el número de los eosinófilos y basófilos en la sangre, inhiben la liberación de la histamina, leucotrienos y la degranulación de los mastocitos.

6. *Efecto sobre el tejido conectivo*: Los corticoesteroides inhiben los depósitos de colágeno y retrasan los procesos de granulación y de cicatrización en las heridas.

7. *Efecto sobre el sistema endócrino*: Provocan el retraso del crecimiento en los niños, inhiben la liberación de las hormonas hipofisarias en respuesta a los estímulos hipotalámicos y reducen la formación de T3 a partir de T4.

8. *Efecto sobre el sistema nervioso central*: La carencia o el exceso de cortisol, se relacionan con trastornos sicológicos, que van desde la euforia hasta la psicosis.

9. *Efecto sobre la hematopoyesis*: Los corticoesteroides aumentan el número de glóbulos rojos circulantes y de las células madre de los eritrocitos, disminuyen el número de los linfocitos, basófilos, eosinófilos y monocitos circulantes. Aumentan el número de los neutrófilos circulantes y su salida de la médula, mediante la disminución de las moléculas de adhesión del endotelio. Los corticoesteroides están indicados en el tratamiento de las reacciones alérgicas, como el edema angioneurótico, asma, picadauras de abeja, dermatitis por contacto, psoriasis, pénfigo, dermatitis seborreica, reacciones a drogas, rinitis alérgica, urticaria, uveítis aguda, insuficiencia suprarrenal aguda y crónica, arteritis de células gigantes, lupus eritematoso, polimiositis, síndromes de tejido conectivo mixtos, polimialgia reumática, artritis reumatoide, artritis, bursitis, tenosi-novitis, arteritis temporal, exoftalmia maligna, conjuntivitis alérgica, coroiditis, neuritis óptica, enfermedades inflamatorias intestinales, esprue no tropical, necrosis hepática subaguda, anemia hemolítica adquirida, púrpura alérgica aguda, leucemia, anemia hemolítica autoinmune, púrpura trombocitopénica idiopática, mieloma múltiple, linfomas, septicemia por gérmenes gram-negativos, shock séptico, edema cerebral, edema postoperatorio, esclerosis múltiple, parálisis facial y sordera súbita. Además, en las enfermedades pulmonares como el asma, laringotraqueobronquitis, neumonía por aspiración, prevención de la enfermedad por membrana hialina y sarcoidosis. Otras indicaciones son el tratamiento del síndrome nefrótico, dermatitis atópica, micosis fungoides, liquen simple crónico, dermatitis seborreica, pénfigo, exoftalmos maligno y la tiroiditis subaguda.

Los corticoesteroides más utilizados en la práctica médica son los siguientes:

20.1.3.1.- PREDNISOLONA

La prednisolona se absorbe bien por vía oral y se metaboliza en el hígado. La dosis inicial en los adultos es de 5 a 60 mg por día, administrada cada 6 a 12 horas, dependiendo de la enfermedad específica que se esté tratando. La dosis inicial en niños, es de 0.14 a 2 mg por kilo de peso, por día o de 4 a 60 mg por m^2 de superficie corporal cada 6 horas. Cuando se requiere una terapia de mantenimiento a largo plazo, se recomienda un régimen en días alternos, donde la dosis se mantiene o se ajusta, hasta lograr una respuesta en días alternos, donde la dosis se mantiene o se ajusta, hasta lograr una respuesta satisfactoria. En los casos de menor gravedad son suficientes las dosis mínimas, mientras que en algunos pacientes puede ser necesario recurrir a dosis iniciales mayores. La presentación oftálmica se aplica de una a 2 gotas, en el fondo del saco conjuntival, varias veces al día hasta que la inflamación empiece a disminuir.

20.1.3.2.- PREDNISONA

La prednisona es uno de los corticoides más utilizados en la clínica. Muestra un efecto glucocorticoide predominante, con un efecto mineralcorticoide bajo. Se absorbe rápidamente a través del tracto gastrointestinal, logrando concentraciones plasmáticas máximas, aproximadamente de 1 a 2 horas después de una dosis oral. La biodisponibilidad en el plasma, después de una administración oral, es del 70 a 80% aproximadamente. La prednisona es 4 veces más potente que la cortisona, con una duración de acción intermedia, entre la hidrocortisona y la dexametasona. Es un profármaco que se convierte en el hígado en prednisolona, la cual es la forma activa. La prednisona se une a las proteínas plasmáticas como la albúmina y se metaboliza en el hígado. Se excreta en pequeñas cantidades a través de la leche materna y más del 90% se excreta en la orina. La dosis inicial por vía oral de prednisona en los adultos, es de 5 a 60 mg por día. La dosis pediátrica inicial por vía oral es de 0.14 a 2 mg por kilo de peso por día, o de 4 a 60 mg por m2 de superficie corporal por día. Cuando se observa mejoría, se calcula la dosis de mantenimiento reduciendo la dosis inicial en cantidades pequeñas y con intervalos razonables, hasta alcanzar la dosis mínima, con la que se mantenga una respuesta clínica adecuada.

20.1.3.3.- TRIAMCINOLONA

La triamcinolona es un glucocorticoide sintético, utilizado como antiinflamatorio e inmunosupresor. Muestra una ligera actividad mineralcorticoide y se utiliza por vía oral, nasal, parenteral, tópica y en aerosol. Después de su administración oral la triamcinolona se absorbe rápidamente y sus efectos máximos se observan después de varias horas. El inicio de acción y la duración de las suspensiones de triamcinolona, dependen de la vía de administración y del lugar en el que se inyecta. La biodisponibilidad de la triamcinolona aplicada sobre la piel depende de la condición e integridad de piel. La absorción es mayor en la piel inflamada y en la piel delgada como la de los párpados. Cuando se aplica en las mucosas, puede absorberse una porción del fármaco. La dosis oral en adultos es de 4 a 48 mg cada veinticuatro horas o en dosis divididas. En los niños la dosis oral es de 416 µg o 1.7 mg por kilo de peso por día. La dosis parenteral en adultos es de 40 a 80 mg o 30 a 200 µg por kilo de peso, y se puede repetir cada 4 semanas. En los niños mayores de 6 años, la dosis parenteral es 40 mg o 1 a 6.25 mg por m2 y se puede repetir cada 4 semanas. La dosis intraarticular o intrasinovial en adultos y niños mayores de 6 años es de 2.5 a 15 mg, y se puede repetir cuando sea necesario, a intervalos de 8 semanas.

20.1.3.4.- DEFLAZACORT

El deflazacort es un glucocorticoide derivado de la prednisolona. Se absorbe bien por vía oral y su vida media plasmática es de 1.1 a 1.9 horas, se convierte rápidamente en un metabolito farmacológicamente activo por las esterasas plasmáticas. Este metabolito alcanza concentraciones plasmáticas máximas en 1.5 a 2 horas y se une a las proteínas en un 40%. El 70% se elimina en la orina y el 30% restante en las heces. En comparación con la prednisona, en dosis equivalentes, el deflazacort muestra una inhibición menor de la absorción del calcio intestinal y un incremento pequeño de la excreción urinaria del calcio, lo que se refleja en la disminución de la reducción del volumen del hueso trabecular y del contenido mineral óseo. Además, muestra un efecto diabetogénico reducido en sujetos normales, en personas con historia familiar de diabetes y en los pacientes diabéticos. La potencia antiinflamatoria de 6 mg de deflazacort, equivale a la potencia antiinflamatoria de 5 mg de prednisona o prednisolona. Debido que no altera significativamente al calcio óseo, el deflazacort puede ser la droga de elección en las personas con mayor riesgo de osteoporosis, que requieren un tratamiento con glucocorticoides. En las enfermedades agudas y en las exacerbaciones, se recomienda inicialmente una dosis hasta de 120 mg una vez al día. La dosis de mantenimiento, para la mayoría de las condiciones, es de 18 mg cada 24 horas. En los niños, la dosis oral es de 0.25 a 2 mg por kilo de peso por día.

20.1.3.5.- DEXAMETASONA

La dexametasona es un potente glucocorticoide sintético, con una potencia veinte a treinta veces mayor que la hidrocortisona, cuatro a cinco veces mayor que la prednisona y con un efecto mineralocorticoide bajo. Se absorbe casi por completo por vía oral y se logran concentraciones plasmáticas máximas al cabo de 1 a 2 horas.

El fármaco se distribuye rápidamente en los riñones, intestinos, hígado, piel y músculos. La dexametasona cruza la barrera placentaria y se excreta en la lecha materna. La duración de la acción de la dexametasona parenteral depende del sitio de la inyección, ya sea intravenosa, intramuscular o intraarticular y de la irrigación del sitio inyectado. Después de una aplicación en la piel, el grado de absorción aumenta en las zonas lesionadas y es particularmente intensa en la piel delgada, como los párpados. Después de la administración oftálmica, sólo se produce una mínima absorción sistémica. La dexametasona es metabolizada en el hígado y sus productos inactivos son eliminados en la orina. La vida media de la eliminación es de 1.8 a 3.5 horas y la vida media biológica de 36 a 54 horas.

El tratamiento inicial del choque requiere de 4 a 8 mg de dexametasona por vía intravenosa, y si es necesario se repite la dosis, hasta una dosis de 24 mg. En las enfermedades autoinmunes e inflamatorias, la terapia a largo plazo es de 0.5 a 1.5 mg por vía oral cada 24 horas. En la blefaroconjuntivitis y en la queratoconjuntivitis infecciosas, si la dexametasona se utiliza junto con los antibióticos adecuados, no representa un riesgo adicional en estas patologías. Se aplican de una a dos gotas de dexametasona en el fondo de saco conjuntival inferior, tan frecuentemente como se requiera, de acuerdo a la intensidad del cuadro clínico y de su etiología.

20.1.3.6.- BETAMETASONA

La betametasona es un corticosteroide sintético de acción prolongada, con una acción antiinflamatoria 30 veces superior al de la hidrocortisona. Su metabolismo y excreción es similar al de la hidrocortisona, donde aproximadamente el 90% se une en forma reversible a las globulinas y albúmina. Alrededor del 1% de la dosis se excreta diariamente en la orina y la depuración renal se incrementa cuando los niveles plasmáticos son elevados. La betametasona tiene una vida media plasmática de más de 5 horas, con una vida media biológica de 36 a 54 horas.

La betametasona se administra por vía oral, mientras que el fosfato sódico de betametasona se administra por vía intravenosa, intramuscular, intrasinovial, intraarticular o intralesional. El fosfato de betametasona y el acetato de betametasona, se pueden administrar por vía intramuscular y por infiltración en los lugares deseados.

Las preparaciones tópicas se administran colocando una fina capa del producto en el área afectada. También hay preparados oftálmicos, pomadas y gotas oftálmicas. Las dosis son variables y deben individualizarse de acuerdo a la patología en cada paciente. La dosis oral inicial de betametasona en gotas o tabletas, es de 0.25 a 8 mg por día, dependiendo de la enfermedad específica que se esté tratando. La dosis inicial debe mantenerse o ajustarse hasta que se observe una respuesta clínica satisfactoria. La dosis oral inicial en los niños es de 0.017 a 0.25 mg por kilo de peso por día, o de 0.5 a 7.5 mg por m2 de la superficie corporal por día. La dosis parenteral inicial en los adultos, alcanza los 8.0 mg de betametasona por día, dependiendo de la enfermedad específica que se esté tratando. La dosis inicial intramuscular pediátrica es de 0.02 a 0.125 mg por kilo de peso por día. La dosis inicial debe mantenerse o ajustarse, hasta lograr una respuesta clínica satisfactoria.

Los derivados tópicos de la betametasona son el benzoato de betametasona, el dipropionato de betametasona y el valerato de betametasona, que se utilizan como antiinflamatorios en el tratamiento de las dermatosis que responden a los corticoides. La presentación en crema se aplica con una capa fina, cada ocho a doce horas. En el fondo del saco conjuntival inferior se aplican de una a dos gotas de la presentación oftálmica, cada seis a ocho horas.

20.1.4.- REACCIONES MEDICAMENTOSAS

El uso simultáneo de fenobarbital, fenitoína, rifampicina o efedrina, pueden acentuar el metabolismo de los corticoesteroides y reducir sus efectos terapéuticos. Con el uso simultáneo de corticoesteroides y diuréticos que disminuyen el potasio sérico, se puede acentuar la hipocalemia. El uso simultáneo de corticoesteroides con glucósidos cardiacos, puede aumentar las arritmias o toxicidad por la digital asociada con la hipocalemia. El uso simultáneo de corticoesteroides con anticoagulantes del tipo de la cumarina, aumenta o reduce los efectos anticoagulantes, que posiblemente requiera un ajuste de la posología. Los efectos combinados de los fármacos antiinflamatorios no esteroides, o de alcohol con los glucocorticoides orales, puede provocar úlceras pépticas o agravar las úlceras ya presentes. El ácido acetilsalicílico debe usarse con cautela, en conjunción con los corticoesteroides, en los casos de hipoprotrombinemia. Cuando se administran corticoesteroides en los pacientes diabéticos, es necesario ajustar la posología del fármaco antidiabético.

20.1.4.- EVENTOS ADVERSOS

Casi todos los corticoesteroides sistémicos comparten los mismos eventos adversos, los cuales se relacionan con la posología y con la duración del tratamiento. Los corticoesteroides exógenos pueden suprimir al eje hipotálamo-hipófisis-suprarrenal. Las dosis menores de 5 mg de prednisona, independientemente de la duración del tratamiento, o cualquier dosis durante menos de 3 semanas, no suprimen al eje hipotálamo-hipófisis-suprarrenal. Las dosis mayores de 20 mg de prednisona durante más de 3 semanas suprimen al eje hipotálamo-hipófisis-suprarrenal. Después de la interrupción del tratamiento hipocalémica, retención de líquidos, insuficiencia cardiaca congestiva, hipertensión arterial, debilidad muscular, miopatía, pérdida de masa muscular, osteoporosis, fracturas vertebrales por compresión, necrosis aséptica de las cabezas femorales y humerales, fractura patológica de los huesos largos, ruptura de tendones, ulceras pépticas con perforación y hemorragia, pancreatitis y distensión abdominal.

Además se relacionan con la esofagitis erosiva, retardo de la cicatrización de heridas, atrofia cutánea, petequias, equimosis, eritema facial, aumento de la sudoración, convulsiones, aumento de la presión intracraneal con papiledema, vértigo y cefalea, irregularidades menstruales, supresión del crecimiento intrauterino fetal, disminución del crecimiento en los niños, y con la respuesta deficiente corticosuprarrenal y pituitaria secundaria, durante el estrés, traumatismos, cirugía o enfermedad. Otros eventos adversos son la reducción de la tolerancia a los carbohidratos, diabetes mellitus latente, aumento de las necesidades de insulina o de agentes hipoglucémicos orales en pacientes diabéticos, cataratas subcapsulares posteriores, aumento de la presión intraocular. Los eventos adversos más frecuentes son la retención de sodio, pérdida de potasio, alcalosis hipocalémica, retención de líquidos, insuficiencia cardiaca congestiva, hipertensión arterial, debilidad muscular, miopatía, pérdida de masa muscular, osteoporosis, fracturas vertebrales por compresión, glaucoma y exoftalmos, catabolismo proteico, euforia, cambios del humor, depresión severa, cambios en la personalidad, hiperirritabilidad e insomnio, reacciones anafilactoides o de hipersensibilidad.

20.2.- CORTICOESTEROIDES INTRANASALES

Los corticoesteroides intranasales son los medicamentos más efectivos y seguros en el tratamiento de las patologías alérgicas de la nariz. Además, se utilizan en el tratamiento de la rinosinusitis aguda y crónica, poliposis nasal y en la hipertrofia de adenoides. El uso regular de corticoesteroides intranasales, disminuye de manera efectiva la congestión nasal, rinorrea, estornudos y prurito nasal relacionados con la rinitis alérgica.

20.2.1.- MECANISMO DE ACCIÓN

A nivel molecular, los corticoesteroides circulantes en la sangre cruzan fácilmente las membranas celulares y se unen con gran afinidad a los receptores citoplasmáticos específicos. El resultado final es la transcripción y la síntesis de proteínas, mecanismo de acción igual al de los corticoesteroides sistémicos.

20.2.2.- FARMACOCINÉTICA

Aproximadamente sólo un 30% de la dosis intranasal permanece en la mucosa nasal y un 70% es deglutida y absorbida en el tracto gastrointestinal. La biodisponibilidad sistémica de los corticoesteroides intranasales, depende del grado de la absorción nasal, intestinal y del primer paso en el metabolismo hepático. La biodisponibilidad varía de menos del 0.1% para el furoato de mometasona, hasta más del 40% para la flunisolida. Los agentes altamente lipofílicos presentan un índice mayor y más veloz de captación en la mucosa nasal, una mayor retención dentro del tejido nasal y una mayor capacidad para alcanzar al receptor de los glucocorticoides.

20.2.3.- FARMACODINAMIA

Los corticoesteroides intranasales poseen propiedades antiinflamatorias, antipruriginosas y vasoconstrictoras, similares a la de los esteroides sistémicos. Los corticoesteroides intranasales de alta potencia y baja biodisponibilidad sistémica, se han utilizado durante más de treinta años. Los de mayor biodisponibilidad se clasifican como corticoesteroides de primera generación, como el dipropionato de beclometasona, flunisolida, acetónido de triamcinolona y la budesonida. Los de baja biodisponibilidad se clasifican como corticoesteroides de segunda generación, como el propionato de fluticasona, fuorato de mometasona, furoato de fluticasona y la ciclesonida.

El inicio de acción de los corticoesteroides intranasales ocurre tempranamente entre las seis y ocho horas después de su aplicación, pero su efectividad máxima puede mostrarse hasta las dos semanas. El efecto farmacológico y la potencia de los corticoesteroides nasales se pueden determinar mediante varios métodos, como son la potencia de vasoconstricción cutánea, la afinidad a los receptores de glucocorticoides, la lipofilicidad y el potencial de inhibición de las citocinas. Se han encontrado diferencias en la potencia de los corticoesteroides nasales, valorados con estos métodos, siendo los más potentes el furoato de mometasona, ciclesonida, furoato de fluticasona, propionato de fluticasona y la budesonida, sin embargo, no existen diferencias clínicas significativas entre los diversos corticoesteroides y generalmente se consideran como igual de efectivos.

El riesgo potencial de eventos sistémicos adversos disminuye, utilizando corticoesteroides de baja biodisponibilidad, con las dosis efectivas más bajas posibles. En general, el uso adecuado de los corticoesteroides intranasales ocasionalmente se relacionan con eventos adversos sistémicos. En diversos estudios clínicos que evaluaron los efectos sistémicos de los corticoesteroides intranasales, no se encontró una supresión significativa del eje hipotálamo-hipófisis-suprarrenal, insuficiencia suprarrenal o alteración del metabolismo óseo, relacionados con el tratamiento con corticoesteroides intranasales.

Se han publicado numerosos estudios clínicos sobre los efectos inhibitorios del crecimiento en los niños tratados con corticoesteroides intranasales, evaluando la técnica y la duración del tratamiento. En los estudios a corto plazo, el crecimiento rápido de la tibia fue evaluado mediante la knemometría, en los estudios de crecimiento intermedio y a largo plazo, el crecimiento se valoró con el estadiómetro y se evaluó el crecimiento final en la edad adulta. En los estudios a corto plazo, no se encontró supresión del crecimiento rápido. En los estudios a largo plazo, un estudio en niños tratados con beclometasona dos veces al día durante un año, se demostró supresión del crecimiento linear, mientras que en otros estudios similares en niños tratados con mometasona, fluticasona o budesonida no se encontró dicho efecto. En diversos estudios clínicos que asocian la formación de catarata subcapsular posterior, hipertensión ocular y glaucoma con los corticoesteroides intranasales. Sin embargo, en varios estudios epidemiológicos no se encontró una relación entre estas patologías y el uso de corticoesteroides intranasales.

20.2.3.1.- DIPROPIONATO DE BECLOMETASONA

El dipropionato de beclometasona es un corticoesteroide de primera generación y fué el primer corticoesteroide intranasal disponible en el mercado. Tiene un potente efecto antiinflamatorio y vasoconstrictor en la mucosa nasal, y con las dosis recomendadas, no tiene actividad sistémica. Después de la administración intranasal, una parte no determinada de la dosis se absorbe en la mucosa nasal y el resto se absorbe en el tracto gastrointestinal. Una dosis intranasal de 200 µg de dipropionato de beclometasona, no produce concentraciones medibles en el plasma. La mayoría de la porción deglutida se inactiva metabólicamente durante el primer paso a través del hígado. El metabolismo hepático del dipropionato de beclometasona y el propionato de beclometasona, los convierte posteriormente en metabolitos polares. El dipropionato de beclametasona está indicado en la profilaxis y tratamiento de la rinitis alérgica perene o estacional y en la rinitis vasomotora. La dosis recomendada en adultos y niños mayores de seis años de edad, es de dos aplicaciones en cada fosa nasal, dos veces al día (400 µg). Existe poca información clínica para recomendar su uso en niños menores de 6 años.

20.2.3.2.- ACETÓNIDO DE TRIAMCINOLONA

El acetónido de triamcinolona es uno de los derivados más potentes de la triamcinolona. La administración intranasal de una dosis única de 200 µg, en sujetos normales y en pacientes alérgicos, demostró una absorción mínima del acetónido de triamcinolona. La concentración pico promedio en plasma fue de aproximadamente 0,5 µg por ml, y se presentó a las 1.5 horas después de la aplicación de la dosis. La vida media promedio es de 3.1 horas. El acetónido de triamcinolona intranasal, no suprime el eje hipotálamo-hipófisis-suprarrenal, en los pacientes expuestos a niveles sistémicos de acetónido de triamcinolona, mayores de la dosis máxima recomendada. La dosis en adultos y en niños mayores de doce años, es de 220 µg, en 2 aplicaciones en cada fosa nasal una vez al día.

Cuando se logra el beneficio máximo, la reducción de la dosis a 110 µg ha mostrado ser efectiva en el control de los síntomas. En los niños de 4 a 12 años, la dosis es de 110 µg por día, con una aplicación en cada fosa nasal, una vez al día.

20.2.3.3.- BUDESONIDA

La budesonida es un glucocorticoide de primera generación, con propiedades antiinflamatorias y antialérgicas. La afinidad al receptor de los glucocorticoides de la budesonida es de aproximadamente quince veces a la presentada por la prednisolona. Se absorbe rápidamente en la mucosa nasal, parte de la dosis es deglutida y muestra una biodisponibilidad sistémica del 33%. La unión a las proteínas plasmáticas oscila entre un 85 a 90%. El metabolismo de la budesonida ocurre en el sistema del citocromo P450, formando metabolitos de escasa actividad glucocorticoide. La budesonida no se metaboliza localmente en la mucosa nasal. Los metabolitos se excretan por vía renal en un 70%, y muestran una actividad glucocorticoide notablemente reducida, en comparación con el compuesto original. El resto de los metabolitos se eliminan con las heces. El inicio de acción puede manifestarse a las veinticuatro horas, aunque el efecto terapéutico máximo suele demorar varios días. En el tratamiento de la rinitis alérgica estacional, rinitis alérgica perene y rinitis vasomotora, la dosis recomendada en adultos y niños mayores de seis años, es de 256 µg al día. Los síntomas suelen desaparecer después de varios días de tratamiento, en algunos casos después de un par de semanas. La dosis en el tratamiento de la poliposis nasal y en la prevención de las recurrencias, posterior a la polipectomía, en los adultos y niños mayores de 6 años es de 128 µg cada 24 horas en cada fosa nasal o bien 64 µg en una aplicación cada 12 horas en cada fosa nasal. Una vez logrados los efectos clínicos deseados, la dosis de mantenimiento debe reducirse a la mínima necesaria para controlar los síntomas.

20.2.3.4.- PROPIONATO DE FLUTICASONA

El propionato de fluticasona es el primer corticoesteroide de 2ª generación. Está indicado en la profilaxis y tratamiento de la rinitis alérgica estacional y perene y en la rinitis vasomotora. Tras la administración intranasal de 200 µg por día, la absorción en la mucosa nasal es baja, debido a su escasa hidrosolubilidad, lo que permite que la mayor parte de la dosis se degluta. Cuando se administra por vía oral, la exposición sistémica es de 1 a 2%, debido a su mala absorción y a su metabolismo presistémico. Se depura a través del metabolismo hepático por la isoenzima CYP3A4 del citocromo P450. Las concentraciones plasmáticas máximas disminuyen en aproximadamente un 98% en 3 a 4 horas. El propionato de fluticasona muestra una potente actividad antiinflamatoria, pero cuando se aplica tópicamente en la mucosa nasal carece de actividad sistémica detectable. El propionato de fluticasona causa poca o ninguna supresión del eje hipotalámico-hipofisiario-suprarrenal, cuando se administra por vía intranasal. La principal vía de eliminación del propionato de fluticasona y sus metabolitos es por la bilis.

20.2.3.5.- FUROATO DE MOMETASONA

El furoato de mometasona intranasal es un esteroide de 2ª generación en suspensión acuosa, sin alcohol y sin olor, para la administración tópica nasal. Cada aplicación equivale a 50 µg de furoato de mometasona. Muestra una biodisponibilidad de <0.1% y generalmente no se detecta en el plasma. El furoato de mometasona se absorbe muy poco en el tracto gastrointestinal, y la cantidad deglutida sufre un metabolismo de 1er paso antes de ser excretado en la orina y bilis. La dosis recomendada del furoato de mometasona en adolescentes, adultos y ancianos, en la profilaxis y tratamiento de la rinitis alérgica intermitente y persistente, es de 2 atomizaciones de 50 µg en cada fosa nasal, una vez al día, con una dosis total de 200 µg. La dosis recomendada en los niños entre 2 y 11 años, es de una atomización de 50 µg en cada fosa nasal una vez al día y dosis total de 100 µg.

En el tratamiento de la rinosinusitis aguda, la dosis recomendada en los adolescentes mayores de doce años, adultos y ancianos, es de dos atomizaciones de 50 µg en cada fosa nasal, 2 veces al día con una dosis total de 400 µg. La dosis recomendada en el tratamiento de la poliposis nasal en los adultos y adolescentes mayores de 18 años, es de 2 atomizaciones de 50 µg en cada fosa nasal 2 veces al día, con una dosis total de 400 µg.

En el tratamiento de los síntomas asociados a la hipertrofia de adenoides, la dosis recomendada en niños y adolescentes, a partir de los 2 años de edad, es de una atomización de 50 µg en cada fosa nasal 2 veces al día, con una dosis total de 200 µg. Se sugiere que el tratamiento sea administrado durante al menos 6 meses continuos.

20.2.3.6.- FUROATO DE FLUTICASONA.

El furoato de fluticasona es un corticoesteroide sintético de 2ª generación, con una potente acción antiinflamatoria. Posee una afinidad elevada a los receptores de los glucocorticoide. Experimenta un metabolismo de 1er paso y una absorción incompleta en el hígado e intestinos, lo cual da como resultado una exposición sistémica baja. El grado de fijación a las proteínas plasmáticas es superior al 99%. El furoato de fluticasona experimenta una rápida depuración de la circulación sistémica, mediante el metabolismo hepático a través de la enzima CYP3A4 del citocromo P450.

En los adultos y adolescentes de 12 años de edad y mayores, la dosis inicial recomendada es de 2 atomizaciones de 27.5 μg en cada fosa nasal cada 24 horas, con una dosis total diaria de 110 μg. Una vez que se logra un control adecuado de los síntomas, se puede reducir la dosis a una atomización en cada fosa nasal una vez al día. En los niños de 2 a 11 años de edad, la dosis inicial recomendada es de 27.5 μg por atomización en cada fosa nasal, una vez al día con una dosis total diaria de 55 μg.

20.2.3.7.- CICLESONIDA

La ciclesonida se presenta en una suspensión acuosa hipotónica que contiene aditivos que propician la absorción a la mucosa nasal. La hipotonicidad de la suspensión permite la absorción rápida del principio activo. Cada aplicación proporciona 50 μg de ciclesonida.

La ciclesonida es una pro-droga que se hidroliza enzimáticamente por las esterasas, localzadas en el tracto nasal respiratorio, inmediatamente después de la administración intranasal y se convierte en des-ciclesonida, que es un metabolito farmacológicamente activo. Este metabolito posee una actividad antiinflamatoria potente y una gran afinidad por los receptores de glucocorticoides, 120 veces mayor que el compuesto original.

La ciclesonida y la des-ciclesonida muestran una biodisponibilidad oral baja, que le confiere a la molécula una alta selectividad, con un alto perfil de seguridad. El porcentaje de ciclesonida y desciclesonida que se une a las proteínas del plasma humano es del 99%, y solamente el 1% se encuentra en forma libre en la circulación sistémica. La des-ciclesonida no se une significativamente a la transcortina humana. Posterior a la administración intranasal la desciclesonida es sometida por el organismo a un extenso metabolismo en el sistema del citocromo P-450 formando metabolitos adicionales. Después de la administración de una sola dosis terapéutica intranasal de ciclesonida, las concentraciones plasmáticas del fármaco son prácticamente inexistentes. La dosis recomendada de ciclesonida en adultos y adolescentes de 12 años de edad y mayores, es de 200 μg al día en 2 aplicaciones en cada fosa nasal, una vez al día. En los niños mayores de 6 años o hasta los 12 años, la dosis recomendada es de 100 μg administrada en una aplicación en cada fosa una vez al día. La dosis máxima total por día, es de 2 disparos en cada fosa nasal.

20.2.4.- REACCIONES MEDICAMENTOSAS

El ritonavir puede incrementar significativamente las concentraciones de los corticoesteroides en plasma y disminuir el cortisol sérico, resultando en efectos sistémicos, como el síndrome de Cushing y la insuficiencia suprarrenal. El furoato de mometasona intranasal se ha administrado, en forma concomitante con loratadina, sin un efecto aparente en la concentración plasmática de loratadina o de alguno de sus metabolitos principales.

20.2.5.- EVENTOS ADVERSOS

Los eventos adversos locales se presentan con el uso de todos los corticoesteroides nasales disponibles, la mayoría son leves y mejoran al suspender el medicamento. Para no dañar al septum nasal, se dirige la punta del atomizador hacia la pared lateral de la nariz. Los eventos adversos locales más frecuentes son el ardor nasal, epistaxis, resequedad, estornudos y cefalea. Los corticoesteroides intranasales no causan atrofia de la mucosa nasal, ni alteran la función mucociliar. Se han reportado algunos casos de perforación del septum nasal con el uso de los corticoesteroides de primera generación. De forma excepcional, se han reportado anafilaxia y angioedema, alteraciones en el olfato y el gusto.

REFERENCIAS BIBLIOGRÁFICAS

1. Barnes, P.J. Optimizing the anti-inflammatory effects of corticosteroids. Eur. Respir. Rev. 2001;11:7815-7822.

2. Bielory L, Blaiss M, Fineman SM, et al. Concerns about intranasal corticosteroids for over-the-counter use: Position statement of the Joint Task Force for the American Academy of Allergy, Asthma and Immunology and the American College of Allergy, Asthma and Immunology. Ann Allergy Asthma Immunol 96:514–525, 2006.

3. Benninger MS. Epistaxis and its relationship to handedness with use of intranasal steroid spray. Ear Nose Throat J 87:463– 465, 2008.

4. Blaiss MS., Safety update regarding intranasal corticosteroids for the treatment of allergic rhinitis. Allergy Asthma Proc 32:413-418, 2011.

5. Czock D, Keller F, Rasche M, Haussler U. Pharmacokinetics and pharmacodynamics of systemically administered glucocorticoids. Clin Pharmacokinet 2005;44(1):61-98.

6. Gradman J, Caldwell MF, and Wolthers OD. A 2-week, cross-over study to investigate the effect of fluticasone furoate nasal spray on short-term growth in children with allergic rhinitis. Clin Ther 2007;29:1738-1747.

7. Guyton A, Hall J. Hormonas corticosuprarrenales. En: Tratado de fisiología médica. 9th Ed. México: McGraw-Hill Interamericana eds. 1997.

8. Kaiser H.B., Naclerio R.M., Given J., Toler T.N., Ellsworth A., Philpot E.E.: Fluticasone furoate nasal spray: a single treatment option for the symptoms of seasonal allergic rhinitis. J Allergy Clin Immunol 2007;119: 1430-1437.

9. Iwasaki Y, Aoki Y, Katahira M, Oiso Y, Saito H. Non-genomic mechanisms of glucocorticoid inhibition of adrenocorticotropin secretion: possible involvement of GTP-binding protein. Biochem Biophys Res Commun 1997;235: 295-299.

10. Lipworth BJ, Jackson CM. Safety of inhaled and intranasal corticosteroids: lessons for the new millennium. Drug Saf. 2000;23:11-33.

11. Martin B.G., Ratner P.H., Hampel F.C., Andrews C.P., Toler T., Wu W., et al: Optimal dose selection of fluticasone furoate nasal spray for the treatment of seasonal allergic rhinitis in adults and adolescents. Allergy Asthma Proc 28. 216-225.2007.

12. Munck A, Mendel D, Smith L y col. Glucocorticoid receptors and actions. Am Rev Respir Dis, 1990; 141: S2-S10.

13. Newton R. Molecular mechanisms of glucocorticoid action: what is important? Thorax 2000;55: 603-613.

14. Ratner P, Jacobs R, Mohar D, et al. Evaluation of the efficacy and safety of ciclesonide hydrofluoroalkane nasal aerosol, 80 or 160 mug once daily, for the treatment of seasonal allergic rhinitis. Ann Allergy Asthma Immunol 2010;105:471-479.

15. Schenkel EJ, Skoner DP, Bronsky EA, et al. Absence of growth retardation in children with perennial allergic rhinitis after one year of treatment with mometasone furoate aqueous nasal spray. Pediatrics 2000;105:E22.

16. Skoner DP, Rachelefsky GS, Meltzer EO, et al. Detection of growth suppression in children during treatment with intranasal beclomethasone dipropionate. Pediatrics 2000;105:E23.

17. Weinstein S, Qaqundah, P, Georges G, Nayak, A. Efficacy and safety of triamcinolone acetonide aqueous nasal spray in children aged 2 to 5 years with perennial allergic rhinitis: a randomized, double-blind, placebo-controlled study with an open-label extension. Annals Allergy Asthma Immunol 2009;102(4):339-347.

18. Yanez A., Rodrigo G.J.: Intranasal corticosteroids versus topical H1 receptor antagonists for the treatment of allergic rhinitis: a systematic review with meta-analysis. Ann Allergy Asthma Immunol 89. 479-484.2002.

19. Zitt M, Kosoglou T, and Hubbell J. Mometasone furoate nasal spray: A review of safety and systemic effects. Drug Saf 2007;30:317-326.

21.- ANTILEUCOTRIENOS

Los leucotrienos (LTB4, LTC4, LTD4, LTE4) son metabolitos lipídicos del ácido araquidónico que participan en la respuesta inflamatoria, incrementando la permeabilidad vascular la hipersecreción de moco, la contracción, regulación del tono y en la remodelación delmúsculo liso de la vía aérea. Además, participan en la degranulación, agregación y quimiotaxis de los leucocitos y neutrófilos. En algunas células, incluyendo los mastocitos y los eosinófilos, los leucotrienos A4 se convierten en cistenil-leucotrienos LTC4 y posteriormente en LTD4, para que finalmente sean LTE4, después del transporte extracelular. Los leucotrienos actúan como mediadores en el asma y en la rinitis alérgica.

Los antileucotrienos son unos fármacos que inhiben la 5-lipooxigenasa, bloquean la formación de leucotrienos o antagonizan al receptor cistenil-leucotrieno-1 (CysLT1).

21.1.- MECANISMO DE ACCIÓN

Los antileucotrienos actúan mediante la inhibición de la 5-lipooxigenasa, como el zileuton o como antagonistas del receptor CysLT1, como el montelukast, zafirlukast y el pranlukast. Los inhibidores de la 5-lipooxigenasa inhiben la actividad catalítica de la enzima 5-lipooxigenasa, con lo que se impide la formación de los leucotrienos LTB4, LTC4, LTD4 y el LTE4. Los antileucotrienos antagonistas son fármacos que se unen con gran afinidad y selectividad, a los receptores de los leucotrienos de las vías respiratorias, impidiendo la unión del leucotrieno con su receptor.

21.2.- FARMACOCINÉTICA

Los antileucotrienos orales se absorben rápidamente y se unen en un alto porcentaje a las proteínas plasmáticas. El montelukast alcanza su concentración máxima en el plasma, a las dos horas después de su administración. El 99% se une a las proteínas plasmáticas y se metaboliza en el hígado en el citocromo P450 3 A4 y 2C9. La vida media plasmática es de 2.7 a 5.5 horas y su efecto se mantiene hasta veinticuatro horas y se excreta en las heces. La biodisponibilidad oral del montelukast es del 60 al 70%, mientras que la de zafirlukast se reduce, casi a la mitad, cuando se administra junto con los alimentos.

El zafirlukast se metaboliza en el hígado, mediante la hidroxilación del citocromo P450 2C9. Alcanza su concentración plasmática máxima entre las 2 y 4 horas y se elimina a las diez horas en las heces en un 90% y en la orina en un 10%. Su absorción se reduce un 40% cuando se administra junto con alimentos.

21.3.- FARMACODINAMIA

Los antagonistas de los leucotrienos inhiben de forma directa la broncoconstricción o disminuyen la bronconstricción provocada por la exposición a los antígenos. En los pacientes con asma, sensibles al ácido acetilsalicílico, disminuyen la respuesta broncoconstrictora. Adicionalmente, el montelukast reduce de forma significativa la broncoconstricción provocada por el ejercicio físico. Los antileucotrienos inhiben el proceso de remodelación de la vía aérea y disminuyen la infiltración y degranulación de los eosinófilos en el pulmón, la liberación de las citocinas relacionadas con una respuesta Th2, la hiperplasia de las glándulas mucosas, la hipersecreción del moco, la hiperplasia de células musculares de la vía aérea, el depósito de colágeno y la fibrosis.

21.3.1.- MONTELUKAST

El montelukast es un potente antagonista del leucotrieno D4, en el receptor leucotriénico cisteinílico CysLT1, presente en las vías respiratorias. Actúa solamente sobre los receptores CysLT1 y no antagoniza las contracciones del músculo liso, producidas por la acetilcolina, la histamina, la serotonina o las prostaglandinas. Se une con gran afinidad y selectividad a los receptores de CysLT1, e inhibe la acción fisiológica de los leucotrienos LTC4, LTD4, LTE4. Inhibe la infiltración eosinofílica y la presencia de cristales deCharcot-Leyden y de la IL -5. Además, disminuye la hiperplasia de músculo liso, fibrosis subepitelial y reduce la respuesta Th2 al disminuir la expresión del RNAm.

El montelukast se absorbe rápidamente por vía oral, logrando concentraciones plasmáticas máximas entre las 2.5 a 4 horas, muestra una biodisponibilidad del 64% y se une extensamente a las proteínas del plasma en más del 99%. El montelukast no inhibe las isoenzimas CYP2C9 y CYP3A4 del citocromo P450, razón por la cual se presentan menos interacciones con otros fármacos, que son metabolizados en este sistema. La eficacia del montelukast ha sido comprobada en todo tipo de pacientes, incluyendo a los niños de 2 años de edad. La vida media de eliminación del montelukast es de 2.7 a 5.5 horas, siendo eliminado conjuntamente con sus metabolitos, casi exclusivamente por vía biliar. El montelukast está indicado en la profilaxis y en el tratamiento crónico del asma, en los pacientes con asma inducida por ejercicio, asma moderada persistente, asma con alergia a la aspirina y en la rinitis alérgica. Ha sido aprobado por la FDA como monoterapia, en los pacientes con rinitis alérgica, y es particularmente efectivo, en los pacientes cuya molestia principal es la congestión nasal severa y en los pacientes asmáticos con rinitis alérgica. Cuando se administran en combinación con un antihistamínico de 2ª generación como la loratadina, son más efectivos que los antihistamínicos solos.nLa dosis recomendada en los niños de dos a cinco años de edad, es de 4 mg; en los niños de 6 a 14 años es de 5 mg y en los adultos es de 10 mg una vez al día. Este fármaco está aprobado en los pacientes mayores de 2 años de edad.

21.3.2.- PRANLUKAST

El pranlukast se une a los receptores y antagoniza la acción de los leucotrienos LTC4, LTD4, LTE4, además, antagoniza la contracción del músculo liso bronquial, previene el aumento de la permeabilidad vascular, reduce el edema y la migración eosinofílica hacia la mucosa respiratoria. No antagoniza la acción de la histamina, serotonina y acetilcolina. Además inhibe la expresión Th2 y la producción de IL4, IL5 y GM-CSF en la sangre periférica y disminuye el número de eosinófilos y neutrófilos en la lámina propia de la mucosa, al inhibir la producción de LTE4. Después de su administración por vía oral, se alcanzan concentraciones plasmáticas máximas a las 5 horas, con una vida media de 90 minutos. Es metabolizado a nivel hepático en el sistema citocromo P450 CYP3A4 y se excreta en un 98% por vía fecal. Se une en un 99.8% a proteínas, en especial a la albúmina. En los adultos la dosis oral es de 225 mg cada doce horas, y en los niños a partir de los 2 años de edad es de 7 a 10 mg por kilo de peso, 2 veces al día, con una dosis máxima de 450 mg al día. Está indicado en el tratamiento del asma, asma inducida por el ejercicio y en la rinitis alérgica. Inhibe la broncoconstricción, permeabilidad vascular, edema de la mucosa y la hiperreactividad de la vía aérea. En la rinitis mejora la sintomatología, al inhibir la resistencia al paso de aire a través de la nariz y reduce el edema de la mucosa nasal, al disminuir la infiltra-ción de eosinófilos y la liberación de histamina.

21.3.3.- ZAFIRLUKAST

El zafirlukast es un antagonista altamente selectivo de los receptores CysLT1, que antagoniza la acción proinflamatoria de los leucotrienos y reduce la contracción del músculo liso. No afecta la respuesta del músculo a los agonistas β-2 adrenérgicos, no actúa sobre la histamina, ni sobre los receptores de los tromboxanos. La droga reduce la migración de células inflamatorias inducida por el alergeno.El zafirlukast reduce el número de basófilos, eosinófilos, la producción de histamina y de los superóxidos de los macrófagos alveolares. Se absorbe rápidamente a nivel gastrointestinal y se fija a las proteínas en un 99%. Se reduce su absorción un 40%, al administrarse junto con los alimentos. Se metaboliza en el hígado mediante la hidroxilación del citocromo P450 2C9, alcanzando su concentración máxima en el plasma en dos a cuatro horas. Se elimina por las heces en un 90% y en la orina en un 10%. La duración del efecto es de 12 horas y alcanza su efecto máximo entre las 2 y 6 semanas. El zafirlukast está indicado en los pacientes con asma moderada y en el asma inducida por el ejercicio. La dosis de zafirlukast es de 20 mg a 40 mg cada 12 horas en los adultos y en los niños mayores de 12 años de edad. En los pacientes con hepatopatía, se reduce la dosis un 50 a 60%.

21.3.4.- ZILEUTON

El zileuton es un antileucotrieno que inhibe a la 5-lipooxigenasa y la síntesis de leucocitos, además de la síntesis de los leucotrienos. Con el zileuton se reduce el número de eosinófilos circulantes en la vía aérea y en la circulación periférica, y se incrementa el volumen espiratorio máximo en un segundo, se mejora la sintomatología asmática diurna y nocturna y se reduce el uso de medicamentos β-agonistas. El zileuton está contraindicado en los pacientes con daño hepático activo. En los pacientes que ingieren bebidas alcohólicas se administran con cautela, y si durante el tratamiento se presentan signos y síntomas de disfunción hepática, la droga deberá suspenderse. Se administra por vía oral, puede tomarse con los alimentos y la biodisponibilidad se incrementa en presencia de una dieta rica en grasas. Se absorbe rápidamente y se une a las proteínas plasmáticas en un 93%, es metabolizado en el hígado por el citocromo CYP2C9 y CYP3A4, y tiene una vida media de 2.1 a 2.5 horas. Alcanza su concentración máxima en suero en 1 a 3 horas. Después de su administración el inicio de la acción es de 30 minutos a una hora, logrando su pico de 2 a 4 horas y su efecto máximo se observa de 5 a 8 horas.

El 0.5% es excretado sin cambios por la orina. El zileuton se indica en la profilaxis y tratamiento del asma crónica. La dosis en niños mayores de 12 años y adultos, es de 600 mg cada 6 horas.

21.4.- INTERACCIÓNES MEDICAMENTOSAS

Con la administración concomitante con el ácido acetilsalicílico, se incrementan en un 45% los niveles plasmáticos de zafirlukast, con la eritromicina se reduce un 40% y con la de teofilina se reducen en un 30%, pero no se afectan los niveles plasmáticos de teofilina. Los fármacos metabolizados a través del sistema CYP3A4, como el astemizol y la terfenadina, provocan un incremento en los niveles séricos de pranlukast. A su vez, aquellos que inhiben el sistema CYP3A4, como la eritromicina y el itraconazol, elevan la concentración plasmática de pranlukast. La administración de propanolol y ziuletón provoca un incremento en las concentraciones séricas que pueden causar bradicardia.

21.5.- EVENTOS ADVERSOS

La mayoría de los eventos adversos relacionados con el zileuton son leves y autolimitados. Se conocen varios efectos adversos a nivel cardiovascular como el dolor torácico, cefalea, vértigo, fiebre, pirosis, diarrea, anorexia, constipación, insomnio, fatiga, erupción cutánea, somnolencia, insomnio, mareos, temblor, nerviosismo, dispepsia, náusea, dolor abdominal, constipación, flatulencia, debilidad, aumento de las enzimas hepáticas, leucopenia, trombocitopenia con púrpura, epistaxis, hepatitis, mialgias, artralgias, parestesias, astenia, debilidad, conjuntivitis hematuria microscópica, edema, hipertrigliceridemia, alopecia, irregularidades menstruales y el síndrome de Churg-Strauss. En un estudio se presentó una reacción clínicamente similar a la influenza en el 3.9% de los pacientes sanos, comparado con el 1.9% de los placebos.

REFERENCIAS BIBLIOGRÁFICAS

1. Awni WN. Pharmacokinetics and pharmacodynamics of zileuton after oral adminis tration of single and multiple dose regimens of zileuton 600 mg in healthy volunteers. Clin Pharmacokinet 1995; 29(2): 22-33.

2. Bernstein PR. The challenge of drug discovery: Developing leukotriene antagonist. In: Holgate S, Dahlén SE. SRS-A to leukotrienes, of a new treatment. 1st ed. Oxford, England, 1997: 171-186.

3. Bonuccelli CM. Zafirlukast: efficacy in asthmatic adults and children. Clin Exper Allergy Rev 2001; 1(3): 274-279.

4. Brocks DR. The single and multiple dose pharmacokinetics of Pranlukast in healthy volunteers. Eur J Clin Pharmacol 1996; 51(3-4): 303-8.

5. Brocks SE. The pharmacokinetics of Pranlukast in healthy young and elderly subjects. Int J Clin Pharmacol Ther 1996; 34(9): 375-9.

6. Haberal I, Corey JP. The role of leukotrienes in nasal allergy. Otolaryngol Head Neck Surg 2003:129:274-279.

7. Holgate ST, Golden MP, Panettieri RA, Henderson WR. Roles of cysteinyl leukotrienes in airway inflammation, smooth muscle function, and remodeling. 2003: 111(1).

8. Leff AR. Regulation of leukotrienes in the management of asthma: biology and clinical therapy. Annual Rev Med 2001; 52: 1-14.

9. Parnes S.M., Chuma A.V.: Acute effects of antileukotrienes on sinonasal polyposis and sinusitis. Ear Nose Throat J 2000;79-8-20.

10. Phipatanakul W, Nowak WA, Eggleston PA. The efficacy of Montelukast in the treatment of cat allergen-induced asthma in children. J Allergy Clin Immunol 2002;109: 794-9.

11. Ragab S, Parikh A, Darby Y.C, Scadding G.K.: An open audit of montelukast, a Leukotriene receptor antagonist, in nasal polyposis associated with asthma. Clin Exp Allergy 2001;31-1385-1391.

12. Reiss TF, Knorr B, Malmstrom K, Noonan G. Clinical efficacy of Montelukast in adults and children. Clin Experiml Allergy Rev 2001; 1(3): 264-273.

13. Sampson AP, Pizzichini E, Bisagaad H. Effects of cysteinyl leukotrienes and leukotriene receptor antagonists on markers of inflammation. J Allergy Clin Immun 2003: 111.

14. Sekerel BE, Akpinarli A. The effect of montelukast on allergen-induced cutaneous responses in house dust mite allergic children. Ped Allergy Immunol 2003; 14: 212- 215.

15. van Adelsberg J., Philip G., Pedinoff A.J., Meltzer E.O., Ratner P.H., Menten J., et al: Montelukast improves symptoms of seasonal allergic rhinitis over a 4-week treatment period. Allergy 2003;58-1268-1276.

16. Van Adelsberg J., Philip G., LaForce C.F., Weinstein S.F., Menten J., Malice M.P., et al: Randomized controlled trial evaluating the clinical benefit of montelukast for treating spring seasonal allergic rhinitis. Ann Allergy Asthma Immunol 2003; 90:214-222.

22.- ANTIINFLAMATORIOS

Los antiinflamatorios no esteroides (AINEs) son un grupo químicamente heterogéneo de fármacos que muestran un efecto antiinflamatorio, analgésico y antipirético. Además, reducen los síntomas de la inflamación, alivian el dolor y la fiebre respectivamente. El término no esteroide, se refiere a que los efectos clínicos son similares a los de los corticoides, pero no afectan a la fosfolipasa A2 y no presentan los eventos adversos que caracterizan a los corticoesteroides. El antiinflamatorio no esteroide más conocido es la aspirina. Otros antiinflamatorios son los derivados del ácido propílico como el ibuprofeno y el naproxeno, los derivados del ácido acético, como la indometacina y los derivados de los ácidos enólicos, como el piroxicam. Todos estos compuestos compiten con el ácido araquidónico por el sitio activo de la ciclogenasa. El paracetamol se incluye entre los antiinflamatorios no esteroides, a pesar de su escasa acción antiinflamatoria. Los salicilatos y otros agentes antiinflamatorios similares, comparten la capacidad de suprimir los signos y síntomas de la inflamación, además, tienen propiedades analgésicas y antipiréticas. Su efecto antiinflamatorio es muy útil en el manejo de las patologías relacionadas con el dolor crónico, como las enfermedades degenerativas.

22.1.- CLASIFICACIÓN

Los antiinflamatorios no esteroides se pueden clasificar de acuerdo con su mecanismo de acción en tres grupos:

1. *Los que inhiben indistintamente la COX-1 y la COX-2*: (ibuprofeno). Son los que tienen pocos efectos adversos en el organismo.
2. *Los que inhiben selectivamente la COX-1*: (aspirina, piroxicam, indometacina). Presentan más eventos adversos.
3. *Los que inhiben preferentemente la COX-2*: (meloxicam, rafecoxib, celecoxib). Son los que presentan menos eventos adversos.

22.2.- MECANISMO DE ACCIÓN

Hay dos isoenzimas de la ciclooxigenasa capaces de convertir al ácido araquidónico en prostaglandinas: la ciclooxigenasa-1 (COX-1) y la ciclooxigenasa-2 (COX-2). Estas isoenzimas están codificadas por genes diferentes. La ciclooxigenasa-1, se expresa en casi todos los tejidos y participa en la producción de las prostaglandinas que regulan los procesos fisiológicos, como la protección del epitelio gástrico, mantenimiento del flujo renal, agregación plaquetaria, migración de neutrófilos y también se expresan en el endotelio vascular. La ciclooxigenasa-2 (COX-2) no se encuentra presente normalmente en la célula. Su aparición en las células puede ser estimulada o inducida por las células inflamatorias e inmunes como la IL-1, interferón γ, factor de necrosis tumoral-α, mitógenos, lipopolisácaridos y radicales libres. Su producción aumenta con los factores de crecimiento, citosinas y especialmente por las endotoxinas bacterianas.

En la célula, la ciclooxigenasa-2 se encuentra en la región perinuclear y en la membrana nuclear y regula la producción de las prostaglandinas, que participan en la inflamación y en otros procesos no inflamatorios, tanto fisiológicos como patológicos. Los antiinflamatorios no esteroides, al inhibir a la ciclooxigenasa-1 y la ciclooxigenasa-2, disminuyen la síntesis de prostaglandinas y tromboxanos. La inhibición puede ser irreversible, como en el caso de la aspirina o puede ser competitiva, como en el caso del ibuprofeno o puede ser una inhibición no competitiva, como el paracetamol. Al inhibirse la síntesis de prostaglandinas, se reduce la liberación de los mediadores inflamatorios, con lo que se previene la activación de los nociceptores terminales, y en consecuencia, alivian el dolor asociado con la inflamación. Se estima que la acción antiinflamatoria, analgésica y antipirética de los antiinflamatorios no esteroides, se relaciona principalmente con la inhibición de la ciclooxigenasa-2.

Los antiinflamatorios que inhiben simultáneamente a la ciclooxigenasa-1 y a la ciclooxigenasa-2, como la aspirina, pueden causar úlceras y sangrado intestinal, al inhibirse las prostaglandinas que regulan la protección del epitelio gástrico. La mayoría de los antiinflamatorios no esteroides son inhibidores reversibles y competitivos de la cicloxigenasa, excepto el ácido acetilsalicílico, que es un inhibidor irreversible que acetila a la enzima en el sitio activo.El ácido acetilsalicílico es uno de los agentes más útiles como antiagregante plaquetario, ya que inhibe a la enzima ciclooxigenasa plaquetaria (COX1) durante la vida de la plaqueta, que es de siete a once días, debido a que las plaquetas son fragmentos celulares incapaces de sintetizar otra enzima.

22.3- FARMACOCINÉTICA

Los AINEs son unos ácidos orgánicos débiles que se absorben casi por completo por vía oral y el 95% se une a la albúmina. La absorción de los antiinflamatorios no esteroides se retrasa con la ingestión de los alimentos, sin embargo no se disminuye la cantidad de la droga. En la mayoría de los casos se recomienda administrarla con los alimentos o con antiácidos para minimizar el efecto irritante sobre la mucosa gástrica, sobre todo en los tratamientos prolongados. Todos los AINEs son metabolizados en el hígado, en el sistema del citocromo P450. Tienen buena biodisponibilidad y la unión a las proteínas es reversible y extensa. Se excretan como metabolitos en la orina.El proceso de saturación se encuentra entre los rangos de las dosis de los AINEs. El incremento en la dosis o la disminución de la albúmina plasmática, pueden llevar a un aumento en la fracción libre de la droga, lo que conlleva un mayor riesgo de toxicidad, situación que se observa en los pacientes ancianos con hipoalbuminemia o crónicamente enfermos. Algunos son más solubles en los lípidos, como la indometacina, y penetran al sistema nervioso central. Por vía oral poseen una rápida y buena absorción, se unen a las proteínas plasmáticas, muestran una gran liposolubilidad y se distribuyen por difusión pasiva pH dependiente.

22.4.- FARMACODINAMIA

La ciclooxigenasa es la enzima clave en la síntesis de las prostaglandinas, a través de la oxidación del ácido araquidónico. Las prostaglandinas presentan las siguientes acciones:

1. *Causan vasodilatación y aumento de la permeabilidad de los tejidos, permitiendo el paso de los leucocitos. Actúan como antiagregante plaquetario y estimulan a las terminaciones nerviosas del dolor.*
2. *Aumentan la secreción del moco gástrico y disminuyen la secreción de ácido gástrico.*
3. *Provocan la contracción de la musculatura lisa.*
4. *Intervienen en la regulación de la temperatura corporal.*
5. *Controlan el descenso de la presión arterial, mediante la vasodilatación intrarrenal, aumento del flujo renal y de la natriuresis.*

Todos los AINEs son igualmente efectivos, pero difieren en las dosis y en la toxicidad. La respuesta antiinflamatoria en los pacientes tratados con AINEs, se relaciona con la concentración del medicamento en el plasma sanguíneo. Los AINEs ejercen una acción analgésica, antipirética y antiinflamatoria. La administración intravenosa de algunos AINEs, en el tratamiento del dolor agudo, se refleja en una respuesta rápida con efectos secundarios mínimos. Existe también una relación directa entre la dosis oral administrada y el riesgo de perforación o sangrado en el tracto gastrointestinal superior. Se deben prescribir los AINEs con precauciones, si hay una alteración hepática o renal.

La vida media de los antiinflamatorios no esteroides es muy variable, por lo que se dividen en 3 grupos:

1. *Vida media corta (mayor de 6 horas)*: Aspirina, diclofenaco, ibuprofeno, indometacina, ketoprofeno.

2. *Vida media intermedia (entre 6 y 10 horas)*: Diflunisal, fenbufén.
3. *Vida media larga (mayor de 10 horas)*: Nabumetona, naproxeno, fenilbutazona, piroxicam y sulindac

Los AINEs no deprimen al sistema respiratorio, no causan dependencia síquica o física, no desarrollan tolerancia y muestran un efecto sinérgico cuando se administran junto con los opiáceos.

22.4.1.- ACCIÓN ANALGÉSICA

La acción analgésica está relacionada con la inhibición de la síntesis de las prostaglandinas. Es posible que haya una intervención adicional por parte de los AINEs de otros mecanismos centrales. Son eficaces en el tratamiento del dolor agudo o crónico, mediado por las prostaglandinas, como el cólico nefrítico o biliar, pacientes politraumatizados, quemaduras y en el dolor dental, muscular, articular, óseo y postquirúrgico. Hay una gran variabilidad en la respuesta individual ante un mismo medicamento y de diferentes medicamentos de la misma clase.

22.4.2.- ACCIÓN ANTIPIRÉTICA

La acción antifebril de los AINEs es consecuencia de su capacidad inhibidora de la síntesis de las prostaglandinas por la ciclooxigenasa a nivel central, principalmente la prostaglandina E2 en la región preóptica hipotalámica, donde se regula la temperatura corporal, que cuya liberación, es estimulada por la acción de diferentes pirógenos. Los AINEs reducen la fiebre provocada por los pirógenos, debido al incremento de la síntesis de citocinas, TNF-α, IL-1, IL-6 en el sistema nervioso central y por el incremento del AMPc que estimula la síntesis de PGE2 en el área del hipotálamo.

22.4.3.- ACCIÓN ANTIINFLAMATORIA

Los AINEs no sólo actúan como antiinflamatorios al inhibir la síntesis de prostaglandinas o de las fases iniciales de la acción de células polimorfonucleares, sino que también modifican otros mediadores de la inflamación, como los radicales de oxígeno, metabolitos citotóxicos y por la producción del factor de necrosis tumoral alfa (TNFα) y de las interleucinas leucocitarias IL-1 e IL-4.

22.4.4.- TROMBOGÉNESIS

La aspirina inhibe a la ciclooxigenasa-1 en las plaquetas, previniendo la formación del tromboxano A2, el cual induce la agregación plaquetaria. Sus efectos pueden ser antagonizados por la prostaciclina, la cual es una prostaglandina vasodilatadora que inhibe la agregación plaquetaria, que es producida en gran parte por la COX-2 en los tejidos vasculares. Con la inhibición de la COX-2, sin la inhibición de la COX-1, se mantiene la síntesis del tromboxano A2. La síntesis de prostaciclina se reduce por los inhibidores selectivos de la COX-2, dando como resultado una mayor producción de tromboxano A2, que actúa como un agente protrombótico.

22.5.- MEDICAMENTOS ANTIINFLAMATORIOS

21.5.1.- DERIVADOS DE LOS SALICILATOS

Los salicilatos son el ácido acetilsalicílico, el clonixinato de lisina, benorilato, diflunisal, salicilamida, etersalato y el salsato o ácido salicílico. El más importante es la aspirina. La aspirina y los otros salicilatos se absorben bien y rápidamente en el estómago y duodeno. La biodisponibilidad es muy elevada y se unen a las proteínas plasmáticas en un 80 a 90%, con lo que se distribuyen en todos los tejidos corporales y líquidos transcelulares. Son transportados activamente al líquido cefalorraquídeo y cruzan fácilmente la barrera placentaria. Los salicilatos se metabolizan en el retículo endoplásmico y en las mitocondrias del hígado.

22.5.1.1.- ASPIRINA

El ácido acetilsalicílico o aspirina, es un fármaco de la familia de los salicilatos, usado frecuentemente como antiinflamatorio, analgésico, antipirético y antiagregante plaquetario. El ácido acetilsalicílico interfiere en la síntesis de las prostaglandinas, inhibiendo irreversiblemente a la ciclooxigenasa, una de las 2 enzimas que actúan sobre el ácido araquidónico. La aspirina acetila la ciclooxigenasa-1 y la ciclooxigenasa-2. Se estima que la COX-2 es la vía más importante de la respuesta inflamatoria y su inhibición deprime la producción de las prostaglandinas de la serie de E y F. Estas prostaglandinas inducen vasodilatación e incrementan la permeabilidad tisular, lo que a su vez promueve el influjo de líquidos y leucocitos. Estos fenómenos favorecen la aparición de los síntomas clásicos de la inflamación, como son el edema, rubor y dolor.

El ácido acetilsalicílico se administra generalmente por vía oral, aunque se puede administrar por vía rectal en forma de supositorios. Se absorbe rápidamente en el tracto digestivo, aunque el pH del jugo gástrico afecta su absorción. La aspirina se hidroliza parcialmente a ácido salicílico durante el 1er paso hepático. Se distribuye ampliamente por todos los tejidos del organismo. La aspirina se une poco a las proteínas del plasma.

Después de la administración oral, se observan salicilatos en el plasma a los 5 a 30 minutos y las concentraciones máximas se obtienen en 2 horas. Las concentraciones plasmáticas deben de ser, de al menos de 100 µg/ml, para obtener un efecto analgésico. Se observan efectos tóxicos con concentraciones superiores a los 400 µg/ml. Los salicilatos y sus metabolitos se eliminan principalmente por vía renal, siendo excretada en la orina la mayor parte de la dosis. Aproximadamente el 75% de la dosis se encuentra en forma de ácido salicilúrico, mientras que el 15% está en forma de conjugados, sobre todo monodiglucurónidos y diglucurónidos. El 10% restante está constituido por salicilato libre. La alcalinización de la orina aumenta la eliminación de salicilato, pero no la de otros metabolitos.

Efecto antiinflamatorio: La aspirina es muy efectiva en la reducción del dolor, de leve a moderado. La actividad antiinflamatoria del ácido acetilsalicílico se debe a la inhibición periférica de la acción de la COX-1 y de la COX-2, aunque la aspirina puede también impedir la síntesis de otros mediadores de la inflamación. Sin embargo, se cree que la respuesta inflamatoria más importante está ejercida por la COX-2, ya que esta enzima es inducible por las citocinas. Los efectos analgésicos de la aspirina son indirectos sobre el sistema nervioso central. Al disminuir la síntesis de prostaglandinas, la aspirina reduce la percepción del dolor. La aspirina no es eficaz para el tratamiento del dolor visceral severo, como el asociado al abdomen agudo, cólico renal, pericarditis y el infarto agudo del miocardio. La aspirina y otros AINEs se han combinado con analgésicos opioides para el tratamiento del dolor severo.

Efecto antipirético: La aspirina es la mejor droga disponible para reducir la temperatura. El efecto antipirético de la aspirina, es el resultado de la inhibición de la síntesis de prostaglandinas en el hipotálamo, lo que a su vez induce una vasodilatación periférica y sudoración.

Efecto antitrombótico: La ciclooxigenasa-1 de las plaquetas genera el tromboxano A2, que es un potente vasoconstrictor y agonista de las plaquetas. Los efectos de la aspirina sobre la agregación plaquetaria, se logran con dosis menores a las requeridas para el efecto analgésico o antiinflamatorio. La inhibición de la COX-1 plaquetaria, ocasiona la disminución de la agregación plaquetaria y el aumento del tiempo de sangrado. El efecto antiplaquetario de la aspirina afecta la hemostasia. Las dosis bajas de aspirina, menores de 80 mg, aumentan levemente el tiempo de sangrado, que se incrementa al doble si la dosis se continúa durante una semana. Este cambio se explica por la inhibición de la agregación plaquetaria, secundaria a una inhibición de la síntesis del tromboxano A2. Debido a su acción irreversible, la aspirina inhibe la agregación plaquetaria hasta por 11 días, hasta que se forman nuevas plaquetas. Este fenómeno se debe tener en cuenta cuando se lleva a un paciente a cirugía. Con dosis muy altas, la aspirina también ejerce un efecto inhibitorio sobre la hemostasis dependiente de la vitamina K, con lo que se altera la síntesis de protrombina y causa hipoprotrombinemia.

Efecto renal: Los salicilatos actúan sobre los túbulos renales afectando la absorción del ácido úrico. En dosis bajas de 1 a 2 g por día, los salicilatos inhiben la secreción activa del ácido úrico en la orina, a través de los túbulos proximales. En las dosis mayores de 5 g por día, los salicilatos inhiben la reabsorción tubular de ácido úrico, lo que ocasiona un efecto uricosúrico. A dosis intermedias, la aspirina no modifica la eliminación del ácido úrico.

Las propiedades antiinflamatorias de los salicilatos, se utilizan en el tratamiento de la artritis reumatoide, fiebre reumática y otras condiciones inflamatorias de las articulaciones en diferentes procesos dolorosos somáticos e inflamatorios de distinto tipo, fiebre, en la profilaxis y tratamiento de las trombosis venosas y arteriales y en la profilaxis del infarto de miocardio en pacientes con angina inestable. La dosis oral recomendada como antiinflamatorio, analgésico y antipirético en los pacientes adultos, es de 300 a 1,000 mg cada 4 a 6 horas. En las patologías reumáticas en los pacientes adultos, la dosis oral recomendada es de 4 a 8 g por día. En la profilaxis del infarto y de las trombosis, la dosis oral recomendada en los pacientes adultos, es de 100 a 300 mg por día. En los niños de 2 a 4 años, la dosis oral recomendada es de 160 mg cada 4 a 6 horas, en los niños de 4 a 6 años la dosis es de 240 mg cada 4 a 6 horas; en los niños de 6 a 9 años la dosis es de 320 mg cada 4 a 6 horas, y en los niños de 11 a 12 años es de 480 mg cada 4 a 6 horas. Sin embargo, la aspirina no se recomienda en los niños con fiebre o una infección viral, debido a la asociación de la aspirina con el síndrome de Reye.

22.5.2.- DERIVADOS DEL PARA-AMINOFENOL
22.5.2.1.- PARACETAMOL O ACETAMINOFÉN

El paracetamol o acetaminofén es un medicamento para-aminofenólico, carente de propiedades antiinflamatorias, pero con propiedades analgésicas y antipiréticas similares a la aspirina, pero no afecta la función plaquetaria. Se absorbe de manera rápida y casi completa a través del tubo digestivo, teniendo una biodisponibilidad cercana al 100%. La velocidad de absorción depende de la velocidad del vaciamiento gástrico. Se absorbe bien por vía rectal, aunque más lentamente que en el tubo digestivo alto.

Se logra una concentración máxima plasmática en 30 a 90 minutos y la fijación a las proteínas plasmáticas es variable. El 95% del fármaco se metaboliza en el hígado, en el sistema del citocromo P450 y muestra una vida media de dos a tres horas, aunque es mayor en los recién nacidos y en los pacientes con insuficiencia hepática. Cerca del 60% de la droga se conjuga con el ácido glucurónico, el 35% con el ácido sulfúrico y cerca del 3% con la cisteína. Después de una dosis terapéutica, se elimina en orina el 90 a 100% del fármaco en las primeras veinticuatro horas, principalmente conjugado con la cisteína y el ácido mercaptúrico y una minoría excretada en forma libre.

El acetaminofén o paracetamol es efectivo en el tratamiento del dolor agudo y crónico. Este fármaco se prefiere en los ancianos con osteoartritis, porque tiene menos efectos secundarios a nivel renal y gastrointestinal, así como en los pacientes en los que los antiinflamatorios no esteroides están contraindicados, como en la intolerancia a la aspirina, alteraciones de la coagulación, gastritis y úlcera gástrica. A dosis terapéuticas puede ocurrir un leve aumento de las enzimas hepáticas, sin presencia de ictericia, el cual es reversible suspendiendo la droga. Con dosis mayores se presenta mareo, excitación y desorientación. La ingestión de 15 g de acetaminofén puede ser fatal, ya que causa una severa hepatotoxicidad con necrosis lobular central. Los síntomas iniciales del daño hepático son la náusea, vómito, diarrea y el dolor abdominal. El tratamiento de la toxicidad por acetaminofén, es menos satisfactorio que el de la aspirina.

El acetminofén está disponible sin prescripción médica, solo o en combinación con la seudoefedrina, cloferinamina o difenhidramina. También se encuentra bajo prescripción médica en combinación con la codeína. El dolor agudo y la fiebre en los pacientes adultos, pueden ser tratados con 325 a 500 mg 4 veces al día. La dosis usual en niños es 15 mg por kilo de peso por día, cada 6 horas. Los niveles plasmáticos del medicamento se alcanzan en 24 horas.

22.5.3.- DERIVADOS DE LOS ÁCIDOS ENÓLICOS

Los derivados del ácido enólico son las pirazolonas y los oxicanes. Las pirazolonas son la fenilbutazona, oxifenbutazona, mofebutazona, clofezona, kebuzona y la dipirona o metamizol. Los oxicanes son el droxicam, meloxicam, piroxicam y el renoxicam. Las pirazolonas son inhibidores competitivos de la cicloxigenasa. Poseen una acción analgésica y antipirética similar a la aspirina, pero su acción antiinflamatoria es mayor. Se relacionan con una mayor incidencia de trastornos hematológicos, leucopenia, agranulocitosis y aplasia medular, pero sus efectos adversos gastrointestinales son menores que los de la aspirina. Son utilizados como antiinflamatorios y antirreumáticos. La fenilbutazona salió del mercado.

22.5.3.1.- DIPIRONA

La dipirona o metamizol es un medicamento analgésico, antipirético y antiinflamatorio, que se absorbe bien por vía oral, alcanzando su concentración máxima en 60 a 90 minutos. Se puede administrar por vía intramuscular, subcutánea, intravenosa o rectal, en aquellos pacientes que no toleran la vía oral. La dipirona es una prodroga que se hidroliza en el tracto gastrointestinal a 4-metilaminoantipirina como su metabolito activo, luego se metaboliza en el hígado y su segundo metabolito activo es la 4-aminoantipirina. Los metabolitos activos son eliminados en la orina entre 3 a 5 horas.

La dipirona no se recomienda como analgésico por el riesgo de efectos adversos graves, principalmente la agranulocitosis, pero sí se recomienda en el tratamiento de la fiebre severa o grave no controlada por otras medidas, pero debe administrarse por períodos cortos. La dosis oral efectiva en los pacientes adultos con fiebre, es de 500 mg a 1 g cada 6 a 8 horas, con un máximo de 3 a 4 g por día.

En los niños la dosis recomendada es de 20 mg por kilo de peso por día, administrada cada 6 horas. La dipirona está contraindicada en los pacientes con hipersensibilidad al metamizol, discrasias sanguíneas o depresión medular. Se debe utilizar con cautela en los pacientes con anemia, asma, insuficiencia hepática o renal, hipertensión, insuficiencia cardíaca, úlcera péptica y porfiria. El uso conjunto con la clorpromazina puede causar hipotermia severa. La incidencia de agranulocitosis es de aproximadamente 4.7 por millón de habitantes por año.

Los oxicanes (meloxicam, piroxicam) se absorben completamente por vía oral, alcanzando una concentración máxima plasmática en 2 a 4 horas. Los antiácidos y los alimentos no modifican la rapidez, ni la magnitud de su absorción. Sufren una importante recirculación enterohepática, lo que les da una vida media prolongada de 50 horas aproximadamente, aunque varía mucho de persona a persona. Se unen de manera extensa a las proteínas plasmáticas, por lo que muestran un volumen de distribución muy pequeño y una depuración plasmática muy baja.

22.5.3.2.- MELOXICICAM

El meloxicam es un antiinflamatorio del grupo de los AINEs derivado del ácido enólico. Aún no se ha determinado con claridad su mecanismo de acción, pero en estudios in vivo e in vitro, indican que posee una acción inhibitoria mayor sobre la COX 2. Se absorbe bien después de su administración oral, sin que esta se afecte por los alimentos. Su biodisponibilidad es del 89% y muestra un metabolismo oxidativo hepático extenso, donde se forman al menos cuatro metabolitos inactivos. La vida media es de quince a veinte horas después de la administración oral. Se excreta en la orina como metabolitos inactivos y trazas del fármaco inalterado. En las heces se excreta un 50 % del meloxicam en forma de metabolitos inactivos y muy poco como fármaco inalterado. El meloxicam está indicado en el tratamiento de la artritis reumatoide aguda y crónica, osteoartrosis, periartritis del hombro y cadera, así como en las distensiones musculares y en los ataques de gota Es útil en el tratamiento de la inflamación y dolor postraumático, inflamaciones de tejidos blandos, trastornos ginecológicos y dismenorrea primaria. La dosis recomendada en los pacientes adultos, es de una tableta de 7.5 mg o 15 mg una vez al día., con una dosis máxima recomendada de 15 mg al día.

22.5.3.3.- PIROXICAM

El piroxicam es un agente antiinflamatorio no esteroide, con propiedades analgésicas y antipiréticas. Interactúa en varios pasos de la respuesta inmune e inflamatoria, principalmente mediante la inhibición reversible de la enzima ciclooxigenasa. Se absorbe bien después de la administración oral o rectal. Con los alimentos existe un ligero retraso en la velocidad de absorción, pero no en la cantidad absorbida. Las concentraciones plasmáticas estables se mantienen durante todo el día y casi siempre alcanza el nivel máximo entre 3 y 5 horas después de la administración de una dosis, una vez al día. El piroxicam se metaboliza principalmente en el hígado, en el citocromo P-450 CYP 2C9.

La vida media plasmática es de 50 horas aproximadamente. Menos del 5% de la dosis diaria se excreta sin cambios en orina y heces. El piroxicam está indicado en el tratamiento de la artritis reumatoide, artritis reumatoide juvenil, osteoartritis, espondilitis anquilosante, trastornos musculoesqueléticos agudos, gota aguda, dolor postoperatorio o después de un traumatismo agudo, en el tratamiento de la dismenorrea primaria y en el alivio de fiebre y dolor, relacionados con la inflamación de la vía aérea superior. La dosis recomendada en los adultos es de 20 a 40 mg por día. En los niños con artritis reumatoide juvenil con un peso menor de 15 kilos, la dosis recomendada es de 5 mg diarios, de 16 a 25 kilos es de10 mg diarios y de 26 a 45 kilos es de 15 mg diarios.

22.5.4.- DERIVADOS ARILPROPIÓNICOS

Los derivados arilpropiónicos son el ibuprofeno, naproxeno, ketoprofeno, indoprofeno y el piroprofeno. Todos se absorben bien por vía oral, pero los alimentos reducen la velocidad de absorción, pero no la cantidad absorbida. La absorción por vía rectal es lenta e irregular y se unen a la albúmina en un 99% de la concentración plasmática habitual. En la cirrosis hepática, artritis reumatoide y en ancianos, la fracción libre del fármaco aumenta. Se difunden bien en los tejidos y pasan al líquido sinovial, donde alcanzan concentraciones del 50 a 70% con respecto a las del plasma sanguíneo, cruzan la placenta y se logran concentraciones muy bajas en la leche materna. Después de la oxidación hepática, se eliminan rápida y completamente.

22.5.4.1.- IBUPROFENO

El ibuprofeno es un antiinflamatorio no esteroide del grupo de los derivados del ácido propiónico, que se absorbe rápido por vía gastrointestinal, alcanzando picos máximos en una a dos horas. Se une a las proteínas plasmáticas en un 99%. En las primeras veinticuatro horas se elimina por la orina el 80% de la dosis administrada, no activando la inducción enzimática y a través de su conjugación con el ácido glucurónico. El ibuprofeno es un antiinflamatorio que se indica como analgésico y antipirético, en las patologías que cursan con fiebre y/o dolor, durante las infecciones de las vías respiratorias como el resfriado común, influenza, amigdalitis, faringitis, traqueobronquitis, sinusitis, neumonía, otitis media aguda, cefaleas, otitis externa, dolor dental, adenopatía cervical y como antipirético en las enfermedades exantemáticas. También se recomienda en la artritis reumatoide, osteoartritis, dismenorrea primaria y síndromes dolorosos moderados.

La dosis recomendada en el tratamiento de la artritis reumatoide es de 1,200 a 3,200 mg por día, en el dolor moderado y en la dismenorrea primaria, la dosis es de 400 mg cada 4 a 6 horas, con una dosis máxima de 3,200 mg por día. En los niños de 6 meses a 12 años con fiebre, la dosis es de 5 mg por kilo de peso, por día cada 6 a 8 horas si la temperatura es menor de 38.5°C, o de 10 mg por kilo de peso, por día administrada cada 6 a 8 horas si la temperatura es mayor. La dosis diaria máxima es de 40 mg por kilo de peso.

22.5.4.2.- NAPROXENO

El naproxeno es un antiinflamatorio no esteroide del grupo de los derivados del ácido propiónico, con propiedades analgésicas y antipiréticas. Se absorbe rápida y completamente en el tracto gastrointestinal. Después de la administración oral del naproxeno y del naproxeno sódico, los niveles plasmáticos máximos se alcanzan en 2 a 4 horas y en 1 a 2 horas respectivamente. La biodisponibilidad de la droga es del 95 y el 99% respectivamente y se une a la albúmina. La vida media plasmática es de 14 horas, pero se puede duplicar en los ancianos. El naproxeno se metaboliza ampliamente a 6-O-desmetilnaproxeno, cruza la placenta y aparece en la leche materna. Se elimina del organismo por metabolización hepática y se excreta aproximadamente el 95% en la orina, principalmente como naproxeno, 6-O-desmetil-naproxeno o sus conjugados.

El naproxeno se recomienda en el tratamiento del dolor leve a moderado, fiebre, inflamación, osteoartritis, espondilitis anquilosante, tendinitis, bursitis y en el tratamiento de la dismenorrea primaria y calambres menstruales. También se indican para el alivio temporal de las molestias y dolor en el resfriado, dolor de garganta, cefalea y traumatismos. La dosis recomendada en los pacientes adultos es de 500 mg a 1,000 mg por día, cada 12 a 24 horas. En los niños la dosis recomendada es de 10 mg por kilo de peso por día. El naproxeno está contraindicado en los pacientes que tienen reacciones alérgicas al medicamento. También está contraindicado en los pacientes en quienes el ácido acetilsalicílico u otros AINEs, inducen una reacción de hipersensibilidad o intolerancia.

22.5.5.- DERIVADOS ARILO-ACÉTICOS

Los derivados arilo-acéticos son el aceclofenaco, diclofenaco, etodolaco, fentiazaco y el ketorolaco.

22.5.5.1.- ACECLOFENACO

El aceclofenaco muestra efectos analgésicos, antiinflamatorios y antipiréticos potentes. El mecanismo de acción está basado, principalmente, en la inhibición de la enzima ciclooxigenasa, la cual regula la producción de prostaglandinas. Se absorbe rápidamente sin cambios por vía oral y se une a las proteínas plasmáticas en un 99%; su efecto analgésico se muestra dentro de los primeros 30 minutos después de su ingestión. Alcanza su concentración máxima en el plasma entre la 1ª y 2ª hora después de su ingestión. Se han detectado niveles de aceclofenaco en el líquido sinovial dentro de la 1a hora posterior a su administración.

El promedio de la vida media de eliminación plasmática, es de aproximadamente 4 horas y tanto el compuesto original como sus metabolitos, se eliminan principalmente por vía urinaria y en menor grado por las heces. Se indica para el tratamiento agudo y crónico de la artritis reumatoide, osteoartritis, espondilitis anquilosante y periartritis escapulohumeral; también está indicado para procesos dolorosos de etiología diversa como el dolor musculosquelético, dolor dental y dolor postquirúrgico. También está indicado como coadyuvante del tratamiento de los procesos inflamatorios/infecciosos de las vías respiratorias. La dosis recomendada de aceclo-fenaco es de 100 miligramos cada 12 horas.

22.5.5.2.- DICLOFENACO

El diclofenaco bloquea la isoenzima COX-2, con una selectividad de baja a moderada. Se absorbe rápida y eficientemente luego de su administración oral, rectal o intramuscular. Las concentraciones plasmáticas máximas se logran entre los 10 y 30 minutos, posteriores a la administración intramuscular y entre 1.5 y 2.5 horas posteriores a la administración oral. Al igual que otros AINEs, el diclofenaco se une a las proteínas plasmáticas en un 99.5%.

Penetra en el líquido sinovial inflamado, en el cual mantiene concentraciones altas, en comparación con los niveles plasmáticos. El diclofenaco y sus metabolitos, cruzan la placenta y se excretan en cantidades muy pequeñas en la leche materna. El diclofenaco sufre un metabolismo de 1er paso significativo, y el 60% de la droga alcanza la circulación sanguínea sin modificaciones. Se elimina principalmente por el metabolismo hepático y por la excreción urinaria de los conjugados de sus metabolitos. El principal metabolito es el 4-hidroxidiclofenaco que muestra una actividad antiinflamatoria mínima.

El diclofenaco está indicado en el tratamiento de las enfermedades reumáticas crónicas como la artritis reumatoide, artrosis y en al ataque agudo de gota, además en el tratamiento sintomático de la dismenorrea primaria, mialgias, cefalea, dolor postquirúrgico y en la inflamación postraumática. La dosis de diclofenaco, en los casos leves y en los tratamientos largos, es de 75 a 100 mg cada 24 horas. La dosis máxima diaria inicial es de 100 a 150 mg cada 8 a 12 horas. En la dismenorrea primaria, la dosis diaria es de 50 a 200 mg.

22.5.5.3.- KETOROLACO

El ketorolaco es un antiinflamatorio potente no esteroide, que muestra una buena actividad analgésica y antiinflamatoria y una actividad antipirética débil. Su mecanismo de acción es mediante la inhibición de la ciclooxigenasa, con lo que se disminuye la síntesis de prostaglandinas. La biodisponibilidad del ketorolaco oral es de 90% y en la aplicación intramuscular es del 100%.

Se distribuye de forma selectiva por el organismo, cruza la placenta y se difunde poco a través de las barreras hematoencefálica y mamaria. Se une a las proteínas plasmáticas en un 99% y sólo un 40% de la dosis es metabolizada en el hígado, dando lugar a metabolitos prácticamente inactivos. La vida media es de 4 a 6 horas. La acción analgésica de la administración intramuscular aparece al cabo de 10 minutos, y por vía oral se logra entre los 30 a 60 minutos. El ketorolaco y sus metabolitos se eliminan principalmente por vía renal, el 40% en forma de metabolitos y el 60% en forma de ketorolaco inalterado. Con las heces se elimina alrededor de 6% de la dosis administrada. El ketorolaco está indicado en el tratamiento del dolor agudo de diversas etiologías. No se recomienda en el tratamiento del dolor crónico. En los adultos la dosis intramuscular, intravenosa y sublingual recomendada es de 30 mg cada 6 a 12 horas, con una dosis máxima de 120 mg. La dosis oral es de 10 mg cada 4 a 6 horas, con una dosis máxima de 40 mg. En los niños mayores de 3 años la dosis parenteral intramuscular recomendada es de 1 mg por kilo de peso por día, cada 6 horas. La dosis intravenosa es de 0.5 a 1 mg por kilo de peso por día, cada 6 horas.

22.5.6.- DERIVADOS INDOL-ACÉTICOS

Los derivados de los ácidos acéticos son la acemetacina, indometacina, proglumetacina, oxametacina, sulindac, tolmetin y la difenpiramida.

22.5.6.1.- INDOMETACINA

La indometacina es un analgésico, antipirético y antiinflamatorio potente, pero su toxicidad limita muchas veces su uso en los tratamientos crónicos. Se absorbe de manera rápida por vía oral y rectal, pero en la aplicación rectal, la concentración máxima alcanzada es inferior. Se distribuye por todo el organismo. En el líquido sinovial alcanza concentraciones similares a las del plasma sanguíneo en cinco horas. La indometacina por vía oral, muestra su efecto antiinflamatorio aproximadamente a los 30 minutos de su ingestión. Los picos plasmáticos máximos ocurren entre las 3 y 4 horas. Se une en el 90% a las proteínas plasmáticas y se metaboliza por O-demetilación y N-deacilación a compuestos inactivos. La vía más importante es la demetilación realizada por el sistema enzimático microsomal. La indometacina está sujeta a un considerable reciclaje biliar, lo que prolonga su vida media efectiva, y aproximadamente el 10% de la droga es eliminada sin cambios en la orina y el 21% a 42% se elimina en las heces. Se excreta en la leche materna y no se recomienda en madres lactando.

Se han comunicado casos de convulsiones generalizadas en lactantes cuyas madres recibieron indometacina. La indometacina se recomienda en el tratamiento del dolor y de la inflamación en la artritis reumatoide, espondilitis anquilosante, osteoartritis y ataques agudos de gota.La indometacina por vía intravenosa suele utilizarse como una alternativa de la cirugía, para provocar el cierre del ducto arterioso dentro de los primeros diez días del nacimiento. La dosis para el cierre del ducto es de 0.3 mg por kilo de peso por día, durante dos días. Si el peso es más de un kilo, la dosis es de 0.2 mg por kilo de peso por día, cada 8 horas. Si el peso es menor de 1 kg, la dosis es de 0.1 mg por kilo de peso por día, administrada en 6 dosis.

22.5.7.- DERIVADOS COXIBES

Los medicamentos inhibidores selectivos de la COX-2 son el celecoxib, rofecoxib, parexocib, valdecoxib y etericoxib.

22.5.7.- DERIVADOS COXIBES

Los medicamentos inhibidores selectivos de la COX-2 son el celecoxib, rofecoxib, parexocib, valdecoxib y etericoxib.

22.5.7.1.- CELECOBIX

El celecoxib es un agente anti-inflamatorio no esteroide con una acción analgésica y antipirética. Es un inhibidor altamente selectivo de la enzima COX-2, que inhibe la producción de prostaglandinas, reduciendo la inflamación y el dolor, sin los efectos adversos gastrointestinales, como las úlceras estomacales, comunes de otros AINEs no selectivos. Después de la administración oral, con o sin alimentos, se absorbe bien, alcanzando sus concentraciones plasmáticas máximas a las 2 a 3 horas y muestra una amplia distribución tisular. La unión con las proteínas plasmáticas es del 97% principalmente con la albúmina, y en menor grado, con las glicoproteínas ácidas. Se metaboliza en el hígado a través del sistema del citocromo P450, donde se producen 3 diferentes metabolitos: un alcohol primario, el derivado carboxílico y el conjugado glucurónico, metabolitos que no inhiben a la COX-1 ni a la COX-2. Su vida media es de 11 a 17 horas. Se excreta principalmente en la orina en forma de metabolitos, y el 14% es excretado por heces sin cambios. El celecoxib es igualmente efectivo en el tratamiento de la artritis reumatoide y en la osteoartritis. La dosis media recomendada es de 200 mg en una dosis única o 100 mg cada 12 horas, con una dosis máxima de 400 mg por día.

22.5.7.2.- ETORICOXIB

El etoricoxib es un medicamento antiinflamatorio no esteroide con acción antiinflamatoria, analgésica y antipirética. Es un potente inhibidor selectivo de la ciclooxigenasa-2, lo que se refleja en una menor toxicidad gastrointestinal y sin efectos sobre la función plaquetaria. Se absorbe bien por vía oral y muestra una biodisponibilidad aproximada al 100%. El etoricoxib es metabolizado extensamente por las enzimas del citocromo P-450. Su metabolito principal es el derivado 6-carboxílico, formado por la oxidación adicional del derivado 6-hidroximetílico. Estos metabolitos no muestran ninguna actividad cuantificable, o son sólo débilmente activos como inhibidores de la COX-2. Ninguno de ellos inhibe la COX-1. El etoricoxib se elimina casi exclusivamente por transformación metabólica y excreción renal.

El etoricoxib está indicado en el tratamiento de la osteoartritis, artritis reumatoide, espondilitis anquilosante, artritis gotosa aguda, dolor agudo, dismenorrea y dolor crónico. La dosis recomendada en los pacientes con dolor crónico, es de 60 mg una vez al día; en el tratamiento del dolor agudo o dismenorrea es de 120 mg diarios. La dosis en la osteoartritis no debe exceder a 60 mg diarios.

Como el riesgo cardiovascular de los inhibidores selectivos de la COX-2 se puede incrementar con la dosis y duración del tratamiento, se debe usar la dosis diaria menor efectiva y por el menor tiempo posible. La dosis en la artritis reumatoide y en la espondilitis anquilosante no debe exceder los 90 mg diarios.

22.5.8.- DERIVADOS DE LOS FENEMATOS

Los fenematos son el ácido mefenámico y el ácido flufenámico. Estas drogas alcanzan concentraciones máximas plasmáticas en treinya a sesenta minutos, después de ingerir una dosis de meclofenamato, y en dos a cuatro horas después de ingerir ácido mefenámico. Ambos poseen vidas medias similares entre dos y cuatro horas.

22.5.8.1.- ACIDO MEFENÁMICO

El ácido mefenámico es un medicamento antiinflamatorio no esteroide, derivado del ácido fenámico o fenamato. Se indica en el tratamiento del dolor leve o moderado, incluyendo el dolor menstrual, y aunque no se emplea con tanta frecuencia como otros AINEs, a menudo se indica como antipirético. El mecanismo por el cual disminuye el dolor asociado a la inflamación y contracciones uterinas, permanece aún sin aclarar. Actúa impidiendo la síntesis de prostaglandinas, mediante la inhibición inespecífica no competitiva y reversible de la actividad de la ciclooxigenasa, enzima que convierte el ácido araquidónico en prostaglandinas. El ácido mefenámico es metabolizado en el hígado en el complejo CYP2C9. La mitad de la dosis se excreta por la orina, principalmente en forma de metabolito 3-hidroximetilo conjugado o como metabolito 3-carboxilo y sus conjugados. El 20% del producto es expulsado por las heces, sobre todo como metabolito 3-carboxilo no conjugado.

El ácido mefenámico está indicado en la artritis reumatoide, osteoartritis, dolor traumático, muscular y dental, cefaleas, dolor postoperatorio y postparto, dismenorrea primaria y en la hipertermia, en los pacientes pediátricos mayores de seis meses de edad. La dosis recomendada es de 500 mg 3 veces al día en adultos y adolescentes mayores de 15 años. En los lactantes y niños mayores de 6 meses, hasta los 14 años de edad, la dosis recomendada es de 19.5 a 25 mg por kilo de peso por día, administrada cada 12 horas.

22.5.9.- DERIVADOS DE LA SULFONANILIDA
22.5.9.1.- NIMESULIDA

La nimesulida es un antiinflamatorio no esteroide con propiedades analgésicas y antipiréticas, derivado de la sulfonanilida. Se absorbe bien por vía oral, con o sin alimentos, y se une a las proteínas plasmáticas en un 99%. La nimesulida se metaboliza en el hígado y es completamente biotransformada a 4-hidroxinimesulida. Este metabolito aparentemente parece contribuir a la actividad antiinflamatoria del compuesto. La nimesulida se metaboliza extensamente y su metabolito activo es la 4-hidroxi-nimesulida. Su vida media es de 1.5 a 5 horas. Se elimina por orina en un 70% y en las heces en un 20%. El mecanismo de acción de la nimesulida es muy complejo. Puede interferir con la producción y acción de los mediadores de otras prostaglandinas como las enzimas, derivados tóxicos oxigenados, citocinas, factor activador de las plaquetas o histamina.

Está contraindicado en los pacientes con hipersensibilidad conocida al principio activo, al ácido acetilsalicílico o a otros fármacos antiinflamatorios no esteroides. No se debe administrar a sujetos que presenten hemorragia gastrointestinal activa o úlcera gastroduodenal, o en los pacientes con insuficiencia cardiaca, renal, hepática, citopenias e hipertensión arterial severa. No se recomienda su uso durante el embarazo y la lactancia. La dosis recomendada de nimesulida en los niños mayores de 12 años y adultos es de 100 mg cada 12 horas, que se puede aumentar hasta 200 mg cada 12 horas.

La dosis en los niños de 1 a 3 años de edad, es de 2.5 ml cada 12 horas, de 4 a 7 años es de 5 ml cada 12 horas, de 8 a 10 años es de 7.5 ml cada 12 horas, y en los niños mayores de 10 años, es de 10 ml cada 12 horas. En los procesos inflamatorios agudos, se recomienda su administración por periodos cortos no mayores de 7 a 10 días. En los niños de 1 a 3 años, con procesos febriles agudos o en control del dolor postoperatorio, se recomienda un supositorio de 50 ml cada 8 horas o un supositorio cada 12 horas durante 4 a 6 días. En los niños de 4 a 8 años de edad, se recomienda un supositorio de 100 mg cada 8 horas, y si es necesario cada 12 horas durante 4 a 6 días. Sin embargo, en algunos países la nimesulida está proscrita en los niños pequeños.

22.6.- INTERACCIONES MEDICAMENTOSAS

Todos los antiinflamatorios no esteroides, potencialmente, pueden presentar interacciones no deseadas, cuando se combinan con algunos medicamentos, ya sea por el incremento de la concentración en el plasma sanguíneo de los AINEs, o bien por el incremento o disminución de la concentración plasmática del otro medicamento.

El alcohol puede potenciar los efectos secundarios en el hígado o el estómago, cuando se combina con el paracetamol o con la aspirina respectivamente. Con el uso de la mayoría de los AINEs, se han reportado casos de interacciones medicamentosas con las drogas metabolizadas en el sistema del citocromo P450, como la rifampicina, macrólidos, metotrexato y warfarina. La administración concomitante de nimesulida con anticoagulantes o ácido acetilsalicílico, puede alargar el tiempo de sangrado. Se recomienda precaución en los pacientes con anormalidades hepáticas, particularmente si se pretende dar nimesulida en combinación con otros fármacos potencialmente hepatotóxicos. La administración simultánea de litio con nimesulida provoca un aumento de los niveles plasmáticos del litio. La nimesulida no se debe administrar a pacientes con insuficiencia renal grave. Los AINEs contrarrestan el efecto hipotensor de los diuréticos, β-bloqueadores, inhibidores de la enzima convertidora de angiotensina y de los fármacos como el prazosín o la hidralacina, debido a que su acción hipotensora la ejercen a través de la liberación de las prostaglandina renales. La indometacina es uno de los AINEs más relacionado con un efecto hiperpotasémico.

22.7.- EFECTOS ADVERSOS

Con el incremento de las prescripciones de antiinflamatorios no esteroides, la prevalencia de los efectos adversos se ha incrementado, pero por lo general, los AINEs son muy seguros. Los efectos secundarios más frecuentes se relacionan con el sistema gastrointestinal y los riñones. Se estima que entre un 10 y 20% de los pacientes que toman AINEs, presentan malestares estomacales. El efecto adverso más frecuente, asociado con el uso de la aspirina y otros AINEs, es la irritación directa o indirecta del tracto gastrointestinal. La mayoría de las veces es leve y no da síntomas, pero pueden ser muy graves.

Los efectos secundarios gastrointestinales más frecuentes son la esofa-gitis, úlceras, gastroduodenitis, lesiones tópicas, indigestión y diarrea. La incidencia y el tipo de alteraciones difieren según el fármaco considerado. Los efectos adversos más frecuentes en los niños que toman AINEs son la náusea, disminución del apetito y dolor abdominal.

La gastritis y úlceras duodenales son menos frecuentes en los niños que en los adultos. La aspirina inhibe en forma irreversible a la ciclooxigenasa, por lo que la prolongación del tiempo de sangrado es considerable y es dosis dependiente. Los otros AINEs tienen efectos reversibles. La aspirina está contraindicada en los pacientes con hemofilia y no se recomienda en las mujeres embarazadas. La dipirona puede causar agranulocitosis, neutropenia y anemia, particularmente en los niños.

La mayoría de los AINEs presentan, como efecto secundario, un aumento de los niveles de la tensión arterial, tanto en sujetos sanos como en los hipertensos. Por lo general, la presión arterial se eleva 5 mm de Hg, por lo que no deben ser administrados en pacientes con cifras tensionales altas. El síndrome de Reye es una enfermedad poco frecuente, pero grave que afecta a los niños, con una incidencia máxima entre los cinco y quince años, y con una tasa de mortalidad aproximada al 25%. Se manifiesta después de una infección viral, varicela o gripe en los niños tratados con aspirina.

Cuando ceden los síntomas de la infección viral, se presenta una encefalopatía de intensidad variable, con alteración del estado de conciencia y sin signos neurológicos focales. Además, puede haber hipotensión, vómito y una elevación de las transaminasas sin ictericia. La gravedad de la enfermedad depende del nivel de conciencia. La histopatología revela una infiltración microvesicular hepática grave, con desorganización mitocondrial. En el 34 a 61 % de los pacientes que sobreviven, quedan secuelas neurológicas y psiquiátricas.

Cuando se ingieren dosis altas de aspirina, de 3 a 4 g por día durante varios días, el paciente puede presentar hipoacusia, acufeno y vértigo, lo que se conoce como salicilismo, el cual es reversible con la suspensión o reducción de la dosis. Con dosis mayores de aspirina, se presenta hiperpnea y puede ocurrir una alcalosis respiratoria. Posteriormente se produce acidosis por acumulación de los derivados del ácido salicílico y depresión del centro respiratorio. Las intoxicaciones por sobredosis de aspirina, principalmente en los niños, ocurren con una sobredosis y se recomienda realizar un lavado gástrico. La hipertermia se trata con medidas físicas y es muy importante mantener un volumen urinario adecuado y tratar las alteraciones ácido-básicas, administrando bicarbonato de sodio, para alcalinizar la orina y aumentar la excreción del fármaco. Cuando la intoxicación es muy severa, puede ser necesaria la ventilación mecánica. Las dosis diarias de 2 g o menos, pueden causar una hepatitis leve y asintomática, especialmente en pacientes con lupus o artritis reumatoide.

La inhibición de las prostaglandinas renales, por el uso de algunos AINEs, pueden causar nefritis intersticial o necrosis papilar, especialmente si se combinan con otros agentes nefrotóxicos, lo que puede resultar en un síndrome nefrótico o en insuficiencia renal aguda. La nefritis intersticial es más frecuente en las mujeres y ancianos. Se debe a una reacción de hipersensibilidad que aumenta la permeabilidad vascular renal, con la consiguiente proteinuria. En combinación con la fenacetina, aspirina y/o paracetamol, por al menos durante 3 años, los AINEs pueden causar una nefropatía analgésica. Este trastorno es más frecuente en los pacientes que toman AINEs para el alivio de dolores musculares, artritis o cefaleas crónicos. En los pacientes con enfermedad renal, se pueden elevar los niveles de ácido úrico y disminuir la tasa de filtración glomerular.

Los AINEs pueden causar, especialmente en los niños, síntomas del sistema nervioso central como irritabilidad, cefaleas, mareos, acúfenos y somnolencia. Con el ibuprofeno se puede observar una disfunción cognitiva, irritabilidad, pérdida de memoria y una meningitis aséptica en pacientes con lupus eritematoso sistémico.

Ciertos individuos manifiestan intolerancia y reacciones de hipersensibilidad a los AINEs, que se manifiestan con broncoespasmo, rinitis con secreción nasal hialina profusa, urticaria generalizada, asma bronquial, edema laríngeo, hipotensión y choque. Este fenómeno es raro en niños, pero puede ocurrir hasta en un 25% de pacientes de edad media, con asma o pólipos nasales, aún con dosis bajas de aspirina u otros AINEs.

La incidencia de hepatotoxicidad por el paracetamol, particularmente en los niños, está en aumento y es la principal causa de insuficiencia hepática aguda. La mitad de los casos son causados por la administración accidental o una sobredosis. Con dosis superiores a los 3 g, el riesgo de hepatotoxicidad aumenta con la toma simultánea de otros productos que se metabolizan en el hígado, o con la existencia previa de alguna enfermedad hepática. La hepatotoxicidad por ácido acetilsalicílico es dosis dependiente. La comercialización de la nimesulida se ha suspendido en varios países, debido a su asociación con la hepatotoxicidad grave, particularmente en niños.

REFERENCIAS BIBLIOGRÁFICAS

1. Fosbol EL, Gislason GH, Jacobsen S, Abildstrom SZ, Hansen ML, Schramm TK, et al. The pattern of use of non-steroidal antiinflammatory drugs (NSAIDs) from 1997 to 2005: a nationwide study on 4.6 million people. Pharmacoepidemiol Drug Saf 2008; 17(8): 822-833

2. Bori Segura G, Hernández Cruz B, Gobbo M, Lanas Arbeloa A, Salazar Páramo, M, Terán Estrada L, et al. Uso apropiado de los antiinflamatorios no esteroides en reumatología: documento de consenso de la Sociedad Española de Reumatología y el Colegio Mexicano de Reumatología. Reumatol Clin 2009; 5(1):3-12.

3. Chen YF, Jobanputra P, Barton P, Bryan S, Fry-Smith A, Harris G, et al. Cyclooxygenase-2 selective non-steroidal anti-inflammatory drugs (etodolac, meloxicam, celecoxib, rofecoxib, etoricoxib, valdecoxib and lumiracoxib) for osteoarthritis and rheumatoid arthritis: a systematic review and economic evaluation. Health Technol Assess 2008;12(11):1-178.

4. Kearney PM, Baigent C, Godwin J, Halls H, Emberson JR, Patrono C. Do selective cyclooxygennase-2 inhibitors and traditional non-steroidal anti-inflammatory drugs increase the risk of atherothrombosis? Meta-analysis of randomised trials. BMJ 2006; 332(7553): 1302-1308.

5. Bombardier C, Laine L, Reicin A, Shapiro D, Burgos-Vargas R, Davis B, et al. Comparison of upper gastrointestinal toxicity of rofecoxib and naproxen in patients with rheumatoid arthritis. VIGOR Study Group. N Engl J Med 2000;343(21): 1520-1528.

6. Knijff-Dutmer EA, Van der Palen J, Schut G, Van de Laar MA. The influence o cyclooxyge-nagenase specificity of non-steroidal antiinflammatory drugs on bleeding complications in concomitant coumarine users. Q JM 2003; 96(7):513520.

7. Horackova M, Charvat J, Hasa J, Forejt J, Kvapil M. Life-threatening renal failure caused by vasomotor nephropathy associated with nonsteroidal anti-inflammatory drugs. Int J Clin Pharmacol Res 2004; 24(4):117-122.

8. Lampl C, Voelker M, Diener HC. Efficacy and safety of 1,000 mg effervescent aspirin: individual patient data meta-analysis of three trials in migraine headache and migraine accompanying symptoms. J Neurol 2007;254(6): 705-712.

9. Vermillion ST, Scardo JA, Lashus AG, Wiles HB. The effect of indomethacin tocolysis on fetal ductus arteriosus constriction with advancing gestational age. Am J Obstet Gynecol 1997;177(2):256-259.

10. Temprano KK, Bandlamudi R, Moore TL. Antirheumatic drugs in pregnancy and lactation. Semin Arthritis Rheum 2005; 35(2):112-121.

11. Goodman & Gilman. Las bases farmacológicas de la terapéutica. Novena edición. McGraw- Hill Interamericana 1996;1:661-669.

12. Cashman J, Mc Anulty G. Nonsteroidal anti-inflammatory drugs in perisurgical pain management. Drugs 1995;49:51-7.

13. Bhatt-Metha. Current guidelines for the treatment of acute pain in children. Drugs 996;51:760-776.

14. Launes LJ. Nonsteroidal anti-inflammatory Drugs: use and the risk for Alzheimer's disease. Drugs 2003;63:731-739.
15. Bjorkman R. Central antinociceptive effects of non-steroidal anti-inflammatory drugs and
16. Brun e K, et al. Aspirine-like drugs, may block pain independently of prostaglandin synthesis inhibition. Experentia 47:257-261.
17. Salvemini D, Manning PI, Zweifel BS, et al. Dual inhibition of nitric oxide and prostaglandin production contributes to the anti-inflammatory properties of nitric oxide synthase inhibitors. J Clin Invest 1995;96:301-308.
18. Kaufmann WE, Andreasson KI, Isakson PC, et al. Ciclooxygenases and the central nervous system. Prostaglandins 1997;54:601-624.
19. Bannwarth B, Demotesmainard F, Schaverbeke T. W here are peripheral analgesics acting? Annals Rheumatics Disease 1993;52:1-4.
20. Ferreiras SH. The role of interleukins and nitric oxide in the mediation of inflammatory pain and its control by peripheral analgesics. Drugs 1993;46:1-9.

Printed in the United States
By Bookmasters